ALLE ZEIT WACH 1842

Reinhard Larsen

Anästhesie und Intensivmedizin
für Schwestern und Pfleger

Zweite, überarbeitete und erweiterte Auflage

Mit 287 Abbildungen

Springer-Verlag Berlin Heidelberg New York
London Paris Tokyo

Prof. Dr. med. Reinhard Larsen
Zentrum Anästhesiologie der
Universität Göttingen
Robert-Koch-Straße 40, 3400 Göttingen
Bundesrepublik Deutschland

Zeichnungen:
Alfons Drews, Wiesbaden
Birgitt Fuchs, Göttingen
Silvia Soppa, Göttingen

ISBN 3-540-17023-5 Springer-Verlag Berlin Heidelberg New York
ISBN 0-387-17023-5 Springer-Verlag New York Berlin Heidelberg

ISBN 3-540-12810-7 1. Auflage Springer-Verlag Berlin Heidelberg New York Tokyo
ISBN 0-387-12810-7 1st edition Springer-Verlag New York Heidelberg Berlin Tokyo

CIP-Kurztitelaufnahme der Deutschen Bibliothek

Larsen, Reinhard: Anästhesie und Intensivmedizin für Schwestern und
Pfleger / Reinhard Larsen.
2., überarb. u. erw. Aufl. - Berlin ; Heidelberg ; New York ; London ;
Paris ; Tokyo : Springer, 1987.
ISBN 3-540-17023-5 (Berlin ...)
ISBN 0-387-17023-5 (New York ...)

Satz, Druck und Bindung: Appl, Wemding
2127/3145-543210

Vorwort zur zweiten Auflage

Die erste Auflage dieses Buches hat sich innerhalb kurzer Zeit zu einem Standardtext der Anästhesie und Intensivmedizin für Schwestern und Pfleger entwickelt, der nicht nur als Leitfaden für die praktische Tätigkeit im Operationssaal und auf der Intensivstation eingesetzt wird, sondern auch in den meisten Fachweiterbildungsstätten als Vorlage für den Unterricht dient. Aus diesem Grunde wurden in der vorliegenden Neuauflage die ursprünglichen Ziele des Buches ebenso beibehalten wie die Gesamtkonzeption, nämlich Schwestern und Pflegern die gesicherten Grundlagen und allgemein anerkannten Methoden und Verfahren der Anästhesie und Intensivmedizin zu vermitteln und zu einem primär am Patienten orientierten klinischen Vorgehen hinzuführen.

In dem Bewußtsein, daß wahrscheinlich keine Krankenhausgruppe höheren Anforderungen an Können, Kompetenz, Leistung und Einsatzbereitschaft ausgesetzt ist, als das Pflegepersonal von Intensivstationen und Operationssälen, wurde der Text des Buches vollständig überarbeitet, auf den neuesten Stand gebracht und - nicht zuletzt auf vielfachen Wunsch aus dem Leserkreis - erheblich erweitert. Neu aufgenommen wurden folgende Abschnitte und Kapitel: Lebensbedrohliche Narkosekomplikationen; Einführung in die Intensivmedizin; Psychosoziale Intensivmedizin; Hygiene in der Intensivmedizin; Allgemeinchirurgische Intensivmedizin einschließlich Intensivbehandlung der Verbrennungskrankheit und des Polytraumas; Pädiatrische Intensivmedizin. Vollständig umgeschrieben und wesentlich erweitert wurde auch das Kapitel „Inhalationsanästhetika“, während das Kapitel „Narkosestadien“ in artverwandte Kapitel eingearbeitet wurde. Außerdem wurden Handlungsanweisungen und praktisches Vorgehen im Text durch halbfette Pfeilspitzen gekennzeichnet, und Merksätze sowie Dosierungen von Medikamenten mit Rastern unterlegt. Insgesamt hat der Umfang um mehr als 200 Druckseiten zugenommen, so daß nunmehr von Inhalt und Umfang der Teil „Intensivmedizin“ dem Teil „Anästhesie“ in gleicher Gewichtung gegenübersteht. Dies mag manche Leserinnen und Leser zunächst erschrecken, besonders im Angesicht der hohen Belastung am Arbeitsplatz und der eher knapp bemessenen Freizeit. Sie sollen mit Arthur Schopenhauer getröstet werden: „Zu verlangen, daß Einer Alles, was er je gelesen, behalten hätte, ist wie verlangen, daß er Alles, was er je gegessen hat, noch in sich trüge. Er hat von Diesem leiblich, von Jenem geistig gelebt und ist dadurch geworden was er ist. Wie aber der Leib das ihm Homogene assimiliert; so wird Jeder behalten, was ihn interessiert, d.h. was in sein Gedankensystem oder zu seinen Zwecken paßt.“ Er fügt jedoch sogleich mahnend hinzu: „Die Wiederholung ist die Mutter der Studien! Jedes irgend wichtige Buch soll man sogleich zwei Mal lesen, theils weil man die Sachen das zweite Mal in ihrem Zusammenhange besser begreift und den Anfang erst recht versteht, wenn man das Ende kennt; theils weil man zu jeder Stelle das zweite Mal eine andere Stimmung und Laune mitbringt, als beim ersten, wodurch der Eindruck verschieden ausfällt und es ist, wie wenn man einen Gegenstand in anderer Beleuchtung sieht“.

Das Buch hätte ohne die Erfahrungen, die der Autor bei der theoretischen und praktischen Weiterbildung von Schwestern und Pflegern an der Fachweiterbildungsstätte für Anästhesie und Intensivmedizin der Universität Göttingen gewonnen hat, nicht geschrieben werden können. Die kritische Auseinandersetzung der Lernenden mit dem Lehrer und dem angebotenen Unterrichtsstoff haben den Charakter des Buches ganz wesentlich beeinflußt; hierfür sei Allen herzlich gedankt; ebenso danke ich Frau Monika Mittmann, Unterrichtsleiterin der Fachweiterbildungsstätte für Anästhesie und Intensivmedizin der Universität Göttingen für unermüdliche Verbesserungsvorschläge, und nicht zuletzt allen Lesern für ihre kritischen Anmerkungen und Wünsche.

Für die Mitarbeit an der Neuauflage konnten Frau Birgitt Fuchs und Frau Sylvia Soppa als Zeichnerinnen gewonnen werden: Sie haben rund 50 neue, didaktisch klare Abbildungen angefertigt sowie einige alte Abbildungen verbessert; für die angenehme und geduldige Zusammenarbeit sei ihnen ebenfalls herzlich gedankt. Mein ganz besonderer Dank gilt außerdem Herrn Dr. Jürgen Wieczorek vom Springer Verlag, der sich den Problemen der Neugestaltung des Buches kenntnisreich und großzügig gewidmet hat. Weiterhin danke ich Herrn Martin Langner vom Springer Verlag für die gute Zusammenarbeit bei der Herstellung des Buches.

Göttingen, im Januar 1987

REINHARD LARSEN

Inhaltsverzeichnis

Teil I Anästhesie

Teil II Intensivmedizin

Teil 1

Anästhesie

Kapitel 1. Was ist eine Narkose?

Definitionen

Anästhesiologie ist die Lehre von der Narkose. Eine Narkose ist ein Zustand, in dem chirurgische, diagnostische und therapeutische Eingriffe ohne Schmerzempfindungen oder Abwehrreaktionen durchführbar sind.
Dieser Zustand wird auch als Anästhesie, *Empfindungslosigkeit,* bezeichnet. Die Anästhesie ist gekennzeichnet durch den Verlust des Bewußtseins und der Schmerzempfindung.

Anästhetika

Der Zustand der Anästhesie wird durch bestimmte Substanzen erreicht, die zu einer reversiblen absteigenden Dämpfung des zentralen Nervensystems führen. Diese Substanzen heißen Anästhetika oder Narkotika; sie werden dem Körper auf zweierlei Weise zugeführt:

- über die Lungen: *Inhalationsanästhetika*
- durch intravenöse Injektion: *Injektionsanästhetika.*

Die Wirkung der Anästhetika ist nicht allein auf das Gehirn beschränkt, vielmehr werden alle Organe des Körpers in unterschiedlichem Maße durch die Anästhetika in ihrer Funktion beeinflußt. Eine Substanz wird jedoch nur dann als Anästhetikum eingesetzt, wenn das Gehirn empfindlicher reagiert als die übrigen Organe. Außerdem müssen die einzelnen Hirnregionen in einer bestimmten Reihenfolge auf die Anästhetika ansprechen; so dürfen z.B. die vegetativen Zentren im Hirnstamm durch klinische Anästhetikakonzentration nicht übermäßig beeinträchtigt werden.

Komponenten der Anästhesie

Eine Allgemeinnarkose besteht klinisch aus folgenden Komponenten:

- **Bewußtlosigkeit (Hypnose),**
- **Schmerzlosigkeit (Analgesie),**
- **Reflexdämpfung,**
- **Muskelerschlaffung (Relaxierung).**

Früher wurde der Zustand der Anästhesie durch Gabe einer einzigen Substanz (z.B. Äther, Chloroform) herbeigeführt. Dabei konnte eine Muskelrelaxierung nur durch hohe Anästhetikakonzentrationen erreicht werden. Diese Konzentrationen wurden wegen ihrer Nebenwirkungen nicht selten zum Spiel mit dem Tod. Allerdings schenkte man damals den Wirkungen der Anästhetika nicht die verdiente Beachtung, weil operativ bedingte Todesfälle der Häufigkeit nach ganz im Vordergrund standen.

Heutzutage hat sich diese Sichtweise geändert und mit ihr auch die für eine Narkose verwendeten Substanzen: Die moderne Narkose ist eine **Kombinationsnarkose.** Um den Zustand der Anästhesie zu erreichen werden spezifische Medikamente miteinander kombiniert. So können getrennt Bewußtlosigkeit, Schmerzfreiheit, Reflexdämpfung und Muskelrelaxierung erzielt werden. Durch Kombination verschiedener Substanzen ist es möglich, mit *geringeren* Einzeldosen den Zustand der Anästhesie hervorzurufen. Auf diese Weise wird die Sicherheit für den Patienten wesentlich erhöht.

Regionalanästhesie

Neben der Allgemeinnarkose gibt es auch noch eine andere Anästhesieform, die Regional- oder Lokalanästhesie. Bei dieser Anästhesie werden bestimmte Pharmaka, sog. **Lo-**

kalanästhetika, in die Nähe von Nerven oder Nervenwurzeln injiziert. Die Lokalanästhetika dringen dann in die Nervensubstanz ein und unterbrechen an dieser Stelle die Leitung des Nerven, so daß Schmerzimpulse nicht mehr zum zentralen Nervensystem gelangen können. Bei dieser Form von Anästhesie ist die Schmerzempfindung nur *lokal* ausgeschaltet. Das *Bewußtsein* bleibt erhalten, während bei einer Allgemeinnarkose das Bewußtsein immer ausgeschaltet ist.

Da das *Nervensystem* für die Anästhesie eine überragende Rolle spielt, sollen in den folgenden beiden Kapiteln die funktionellen Grundlagen dieses Systems besprochen werden, jedoch nur insoweit, wie es für das Verständnis der in der Anästhesie verwendeten Substanzen von praktischer Bedeutung ist.

Kapitel 2. Nervensystem: Neurophysiologische Grundlagen

Einführung

Das Nervensystem steht im Mittelpunkt jeder Narkose. Alle Anästhetika, aber auch zahlreiche andere, im Zusammenhang mit einer Narkose eingesetzten Pharmaka wirken primär auf das Nervensystem ein. Um die Wirkungsweise und die klinische Anwendung dieser Substanzen zu verstehen, sind bestimmte Grundkenntnisse über den allgemeinen Aufbau und die Physiologie des Nervensystems erforderlich.

Allgemeiner Aufbau

Die Grundbausteine des Nervensystems sind die Nervenzellen und Nervenfasern sowie das Stütz- und Ernährungsgewebe. Zum besseren Verständnis wird das Nervensystem in zwei Komponenten unterteilt, die jedoch anatomisch und funktionell untrennbar miteinander verbunden sind:

- **zentrales Nervensystem (ZNS),**
- **peripheres Nervensystem.**

Das *zentrale* Nervensystem umfaßt die innerhalb des Schädels und der Wirbelsäule eingeschlossenen Anteile Gehirn und Rückenmark. Das *periphere* Nervensystem besteht aus Nervenzellen und Nervenfaserbündeln, die das zentrale Nervensystem mit den Sinnesorganen wie Auge, Ohr usw. und den Erfolgsorganen wie Muskeln, Sinnesrezeptoren usw. verbinden. Diese peripheren Anteile sind die Gehirnnerven und die Spinalnerven. Die Spinalnerven sind mit dem Rückenmark (bzw. ZNS) über eine vordere und hintere Wurzel verbunden; die Hirnnerven haben hingegen wechselnde Verbindungen. Die Nerven sind in Wirklichkeit Faserbündel. Jede Faser ist mit dem Körper einer einzelnen Nervenzelle verbunden.

Weiterhin wird noch ein *autonomes* Nervensystem unterschieden, das ebenfalls einen zentralen und einen peripheren Anteil besitzt. Es besteht aus einer Ansammlung von Nerven und Ganglien (Ansammlung von Nervenzellen) durch die das Herz, die Blutgefäße, Eingeweide, Drüsen usw. ihre Innervation erhalten. Diese Organe funktionieren autonom, d. h. unabhängig vom Willen des Menschen. Sie sind doppelt mit Nerven versorgt (innerviert): durch das *sympathische* Nervensystem und durch das *parasympathische* Nervensystem.

Das Neuron

Das Neuron ist eine Nervenzelle mit all ihren Forsätzen. Es ist die anatomische und funktionelle *Grundstruktur* des Nervensystems. Die Leistungsfähigkeit des Nervensystems wird von der Zahl der Neurone bestimmt.

Im menschlichen Nervensystem befinden sich etwa *10–15 Milliarden* Neurone. Die Nervenzellen unterscheiden sich von den übrigen Zellen des Körpers nicht nur durch ihren komplizierten Aufbau, sondern auch noch durch zwei besondere Eigenschaften:

- Erregbarkeit,
- Erregungsleitungsvermögen.

Diese beiden Eigenschaften, Erregbarkeit und Erregungsleitungsvermögen, weisen neben den Neuronen noch die Muskeln und die Sinnesorgane auf.

1. **Erregungen** sind gewisse Zustandsänderungen des Neurons, die für den Körper die Bedeutung von Nachrichten besitzen. Zur Verarbeitung von Erregungen sind die Nervenzellen mit zwei Arten von Fortsätzen versehen: Dendriten und Neuriten **(Abb. 2-1).**
2. **Dendriten** sind kleine, meist stark verästelte Fortsätze, die Erregungen empfangen.

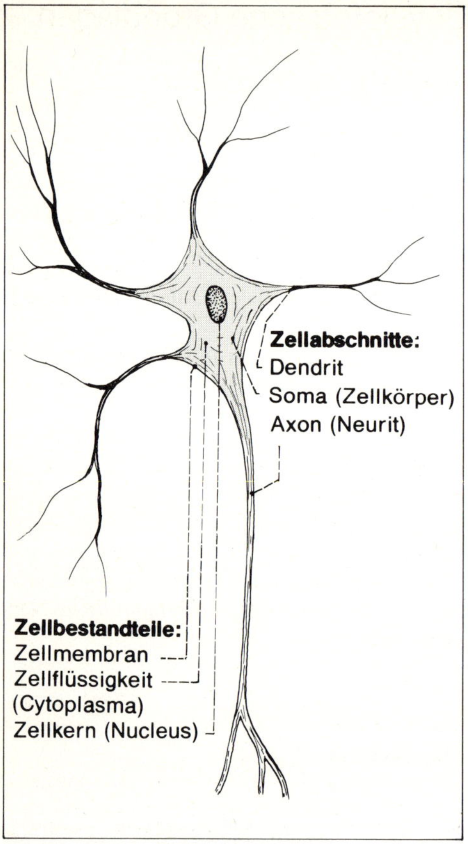

Abb. 2-1. Nervenzelle mit Fortsätzen

Nervenzellen besitzen zahlreiche Dendriten.

3. **Neuriten,** auch Axone genannt, dienen dazu, Erregungen zu übermitteln. Die Übermittlung von Erregungen erfolgt entweder zu einer anderen Nervenzelle oder zu einem bestimmten Erfolgsorgan z.B. Muskel, Drüse usw. Jedes Neuron besitzt nur einen Neuriten.
4. **Innervation** bezeichnet die Nervenversorgung eines bestimmten Organs. So bedeutet „Innervation eines Muskels": Nervenfasern sind mit dem Muskelgewebe verbunden. Über diese Fasern werden Erregungen zum Muskel geleitet und anschließend übertragen. Danach kontrahiert sich der Muskel. „Innervation einer Drüse" bedeutet: die über den Neuriten geleitete und auf die Drüse übertragene Erregung führt in der Drüse zur Bildung bzw. Ausschüttung ihres Produktes (Hormon, Speichel, Schweiß usw.).
5. **Arten von Neuronen.** Folgende Neurone werden unterschieden:
   - sensorische Neurone
   - motorische Neurone
   - sympathische Neurone
   - parasympathische Neurone.

Die Fortsätze der Neurone, die Neuriten und Dendriten, sind, wie die Zelle selbst, von einer *Membran* umgeben. Viele Neuriten besitzen sogar einen besonderen Mantel, der sie umhüllt. Dieser Mantel wird als *Markscheide* bezeichnet **(Abb. 2-2).** Die Markscheide umhüllt den Neuriten nicht kontinuierlich, sondern wird durch sog. Schnürringe (Ranvier-Schnürringe s. S. 11) unterbrochen. Die Schnürringe treten etwa im Abstand von jeweils 1 mm auf.

Die Synapse

Die Synapse **(Abb. 2-3)** ist eine *Schaltstelle* im Nervensystem: hier wird die Erregung von einer Nervenzelle auf eine andere übertragen. Der Neurit hat im peripheren und zentralen Nervensystem nur die Funktion, Erregungen zu leiten. Die über den Neuriten geleitete Erregung kann nur von einem spezialisierten Teil der Nervenzelle aufgenommen werden, nämlich der Synapse. Die Synapse ist die *Verbindungsstelle* zweier verschiedener Nervenzellen, die miteinander funktionell Kontakt aufnehmen. An der Verbindungsstelle berühren sich die beiden Neuronen aber nicht; sie sind vielmehr durch einen Spalt, den *synaptischen Spalt,* voneinander getrennt. Hierbei wird der die Erregung heranführende Teil als *präsynaptisches* Element bezeichnet, der die Erregung empfangende Teil hingegen als *postsynaptisches* Element.

Eine einzelne Nervenzelle empfängt im allgemeinen Erregungen von einigen tausend oder gar zehntausend anderer Nervenzellen. Dabei ist die empfangende (rezeptive) Oberfläche der Nervenzellen (Zellkörper + Dendriten) dicht mit den Endigungen der Neuriten anderer Nervenzellen besetzt. Diese Endigungen werden bildhaft als „Knöpfe" (boutons) bezeichnet. Über diese Endknöpfe können die anderen Nervenzellen durch elektrische Signale einen speziellen Einfluß auf die empfangende Nervenzelle ausüben.

Die Synapse ist somit die Schaltstelle im Nervensystem, während die Neuriten die Leitungsdrähte darstellen. In der Synapse wer-

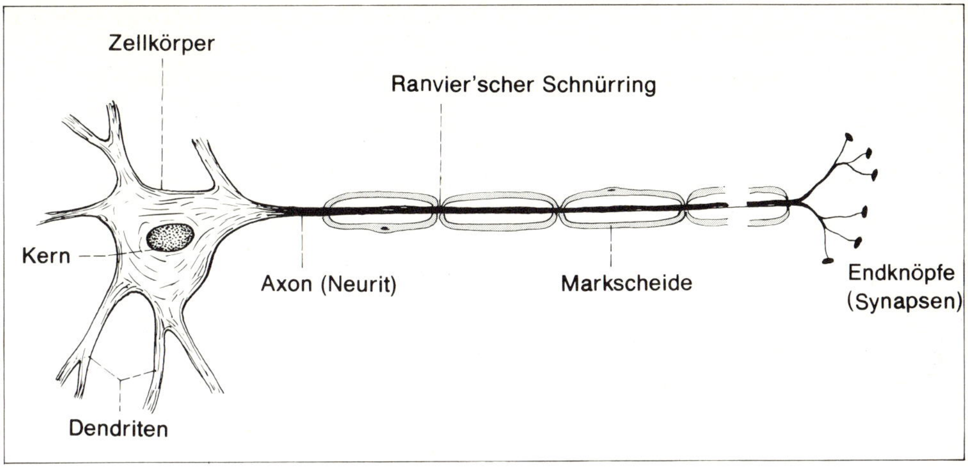

Abb. 2-2. Neurit mit Markscheide, Ranvier'schen Schnürringen und Endknöpfen (Synapsen)

den Erregungen nicht nur übertragen, sondern auch *integriert*. Ein Signal kann an der Synapse verstärkt oder abgeschwächt oder von hier auf einen anderen Weg umgeschaltet werden. Bei der Erregungsübertragung in der Synapse spielen chemische Stoffe eine wichtige Rolle; daher ist die Synapse auch ein wichtiger Angriffspunkt für bestimmte Pharmaka (siehe später).

Transmitter

Eine Erregung wird immer nur in *einer* Richtung übertragen: vom präsynaptischen zum postsynaptischen Element, niemals umgekehrt. Im präsynaptischen Element (und nur dort) befindet sich eine Anzahl gleichartiger *Bläschen*. Diese Bläschen **(Abb. 2-3)** enthalten einen bestimmten Stoff, der als *Überträgersubstanz* oder Transmitter bezeichnet wird. Der Überträgerstoff vermittelt die Übertragung einer Erregung zwischen den einzelnen Nervenzellen. Bläschen mit Transmittersubstanz finden sich auch an den Kontaktstellen zwischen Nerv und Muskel. Auch hier ist der Transmitter in die Übertragung einer Erregung eingeschaltet, z. B. vom Nerv auf die Drüse oder vom Nerv auf den Muskel. Im Nervensystem gibt es verschiedene Transmittersubstanzen. Wichtig sind z. B.:

- Azetylcholin,
- Adrenalin,
- Noradrenalin,
- Serotonin.

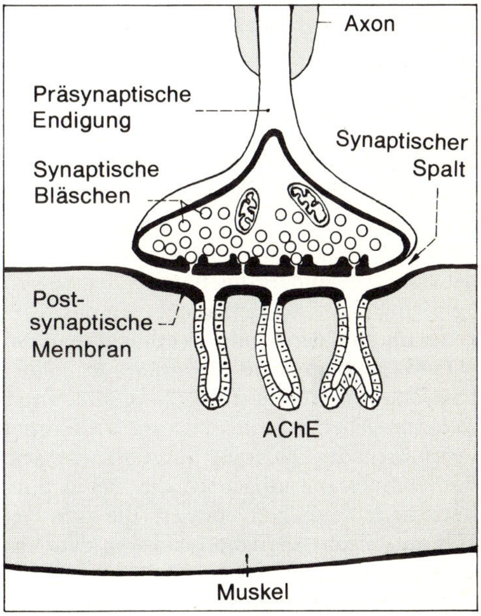

Abb. 2-3. Synapse zwischen Nerv und Muskel (motorische Endplatte). In den synaptischen Bläschen befindet sich der Überträgerstoff (Transmitter), mit dem die Erregung vom Nerven auf den Muskel übertragen wird. Die über das Axon eintreffenden Erregungen setzen den Transmitter aus den Bläschen frei. Der Transmitter diffundiert durch den synaptischen Spalt zur postsynaptischen Membran und löst dort eine Erregung aus, die zur Kontraktion des Muskels führt (vergl. hierzu Kap. 10). AChE = Acetylcholinesterase

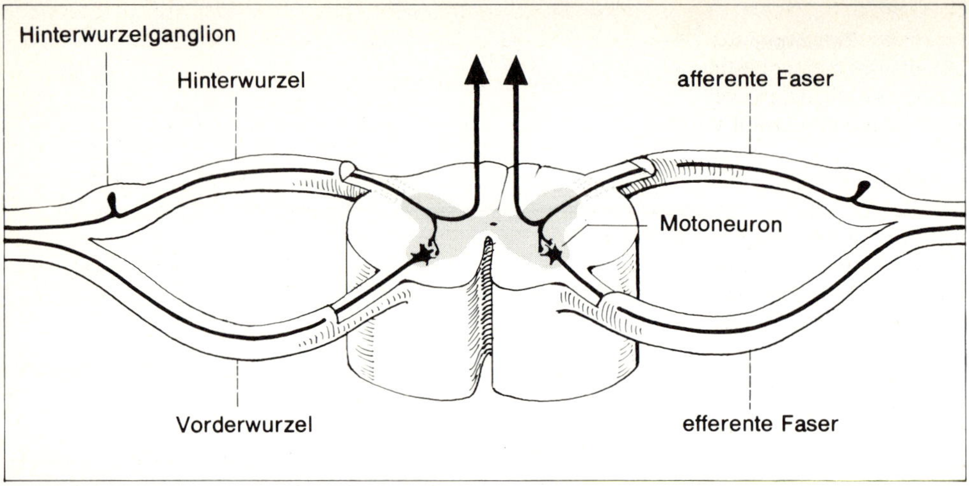

Abb. 2-4. Aufbau des Rückenmarks. Schmetterlingsfigur im Zentrum: graue Substanz. Alle afferenten Nervenfasern treten über die Hinterwurzeln in das Rückenmark ein; alle efferenten Nervenfasern verlassen über die Vorderwurzeln das Rückenmark. Die Zellkörper der afferenten Nerven befinden sich im Spinalganglion, die Zellkörper der efferenten Nerven in der grauen Substanz

Rückenmark

Das Rückenmark befindet sich im Wirbelkanal. Jedem Wirbel entspricht ein Abschnitt des Rückenmarks, der als *Rückenmarksegment* bezeichnet wird. Beim Erwachsenen endet das Rückenmark im Bereich der oberen Lendenwirbelsäule. Betrachtet man das Rükkenmark im Querschnitt, so erblickt man bereits mit bloßem Auge eine graue, *schmetterlingsförmige* Struktur **(Abb. 2-4),** die *graue Substanz.* Hier befinden sich die Zellkörper von Neuronen. Die graue Substanz wird von weißer Substanz umgeben; die weiße Substanz besteht aus Nervenfasern die zum Gehirn aufsteigen oder vom Gehirn in die Peripherie ziehen.

In jedem Rückenmarksegment treten hinten (dorsal) Nervenfasern in das Rückenmark ein und vorne (ventral) aus dem Rückenmark heraus. Alle *afferenten* (die Erregung zum Gehirn leitenden) Nervenfasern verlaufen über die Hinterwurzeln in das Rückenmark, während alle *efferenten* (die Erregung vom Gehirn zur Peripherie leitenden) bzw. motorischen und vegetativen Fasern das Rückenmark über die Vorderwurzeln verlassen und zu ihren Erfolgsorganen in der Peripherie ziehen **(Abb. 2-4).** Die Zellkörper der efferenten Nervenfasern liegen alle in der grauen Substanz. Hingegen befinden sich die Zellkörper der afferenten Nervenfasern alle *außerhalb* des Rückenmarks, und zwar nahe den Durchtrittstellen der Wurzeln aus dem Wirbelkanal. Diese lokale Anhäufung von vielen Nervenzellen außerhalb des zentralen Nervensystems wird als **Ganglion** bezeichnet (hier genauer als Spinalganglion). Im übrigen bilden auf jeder Seite die Vorder- und Hinterwurzeln einen gemeinsamen Nerv, den **Spinalnerven,** der durch eine Lücke zwischen zwei Wirbelbögen (Zwischenwirbelloch) aus dem Wirbelkanal austritt. Die aus dem Rückenmark austretenden Nerven versorgen den ganzen Körper - mit Ausnahme des Kopfes, der von 12 paarigen Kopfnerven innerviert wird.

Physiologie des Neurons

Die Nervenzellen steuern zahlreiche komplizierte Funktionen wie z. B. Muskeltätigkeit, Informationsverarbeitung aus der Umwelt und dem Körper. All diesen komplexen Vorgängen liegen jedoch relativ einfache Elementarprozesse der Erregungsleitung und Erregungsübertragung zugrunde.

Erregungsvorgänge in Sinneszellen, Nervenzellen und Muskelfasern können als elektrische Signale mit empfindlichen Geräten verstärkt, registriert und analysiert werden. Aus der Sicht der Neurophysiologie kann das

Nervensystem vereinfacht als informationsverarbeitender Computer angesehen werden, der innerhalb einer bestimmten Zeit Abertausende von Signalen, verarbeitet und selbst wiederum eine Unzahl von Signalen aussendet.

Empfangen werden die Signale durch Rezeptorzellen der Sinnesorgane; die Verarbeitung erfolgt durch komplizierte neuronale Schaltkreise im peripheren und zentralen Nervensystem. Die Ausgabe von Signalen erfolgt z. B. an Muskelzellen, Blutgefäße, Drüsen, Eingeweide usw.

Erregung und Erregungsleitung spielen sich vor allem an den Membranen von erregbaren Geweben ab; sie beruhen auf Ionenprozessen.

Transmembranpotential

In den Zellen, also jenseits der Membran, ist die *Kaliumionen*-Konzentration und die Konzentration organischer Anionen *sehr hoch.* Außerhalb der Zellen, also diesseits der Membran besteht hingegen eine hohe Konzentration der Ionen Na^+, Cl^- und HCO_3^-. Eine *Natrium-Kalium-Pumpe* hält dieses Gleichgewicht zwischen hoher Kaliumkonzentration in der Zelle und hoher Natrium- und Chloridkonzentration außerhalb der Zelle aktiv aufrecht **(Abb. 2-5a).** Die Nervenmembran ist im Zustand der Ruhe so gut wie undurchdringlich für Kaliumionen. Dadurch entsteht ein elektrischer Ladungsunterschied zwischen Innenseite und Außenseite der Nervenmembran:

- die Außenseite ist positiv geladen
- die Innenseite ist negativ geladen.

Dieser Ladungsunterschied wird als *Transmembranpotential* bezeichnet. Das Transmembranpotential beträgt 70–90 mV (Millivolt; Volt ist die Einheit der elektrischen Spannung). Die Potentialdifferenzen (Spannungsunterschiede) an der Membran sind außerordentlich gering; sie betragen nur einige Tausendstel Volt.

Wie kann nun die Nervenzelle Informationen weiterleiten?

Dies geschieht mit Hilfe von elektrischen Signalen, die in zwei Gruppen eingeteilt werden können: Aktionspotentiale und synaptische Potentiale.

1. Aktionspotentiale leiten die elektrische Erregung am Neuriten entlang, vergleichbar der Stromleitung im Haushalt. Hierbei fließt der Strom immer einem Spannungsgefälle entlang.

2. Synaptische Potentiale bewirken die Erregungsübertragung zwischen Nervenzelle und Sinneszelle, Nervenzelle und Nervenzelle, Nervenzelle und Muskelfaser, Nervenzelle und Drüse usw.

Physiologisch können an einer Nervenzelle folgende drei Bereiche unterschieden werden:

- *Rezeptiver (empfangender) Bereich:* Die Empfangsstation für die eintreffenden Erregungen. Dies ist meist der Dendrit und der Zellkörper.
- *Leitender Teil:* Dies ist der Neurit (Axon): er leitet die Erregung vom rezeptiven Bereich zur Überleitungsstelle (Synapse).
- *Überleitungsbereich:* Hier wird die Erregung auf einen anderen erregenden Teil übertragen, z. B. auf ein anderes Neuron, eine Muskelfaser, Drüse usw.

Aktionspotential

Durch eine Reihe von Erregungen kann das Transmembranpotential einer erregbaren Faser bis zu einem bestimmten *Schwellenwert* erniedrigt werden. Wird der Schwellenwert erreicht, treten physikalisch-chemische Prozesse auf, durch die dann die Erregung an der Nervenfaser entlanggeleitet wird. Dieser Vorgang wird als *Aktionspotential* bezeichnet. Die Nervenfaser spricht nur dann auf bestimmte Reize an, wenn diese eine bestimmte Stärke (Intensität) besitzen. Geht die Reizstärke über den Schwellenwert hinaus, so erfolgt immer eine Antwort: das Aktionspotential. Diese Antwort ist bei demselben Neuron immer gleich; sie ist auch unabhängig von einer zusätzlichen Verstärkung des Reizes, d.h. sie folgt dem **Alles-oder-Nichts-Gesetz.** Entweder reicht die Reizstärke aus und es erfolgt gleichförmig die Antwort (Aktionspotential) oder es reicht nicht aus, dann erfolgt keine Antwort, die Erregung wird nicht weitergeleitet, weil sie zu schwach war. Auf jeden Reiz erfolgt eine kurze Phase, in der das Neuron unerregbar (refraktär) ist. Dies ist die *Refraktärperiode.* Sie dauert etwa 1 Millisekunde (!). Die *Geschwindigkeit,* mit der eine Erregung weitergeleitet wird, ist in den verschiedenen Nerven sehr unterschiedlich. Sie liegt zwi-

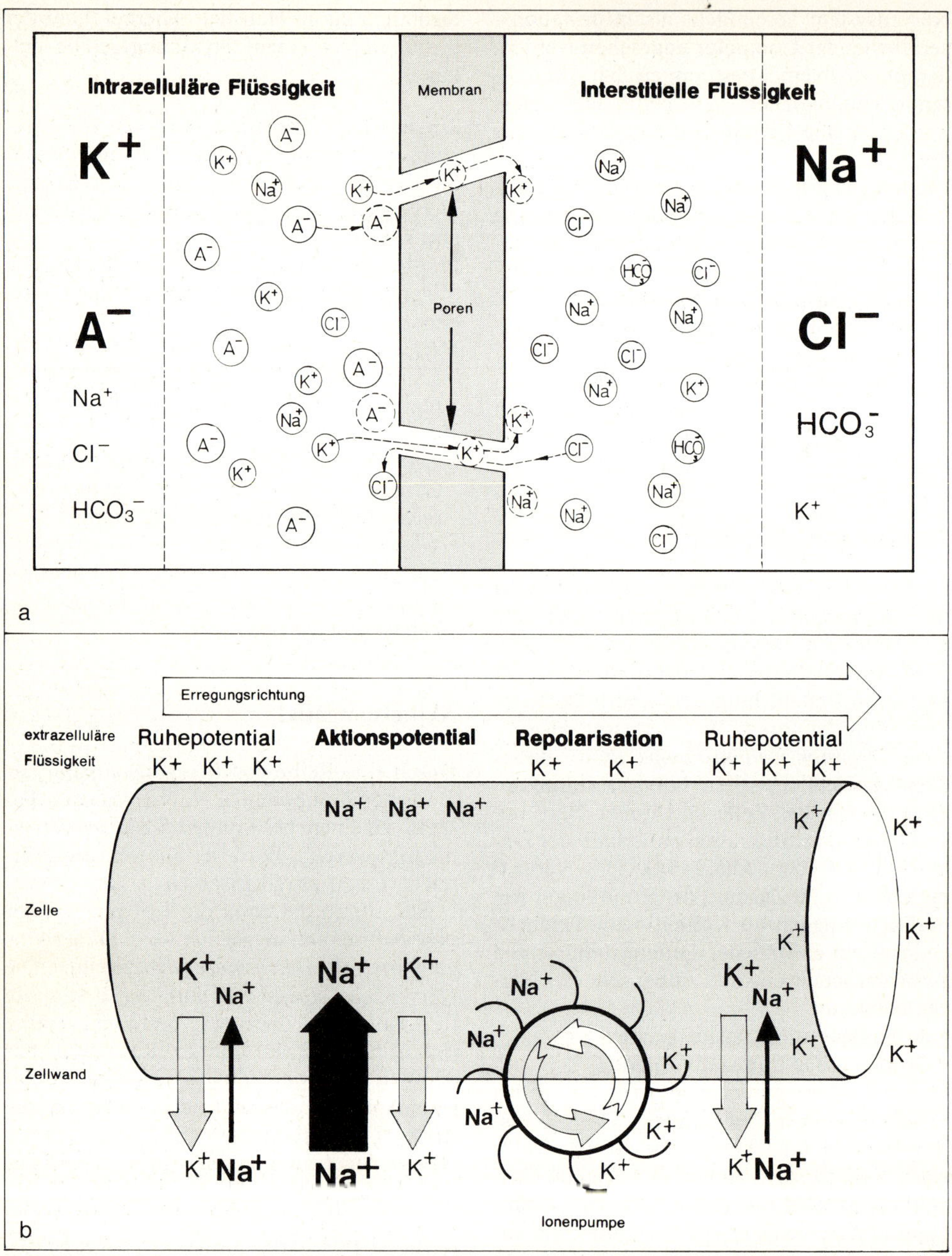

Abb. 2-5 a, b. Erregungsprozesse an der Nervenmembran

a *Transmembranpotential.* Im Zustand der Ruhe besteht entlang der Nervenmembran ein elektrisches Potential, das durch unterschiedliche Verteilung von Ionen hervorgerufen wird. Hierdurch ist die Außenseite der Membran positiv geladen, die Innenseite hingegen negativ. Der elektrische Ladungsunterschied wird durch eine Natrium-Kalium-Pumpe aufrechterhalten.

b *Aktionspotential.* Eintreffende Erregungen erniedrigen das Transmembranpotential bis zum Schwellenwert. Die negative Ladung an der Innenseite der Membran wird durch starken Einstrom von Natrium umgepolt (positiv) und anschließend durch starken Kaliumausstrom wiederhergestellt. Hierbei treten kleine Kreisströme auf, die den benachbarten Membrananteil depolarisieren; die Erregung wird als Aktionspotential an der Nervenmembran entlanggeleitet. Anschließend wird das Transmembranpotential wiederhergestellt (Repolarisation)

schen 120 m/sec und ½ m/sec. Hierbei leiten dicke Fasern wesentlich schneller als dünne Fasern.
Bei den *markhaltigen* Nervenfasern treten die Prozesse der Erregung und Leitung von Aktionspotentialen nur an kleinen Teilabschnitten der Membran auf, den in **Abb. 2-2** dargestellten **Ranvier-Schnürringen.** Die Markscheiden zwischen den Schnürringen wirken als Isolatoren. Das Aktionspotential muß von einem Schnürring zum nächsten springen. Daher wird diese Art der Erregungsleitung als *„saltatorische Leitung"* (von lat. saltare: tanzen, springen) bezeichnet. An den Schnürringen laufen die gleichen Prozesse ab, wie an den marklosen Fasern, nur sind sie bei den markhaltigen Fasern auf diese Stellen beschränkt.
Wie kommt nun das Aktionspotential zustande?
Durch eine Anzahl wirksamer Erregungen wird das Membranpotential bis zum Schwellenwert erniedrigt. Hierbei wird die Ladung an der Innenseite der Membran durch einen starken Einstrom von Natriumionen in die Zelle von negativ auf positiv umgepolt. Im Anschluß daran wird die ursprünglich negative Ladung durch einen starken Kaliumausstrom wiederhergestellt. Während dieses Vorgangs treten kleine Kreisströme auf, die den benachbarten Membrananteil depolarisieren, d.h. das Membranpotential umkehren; hierdurch treten wiederum Ionenverschiebungen auf usw. Dieser Vorgang ist schematisch in **Abb. 2-5 b** dargestellt.

Synaptische Potentiale

Die Synapse ist in den Prozeß der Erregungsübertragung von einem Neuron auf ein anderes Neuron eingeschaltet. Trifft ein Aktionspotential in der präsynaptischen Region ein, so werden die synaptischen Bläschen aktiviert: Aus den Bläschen werden die Überträgerstoffe freigesetzt. Diese *Transmitter* überqueren den synaptischen Spalt (der von der Erregung nicht übersprungen werden kann) und wirken auf die *postsynaptische Membran* des anderen Neurons ein. An der postsynaptischen Membran verändert der Transmitter die Durchlässigkeit der Membran, so daß wiederum Ionenverschiebungen auftreten: Natrium strömt in die Zelle hinein, Kalium heraus. Hierdurch wird die Membran lokal depolarisiert; es entsteht ein **exzitatorisches (erregendes) postsynaptisches Potential.** Es gibt jedoch im Nervensystem nicht nur erregende, sondern auch *hemmende* Synapsen: Diese hemmenden Synapsen setzen ebenfalls einen Transmitter frei. Der Überträgerstoff erhöht jedoch nur die Kaliumdurchlässigkeit der Membran; hierdurch steigt das Ruhemembranpotential noch mehr an. Es tritt eine *Hyperpolarisation* der Membran auf. Ein Aktionspotential wird nicht weiter fortgeleitet. Die entstehenden Potentiale werden als **inhibierende (hemmende) Potentiale** bezeichnet. Die hemmenden Potentiale vermindern die Erregbarkeit des postsynaptischen Neurons.
Erregende Synapsen bestehen z. B. zwischen einer Sinneszelle und einer afferenten Nervenfaser oder zwischen Nerv und Muskel (motorische Endplatte).

Rezeptoren

Rezeptoren sind Sinneszellen, die auf verschiedene Reize ansprechen, z. B. für das Sinnesorgan Auge ist das *Licht* der zugehörige Reiz. Alle Sinneszellen sind normalerweise für eine Energieform besonders empfindlich, für andere nur in geringerem Maße oder gar nicht; so ist z. B. der Schlag auf das Auge kein adäquater Sinnesreiz, um den Sehvorgang („Sterne") auszulösen.
Die von außen auf eine Sinneszelle eintreffende Energie (z. B. das ins Auge fallende Licht) muß vor der Weiterleitung in das Gehirn, wo der eigentliche Sehvorgang stattfindet, *in Erregung umgewandelt* werden. Diese Erregung wird von den sensiblen Nervenzellen dem zentralen Nervensystem als elektrisches Signal zugeleitet.

Beispiel: Das auf die Netzhaut des Auges einfallende Licht wird nicht als Lichtstrahl in die Sehrinde eingeleitet, sondern vorher in eine Erregung umgewandelt und dann als elektrisches Signal zum Sehzentrum geführt.

Ähnliche Vorgänge spielen sich ab, wenn andere Außenreize wie z. B. Berührung und Druck auf die Haut treffen. Auch hier wird nicht der Druck selbst, sondern ein elektrisches Signal zum Gehirn geleitet.
Den verschiedenen Sinnesmodalitäten entsprechen jeweils *spezialisierte Rezeptoren;* darum kann man mit dem Ohr nicht sehen und mit dem Auge nicht schmecken.

Neuromuskuläre Erregungsübertragung

Damit ein Muskel sich kontrahiert, muß ein elektrischer Impuls aus dem zentralen Nervensystem auf den Muskel übertragen werden. Dieser Impuls kann z. B. von der motorischen Rinde des Großhirns bewußt ausgesandt werden, um eine bestimmte Bewegung auszuführen. Der Impuls muß dann über spezielle Rückenmarksbahnen und von dort über einen motorischen Nerven zum Muskel geleitet werden. Die Übertragung der Erregung von motorischen Nerven auf die Muskelfaser erfolgt an einer spezifischen neuromuskulären Synapse, die als *motorische Endplatte* bezeichnet wird. Der Vorgang der Erregungsübertragung in der motorischen Endplatte ist in Kapitel 10, „Muskelrelaxanzien" ausführlich beschrieben.

Auch an den *glatten* Muskeln wird die Erregung an bestimmten Synapsen übertragen. Endplatten wie beim quergestreiften Muskel gibt es hier jedoch nicht. Die elektrophysiologischen Grundprozesse sind hingegen in beiden Strukturen gleich.

Aufbau und Funktion des autonomen Nervensystems sind in Kapitel 3 beschrieben.

Kapitel 3. Autonomes Nervensystem: Funktion und Pharmakologie

Einführung

Das autonome oder vegetative Nervensystem innerviert das Herz und die Gefäße sowie die Drüsen und die glatte Muskulatur aller Organe, nicht hingegen die quergestreifte Muskulatur. Es besteht aus einem *afferenten,* den Reiz zum ZNS hintragenden Anteil und einem *efferenten* (motorischen) Teil, der die Impulse vom ZNS zu den Organen leitet. Die übergeordneten Integrationszentren liegen im verlängerten Rückenmark (Medulla oblongata) und im Hypothalamus. Diese Zentren regeln Atmung und Herzkreislauffunktion, Stoffwechsel, Temperatur, Schlaf, Drüsensekretion, Gefühle usw. Da diese Funktionen nicht direkt dem Willen des Menschen unterworfen sind, wird das vegetative Nervensystem auch als unwillkürliches (autonomes, selbständiges) Nervensystem bezeichnet. Für die Anästhesie spielt das autonome Nervensystem eine wichtige Rolle, weil seine Funktionen durch die meisten Anästhetika und zahlreiche im Zusammenhang mit einer Narkose zugeführte Substanzen beeinflußt wird.

Aufbau des peripheren autonomen Nervensystems

Das periphere autonome Nervensystem **(Abb. 3-1)** besteht aus zwei Komponenten, die überwiegend einander entgegengerichtete Wirken besitzen:

- Sympathikus,
- Parasympathikus.

Sympathisches Nervensystem

Die Zellkörper der sympathischen Neurone liegen im *Rückenmark,* und zwar im gesamten Brust- und im oberen Lendenmarkbereich, also *thorakolumbal* **(Abb. 3-1).** Ihre Neuriten verlassen das Rückenmark durch die Vorderwurzeln (s. S. 8) und ziehen dort zu den sympathischen Ganglien. Hier verbinden sie sich über Synapsen mit den dort befindlichen Neuronen. Von den Ganglien aus verlaufen die *postganglionären* (nachganglionären) Nervenfasern zu den verschiedenen Organen, Blutgefäßen, Drüsen usw. Die *Ganglien* sind rechts und links der Wirbelsäule von oben nach unten durch Nervenstränge miteinander verbunden; diese Ganglienketten bilden den rechten und linken **Grenzstrang (Abb. 3-1).** Sympathische Ganglien gibt es außerdem noch im Bauch und im Bekken. Das sympathische Nervensystem wirkt u.a. erregend auf das Herz und die Gefäßmuskulatur sowie die Pupillen; hingegen hemmend auf die Darm- und Bronchialmuskulatur.

Der Überträgerstoff von den postganglionären Neuronen auf die Effektoren, z. B. das Herz oder die Gefäßmuskeln usw., ist das **Noradrenalin (Abb. 3-2).** Darum werden die postganglionären Neurone auch als *adrenerg* bezeichnet. Ausnahme: die sympathischen *Schweißdrüsenfasern* übertragen die Erregung auf die Schweißdrüsen durch *Azetylcholin.* Somit sind die sympathischen postganglionären Schweißdrüsenfasern *cholinerg.*

Zum sympathischen Nervensystem gehört auch das **Nebennierenmark:** dieses Organ ist ein sympathisches Ganglion, das aus postganglionären Neuronen besteht. Diese postganglionären Neurone werden durch präganglionäre Neuriten aktiviert. Werden die präganglionären Neurone erregt, so gibt das Nebennierenmark zwei *Hormone* frei: die **Katecholamine Adrenalin und Noradrenalin.** Diese Substanzen gelangen in den Kreislauf und wirken vor allem auf den Stoffwechsel, so daß vermehrt Brennstoffe wie Glukose und freie Fettsäuren für „Streßreaktionen" bereitgestellt werden. Hierbei

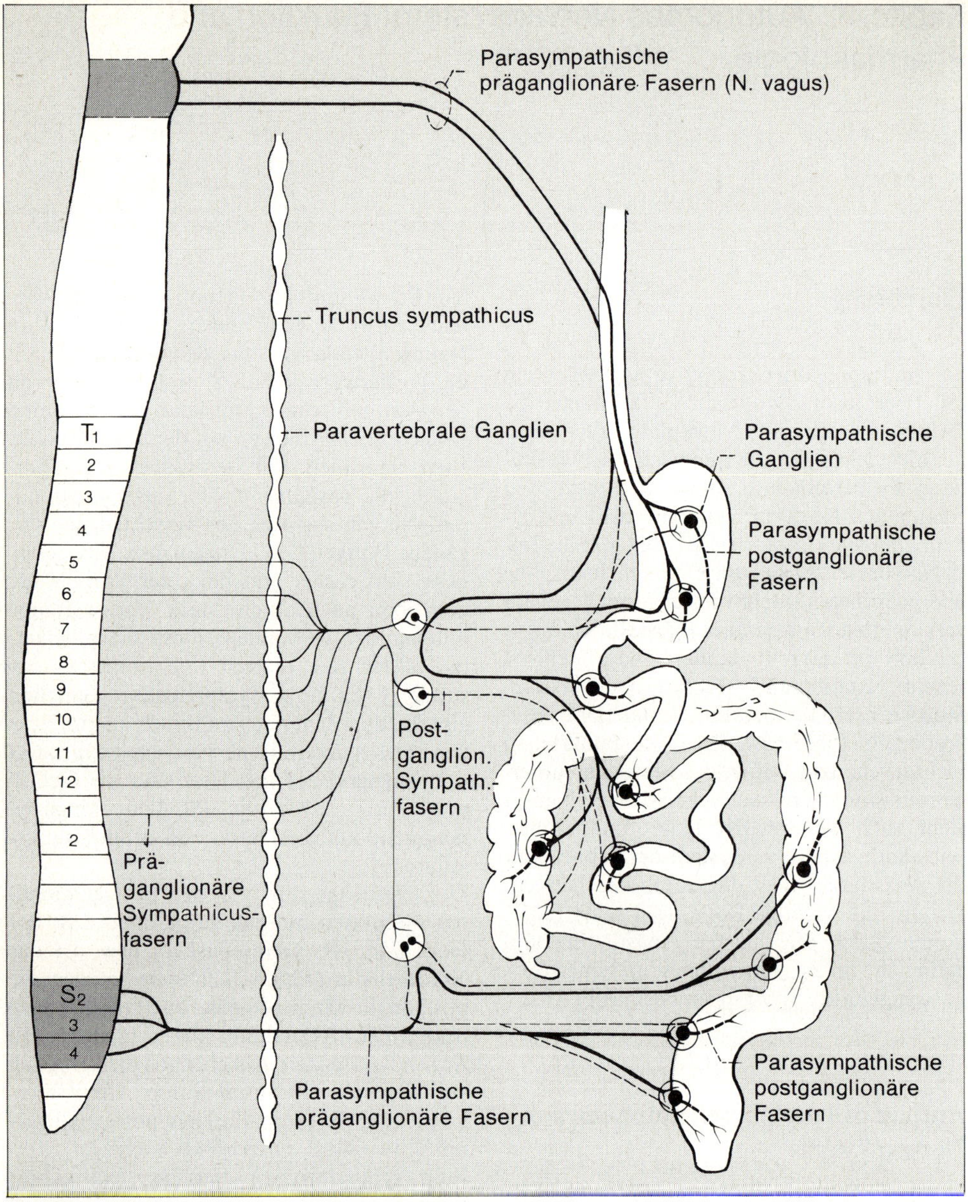

Abb. 3-1. Aufbau des autonomen Nervensystems. Der Sympathikus entspringt im thorakolumbalen Bereich des Rückenmarks, der Parasympathikus hingegen im Hirnstamm und im sakralen Teil des Rückenmarks.

überwiegt das Adrenalin mit einem Anteil von 80%.

Parasympathisches Nervensystem

Die Zellkörper der präganglionären Neurone des parasympathischen Nervensystems liegen im *Hirnstamm* und im *sakralen* Teil des Rückenmarks **(Abb. 3-1).** Wichtigster parasympathischer Nerv ist der 10. Hirnnerv, der **N. vagus.**

Die Ganglien des parasympathischen Nervensystems liegen dicht bei den versorgten Organen, also nicht, wie die des Sympathikus, neben der Wirbelsäule. Der periphere

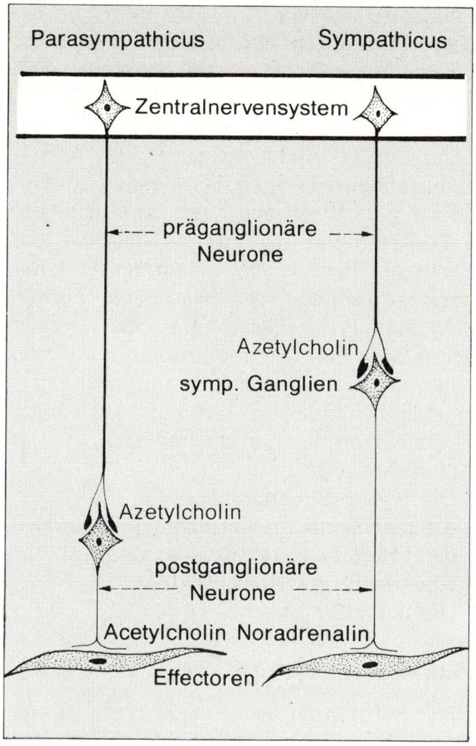

Abb. 3-2. Überträgerstoffe im autonomen Nervensystem

Anteil besteht immer aus 2 Nervenzellen, die miteinander über Synapsen in den Ganglien verbunden sind. Das erste Neuron läuft zum Ganglion hin, der entsprechende Neurit ist eine präganglionäre Nervenfaser. Das zweite Neuron liegt im Ganglion; der zugehörige Neurit wird als postganglionäre Nervenfaser bezeichnet. Die präganglionären Nervenfasern sind lang, die postganglionären Fasern hingegen kurz. Die meisten Organe des Körpers sind parasympathisch *und* sympathisch innerviert. Der Überträgerstoff im parasympathischen Nervensystem ist prä- und postganglionär das *Azetylcholin* **(Abb. 3-2).** Darum werden die parasympathischen Neurone auch als *cholinerg* bezeichnet. Statt parasympathischer Innervation wird auch der Begriff *vagale* Innervation verwendet, wenn Vagusfasern das entsprechende Organ versorgen.

Worin unterschieden sich Sympathikus und Parasympathikus? Der wesentliche Unterschied zwischen beiden Systemen besteht in ihrer Wirkung auf die Organe und in den jeweiligen Überträgerstoffen. Der Sympathikus wirkt meist erregend auf die Organfunktion, der Parasympathikus hemmend. Der Sympathikus wird auch als Notfallsystem betrachtet, das unter „Streß" maximal aktiviert werden kann. Der Parasympathikus hingegen ist der Nerv des Schutzes und Ausgleichs. Er dient der Erhaltung und Neugewinnung von Energien und dominiert im Stadium der Ruhe und Entspannung.

Pharmakologie des autonomen Nervensystems

Im Zusammenhang mit einer Narkose, aber auch bei Patienten auf der Intensivstation werden häufig Medikamente eingesetzt, die auf das autonome Nervensystem einwirken. Hierbei können Substanzen unterschieden werden, die wie ein Überträgerstoff des autonomen Nervensystems wirken; sie werden wegen der imitierenden Wirkung als *Mimetika* bezeichnet. Daneben gibt es Substanzen, die den Überträgerstoff bzw. seine Wirkung blockieren; sie werden als *Lytika* bezeichnet.

Je nach Wirkungsmechanismus können diese Substanzen direkt oder indirekt auf das autonome Nervensystem einwirken:

- *Direkt* wirkende Medikamente reagieren selbst mit dem Rezeptor des autonomen Nervensystems. Entweder erregen sie ihn, dann sind sie *Agonisten,* oder sie besetzen und blockieren ihn, dann sind sie *Antagonisten.*
- *Indirekt* wirkende Medikamente greifen in den Stoffwechsel der Überträgerstoffe ein. Auch sie können erregend oder hemmend wirken. Der Überträgerstoff kann in vielfältiger Weise beeinflußt werden:
  - Synthese des Transmitters,
  - Speicherung im Gewebe,
  - Freisetzung des Transmitters aus Nervenendigungen,
  - Abbau des Transmitters.

Azetylcholin spielt als Überträgerstoff eine zentrale Rolle im autonomen Nervensystem. Die Substanz befindet sich:

- In allen präganglionären Fasern des Parasympathikus und Sympathikus,
- in allen postganglionären parasympathischen Fasern,

- in einigen postsynaptischen Sympathikusfasern (z. B. Schweißdrüsen),
- in allen motorischen Endplatten der Skelettmuskulatur (die aber nichts mit dem autonomen Nervensystem zu tun haben).

Pharmakologie des parasympathischen Nervensystems

Parasympathikomimetika

Diese Substanzen wirken wie eine *Azetylcholinfreisetzung* im postganglionären Parasympathikus; sie *erregen* also den Parasympathikus. Zwei Gruppen von Parasympathikomimetika können unterschieden werden:

1. *Direkte Parasympathikomimetika* z. B. Azetylcholin, Pilocarpin, Carbachol, Muskarin, Arecholin.
2. *Indirekte Parasympathikomimetika* z. B. Cholinesterasehemmer wie Physostigmin, Neostigmin, Pyridostigmin.

Azetylcholin
Diese Substanz wird wegen der diffusen Wirkung und raschen Spaltung in unwirksame Metabolite praktisch nicht eingesetzt. Die Wirkungen sind jedoch von großer theoretischer Bedeutung.

Wirkungen:

- *Herzkreislauf:* Vasodilatation mit Blutdrucksenkung; Abnahme der Herzfrequenz (negativ chronotrop), Verminderung der Kontraktionskraft der Vorhöfe (negativ inotrop),
- *Auge:* Pupillenverengung (Miose),
- *Magen-Darm-Trakt:* Tonuserhöhung, Zunahme von Kontraktion und Peristaltik; Steigerung der Drüsensekretion. Übelkeit, Erbrechen, Krämpfe,
- *Harnblase:* Kontraktion des parasympathischen Blasenmuskels, Abnahme der Blasenkapazität, Entleerung der Blase.

Carbachol (Doryl)
Diese Substanz wird in der Anästhesie angewandt, um nach einer rückenmarksnahen Regionalanästhesie die *Urinausscheidung* wieder in Gang zu bringen.
Nebenwirkungen nach i.m. oder s.c. Zufuhr: Steigerung von Schweiß-, Speichel- und Magensekretion und Peristaltik sowie Bradykardie.

Cholinesterasehemmer
Diese Substanzen sind Anticholinesterasen, d.h. indirekte Parasympathikomimetika (die aber auch noch an der motorischen Endplatte wirken) (s. S. 101). Sie hemmen die Cholinesterasen; das sind Enzyme, die das Azetylcholin abbauen (s. S. 98). Hierdurch wird Azetylcholin verzögert abgebaut; die Azetylcholinkonzentration am Rezeptor steigt an, der *Tonus des Parasympathikus* nimmt zu. Cholinesterasehemmer wie *Neostigmin (Prostigmin)* und *Pyridostigmin (Mestinon)* erregen den Darm und die motorische Endplatte, kontrahieren die Bronchien und verlangsamen die Herzfrequenz. Lokal am Auge angewandt wirken sie pupillenverengend.
Anwendungsbeispiele:

- Darm- oder Blasenatonie,
- Antagonisierung von nichtdepolarisierenden Muskelrelaxanzien,
- Myasthenia gravis,
- Glaukom.

Parasympathikolytika

Diese Substanzen *hemmen* die Wirkung von Azetylcholin in Organen, die durch postganglionäre cholinerge Fasern innerviert werden. Die Substanzen werden im wesentlichen aus zwei Gründen in der Anästhesie angewandt:

- Hemmung der Drüsensekretion,
- Blockierung vagaler Herzkreislaufreaktionen.

Atropin
Atropin ist der Prototyp eines Parasympathikolytikums. Die Substanz gehört zu den Belladonna-Alkaloiden, die in früheren Zeiten gern von schönen Frauen (belladonna) gehobener Gesellschaftsschichten angewandt wurden, um wundersam große Pupillen zu erhalten. Andere Belladonna-Alkaloide sind Scopolamin und Homatropin.

- *Wirkungsmechanismus:* Atropin und die anderen Substanzen dieser Gruppe üben eine kompetitive (verdrängende) Wirkung auf Azetylcholin und andere muskarinartige Stoffe aus. *Antagonisten* dieser Substanzen sind die Cholinesterasehemmer.
- *Wirkungsort* sind exokrine Drüsen, glatte Muskelzellen und das Herz. Hier wird der Parasympathikus geblockt.

Pharmakologische Eigenschaften:

1. *ZNS:* Atropin stimuliert in klinischen Dosen (0,5–1 mg) die Medulla und höhere ze-

rebrale Zentren. In toxischen Dosen ist die erregende Wirkung ausgeprägter: Unruhe, Erregbarkeit, Desorientiertheit, Halluzinationen, Delir (z. B. *Tollkirschenvergiftung*). Bei sehr hohen Dosen tritt der Tod durch zentrale Atemlähmung ein.
Scopolamin erzeugt in klinischen Dosen (0,3-0,5 mg) Müdigkeit und Amnesie. Die Substanz wird von modernen Folterern als „Wahrheitsdroge" eingesetzt.

2. *Auge:* Der M. sphincter pupillae und der M. ciliaris werden bei lokaler Applikation gelähmt; hierdurch kommt es zur Pupillenerweiterung und Akkomodationslähmung mit Sehstörungen. Intramuskulär verabreichtes Atropin beeinflußt das Auge nicht (s. S. 305). Die lokalen Wirkungen am Auge können mit Pilocarpin oder Cholinesterasehemmern aufgehoben werden.
3. *Respirationstrakt:* Atropin hemmt die Sekretion der Drüsen in Nase, Mund, Rachen und Bronchien. Hierdurch trocknen die Schleimhäute in diesen Bereichen aus. Dieser Effekt ist in der Anästhesie erwünscht, wenn sekretionssteigernde Anästhetika (z. B. Äther, Ketanest) eingesetzt werden.
   Atropin relaxiert in gewissem Ausmaß die glatten Muskeln der Bronchien und kann auf diese Weise eine Bronchokonstriktion durch Parasympathikomimetika bzw. cholinerge Substanzen antagonisieren.
4. *Herz:* Nach intravenöser Injektion von Atropin steigt die Herzfrequenz an, weil die vagalen Einflüsse auf den Sinusknoten blockiert werden. Die Wirkung ist am deutlichsten bei jungen Leuten mit hohem Vagotonus, während bei Kindern und sehr alten Patienten diese Wirkung ganz ausbleiben kann.
   Atropin wird auch eingesetzt, um vagal bedingte Bradykardien oder Asystolien zu beseitigen.
   Die Wirkungen auf den Blutdruck sind gering.
5. *Magen-Darm-Trakt:* Atropin hemmt die Peristaltik.
6. *Schweißdrüsen:* Die Schweißdrüsen werden in ihrer Aktivität gehemmt.
7. *Körpertemperatur:* Nach höheren Dosen kann bei Erwachsenen die Körpertemperatur ansteigen. Hingegen genügen bei Neugeborenen und Kleinkindern oft bereits niedrigere Dosen, um ein **„Atropin-Fieber"** hervorzurufen. Die Hemmung der Schweißdrüsensekretion scheint hierbei der wesentliche Faktor zu sein (Hunde bekommen nach Atropin kein Fieber; sie schwitzen auch nicht).
8. *Zufuhr:* Atropin kann s. c., i. m. oder i. v. gegeben werden. Per os wird die Substanz nur zu 25% resorbiert. Atropin verschwindet rasch aus dem Blut und verteilt sich im Körper.

Anästhesie und Anticholinergika

In den Frühzeiten der Anästhesie wurden die Parasympathikolytika eingesetzt, um die exzessive Speichelsekretion durch Äther zu vermindern. Bei den neueren Inhalationsanästhetika spielt dieser Effekt keine wesentliche Rolle. Darum sind die Anticholinergika *kein obligatorischer Bestandteil der Narkose* mehr! Dennoch gibt es Gründe, Parasympathikolytika zu geben:

- Behandlung einer vagalen Stimulation des Herzens,
- Prophylaxe starker Speichel- und Bronchialsekretion während der Narkose,
- gleichzeitige Gabe mit Cholinesterasehemmern bei der Antagonisierung von Muskelrelaxanzien.

Die Vagusblockade durch 0,5 mg *Atropin* ist gering und nur von kurzer Dauer. Diese Dosis reicht wahrscheinlich auch nicht aus, um parasympathische Herzkreislaufeffekte wie Blutdruckabfall und Bradykardie zu verhindern. Allerdings können durch zusätzliche i. v. Dosen diese Effekte oft beseitigt werden.

Dosierung von Atropin:
- Erwachsene 0,01 mg/kg i. m.
- Kleinkinder 0,02 mg/kg i. m.

Bei *Neugeborenen und Kleinkindern* sollte auf die Atropingabe nicht verzichtet werden.
Für eine komplette Vagusblockade sind beim Erwachsenen etwa 3 mg Atropin erforderlich. Der maximale Effekt von Atropin tritt 30-45 min nach i. m.-Gabe ein, die Wirkung hält etwa 2 Stunden an. Bei i. v.-Injektion beginnt die Wirkung innerhalb von 1 Minute und dauert etwa 30 min.
Nicht zugeführt wird Atropin bei:

- Fieber,
- Herzerkrankungen,
- Hyperthyreose.

Scopolamin wirkt, im Gegensatz zu Atropin, in klinischen Dosen sedierend und amnestisch, wahrscheinlich jedoch nur, wenn es mit Sedativa oder Opioiden zugeführt wird.

Dosierung von Scopolamin zur Prämedikation:
- 0,3-0,5 mg i. m.

Pharmakologie des sympathoadrenergen Systems

Adrenerger Rezeptor

Alle Nervenfasern, die *Noradrenalin* freisetzen, werden als *adrenerg* bezeichnet. Hierzu gehören die postganglionären sympathischen Nervenfasern von Herz, Drüsen und glatten Muskelzellen.
Im peripheren Nervensystem gibt es zwei Arten von adrenergen Rezeptoren: α-Rezeptoren und β-Rezeptoren. Stimulation der α-Rezeptoren bewirkt eine erregende Reaktion, Stimulation der β-Rezeptoren zumeist eine hemmende Reaktion.

α-Rezeptoren. Bei diesen Rezeptoren können α_1- und α_2-Rezeptoren unterschieden werden.
- α_1-Rezeptoren finden sich postsynaptisch; sie vermitteln die typischen α-adrenergen Reaktionen wie z. B. Kontraktion der glatten Muskelzellen
- α_2-Rezeptoren befinden sich vor allem präsynaptisch; ihre Stimulation hemmt die Freisetzung des Überträgerstoffes Noradrenalin aus den Nervenendigungen. Hingegen bewirkt die Blockade des α_2-Rezeptors durch sog. α-Blocker wie eine vermehrte Noradrenalin-Freisetzung.

β-Rezeptoren. Auch bei den β-Rezeptoren können zwei Gruppen unterschieden werden: β_1- und β_2-Rezeptoren.
- β_1-Rezeptoren befinden sich vor allem im Herzen. Hier wirken Noradreanlin und Adrenalin etwa gleich stark
- β_2-Rezeptoren finden sich in Blutgefäßen, Bronchien, Magen-Darm-Trakt und Uterus. Hier wirkt Adrenalin wesentlich stärker als Noradrenalin.

Tabelle 3-1. Rezeptorwirkung bei autonomer Stimulation

Organ	Rezeptoren	adrenerge	cholinerge
Herz			
• SA-Knoten	β_1	Tachykardie	Bradykardie
• Vorhöfe	β_1	erhöhte Automatie	verminderte Inotropie
• AV-Knoten und Leitungsgewebe	β_1	gesteigerte Leitungsgeschwindigkeit	verminderte Leitungsgeschwindigkeit
• Ventrikel	β_1	pos. inotrop u. chronotrop	geringe Abnahme der Kontraktilität
Blutgefäße			
• Haut und Schleimhäute	α	Kontraktion	Dilatation
• Skelettmuskel	α, β_2	Kontraktion, Dilatation	Dilatation
• Koronarien	α, β_2	Kontraktion, Dilatation	Dilatation
Magen-Darm-Trakt			
• Tonus und Motilität	α_2, β_2	Abnahme	Zunahme
• Sphinkter	α	Kontraktion	Relaxation
Harnblase			
• Detrusor	β	Relaxation	Kontraktion
• Sphinkter	α	Kontraktion	Relaxation
Auge			
• Sphincter pupillae	α	Kontraktion	keine Wirkung
• M. ciliaris	β	Relaxation	Kontraktion
Haut			
• Pilomotoren	α	Kontraktion	keine Wirkung
• Schweißdrüsen	α	lokale Sekretion	generalisierte Sekretion

In **Tabelle 3-1** sind die Wirkung der verschiedenen Rezeptoren im autonomen Nervensystem zusammengestellt.

Pharmakologie des sympathischen Nervensystems

Im sympathischen Nervensystem gibt es verschiedene Rezeptoren und Überträgerstoffe. Die Rezeptoren werden als α-, β_1- und β_2-Rezeptoren bezeichnet; ihre Erregung oder Blockade führt jeweils zu unterschiedlichen Reaktionen an den Erfolgsorganen. Die wichtigsten postganglionären Überträgerstoffe sind die *Katecholamine:*

- Adrenalin,
- Noradrenalin,
- Dopamin.

Präganglionär ist hingegen auch im sympathischen Nervensystem *Azetylcholin* der Überträgerstoff.

Die Wirkungen beruhen auf einer dosisabhängigen Stimulation dopaminerger und β- sowie α-adrenerger Rezeptoren.

Sympathikomimetika

Diese Substanzen sind adrenerge Agonisten, d.h. sie wirken wir die Freisetzung eines natürlichen Überträgerstoffes im sympathischen Nervensystem; sie imitieren dessen Wirkungen. Entsprechend den unterschiedlichen sympathischen Rezeptoren gibt es auch verschiedene Sympathikomimetika **(s. Tabelle 3-2).**

Adrenalin (Suprarenin, Epinephrin)
Adrenalin wird hauptsächlich im Nebennierenmark gebildet. Allgemein ähneln die Wirkungen einer Adrenalinzufuhr denen einer Stimulation adrenerger Nerven. Die Wirkungen sind jedoch nicht identisch, da Unterschiede zwischen Adrenalin und Noradrenalin, dem eigentlichen Überträgerstoff des postganglionären Sympathikus, bestehen. Dieser Unterschied ergibt sich im wesentlichen aus der Wirkung auf die α- und β-Rezeptoren.

Tabelle 3-2. Sympathikomimetika und ihre Rezeptoren

Substanz	Rezeptoren	Dosierung
Adrenalin	α, β	2-20 μg/min
Noradrenalin	α, β	2-16 μg/min
Isoproterenol	β	1- 5 μg/min
Dopanim	dopaminerge, β, α	2-30 μg/kg/min
Dobutamin	β	1-10 μg/kg/min

Wirkungen:

1. *Blutdruck:* Adrenalin (Suprarenin) steigert in klinischen Dosen den systolischen Blutdruck, während der diastolische Druck meist unverändert bleibt. Er kann sogar etwas abfallen. Die Gefäße der Haut (Blässe!), Schleimhäute und Nieren verengen sich, die der Skelettmuskulatur werden erweitert. Die Hirndurchblutung bleibt unbeeinflußt. Pulmonalarteriendruck und Pulmonalvenendruck steigen an; die Koronardurchblutung nimmt zu.
2. *Herz.* Adrenalin stimuliert das Herz. Es wirkt direkt auf die β-Rezeptoren des Herzens (= β_1-Rezeptoren). Diese Rezeptoren befinden sich in Leitungs- und Schrittmachergewebe sowie im Myokard:
   - Die Herzfrequenz steigt an,
   - Die Kontraktionskraft nimmt zu,
   - Das Herz leistet mehr Arbeit,
   - Der Sauerstoffverbrauch des Herzens steigt an,
   - evtl. treten Arrhythmien auf.
3. *Magen-Darm-Trakt.* Die glatten Muskeln des Magen-Darm-Trakts werden relaxiert.
4. *Uterus.* Adrenalin simuliert die β-Rezeptoren des schwangeren Uterus: Tonus des Uterus und Wehenstärke nehmen ab.
5. *Atemwege.* Die Bronchien werden durch Stimulierung der β_2-Rezeptoren erweitert (s. S. 442).
6. *ZNS.* Während der Infusion von Adrenalin können Unruhe, Angst, Kopfschmerzen und Tremor auftreten.
7. *Stoffwechsel.* Der Blutzucker wird gesteigert; Kalium kann vorübergehend ansteigen.

Zufuhr:
Adrenalin kann s.c., i.m., i.v. oder per Infusion zugeführt werden. Orale Anwendung ist unwirksam. Im Körper wird Adrenalin sehr rasch inaktiviert.
Die intravenöse Injektion wird wegen der ausgeprägten Nebenwirkungen nur sehr selten durchgeführt; die Substanz sollte hierbei verdünnt werden. Als Einzeldosis reichen

meist 0,25 mg. Dosierung bei Dauerinfusion s. Tabelle 3-2.

Die i.m.-Injektion ist die Methode der Wahl; hingegen können bei s.c.-Injektionen lokale Reizungen des subkutanen Gewebes auftreten.

Im Handel ist Adrenalin als:

- Injektionslösung 1:1000, z.B. Suprarenin,
- Nasentropfen zur Schleimhautabschwellung,
- Aerosol für Asthmatiker,
- wässrige Lösung,
- als Zusatz in Lokalanästhetika-Lösungen.

Therapeutische Anwendung:

- Bronchospasmus,
- allergischer Schock,
- Herzstillstand,
- lokale Blutstillung,
- Zusatz für Lokalanästhetika.

Nebenwirkungen:

- Furcht, Angst, Spannung, Kopfschmerzen, Zittern, Benommenheit, Blässe, Atemnot, Herzklopfen,
- Hypertonie mit Hirnblutungen,
- Herzrhythmusstörungen und Tachykardie,
- Abnahme der Nierendurchblutung.

Noradrenalin (Arterenol)

Noradrenalin ist der natürliche Transmitter an postganglionären adrenergen Nerven. Die Substanz wirkt vorwiegend auf die α-Rezeptoren und nur wenig auf die β-Rezeptoren – mit Ausnahme der β-Rezeptoren des Herzens.

Wirkungen:

1. *Herz:*
   - Positiv inotrop, jedoch geringer als Adrenalin.
     Der Sinusknoten wird stimuliert; die Herzfrequenz nimmt jedoch meist ab, weil durch den ausgelösten Blutdruckanstieg die Karotis- und Aortenkörperchen erregt werden (= Reflexbradykardie).
     Die Koronardurchblutung nimmt zu.
2. *Kreislauf:*
   - Systolischer und diastolischer Blutdruck steigen durch die Stimulation der α-Rezeptoren an. Die begleitende Bradykardie kann durch Atropin beseitigt werden.
   - Das zirkulierende Blutvolumen nimmt ab, weil eiweißfreie Flüssigkeit in den Extrazellulärraum verlagert wird.
3. *Bronchien:* Geringe Erweiterung.
4. *Stoffwechsel.* Blutzucker steigt nur nach höheren Dosen.
5. *Nebenwirkungen.* Ähnlich wie bei Adrenalin. Von besonderer Bedeutung ist die starke Abnahme der Nierendurchblutung und des Blutflusses im Magen-Darm-Trakt.

Zufuhr:

Noradrenalin (Arterenol) wird nur per infusion zugeführt, nicht als i.v.-Bolus (Wirkung nicht steuerbar) und auch nicht per os (unwirksam). Niemals darf Noradrenalin (Arterenol) paravasal infundiert werden: Nekrosegefahr.

Therapeutische Anwendung:

- Als generalisierter Gefäßkonstriktor bei Blutdruckabfällen unterschiedlicher Ursache (Vorher Volumen ausgleichen!).
  Dosierung und Richtlinien s. Kapitel 22.

Dopamin

Dopamin ist die unmittelbare Vorstufe von Noradrenalin. Die Substanz befindet sich in hoher Konzentration in sympathischen Nerven und im Nebennierenmark. Außerdem wirkt Dopamin als Transmitter im Gehirn.

Wirkungen:

1. *Herz:*
   - Steigerung der Herzfrequenz,
   - Zunahme der Kontraktionskraft.
2. *Kreislauf.* Die Wirkungen sind dosisabhängig. Arterieller Blutdruck und Herzfrequenz nehmen erst in höheren Dosen zu; Nierendurchblutung und Herzzeitvolumen hingegen bereits mit geringeren Dosen. Außerdem wird die Urinausscheidung gesteigert.
3. *Nebenwirkungen.*
   - Ventrikuläre Arrhythmien, Tachykardien,
   - in niedriger Dosis ev. Blutdruckabfall,
   - Übelkeit und Erbrechen.

Zufuhr:

Dopamin wird immer per Infusion zugeführt bevorzugt über einen zentralen Venenkatheter.

Die Substanz darf nicht zusammen mit alkalischen Lösungen (z.B. Natriumbikarbonat) infundiert werden.

Therapeutische Anwendungen:

- Schockbehandlung (vorher Volumen auffüllen),

- „low-output-syndrome“,
- Steigerung der Urinausscheidung beim Intensivpatienten.

Dobutamin

Dobutamin (Dobutrex) ist ein synthetisches Sympathikomimetikum mit geringeren Wirkungen auf die Herzfrequenz und den peripheren Gefäßwiderstand als die anderen Katecholamine. Primär werden die β-Rezeptoren stimuliert, die dopaminergen Rezeptoren der Nierengefäße werden jedoch nicht beeinflußt.

Wirkungen: Die wichtigsten Wirkungen von Dobutamin sind:

- Zunahme der Kontraktionskraft des Herzens, der Herzfrequenz und des Herzzeitvolumens,
- periphere Gefäßerweiterung mit Abnahme des peripheren Gefäßwiderstandes.

Therapeutische Anwendung: Herzinsuffizienz, vor allem bei hohem peripheren Widerstand mit normalem Blutdruck. Bei niedrigem Blutdruck sollte die Substanz nicht eingesetzt werden. Kombination mit anderen inotropen Substanzen oder mit Vasodilatatoren ist möglich. Dosierung s. Tabelle 3.2.

Nebenwirkungen:

- Tachykardie und Herzrhythmusstörungen,
- Blutdruckabfall durch periphere Gefäßdilatation.

Isoproterenol (Isuprel, Aludrin) und Orciprenalin (Alupent)

Diese beiden Substanzen sind chemisch nahezu identisch. Sie wirken fast ausschließlich auf β-Rezeptoren. Die Wirkungen entsprechen im wesentlichen den β-adrenergen Wirkungen von Adrenalin (siehe dort). Die Substanzen werden parenteral oder als Aerosol angewendet. Die Nebenwirkungen entsprechen weitgehend denen von Adrenalin. Therapeutisch angewendet werden die Substanzen z. B. bei:

- Bronchospasmus,
- Bradykardien,
- Schock.

Sympathikolytika

Diese Substanzen hemmen die Wirkung der sympathischen Überträgerstoffe an den Erfolgsorganen. Sie können auf die α-Rezeptoren oder auf die β-Rezeptoren wirken:
α-Blocker: z. B. Phentolamin (Regitin); Phenoxybenzamin (Dibenzyline).

β-Blocker: z. B. Propranolol (Dociton); Pindolol (Visken).
α-Blocker werden zur Hypertoniebehandlung eingesetzt, β-Blocker ebenfalls bei Hypertonie und vor allem bei koronarer Herzkrankheit.

Phentolamin

Phentolamin (Regitin) ist ein α-adrenerger Blocker, der gelegentlich zur intraoperativen Blutdrucksenkung eingesetzt wird, z. B. bei Phäochromozytom oder in der Herzchirurgie während des kardiopulmonalen Bypaß.
Der Blutdruck wird durch die Blockade von α-Rezeptoren der Blutgefäße ausgelöst, zusätzlich durch eine direkte Gefäßerweiterung. Die Herzfrequenz steigt an, der venöse Rückstrom nimmt durch die Venodilatation ab.
Dosierung: Die Substanz wird entweder als 1-3-mg-Bolus i. v. injiziert (Wirkungsdauer etwa 15-30 min) oder kontinuierlich infundiert (ca. 50-500 μg/min).
Nebenwirkungen:

- Tachykardie und Blutdruckabfall.

Kapitel 4. Narkosevorbereitung und Auswahl des Narkoseverfahrens

Einführung

Vor jeder Narkose wird der Patient von einem Anästhesisten angesehen und klinisch eingeschätzt. Diese Narkosevisite sollte spätestens einen Tag vor dem geplanten Eingriff erfolgen, damit weitere diagnostische und therapeutische Maßnahmen, soweit sie für die Narkose von Bedeutung sind, vom Anästhesisten angeordnet werden können. Narkosevisite und spätere Narkose sollten aus psychologischen Gründen vom *selben* Anästhesisten durchgeführt werden.

Wozu die präoperative Visite dient:

- Einschätzung des körperlichen und seelischen Zustandes,
- Einstufung des Narkoserisikos,
- Auswahl des Narkoseverfahrens,
- Aufklärung des Patienten,
- Verminderung seiner Ängste,
- Verordnung der Prämedikation.

Alle Maßnahmen zielen letztlich darauf ab, das perioperative Risiko für den Patienten zu vermindern.

Einschätzung des klinischen Zustandes

Krankengeschichte

Kurz vor dem Gespräch mit dem Patienten informiert sich der Anästhesist über die bisherige Krankengeschichte. Hierbei sind folgende Einzelheiten wichtig:

- frühere Krankheiten, Operationen,
- Einnahme von Medikamenten,
- körperliche Untersuchungsergebnisse,
- jetzige Diagnosen und geplante Eingriffe,
- Ergebnisse von Konsiliaruntersuchungen,
- Laborbefunde.

Tabelle 4-1. Präoperatives Standard-Voruntersuchungsprogramm für Routineeingriffe bei sonst Gesunden

Unter 40 Jahre	• Hämoglobingehalt bzw. Hämatokrit • Serumelektrolyte: Na^+, K^+ • Serumkreatinin und -harnstoff • Gesamteiweiß • Blutzucker • GPT, γ-GT • Blutgruppe
Über 40 Jahre	• Zusätzlich EKG
Über 60 Jahre	• Zusätzlich Röntgenbild des Thorax

Laboruntersuchungen

Vor jeder Narkose sind bestimmte Routine-Laboruntersuchungen erforderlich. Sie dienen vor allem dazu, bisher unerkannte Krankheiten aufzudecken, die für Narkose und Operation von Bedeutung sein können. Liegen spezifische Erkrankungen vor und sind besondere operative Eingriffe geplant, so müssen die Standard-Laboruntersuchungen durch spezielle Untersuchungen ergänzt werden.

Laboruntersuchungen sind teuer; darum müssen Nutzen und Kosten in einem sinnvollen Verhältnis zueinander stehen. In **Tabelle 4-1** ist ein Standard-Untersuchungsprogramm für sonst gesunde Patienten, die sich einem Routineeingriff unterziehen, zusammengestellt.

Untersuchungen des Gerinnungssystems und Lungenfunktionsprüfungen sollten nur durchgeführt werden, wenn sich aus der Vorgeschichte Hinweise auf entsprechende Erkrankungen ergeben.

Befragung des Patienten und körperliche Untersuchung

Die Befragung des Patienten zusammen mit der körperlichen Untersuchung liefert im allgemeinen bedeutsamere Informationen als die Laboruntersuchungen. Befragung und Untersuchung konzentrieren sich vor allem auf Organsysteme, deren Funktion durch Anästhetika beeinflußt werden kann oder die selbst die Wirkung von Anästhetika beeinflussen können. Hierzu gehören: Herzkreislauf, zentrales Nervensystem, Lunge, Leber und Niere.

Befragung

Die Befragung des Patienten umfaßt im wesentlichen folgende Punkte:
- Kardiale Vorgeschichte, insbesondere Infarkte, Angina pectoris, Herzmedikamente,
- Hypertonie? Dauer, Schwere, Behandlung,
- pulmonale Vorgeschichte: Rauchgewohnheiten, Husten, Asthma, Emphysem, akuter Infekt der Luftwege,
- frühere Nierenerkrankungen,
- frühere Lebererkrankungen, Alkoholkonsum,
- Blutungsneigung,
- Allergie gegen Medikamente und Pflaster,
- Medikamenteneinnahme und -mißbrauch.

Körperliche Untersuchung

Nach der Befragung wird eine begrenzte körperliche Untersuchung durchgeführt. Sie umfaßt bei allen Patienten die Auskultation von Herz und Lungen. Besondere Aufmerksamkeit gilt außerdem den Luftwegen des Patienten (vgl. Kap. „Endotracheale Intubation"). Die Haut wird im Bereich geplanter Punktionsstellen untersucht.

Einstufung des Narkoserisikos

Aufgrund der erhobenen Befunde wird der Patient in eine der ASA[1]-Risikogruppen eingeteilt:

[1] ASA = American Society of Anesthesiologists

ASA-Narkoserisikogruppen

1 normal, sonst gesund
2 leichte Allgemeinerkrankung ohne Leistungseinschränkung
3 schwere Allgemeinerkrankung mit Leistungseinschränkung
4 schwere Allgemeinerkrankung, die mit oder ohne Operation das Leben des Patienten bedroht
5 moribund; Tod innerhalb von 24 h mit oder ohne Operation zu erwarten

Für Notfalloperationen kann das Schema in folgender Weise erweitert werden:
6 akute Patienten der Gruppen 1 und 2
7 akute Patienten der Gruppen 3–5

Bestimmte Erkrankungen sollten vor einem geplanten Eingriff behandelt werden, um das Narkoserisiko zu vermindern. Hierzu gehören vor allem:
- Herzinsuffizienz,
- Hypertonie,
- Diabetes mellitus,
- akute Infekte der Atemwege,
- Unterernährung; Fettsucht,
- Hyperthyreose, Hypothyreose u. andere endokrine Störungen.

Auswahl des Narkoseverfahrens

Aufgrund der Analyse aller wichtigen Daten wird, unter Berücksichtigung der Wünsche des Patienten, das Narkoseverfahren ausgewählt; bei Kindern auch die Art der Narkose*einleitung*. Grundsätzlich wird das Narkoseverfahren bevorzugt, das für den Patienten ein Höchstmaß an Sicherheit bietet.
Für die Auswahl des Narkoseverfahrens gelten einige Grundsätze:
- Bei Kindern ist die *Allgemeinnarkose* das Verfahren der Wahl.
- Bei Erwachsenen sollten kurze und periphere Eingriffe in *Lokalanästhesie* durchgeführt werden.
- Langdauernde Operationen und Eingriffe in Seiten- oder Bauchlage erfolgen am besten in *Intubationsnarkose.*
- Bei Patienten unter *Antikoagulantien*-Therapie darf keine Spinal- oder Periduralanästhesie durchgeführt werden. Ausnahme s. S. 143.

- Unkooperative oder verwirrte Patienten erhalten keine Regionalanästhesien.
- Bei Patienten mit schweren Lungen- oder Herzerkrankungen kann eine Regionalanästhesie unter bestimmten Bedingungen günstiger sein als eine Allgemeinnarkose.
- Bei sehr dicken Patienten mit kurzem Hals sollte *keine Maskennarkose* durchgeführt werden.
- Nimmt der Patient Medikamente ein, so müssen mögliche Interaktionen mit den Anästhetika berücksichtigt werden. Dies gilt z. B. für: Antihypertensiva, β-Blocker, Psychopharmaka, L-Dopa (Antiparkinsonmittel), MAO-Hemmer (Parnate, Jatrosom), trizyklische Antidepressiva.

Aufklärung des Patienten

Aufklärung des Patienten ist aus medizinischen, psychologischen und juristischen Gründen erforderlich. Hierbei dürfen die speziellen Risiken der Narkose nicht verschwiegen werden. Die Aufklärung soll den Patienten jedoch nicht zusätzlich beunruhigen und ängstigen. Folgende Einzelheiten sind für die meisten Patienten wichtig:

- Auswahl des Narkoseverfahrens,
- Beginn der Nahrungskarenz (mindestens 6 Std. vor dem Wahleingriff; Säuglinge s. Kap. 20),
- Rauchverbot vor der Operation,
- Zeitpunkt der Operation,
- Prämedikation: wozu, wann, ob i. m. oder i. v., Wirkung,
- Maßnahmen im Einleitungsraum: Blutdruckmanschette, Venenkanüle, EKG, Sauerstoffmaske,
- bei postoperativer Intensivbehandlung: Tubus (Nichtsprechenkönnen), Beatmung, Monitore, Drainagen usw.

Am Ende der Aufklärung gibt der Patient schriftlich sein Einverständnis mit den geplanten Maßnahmen.

Bei Notoperationen, die nicht verschoben werden können, ist eine umfangreiche Aufklärung nicht erforderlich.

Besonderheiten

- ▸ Kann der Patient vor dringlichen Operationen nicht in den Eingriff einwilligen (z. B. bei Bewußtlosigkeit, Geisteskrankheit, Unmündigkeit), so muß die Einwilligung des gesetzlichen Vertreters eingeholt werden. Ist jedoch der gesetzliche Vertreter nicht umgehend zu erreichen, so wird nach dem *mutmaßlichen Willen* des Patienten entschieden.
- ▸ Bei Kindern unter 14 Jahren müssen *beide* Eltern in den Eingriff einwilligen, bei dringlichen Eingriffen ein Elternteil.
- ▸ Verweigern die Eltern einen lebensrettenden Eingriff (z. B. Zeugen Jehovas) so wird eine *richterliche* Sofortgenehmigung für den Noteingriff, unter Umgehung des elterlichen Willens, eingeholt. Kinder zwischen 14 und 18 Jahren können in einen Eingriff einwilligen, wenn sie fähig sind, dessen Bedeutung und Folgen zu erkennen und hiernach ihren Willen auszurichten.
- ▸ Eine dringliche Operation darf nicht gegen den erklärten Willen des Patienten durchgeführt werden. Ist der Patient verwirrt, so muß eine richterliche Sofortgenehmigung eingeholt werden.

Verminderung von Ängsten

Angst vor Operation und Narkose beeinflußt in hohem Maße das seelische Gleichgewicht der allermeisten Patienten. Typische Ängste sind:

- aus der Narkose nicht wieder zu erwachen,
- während der Narkose zu ersticken,
- verstümmelt zu werden (besonders Kinder!),
- Geheimnisse in Narkose auszuplaudern,
- bereits vor dem richtigen Einschlafen operiert zu werden,
- während der Operation zu erwachen,
- an unheilbarem Krebs erkrankt zu sein.

Furcht und Angst führen zur Erregung des Nervensystems mit vegetativen Begleitreaktionen und schließlich zu inneren Widerständen gegen die Narkose. Diese Reaktionen wirken sich ungünstig auf Narkoseeinleitung, Narkoseführung und postoperativen Verlauf aus.

Bei einigen Patienten treten präoperative psychische Störungen auf. Die wichtigsten sind:

- Abwehrreaktionen: Entstehen durch Mißtrauen. Äußern sich als Widerstand, Rückzug und mangelnde Kooperation,
- Konversionsreaktionen: Äußern sich als ungewöhnliches motorisches Verhalten und vegetative Symptome,

- Schlafstörungen,
- Störungen des Erlebens: Äußern sich als fixe Idee, Müdigkeit, Gefühle von Schuld und Minderwertigkeit,
- Störungen der Realitätswahrnehmung: Äußern sich als Panik (Weglaufen aus dem Op).

Was ist zu tun?

Folgende Handlungsprinzipien für Ärzte, Schwestern und Pfleger sind der Schlüssel zum Abbau der Ängste:
1. den Patienten als Menschen behandeln,
2. freundlich sein; Pläne und Maßnahmen erklären,
3. aufmerksam, sympathisch und verständnisvoll sein,
4. Geduld üben,
5. den Patienten für sich gewinnen,
6. auf die Ängste mitfühlend eingehen,
7. den Patienten beruhigen und ablenken.

Prämedikation

Bei den meisten Patienten muß das aufklärende und beruhigende Gespräch durch die Verordnung bestimmter Medikamente kurz vor der Operation ergänzt werden. Durch diese Prämedikation soll der Patient entspannt und angstfrei, sediert aber erweckbar und kooperativ in den Narkoseeinleitungsraum gebracht werden. Wenn erforderlich wird die Prämedikation durch Analgetika und sekretionshemmende Pharmaka ergänzt. Eine gute Prämedikation vermindert nicht nur die Ängste des Patienten, sondern erleichtert auch die Narkoseeinleitung und schränkt den Verbrauch an Narkosemitteln ein. Diese Ziele können jedoch oft nicht mit einer einzelnen Substanz, sondern nur durch die Kombination mehrerer Medikamente erreicht werden. Folgende Substanzgruppen werden verwendet:

Substanzen für die Prämedikation

- Opiate
- Barbiturate
- Benzodiazepine
- Neuroleptika
- Anticholinergika

Opioide

Opioide wirken analgetisch und sedierend, erleichtern die Narkoseeinleitung, vermindern den Bedarf an Narkosemitteln, wirken häufig auch noch in der postoperativen Phase schmerzlindernd, erleichtern postoperativ die Nachbehandlung und können antagonisiert werden.
Verwendet werden z. B.:

- Piritramid (Dipidolor): 0,1-0,3 mg/kg i. m. (Erw.)
- Pethidin (Dolantin): 0,6-1,2 mg/kg i. m.
- Morphin: 0,1 mg/kg i. m.
- Methadon (Polamidon): 0,035 mg/kg i. m.
- Buprenorphin (Temgesic): 5 µg/kg i. m.
- Tramadol (Tramal): 1 mg/kg i. m.

Fentanyl ist wegen seiner kurzen Wirkungsdauer nicht zur Prämedikation geeignet, kann jedoch in Kombination mit einem Neuroleptikum wie DHB (Präparat Thalamonal) wirkungsvoll eingesetzt werden.
Nebenwirkungen: Atemdepression, Blutdruckabfall, Übelkeit und Erbrechen, Mißstimmung, Spasmen der glatten Muskulatur (z. B. Gallenwege).

Barbiturate

Die Barbiturate treten als Prämedikationssubstanzen zunehmend in den Hintergrund.
Wirkungen: Sedierung bzw. Hypnose, antikonvulsiv.
Nachteile: keine Analgesie.
Nebenwirkungen: Verwirrtheit.
Verwendet werden:

- Phenobarbital (Luminal): 50-150 mg p. o. oder i. m. (Erw.) bzw. 2 mg/kg KG
- Pentobarbital (Nembutal): 50-150 mg p. o. oder i. m. (Erw.) bzw. 2 mg/kg KG

Benzodiazepine

Von den Benzodiazepinen sind zahlreiche Präparate in klinischem Gebrauch. Sie unterscheiden sich im wesentlichen nur in der Wirkungsstärke und -dauer.

Wirkungen: Sedierung, angstlösend, antikonvulsiv (auch gegen Lokalanästhetika)
Nachteile: unsichere Resorption nach i.m. und rektaler Zufuhr; i.m.- und i.v.-Injektion schmerzhaft, lange Wirkungsdauer
Verwendet werden z.B.

- Diazepam (Valium): ca. 0,15 mg/kg KG p.o.
- Flunitrazepam (Rohypnol): 1-2 mg p.o.
- Midazolam (Dormicum): 0,05-0,1 mg/kg KG i.m.

Beachtet werden muß die relativ lange Wirkungsdauer von Valium und Rohypnol.

Neuroleptika

Allein gegeben sind die Neuroleptika nicht gut wirksam; sie werden daher meist mit Opiaten kombiniert.

- Promethazin (Atosil) 25-50 mg i.m. + Opiat,
- Droperidol (DHB) 2,5-5 mg i.m. + Opiat.

Wirkungen: neuroleptisches Syndrom (nicht sedierend!) antiallergisch, antiemetisch.
Nebenwirkungen: Blutdruckabfall, Angstzustände (sehr selten), extrapyramidale Bewegungsstörungen.

Anticholinergika

Diese Substanzen hemmen die muskarinartigen Wirkungen von Azetylcholin (s.S. 16). Sie werden eingesetzt, um die Drüsensekretion zu vermindern und vagale Reflexe zu dämpfen. Die Routinezufuhr mit der Prämedikation wird heute nicht mehr als notwendig angesehen.

Dosierung von Anticholinergika zur Prämedikation

- Atropin: Erwachsene 0,01 mg/kg KG i.m.
  Kleinkinder 0,02 mg/kg KG i.m.
- Scopolamin: 0,3-0,5 mg i.m.

Wirkungen: Hemmung der Speicheldrüsen u. der Drüsen im Respirationstrakt; in höheren Dosen auch des Magen-Darm-Traktes und des Herzvagus. Scopolamin: Sedierung, Amnesie.
Nebenwirkungen: trockener Mund, Atropinfieber (Kinder), Eintrocknung der Bronchialsekrete, Erschlaffung des unteren Ösophagussphinkters.

Histaminrezeptoren-Antagonisten

Neuerdings wird von einigen Anästhesisten empfohlen, den H_2-Histaminblocker **Cimetidin (Tagamet)** mit in die Prämedikation einzubeziehen. Tagamet bewirkt einen Anstieg des Magensaft-pH-Wertes auf über 2,5 bei mehr als 80% der Patienten und könnte dadurch den schweren Verlauf einer Aspiration verhindern; allerdings steht hierfür der Beweis noch aus. Die Substanz muß 60-90 min vor der Operation zugeführt werden. Als besonders *indiziert* gilt Tagamet bei: dringlicher Operation nicht vorbereiteter Patienten, Refluxkrankheit, Maskennarkose, geburtshilflichen Eingriffen.

Grundsätze für die praktische Anwendung

- Die Prämedikation ist kein Ersatz für eine gute Narkosevisite.
- Am Vorabend der Operation erhält der erwachsene Patient ein Schlafmittel, z.B. Rohypnol oder Mogadan per os.
- Sedativa und Opiate müssen etwa 1 h vor der Narkoseeinleitung i.m. gespritzt werden (Daher *nicht:* „Spritze und bringen").
- Die Dosis muß jeweils individuell dem Patienten angepaßt werden. Schwerkranke sowie alte und geschwächte Patienten erhalten eine reduzierte Dosis.
- Orale Medikation ist grundsätzlich möglich, wenn hierfür nur wenig Wasser benötigt wird.

Die spezielle Prämedikation bei bestimmten Erkrankungen bzw. Operationen sowie für Kinder ist in den entsprechenden Kapiteln besprochen.

Kapitel 5. Technische Vorbereitungen für die Narkose

Einführung

Sorgfältige Vorbereitung des gesamten Anästhesiezubehörs sowie der Überwachungsgeräte und Medikamente gehört zu den Grundlagen einer sicheren Narkosepraxis. Die meisten vermeidbaren Narkosezwischenfälle entstehen durch menschliche Fehler und beruhen auf mangelnder Vertrautheit mit dem Instrumentarium, ungenügender Erfahrung, Unachtsamkeit, Hast und Nachlässigkeit. Etwa 15% dieser Komplikationen sind durch fehlerhafte Ausrüstung bedingt. Sie hätten fast alle durch vorherige Überprüfung des Instrumentariums erkannt werden können.
Die **wichtigsten Fehler** in der Reihenfolge ihrer Häufigkeit sind:

- Undichtigkeiten im Atemsystem,
- unbeabsichtigte Verstellung des Gasflows,
- Verwechslung von aufgezogenen Spritzen,
- Störungen der Gaszufuhr,
- Diskonnektion der Infusionsleitung,
- Funktionsstörungen des Laryngoskops.

Um diese Fehler so weit wie möglich auszuschalten, muß das Narkosezubehör vor *jeder* Narkoseeinleitung auf Vollständigkeit und Funktionsbereitschaft überprüft werden.

Überprüfung des Narkosezubehörs

Die Überprüfung des Narkosezubehörs sollte systematisch und nach Art einer Checkliste durchgeführt werden.

1. Gasquellen: In den meisten Krankenhäusern gelangen die Atemgase aus einer *zentralen Gasversorgung* in die Operationssäle **(Abb. 5-1d).** Um Verwechslungen zu vermeiden passen die Kupplungsstücke der Gasleitungen des Narkosegerätes **(Abb. 5-1a-c)** jeweils nur in die Wandanschlüsse für das entsprechende Gas: die Sauerstoffkupplung des Narkosegeräts nur in den Wandauslaß für Sauerstoff, Lachgas nur zu Lachgas, Druckluft nur zu Druckluft. Gefährliche Ver-

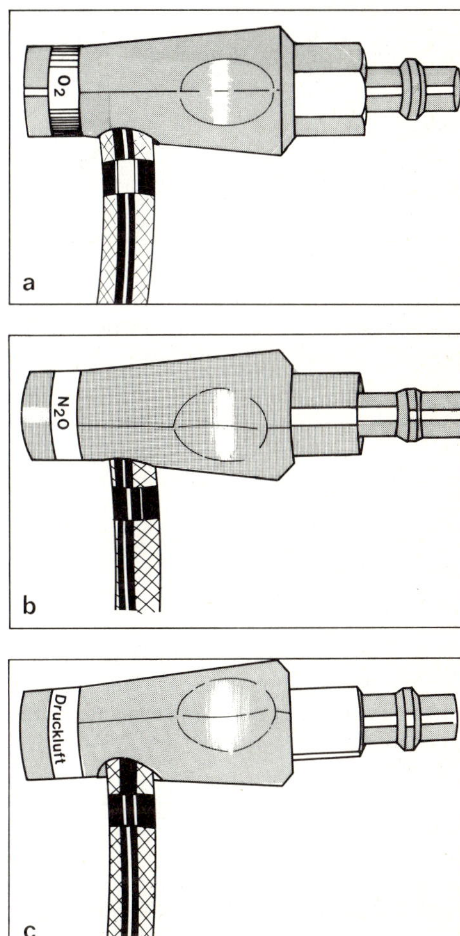

Abb. 5-1a-c. Stecker des Narkosegerätes für Sauerstoff (O_2), Lachgas (N_2O) und Druckluft. (Fortsetzung s. S. 28)

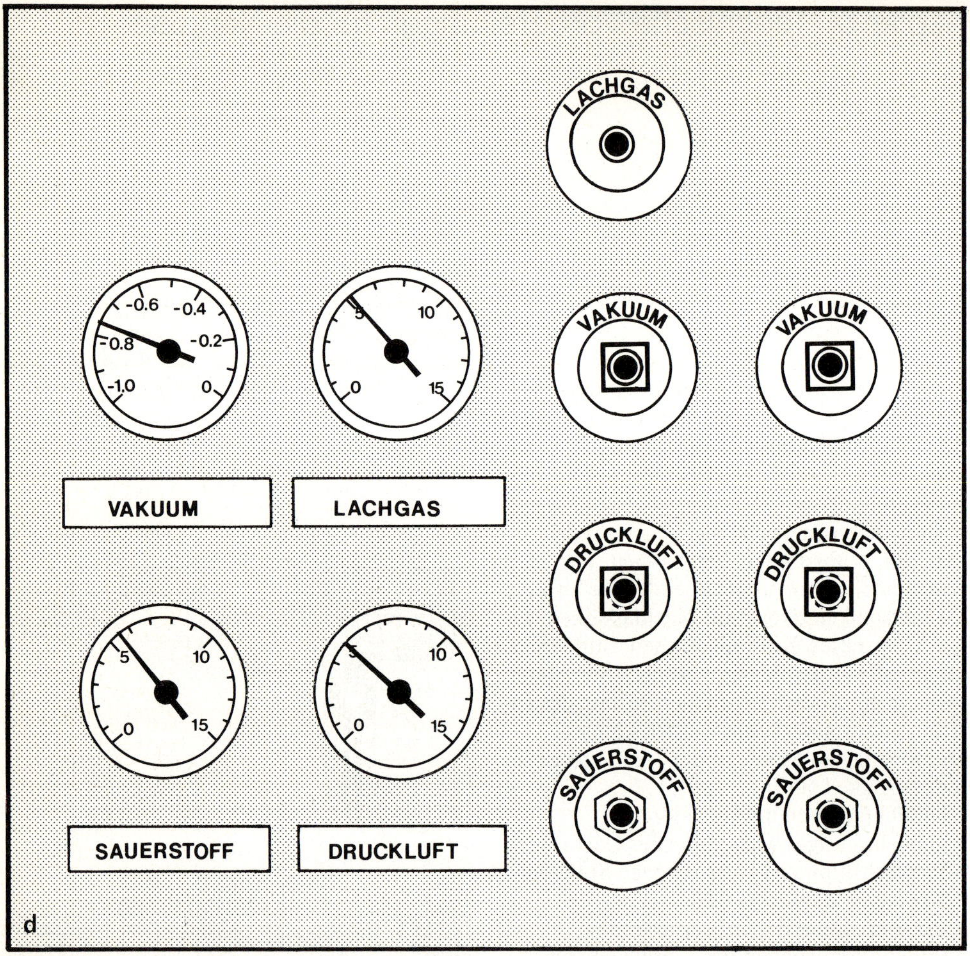

Abb. 5-1. (Fortsetzung) Anschlüsse einer zentralen Gasversorgung. **d** Wandauslaß für Sauerstoff, Lachgas, Druckluft und Vakuum einschließlich Kontrollmanometern

wechslungen sind aber dennoch möglich, wenn aus irgendwelchen Gründen die Kupplungen umgebaut werden. Solche Umbauten sind gesetzlich verboten, ebenso die Verwendung von Adaptern, durch die verschiedenartige Kupplungen miteinander verbunden werden können.

Zentrale Gasleitungen sind nicht frei von Störungen. Der Druck kann abfallen; und die Sauerstoffkonzentration stimmt auch nicht immer. Sie muß daher in regelmäßigen Abständen mit einem Oximeter überprüft werden.

Gaszylinder werden in Krankenhäusern eingesetzt, die über keine zentrale Gasversorgung verfügen. Der Druck in den Gaszylindern muß vor und während jeder Narkose überprüft werden. Bei den Sauerstofflaschen ist der Druck im Zylinder proportional zum Inhalt: je hoher der Gasdruck, desto mehr Sauerstoff ist enthalten.

Bei den Lachgasflaschen kann aus dem Gasdruck nicht auf den Inhalt des Zylinders rückgeschlossen werden. Lachgas liegt nämlich im Zylinder als Flüssigkeit vor, die als Gas entweicht, wenn der Zylinder geöffnet wird. Dabei bilden sich sofort aus der Flüssigkeit neues Gas und ersetzt das entnommene Gas, so daß der Druck sich erst ändert, wenn die Flüssigkeit aufgebraucht ist. Dann ist aber nur noch eine äußerst geringe Menge Lachgas im Zylinder (s. auch S. 75).

2. Narkosegerät: Vor jeder Narkose muß eine Funktions- und Dichtigkeitsprüfung entsprechend den Angaben des jeweiligen Herstellers durchgeführt werden. Hierbei sollen folgende Fragen beantwortet werden:

- Ist das Narkosegerät richtig mit der zentralen Gasleitung verbunden?
- Sind Undichtigkeiten oder Widerstände im System vorhanden?
- Sind die Rotameter frei beweglich?
- Ist der Absorberkalk unverbraucht?
- Ist der Narkosemittelverdampfer ausreichend gefüllt?
- Strömt Inhalationsanästhetikum aus, wenn der Verdampfer eingeschaltet wird (Geruchsprobe)? Stimmt die Konzentration?
- Funktioniert der O_2-Bypass einwandfrei

Außerdem muß regelmäßig das Datum der letzten Sicherheitsprüfung und der letzten Wartung kontrolliert werden.

3. Überwachungsgeräte werden ebenfalls überprüft und abgeglichen, z. B. EKG-Monitor, Thermometer, Verstärker bzw. Druckaufnehmer. Auch ein Defibrillator muß für mehrere Op-Säle funktionsbereit stehen.

4. Narkosewagen:

- Ist der Narkosewagen vollständig aufgefüllt?
- Sind die Medikamentenspritzen beschriftet?
- Liegen Notfallmedikamente griffbereit?

Standardzubehör

Für jede Narkose ist ein bestimmtes Standardzubehör erforderlich. Es wird vor Ankunft des Patienten vollständig bereitgestellt, so daß ohne Verzögerung mit der Narkoseeinleitung begonnen werden kann. Das Zubehör wird auch aufgebaut, wenn eine *Regionalanästhesie* geplant ist: denn nicht selten muß eine Regionalanästhesie wegen ungenügender Wirkung in eine Allgemeinnarkose umgewandelt werden.

Alle aufgezogenen Spritzen müssen sorgfältig beschriftet werden, um Verwechslungen zu vermeiden.

Über Zubehör für Regionalanästhesien siehe die entsprechenden Kapitel.

Standard-Zubehör für die Narkose

- Narkosegerät bzw. Narkosesystem
- Intubationsbesteck (auch bei Maskennarkose!)
- Endotrachealtuben (Cuff dicht?)
- Führungsstab ausreichender Länge
- Spritze zum Blocken des Tubus
- Klemme für Manschettenzuleitung
- Gleitmittel für Tubus und Führungsstab
- Guedel-Tuben
- Absauggerät + Absaugkatheter (angeschlossen!)
- Einleitungsnarkotikum z. B. Methohexital, Thiopental, Etomidat
- rasch und kurz wirkendes Muskelrelaxans, z. B. Succinylcholin
- nichtdepolarisierendes Relaxans, z. B. Pancuronium, Norcuron
- Atropin
- Venenkanüle
- Kardiovaskuläre Medikamente
- Kristalloid-Infusionslösung (fertig vorbereitet)
- EKG-Monitor
- Blutdruckmanschette
- Stethoskop
- Thermometer
- Notfallmedikamente und -zubehör

Vorbereitung des Patienten

Alle Vorbereitungen sollen in freundlicher und ruhiger Umgebung erfolgen, um die Ängste des Patienten zu vermindern und die Wirkungen der Prämedikation zu erhalten.

Nach der Begrüßung wird zunächst folgendes überprüft:

- Name des Patienten,
- geplanter Eingriff und Einwilligung,
- letzte Nahrungsaufnahme,
- Prämedikation und ihre Wirkung,
- Laborwerte, die bei der Narkosevisite nicht vorgelegen haben,
- Blutanforderungsschein,
- Zahnprothese entnommen?
- Nagellack, Schminke und Schmuck entfernt?

Danach werden folgende Maßnahmen durchgeführt:

- ▸ Blutdruckmanschette anlegen,
- ▸ präkordiales Stethoskop befestigen,

- EKG-Monitor anschließen,
- Puls und Blutdruck messen, Werte notieren,
- Venösen Zugang anlegen.

Venöser Zugang

Für die Narkoseeinleitung wird eine Kunststoffkanüle in eine periphere Vene eingeführt. Venenkatheter und weitere Kunststoffkanülen werden, wenn erforderlich, zumeist erst nach der Narkoseeinleitung gelegt.

Punktionsstellen

Die wichtigsten Punktionsstellen sind in **Abb. 5-2a** dargestellt. Die Venen des Handrückens sollten bevorzugt punktiert werden: Sie sind oft groß, gut sichtbar und verlaufen ziemlich gerade; außerdem ist die Gefahr ei-

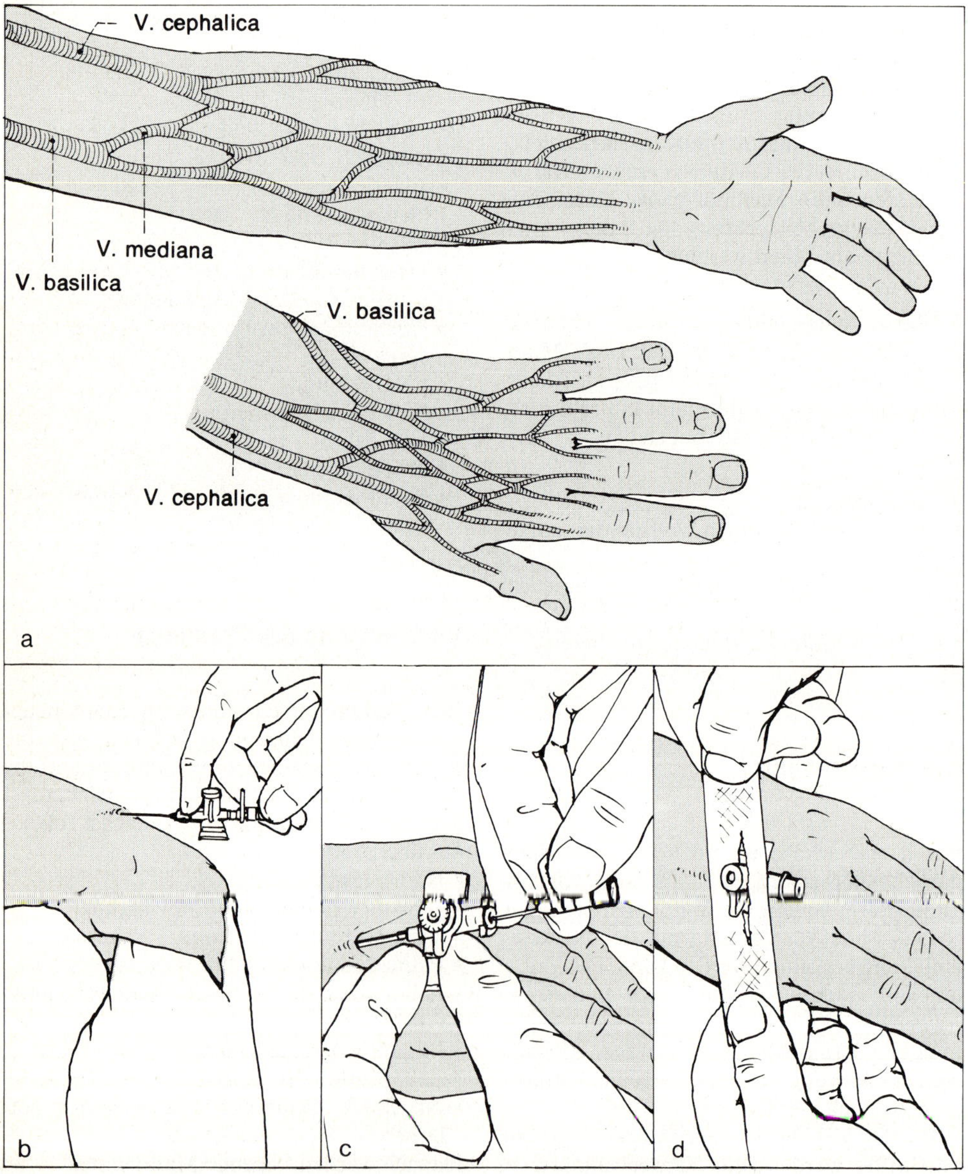

Abb. 5-2 a-d. Technik der Venenkanülierung. **a** Punktionsstellen an Hand und Unterarm. **b** Fixierung der Vene durch Zug an der Haut; Punktion der Vene. **c** Vorschieben der Kunststoffkanüle in der Vene und Zurückziehen der Stahlkanüle. **d** Fixierung der Kanüle mit Schlitzpflaster

ner arteriellen Punktion hierbei außerordentlich gering. Allerdings ist in der postoperativen Phase die kanülierte Hand nicht so gut ruhig zu stellen. Für eine *längerdauernde* Immobilisierung sind daher die Venen in Unterarmmitte besser geeignet. Bei Venen im Ellbogenbereich besteht die **Gefahr einer Punktion der A. brachialis oder einer Verletzung des N. medianus.** Venen im Fußbereich sollten wegen der Thrombosegefahr nur in Ausnahmen punktiert werden (Ausnahme: Kinder). Die V. jugularis externa ist hingegen gut zur Punktion geeignet.

Praktisch empfiehlt sich als Reihenfolge des Vorgehens: Unterarm, Hand, Kopfhaut (Kleinkinder), V. jugularis externa, Ellenbeuge, Knöchel oder Fuß.

Schlecht gefüllte Venen können durch Stauen, Tieflagerung, Anwendung von feuchter Wärme und Beklopfen besser dargestellt werden. Gelegentlich ist es erst nach Einleitung per Inhalation möglich, eine Vene zu punktieren. Einleitung der Narkose ohne venösen Zugang muß beim *Erwachsenen* jedoch immer eine Ausnahme bleiben.

Zubehör

Gebräuchlich ist die Punktion von Venen mit Kunststoffkanülen (z. B. Vasofix, Vyggo, Intravalve), bei Kleinkindern auch mit Stahlkanülen (z. B. Butterfly). Kunststoffkanülen sind flexibler und sicherer als Stahlkanülen, die Punktion ist jedoch, vor allem bei Kindern, schwieriger. Die Kanülen werden über eine innen geführte Stahlkanüle in die Vene vorgeschoben.

Für den raschen Volumenersatz bei blutreichen Eingriffen sind möglichst große Kanülen zu verwenden z. B. 12, 14, 16 oder 18 G.

Zubehör für Venenpunktion

- Kunststoffkanüle 12-24 G
- Lokalanästhetikum, mittellang wirkend, 0,5% ohne Adrenalin
- Quaddelkanüle + 2-ml-Spritze
- Desinfektionsmittel
- Tupfer, Pflaster
- Stauschlauch
- 10-ml-Kochsalzspritze zum Durchspülen
- Infusionslösung

Technik der Venenpunktion (Abb. 5-2 b-d)

- ▸ Staubinde anlegen oder Blutdruckmanschette aufblasen (ca 40 mmHg)
- ▸ Haut desinfizieren, Desinfektionsmittel einwirken lassen, abwischen
- ▸ bei großen Kanülen vorher neben der Vene Hautquaddel mit 0,5%igem Lokalanästhetikum setzen
- ▸ Vene durch Zug der Haut mit dem Daumen der nichtpunktierenden Hand fixieren; dann die Haut neben der Vene punktieren, schließlich schräg seitlich die Vene selbst
- ▸ Sobald Blut in die Kanüle einfließt Kunststoffkanüle vorschieben und Stahlkanüle zurückziehen
- ▸ Stahlkanüle entfernen und Infusion an Kunststoffkanüle anschließen
- ▸ Kanüle mit Schlitzpflaster sicher fixieren

Zentrale Venenkatheter s. S. 414

Lagerung des Patienten

Die Narkoseeinleitung erfolgt immer in *Rükkenlage* des Patienten. Erst danach wird der Patient in die Operationslage gebracht. Die Lagerung muß besonders sorgfältig durchgeführt werden, um *Druckschäden,* vor allem von Nerven, zu vermeiden.

Rückenlage

Auch in Rückenlage drohen Druckschäden von Nerven. Besonders betroffen ist der *Plexus brachialis* und hiervon am häufigsten der *N. ulnaris* im Bereich der Ellenbeuge. Diese Komplikation kann durch richtige Lagerung des Armes verhindert werden **(Abb. 5-3).**

Wird der Arm nicht angelegt, sondern ausgelagert, so besteht die Gefahr einer Schädigung des Plexus brachialis. Zug am Plexus muß unbedingt vermieden werden. Darum darf der Arm nicht über 90° hinaus gestreckt werden **(Abb. 5-4).** In **Abb. 5-5** sind weitere Rückenlagerungen dargestellt.

Bauchlage

Die Bauchlage wird vor allem bei Operationen im Bereich der Wirbelsäule durchgeführt und hat folgende Auswirkungen auf das Herz-Kreislauf-System und die Lungenfunktion:

- Die Beweglichkeit des Zwerchfells wird eingeschränkt und das Atemzugvolumen bei erhaltener Spontanatmung vermindert. Es besteht **Hypoxämiegefahr!** Darum sollte der Patient für alle Narkosen in Bauchlage endotracheal intubiert und beatmet werden; insbesondere sollte auf Maskennarkosen verzichtet werden.

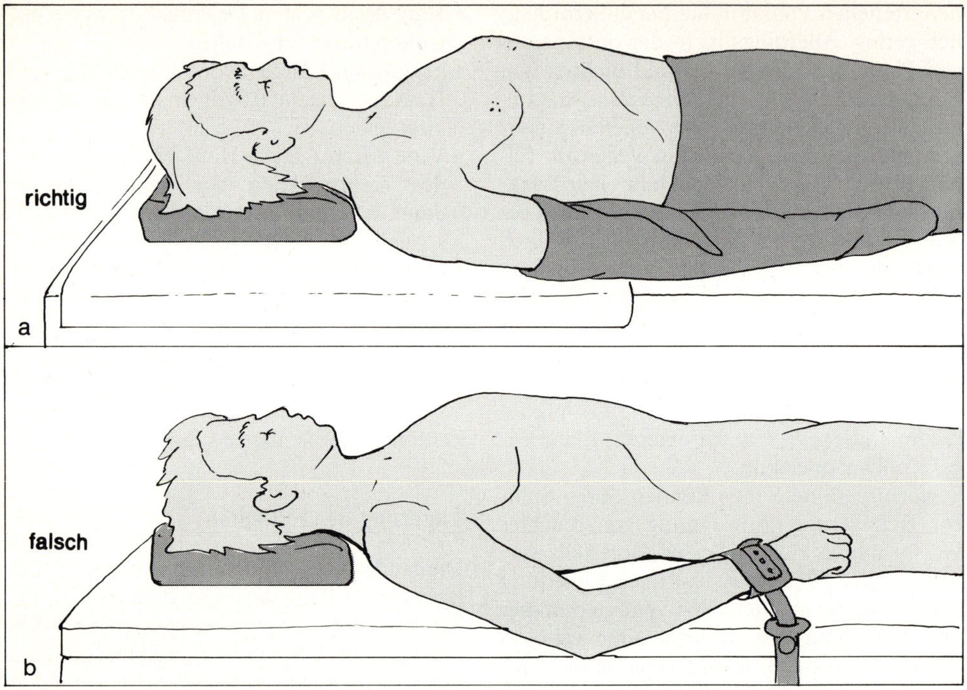

Abb. 5-3 a, b. Schutz des *Nervus ulnaris* vor Druckschäden. **a** *Richtige Lagerung des Armes:* Der Arm liegt dem Körper an; das Tuch reicht bis über den Ellenbogen. **b** *Falsche Lagerung des Armes:* Kompression des N. ulnaris an der Kante des Op.-Tisches

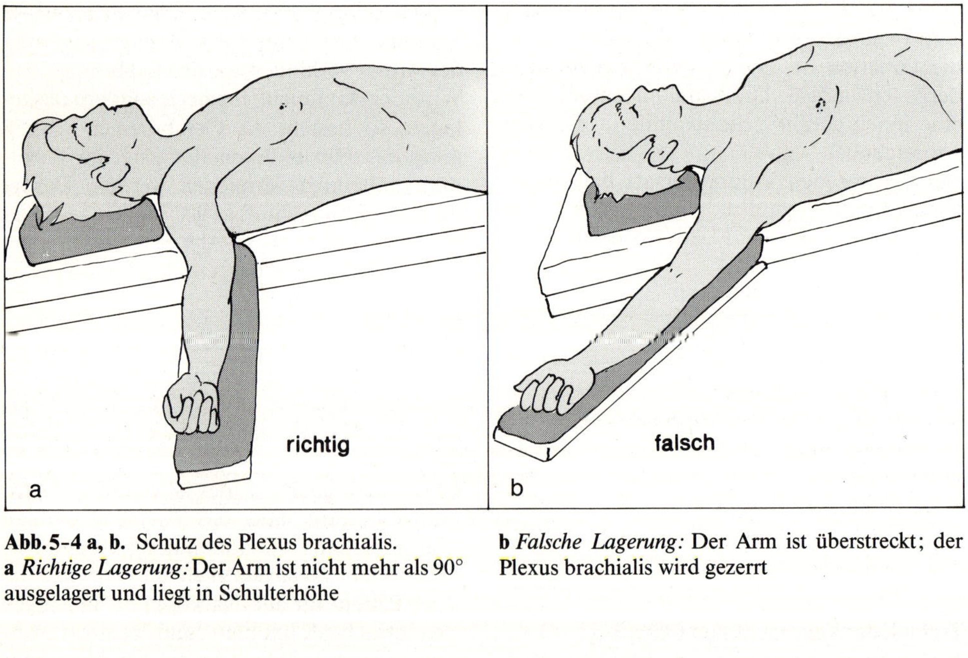

Abb. 5-4 a, b. Schutz des Plexus brachialis.
a *Richtige Lagerung:* Der Arm ist nicht mehr als 90° ausgelagert und liegt in Schulterhöhe

b *Falsche Lagerung:* Der Arm ist überstreckt; der Plexus brachialis wird gezerrt

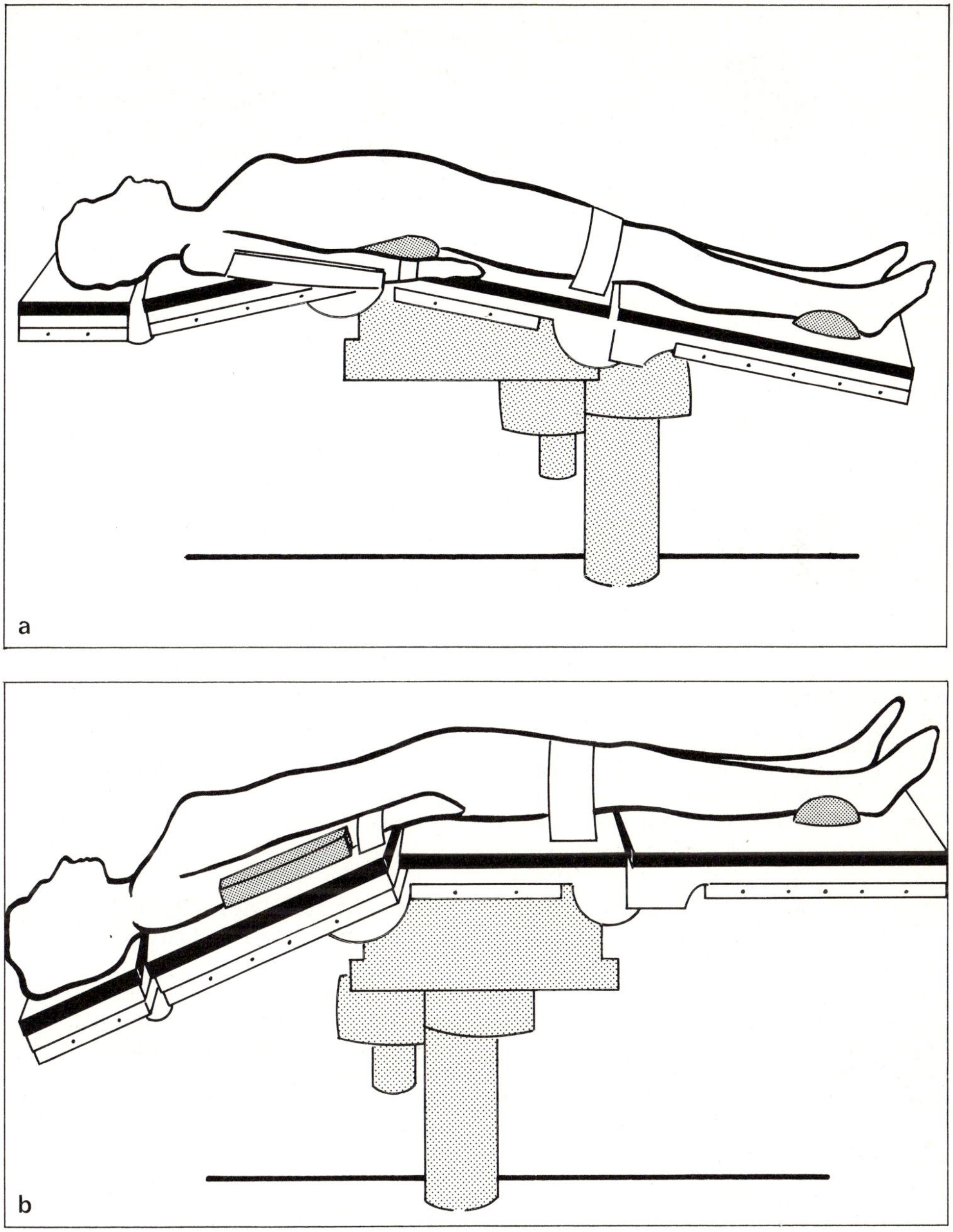

Abb. 5-5 a, b. Rückenlage. **a** Lagerung für Eingriffe im Oberbauch. Der Tisch ist so gekippt, daß der Oberkörper höher als der Unterkörper liegt. Unter den Rücken wird ein Kissen oder eine Rolle geschoben, um den Zugang zu den Bauchorganen zu erleichtern. **b** Lagerung für Operationen in Unterbauch und kleinem Becken. Der Oberkörper wird gegen die Beine nach unten abgeknickt, so daß der Zugang zu den Organen in Unterbauch und kleinem Becken erleichtert wird

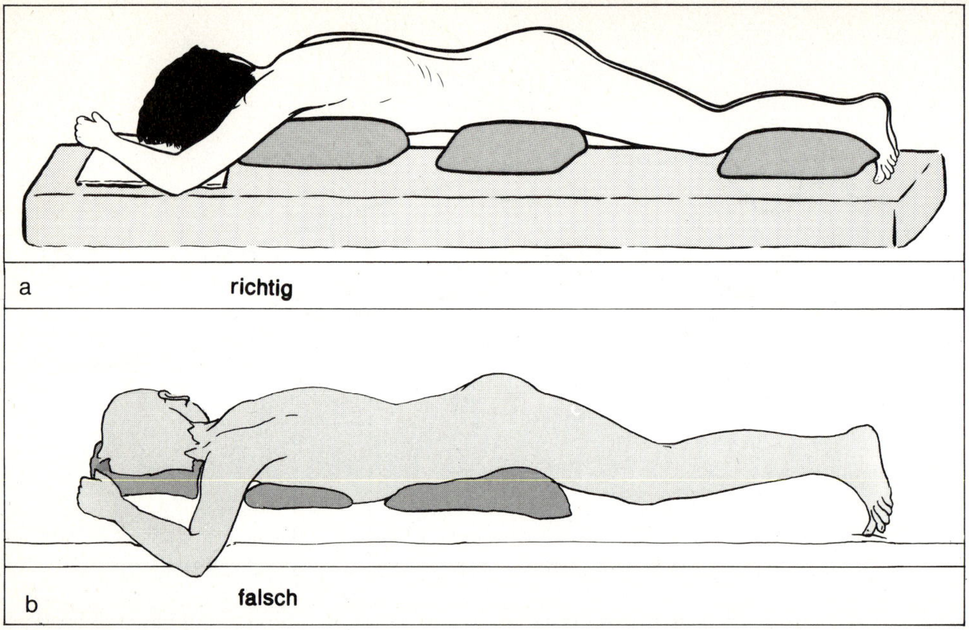

Abb. 5-6 a, b. Bauchlage. **a** *Richtige Lagerung:* Thorax, Becken und Unterschenkel sind durch Kissen unterstützt, der Bauch bleibt frei, um die Beweglichkeit des Zwerchfells nicht einzuschränken sowie Druck auf die Bauchorgane und insbesondere die Blutgefäße zu verhindern. Die Arme sind nach vorn geführt, können jedoch auch an den Körper gelegt und in dieser Position fixiert werden, um den Plexus brachialis zu schützen. **b** *Falsche Lagerung:* Die Arme sind so gelagert, daß Druck auf den Plexus brachialis und insbesondere den N. ulnaris (Ellenbogengegend) ausgeübt wird. Der Bauch ist nicht frei beweglich, die Unterschenkel sind nicht unterpolstert, auf die Zehenspitzen wird Druck ausgeübt

- Bauchlagerung erhöht den Druck im Abdomen; hierdurch können venöser Rückstrom und Herzzeitvolumen abnehmen **(Abb. 5-6 und 5-7).**

Die Bauchlagerung kann zu vielfältigen Druckschädigungen führen:

- *Auge.* Durch Abtasten der gesamten knöchernen Orbita muß überprüft werden, daß kein Druck auf den Bulbus ausgeübt wird.
- *Plexus brachialis.* Schäden entstehen durch Druck oder Zug; der N. ulnaris ist wiederum besonders betroffen **(Abb. 5-6)**
- Nerven und Sehnen des Fußrückens können durch Druck gegen den Op-Tisch geschädigt werden; sie müssen daher entsprechend geschützt werden **(Abb. 5-6)**
- N. femoralis cutaneus des Oberschenkels

Seitenlage (Abb. 5-8 und 5-9)

Die Seitenlage wird vor allem bei thoraxchirurgischen, urologischen, orthopädischen und bei Eingriffen in der hinteren Schädelgrube durchgeführt. In dieser Lage müssen Kissen oder zusammengefaltete Decken unter den Kopf sowie zwischen Knien und Ellenbogen gelegt werden.

- *Kopf.* Wird der Kopf nicht unterstützt, so kann die unten liegende Extremität durch Kompression geschädigt werden.
- *Knie.* Ein Kissen zwischen den Knien mindert den Druck auf die unten liegende Extremität.
- *Ellenbogen.* Kissen zwischen den Ellenbogen verringert ebenfalls den Druck auf die unten liegende Extremität.
- *Plexus brachialis.* Der Plexus kann geschädigt werden, wenn der Körper auf die unten liegende Achsel drückt. Der Druck kann vermieden werden, wenn ein zusammengerolltes Tuch unter die obere Thoraxhälfte gelegt wird.

Umlagerung des Patienten von der Rücken- in die Seitenlage: Die Umlagerung eines narkotisierten und relaxierten Patienten bedarf großer Sorgfalt, um einen Blutdruckabfall und Schädigungen der Gelenke zu vermeiden.

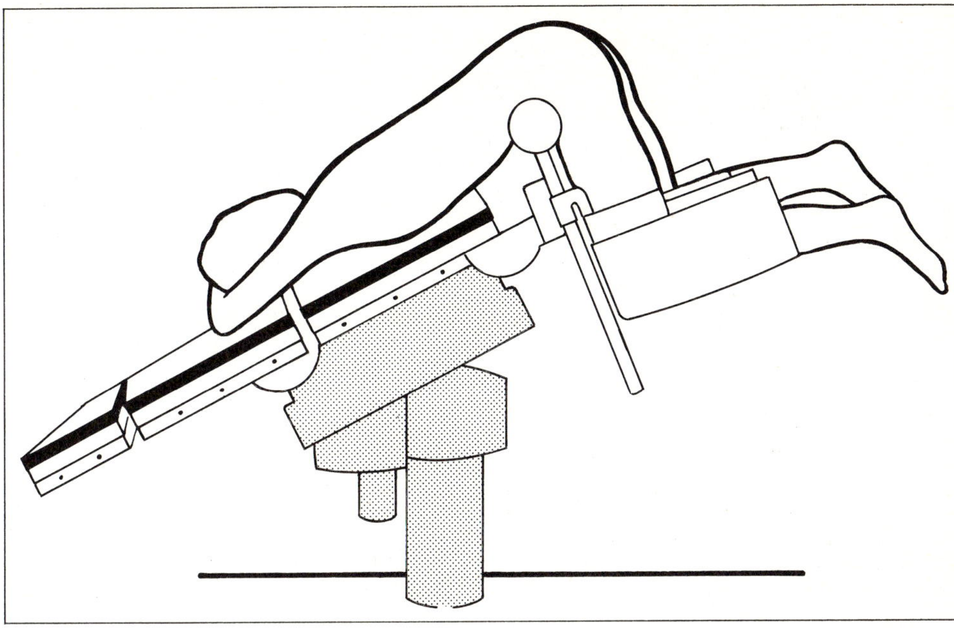

Abb. 5-7. Lagerung für Eingriffe an After und Kreuzbeinregion. Der Thorax und die Leistengegend sind zum Schutz vor Druck auf die Blutgefäße (Aorta, Femoralgefäße) unterpolstert, der Bauch ist frei beweglich

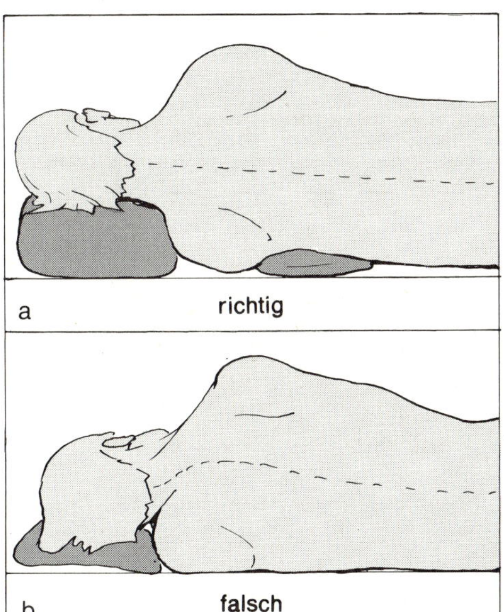

Abb. 5-8. Seitenlagerung von hinten gesehen. *Richtig:* Kopf ist unterstützt. *Falsch:* Kopf hängt herunter

Störungen der Herzkreislauffunktion entstehen hierbei vor allem, weil durch die Anästhetika die normale Reflexreaktion des Kreislaufs auf Lageänderungen beeinträchtigt ist. Schäden an den Gelenken werden durch den Verlust des Muskeltonus begünstigt.

- Für die Umlagerung des anästhesierten Patienten sind mindestens 3 Helfer erforderlich.
- Narkose zunächst in Rückenlage einleiten, für die Umlagerung jedoch möglichst flach halten, um die Kreislaufreflexe und den Muskeltonus nicht zu sehr zu beeinträchtigen.
- Danach 5–10°-Tieflagerung, um den venösen Rückstrom zu fördern.
- Beim Umlagern Endotrachealtubus durch einen Helfer am Kopfende sichern.
- Infusionsleitungen abstöpseln, alle Kabel und Zuleitungen sichern oder kurzfristig lösen.
- den auf dem Rücken liegenden Patienten an den Rand des Op-Tisches ziehen und anschließend durch 2 Helfer auf die Seite drehen; hierbei liegt der Patient auf seinem unteren Arm, während der obere Arm dem Körper angelegt wird.

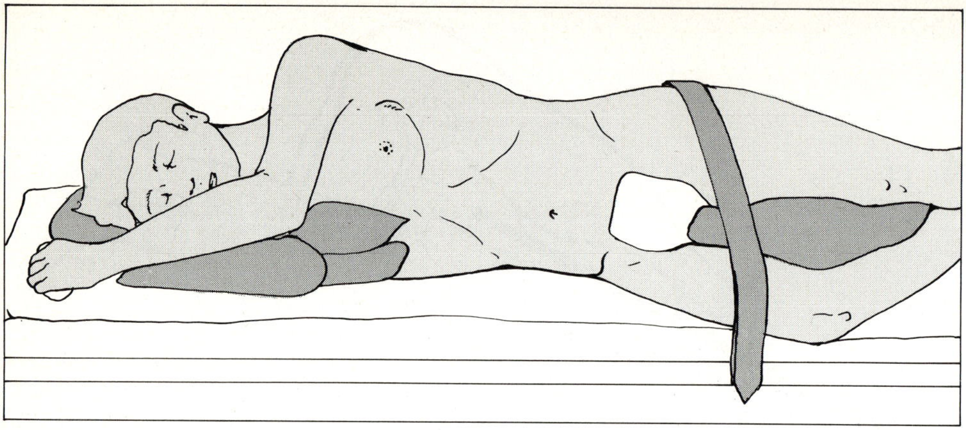

Abb. 5-9. Seitenlagerung von vorn gesehen. Kissen zwischen den Knien und zwischen den Ellenbogen

- Danach Patienten zu Dreiviertel in Bauchrichtung drehen, unteren Arm vorsichtig herausziehen und seitlich auf den Tisch lagern, ohne das Schultergelenk zu zerren.
- Nun Hüfte und Schulter wieder bis zur Tischkante zurückziehen und dann den Patienten auf den Bauch drehen.
- Danach Lagerungskissen unter Hüften und Thorax legen, damit die **Bauchwand völlig frei beweglich** bleibt und kein Druck auf die V. cava inferior ausgeübt wird.
- Zum Abschluß den Kopf richtig und stabil lagern, um Druck auf Knochenvorsprünge, Carotissinus (Blutdruckabfall, Herzrhythmusstörungen) und venöse Abflüsse zu vermeiden.

Die Lithotomie-Lagerung ist in Kapitel 25 besprochen, weitere spezielle Lagerungen in den entsprechenden Kapiteln.

Kapitel 6. Überwachung während der Narkose

Glaube nur.

Glaube nur an das, was deine Augen sehen und deine Ohren hören! Glaube auch nicht an das, was deine Augen sehen und deine Ohren hören! Wisse auch, daß etwas nicht glauben, doch etwas glauben heißt.

Bertolt Brecht

Einführung

Narkose und Operation gehören zu den gefährlichsten medizinischen Maßnahmen überhaupt. Darum müssen alle Patienten kontinuierlich während der Narkose überwacht werden. Durch die Überwachung sollen frühzeitig Störungen des physiologischen Gleichgewichtes erkannt und behandelt werden. Im Mittelpunkt der Überwachung stehen die Atem- und Herz-Kreislauf-Funktion. Abhängig von Art und Ausmaß des chirurgischen Eingriffs sowie vom klinischen Zustand des Patienten wird die Überwachung auch auf andere Organfunktionen ausgedehnt.

Zur Überwachung dienen die Sinne des Anästhesisten - Sehen, Hören, Fühlen - und bestimmte Überwachungsgeräte, die auch als *Monitore* bezeichnet werden.

Stufen der Überwachung

Überwachung ist kein Selbstzweck, sondern dient der **Sicherheit des Patienten.** Darum müssen alle Überwachungsmaßnahmen *sinnvoll* sein und auf den jeweiligen Bedarf abgestimmt werden. Eine Vielzahl von Überwachungsgeräten garantiert keineswegs optimale Sicherheit für den Patienten, sondern schafft nicht selten zusätzliche Risiken, die sorgfältig gegenüber ihrem Nutzen abgewogen werden müssen. Welche Maßnahmen erforderlich sind, hängt vor allem von *Patienten-Risikofaktoren* ab. Entsprechend ist ein stufenweises Vorgehen sinnvoll, das von der Routineüberwachung über spezielle Überwachung bis zur umfassenden Überwachung aller größeren Organsysteme reicht.

Routineüberwachung

Die Basis- oder Routineüberwachung (1. Stufe) wird praktisch bei *jeder* Narkose durchgeführt; sie umfaßt die Herzkreislauffunktion, Atmung und Körpertemperatur. Das erforderliche Standardzubehör besteht aus:

- Stethoskop
- Blutdruckmanschette
- EKG-Monitor
- elektrischem Thermometer

Die Routineüberwachung reicht aus für einfache Wahleingriffe außerhalb der Körperhöhlen, die mit geringem Trauma und minimalem Blutverlust (unter 500 ml) einhergehen, sofern keine zusätzlichen Risikofaktoren **(Tabelle 6-1)** bestehen.

Spezielle Überwachung

Spezielle Überwachung (2. Stufe) ist erforderlich bei den meisten größeren Wahleingriffen, die mit mäßigem Trauma und stärkeren Blutverlusten (die jedoch leicht ersetzt werden können) einhergehen. Nicht immer sind hierbei zusätzliche Geräte erforderlich; manchmal genügt es auch, die Routine-Überwachungsmaßnahmen in kürzeren Abständen durchzuführen. Meist werden jedoch die Basis-Überwachungsmaßnahmen durch invasi-

Tabelle 6-1. Risikofaktoren, die bei der Narkoseüberwachung besonders berücksichtigt werden müssen

- Herz-Kreislauf-Erkrankungen
- Lungenerkrankungen
- Nierenerkrankungen
- Übergewicht (> 40% Übergewicht)
- Diabetes mellitus
- Extreme Altersgruppen

ve Methoden ergänzt. Hierzu gehören: zentraler Venenkatheter, arterielle Kanüle und wiederholte arterielle Blutgasuntersuchungen.

Umfassendes Monitoring

Umfassende und invasive Überwachungsmaßnahmen (3. Stufe) sind erforderlich bei speziellen Operationen (z. B. offene Herzchirurgie, Kraniotomie) und bei großen Eingriffen bzw. schwerem Trauma mit massiven Blutverlusten. Hierzu gehören z. B. Pulmonalarterienkatheter, intrakranielle Druckmessung, umfangreiche Laboruntersuchungen.
Unabhängig vom jeweiligen operativen Eingriff gibt es zusätzliche Risikofaktoren, die bei der Einstufung in das Überwachungssystem sorgfältig berücksichtigt werden müssen **(Tabelle 6-1).**

Überwachung der Narkosetiefe

In Kap. 8 wurde dargelegt, daß die von Guedel für die Äthernarkose beobachteten Narkosestadien bei den modernen Inhalationsnarkosen weitgehend fehlen und bei der intravenösen Narkose gar nicht vorhanden sind. Hierdurch wird die Beurteilung der Narkosetiefe und damit die Dosierung der Anästhetika erschwert, insbesondere für den Anfänger auf dem Gebiet der Anästhesiologie. Hinzu kommt, daß bei der Einschätzung und Überwachung der Narkosetiefe nicht nur die Wirkung der Anästhetika selbst auf die einzelnen Organfunktionen berücksichtigt werden muß, sondern auch, in welcher Weise das verwendete Anästhetikum unerwünschte Abwehrbewegungen und Reflexreaktionen des autonomen Nervensystems bzw. kardiovaskuläre Reaktionen auf anästhesiologische und chirurgische Reize unterdrückt. Da die jeweiligen Stimuli, abhängig vom Operationsverfahren und Operationsgebiet, eine unterschiedliche Intensität aufweisen, kann der Narkosebedarf selbst unter der gleichen Operation während verschiedener Phasen stark schwanken. Im allgemeinen gilt:

- **Je stärker der chirurgische Reiz, desto größer der Narkosemittelbedarf!**

Intensität verschiedener Reize

- *Starke Stimuli:* endotracheale Intubation, Hautschnitt, Sternotomie und Präparation der thorakalen Gefäße, Zug am Peritoneum, Dilatation der Zervix oder des Anus, Knochenoperationen, Zug an den Augenmuskeln, Manipulationen an der Hornhaut, Überdehnung der Harnblase.
- *Schwache Reize:* Nekrosenabtragung, Operationen ohne Zug an Muskeln und Faszien, Abrasio, mäßige Dehnung der Harnblase.
- *Keine wesentliche Reizwirkung* entsteht bei Operationen an Gehirn, Lunge, Därmen und Bindegewebe. Die Freipräparierung dieser Organe kann jedoch mit Reizen erheblicher Intensität einhergehen.

Beurteilung klinischer Zeichen der Narkosetiefe

Die Narkosetiefe könnte für die meisten Anästhetika durch eine kontinuierliche EEG-Überwachung festgestellt werden; das Verfahren ist jedoch technisch umständlich, störanfällig und setzt erhebliche Erfahrung voraus. Daher wird gegenwärtig die Narkosetiefe im wesentlichen mit Hilfe klinischer Zeichen eingeschätzt.

Atmung. Alle Anästhetika beeinflussen die Atemfunktion! *Inhalationsanästhetika* vermindern konzentrationsabhängig das Atemzugvolumen, während gleichzeitig die Atemfrequenz zunimmt. Mit zunehmender Narkosetiefe nimmt das Atemminutenvolumen ab.
Die **Opioide** vermindern die Atemfrequenz und das Atemminutenvolumen, während das Atemzugvolumen nicht abnimmt.
Durch **anästhesiologische und chirurgische Stimuli** wird jedoch die anästhetikabedingte Atemdepression vermindert. Läßt allerdings die Stimulation nach, so kehrt die Atemdepression zurück – ein Effekt, der z. B. nach Entfernen des stark reizenden Endotrachealtubus bedrohliche Folgen haben kann.
Ist die **Narkose zu flach** für einen Reiz bestimmter Intensität, so treten ebenfalls respiratorische Effekte auf, z. B.: Atemanhalten, Husten und Laryngospasmus. Dann muß die Narkose *vertieft,* und nicht, wie beim erschreckten Anfänger häufig zu beobachten, abgeflacht werden.
Die Beurteilung der Atmung für die Narkosetiefe gilt naturgemäß nur für den *spontan atmenden* Patienten in Inhalationsnarkose, nicht hingegen bei Verwendung von Opioi-

den (und Muskelrelaxanzien), weil der Patient hierbei beatmet werden muß.

Arterieller Blutdruck. Der arterielle Blutdruck ist vor allem bei Inhalationsanästhesien ein wichtiger Parameter für die Tiefe einer Narkose.
Blutdruckabfall ist das Zeichen zunehmender Narkosetiefe bei Halothan, Enfluran und Isofluran; allerdings kann unter Isofluran der Blutdruck in der Einleitungsphase bereits frühzeitig abfallen, ohne daß eine ausreichende Narkosetiefe, z.B. für die endotracheale Intubation vorhanden wäre: die Intubation kann dann zu einem erheblichen *Blutdruckanstieg* führen.
Wie die Atmung so wird auch der arterielle Blutdruck durch die Intensität anästhesiologischer und chirurgischer Reize beeinflußt. Starke Stimuli bei *zu flacher Narkose* können zu einem starken Anstieg des Blutdrucks führen. Hört der Stimulus auf, so kann kurze Zeit später der Blutdruck erneut abfallen, so daß die Steuerbarkeit der Narkose erschwert wird.
Bei der *balancierten Anästhesie* besteht keine enge Beziehung zwischen Blutdruck und Narkosetiefe, so lange nicht operiert wird. Erst mit Einsetzen der Stimuli kann beurteilt werden, ob die Opioide hoch genug dosiert worden sind, um einen Blutdruckanstieg zu verhindern. Dies gelingt allerdings selbst mit sehr hohen Dosen nicht immer, so daß nicht selten andere Substanzen (Inhalationsanästhetika, Sedativa, Vasodilatoren) eingesetzt werden müssen, um den Blutdruck zu senken.
Eine „Vertiefung" der Narkose ist also mit den Opioiden nicht in gleichem Maße möglich wie mit den Inhalationsanästhetika.

Herzfrequenz. Die Herzfrequenz ist ein relativ unsicherer Parameter zur Beurteilung der Narkosetiefe, zumal unter Halothan und Enfluran zumeist keine wesentlichen Veränderungen auftreten und unter Isofluran die Herzfrequenz trotz ausreichender Narkosetiefe zunehmen kann. *Zu flache Narkose* geht häufig mit einem Anstieg der Herzfrequenz einher, es müssen jedoch immer auch andere Ursachen für den Frequenzanstieg bedacht werden.
Herzrhythmusstörungen können vor allem durch Inhalationsanästhetika ausgelöst werden, auch bereits in Konzentrationen, die nicht zu einer tiefen Narkose führen. Begünstigend wirken Hyperkapnie und/oder Hypoxie. Chirurgische Stimulation bei *zu flacher Narkose* kann ebenfalls Herzrhythmusstörungen auslösen. Grundsätzlich müssen jedoch immer andere Ursachen ausgeschlossen werden.

Augenreaktionen. Bei Inhalationsanästhesien mit Halothan, Enfluran, Isofluran und Methoxyfluran sagt die *Pupillenweite* wenig über die Narkosetiefe aus: meist sind die Pupillen eng, gelegentlich auch mittelweit. *Erweiterte* Pupillen können auf zu flache Inhalationsnarkose hinweisen. *Opioide* führen in klinischen Dosen zu *stecknadelkopfgroßen* Pupillen, so daß dieses Zeichen für die Einschätzung der Narkosetiefe nicht verwertbar ist.
Augenbewegungen werden in der Einleitungsphase der Inhalationsnarkose beobachtet; im Stadium der chirurgischen Anästhesie sind die Augen meist in Mittelstellung fixiert.
Lidschluß- und Blinzelreflex sind bei ausreichender Narkosetiefe unter Inhalationsanästhetika wie auch balancierter Anästhesie aufgehoben.
Tränenfluß und/oder Blinzeln unter balancierter Anästhesie ist das Zeichen einer ungenügenden Narkosetiefe.

Muskulatur. Inhalationsanästhetika bewirken zumeist eine konzentrationsabhängige Erschlaffung der Muskulatur. Hingegen können *Opioide,* besonders in hohen Dosen, den Tonus der Muskulatur bis hin zur *Rigidität* steigern, so daß die Beatmung erschwert wird, wenn keine Muskelrelaxantien eingesetzt werden.
Bewegungen des Patienten während der Operation weisen auf zu flache Narkose hin, bei balancierter Anästhesie zusätzlich auf ungenügende Muskelrelaxierung.

Schwitzen ist nicht selten das Zeichen ungenügender Narkosetiefe bei den balancierten Anästhesietechniken. Andere Ursachen: Hyperkapnie, Hypoxie, Fieber.

Bewertung klinischer Zeichen

Mit Hilfe der zuvor beschriebenen Zeichen können 3 „Narkosestadien" unterschieden werden:
1. prächirurgische Anästhesie,
2. chirurgische Anästhesie,
3. Überdosierung.

Das Stadium der chirurgischen Anästhesie kann zusätzlich in folgender Weise charakterisiert werden: zu flach, ausreichend oder zu tief für die jeweiligen Operationsreize.
Eine **Überdosierung** ist nur bei den Inhalationsanästhetika zu erwarten: sie führt zum Zusammenbruch der Herz-Kreislauf-Funktion. Hingegen ist eine Überdosierung bei Opioid-Narkosen kaum möglich, so lange der Patient kontrolliert beatmet wird. Erst extrem hohe Dosen können zu *zerebralen Krampfanfällen* führen.

Überwachung einzelner Funktionen

Atmung

Die Überwachung der Atmung ist von lebenswichtiger Bedeutung. Störungen der Atmung führen zu **Hypoxämie und/oder Hyperkapnie;** unbehandelt ev. auch zum Tod durch Asphyxie.
Die wichtigsten *Ursachen* für Atemstörungen beim narkotisierten Patienten sind:
- Hypoventilation: Wirkung von Anästhetika, Sedativa, Muskelrelaxantien; Verlegung der Atemwege,
- Funktionsstörungen des Narkosegerätes: Einzelheiten s. S. 27 ff,
- Störungen des Belüftungs-/Durchblutungsverhältnisses der Lungen.

Vergleiche hierzu auch das Kapitel 43 „Respiratorische Insuffizienz".
Methoden zur Überwachung sind: Beobachtung, Stethoskop, Spirometer, elektronische Flowmeter, Manometer, CO_2-Meßgerät (Uras), Blutgasanalysator, Oximeter.

Sehen: Die Beobachtung folgender Zeichen liefert wichtige Informationen über die Atemfunktion:
- Farbe von Haut, Schleimhäuten und Blut. Zyanose tritt auf, wenn mehr als 5 g Hb/100 ml nicht mit Sauerstoff gesättigt sind.
- Bewegungen von Thorax, Abdomen, Atembeutel, Manometerzeiger des Narkosegerätes. Paradoxe Atembewegungen bei Verlegung der Atemwege.

Durch Sehen allein kann nicht festgestellt werden, ob der pulmonale Gasaustausch ausreichend ist.

Die wichtigsten Parameter zur Überwachung der Atemfunktion während der Narkose sind:
- Farbe von Haut, Schleimhäuten, Blut
- Atemfrequenz und -rhythmus, Atemgeräusch
- Atemzugvolumen, Atemminutenvolumen
- Beatmungsdruck
- endexspiratorische CO_2-Konzentration
- arterielle Blutgase, arterieller Sauerstoffgehalt

Hören: Durch Auskultation der Lungen mit dem Stethoskop kann festgestellt werden, ob
- die Lungen überhaupt belüftet sind,
- die Belüftung gleichseitig ist,
- Bronchospasmus oder Rasselgeräusche bestehen.

Atemvolumina: Das Atemzugvolumen wird mit einem Spirometer oder Flowmeter gemessen, die Atemfrequenz ausgezählt oder ebenfalls vom Beatmungsgerät oder Atemmonitor gemessen. Das Atemminutenvolumen ist das Produkt aus Atemfrequenz mal Atemzugvolumen. Es wird errechnet oder elektronisch gemessen.

Beatmungsdruck: Starker Ausschlag des Manometerzeigers in den negativen Bereich weist bei Spontanatmung auf Verlegung der Atemwege hin; ebenso starker Druckanstieg bei kontrollierter Beatmung.

Endexspiratorische CO_2-Konzentration: Abfall oder Anstieg der ausgeatmeten CO_2-Menge ermöglicht Aussagen über die Ventilation der Lungen. Normalwert: 5 Vol.-%.

Pulmonaler Gasaustausch: Zuverlässige Aussagen über den pulmonalen Gasaustausch sind nur anhand der *arteriellen* Blutgase möglich. Die venöse Blutgasanalyse ist hierfür nicht geeignet. Um den arteriellen Sauerstoffgehalt zu berechnen, müssen zusätzlich die Hämoglobinkonzentration und die O_2-Sättigung bestimmt werden (Einzelheiten s. S. 497).

Narkosesysteme und Beatmungsgeräte sind nicht selten die Ursache von Störungen der Ventilation. Darum muß ihre Funktion während der Narkose wiederholt überprüft werden. Alarmeinrichtungen an diesen Geräten sind eine zusätzliche Hilfe, ersetzen jedoch nicht die Beobachtung durch den Anästhesisten.

Für eine detaillierte Analyse der gestörten Atemfunktion müssen häufig noch andere Parameter hinzugezogen werden: Funktionszustand von Herz und Kreislauf, Grad der Muskelrelaxierung, Körpertemperatur usw.

Herz und Kreislauf

Die kontinuierliche Überwachung von Herz- und Kreislauffunktion ist ebenfalls unverzichtbarer Bestandteil jeder Narkose, zumal alle Anästhetika das Herz-Kreislauf-System beeinflussen. Dieses System besteht aus zwei Hauptbestandteilen: dem Herzen als Pumpe und den Gefäßen als Verteilerröhren für das Blut. Anatomisch und funktionell sind Herz und Gefäße untrennbar miteinander verbunden. Sie müssen daher immer *zusammen* beurteilt werden. Im Mittelpunkt stehen hierbei Herzfrequenz, Herzrhythmus, und arterieller Blutdruck.
Die wichtigsten Ursachen für Störungen der Herzkreislauffunktion während der Narkose sind:
- Wirkungen von Medikamenten,
- Störungen der Atmung und Beatmung,
- Blut- und Flüssigkeitsverluste,
- Elektrolytstörungen,
- vorbestehende Herzerkrankungen,
- Narkose- und Operationsstimuli.

Sehen: Die Beobachtung der Hautfarbe und der Kapillardurchblutung (Nagelbett) liefert nur sehr grobe Anhaltspunkte für die Herz-Kreislauf-Funktion und kann daher höchstens die anderen Überwachungsmaßnahmen ergänzen.

Folgende Parameter dienen im wesentlichen zur Überwachung der Herz-Kreislauf-Funktion während der Narkose:
- Herzfrequenz
- Herzrhythmus
- peripherer Puls
- Herztöne
- arterieller Blutdruck
- zentraler Venendruck
- Pulmonalarteriendrücke
- Herzzeitvolumen

Fühlen: Durch Pulsfühlen an einer leicht zugänglichen Arterie (z. B. A. radialis, A. carotis, A. temporalis) können auf einfache Weise Herzfrequenz, Herzrhythmus und Stärke der Pulsamplitude festgestellt werden. Als kontinuierliche Überwachungsmethode ist Pulsfühlen jedoch zu umständlich.

Hören: Durch Auskultation des Herzens mit einem präkordialen oder Ösophagusstethoskop werden Herzfrequenz, Herzrhythmus und Lautstärke der Herztöne festgestellt. Diese Methode ist besonders geeignet für die Kinderanästhesie; denn in dieser Altersgruppe besteht eine eindeutige Beziehung zwischen der *Lautstärke* der Herztöne und der *Höhe* des Blutdrucks.

EKG-Monitor

Ein EKG-Monitor gehört zum *Standardüberwachungsgerät* für jede Narkose. Im Operationssaal wird meist die II. Extremitätenableitung bevorzugt (s. **Abb. 39-2,** S. 427), bei bestimmten Fragestellungen auch eine modifizierte Brustwandableitung (s. S. 428). Die physiologischen Grundlagen des EKG sind auf S. 450, technische Einzelheiten auf S. 426 dargestellt.

Vorteile: Der EKG-Monitor ermöglicht auf einfache Weise die kontinuierliche Überwachung von Herzfrequenz und Herzrhythmus sowie die sofortige Diagnose von Störungen der Herzfunktion. Beim Herzstillstand kann festgestellt werden, ob eine Asystolie oder Kammerflimmern vorliegt.

Mit dem EKG-Monitor können neben Herzfrequenz und Herzrhythmus folgende Veränderungen festgestellt werden:
- Störungen der Herzfrequenz: Bradykardie - Tachykardie
- Störungen des Herzrhythmus: supraventrikulär - ventrikulär
- Myokardischämie, Myokardinfarkt
- Herzblock
- Wirkungen von Medikamenten

- Elektrolytstörungen
- Herzstillstand: Asystolie, Kammerflimmern, elektromechanische Entkoppelung

Grenzen: Die intraoperativen Ableitungsmöglichkeiten sind aus technischen Gründen begrenzt. Detaillierte EKG-Analysen, wie für kardiologische Fragestellungen erforderlich, sind hiermit nicht möglich. Außerdem erlaubt das EKG keine Aussagen über die Kontraktionskraft des Herzens und die Höhe des Blutdrucks; angezeigt wird lediglich die *elektrische* Aktivität des Herzens, nicht hingegen die mechanische. Nicht selten treten im Operationssaal Artefakte auf, die eine richtige Deutung des EKGs erschweren oder sogar verhindern.

Arterielle Blutdruckmessung

Durch die Messung des arteriellen Blutdrucks kann der Funktionszustand des Herzkreislaufsystems innerhalb gewisser Grenzen eingeschätzt werden. Der arterielle Blutdruck wird mit indirekten oder direkten Methoden bestimmt. Die indirekten Verfahren sind einfach und nicht invasiv und gehören zur Routineüberwachung bei jeder Narkose. Die direkten Methoden sind invasiv, benötigen besondere Überwachungsgeräte und werden nur für die spezielle Überwachung (Stufe 2 und 3) eingesetzt.

Indirekte Blutdruckmessung

Mit der indirekten Methode können der systolische und der diastolische Blutdruck gemessen werden. Das Zubehör besteht aus Sphygmomanometer, Manschette und Stethoskop. Für die Messung muß die richtige Manschettenbreite ausgewählt werden: die Manschette soll ⅔ des Oberarmes oder Oberschenkels bedecken (vergleiche hierzu S. 224). Ist die Manschette zu schmal, so werden falsch hohe Werte gemessen und umgekehrt.

Technik: Die Blutdruckmanschette wird um den ausgestreckten Arm gelegt und auf einen Druck, der über dem systolischen Blutdruck liegt, aufgepumpt: Jetzt kann kein Blut mehr durch die unter der Manschette verlaufende A. brachialis strömen. Nun wird die Luft aus der Manschette langsam abgelassen und gleichzeitig das Stethoskop über die Arterie in der Ellenbeuge gelegt. Sobald wieder Blut durch die A. brachialis strömen kann, treten Töne auf, die mit dem Stethoskop gehört werden können; der zu diesem Zeitpunkt gemessene Manschettendruck entspricht dem systolischen Blutdruck. Der diastolische Blutdruck ist erreicht, wenn die Töne verschwinden; jetzt kann das gesamte Blut wieder ungehindert durch die Arterie strömen.

Neben diesem Verfahren nach Korotkoff werden auch noch die Palpationsmethode und die Oszillationsmethode klinisch eingesetzt.

Bei der **Palpationsmethode** wird die Manschette so lange aufgepumpt, bis kein Puls mehr an der A. radialis zu fühlen ist. Anschließend wird die Manschette langsam abgelassen. Der systolische Blutdruck ist erreicht, sobald der Puls erstmals wieder fühlbar wird. Der diastolische Wert kann hierbei nicht ermittelt werden. Die direkt gemessenen systolischen Blutdruckwerte liegen höher als die durch Palpation festgestellten Werte.

Bei der **Oszillationsmethode** wird die Manschette ebenfalls bis über den systolischen Blutdruck aufgeblasen; so daß die Nadel des Manometers sich nicht mehr bewegt. Sobald wieder Blut in die Arterie einströmen kann, beginnt die Nadel auszuschlagen („zu oszillieren"), weil sich der Puls auf die Quecksilbersäule im Manometer überträgt: der systolische Blutdruck ist erreicht. Die Ausschläge werden schlagartig kleiner, wenn der diastolische Druck erreicht wird. Diese Methode ist relativ ungenau; sie wird meist nur bei Kindern angewandt, wenn kein spezielles Kinder-Stethoskop zur Verfügung steht.

Zuverlässige Werte liefert auch die nichtinvasive **Ultraschall-Blutdruckmessung.** Hierzu wird eine spezielle Sonde mit der Manschette genau über der Arterie angebracht. Die Sonde besteht aus einem Sender, der Ultraschallwellen ausstrahlt und einem Empfänger, der diese Wellen wieder aufnimmt. Die Ultraschallwellen werden von den beweglichen Teilen des Blutes reflektiert (Doppler-Effekt); hierdurch ändert sich ihre Frequenz. Diese Frequenzänderung wird vom Empfänger registriert und als Signal hörbar gemacht. Zunächst wird die Manschette über den systolischen Blutdruck aufgeblasen, dann die Luft langsam abgelassen; sobald Blut in die Arterie einströmt, registriert der Empfänger der Ultraschallsonde den Blutfluß und zeigt digital den systolischen Blutdruck an. Bei ungehindertem Blutstrom wird der diastolische

Blutdruck registriert. Einige Geräte errechnen zusätzlich aus den gemessenen Werten den arteriellen Mitteldruck. Die Ultraschalldruckmessung ist besonders geeignet für Kinder und für Patienten im Schock.

Die *Genauigkeit* der indirekten Blutdruckmessung kann durch zahlreiche Faktoren beeinträchtigt werden:

- nicht geeichtes Manometer,
- falsche Größe und Plazierung der Manschette
- schlecht hörbare Korotkoff-Töne bei Hypotension, Vasokonstriktion, Schock,
- Hypertonie,
- Übergewicht,
- Hypothermie.

Direkte Blutdruckmessung

Bei großen Eingriffen, speziellen Operationen oder schwer kranken Patienten sollte der arterielle Blutdruck direkt in einer peripheren Arterie gemessen werden. Die Vorteile sind: kontinuierliche und zuverlässige Messung des systolischen, diastolischen und mittleren Blutdrucks; Möglichkeit für die wiederholte Bestimmung der arteriellen Blutgase und Säure-Basen-Parameter.

Das **Zubehör** besteht aus: arterieller Kanüle oder Katheter, Druckaufnehmer und Druckmeßgerät mit Digital- oder Analoganzeige und Bildschirm (Oszilloskop) (technische Einzelheiten s. S. 428).

Die Kanüle (18 oder 20 G beim Erwachsenen, 20 oder 22 G bei Kindern) wird perkutan in die A. radialis oder eine andere periphere Arterie eingeführt. Der Katheter kann ebenfalls perkutan (Seldinger-Technik) oder über eine Freilegung eingeführt werden. Anschließend wird das mit physiologischer Kochsalzlösung gefüllte System an das Druckmeßgerät angeschlossen. Technische Einzelheiten und der praktische Umgang mit der arteriellen Druckmessung sind auf S. 430 beschrieben.

Zentraler Venendruck

Durch die Messung des zentralen Venendrucks kann die Funktion des rechten Herzens und der Füllungszustand des venösen Systems eingeschätzt werden (Einzelheiten s. S. 457). Die Messung des zentralen Venendrucks ist indiziert bei:

- chirurgischen Eingriffen, die mit größeren Flüssigkeitsverschiebungen und/oder Blutverlusten einhergehen,
- hypovolämischen Patienten (z. B. Ileus, Aszites, massive Diuretika-Behandlung),
- Patienten im Schock.

Der Druck wird über einen Venenkatheter gemessen, dessen Spitze in der oberen Hohlvene liegt (zentraler Venenkatheter s. S. 414; zur Druckmessung wird entweder ein Steigrohr oder, wie bei der direkten arteriellen Druckmessung, ein elektronisches Druckmeßgerät eingesetzt). Die elektronische Druckmessung ist genauer.

Pulmonalarteriendruck

Die Messung der Pulmonalarteriendrucke und des Lungenkapillarenverschlußdrucks (Wedge-Druck) ermöglicht Aussagen über die Hämodynamik des linken Herzens (s. S. 438). Hierzu wird ein Pulmonalis-Katheter (Swan-Ganz-Katheter) mit Seldinger Technik in eine Pulmonalarterie vorgeschoben und an ein elektronisches Druckmeßgerät angeschlossen (Einzelheiten s. S. 426).

Herzzeitvolumen

Durch Messung des Herzzeitvolumens kann der Funktionszustand von Herz und Kreislaufsystem *insgesamt* eingeschätzt werden. Die Messung erfolgt über einen Pulmonaliskatheter nach der Kälteverdünnungsmethode und ist speziellen Fragestellungen vorbehalten. Das Zubehör besteht aus Pulmonaliskatheter und Herzzeitvolumen-Computer.

Körpertemperatur

Veränderungen der Körpertemperatur treten relativ häufig bei chirurgischen Eingriffen auf. Besonders gefährdet sind Neugeborene und Kleinkinder. Während ein leichter Anstieg oder Abfall der Körpertemperatur im allgemeinen ohne schwerwiegende Reaktionen toleriert wird, muß bei Abkühlung unter 34° oder Anstieg um 2–3° über den Normalwert mit größeren Störungen gerechnet werden. Lebensbedrohlich ist vor allem die *maligne Hyperthermie* (s. S. 337). Hieraus folgt für die Praxis: Bei jeder Narkose muß die Körpertemperatur kontinuierlich überwacht werden – mit Ausnahme von sehr kurzen Eingriffen. Die Temperatur kann an verschiedenen Stellen gemessen werden:

- **Ösophageal:** die Ösophagustemperatur entspricht am genauesten der zentralen Bluttemperatur. Die Thermosonde muß in den unteren Ösophagus etwa zwischen Herz und Aorta deszendens eingeführt werden.
- **Rektal:** beliebte Stelle, jedoch kaum repräsentativ für die Körperkerntemperatur.
- **Äußerer Gehörgang:** entspricht relativ genau der Temperatur des zum Gehirn strömenden Blutes. Die Methode ist zuverlässig; allerdings darf die Sonde nicht zu weit eingeführt werden, damit das Trommelfell nicht perforiert wird.

Die Temperaturmessung erfolgt am besten kontinuierlich mit elektronischen Geräten; niemals hingegen mit herkömmlichen Fieberthermometern.

Urinausscheidung

Die Messung der Urinausscheidung dient zur Beurteilung der Nieren- und Herzkreislauffunktion. Bei allen größeren und längerdauernden Eingriffen sollte ein Blasenkatheter gelegt werden. Normale Urinausscheidung (>1 ml/kg/h) weist auf ausreichenden Flüssigkeits- und Blutersatz sowie auf ein ausreichendes Herzzeitvolumen hin. **Oligurie oder Anurie** während der Narkose kann folgende Ursachen haben:

- Blasenkatheter verstopft,
- Blutdruck zu niedrig,
- Volumenmangel,
- Wirkungen von Anästhetika,
- Abdrücken der unteren Hohlvene durch chirurgische Manipulationen.

Blutverluste

Der Blutverlust muß vom Anästhesisten kontinuierlich eingeschätzt werden; sorgfältige Überwachung ist vor allem bei *kleinen Kindern* erforderlich. Die Irrtümer sind groß, die Angaben des Chirurgen meist unzuverlässig. Hilfreich ist die Messung der Blutmenge in den Absaugflaschen und die Gewichtsbestimmung der blutgetränkten Tupfer, Platten und Tücher. Ergänzend werden bestimmt: arterieller Blutdruck, Herzfrequenz, zentraler Venendruck, Urinausscheidung und Hautfarbe.

Muskelrelaxierung

Der Grad der Muskelrelaxierung wird von vielen Anästhesisten klinisch eingeschätzt: Fühlen des Muskeltonus, Beatmungsdruck, Beobachtung des Operationsgebietes. Relativ genau kann der Relaxierungsgrad mit einem Nervenstimulator bestimmt werden (s. S. 99)

Blutuntersuchungen

Die Bestimmung von Laborparametern wie Gerinnungsstatus, Elektrolyte, Blutzucker, usw. gehört zur Stufe 2 und 3 der Überwachungsmaßnahmen. Vergleiche hierzu die Kapitel über spezielle Anästhesie.

Narkoseprotokoll

Alle erhobenen Daten werden in das Narkoseprotokoll eingetragen. Die Protokollierung erhöht die **Sicherheit** für den Patienten, weil sie den Anästhesisten zu einer lückenlosen intraoperativen Überwachung zwingt.
Das Narkoseprotokoll dient jedoch nicht nur der Narkoseüberwachung; vielmehr werden hier alle mit der Narkose in Zusammenhang stehenden wichtigen Daten festgehalten. Dadurch wird das Narkoseprotokoll auch zu einem **juristischen Dokument,** mit dem der Anästhesist bei gerichtlichen Auseinandersetzungen Rechenschaft über die von ihm durchgeführten Maßnahmen ablegen kann. Die Protokollierung beginnt bei der präoperativen Visite, umfaßt die gesamte Narkose und postoperative Aufwachzeit und endet gewöhnlich mit der Verlegung des Patienten aus dem Aufwachraum. Das Narkoseprotokoll sollte in *doppelter Ausfertigung* geführt werden; empfehlenswert sind spezielle Vordrukke, die nach Art einer Check-Liste aufgebaut sind.

Praktische Grundsätze für die Überwachung

- Überwachung ist nur möglich, wenn der Anästhesist im Operationssaal anwesend ist. Lückenlose Überwachung erfordert ständige Anwesenheit: Niemals darf ein narkotisierter Patient auch nur für kurze Zeit allein gelassen werden!
- „Wer aber wachet darf nicht schlummern", heißt es in der Bibel. Dieser Satz gilt auch für den Anästhesisten; er läßt sich erweitern: wer wachet, darf auch nicht lesen oder stricken.
- Atmung und Herz-Kreislauf-Funktion sind lebenswichtig; sie müssen darum kontinuierlich überwacht werden. Die ermittelten Werte für Herzfrequenz und arteriellen Blutdruck werden mindestens alle 5 min in das Narkoseprotokoll eingetragen.
- Bei der Überwachung darf der Anästhesist nicht blind auf die Überwachungsgeräte vertrauen. Auch Monitore müssen überwacht werden.

Kapitel 7. Narkosesysteme

Einführung

Narkosesysteme dienen der Zufuhr von Narkosegasen vom Narkoseapparat zur Narkosemaske oder zum Endotrachealtubus. Sie sind grundlegender Bestandteil jeder Inhalationsanästhesie. Ideale Narkosesysteme sollen einen genau meßbaren Gasfluß von bekannter Zusammensetzung liefern, die Rückatmung von ausgeatmetem CO_2 sicher verhindern und gleichzeitig sparsam im Gasverbrauch sein.

Die Narkosesysteme spielen unter den Narkosezwischenfällen eine herausragende Rolle. Die Mehrzahl der tödlichen Komplikationen beruht auf Funktionsstörungen im Narkosesystem. Diskonnektionen, falsch zusammengeschlossene Komponenten des Systems sowie Fehler im Atemsystem sind die häufigsten Ursachen. Die meisten Komplikationen sind vermeidbar, wenn folgende Grundsätze beachtet werden:

- Narkosesysteme dürfen nur von Erfahrenen bedient werden.
- Mangelnde Vertrautheit mit den Geräten verbietet ihren Einsatz am Patienten.
- Vor jedem Gebrauch muß eine Funktionsprüfung durchgeführt werden.

Bestandteile von Narkosesystemen

Funktionell umfaßt ein Narkosesystem alle Bestandteile, durch die ein Patient die Narkosegase und Sauerstoff einatmet und zusammen mit CO_2 teilweise wieder ausatmet.

Die wichtigsten Komponenten eines Narkosesystems sind:

- Gasquelle (s. S. 27),
- Rotameter,
- Atemschläuche,
- Atemventile,
- Atembeutel,
- CO_2-Absorber,
- Narkosemittelverdampfer.

Nicht alle Narkosesysteme sind in gleicher Weise aus diesen Komponenten zusammengebaut. Je nach Fehlen oder Vorhandensein dieser Bestandteile können die Narkosesysteme in folgender Weise eingeteilt werden:

Tabelle 7-1. Einteilung der Narkosesysteme

Narkosesystem	Reservoirbeutel	Rückatmung
offen	nein	nein
halboffen	ja	nein
halbgeschlossen	ja	teilweise
geschlossen	ja	vollständig

Inhalationsnarkosen im halboffenen, halbgeschlossenen und geschlossenen System können nur mit *Narkoseapparaten* durchgeführt werden. Beim offenen System ist hingegen kein Narkoseapparat erforderlich.

Beachte: Narkoseapparat und Beatmungsgerät sind nicht identisch. Mit einigen Narkoseapparaten kann nicht maschinell beatmet werden. Beispiel: Kuhn-System. Allerdings sind die meisten Narkosesysteme an Beatmungsgeräte angeschlossen oder in das Beatmungsgerät integriert. Beispiel: Dräger Narkosespiromat, Engström ER 300.

Einzelne Narkosesysteme

Offenes System

Bei diesem System wird das Narkosegas mit Raumluft als Träger in die Lungen des Patienten transportiert. Hierbei steht der Respi-

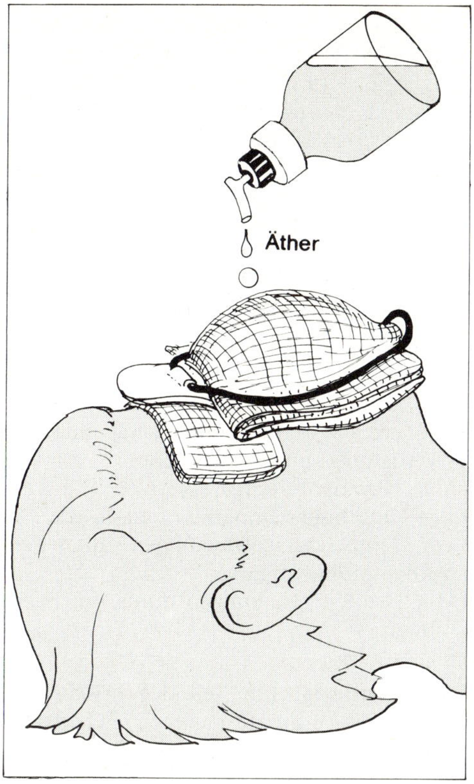

Abb. 7-1. Offenes Narkosesystem: Schimmelbusch-Maske

rationstrakt zu jedem Zeitpunkt mit der umgebenden Zimmerluft in Verbindung. Das System benötigt keinen Reservoirbeutel für Narkosegase. Ausgeatmete Luft kann nicht zurückgeatmet werden; Atemwiderstand und CO_2-Ausscheidung werden nicht beeinflußt.
Prototyp des offenen Systems ist die *Schimmelbusch-Maske* **(Abb. 7-1).**
Diese Maske besteht aus einem dem Gesicht angepaßten Metallrahmen, auf dem einige Mullagen befestigt werden. Die Maske wird auf das Gesicht gelegt und mit dem Narkotikum (z.B. Äther) betropft. Das Narkotikum verdampft und wird zusammen mit der Raumluft durch die Maske eingeatmet. Die maximal erreichbare Ätherkonzentration in der Inspirationsluft liegt bei 15%. Die Ätherkonzentration in der eingeatmeten Luft ist aber bei diesem System nicht kontrollierbar. Das System ist zwar sehr billig, gehört aber in den Bereich der Primitivanästhesie.

Ein weiteres, noch heute in der HNO-Heilkunde verwendetes offenes System ist der **Boyle-Davies-Spatel.** Bei diesem System wird über einen kombinierten Mundsperrer mit Zungenspatel das Narkosegas in den Rachenraum eingeblasen (insuffliert). Auch hier ist die Konzentration der Narkosegase in der Inspirationsluft nicht kontrollierbar. Die meisten Patienten *hypoventilieren* mit diesem System. Das Problem kann auf einfache Weise durch Intubation der Trachea und Umwandlung in ein halboffenes System gelöst werden.

Halboffenes System

Im halboffenen System wird das Narkosemittel durch **Frischgas** transportiert und verdünnt. Frischgas und Exspirationsluft sind streng voneinander getrennt; Rückatmung findet nicht statt. Die gesamte Exspirationsluft strömt über ein **Nichtrückatmungsventil,** das nahe der Maske oder dem Tubus angebracht werden muß, ins Freie bzw. in die Narkotika-Absaugvorrichtung. CO_2-Absorber sind nicht erforderlich. Das halboffene System besteht meist aus folgenden Komponenten: Rotameter, Verdampfer, Atembeutel, Nichtrückatmungsventil.

Rotameter

Rotameter messen den Durchfluß von Gasen auf ihrem Weg von der Gasquelle (zentrale Gasversorgung, Gasflasche) durch das Narkosesystem zum Patienten. An den Narkosegeräten sind mehrere Rotameterblöcke angebracht, über die Sauerstoff, Lachgas und Druckluft in definierter Menge und Konzentration gemischt werden können.
Die Rotameter bestehen aus einer durchsichtigen Röhre, in der sich ein Schwimmer frei auf- und abbewegen kann. Wird das Gaseinlaßventil geöffnet, so fließt Gas von unten in die Röhre und hebt den Schwimmer an. Das Gas strömt dann durch die ringförmige Öffnung zwischen Schwimmer und Wand der Röhre zum Auslaß. Da Gase unterschiedliche physikalische Eigenschaften haben, sind die Rotameter für Lachgas und Sauerstoff nicht austauschbar. Jedes Gas benötigt vielmehr ein geeichtes *spezifisches* Rotameter.
In **Abb. 7-2** sind verschiedene Rotametertypen zusammengestellt.

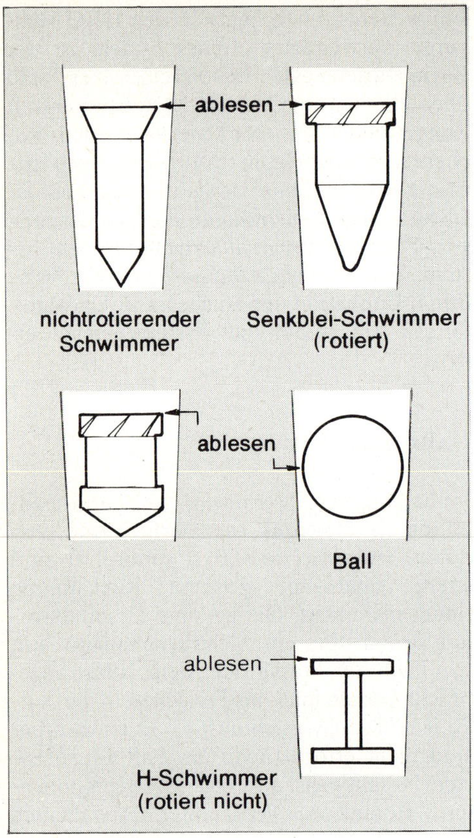

Abb. 7-2. Rotameter. *Pfeile* = Ablesestellen für den jeweiligen Gasfluß

Verdampfer

Die meisten gebräuchlichen Inhalationsanästhetika liegen bei Raumtemperatur und Atmosphärendruck als *Flüssigkeiten* vor. Sie müssen vor dem klinischen Gebrauch in den *dampfförmigen* Zustand umgewandelt werden. Die Umwandlung von flüssigen Anästhetika in ihre Dampfphase wird durch Verdampfer erreicht. Diese Apparate liefern eine kontrollierbare Konzentration des Inhalationsanästhetikums, das zusammen mit den Frischgasen in die Lungen des Patienten gelangt. Für die Verdampfung von flüssigen Anästhetika gelten folgende physikalischen Beziehungen:

- Die Verdampfung ist temperaturabhängig. Mit steigender Temperatur verdampft mehr Anästhetikum und umgekehrt.
- Verdampfung ist ein energieverbrauchender Vorgang. Die Verdampfungsenergie wird dem flüssigen Anästhetikum als Wärme entzogen. Darum kühlt sich das Anästhetikum bei der Verdampfung ab.
- Die einzelnen Inhalationsanästhetika haben bei Raumtemperatur unterschiedliche Dampfdrucke bzw. Sättigungskonzentrationen. Darum muß für jedes Anästhetikum ein spezieller Verdampfer eingesetzt werden.

Damit kontrollierbare Anästhetikakonzentrationen erreicht werden können, muß ein idealer Verdampfer unabhängig sein

- vom Flow der Frischgase,
- von Umgebungstemperatur und -druck,
- von Temperaturschwankungen durch den Verdampfungsvorgang,
- von Druckschwankungen durch die Beatmung.

Funktionsprinzip: Ein Teil des Frischgases strömt in die Verdunsterkammer, reichert sich mit dem Anästhetikum an und vermischt sich hinter der Verdunsterkammer mit dem restlichen Frischgas. Durch die Frischgase wird das Anästhetikum verdünnt. Die Abkühlung des flüssigen Anästhetikums beim Verdampfungsvorgang kann auf verschiedene Weise kompensiert werden. Beim Halothanverdampfer *Dräger Vapor* dient ein Kupfermantel zur Kompensation von Wärmeverlusten. Die für den Verdampfungsvorgang erforderliche Wärme wird dem Kupfermantel entzogen, ohne daß dessen Temperatur wesentlich abfällt. Außerdem nimmt Kupfer die an die Flüssigkeit abgegebene Wärmemenge aus dem umgebenden Zimmer wieder auf. In **Abb. 7-3** ist eine Weiterentwicklung des Vapor, der *Dräger Vapor 19,* dargestellt; dieser Apparat wird als Verdampfer für Halothan, Enfluran und Isofluran geliefert.
Die Konzentrationsgenauigkeit des Vapor liegt zwischen 10 und 40 °C bei ± 10%.
Beim *Fluotec Mark III* wird die durch den Verdunster strömende Frischgasmenge über eine Bimetalldrossel reguliert. Die Bimetalldrossel wirkt als Ventil: Fällt die Temperatur im Verdunstungsraum durch den Verdampfungsvorgang ab, so wird automatisch mehr Frischgas in die Kammer geleitet. Ein Kupfermantel ist nicht vorhanden.

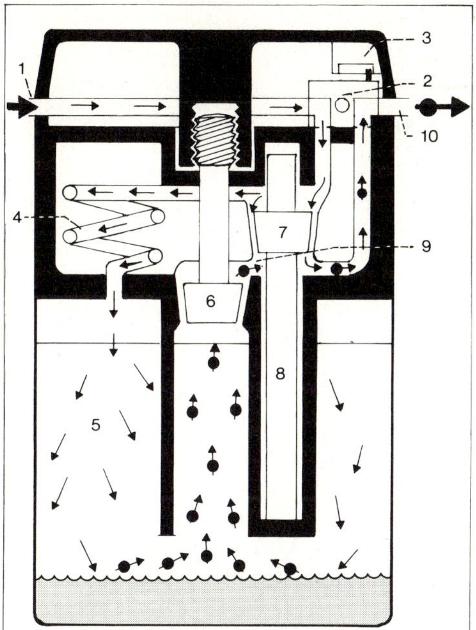

Abb. 7-3. Dräger Vapor 19. Der Apparat ist flow-, druck- und temperaturkompensiert

Die beschriebenen Verdampfer werden grundsätzlich zwischen den Rotameterblock und das eigentliche Narkosesystem geschaltet. Auf diese Weise kann immer nur Frischgas in den Verdampfer gelangen. Bei Narkosegeräten mit O_2-Bypass darf der Bypass niemals durch den Verdampfer geleitet werden.

Reservoirbeutel

Zum halboffenen System gehört ein Reservoirbeutel für *Frischgas* **(Abb. 7-4).** Der Vorratsbeutel dient vor allem dazu, den wechselnden Gasbedarf des Patienten zu kompensieren. Benötigt der Patient mehr Gas als an den Rotametern eingestellt ist, so kann er bei erhaltener Spontanatmung den zusätzlichen Bedarf aus dem Atembeutel entnehmen. Während der Exspiration fließen die Narkosegase in den Beutel und werden dort gespeichert. Überschüssiges Gas kann durch ein *Überdruckventil* entweichen.
Durch manuelles Ausdrücken des Atembeutels kann der Patient kontrolliert beatmet werden.
Bei erhaltener Spontanatmung kann durch Beobachtung der Beutelbewegungen die Atmung des Patienten klinisch eingeschätzt werden. Hierbei gilt:

Fehlende Beutelbewegungen = **höchste Alarmstufe!**
Sofort Ursache klären und beseitigen!

Die häufigsten Gründe für ein Aufhören der Beutelbewegungen sind:
- Verlegung der Atemwege, vor allem durch falsches Halten der Atemmaske,
- undichter Sitz der Atemmaske,
- Atemstillstand,
- falscher Zusammenbau der Atemschläuche.

Nichtrückatmungsventile

Die Rückatmung von ausgeatmeten Narkosegasen und CO_2 kann im halboffenen System durch Nichtrückatmungsventile verhindert werden. 3 Arten von Nichtrückatmungsventilen werden verwendet:
- Nichtrückatmungsventil für die Spontanatmung,
- Nichtrückatmungsventil für die künstliche Beatmung,
- kombinierte Nichtrückatmungsventile für Spontanatmung und künstliche Beatmung.

Die kombinierten Nichtrückatmungsventile sind für die klinische Praxis von größter Bedeutung, weil nicht selten eine Narkose mit erhaltener Spontanatmung in eine Narkose mit künstlicher Beatmung umgewandelt werden muß.

Nichtrückatmungsventil für Spontanatmung
Prototyp dieser Ventile ist das in **Abb. 7-5** gezeigte Stephen-Slater-Ventil.

Nichtrückatmungsventile für Beatmung
Prototyp ist das Stott-Ventil **(Abb. 7-6).**

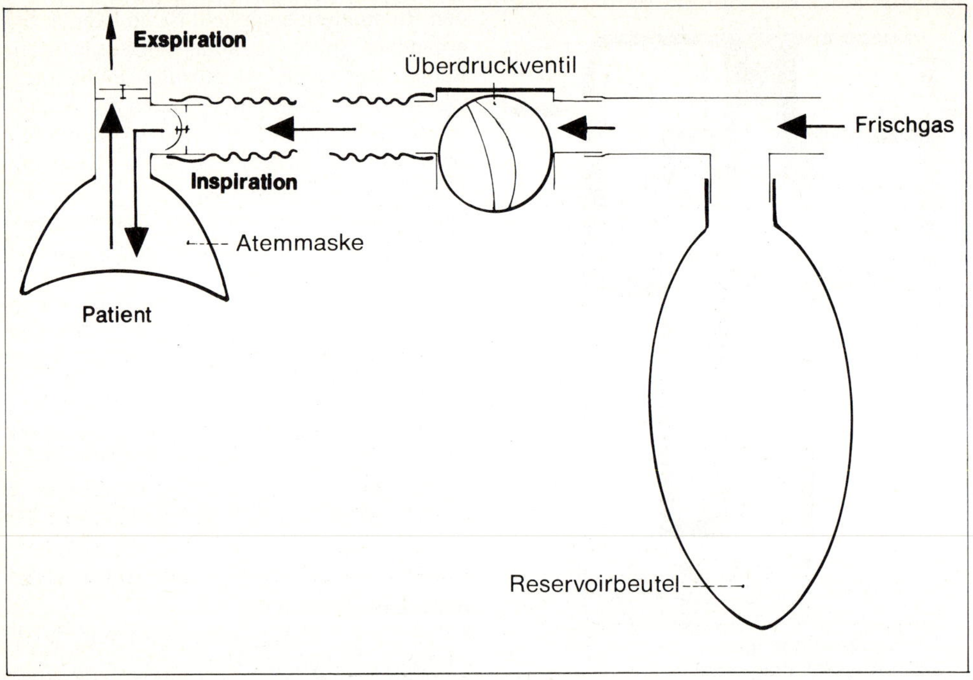

Abb. 7-4. Halboffenes System mit Atembeutel und Nichtrückatmungsventil. Die Narkosegase werden während der Exspiration im Atembeutel gespeichert und können bei Bedarf entnommen werden. Überschüssiges Gas entweicht durch ein regulierbares Überdruckventil

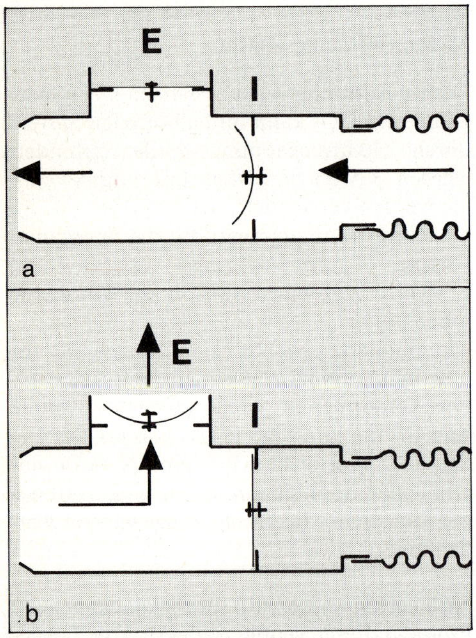

Abb. 7-5a, b. Stephen-Slater-Ventil für Spontanatmung. **a** Inspiration **b** Exspiration

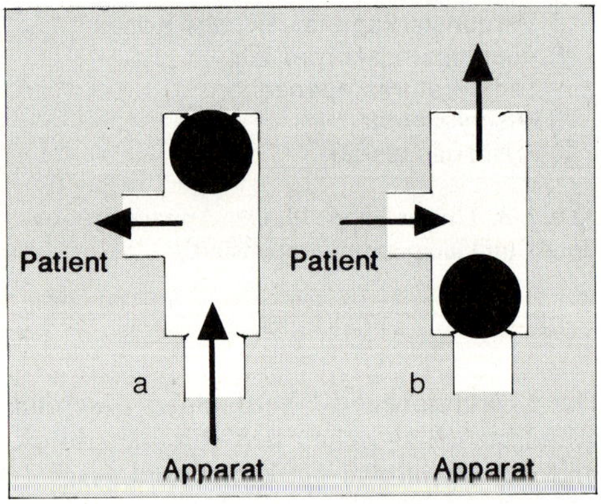

Abb. 7-6a, b. Sott-Ventil für Beatmung. **a** Inspiration **b** Exspiration

Kombinierte Nichtrückatmungsventile
Häufig verwendete Nichtrückatmungsventile sind das Rubenventil **(Abb. 7-7)** und das Ambu-Ventil.
Das Rubenventil besteht aus einem durchsichtigen Gehäuse mit verschiedenfarbigen Ansatzstutzen. Auf einer beweglichen Achse befindet sich ein hantelförmiger Ventilkörper,

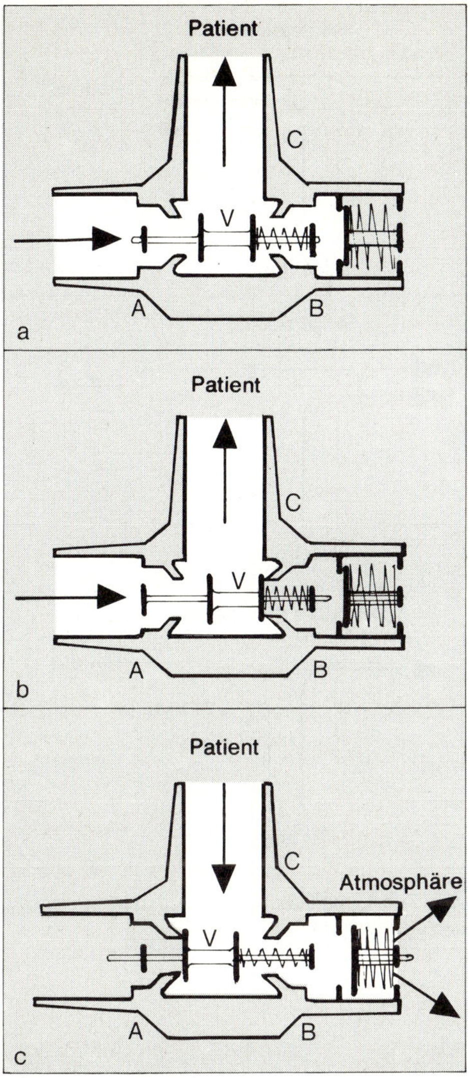

Abb. 7-7 a-c. Ruben-Ventil. **a** bei spontaner Inspiration. **b** Inspiration bei Beatmung. **c** Exspiration bei Spontanatmung oder Beatmung.
A = Inspirationsschenkel (blau)
B = Exspirationsschenkel (gelb)
C = Patientenschenkel (rot)

der durch eine schwache Spiralfeder gegen die Inspirationsöffnung gedrückt wird. Die Exspirationsöffnung wird ebenfalls mit Federkraft durch ein Tellerventil verschlossen. Bei spontaner Einatmung wird die Hantel durch den im Gehäuse entstehenden Sog etwas von der Inspirationsöffnung abgehoben, so daß Frischgas einströmen kann **(Abb. 7-7 a)**. Bei künstlicher Beatmung wird der Ventilkörper durch den hohen Gasstrom gegen die Exspirationsöffnung gepreßt, so daß Gas nur in den Patienten fließen kann **(Abb. 7-7 b)**. Bei Exspiration drückt die ausgeatmete Luft den Ventilkörper gegen die Inspirationsöffnung: Die Ausatemluft kann nur in die umgebende Atmosphäre abfließen. Rückatmung ist dadurch ausgeschlossen. Die Ansatzstutzen des Rubenventils sind farbig gekennzeichnet, um fehlerhafte Anschlüsse zu verhindern:

- blauer Stutzen: Inspirationsschenkel; Anschluß an den Atembeutel,
- roter Stutzen: Patientenschenkel; Anschluß an Narkosemaske oder Endotrachealtubus,
- gelber Stutzen: Auslaß für die Exspirationsluft.

Die Atemwiderstände und Toträume sind in den kombinierten Nichtrückatmungsventilen so gering, daß sie gleichermaßen in der Erwachsenen- und Säuglingsanästhesie eingesetzt werden können.

Ambu-Ventil: Ein häufig verwendetes Kombinationsventil für die Spontanatmung und kontrollierte Beatmung ist das Ambu-E-Ventil **(Abb. 7-8)**. Das Ventilgehäuse besteht aus durchsichtigem Kunststoff, der Inspirationsschenkel ist blau. Im Gehäuse selbst befindet sich jeweils eine Klappe für die In-und Exspiration.

Bei *Spontanatmung* wird die Exspirationsklappe durch den Sog des Patienten verschlossen und das Atemgas über die Inspirationsklappe angesaugt. Bei *Beatmung* wird die Inspirationsklappe durch den Beatmungsdruck geöffnet, wobei der Endteil der Klappe den Auslaß für die Exspirationsluft verschließt. Während der Exspiration kollabiert die Inspirationsklappe, der Exspirationsauslaß öffnet sich und die Exspirationsluft entweicht in die Umgebung. Ist der Druck im Gehäuse zu hoch, so öffnen sich *beide* Klappen und das überschüssige Gas entweicht in die Umgebung.

Wie beim Rubenventil, so sind auch beim Ambu-E-Ventil die Widerstände und der Totraum gering. Das Ventil eignet sich daher auch für die Kinderanästhesie.

Halboffene Systeme ohne Nichtrückatmungsventile

Vorläufer der Nichtrückatmungsventiletechnik sind halboffene Systeme ohne Ventile, die erstmals 1937 von Philip Ayre in Form eines

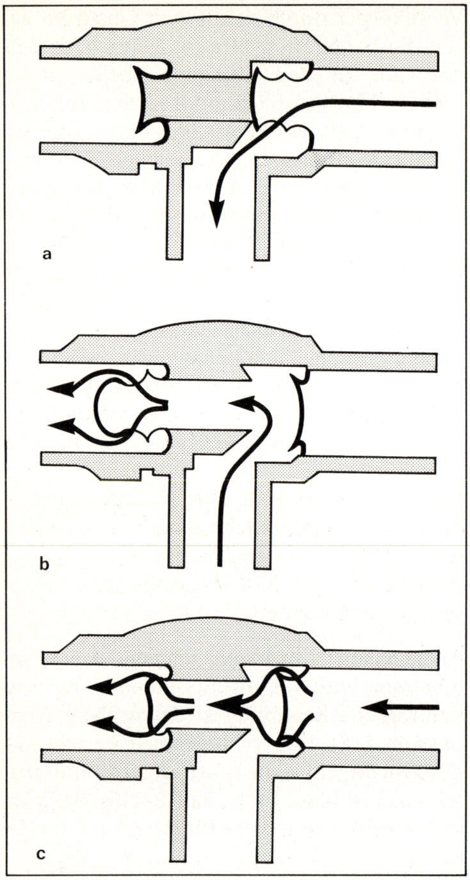

Abb. 7-8 a-c. Ambu-E-Ventil. Kombinationsventil für Spontanatmung und Beatmung. **a** Inspiration, **b** Exspiration. **c** Bei zu hohem Gasfluß öffnen sich *beide* Scheiben, so daß die Luft in den Exspirationsschenkel statt zum Patienten gelangt

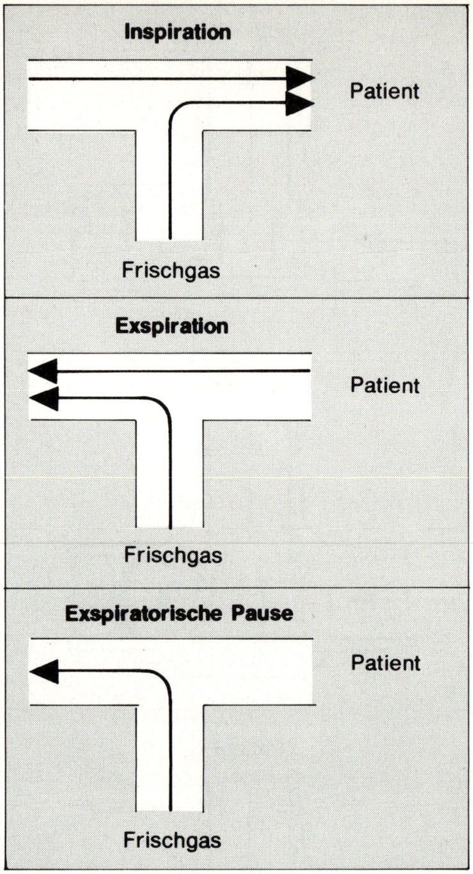

Abb. 7-9. Ayre-T-Stück während der verschiedenen Atemphasen

T-Stücks mit minimalem Totraum und geringem Widerstand verwendet wurden. Alle gegenwärtig noch verwendeten ventillosen halboffenen Systeme sind Modifikationen des Ayre-T-Stücks. Sie werden hauptsächlich in der *Kinderanästhesie* eingesetzt, weil sie die Besonderheiten der Atemphysiologie dieser Altersgruppe (kleines Atemzugvolumen, hohe Atemfrequenz und hohe Atemwegswiderstände) berücksichtigen und folgende Hauptforderungen erfüllen:

- minimaler Totraum,
- geringer Atemwiderstand (keine Ventile!),
- keine Rückatmung.

Ayre-T-Stück: Dies ist das einfachste System für die Kinderanästhesie **(Abb. 7-9).** Beim T-Stück ist zwischen Frischgasleitung und Endotrachealtubus bzw. Maske ein T-Stück geschaltet. Der Seitenschenkel des T-Stücks bleibt offen und steht dadurch mit der Raumluft in freier Verbindung. Die Einatmung erfolgt durch beide Schenkel des T-Stücks. Daher besteht die Inspirationsluft aus einem Gemisch von Raumluft und Narkosegasen. Das Mischungsverhältnis dieser Gase ergibt sich aus der *Höhe des Frischgasstroms.* Die Ausatmung erfolgt durch den freien Schenkel nach außen gegen den kontinuierlichen Frischgasstrom. Daher wird der Atemwiderstand durch die Höhe des Frischgasstromes bestimmt. Eine Rückatmung von Exspirationsgasen ist ausgeschlossen.

Modifikationen des T-Stücks: Das ursprüngliche T-Stück ist durch Hinzufügen von Reservoirbeuteln, Schläuchen und Ausatemventilen in verschiedener Weise modifiziert worden. Häufig gebrauchte Modifikationen sind in den angelsächsischen Ländern das Magill-System, Jackson-Rees-System und Bain-System, sowie, in Deutschland, das Kuhn-System.

Magill-System
Dieses System besteht aus Frischgaseinlaß, Reservoirbeutel zwischen Frischgaseinlaß und Reptilschlauch, Reptilschlauch, Überdruckventil am Patientenende des Reptilschlauchs und einem Masken- bzw. Tubusadapter **(Abb. 7-10).**
Das Magill-System wird meist zur *Spontanatmungsnarkose* verwendet; es kann jedoch auch kontrolliert oder assistiert beatmet werden. Die Frischgaszufuhr beträgt das 2½-3fache des Atemminutenvolumens des Kindes bzw. etwa 220 ml/kg, oder:

- bei Kindern bis zu 15 kg KG: 3-4 l/min,
- bei Kindern ab 25 kg KG: 6 l/min.

Für die *Spontanatmung* wird das Überdruckventil geöffnet und die Frischgaszufuhr so eingestellt, daß der Beutel zu Beginn der Inspiration gefüllt ist. Überschüssiges Gas entweicht während der Exspiration in die Atmosphäre. Die Atmung wird durch Beobachtung der Beutelbewegungen kontrolliert.
Für die kontrollierte oder assistierte *Beatmung* wird das Überdruckventil enger gestellt und der Beutel mit der Hand ausgedrückt. Wird die Frischgaszufuhr zu niedrig eingestellt, so kann bei Spontanatmung eine *Rückatmung* von Exspirationsluft auftreten. Bei kontrollierter Beatmung wird immer ein Teil der ausgeatmeten Gase zurückgeatmet. Dieser Anteil kann durch hohe Frischgaszufuhr vermindert werden.

Jackson-Rees-System
In seiner einfachen Form besitzt dieses System **(Abb. 7-11)** einen Reservoirbeutel mit zwei Öffnungen. Der Beutel ist an den Exspirationsschenkel angeschlossen. Am offenen Ende des Beutels befindet sich eine Stellschraube. Mit der Stellschraube kann die Gasmenge, die zum Patienten fließen soll, reguliert werden. Mit dem Beutel kann beatmet werden. Die Spontanatmung wird durch Beobachten der Beutelbewegungen kontrolliert. Bei den modernen Modifikationen ist die

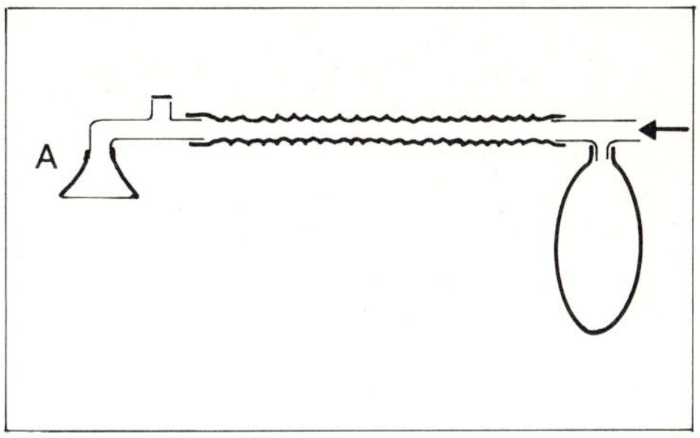

Abb. 7-10. Magill-System

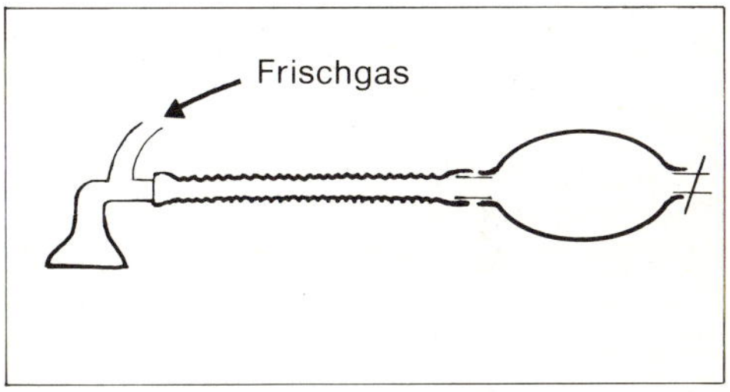

Abb. 7-11. Jackson-Rees-System

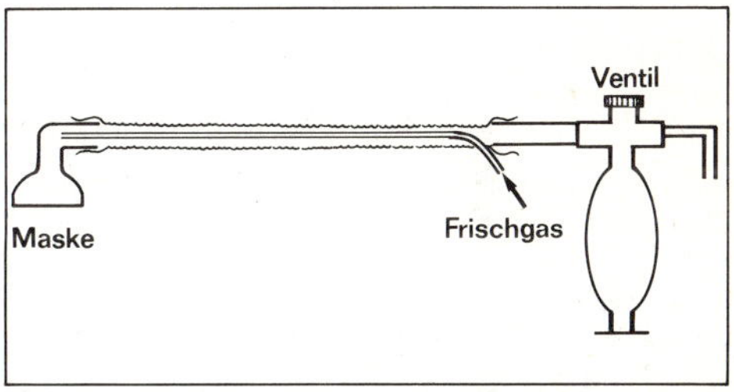

Abb. 7-12. Bain-System für die Kinderanästhesie. Das Frischgas strömt durch eine enge Röhre innerhalb des gefalteten Exspirationsschlauchs zum Patienten

Stellschraube durch ein Loch in der Mitte des Beutels ersetzt worden.

Bain-System
Bei diesem System strömt das Frischgas durch eine enge Röhre innerhalb eines gefalteten Exspirationsschlauches unmittelbar in Patientennähe in das System ein, während die ausgeatmete Luft das System über den Faltenschlauch durch das Überdruckventil verläßt **(Abb. 7-12).** Das System besteht aus leichtem Kunststoff und wird als Einmalset produziert.

Vorteile:
- niedrige Frischgaszufuhr: ca. 70 ml/kg KG bei Beatmung und ca. 100 ml/kg KG bei Spontanatmung;
- evtl. Erwärmung des Inspirationsgases durch das umgebende Exspirationsgas;
- Abknicken des Tubus oder Extubation wegen des geringen Gewichtes weniger leicht möglich.

Nachteile: höherer Atemwiderstand, unbemerkte Diskonnektion oder falscher Zusammenbau möglich.

Kuhn-System

Dieses System besitzt keine Nichtrückatmungsventile. Es kann zur Spontanatmung und zur manuellen Narkosebeatmung verwendet werden. Das System ist einfach aufgebaut, wiegt wenig, besitzt einen geringen Atemwiderstand und minimalen Totraum und ist leicht sterilisierbar. Die Funktionsweise ist in **Abb. 7-13** dargestellt. Bei **Spontanatmung** strömt während der Inspiration Frischgas aus der Frischgasleitung über ein Rohr im Maskenkrümmer in die Maske. (Bei Verwendung von Tuben muß der Maskenkrümmer durch einen Tubusadapter ersetzt werden.) Bei der Exspiration gelangt das ausgeatmete Gas zusammen mit frisch zuströmendem Gas über den Faltenschlauch in den 500 ml-Atembeutel und entweicht teilweise über ein Loch in der Mitte des Beutels. Rückatmung ist ausgeschlossen, wenn die Frischgaszufuhr mindestens das 2-3fache des Atemminutenvolumens beträgt.

> Beim Kuhn-System muß die Frischgaszufuhr mindestens das **2- bis 3fache des Atemminutenvolumens** betragen, um eine Rückatmung sicher auszuschließen!

Für die **manuelle Beatmung** wird das Auslaßloch im Beutel während der Inspiration mit dem Daumen verschlossen und der Beutel leicht komprimiert. Während der Exspiration muß hingegen das mit dem Daumen verschlossene Loch wieder freigegeben werden **(Abb. 7-14).**

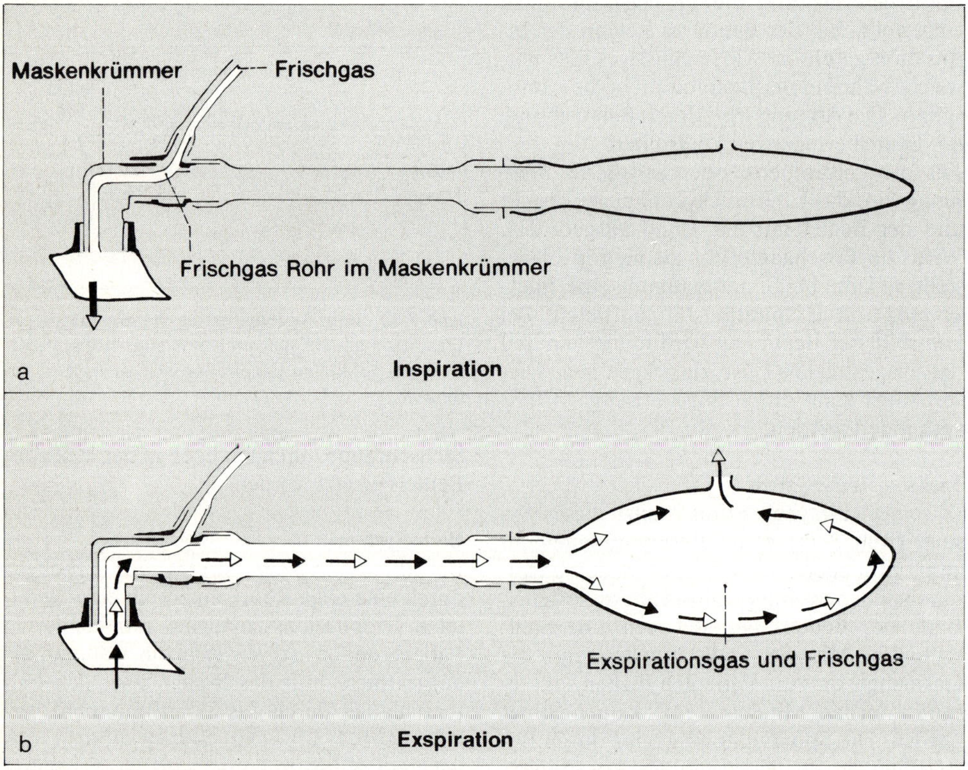

Abb. 7-13a, b. Kuhn-System bei Spontanatmung. **a** Inspiration. **b** Exspiration

Während der Inspiration wird das Narkosegasgemisch aus dem Beutel zusammen mit Frischgas in die Lungen gedrückt. Während der Exspiration strömt das Ausatemgas zusammen mit nachströmendem Frischgas in den Beutel. Von hier entweicht ein Teil des Gasgemisches in die Atmosphäre.

Beim Verschließen des Loches im Beutel muß beachtet werden, daß der Frischgasstrom den Druck im System erhöht und auf diese Weise die Lungen bläht. Hierbei steigt der Druck kontinuierlich an. Bei Überblähung der Lunge kann ein **Pneumothorax** entstehen. Überblähung wird begünstigt, wenn der Reservoirbeutel wie ein normaler Atembeutel zusammengedrückt wird.

Das Kuhn'sche System wird immer ganz in der Nähe des Patientenkopfes angebracht. Der Atembeutel muß jederzeit sichtbar und zugänglich sein.

Das Kuhn-System wird bei Neugeborenen und bei Kleinkindern bis zu etwa 2 Jahren eingesetzt.

Vorteile:
- minimaler Totraum,
- geringer Widerstand,
- niedriges Gewicht,
- leicht zu reinigen und zu sterilisieren,
- keine beweglichen Teile, daher keine Funktionsstörungen,
- einfach zu handhaben;

Nachteile:
- hoher Frischgasverbrauch (teuer),
- Wärme- und Feuchtigkeitsverluste,
- keine Anästhetikaabsaugung.

Ambu-Paedi-System

Dieses halboffene System weist, im Gegensatz zum Kuhn-System, ein *Nichtrückatmungsventil* (Ambu-Ventil) auf, um eine Rückatmung zu verhindern. Das Ambu-Ventil befindet sich direkt am Tubus bzw. der Maske. Im Inspirationsschenkel sind ein Beatmungsdruckmanometer und ein *Überdruckventil* angebracht, über die sich die Füllung des Atembeutels regulieren läßt.

Eingesetzt wird das System für Neugeborene

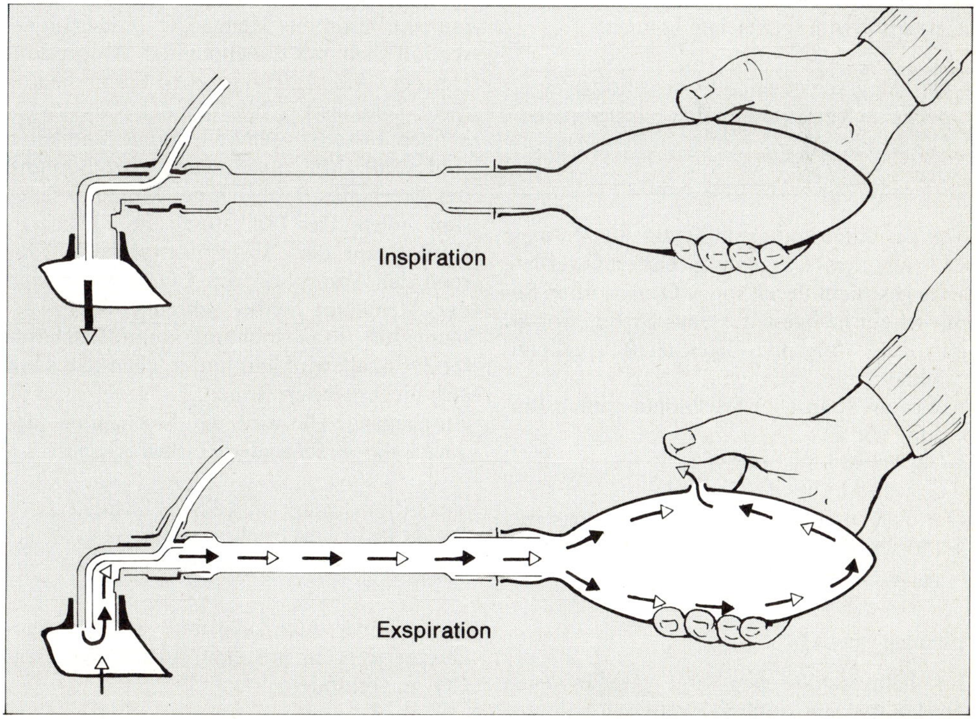

Abb. 7-14. Kuhn-System bei manueller Beatmung. Für die Inspiration Auslaßloch des Beutels mit dem Daumen verschließen und Beutel leicht komprimieren. Für die Exspiration das verschlossene Loch wieder freigeben

und für Kinder mit einem Körpergewicht von maximal 20 kg; Spontanatmungsnarkosen sind ebenso möglich wie die Narkosebeatmung. Von **Nachteil** ist die Ventilkonstruktion: bei zu niedrigem Gasfluß steht das Ventil in Mittelstellung bzw. schließt nicht richtig, so daß Frischgas über den Exspirationsschenkel nach außen gedrückt wird; bei zu hohem Fluß der Inspirationsgase wird die Ausatmung behindert, weil das Inspirationsventil auf dem Exspirationsstutzen liegt. Insgesamt wird hierdurch die Einstellung des Beatmungsdrucks entsprechend dem individuellen Ventilationsbedarf des Kindes verhindert.

Halbgeschlossenes System

Im halbgeschlossenen System wird ein Teil der ausgeatmeten Gase nach Bindung von CO_2 zurückgeatmet. Der eingestellte Frischgasstrom ist größer als der Gasverbrauch in den Lungen (jedoch geringer als im halboffenen System). Um eine Überblähung der Lungen durch die hohe Frischgaszufuhr zu vermeiden, muß überschüssiges Gas durch ein *Überdruckventil* entweichen können.

> Im halbgeschlossenen System findet eine partielle Rückatmung der ausgeatmeten Gase statt, nachdem CO_2 eliminiert worden ist.

Vor der Rückatmung muß das ausgeatmete CO_2 aus dem Gasgemisch entfernt werden. Dies geschieht durch sog. CO_2-Absorber. Somit ist ein halbgeschlossenes System vor allem durch folgende Eigenschaften gekennzeichnet:

- teilweise (partielle) Rückatmung nach Bindung von CO_2,
- Gaszufuhr im Überschuß,
- Gasverlust über das System.

Die halbgeschlossenen und geschlossenen Narkosesysteme werden als *Kreissysteme* konstruiert.

Bindung von CO_2

Im halbgeschlossenen und geschlossenen Narkosesystem ist die Rückatmung von ausgeatmeten Narkosegasen praktisch nur möglich, wenn das im Stoffwechsel gebildete und über die Lungen ausgeschiedene CO_2 vorher aus dem Gasgemisch entfernt wird. Hierbei hat die partielle Rückatmung folgende Vorteile:

- Das System ist billig, weil die Frischgaszufuhr *geringer* ist als bei halboffenen Systemen.
- Die Erwärmung und Anfeuchtung der rückgeatmeten Gase ist *stärker* als im halboffenen System.

CO_2 wird aus dem ausgeatmeten Gasgemisch auf *chemischem* Wege entfernt. Hierzu wird das ausgeatmete Gasgemisch durch einen Behälter geleitet, in dem sich *Atemkalk* befindet.

Atemkalk wird in Form von 3–6 mm großen Granula mit rauher und ungleichmäßiger Oberfläche geliefert, um eine maximale Oberfläche für die Absorption von CO_2 zu erreichen. Hauptbestandteile des Atemkalks sind Kalziumhydroxyd, Natrium- oder Bariumhydroxyd und Wasser. Außerdem ist ein Farbindikator zugesetzt.
Der Absorptionsprozeß verläuft in mehreren Stufen. Als Endprodukte entstehen Kalziumkarbonat und Natriumkarbonat.

Erschöpfung des Atemkalks: Atemkalk kann nur eine bestimmte Menge CO_2 binden: er erschöpft sich mit zunehmender Absorption. Der dem Atemkalk zugesetzte Farbindikator dient dazu, die Erschöpfung des Kalks zu erkennen. Frischer Atemkalk und der Indikator sind weiß. Mit zunehmender Erschöpfung des Atemkalks färbt sich der Indikator langsam violett. Der Indikatorzusatz hat keinen Einfluß auf den Absorptionsprozeß. Während der Absorption von CO_2 *erwärmt* sich der Atemkalk; hierbei schreitet die Erwärmungszone in Gasrichtung voran. Erschöpfter Atemkalk wird hart und trocken und kann sich nicht mehr erwärmen.
Zusammengefaßt wird die Erschöpfung des Atemkalks an folgenden Zeichen erkannt:

> - Farbumschlag von weiß nach violett
> - der Kalk wird trocken und hart
> - er erwärmt sich nicht mehr

Verbrauchter Atemkalk muß sofort ausgetauscht werden, um eine Rückatmung von CO_2 zu verhindern.

CO_2-Absorber sind Behälter für Atemkalk aus Metall und Glas oder durchsichtigem Kunststoff, die in das Kreissystem einge-

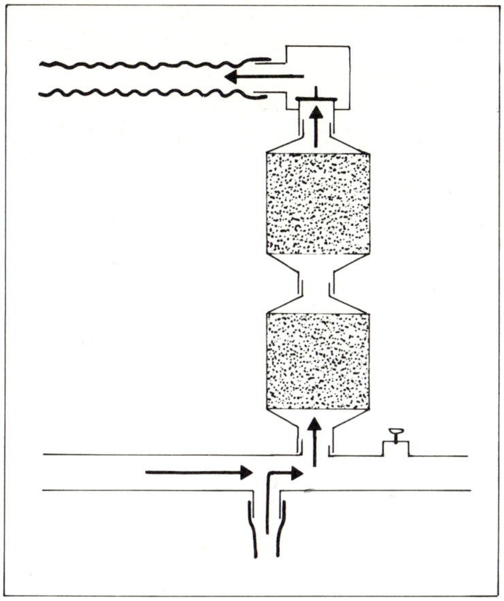

Abb. 7-15. Hintereinandergeschaltete CO_2-Absorber im Kreissystem. Das ausgeatmete Gas tritt von unten in die Absorber ein

schaltet werden **(Abb. 7-15).** Aus Sicherheitsgründen werden häufig 2 Absorber hintereinandergeschaltet. Das ausgeatmete Gas tritt hierbei von *unten* in den Absorber. Die Hauptabsorption findet zunächst am Gaseinlaß und an den Seiten des Absorbers statt. Auch wenn der Atemkalk des unteren Absorbers bereits völlig erschöpft ist, findet dennoch im oberen Absorber eine vollständige Absorption statt. Der verbrauchte (untere) Absorber wird so ausgetauscht, daß der zweite (obere), bereits angebrauchte Absorber nach unten und der neue Absorber nach oben kommt. Der Absorber muß dicht gefüllt werden, um eine „Straßenbildung" für die Luftströmung zu verhindern (sonst fehlende CO_2-Absorption!).
Atemkalk muß *trocken* aufbewahrt werden. Schütteln und Werfen der Kannister muß vermieden werden, weil die Kalkgranula sonst zerbrechen. Angebrauchte Kannister müssen schnell verbraucht werden.

Die Gebrauchsdauer der Doppelabsorber beträgt etwa 5 h!

Kreissystem

Das Kreissystem ist ein kreisförmig angeordnetes Schlauchsystem, in dem ein durch Ventile gerichteter Gasstrom so fließt, daß ein Inspirations- und ein Exspirationsschenkel entstehen. Durch diese Anordnung kann, unter Verwendung von CO_2-Absorbern, Exspirationsluft partiell oder vollständig zurückgeatmet werden. CO_2-Absorber können entweder im Ex- oder Inspirationsschenkel liegen. Anästhetikaverdampfer sind hingegen in den Frischgasstrom vor das Kreissystem geschaltet. Der Aufbau eines Dräger-Kreissystems ist in **Abb. 7-16** dargestellt.
In das Kreissystem sind zusätzlich Bakterienfilter und Narkotikafilter eingebaut.
Der Mikrobenfilter wird vor den Inspirationsschlauch geschaltet. Hierdurch können Kreuzinfektionen vermieden werden; das Kreissystem braucht nicht insgesamt ausgewechselt werden. Nach einem Arbeitstag von 6–8 h muß der Bakterienfilter erneuert und das Kreissystem desinfiziert werden.
Der Narkotikafilter bindet die aus dem Kreissystem entweichenden überschüssigen Narkosegase. Hierdurch wird das im Operationssaal tätige Personal vor den Schäden durch Narkosedämpfe geschützt. Der Filter wird über einen Faltenschlauch an ein speziell konstruiertes Überdruckventil im Kreissystem angeschlossen. Er muß nach 6 Arbeitsstunden ausgewechselt werden. Bei einigen Narkosegeräten werden die austretenden Narkosedämpfe abgesaugt.

Ulmer Narkoseset

Bei diesem von Altemeyer entwickelten Set handelt es sich um ein für die *pädiatrische* Anästhesie modifiziertes halbgeschlossenes Erwachsenenkreissystem mit speziellen Kinderschläuchen und Endstücken. Die kleinlumigen Latexspiralschläuche (Innendurchmesser 10,5 mm) sind relativ starr und nicht dehnbar, das Volumen und die Compliance entsprechend gering, ebenso der Totraum, der im Endstück dort beginnt, wo In- und Exspirationsschenkel gemeinsam verlaufen. Der Totraum des Winkelstücks zum Anschluß an den Tubus oder die Maske ist niedrig: ohne Konnektor 5 ml, mit Konnektor 2,4 ml; beim Y-Stück beträgt der Totraum 3 ml, mit Konnektor 0,5 ml.
Um das Volumen des Systems weiter zu verringern, wird nur ein CO_2-Absorber verwendet. Die Frischgase sollten *vor* dem Absorber

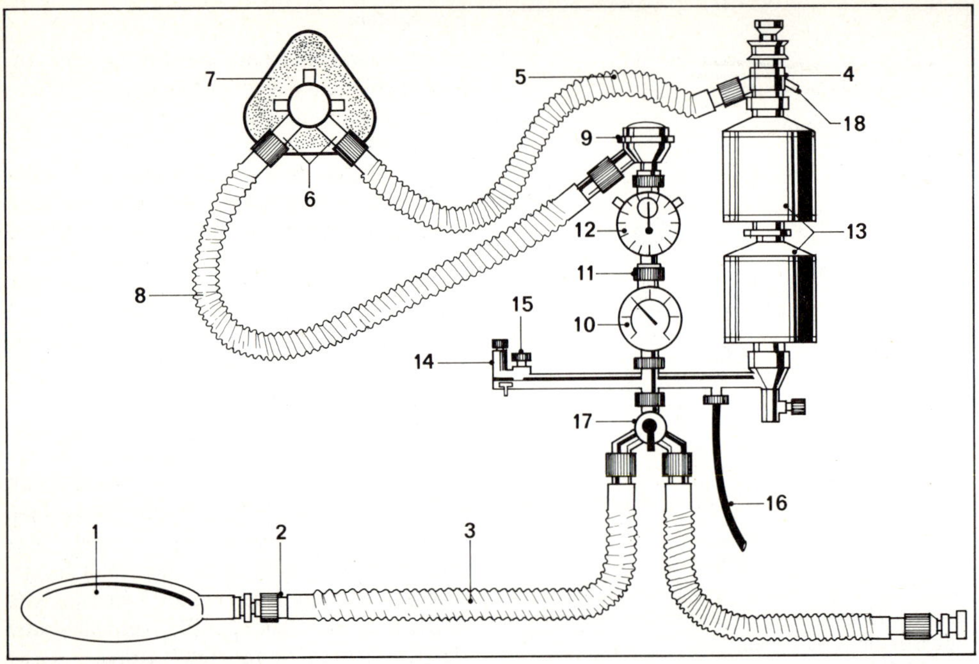

Abb. 7-16. Dräger-Kreissystem. *1* Atembeutel; *2* Atembeuteltülle; *3* Faltenschlauch; *4* Inspirationsventil; *5* Inspirationsfaltenschlauch; *6* Y-Stück zum Anschluß von Maske oder Tubus; *7* Atemmaske; *8* Exspirationsfaltenschlauch; *9* Exspirationsventil; *10* Volumeter im Exspirationsschenkel; *11* Volumeterheizung; *12* Beatmungsdruckmesser; *13* CO_2-Absorber-Behälter; *14* Überdruckventil; *15* Entlüftungsventil; *16* Frischgasschlauch; *17* Umschalthahn für Beutelbeatmung bzw. Spontanatmung; *18* alternativer Frischgasanschluß. Funktionsweise bei *Spontanatmung:* Der Gasstrom führt aus dem Atembeutel und dem Frischgasschlauch durch beide CO_2-Absorber, das geöffnete Inspirationsventil, den Inspirationsfaltenschlauch und das Y-Stück zum Patienten. Zu diesem Zeitpunkt ist das Exspirationsventil geschlossen. Mit Beginn der Exspiration verschließt sich das Inspirationsventil durch die Umkehr des Gasstroms, und das Exspirationsventil öffnet sich. Nun strömt die ausgeatmete Luft durch den Faltenschlauch der Exspirationsseite und das Exspirationsventil in den Atembeutel. Das überschüssige Gas gelangt durch das Überdruckventil nach draußen

in das System eingeleitet werden, um eine ausreichende Anfeuchtung und Erwärmung zu erreichen; denn bei der Reaktion des ausgeatmeten CO_2 mit dem Atemkalk wird Wärme und Feuchtigkeit (Wasser) freigesetzt, die nicht nur an die Exspirationsluft sondern auch an die den Absorber durchströmenden Frischgase weitergegeben werden kann.

Das System ist für alle Altersgruppen, einschließlich Frühgeborenen, verwendbar und weist folgende **Vorteile** auf:

- der erforderliche Frischgasfluß ist niedrig: 2-4 Liter/min; Kosten und Umweltbelastung sind entsprechend geringer
- die Inspirationsgase sind ausreichend vorgewärmt und angefeuchtet, so daß keine zusätzlichen Vorrichtungen eingesetzt werden müssen
- die Atmung kann besser überwacht werden als beim Kuhn-System; bisher mögliche Überwachungsgrößen sind: inspiratorische O_2-Konzentration, exspiratorische CO_2-Konzentration, Beatmungsdruck

Folgender *Nachteil* gegenüber dem Kuhn-System bzw. den halboffenen Modifikationen des T-Stücks muß beachtet werden: Bedingt durch das Kreissystem führen Konzentrationsänderungen der Inspirations- bzw. Narkosegase erst *nach einer gewissen Zeit* zum Gleichgewicht. Hierdurch kann z. B. die Narkoseeinleitung mit einem volatilen Inhalationsanästhetikum *verlängert* und die Anpassung der Narkosetiefe an Operationsreize *verzögert* werden. In **Notsituationen** sollte der O_2-Bypass betätigt werden, um das System rasch mit Sauerstoff aufzufüllen.

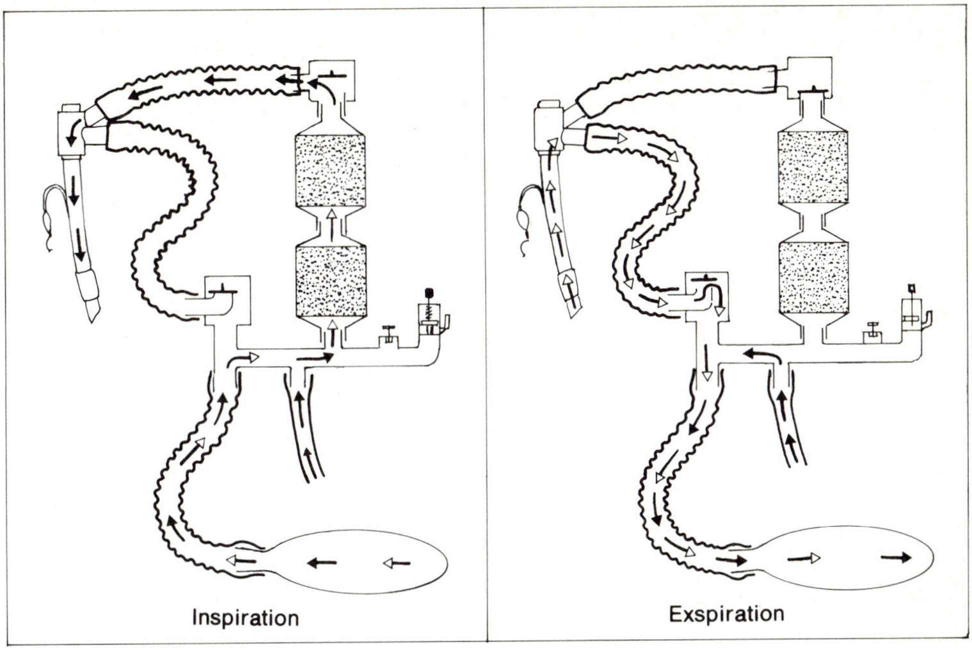

Abb. 7-17. Funktionsweise des geschlossenen Narkosesystems. Aufbau wie in Abb. 7-16. Die gesamte Exspirationsluft wird nach der CO_2-Absorption zurückgeatmet, der Frischgasverbrauch ist entsprechend niedrig

Geschlossenes System

Im geschlossenen System kann die ausgeatmete Luft nicht in die Atmosphäre entweichen. Vielmehr wird die gesamte Exspirationsluft nach Absorption des CO_2 wieder zurückgeatmet. Ist der Körper mit Narkosegasen aufgesättigt, so braucht als Frischgas nur etwa 250-300 ml Sauerstoff zugeführt werden.

In der Praxis wird das halbgeschlossene Kreissystem nach etwa 15 min Narkosezeit einfach durch Verschließen des Überdruckventils in ein geschlossenes Kreissystem umgewandelt. Es besteht dann keinerlei Verbindung mehr mit der Atmosphäre **(Abb. 7-17).** Theoretisch könnte nach der Aufsättigung mit Anästhetika deren weitere Zufuhr unterbrochen und nur noch der verbrauchte Sauerstoff ersetzt werden. In der Praxis nimmt aber die Anästhetikakonzentration im Gasgemisch ständig ab. Darum ist nicht ohne weiteres erkennbar, welche Frischgasmenge zugesetzt werden muß. Gasverluste treten z. B. auf durch Lecks im System sowie durch Diffusion über Haut, Peritoneum, Gummibeutel, Tuben usw. Insgesamt ist die Narkoseführung im geschlossenen System unsicher. Darum wird dieses System nur selten angewendet.

Vorteile des geschlossenen Systems:
- extrem niedriger Frischgasverbrauch,
- maximale Wärme- und Feuchtigkeitszufuhr in der Atemluft,
- fehlende Umweltbelastung durch Narkosegase.

Kapitel 8. Inhalationsanästhesie

Einführung

Inhalationsanästhetika werden über die Lungen in den Körper aufgenommen und mit dem Blutstrom in den verschiedenen Körpergeweben verteilt. Hauptwirkungsort ist das *Gehirn*, dessen Funktion auf noch nicht geklärte Weise so gedämpft wird, daß eine Narkose bzw. **Allgemeinanästhesie** entsteht. Die Narkose ist ein Zustand der Bewußtlosigkeit und Empfindungslosigkeit, in dem, bei entsprechender Tiefe, chirurgische Eingriffe ohne Abwehrreaktionen des Patienten möglich sind.

Da die Aufnahme und auch die Ausscheidung der Inhalationsanästhetika vor allem von der *Atmung* abhängen, kann die Narkosetiefe leicht durch Änderungen der Narkosegaskonzentration in der Inspirationsluft verändert und dadurch dem jeweiligen Bedarf angepaßt werden. Im Gegensatz zur intravenösen Narkose ist damit die Inhalationsanästhesie *gut steuerbar*. Allerdings sind die Inhalationsanästhetika aus folgenden Gründen keine idealen Anästhetika:

- Die Narkoseeinleitung verläuft relativ langsam und geht mit einem Erregungsstadium einher.
- Bei zahlreichen Patienten sind für eine ausreichende Narkosetiefe inspiratorische Konzentrationen erforderlich, die zu unerwünschten Reaktionen, vor allem des Herz-Kreislauf-Systems, führen.

Aus diesen Gründen wird eine *reine* Inhalationsnarkose eher selten durchgeführt, sondern meist eine Kombination verschiedener Substanzen angewandt: Die Inhalationsanästhesie ist somit in der Regel eine **Kombinationsnarkose,** die sich z.B. aus folgenden Komponenten zusammensetzen kann:

- *Intravenöses Anästhetikum* zur raschen Einleitung der Narkose,
- *Lachgas und/oder Opioid* zur Potenzierung der analgetischen Wirkung,
- *Muskelrelaxans* zur Erschlaffung der Muskulatur.

Tabelle 8-1. Gebräuchliche Inhalationsanästhetika

- Lachgas (Stickoxidul, N_2O)
- Halothan (Halothan Hoechst, Fluothane)
- Enfluran (Ethrane)
- Methoxyfluran (Penthrane)
- Isofluran (Forene)

Die Kombination eines Inhalationsanästhetikums mit anderen Substanzen vermindert die unerwünschten Nebenwirkungen und erhöht die Sicherheitsbreite, weil für eine ausreichende Narkosetiefe geringere Konzentrationen erforderlich sind.

In **Tabelle 8-1** sind die gebräuchlichsten Inhalationsanästhetika zusammengestellt.

Physikalisch-chemische Eigenschaften der Inhalationsanästhetika

Die Inhalationsanästhetika liegen bei Raumtemperatur vor als:

- *Gas:* Lachgas (N_2O),
- *Flüssigkeit:* Halothan, Enfluran, Methoxyfluran, Isofluran, Äther.

Die *flüssigen* Inhalationsanästhetika müssen zunächst in den *dampfförmigen* (volatilen) Zustand umgewandelt werden, bevor sie eingeatmet werden können. Diese Umwandlung erfolgt in speziellen **Narkoseverdampfern,** über die das Inhalationsanästhetikum in einer genau einstellbaren Konzentration dem Patienten zugeführt wird (Einzelheiten s. S. 48f.).

Lachgas kann hingegen direkt aus dem Gaszylinder oder der zentralen Gasversorgung über eine Dosiereinrichtung (Rotameter) durch das Narkosesystem zum Patienten geleitet werden.
Ob ein Inhalationsanästhetikum bei Raumtemperatur als Gas oder als Flüssigkeit vorliegt, hängt von seinem *Siedepunkt* ab. Es gilt:

Ein Inhalationsanästhetikum ist flüssig, wenn sein Siedepunkt über der Raumtemperatur und gasförmig, wenn sein Siedepunkt unterhalb der Raumtemperatur liegt.

Dampfdruck

Erreichen flüssige Anästhetika ihren Siedepunkt, so gehen sie vollständig in den dampfförmigen Zustand über. Eine gewisse Verdampfung erfolgt (wie beim Wasser) jedoch auch bei Raumtemperatur. Befindet sich das flüssige Inhalationsanästhetikum in einem *geschlossenen* Behälter, so verdampft die Flüssigkeit nicht vollständig, sondern nur so lange, bis sich ein **Gleichgewicht zwischen flüssiger und gasförmiger Phase** eingestellt hat: In diesem Gleichgewichtszustand verdampfen genau so viel Moleküle, wie umgekehrt wieder in die Flüssigkeit zurückkehren **(Abb. 8-1).**

Sättigungskonzentration. Im Zustand des Gleichgewichts ist der Raum über der Flüssigkeit mit Gas gesättigt. Dieses Gas übt einen bestimmten Druck auf die Flüssigkeit aus, der als **Dampfdruck** bezeichnet wird; seine Einheit ist *mm Hg* oder *Kilopascal, kPa.* Jedes Inhalationsanästhetikum besitzt seinen eigenen, nur für es geltenden Dampfdruck **(Tabelle 8-2).**

Die *Konzentration* des Gases über der Flüssigkeit kann ebenfalls gemessen werden, und zwar als volumenprozentiger Anteil (Vol.-%) in einem Gas- oder Dampfgemisch. Sobald der Raum über der Flüssigkeit vollständig mit dem Dampf des Inhalationsanästhetikums gesättigt wurde, ist eine Konzentration erreicht, die als **Sättigungskonzentration** bezeichnet wird. Zum jeweiligen Dampfdruck eines Inhalationsanästhetikums gehört eine bestimmte Sättigungskonzentration **(Tabelle 8-2).**
Folgende Beziehungen sind praktisch wichtig:
- Je höher der Dampfdruck des Anästhetikums, um so höher seine Sättigungskonzentration und umgekehrt.
- Da der Dampfdruck auch von der *Temperatur* abhängt, gilt: Je höher die Temperatur,

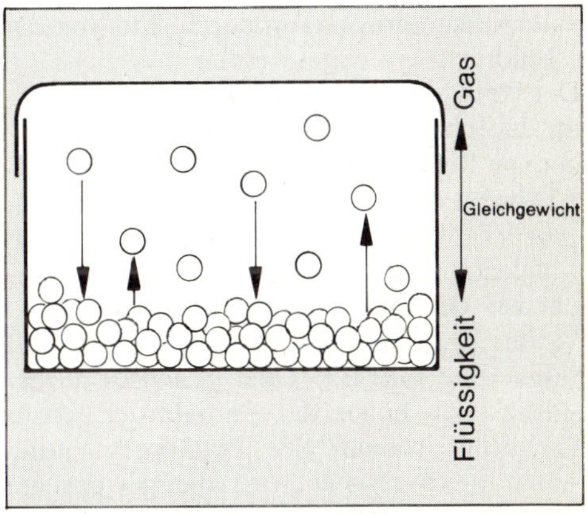

Abb. 8-1. Flüssiges Anästhetikum im Gleichgewicht mit der Dampfphase. Im Gleichgewicht verdampfen genau soviel Moleküle, wie umgekehrt wieder in die Flüssigkeit zurückkehren. Das Gas über der Flüssigkeit übt einen bestimmten Dampfdruck aus

Tabelle 8-2. Physikochemische Eigenschaften von Inhalationsanästhetika

	Molekulargewicht	Siedepunkt [°C]	Dampfdruck [mm Hg b. 20 °C]	Sättigungskonzentration [Vol.-%]
Halothan	197,4	50,2	244,1	32
Enfluran	184,5	56,5	171,8	24
Methoxyfluran	165,0	104,7	22,8	3
Isofluran	184,5	48,5	239,5	31
Lachgas	44	–	–	–

desto mehr Anästhetikum verdampft und desto höher sind der Dampfdruck und entsprechend auch die Sättigungskonzentration.

Partialdruck

Für Narkosezwecke werden die Inhalationsanästhetika immer als Gemisch zusammen mit anderen Gasen wie Lachgas, Luft und Sauerstoff zugeführt. Trotz gleichzeitiger Anwesenheit dieser Gase bleibt jedoch der Dampfdruck des Inhalationsanästhetikums derselbe: Jedes im Gemisch vorhandene Gas übt nämlich den gleichen Druck aus, wie wenn es allein vorhanden wäre. Diese Drücke der einzelnen Gase im Gasgemisch werden als Teil- oder **Partialdrücke** bezeichnet. Hierbei ergibt sich nach dem *Dalton-Gesetz:*

- Der Gesamtdruck eines Gasgemisches ergibt sich aus der Summe der Partialdrücke aller im Gemisch vorhandenen Gase, d.h. der Gesamtdruck kann durch Addition der Teildrücke errechnet werden.

Der Partialdruck ist vor allem für die Aufnahme des Inhalationsanästhetikums in den Körper von Bedeutung. Es gilt nämlich:

- Je höher der Partialdruck eines Inhalationsanästhetikums, desto größer die Geschwindigkeit, mit der sich ein Gleichgewicht zwischen der Konzentration des Anästhetikums in der Atem- bzw. Alveolarluft und dem Blut einstellt. Oder *praktisch* ausgedrückt: Je höher der Partialdruck, desto schneller verläuft die Narkoseeinleitung bzw. desto rascher wird die gewünschte Narkosetiefe erreicht.

Löslichkeit

Wie kommen nun die gas- bzw. dampfförmigen Inhalationsanästhetika zu ihrem eigentlichen Wirkort, dem Gehirn? Der Transport der Inhalationsanästhetika zum Gehirn erfolgt mit dem Blutstrom; für den Transport müssen sich die Gase zunächst im Blut lösen. Hierbei ist nach dem *Henry-Gesetz* die im Blut physikalisch gelöste Menge des Inhalationsanästhetikums direkt proportional zum Partialdruck der Substanz im Blut. Im Gleichgewichtszustand ist der Partialdruck des Gases im Blut genauso hoch wie in der Inspirations- bzw. Alveolarluft.

Die einzelnen Inhalationsanästhetika weisen eine unterschiedliche Löslichkeit auf: sie ist hoch für Äther und gering für Lachgas. Die Löslichkeit der Gase bestimmt die **Geschwindigkeit,** mit der eine bestimmte Narkosetiefe erreicht und vermindert werden kann.

Aufnahme und Verteilung der Inhalationsanästhetika

Die Tiefe der Narkose, die mit einem bestimmten Inhalationsanästhetikum erreicht werden kann, hängt vom Partialdruck des Anästhetikums im *Gehirn* ab.

Nach dem Henry-Gesetz strebt der Partialdruck des Inhalationsanästhetikums im Gehirn und in den anderen Geweben des Körpers ein Gleichgewicht mit dem Partialdruck des Anästhetikums im Blut und den Alveolen an. Mit anderen Worten: das Gehirn nimmt das Inhalationsanästhetikum so lange auf, bis die Partialdrücke in der Alveolarluft und im Gehirn gleich sind. Darum spielt die **Konzentration in der Alveolarluft** (bzw. der Partialdruck) eine zentrale Rolle für die Narkose. Wichtig ist aber außerdem noch die **Löslichkeit des Anästhetikums im Blut:** Sie bestimmt vor allem die *Geschwindigkeit,* mit der ein anästhetischer Zustand erreicht wird.

Inspiratorische und alveoläre Konzentration

Der Partialdruck der Inhalationsanästhetika in den *Alveolen* bestimmt die Partialdrücke im Blut und in allen anderen Geweben des Körpers, einschließlich des Gehirns. Der alveoläre Partialdruck wiederum hängt von der *Konzentration* (bzw. dem Partialdruck) der Gase in der Inspirationsluft ab. Die Geschwindigkeit, mit der sich inspiratorische und alveoläre Konzentration der Gase einander angleichen hängt von folgenden Faktoren ab:

- der Konzentration des Inhalationsanästhetikums in der Inspirationsluft,
- der Größe der alvolären Ventilation.

Für die Narkosepraxis ist wichtig, daß die alveoläre Konzentration eines Inhalationsanästhetikums rasch durch Änderung der Atmung bzw. Beatmung und der Konzentration in der Inspirationsluft beeinflußt werden kann.

Aufnahme des Anästhetikums

Die Aufnahme des Inhalationsanästhetikums in das Blut der Lunge hängt im wesentlichen von 3 Faktoren ab:
- Blutlöslichkeit des Anästhetikums,
- Herzzeitvolumen,
- Partialdruckdifferenz des Anästhetikums zwischen Alveolen und Lungenvenenblut.

Tabelle 8-3. Blut-Gas-Verteilungskoeffizienten von Inhalationsanästhetika

• Lachgas	0,47
• Isofluran	1,40
• Enfluran	1,80
• Halothan	2,30
• Äther	12
• Methoxyfluran	12

Blutlöslichkeit des Inhalationsanästhetikums

Als Löslichkeit eines Inhalationsanästhetikums bezeichnet man das Verhältnis seiner Konzentrationen in 2 Phasen, die miteinander im Gleichgewicht stehen; auf das Blut bezogen, wird sie auch als **Blut-Gas-Verteilungskoeffizient** beschrieben. Der Blut-Gas-Verteilungskoeffizient eines Inhalationsanästhetikums charakterisiert das Verhältnis der Konzentration im Blut zur Konzentration in der Gasphase und verdeutlicht somit, wie sich das Anästhetikum zwischen diesen beiden Phasen (Blut und Gas) verteilt hat, wenn ein Gleichgewicht erreicht worden ist.
Im Gleichgewicht sind die *Partialdrücke* des Anästhetikums in beiden Phasen gleich, die *Konzentrationen* hingegen unterschiedlich.

Beispiel: Der Blut-Gas-Verteilungskoeffizient von Halothan beträgt 2,3; dann ist im Gleichgewichtszustand die Konzentration von Halothan im Blut 2,3mal größer als in der Alveolarluft, während die Partialdrücke in beiden Phasen identisch sind.
Ein hoher Blut-Gas-Verteilungskoeffizient bedeutet eine starke Blutlöslichkeit und umgekehrt. Für die Praxis gilt:

> Je löslicher ein Inhalationsanästhetikum im Blut, desto mehr Substanz muß aufgenommen werden, um den Partialdruck zu erhöhen. Darum steigt der Partialdruck gut löslicher Anästhetika langsam an, der von schlecht löslichen Anästhetika hingegen schneller. Die Narkoseeinleitung verläuft entsprechend mit gut löslichen Substanzen langsamer als mit schlecht löslichen.

Die einzelnen Inhalationsanästhetika besitzen unterschiedliche Blut-Gas-Verteilungskoeffizienten, dementsprechend verläuft die Narkoseeinleitung unterschiedlich schnell. Um die verzögerte Einleitungsphase der gut löslichen Inhalationsanästhetika abzukürzen, wird in der Praxis das Anästhetikum anfangs zumeist in einer **höheren inspiratorischen Konzentration** zugeführt, als später für die Aufrechterhaltung der Narkose erforderlich ist. In **Tabelle 8-3** sind die Blut-Gas-Verteilungskoeffizienten verschiedener Inhalationsanästhetika zusammengestellt; hierbei nimmt die Löslichkeit in der Reihe von oben nach unten zu.

Herzzeitvolumen

Auch das Herzzeitvolumen beeinflußt die Aufnahme eines Inhalationsanästhetikums ins Lungenblut: Nimmt das Herzzeitvolumen zu, so fließt auch eine größere Blutmenge aus dem rechten Herzen in den Lungenkreislauf, entsprechend wird eine größere Menge des Anästhetikums in das Blut aufgenommen. Hierdurch fällt die alveoläre Konzentration ab und nachfolgend auch der Partialdruck des Anästhetikums im arteriellen Blut. Ein Abfall des Herzzeitvolumens hat den umgekehrten Effekt. Deshalb ist zu erwarten, daß bei hohem Herzzeitvolumen die Narkoseeinleitung *langsamer*, bei niedrigem Herzzeitvolumen (z.B. im Schock) hingegen *schneller* verläuft.

Partialdruckdifferenz zwischen Alveolen und Lungenvenenblut

Ist die Partialdruckdifferenz zwischen Alveolarluft und Lungenvenenblut hoch, so wird auch eine entsprechend größere Menge des Inhalationsanästhetikums aufgenommen als bei einer nur geringen Partialdruckdifferenz. Die Differenz zwischen den Partialdrücken entsteht durch die fortlaufende Aufnahme des Anästhetikums aus dem Blut in die verschiedenen Gewebe des Körpers; hierdurch wird nämlich der Partialdruck im Blut ständig erniedrigt. Erst wenn alle Gewebe mit dem Inhalationsanästhetikum aufgesättigt sind und damit ein Partialdruckgleichgewicht zwischen den Geweben und dem arteriellen Blut erreicht worden ist, verschwindet die Partialdruckdifferenz zwischen Alveolen und Blut; dann wird auch kein weiteres Gas mehr aufgenommen.

Verteilung des Anästhetikums im Körper

Die Aufnahme der Inhalationsanästhetika aus dem Blut in die verschiedenen Gewebe des Körper hängt von folgenden Faktoren ab:

- Gewebslöslichkeit des Anästhetikums,
- Durchblutung der Gewebe,
- Partialdruckdifferenz des Anästhetikums zwischen Blut und Gewebe.

Gewebslöslichkeit
Die Löslichkeit eines Anästhetikums im Gewebe wird durch den **Gewebe-Blut-Verteilungskoeffizienten** charakterisiert. Er beträgt für die meisten fettfreien Gewebe etwa 1, d.h. es besteht kein wesentlicher Unterschied zwischen Blut- und Gewebelöslichkeit. Anders hingegen im *Fettgewebe:* Hier ist der Verteilungskoeffizient wesentlich größer als 1; für Halothan beträgt er z.B. 60. Hieraus folgt, daß der größte Teil des im Blut befindlichen Anästhetikums in die Fettgewebe aufgenommen wird. Daher steigt im Fettgewebe der Partialdruck nur langsam an, entsprechend stellt sich das Gleichgewicht zwischen Blut und Fettgewebe nur langsam ein, ein Effekt, der sich vor allem bei *übergewichtigen* Patienten unangenehm bemerkbar macht.

Durchblutung der Gewebe
Je größer die Durchblutung eines Gewebes, desto schneller steigen hier Partialdruck und Konzentration des Inhalationsanästhetikums an. Daher erreichen die gut durchbluteten Organe wie Gehirn, Herz, Nieren, Leber und Verdauungstrakt rasch ein Gleichgewicht mit dem Partialdruck des Anästhetikums im Blut – bei gleichbleibender Konzentration in der Inspirationsluft meist innerhalb von *10–15 min.* Während die gefäßreichen Gewebe bereits aufgesättigt sind, nehmen die weniger gut durchbluteten Gewebe noch weiter das Anästhetikum auf. Dies gilt insbesondere für das *Fettgewebe,* dessen Aufsättigung über viele Stunden verläuft, so daß sich auch im Verlauf durchschnittlich langer Halothan-, Isofluran- oder Enflurannarkosen kein Gleichgewicht mit dem Fettgewebe einstellt.

Partialdruckdifferenz zwischen Blut und Gewebe
Je größer die Partialdruckdifferenz zwischen Blut und Gewebe, desto schneller der Einstrom des Inhalationsanästhetikums in das Gewebe. Da die Partialdruckdifferenz anfangs hoch ist, nehmen die Gewebe das Anästhetikum initial rasch auf. Mit zunehmender Angleichung der Partialdrücke verlangsamt sich jedoch die weitere Aufnahme der Substanz.

Weitere beeinflussende Faktoren

Die Schnelligkeit, mit der die alveoläre Konzentration ansteigt und damit die gewünschte Narkosetiefe erreicht wird, unterliegt verschiedenen zusätzlichen Einflüssen, die praktisch eine wichtige Rolle spielen. Hierzu gehören:

- Konzentration des Anästhetikums in der Inspirationsluft,
- Größe der alveolären Ventilation,
- Höhe des Herzzeitvolumens.

Konzentration in der Inspirationsluft
Die Konzentration des Anästhetikums in der Einatemluft beeinflußt die Geschwindigkeit, mit der die *alveoläre* Konzentration ansteigt. Es gilt:

> Je höher die Konzentration eines Anästhetikums in der Inspirationsluft, desto höher auch die alveoläre Konzentration.

Aufgrund des sog. **Konzentrationseffekts** steigt bei Erhöhung der inspiratorischen Anästhetikumkonzentration die alveoläre Konzentration *überproportional,* d.h. stärker als zu erwarten an, ein Effekt, der bei Zufuhr *niedriger* Konzentrationen nicht zu beobachten ist.
Praktisch von Bedeutung ist noch der **Second-gas-Effekt:** Wird ein volatiles Inhalationsanästhetikum wie z.B. Halothan, Enfluran oder Isofluran zusammen mit *Lachgas* eingeatmet, so steigt die alveoläre Konzentration *rascher* an, als wenn das Anästhetikum allein, d.h. ohne Lachgas zugeführt würde.

Größe der Ventilation
Wird die Atmung gesteigert (bei unverändertem Herzzeitvolumen), so gelangt auch eine größere Menge des Anästhetikums in die

Lunge: Die alveoläre Konzentration nähert sich rascher der inspiratorischen Konzentration an, dadurch verläuft auch die Narkoseeinleitung schneller. Dieser Effekt gilt vor allem für die gut im Blut löslichen Anästhetika. Während die alveoläre Konzentration von Lachgas durch eine Steigerung der Atmung nur wenig beeinflußt wird, steigt diejenige von Halothan, Enfluran und Isofluran hierdurch rascher an. Praktisch gilt daher folgendes:

> Die Narkoseeinleitung mit Halothan, Enfluran und Isofluran kann durch Hyperventilation beschleunigt werden.

Atmet der Patient jedoch spontan, so ist dieser Effekt weniger deutlich. Hierfür gibt es eine einfache Erklärung: Halothan, Enfluran und Isofluran wirken **dosisabhängig atemdepressiv;** bei Zufuhr höherer Konzentrationen hypoventiliert der Patient und nimmt entsprechend weniger Anästhetikum auf.

Herzzeitvolumen

Steigt das Herzzeitvolumen an (bei unveränderter Atmung), so wird eine größere Menge des Anästhetikums in das Lungenblut aufgenommen; hierdurch steigt die alveoläre Konzentration *langsamer* (!) an und die **Narkoseeinleitung wird verzögert.** Dieser Effekt gilt wiederum vor allem für die gut löslichen Anästhetika wie Halothan, Enfluran und Isofluran.

Nimmt das Herzzeitvolumen hingegen ab, so werden die Anästhetika in geringerer Menge in das Blut aufgenommen: Die alveoläre Konzentration steigt entsprechend *rascher* an und die Narkoseeinleitung verläuft ebenfalls schneller. Dieser Effekt muß vor allem bei Patienten im Schock beachtet werden. Es gilt:

> Im Schock dürfen, wenn überhaupt, die Inhalationsanästhetika Halothan, Enfluran und Isofluran nur in niedriger Konzentration zugeführt werden.

Nehmen Herzzeitvolumen und Atmung jedoch gleichzeitig zu, so steigt die alveoläre Konzentration des Inhalationsanästhetikums rascher an, und entsprechend rascher verläuft auch die Narkoseeinleitung.

Ausscheidung der Inhalationsanästhetika

Die gebräuchlichen Inhalationsanästhetika verlassen den Körper zum größten Teil auf dem gleichen Weg, über den sie hineingelangt sind: die *Lungen.* Ein kleiner Teil wird jedoch in der Leber verstoffwechselt (metabolisiert) und in veränderter Form über die **Nieren** ausgeschieden.

Die Geschwindigkeit, mit der das Inhalationsanästhetikum ausgeatmet wird und damit der Patient aus der Narkose erwacht, hängt im wesentlichen von den gleichen Faktoren ab, wie die Aufnahme:

- Größe der Ventilation,
- Höhe des Herzzeitvolumens,
- Löslichkeit des Anästhetikums in Blut und Gewebe.

Für die Ausscheidung des Anästhetikums über die Lungen gilt folgendes:

> Je größer die Ventilation bzw. das Atemminutenvolumen, desto rascher wird das Anästhetikum ausgeschieden.

Hierbei gibt es wieder Unterschiede zwischen den Anästhetika:

- Je größer die Löslichkeit eines Anästhetikums, desto langsamer die pulmonale Ausscheidung und desto langsamer das Erwachen aus der Narkose.

Die **Dauer der Narkose** ist für die Geschwindigkeit, mit der das Inhalationsanästhethikum ausgeschieden wird, ebenfalls von großer Bedeutung. Es gilt:

> Je länger die Narkose mit löslichen Inhalationsanästhetika dauert, desto langsamer erfolgt die pulmonale Ausscheidung und damit das Erwachen aus der Narkose.

Der Grund für die verzögerte Ausscheidung liegt darin, daß nach einer langen Narkose große Mengen des Anästhetikums in die Muskulatur und das Fettgewebe aufgenommen worden sind und nun aus diesen Geweben fortlaufend in das Blut abgegeben werden. Bei kürzeren Narkosen haben diese Gewebe hingegen wesentlich weniger Anästhetikum aufgenommen, so daß in der Ausleitungsphase auch nur eine geringe Menge in das Blut abgegeben wird.

Stoffwechsel. Die einzelnen Inhalationsanästhetika werden in unterschiedlichem Maße in der Leber metabolisiert: Halothan zu etwa 10–20%, Enfluran zu etwa 2,5% und Isofluran zu etwa 0,2%. Ein geringer Stoffwechsel ist grundsätzlich erwünscht, weil nicht auszuschließen ist, daß bei einigen Menschen die Stoffwechselprodukte (Metaboliten) der Inhalationsanästhetika *toxisch* (vor allem für die Leber) wirken.

Lachgasdiffusionshypoxie s. S. 77.

Wirkungsstärke der Inhalationsanästhetika - MAC

Um eine bestimmte Narkosetiefe zu erreichen, ist auch eine bestimmte **Mindestkonzentration** des Anästhetikums in der Inspirationsluft erforderlich: Eine zu geringe Konzentration würde entsprechend zu einer zu flachen Narkose führen. Als Maß für die *Wirkungsstärke* eines Inhalationsanästhetikums wurde der Begriff *minimale alveoläre Konzentration* (abgekürzt *MAC*) eingeführt und in folgender Weise definiert:

> Die minimale alveoläre Konzentration eines Inhalationsanästhetikums ist die alveoläre Konzentration, bei der 50% aller Patienten auf den Hautschnitt nicht mehr mit Abwehrbewegungen reagieren. Sie wird als 1 MAC des Anästhetikums bezeichnet.

Die minimale alveoläre Konzentration wird in % von 1 Atmosphäre angegeben; z. B. bedeutet 1 MAC Halothan eine alveoläre Konzentration von 0,75 Vol.-% in Sauerstoff (s. **Tabelle 8-4**). Diese Konzentration kann indirekt am Narkosemittelverdampfer eingestellt werden, denn im Verlauf der Narkose gleicht sich die alveoläre Konzentration der inspiratorischen immer mehr an.

Tabelle 8-4. MAC-Werte von Inhalationsanästhetika ohne und mit Lachgaszufuhr

Anästhetikum	MAC-Werte	
	in 100% Sauerstoff [%]	mit 70% Lachgas [%]
Halothan	0,75	0,29
Isofluran	1,15	0,50
Enfluran	1,68	0,57
Lachgas	110	

Die einzelnen Inhalationsanästhetika besitzen eine *unterschiedliche* Wirkungsstärke und entsprechend unterschiedliche MAC-Werte (s. **Tabelle 8-4**). Praktisch ist folgendes wichtig:

> Je niedriger der MAC-Wert eines Inhalationsanästhetikums, desto größer seine Wirkungsstärke!

Der MAC-Wert ist unabhängig von der Art des chirurgischen Reizes, Geschlecht, Größe und Gewicht des Patienten sowie der Narkosedauer, wird jedoch durch andere Faktoren, die nachstehend besprochen werden, beeinflußt:
- Kombination verschiedener Inhalationsanästhetika,
- Alter,
- Körpertemperatur,
- Schwangerschaft,
- Opioide,
- Sedativhypnotika.

Kombination von Inhalationsanästhetika. Werden verschiedene Inhalationsanästhetika *gleichzeitig* zugeführt, so tritt gewöhnlich eine *additive* Wirkung auf: Die MAC des einzelnen Anästhetikums wird erniedrigt, so daß für die gleiche Narkosetiefe nunmehr eine *geringere* Konzentration erforderlich ist. Hierdurch werden auch die unerwünschten Nebenwirkungen verringert. Diesen Effekt macht man sich in der Praxis zunutze und kombiniert die volatilen Inhalationsanästhetika Halothan, Enfluran und Isofluran oft mit **Lachgas.** Der Einfluß dieser Kombination auf die MAC-Werte ist in **Tabelle 8-4** dargestellt. Eine Kombination der volatilen Inhalationsanästhetika untereinander, also z. B. von Halothan und Isofluran, wird hingegen nicht durchgeführt.
Hiernach ist Halothan das stärkste Inhalationsanästhetikum, gefolgt von Isofluran und Enfluran, während Lachgas nur ein sehr schwaches Anästhetikum ist, das mit höherem Druck als der Atmosphärendruck zugeführt werden müßte, um 1 MAC zu erreichen.

Alter. Je älter der Patient, desto geringer wird der Bedarf an Anästhetika, d.h. im Alter nimmt die MAC ab. Sie ist am höhchsten bei Neugeborenen und am niedrigsten bei Patienten über 70 Jahre.

Körpertemperatur. Ein Abfall der Körpertemperatur vermindert den Anästhetikabedarf, die MAC nimmt also ab, während bei einem Anstieg der Körpertemperatur der Bedarf an Anästhetika und damit die MAC zunehmen. Praktisch muß folgendes beachtet werden:

> Bei unterkühlten Patienten ist der Anästhetikabedarf deutlich vermindert.

Schwangerschaft. Experimentelle Untersuchungen haben ergeben, daß in der Schwangerschaft der Anästhetikabedarf bzw. die MAC herabgesetzt ist, vermutlich aufgrund hormoneller Veränderungen.

Opioide und Sedativhypnotika, z.B. zur Prämedikation oder während der Narkose gegeben, vermindern ebenfalls den Anästhetikabedarf bzw. die MAC, teilweise um mehr als 50%.

Hypoxie, Anämie oder Blutdruckabfall setzen den Anästhetikabedarf herab, ein Effekt, der in der Praxis sorgfältig beachtet werden muß, um schwere kardiovaskuläre Nebenwirkungen zu vermeiden.

Alkoholabusus. Bei Alkoholikern ist der Bedarf an Anästhetika und damit die MAC erhöht; hingegen ist bei akuter Trunkenheit die MAC wegen der zentral dämpfenden Wirkung des Alkohols vermindert, so daß eine geringere Konzentration des Inhalationsanästhetikums erforderlich ist.

Kritik des MAC-Begriffs
Der herkömmliche MAC-Begriff bezieht sich auf die Unterdrückung von Abwehrbewegungen beim Hautschnitt, berücksichtigt jedoch nicht die teilweise stark ausgeprägten Reaktionen des Herz-Kreislauf-Systems (Blutdruckanstieg, Tachykardie) auf andere Stimuli wie Laryngoskopie, endotracheale Intubation und maximale Schmerzreize wie z.B. bei der Sternotomie. Die klinische Erfahrung hat nämlich gezeigt, daß zur Unterdrückung der unerwünschten kardiovaskulären Reaktionen auf diese Stimuli Konzentrationen erforderlich sind, die teilweise erheblich über den herkömmlichen MAC-Werten liegen, der MAC-Wert als Leitlinie für die Dosierung der Anästhetika in diesen Situationen somit von geringem Wert ist.

Narkosestadien bei Inhalationsanästhesien

Einführung

Der Tod durch Narkose war in den Anfangsjahren der Anästhesie keine Seltenheit. Die damaligen Ärzte erkannten sehr rasch, daß tödliche Komplikationen häufig durch eine **Überdosierung** von Anästhetika hervorgerufen wurden. Sie entwickelten daher anhand *klinischer Zeichen* ein Beobachtungsschema, mit dessen Hilfe bestimmte dosisabhängige Narkosestadien unterschieden werden konnten. Diese Narkosestadien dienten dazu, die Tiefe der Narkose und den Bedarf an Anästhetika klinisch bzw. ohne Hilfsgeräte einzuschätzen und die Narkose zu steuern.

Narkosestadien

Der amerikanische Anästhesist Guedel führte 1920 vier Narkosestadien für den *unprämedizierten, spontan atmenden* Patienten in **Äthernarkose** in die Praxis ein, die lange Zeit als Grundlage für die Narkoseführung dienten:

- Stadium I: Amnesie und Analgesie,
- Stadium II: Erregung (Exzitation),
- Stadium III: chirurgische Toleranz, Planum 1–4,
- Stadium IV: Vergiftung.

Die Stadieneinteilung beruht auf der klinischen Beobachtung folgender Funktionen:
- Atmung,
- Pupillenreaktion,
- Augenbewegungen,
- Reflexaktivität.

Die bei der modernen Narkose als besonders wichtig eingeschätzte *Herz-Kreislauf-Funktion* wird im Guedel-Schema nicht berücksichtigt.

Stadium I – Amnesie und Analgesie
Dieses Stadium beginnt mit der Zufuhr des Anästhetikums und endet, wenn das Bewußt-

sein erlischt. Der Patient ist ansprechbar und führt Anweisungen durch. Schmerzfreiheit besteht nicht, jedoch ist die Toleranz gegenüber Schmerzen heraufgesetzt.

Stadium II – Exzitationsstadium
Das Stadium der Erregung (Exzitation) beginnt mit dem Erlöschen des Bewußtseins und endet mit dem Beginn des Toleranzstadiums. Erregung und unfreiwillige Muskelbewegungen sind entweder gering oder sehr stark ausgeprägt: Der Patient schreit, lacht, singt oder schlägt sogar um sich. Die Kiefermuskulatur ist bis zur Kieferklemme angespannt, der Tonus der übrigen Skelettmuskulatur ebenfalls erhöht. Die Atmung ist unregelmäßig und wird stark durch äußere Reize beeinflußt. Würgen und Erbrechen sowie Harn- und Stuhldrang können ebenfalls auftreten. Die Pupillen erweitern sich häufig, auch steigen Herzfrequenz und Blutdruck meist an.

Das Exzitationsstadium der Inhalationsnarkose ist besonders unerwünscht und sollte so rasch wie möglich durchlaufen werden.

Stadium III – Chirurgische Toleranz
Dieses Stadium dauert vom Ende des Exzitationsstadium bis zum Aufhören der Spontanatmung und ist in folgender Weise gekennzeichnet:

- Die unregelmäßige Atmung des Exzitationsstadiums wird durch eine *automatische*, d.h. von äußeren Reizen unbeeinflußbare Atmung abgelöst.
- Lidschluß- und Kornealreflex sind aufgehoben: Das Auge bleibt nach Anheben des Oberlides geöffnet und Bestreichen der Wimpern löst keinen Blinzelreflex mehr aus.
- Der Tonus der Skelettmuskulatur nimmt ab: Der hochgehobene und danach losgelassene Arm fällt schlaff herunter, der Kopf läßt sich ohne Widerstand seitwärts drehen.
- Abrupte Erhöhung der Ätherkonzentration führt nicht zu Schlucken oder reflektorischem Atemstillstand.

Das Toleranzstadium kann, je nach Narkosetiefe, wiederum anhand von Atmung, Augenbewegungen, Pupillengröße und Reflexaktivität in das **Planum 1–4** unterteilt werden, immer unter der Voraussetzung, daß die Spontanatmung erhalten bleibt.

Stadium IV – Vergiftung
Das Stadium der Vergiftung beginnt mit dem Stillstand der Atmung bzw. Atemlähmung und endet mit dem Zusammenbruch der Herz-Kreislauf-Funktion und damit dem Tod des Patienten. Die Pupillen sind in diesem Stadium maximal weit und reagieren nicht mehr auf Licht.

Klinische Bedeutung der Narkosestadien

Die von Guedel entwickelten und zuvor beschriebenen Narkosestadien gelten **nur für die Äthernarkose,** und auch hier nur beim unprämedizierten, spontan atmenden Patienten. Für die heutige Narkosepraxis sind die Guedel-Narkosestadien nur noch von sehr begrenztem Wert, und zwar aus folgenden Gründen:

- Sie berücksichtigen nicht die Wirkungen der Anästhetika auf die Herz-Kreislauf-Funktion.
- Die Stadien der gebräuchlichen Anästhetika Halothan, Enfluran und Isofluran werden durch die allgemein als obligatorisch angesehne Prämedikation, z.B. mit Opioiden, Sedativhypnotika und Anticholinergika modifiziert.
- Oft werden die Inhalationsanästhesien als *Kombinationsnarkosen* durchgeführt, bei denen die Spontanatmung durch Muskelrelaxanzien ausgeschaltet worden ist und daher nicht als Kriterium zur Einschätzung der Narkosetiefe herangezogen werden kann.

Einzelheiten zur klinischen Beurteilung der Narkosetiefe mit Inhalationsanästhetika s. S. 38ff.

Pharmakologie gebräuchlicher Inhalationsanästhetika

Von den Inhalationsanästhetika werden gegenwärtig am häufigsten Lachgas, Halothan, Enfluran und Isofluran eingesetzt, Methoxyfluran wegen der nierentoxischen Wirkung hingegen nur noch sehr selten.
Die volatilen Inhalationsanästhetika Halothan, Enfluran, Isofluran und Methoxyfluran unterscheiden sich voneinander vor allem in *physikochemischen Eigenschaften, Wirkungs-*

stärke und Stoffwechsel, während die anästhetischen, kardiovaskulären und respiratorischen Wirkungen im wesentlichen identisch sind. Alle genannten Substanzen führen konzentrationsabhängig zu einer Dämpfung der Hirn-, Atem- und Herz-Kreislauf-Funktion. Hierbei ist für die Praxis folgendes wichtig:

> Die Sicherheitsbreite der volatilen Inhalationsanästhetika ist gering: So kann bereits das 2- bis 4fache der üblichen anästhetischen Dosis einen Herz-Kreislauf-Stillstand hervorrufen.

Halothan (Halothan Hoechst, Fluothane ICI)

Halothan wurde 1956 als erstes potentes, nichtexplosives Inhalationsanästhetikum in die Klinik eingeführt und gehört nach wie vor zu den am häufigsten für eine Narkose verwendeten Substanzen. Es gilt als Referenzsubstanz für die volatilen Anästhetika und wird darum ausführlich besprochen.

Physikochemische Eigenschaften

Halothan ist ein halogenierter (fluorierter) Kohlenwasserstoff, der bei Raumtemperatur als klare, farblose Flüssigkeit von süßlich-ätherartigem Geruch vorliegt.

> **Eigenschaften von Halothan:**
> - Molekulargewicht 197,4
> - Siedepunkt 50,2 °C
> - Dampfdruck bei 20 °C: 244,1 mm Hg
> - Blut-Gas-Verteilungskoeffizient: 2,3
> - MAC-Werte: 0,75 in 100% O_2; 0,29 in 70% N_2O

Halothan ist in anästhetischen Konzentrationen nicht brennbar. Lichteinfall zersetzt Halothan zu flüchtigen toxischen Säuren, darum wird die Substanz in *dunklen* Flaschen aufbewahrt. Als Stabilisator ist außerdem *Thymol* zugesetzt. Halothan ist stark gummilöslich, jedoch nur gering löslich in Polyäthylen; bei Anwesenheit von Wasserdampf werden die Metalle Aluminium, Messing und Blei korrodiert, nicht hingegen Kupfer und Chrom.

Anästhesie

Halothan besitzt ausgeprägte hypnotische, aber keine analgetischen Wirkungen. Für eine **chirurgische Anästhesie** müssen zumeist folgende Konzentrationen zugeführt werden:
- ▸ 1–3 Vol.% bei Spontanatmung von Raumluft oder Sauerstoff
- ▸ 0,8% bei Zusatz von 65% Lachgas und assistierter Beatmung

Narkoseeinleitung. Wird Halothan in ansteigenden Konzentrationen zusammen mit Sauerstoff zugeführt, so verlieren prämedizierte Patienten meist innerhalb von 5–10 min (!) das Bewußtsein, ohne daß ein ausgeprägtes Exzitationsstadium auftritt. Um jedoch die Einleitungsphase ganz wesentlich abzukürzen, wird beim Erwachsenen die Narkose gewöhnlich mit einem **intravenösen Kurznarkotikum** *wie z. B. Brevimytal, Trapanal oder Hypnomidate* eingeleitet.

Narkosetiefe. Das Guedel-Schema eignet sich kaum zur Beurteilung der Narkosetiefe. Bei ausreichender Tiefe der Narkose stehen die Augen zumeist in Mittelstellung, die Pupillen sind eng, die Augen geschlossen, die Atmung oft flach und schnell. Die wichtigsten klinischen Merkmale zur **Einschätzung der Narkosetiefe** sind jedoch:
- Arterieller Blutdruck (evtl. Herzfrequenz)
- Reaktionen auf anästhesiologische und chirurgische Reize: Blutdruckanstieg, Tachykardie, Abwehrbewegungen, Bauchpresse

Aufrechterhaltung der Narkose. Mit zunehmender Halothankonzentration und damit auch Narkosetiefe fällt der arterielle Blutdruck ab; gleichzeitig werden die Reaktionen auf anästhesiologische und chirurgische Stimuli wie *Blutdruckanstieg, Tachykardie, Körperbewegungen oder gar Erwachen* zunehmend unterdrückt. Ist eine ausreichende Narkosetiefe erreicht worden, so können die ursprünglichen, hohen inspiratorischen Konzentrationen der *Einleitungsphase* wieder reduziert werden, um eine zu starke Beeinträchtigung der Herz-Kreislauf-Funktion zu vermeiden; denn mit zunehmender Narkosedauer nähert sich die alveoläre der inspiratorischen Halothankonzentration an (und erreicht nach etwa einer Stunde ein Gleichgewicht).

Narkoseausleitung. Die Ausleitung einer Halothannarkose verläuft relativ rasch: die meisten Patienten erlangen innerhalb von 10-15 min nach Unterbrechung der Halothanzufuhr das Bewußtsein zurück, schlafen jedoch - je nach Dauer der Narkose und Art der Prämedikation - häufig für weitere 20-40 min ein. Klinisch ist folgendes wichtig:

Bei langer Narkosedauer kann das Erwachen verzögert sein, weil das im Fettgewebe gespeicherte Halothan nur langsam freigesetzt wird.

Herz-Kreislauf-Wirkungen

Halothan beeinträchtigt direkt die Kontraktilität des Herzens und beeinflußt indirekt über eine Dämpfung der Sympathikusaktivität die Herz-Kreislauf-Funktion. Die Wirkungen sind *konzentrationsabhängig* und haben folgende Auswirkungen:

Halothan bewirkt einen konzentrationsabhängigen Abfall von arteriellem Blutdruck, Herzzeitvolumen und Schlagvolumen sowie eine Umverteilung der Organdurchblutung.

Herzfrequenz. Unter Halothaneinfluß nimmt die Herzfrequenz geringfügig ab oder bleibt unverändert. Eine evtl. auftretende Bradykardie kann durch **Atropin** beseitigt werden - Hinweis auf eine Dämpfung der kardialen Sympathikusaktivität durch Halothan. Während der Halothannarkose können **Herzrhythmusstörungen** auftreten, vor allem im Zusammenhang mit einer vagal vermittelten Reflexstimulation; typisch sind:

- Sinusbradykardie,
- Knotenrhythmen,
- wandernder Schrittmacher,
- Extrasystolen.

Ein besonders unerwünschter Effekt ist die *Sensibilisierung* des Herzmuskels gegenüber der Wirkung körpereigener oder von außen zugeführter *Katecholamine* wie z.B. Adrenalin oder Dopamin. Wird während der Operation die Katecholaminsekretion gesteigert, z.B. durch starke chirurgische Stimuli bei ungenügender Narkosetiefe, oder von außen zugeführt, sei es lokal zur Blutstillung oder intravenös zur Stützung der Herz-Kreislauf-Funktion, so können schwere **Tachyarrhythmien** auftreten. Für die lokale Anwendung von Adrenalin gilt daher:

Wird Adrenalin während einer Operation lokal zur Blutstillung angewandt, so darf eine Adrenalinkonzentration von 1:100000 nicht unterschritten und die Dosis von 0,1 mg in 10 min oder von 0,3 mg in 1 h nicht überschritten werden.

Arterieller Blutdruck. Halothan senkt, wie die anderen volatilen Anästhetika, konzentrationsabhängig den arteriellen Blutdruck, und zwar aufgrund seiner direkten *negativ-inotropen* Wirkung, d.h. Beeinträchtigung der Kontraktionskraft und -geschwindigkeit des Myokards. Der Blutdruckabfall beruht somit nicht auf einer Dilatation der Arterien und Arteriolen, denn der **periphere Gefäßwiderstand** ändert sich unter der Halothannarkose *nicht*.

Myokardkontraktilität. Halothan vermindert in stärkerem Ausmaß als Enfluran und Isofluran direkt die Kontraktilität des Herzmuskels. Dieser sog. *negativ-inotrope* Effekt hat folgende Auswirkungen:

- Abnahme des Schlagvolumens,
- Anstieg des enddiastolischen Volumens im linken Ventrikel,
- Abfall des Herzzeitvolumens und des arteriellen Blutdrucks.

Koronardurchblutung und Sauerstoffverbrauch des Herzens nehmen unter Halothan konzentrationsabhängig ab, bedingt durch eine Verminderung der *Herzarbeit* durch Halothan.

Wirkungen auf den **Hirnkreislauf** s. S. 290.

Respiratorische Wirkungen

Halothan führt, ebenso wie Enfluran und Isofluran, konzentrationsabhängig zu einer **Atemdepression,** eine Wirkung, die klinisch häufig nicht bedacht wird! Bei Spontanatmungsnarkosen mit 1-1,5 Vol.-% steigt der arterielle pCO_2 auf etwa 47 mm Hg an; wird unter diesen Bedingungen der pCO_2 durch Beatmung mit dem Atembeutel auf 40 mm Hg normalisiert, so tritt zunächst ein Atemstillstand ein, weil die *Ansprechbarkeit des Atemzentrums auf CO_2* durch Halothan vermindert ist. Mit weiter ansteigenden Konzen-

trationen nimmt die Atemdepression zu; bei 2,2 MAC tritt ein Atemstillstand auf.
Weiterhin ist klinisch wichtig, daß in Halothannarkose die Reaktion der Atmung (und auch der Herz-Kreislauf-Funktion) auf *Hypoxämie* vermindert und damit ein wichtiger Kompensationsmechanismus während der Operation beeinträchtigt ist.
Beachtet werden muß auch, daß bei erhaltener Spontanatmung die Atemdepression durch **chirurgische und andere Stimuli** teilweise antagonisiert wird: Atemzugvolumen und Atemfrequenz nehmen zu. Fällt der Stimulus weg, so kehrt die Atemdepression in vollem Umfang zurück, ein Effekt, der besonders nach der Extubation gefährliche Folgen haben kann: Atmete der intubierte Patient zunächst ausreichend spontan, so muß nach Wegfall der Stimulation durch den Endotrachealtubus mit einer u. U. erheblichen Hypoventilation mit bedrohlichem Sauerstoffmangel gerechnet werden. Dies gilt um so mehr, wenn der Patient mit atemdepressiv wirkenden Substanzen prämediziert wurde.

Bronchodilatation. Halothan setzt einen erhöhten Bronchomotorentonus herab und gilt deshalb als Mittel der Wahl bei Patienten mit **Asthma, Bronchospasmus und chronisch obstruktiven Lungenerkrankungen.** Eine bronchodilatatorische Wirkung ist besonders bei *erhöhtem Tonus* der Bronchialmuskulatur zu erwarten, während bei normalem Tonus meist keine Wirkung nachweisbar ist.

Wirkungen auf die Skelettmuskulatur

Die muskelrelaxierende Wirkung von Halothan ist gering. Wichtig ist jedoch die Interaktion mit Muskelrelaxanzien:

> Halothan verstärkt und verlängert die Wirkung nichtdepolarisierender Muskelrelaxantien wie Pancuronium oder Norcuron.

Daher ist in Halothannarkose der Bedarf an Muskelrelaxantien vermindert. Zahlreiche Eingriffe können sogar, auch unter kontrollierter Beatmung, ohne Muskelrelaxantien durchgeführt werden.

Muskelzittern ist eine häufig zu beobachtende Reaktion in der *Aufwachphase* von Narkosen, die mit Halothan, Enfluran oder Isofluran durchgeführt wurden. Hierbei könnte es sich um eine Reaktion auf intraoperative Wärmeverluste handeln; die genaue Ursache ist jedoch nicht bekannt. Häufig sind *Sedativa* erforderlich, um das Muskelzittern zu unterbrechen.

Wirkungen auf das zentrale Nervensystem

Das **geistige Leistungsvermögen** ist - auch nach nur kurzen Halothannarkosen - für mehrere Stunden beeinträchtigt, eine Wirkung, die vor allem bei *ambulanten* Narkosen bedacht werden muß.
Im **EEG** treten mit zunehmender Narkosetiefe langsame Wellen mit größerer Amplitude auf.
Wirkungen auf den *intrakraniellen Druck* s. S. 290.

Niere

Halothan vermindert konzentrationsabhängig die *Nierendurchblutung, glomeruläre Filtrationsrate und Urinausscheidung,* Wirkungen, die nach Unterbrechen der Halothanzufuhr rasch wieder verschwinden.

Leber

Halothan vermindert reversibel die Leberfunktion, ebenso die Durchblutung der Leber.

Halothanhepatitis. Klinisch wurde bei einigen Patienten (vermutlich 1 auf 10000) etwa 2-5 Tage nach einer Halothannarkose ein Ikterus zusammen mit den Laborbefunden einer Hepatitis beobachtet. Das Syndrom tritt vor allem nach *wiederholter Halothanexposition* auf, besonders bei Frauen mit Übergewicht und führt nicht selten durch einen massiven Leberzerfall (akute Lebernekrose) zum Tod. Der genaue Mechanismus ist unklar, doch gilt ein Zusammenhang mit der Halothanzufuhr als sicher. Diskutiert wird neuerdings ein genetisch bedingter *familiärer Faktor* als „Trigger" der lebertoxischen Wirkung.

Wiederholte Halothanzufuhr. Störungen der Leberfunktion nach einer Halothannarkose sind nur selten zu erwarten. Einige Untersuchungsergebnisse weisen allerdings darauf hin, daß innerhalb kurzer Zeit wiederholte Halothannarkosen häufiger mit leichten bis schweren Leberfunktionsstörungen einhergehen als einmalige Halothanzufuhr. Das Maximum liegt bei einer Wiederholung der Halothannarkose *innerhalb von 28 Tagen.*

Aus dem gegenwärtigen Kenntnisstand über die Lebertoxizität von Halothan können folgende **Grundsätze für die Praxis** abgeleitet werden:

- Bei Kindern ist die wiederholte Zufuhr von Halothan, auch innerhalb kurzer Zeit, unbedenklich, weil in dieser Gruppe das Risiko einer lebertoxischen Wirkung gering ist.
- Bei Erwachsenen, vor allem adipösen Frauen mittleren Alters, ist das Risiko einer Leberschädigung durch innerhalb kurzer Zeit wiederholte Halothannarkosen (4–8 Wochen?) erhöht. Allerdings ist das sichere Intervall zwischen erster Narkose und einer erneuten Halothanexposition nicht bekannt. Auch ist es bisher nicht möglich, das Risiko mit Hilfe eines Tests *vor* der Narkose zu erfassen.
- Chronische *kompensierte* **Lebererkrankungen** wie z. B. Leberzirrhose sind keine Kontraindikation für eine Halothanzufuhr. So wenden z. B. zahlreiche Anästhesisten für Shuntoperationen bei Leberzirrhose Halothan ohne nachteilige Wirkungen an.
- Bei *akuten oder dekompensierten* Lebererkrankungen sollte hingegen kein Halothan zugeführt werden (ohnehin sollte hierbei auf elektive Eingriffe verzichtet werden).
- Bei ungeklärtem Ikterus im Anschluß an eine Halothannarkose sollte aus Vorsichtsgründen auf eine erneute Halothanzufuhr verzichtet werden.

Klinische Bewertung von Halothan

Halothan gehört nach wie vor zu den am häufigsten eingesetzten Inhalationsanästhetika. Meist wird die Halothannarkose mit einem *intravenösen Anästhetikum* eingeleitet und mit *Lachgas* supplementiert.

Vorteile. Potentes Anästhetikum mit relativ kurzer Einleitungs- und Aufwachphase; keine Stimulation der Atemwege; gute bronchodilatatorische Wirkung bei erhöhtem Bronchomotorentonus bzw. Bronchospasmus; kann in reinem Sauerstoff bzw. ohne Lachgas zugeführt werden; gut geeignet für die Maskeneinleitung bei Kindern.

Nachteile und Grenzen. Muß meist mit *Lachgas* kombiniert werden, um hohe Konzentrationen mit entsprechenden Nebenwirkungen zu vermeiden; geringe muskelrelaxierende Wirkung; bei längeren Narkosen kontrollierte Beatmung erforderlich (Gefahr der Atemdepression); relativ hoher Anteil wird verstoffwechselt (Metaboliten bei einigen Patienten lebertoxisch?).

Enfluran (Ethrane)

Enfluran ist ein fluorhaltiger Äther, der bei Raumtemperatur als klare, farblose, süßlich-ätherartig riechende, nicht brennbare Flüssigkeit vorliegt.

Eigenschaften von Enfluran:
- Molekulargewicht 184,5
- Siedepunkt 56,5 °C
  Dampdruck bei 20 °C: 171,8 mm Hg
- Blut-Gas-Verteilungskoeffizient 1,8
- MAC-Werte: 1,68 in 100% O_2;
  0,57 in 70% Lachgas

Enfluran ist chemisch sehr stabil, alkalibeständig und frei von Stabilisatorzusätzen, reagiert nicht mit Metallen, löst sich jedoch in Gummi.

Anästhesie

Einleitung der Narkose, Anpassung der Narkosetiefe an den jeweiligen Bedarf und Ausleitung verlaufen mit Enfluran mäßig rasch.

Die **Narkose** wird zumeist mit einem *intravenösem Kurznarkotikum* eingeleitet. Soll innerhalb von 10 min eine *chirurgische Anästhesie* erreicht werden, so müssen anfänglich Konzentrationen von etwa 4 Vol.-% zugeführt werden.

Zur **Aufrechterhaltung der Narkose** sind gewöhnlich inspiratorische Konzentrationen von 1,5–3% erforderlich.

Zur **Steuerung der Narkosetiefe** werden die für Halothan beschriebenen Merkmale herangezogen.

Kardiovaskuläre Wirkungen

Die Herz-Kreislauf-Wirkungen von Enfluran entsprechen weitgehend denen von Halothan:

- konzentrationsabhängige Abnahme der Myokardkontraktilität mit Abfall von Schlagvolumen und Herzzeitvolumen;

- Blutdruckabfall, wie bei Halothan überwiegend durch den Abfall des Herzzeitvolumens, in geringem Maße auch durch Vasodilatation;
- keine Veränderung oder leichte Zunahme der Herzfrequenz;
- keine wesentliche Sensibilisierung des Myokards gegen Katecholamine;
- Abnahme der Koronardurchblutung und des Sauerstoffverbrauchs des Herzens (wie bei Halothan).

Respiratorische Wirkungen

Die respiratorischen Wirkungen von Enfluran entsprechen denen von Halothan:
- Atemdepression,
- Bronchodilatation bei erhöhtem Bronchomotorentonus.

Wirkungen auf die Skelettmuskulatur

Enfluran relaxiert im Gegensatz zu Halothan konzentrationsabhängig die Skelettmuskulatur, so daß für eine gute operative Muskelrelaxierung zumeist nur geringe Dosen nichtdepolarisierender Muskelrelaxanzien erforderlich sind.

Wirkungen auf das zentrale Nervensystem

Höhere Konzentrationen von Enfluran können zu einer gesteigerten EEG-Aktivität führen, besonders wenn gleichzeitig hyperventiliert wird. Kurzzeitige Myoklonien und Dyskinesien werden ebenfalls beobachtet; sie äußern sich als *Zucken oder Krampfen* der Muskulatur von Kiefer, Gesicht, Hals und Extremitäten und können durch Vermeiden von hohen Konzentrationen sowie von Hyperventilation meist verhindert werden.

Niere

Die Wirkungen entsprechen denen von Halothan.

Leber

Leberdurchblutung und -funktion werden vorübergehend eingeschränkt. Extrem selten sollen nach wiederholter Enfluranzufuhr tödliche Lebernekrosen aufgetreten sein. Bei Verdacht auf eine gesteigerte Empfindlichkeit sollte daher Enfluran vorsichtshalber nicht eingesetzt werden.
Als Stoffwechselprodukte von Enfluran entstehen *Fluoride,* die über die Nieren ausgeschieden werden und in hohen Konzentrationen **nephrotoxisch** wirken. Toxische Schwellenwerte werden jedoch im Verlauf einer Enflurannarkose nicht erreicht, so daß die Substanz vermutlich auch gefahrlos bei Patienten mit Nierenerkrankungen eingesetzt werden kann.

Klinische Beurteilung von Enfluran

Die klinischen Unterschiede zwischen Halothan und Enfluran sind relativ gering.

Vorteile. Gute muskelrelaxierende Wirkung; fehlende Sensibilisierung des Myokards gegenüber Katecholaminen.

Nachteil: Ausgeprägte Atem- und Herz-Kreislauf-Depression (Blutdruck- und Herzzeitvolumen) bei höherer Dosierung.

Methoxyfluran (Penthrane)

Methoxyfluran ist ein halogenierter Äther und liegt bei Raumtemperatur als klare, farblose, nicht brennbare, süßlich-fruchtig riechende Flüssigkeit vor. Die Flüssigkeit enthält einen Stabilisatorzusatz, ist alkalibeständig, jedoch stark gummilöslich.

Eigenschaften von Methoxyfluran:
- Molekulargewicht 165
- Siedepunkt 104,7 °C
- Dampfdruck bei 20 °C: 22,8 mm Hg
- Blut-Gas-Verteilungskoeffizient 12
- MAC-Werte: 0,16% in 100% O_2; 0,07 in 70% Lachgas.

Wie die MAC-Werte zeigen, ist Methoxyfluran das stärkste volatile Inhalationsanästhetikum. Die Blutlöslichkeit ist extrem hoch, so daß die Narkoseeinleitung erheblich verzögert wird.
- Narkoseeinleitung: intravenös, dann 2–3% Methoxyfluran; Gleichgewicht nach 20–30 min;
- Aufrechterhaltung: 0,2–0,8 Vol.-%;
- Steuerung: anhand kardiovaskulärer und respiratorischer Wirkungen;
- Narkoseausleitung: wegen der hohen Fettlöslichkeit verzögert.

Die **kardiovaskulären und respiratorischen Wirkungen** entsprechen im wesentlichen denen der anderen volatilen Anästhetika; die

Substanz besitzt muskelrelaxierende Eigenschaften.

Niere. Methoxyfluran ist nephrotoxisch! Die nierenschädigende Wirkung beruht auf dem während der Metabolisierung in hoher Konzentration gebildeten *Fluorid.*

Um Nierenschäden zu vermeiden, darf Methoxyfluran nur in niedrigen Konzentrationen und nur für eine kurze Zeitdauer zugeführt werden. Bei Nierenkrankheiten ist die Substanz kontraindiziert!

Methoxyfluran wird wegen seiner nephrotoxischen Wirkungen nur noch sehr selten zur Narkose eingesetzt und kann zudem ohne Nachteile durch die anderen Anästhetika ersetzt werden.

Isofluran (Forene)

Isofluran, strukturverwandt mit Enfluran, ist eine klare, farblose, nicht brennbare Flüssigkeit von leicht stechendem, ätherartigen Geruch. Die Flüssigkeit ist licht- und alkalibeständig und benötigt keinen Stabilisatorzusatz, reagiert nicht mit Metall, löst sich jedoch in Gummi.

Eigenschaften von Isofluran:
- Molekulargewicht 184,5
- Siedepunkt 48,5 °C
- Dampfdruck bei 20 °C: 239,5 mm Hg
- Blut-Gas-Verteilungskoeffizient 1,4
- MAC-Werte: 1,15 in 100% O_2; 0,5 in 70% Lachgas

Anästhesie

Einleitung der Narkose. Wie bei den anderen Substanzen wird bevorzugt *intravenös* eingeleitet; um rasch eine Aufsättigung zu erreichen, werden anfangs folgende inspiratorische Konzentrationen zugeführt:
- ▸ 3–4% Isofluran bei Zufuhr in Raumluft oder Sauerstoff,
- ▸ 1,5–3,5% bei gleichzeitiger Zufuhr von Lachgas.

Die Einleitung per Inhalation (ohne intravenöses Kurznarkotikum) wird zumeist durch respiratorische Effekte wie *Atemanhalten oder Husten* behindert.

Aufrechterhaltung der Narkose. Der Dosisbedarf ist sehr variabel und liegt durchschnittlich bei 0,68–1,37%. Die *Steuerung der Narkose* erfolgt wiederum überwiegend anhand kardiovaskulärer Veränderungen. Allerdings fällt der *Blutdruck* oft sehr frühzeitig ab, ohne daß eine ausreichende Narkosetiefe vorliegt: Stimuli wie endotracheale Intubation oder Hautschnitt führen dann nicht selten zu *erheblichen Blutdruckanstiegen.*

Ausleitung der Narkose. Die Ausleitung der Narkose verläuft etwas rascher als mit den anderen Inhalationsanästhetika (klinisch ohne wesentliche Bedeutung). Die Zufuhr sollte kurz vor Operationsende bzw. beim Beginn der Hautnaht – unter fortgesetzter Lachgasgabe – unterbrochen werden; die Patienten erwachen, auch bei längeren Narkosen, etwa nach 10 min, jedoch wird eine große Variationsbreite beobachtet.

Kardiovaskuläre Wirkungen

Bei den kardiovaskulären Wirkungen von Isofluran bestehen einige Unterschiede, die zum Teil von klinischer Bedeutung sind. Insgesamt beeinträchtigt Isofluran beim *Herzgesunden* die Myokardkontraktilität von allen gebräuchlichen volatilen Inhalationsanästhetika am wenigsten.

Myokardkontraktilität. Wie alle volatilen Anästhetika beeinträchtigt auch Isofluran die Kontraktionsfähigkeit des Myokards, bei Herzgesunden jedoch in deutlich geringerem Maße als Halothan oder Enfluran. Bei älteren Patienten sowie bei Herzkranken treten hingegen die negativ-inotropen Wirkungen stärker in den Vordergrund: Schlagvolumen und Herzzeitvolumen nehmen ab.

Herzfrequenz. Sie steigt unter Isofluran meist leicht an, vor allem bei jüngeren Patienten, während mit zunehmendem Alter die Herzfrequenz gewöhnlich gleich bleibt. Bei einigen Patienten kann auch eine erhebliche *Tachykardie* auftreten, die sich bei Zufuhr höherer Konzentrationen u. U. noch weiter verstärkt.

Arterieller Blutdruck. Der Blutdruck fällt unter Isofluran konzentrationsabhängig ab, allerdings beruht dieser Effekt vor allem auf einer *Gefäßdilatation* durch Isofluran, und nicht, wie bei Halothan und Enfluran auf der negativ-inotropen Wirkung. Entsprechend nimmt auch unter Isofluran der **periphere Gefäßwiderstand** ab. Wird Isofluran zusammen mit *Lachgas* zugeführt, so ist der Blutdruckabfall gewöhnlich weniger stark ausgeprägt, vermutlich bedingt durch eine Erhöhung des peripheren Widerstandes durch *Lachgas.*

Koronardurchblutung und myokardialer Sauerstoffverbrauch nehmen unter Isofluran ab, weil die Herzarbeit vermindert wird. Im Vergleich zu Halothan und Enfluran wirkt Isofluran stärker *koronardilatierend.* Hierdurch kann es bei Patienten mit *schwerer Koronarkrankheit* zu einer Umverteilung der Myokarddurchblutung mit nachfolgender **Myokardischämie** (nachweisbar als EKG-Veränderungen und Laktatfreisetzung in das venöse Blut des Herzens) kommen. Bei diesen Patienten ist somit *große Vorsicht* mit der Verwendung von Isofluran geboten.

Respiratorische Wirkungen

Isofluran wirkt stärker atemdepressiv als Halothan, jedoch geringer als Enfluran. Für **Maskennarkosen** mit erhaltener Spontanatmung scheint Isofluran weniger geeignet zu sein als Halothan. Eine bronchodilatatorische Wirkung ist vermutlich ebenfalls vorhanden.

Neuromuskuläre Wirkungen

Isofluran relaxiert, wie Enfluran, die Skelettmuskulatur und ermöglicht oft intraabdominelle Eingriffe ohne zusätzliche Muskelrelaxantien. Die Wirkung der *nichtdepolarisierenden* Relaxantien wird verstärkt, ihr Dosisbedarf somit *vermindert.*

Wirkungen auf das zentrale Nervensystem

Isofluran führt in höheren Konzentrationen bzw. tiefer Narkose, im Gegensatz zu gebräuchlichen Konzentrationen von Halothan oder Enfluran, zu einer „burst supression“.

Niere und Leber

Die renalen Wirkungen entsprechen denen von Halothan und Enfluran; Nierenschäden sind durch Isofluran nicht zu erwarten.
Der Stoffwechsel von Isofluran in der Leber ist mit 0,2% der zugeführten Substanz außerordentlich gering; die Bildung toxischer Metaboliten ist wahrscheinlich nicht zu erwarten. **Vorbestehende Lebererkrankung oder wiederholte Zufuhr** scheinen somit *keine* Kontraindikationen für den Einsatz von Isofluran zu sein. Leberschäden durch Isofluran sind bisher nicht bekannt geworden, allerdings ist die Substanz auch erst seit 1984 in Deutschland im Handel.

Klinische Beurteilung

Vorteile. Der wichtigste Vorteil von Isofluran gegenüber Halothan ist wahrscheinlich die außerordentlich geringe Verstoffwechslung in der Leber und dadurch bedingt die vermutlich fehlende Leber- und Nierentoxizität. Die geringere negativ-inotrope Wirkung beim *Herzgesunden* ist klinisch von geringer Bedeutung.

Nachteile. Ausgeprägte blutdrucksenkende und atemdepressive Wirkung; leicht stechender ätherartiger Geruch; respiratorische Effekte wie Atemanhalten oder Husten bei der Einleitung über Maske.

Lachgas (Stickoxidul, N_2O)

Lachgas allein führt nicht zur chirurgischen Anästhesie, daher wird die Substanz nur zur Supplementierung (Ergänzung) anderer Anästhetika sowie von Opioiden eingesetzt. Die Wirkungsstärke ist gering.

Physikochemische Eigenschaften

Lachgas ist farb-, geruch- und geschmacklos; es wird für klinische Zwecke als *Flüssigkeit* in Stahlzylinder (Kennfarbe: Grau) unter einem Druck von 51 atm geliefert. Beim Öffnen des Zylinders am Reduzierventil wird ein Teil des Lachgases wieder *gasförmig.* Der Druck von 51 atm im Zylinder bleibt hierbei so lange konstant, wie sich noch flüssiges Gas im Zylinder befindet. Darum muß in der Praxis folgendes beachtet werden:

> Der Füllungszustand eines Lachgaszylinders kann am zugehörigen Manometer nicht zuverlässig abgelesen werden. Der Druck im Zylinder fällt erst dann ab, wenn das flüssige Lachgas vollständig ver-

dampft ist. Dann befindet sich jedoch nur noch eine geringe Lachgasmenge im Zylinder.

Beim Verdampfen von Lachgas wird *Wärme* benötigt, die der Umgebung entzogen wird, so daß sich der Zylinder an der Austrittsstelle des Gases *abkühlt*.
Lachgas ist nur sehr gering im Blut löslich und verbindet sich nicht mit Blutbestandteilen. Das Gas wird ausschließlich *physikalisch* gelöst im Plasma transportiert.

Eigenschaften von Lachgas:
- Molekulargewicht 44
- Aggregatzustand bei Raumtemperatur: gasförmig
- Blut-Gas-Verteilungskoeffizient 0,47
- Fett-Gas-Verteilungskoeffizient 1,4
- MAC-Wert: 105 (für 1 MAC wären hyperbare Bedingungen erforderlich)

Anästhesie

Lachgas ist nur ein *schwaches* Anästhetikum: selbst mit Konzentrationen von 80% könnte nur das Planum 1 des chirurgischen Toleranzstadiums nach Guedel erreicht werden. Bei dieser Konzentration besteht jedoch schon die Gefähr einer *Hypoxie*. Darum gilt allgemein:

Die maximale inspiratorische Konzentration von Lachgas sollte 70% nicht überschreiten!

Klinisch werden gewöhnlich **Konzentrationen zwischen 50 und 70%** eingesetzt, mit denen zumeist nicht das 2. Narkosestadium erreicht werden kann. Durch Zufuhr von Lachgas-Sauerstoff allein kann somit keine Narkose eingeleitet werden!
Wegen der geringen Blutlöslichkeit von Lachgas stellt sich sehr rasch ein Gleichgewicht der Partialdrücke in Alveolen, Blut und Gehirn ein.
Kombination von Lachgas mit volatilen Inhalationsanästhetika setzt deren MAC herab, so daß diese Substanzen in geringeren Konzentrationen mit weniger unerwünschten Nebenwirkungen zugeführt werden können.
Daneben wird Lachgas bei der balancierten Anästhesie bzw. Neuroleptanästhesie in Kombination mit Opioiden und Muskelrelaxanzien eingesetzt.

Herz-Kreislauf-Wirkungen

Beim *Herzgesunden* sind die Herz-Kreislauf-Wirkungen von Lachgas außerordentlich gering und klinisch oft nicht nachweisbar. Beim *Herzkranken* kann jedoch die *negativ-inotrope* Wirkung von Lachgas stärker hervortreten und zum Abfall von Herzzeitvolumen und Blutdruck führen. Neben der direkt negativ-inotropen Wirkung weist Lachgas noch stimulierende Wirkungen auf den Sympathikus aus, durch die peripherer Gefäßwiderstand, arterieller Blutdruck und Herzzeitvolumen, vor allem bei Kombination mit einem volatilen Inhalationsanästhetikum, sogar ansteigen können.

Andere Wirkungen

Die *respiratorischen* Wirkungen sind gering: keine bis leichte Atemdepression, jedoch stärkere atemdepressive Wirkung bei Kombination mit Inhalationsanästhetika.
Die *Leber-, Nieren- und Darmfunktion* sowie die *neuromuskuläre Übertragung* wird durch Lachgas nicht beeinflußt.
Verlängerte Zufuhr über Tage kann die Erythrozyten- und Leukozytenproduktion des Knochenmarks beeinträchtigen.

Diffusion in gasgefüllte Körperhöhlen

Lachgas kann in *luftgefüllte* Hohlräume des Körpers eindringen und diese Räume beträchtlich erweitern. Dies gilt z. B. für:
- luftgefüllte Darmschlingen,
- luftgefüllte Manschette des Endotrachealtubus,
- Pneumothorax,
- Pneumoperitoneum,
- Pneumozephalus.

Hierbei gilt: Je höher die alveoläre Lachgaskonzentration, desto stärker die Diffusion in die luftgefüllten Körperhöhlen. Besonders gefährlich ist die Lachgaszufuhr beim **Pneumothorax:** innerhalb von 10 min kann sich die Luftansammlung im Pleuraspalt verdoppeln, so daß lebensbedrohliche Störungen der Atem- und Herz-Kreislauf-Funktion hervorgerufen werden. Darum gilt:

Keine Zufuhr von Lachgas bei Pneumothorax!

Auch bei **Luftembolie** (z. B. bei neurochirurgischen Operationen) muß die Lachgaszufuhr sofort unterbrochen werden.

Die Diffusion von Lachgas in Tubusmanschetten (vor allem mit Niederdrucksystem) kann durch Füllen des Ballons mit Lachgas verhindert werden.

Diffusion von Lachgas in Tubusmanschetten kann zur lebensbedrohlichen Ballonhernie führen.

Diffusionshypoxie

Wird die Lachgaszufuhr unterbrochen, so diffundiert das Gas innerhalb der ersten Minuten aus dem Blut in großer Menge in die Alveolen und *verdünnt* den alveolären Sauerstoff. Erhält der Patient während dieser Zeitspanne nur *Raumluft,* so kann eine **Hypoxämie,** die sog. Lachgasdiffusionshypoxie, auftreten. Diese Gefahr besteht nur innerhalb der ersten 5–10 min, weil danach zunehmend geringere Mengen Lachgas ausgeschieden werden. Gefährdet sind vor allem Herzkranke und Patienten mit Erkrankungen der Atmungsorgane. Praktisch gilt folgendes:

Um die Lachgasdiffusionshypoxie zu verhindern, wird dem Patienten bei der Narkoseausleitung in den ersten Minuten nach Unterbrechung der Lachgaszufuhr reiner Sauerstoff zugeführt.

Praktisches Vorgehen bei Inhalationsnarkosen

Die Inhalationsanästhesie wird aus praktischen Gründen in 3 Phasen unterteilt:
1. Einleitungsphase,
2. Unterhaltungsphase,
3. Ausleitungsphase.

Einleitung der Narkose

Die Inhalationsnarkose kann intravenös oder durch Einatmung des Narkosegases eingeleitet werden.

Intravenöse Einleitung. Um die relativ lange Einleitungsphase mit Inhalationsanästhetika abzukürzen, wird die Narkose gewöhnlich mit einem rasch wirkenden Anästhetikum intravenös eingeleitet. Hierzu eignen sich z. B.:
- Methohexital (Brevimytal),
- Thiopental (Trapanal),
- Etomidat (Hypnomidate).

Die Technik der intravenösen Narkoseeinleitung ist auf S. 82 beschrieben.
Nach der intravenösen Einleitung kann die Inhalationsnarkose als **Maskennarkose mit erhaltener Spontanatmung** oder als **Intubationsnarkose** mit oder ohne Muskelrelaxanzien fortgesetzt werden. Während der Intubationsnarkose wird der Patient zumeist *kontrolliert beatmet,* bei zahlreichen Eingriffen (Dauer unter 1 h) kann der Patient jedoch auch über den Tubus spontan atmen; hierbei ergibt sich als Vorteil, daß auf eine Muskelrelaxierung verzichtet werden kann.

Einleitung per Inhalation („Maskeneinleitung"). Die Einleitung per Inhalation sollte speziellen Indikationen vorbehalten bleiben, wie z. B.:
- bei Kindern, die Angst vor der Spritze haben;
- bei Patienten mit zu erwartenden Intubationsschwierigkeiten oder präoperativ bekannter Verlegung oder Verlagerung der Atemwege.

Von **Nachteil** ist hierbei vor allem, daß anfangs hohe inspiratorische Gaskonzentrationen zugeführt werden müssen, um ein ausgeprägtes Exzitationsstadium zu vermeiden. Allerdings kann die Narkoseeinleitung durch folgende Maßnahmen beschleunigt werden:
- Vorübergehende Erhöhung der inspiratorischen Narkosegaskonzentration,
- Zufuhr eines hohen Gasflusses,
- Steigerung des Atemminutenvolumens durch Auffordern zum Hyperventilieren bzw. durch kontrollierte Hyperventilation des bereits eingeschlafenen Patienten über die Maske.

Einleitung im halboffenen Narkosesystem. Bei Verwendung eines halboffenen Systems ist anfangs ein hoher Gasfluß erforderlich, um das Narkosesystem mit dem Anästhetikum „aufzufüllen". Zu niedriger Gasfluß kann die Narkoseeinleitung erheblich verzögern, und zwar abhängig von der Größe (bzw. dem Volumen) des verwendeten Systems. Dies gilt vor allem für Narkoserespiratoren.

Verwendung eines Rückatmungssystems. In diesem System besteht das inspiratorische Gas aus 2 Anteilen: dem Frischgas und dem

Rückatmungsgas. Im *Rückatmungsgas* ist die Narkosemittelkonzentration niedriger als im Frischgas, da ein Teil des Gases in den Körper aufgenommen wird. Um eine bestimmte inspiratorische Konzentration des Inhalationsanästhetikums zu erhalten, sollte daher das Frischgas in der Einleitungsphase in etwas höherer Konzentration zugeführt werden.
In jedem Fall muß beachtet werden, daß sich ein Teil des Anästhetikums in den Kunststoff- und Gummiteilen sowie den Absorbern des Narkosesystems löst und damit aus dem Inspirationsgemisch verloren geht.

Praktisches Vorgehen bei der Einleitung per Inhalation

- Kopf des Patienten auf einem Intubationskissen in **Schnüffelposition** bringen.
- Dann über die Maske 2-3 min **reinen Sauerstoff** voratmen lassen, um den Stickstoff aus der Lunge auszuwaschen und eine Hypoxie während des Intubationsvorgangs zu verhindern.
- Danach **50-70% Lachgas** und *ansteigende* Konzentrationen des **Inhalationsanästhetikums** zuführen: zunächst 0,25-0,5%, dann Steigerung um jeweils 0,5% mit jedem dritten Atemzug. Für eine rasche Einleitung ist anfangs etwa das Doppelte des MAC-Werts erforderlich.
- Während der Zufuhr des Narkosegasgemisches **Maske luftdicht aufsetzen,** damit die Konzentration nicht durch Beimischung von Raumluft erniedrigt und dadurch die Narkoseeinleitung verzögert wird. Auch darf die Zufuhr des Anästhetikums nicht durch wiederholtes Wegnehmen der Maske unterbrochen werden!
- Sobald der Patient eingeschlafen ist: **Esmarch-Handgriff** anwenden, um ein Zurücksinken der Zunge mit Verlegung der Atemwege zu verhindern.
- Wiederholt **Narkosetiefe** anhand folgender Zeichen einschätzen:
  - Atemfrequenz,
  - Tiefe der Atemzüge,
  - Atemrhythmus,
  - Bewegungen von Thorax und Bauch,
  - Bewegungen des Atembeutels,
  - Herzfrequenz und Blutdruck,
  - Stellung der Augen (Bulbi),
  - Größe der Pupillen.
- Beim Auftreten eines **Exzitationsstadiums** (Zeichen s. S.68): Narkose sofort durch Erhöhung der inspiratorischen Gaskonzentration *vertiefen;* keineswegs abflachen! In dieser Phase jede Stimulation vermeiden, keinen Guedel-Tubus einführen. Bei erheblicher Exzitation möglichst **intravenöses Anästhetikum** injizieren.
- Bei ausreichender Narkosetiefe bzw. nach Durchlaufen des Exzitationsstadiums kann ein **Guedel-Tubus** eingeführt werden, um die Atmung bzw. Beatmung zu erleichtern.
- Bei zu flacher Atmung: über Maske beatmen.
- Die **endotracheale Intubation** kann entweder bei erhaltener Spontanatmung in *tiefer Narkose* oder unter Verwendung von *Muskelrelaxantien* in flacherer Narkose durchgeführt werden. Erfahrungsgemäß wird bei erhaltener Spontanatmung vom Anfänger durch Fehleinschätzung der abgelaufenen Zeit und der Narkosetiefe **zu früh** intubiert, so daß zahlreiche Patienten mit Glottisverschluß und heftigem Pressen und Husten reagieren.

Aufrechterhaltung der Narkose

Ist die Narkoseeinleitung abgeschlossen, so muß die inspiratorische Narkosegaskonzentration gewöhnlich *erniedrigt* werden, weil die alveoläre Konzentration im weiteren Verlauf sonst progredient ansteigen und entsprechend auch die Nebenwirkungen (vor allem die kardiovaskulären) zunehmen würden.

Praktisches Vorgehen

- Ist die Narkose ausreichend tief, so sollte mit der Operation begonnen werden. Tiefe Narkose ohne chirurgische Stimulation führt zu Blutdruckabfall und Atemdepression.
- Oft ist zu Beginn des Hautschnitts bzw. der chirurgischen Stimulation zunächst eine Erhöhung der inspiratorischen Narkosegaskonzentration erforderlich, um kardiovaskuläre Reaktionen (Blutdruckanstieg und/oder Tachykardie) zu verhindern bzw. zu beseitigen.
- Die Narkose wird so flach wie möglich geführt, jedoch so tief, daß keine unerwünschte Stimulation des Herz-Kreislauf-Systems auftritt oder der Patient sogar erwacht. Niedrigere Konzentrationen des Inhalationsanästhetikums sind möglich, wenn mit Lachgas und Muskelrelaxantien kombiniert wird.

- Erfordert die Operation eine gute Muskelerschlaffung, so werden entweder **nichtdepolarisierende Muskelrelaxanzien** eingesetzt oder höhere Narkosegaskonzentrationen zugeführt (Nachteil: stärkere Nebenwirkungen).
- Die Narkose muß dem wechselnden Bedarf des jeweiligen Eingriffs angepaßt werden: *keine starre,* über lange Zeit aufrechterhaltene inspiratorische Konzentration zuführen.

Ausleitung der Narkose

Wann soll die Zufuhr des Inhalationsanästhetikums unterbrochen werden, damit der Patient mit dem Operationsende erwacht und extubiert werden kann? Das hängt vor allem von der *Dauer der Narkose* und der Berufserfahrung des Anästhesisten ab. Nach *langen* Narkosen ist das Erwachen aus den auf S. 65 beschriebenen Gründen verzögert, so daß die Zufuhr des Inhalationsanästhetikums früher unterbrochen werden muß als bei kurzdauernden Narkosen. **Lachgas** wird zumeist bis zum Abschluß der Hautnaht zugeführt.

Praktisches Vorgehen

- Soll der Patient am Ende des Eingriffs wach sein und extubiert werden, so kann nach langen Narkosen die Zufuhr von Halothan und Enfluran meist etwa 15-30 min vor Operationsende unterbrochen werden, bei Isofluran etwa 10-20 min vorher (hierbei handelt es sich lediglich um Anhaltswerte ohne Gewähr!).
- Zu frühes Erwachen, d.h. vor Beendigung der Hautnähte oder dem Anlegen schmerzhafter Verbände muß jedoch vermieden werden.
- Bei der Ausleitung einer Inhalationsnarkose tritt nicht selten wieder ein **Exzitationsstadium** auf, das mit folgenden *Gefahren* verbunden ist:
  - Laryngospasmus (beim bereits extubierten Patienten),
  - Bronchospasmus,
  - Husten, Würgen und Erbrechen mit Belastung der chirurgischen Nähte (besonders unerwünscht bei abdominellen und ophthalmo-chirurgischen Eingriffen).

  Beachte: Während der Exzitationsphase muß jede Stimulation (z. B. Einführen eines Guedel-Tubus) vermieden werden!
- Die Extubation erfolgt bei ausreichender Spontanatmung entweder in tiefer Narkose oder beim wachen Patienten, keinesfalls im Exzitationsstadium.
- Wurde in tiefer Narkose extubiert, so sollte der Patient möglichst in Seitenlage gebracht werden, um eine Verlegung der Atemwege und pulmonale Aspiration zu verhindern.
- In Abhängigkeit von der Narkosedauer ist mit einem *Nachschlaf* unterschiedlicher Länge zu rechnen, aus dem der Patient jedoch erweckbar sein sollte.

Kapitel 9. Intravenöse Anästhetika, Opioide und Sedativa

Einführung

Intravenöse Anästhetika werden vor allem zur **Einleitung** einer Narkose eingesetzt, können jedoch außerdem ergänzend (supplementierend) bei einer Inhalationsnarkose oder Regionalanästhesie zugeführt werden, um Anästhetika einzusparen und die Nebenwirkungen zu vermindern. Da die meisten dieser Substanzen keine oder nur geringe analgetische Eigenschaften aufweisen, kann mit ihnen allein gewöhnlich keine Narkose aufrechterhalten werden. Eine gewisse Sonderstellung nehmen die Opioide ein, mit denen, bei entsprechend hoher Dosierung, Operationsanalgesie *und* Bewußtlosigkeit erreicht werden kann, allerdings um den Preis einer viele Stunden anhaltenden Atemdepression. Darum werden auch die Opioide meist nur in Kombination mit anderen Anästhetika und/oder Hypnotika angewandt.

Vor- und Nachteile. Die Vorteile der intravenösen Anästhetika im Vergleich zu den Inhalationsanästhetika gelten besonders für die *Narkoseeinleitung:*
- einfache Technik durch intravenöse Injektion,
- sehr rasches und zumeist angenehmes Einschlafen,
- Fehlen eines Exzitationsstadiums.

Die Nachteile der intravenösen Anästhetika betreffen vor allem die Steuerbarkeit: ist die Injektion erst einmal erfolgt, so entzieht sich die Substanz dem weiteren Einfluß des Anästhesisten. Hingegen kann die Wirkung der Inhalationsanästhetika relativ leicht durch Änderungen der inspiratorischen Konzentration innerhalb kurzer Zeit beeinflußt werden.

Kombination mit Hilfssubstanzen (Adjuvanzien). Intravenöse Anästhetika werden aus den vorgenannten Gründen selten allein zur Narkose verwandt, sondern meist mit anderen Anästhetika oder aber Sedativhypnotika oder Neuroleptika kombiniert, um eine ausreichende Narkosetiefe zu erreichen. Darum werden diese Hilfssubstanzen ebenfalls in diesem Kapitel besprochen. In **Tabelle 9-1** sind die wichtigsten der gegenwärtig gebräuchlichen Substanzgruppen zusammengestellt.

Tabelle 9-1. Gebräuchliche intravenöse Anästhetika und Adjuvanzien

- Barbiturate (Brevimytal, Trapanal)
- Ketamin (Ketanest)
- Etomidat (Hypnomidate)
- Opiate (Fentanyl, Rapifen)
- Benzodiazepine: Valium, Rohypnol, Dormicum
- Neuroleptika: Dehydrobenzperidol

Barbiturate

Die Barbiturate werden vor allem zur raschen und angenehmen **Narkoseeinleitung** angewendet, nicht hingegen um eine Narkose aufrechtzuerhalten. Zwar können diese Substanzen eine chirurgische Anästhesie hervorrufen, hierzu sind jedoch Dosen erforderlich, die meist zu einer deutlichen Beeinträchtigung der Herz-Kreislauf-Funktion führen. Außerdem besitzen die Barbiturate keine analgetischen Eigenschaften. Die wichtigsten *„ultrakurzwirksamen"* Barbiturate für die Narkoseeinleitung sind:
- Methohexital (Brevimytal),
- Thiopental (Trapanal, Pentothal).

Die pharmakologischen Eigenschaften beider Substanzen sind ähnlich, so daß sie zusammen beschrieben werden können.

Pharmakologische Eigenschaften

1. Zentrales Nervensystem: Die Barbiturate führen zu einer absteigenden Dämpfung des ZNS. Innerhalb von *10-20 s* nach einer Einzelinjektion von Trapanal oder Brevimytal tritt abrupt der Schlaf ein. Die Tiefe der Anästhesie kann in den ersten 40 s noch zunehmen, danach flacht sie jedoch rasch ab, und das Bewußtsein kehrt innerhalb von 20--30 min zurück.

2. Atmung: Barbiturate dämpfen dosisabhängig das Atemzentrum: Atemfrequenz und Atemtiefe nehmen ab; die Ansprechbarkeit auf CO_2 ist vermindert. Auf die Bronchien wirken die Barbiturate *konstriktorisch.* Die atemdepressiven Wirkungen sind ausgeprägter, wenn mit einem Opiat prämediziert wird.

3. Herz-Kreislauf: Alle Funktionen des Herzmuskels werden negativ beeinflußt (siehe auch Kap. 22): Das Herzzeitvolumen und die Kontraktionskraft nehmen ab, der Blutdruck ebenfalls. Die Herzfrequenz steigt reflektorisch an. Bei einigen Patienten können Herzrhythmusstörungen (meist ventrikuläre Extrasystolen) auftreten.

4. Verteilung im Körper: Die Verteilung von Barbituraten verläuft nach einer intravenösen Einzelinjektion in drei Phasen:
- Erste Phase: die Substanz reichert sich rasch in Gehirn, Herz, Leber und Nieren an.
- Zweite Phase: Umverteilung zu den Kompartimenten Muskeln, Bindegewebe, Knochen, Lungen, Haut.
- Dritte Phase: Anreicherung im Fettgewebe.

5. Abbau: Barbiturate werden hauptsächlich in der Leber abgebaut. Hier können sie zur sog. **Enzyminduktion** (= Bildung bzw. Steigerung der Enzymaktivität) führen und dadurch den Abbau zahlreicher anderer Medikamente und körpereigener Substanzen beeinflussen. Gefährlich ist die Enzyminduktion durch Barbiturate vor allem bei der **Porphyrie,** einer Stoffwechselanomalie des Blutfarbstoffs. Bei Porphyrie sind Barbiturate daher kontraindiziert.
Bei **schweren Lebererkrankungen** kann nach wiederholter Injektion die Wirkung der Barbiturate erheblich verlängert werden. Patienten mit drohendem **Leberkoma** dürfen keine Barbiturate erhalten.

Thiopental und Methohexital als Narkosemittel

Die Anästhesie durch Thiopental oder Methohexital ist eine modifizierte Allgemeinnarkose: Es liegt ein ausgeprägter Schlafzustand vor, aus dem die Patienten nicht erweckbar sind; eine spezifisch *analgetische* Wirkung fehlt jedoch. Im Gegenteil: subanästhetische Dosen bewirken vielmehr eine gesteigerte Empfindlichkeit gegenüber somatischen Schmerzen, eine sog. **Hyperalgesie.** Typische Narkosezeichen fehlen: die Pupillen sind normal weit oder eng, die Augen stehen fixiert in Mittelstellung, Blinzelreflex (nach Bestreichen der Wimpern) und Sehenreflexe sind erloschen.
Eine *tiefe bzw. chirurgische* Anästhesie tritt erst unter hohen Barbituratdosen auf, für die jedoch folgendes gilt:

> Eine chirurgische Anästhesie ist nur mit hohen Barbituratdosen zu erreichen, die zumeist mit einer erheblichen Beeinträchtigung der Herz-Kreislauf- und Atemfunktion führen. Darum werden Barbiturate nicht als Monoanästhetika eingesetzt.

Hohe Dosen und wiederholte Nachinjektionen verlängern die Anästhesiedauer und die *Aufwachphase.* Aus diesen Gründen werden die Barbiturate in erster Linie zur **Narkoseeinleitung** verwendet. Hierbei spielt die *Prämedikation* zum richtigen Zeitpunkt eine wichtige Rolle, denn gut prämedizierte Patienten entwickeln weniger Nebenwirkungen. Daneben sind jedoch die Nebenwirkungen noch von der *Dosis* und der *Injektionsgeschwindigkeit* abhängig. Folgende typische **Nebenwirkungen** können während der Einleitung auftreten:
- *Exzitationsphänomene:* Tremor, unfreiwillige Muskelbewegungen, Tonussteigerung der Muskulatur;
- *respiratorische Störungen:* Husten, Niesen, gesteigerte Kehlkopfreflexe, Schluckauf; Atemstillstand bei rascher Injektion oder Zufuhr hoher Dosen;
- *Blutdruckabfall, Tachykardie.*

Kontraindikationen. Bei nachfolgenden Erkrankungen darf eine Narkose nicht mit Barbituraten eingeleitet oder supplementiert werden:

- Status asthmaticus und andere bronchospastische Erkrankungen,
- Barbituratallergie,
- dekompensierte Herzinsuffizienz,
- akuter Myokardinfarkt,
- Pericarditis constrictiva oder akute Herztamponade,
- schwere Hypovolämie und Schock anderer Ursache,
- akute intermittierende Porphyrie und Porphyria variegata.

Zubereitung der Lösung und Dosierung

Thiopental (Trapanal, Pentothal): Gelbes, bitter schmeckendes Pulver mit leicht schwefelartigem Geruch. Zusatz von 20 ml Aqua dest. zu 500 mg Trockensubstanz ergibt eine 2,5%ige Lösung: 1 ml enthält 25 mg Thiopental.

Methohexital (Brevimytal): Weißes, kristallines, leicht bitter schmeckendes Pulver, aus dem mit 0,9%iger NaCl-Lösung eine 1- oder 2%ige Lösung hergestellt wird. Die 1%ige Lösung enthält in 1 ml jeweils 10 mg Methohexital.
Im Vergleich zu Thiopental weist Methohexital eine kürzere Wirkungsdauer, jedoch größere Wirkungsstärke auf; die Einleitung verläuft noch rascher, das Erwachen ebenfalls, die Herz-Kreislauf-Funktion wird weniger beeinflußt. Ansonsten bestehen qualitativ keine wesentlichen Unterschiede zwischen beiden Substanzen. Wiederholte Nachinjektionen, auch kleiner Dosen, verwandeln die ultrakurz wirkenden Substanzen Thiopental und Methohexital in lang wirkende Anästhetika - sehr zum Ärger des Personals im Aufwachraum.

Dosierung. Grundsätzlich werden die Barbiturate, dem Alter und Zustand des Patienten angepaßt, *nach Wirkung* dosiert.

Dosierung von Thiopental (Trapanal, Pentothal) zur Narkoseeinleitung:
2-5 mg/kg KG; Gesamtdosis nicht über 500 mg

Dosierung von Methohexital (Brevimytal) zur Narkoseeinleitung:
1-2 mg/kg KG

Die Dosen müssen gewöhnlich reduziert werden bei:
- alten Patienten,
- Hypovolämie,
- Anämie,
- Blutungen,
- latenter Herzinsuffizienz,
- respiratorischer Insuffizienz,
- Kachexie,
- Muskelerkrankungen,
- Schilddrüsenunterfunktion (Hypothyreose).

Hingegen sind bei *Alkohol- und Drogenabhängigen* meist höhere Dosen erforderlich.

Injektionsgeschwindigkeit. Thiopental und Methohexital werden bei sonst gesunden Patienten zügig, jedoch nicht zu rasch injiziert: Gesamtdosis innerhalb von ca. 30 s, bzw. bis der Lidschlag erloschen ist. Hohe Injektionsgeschwindigkeit muß vermieden werden, weil hierdurch die Nebenwirkungen verstärkt werden und außerdem eine individuelle Anpassung der Dosis an den jeweiligen Patienten nicht mehr möglich ist.

Praktisches Vorgehen bei der Narkoseeinleitung

- ▸ Zunächst Narkosezubehör und Notfallinstrumentarium vollständig bereitstellen.
- ▸ Venenkanüle intravasal einführen, möglichst nicht in der Ellenbeuge, um eine versehentliche intraarterielle Injektion zu vermeiden.
- ▸ Kopf des Patienten in Schnüffelposition auf dem Intubationskissen lagern und für einige Minuten 100% Sauerstoff über Maske zuführen.
- ▸ Vorbereitete Injektionslösung von Thiopental oder Methohexital zügig injizieren, z. B. bis der Lidreflex erloschen ist.

Schmerzen bei der Injektion entstehen durch Reizung der Venenwand. Stark brennende Schmerzen im Kanülenbereich können Hinweis auf Fehllage der Kanüle mit *extravasaler* Injektion und Gewebsschädigung sein. Heftige, *abwärts* in den Arm einschießende Schmerzen sind typisch für eine **intraarterielle** Injektion. Dann sofort physiologische Kochsalzlösung über die Kanüle in die betreffende Arterie injizieren, um das Barbiturat zu verdünnen; danach Injektion von vasodilatierend wirkendem **Lidocain,** evtl. Sympathikusblockade des Armes (Plexus-brachialis-Block).

Die Barbiturate führen zum Gefäßspasmus mit Störungen der Mikrozirkulation; hierbei hängen die Schäden vor allem von der Dosis und der Konzentration der Substanz ab. Bei ungünstigem Verlauf kann eine Amputation z. B. der Hand erforderlich sein.

Beachte: die intraarterielle Injektion eines Barbiturats ist ein medizinischer Kunstfehler!

- ▸ Nach dem Einschlafen Esmarch-Handgriff anwenden und dadurch die oberen Atemwege freimachen; bei ungenügender Atmung den Patienten mit Atembeutel/Maske beatmen.
- ▸ Bei **Maskennarkose:** Nach dem Einschlafen Inhalationsanästhetikum mit Lachgas und Sauerstoff zuführen, wenn nötig Atmung vorübergehend assistieren, danach den Patienten spontan atmen lassen.
- ▸ Bei **Intubationsnarkose:** *Nach* Verlust des Bewußtseins Intubationsdosis Succinylcholin injizieren, obere Luftwege mit Lidocain aussprühen, ca. 1 min nach der Injektion von Succinylcholin endotracheal intubieren. Anschließend die Narkose mit einem Inhalationsanästhetikum oder mit Opioid-Lachgas-Sauerstoff-Muskelrelaxans fortsetzen.

Beachte: Zahlreiche Patienten reagieren auf die endotracheale Intubation mit Hypertonie und/oder Tachykardie, ein Effekt, der besonders bei Koronarkranken unerwünscht bzw. gefährlich ist.

Barbiturate als Sedativhypnotika

Die Barbiturate gehören zu den ältesten, auch heute noch verwendeten **Schlafmitteln.** Abhängig von der Dosierung wirken die Barbiturate:

- sedierend und angstlösend,
- antikonvulsiv,
- enthemmend, euphorisierend, erregend,
- hypnotisch,
- anästhetisch.

Den Wirkungen entsprechend werden die Barbiturate zu unterschiedlichen Zwecken in der Anästhesie und Intensivmedizin eingesetzt: als Sedativum, Schlafmittel, Antikonvulsivum, Prämedikationsmittel und zur intravenösen Narkoseeinleitung.

Die wichtigsten Substanzen neben den beiden Anästhetika Thiopental und Methohexital sind:

- **Pentobarbital (Nembutal),**
- **Phenobarbital (Luminal).**

Die pharmakologischen Wirkungen entsprechen im wesentlichen denen von Thiopental und Methohexital; Luminal ist langwirksam (15–20 h), Nembutal kurzwirksam (5–10 h). In sehr hohen Dosen führen beide Substanzen zur Anästhesie mit Dämpfung des Atem- und Vasomotorenzentrums.

Auch diese Barbiturate besitzen keine analgetische Wirkung. Werden Barbiturate bei Schmerzen zugeführt, so kann ein **Erregungszustand** auftreten.

Ketamin

Ketamin **(Ketanest)** ist ein Phenzyklidinderivat, das chemisch den Halluzinogenen (z. B. LSD) nahesteht. Die Wirkungen dieser Substanz unterscheiden sich entsprechend von denen aller anderen intravenösen Anästhetika. Ketamine wird überwiegend für kleinere chirurgische Eingriffe eingesetzt.

Pharmakologische Eigenschaften

1. Zentrales Nervensystem: Mit anästhetischen Dosen tritt ein merkwürdiger Verlust des Bewußtseins auf, der einem *katatonen Zustand* ähnelt; vor dem Bewußtseinsverlust bemerkt der Patient meist ein Taubheitsgefühl im Gesicht, während die Berührungsempfindung erhalten ist. Schließlich wird die Schmerzempfindung aufgehoben. Aus Selbstversuchen berichten Anästhesisten über beunruhigende Veränderungen von Körperschema, Gefühlen und Stimmungen; einige fühlten sich gewichtslos im Raum schwebend, andere erlebten alptraumartige Szenen. Nach der Injektion von Ketamin ist folgender Ablauf charakteristisch: Mit Beginn der Bewußtlosigkeit öffnet der Patient weit die Augen und es tritt ein horizontaler und vertikaler Nystagmus auf; Sekunden später stehen die Augen still und scheinen zu fixieren. Der Patient wirkt pharmakologisch von seiner Umgebung abgekoppelt. Dieser Zustand wird als **dissoziative Anästhesie** bezeichnet. Hierbei werden über die Sinnesorgane (Auge, Ohr usw.) einströmende Reize unverändert weitergeleitet. Das Gehirn kann jedoch die eintreffenden Impulse nicht verarbeiten und angemessen darauf reagieren. Klassische Narkosezeichen fehlen. Die Augen bleiben meist geöffnet.

2. Atmung: Anfangs kann eine Atemdepression auftreten; die Schutzreflexe in den Atemwegen sind jedoch erhalten. Allerdings ist der Hustenreiz vermindert, so daß Aspirationsgefahr besteht. Bei Überdosierung und rascher Injektion kann ein Atemstillstand eintreten.

3. Herz-Kreislauf: Charakteristisch ist eine *Stimulation* des Herz-Kreislauf-Systems mit Anstieg von Blutdruck und Herzfrequenz; der maximale Effekt ist nach etwa 3-4 min erreicht. (s. hierzu auch Kap. 22)

4. Skelettmuskel: Der Muskeltonus wird erhöht, nicht selten treten ruckartige abnorme Bewegungen auf. (Nachteil bei Repositionen von Frakturen). In „flacher" Anästhesie wird auch Grimassieren beobachtet.

5. Drüsensekretion: Speichel- und tracheobronchiale Sekretion sind ohne Atropinprämedikation stark gesteigert.

Praktische Anwendung

Hauptanwendungsgebiet sind **kleinere chirurgische Maßnahmen** wie z. B. Verbandswechsel bei Kindern mit Verbrennungen oder kurze diagnostische Eingriffe. Wegen der schwerwiegenden psychischen Nebenwirkungen sollte Ketamin nur nach strenger Indikationsstellung angewandt werden, d. h. sehr selten und möglichst nicht bei ambulanten Patienten.

1. Vorbereitungen wie für Thiopental beschrieben.
2. Prämedikation mit **Atropin** ist wichtig; zusätzlich sollte **Diazepam** (Valium) oder ein anderes Benzodiazepin gegeben werden, um die psychischen Nebenwirkungen (s. u.) zu mindern.
3. Ketamin kann i. v. oder i. m. (z. B. Kinder; s. Kap. 19) injiziert werden.

Dosierung i. v.: 1-2 mg/kg; langsam injizieren (10 mg/s); Narkoseeintritt meist innerhalb von 30 s. Wirkungsdauer etwa 10-20 min. Nachinjektionen mit der Hälfte der Anfangsdosis. Notfall-Schmerzbehandlung: 0,2-0,5 mg/kg KG i. v.
Dosierung i. m.: 5-12 mg/kg: Wirkungseintritt nach einigen Minuten.

4. Nach 2 mg/kg KG Ketamin i. v. erwachen die meisten Patienten innerhalb von 10-15 min, Restwirkungen, insbesondere Störungen des Ich-Erlebens bzw. -Empfindens sind jedoch sehr viel länger vorhanden. Wiederholte Nachinjektionen und Kombination mit Benzodiazepinen verlängern die Wirkungsdauer.
   Reaktionen in der Aufwachphase sind von besonderer Bedeutung: bei über 30% der Patienten treten Träume oder Halluzinationen auf, die teilweise als sehr bedrohlich erlebt werden. **Erregungszustände** sind nicht selten; sie müssen meist mit **Benzodiazepinen** wie z. B. Valium behandelt werden. Hierdurch tritt oft eine nachhaltige Sedierung ein, die besonders beim ambulanten Patienten unerwünscht ist. Nach der Narkose mit Ketamin müssen die Patienten in einem ruhigen, abgeschirmten Raum untergebracht und möglichst wenig angesprochen werden!

Kontraindikationen

Grundsatz: Großzügig sein in der Ablehnung von Ketamin. Am besten Selbstversuch machen, danach die eigene Einstellung zu Ketamin überprüfen.

Ketamin darf nicht eingesetzt werden bei:

- Hypertonie, Koronarkrankheit, Herzinsuffizienz, Aorten- u. Mitralstenose,
- großen chirurgischen Eingriffen,
- Erkrankungen mit erhöhtem Hirndruck,
- Epilepsie (kann Krämpfe auslösen),
- psychiatrischen Erkrankungen,
- Eingriffen im Kehlkopf-, Rachen- und Bronchialbereich (Reflexe erhalten),
- Phäochromozytom,
- Hyperthyreose,
- Uterusruptur, Nabelschnurvorfall.

Etomidat

Etomidat **(Hypnomidate)** wird zur Narkoseeinleitung und zur Ergänzung intravenöser Anästhetika (z. B. Fentanyl) eingesetzt. Die Substanz hat von allen gebräuchlichen Anästhetika die geringsten Wirkungen auf Atmung und die Herz-Kreislauf-Funktion.

Pharmakologische Eigenschaften

1. Zentrales Nervensystem: Etomidat wirkt dämpfend auf den Hirnstamm. Innerhalb von 1 min nach der Injektion tritt der Schlaf ein, 2-3 min nach der Injektion einer Einleitungsdosis erwachen die Patienten wieder. Die Schlafdauer ist aber dosisabhängig: sie nimmt mit steigender Dosis zu! Etomidat hat keinerlei analgetische Wirkungen, sondern ist ausschließlich ein starkes **Hypnotikum.** Operative Eingriffe mit Etomidat allein sind, auch bei hoher Dosierung, nicht möglich. Typisch für Etomidat sind *Myoklonien* (Zuckungen einzelner Muskeln) und *Dyskinesien* (unkoordinierte Bewegungen).

2. Atmung: Etomidat führt zu einer vorübergehenden leichten Atemdepression; gelegentlich tritt ein 15 bis 30 s dauernder Atemstillstand auf.

3. Herz-Kreislauf: Etomidat beeinflußt die Herz-Kreislauf-Funktion nur minimal (Einzelheiten s. Kap. 22).

4. Schmerzen bei der Injektion treten relativ häufig auf, ebenso Husten oder Schluckauf bei der Einleitung.

Praktische Anwendung

Etomidat wird vor allem zur Narkoseeinleitung bei **Risikopatienten** verwendet. Als Einleitungsmittel für Inhalationsanästhesien ist Etomidat wegen der kurzen Wirkungszeit nicht besonders gut geeignet.

1. Vorbereitungen: wie für Thiopental beschrieben.
2. Vorinjektion von 0,05-0,1 mg Fentanyl, um die Myoklonien und Dyskinesien zu vermindern.

Dosierung zur Narkoseeinleitung: 0,15-0,3 mg/kg i.v.

Spezifische **Kontraindikationen** für Etomidat sind bisher nicht bekannt. Die Substanz hemmt die Nebennierenrindenfunktion und sollte daher nicht zur Langzeitinfusion (auch Narkose) verwendet werden.

Opioide

Zu den Opioiden (Opiaten, Narkotika) gehören die Abkömmlinge des Opiums und ihre Antagonisten sowie die ihnen verwandten Stoffe. Opiumartig ist eine Substanz, wenn sie morphinartige Wirkungen hat, ganz gleich ob sie natürlich vorkommt oder synthetisch hergestellt wird. Die Opiate werden vor allem zur Beseitigung von Schmerzen eingesetzt. 1680 schrieb Sydenham: „Von allen Arzneien, die der Allmächtige den Menschen geschenkt hat, um ihre Leiden zu lindern, ist keine so allumfassend und wirkungsvoll wie das Opium." Diese Aussage gilt auch heute noch: die Opiate sind die am stärksten wirksamen Analgetika überhaupt.

Herkunft und Zusammensetzung von Opium

Opium wird aus dem Saft der unreifen Samenkapsel des Schlafmohns (Papaver somniferum) gewonnen. Der milchige Saft wird an der Luft getrocknet, bis eine braune, gummiartige Masse entsteht. Weiteres Trocknen führt zu Opiumpulver, das folgende Hauptbestandteile enthält:

- Morphin,
- Codein,
- Narcein,
- Papaverin.

Pharmakologische Eigenschaften der Opioide

Morphin (von gr.: Morpheus, der Gott des Traumes) ist die Bezugssubstanz für alle Opioide; sie wird darum ausführlich beschrieben.

1. Zentrales Nervensystem: Dies ist der Hauptwirkungsort der Opioide; hier binden sie sich an spezifische Opioidrezeptoren und rufen folgende Wirkungen hervor:

- Analgesie,
- Schläfrigkeit,
- Wohlbefinden bzw. Euphorie,
- Veränderungen geistiger Funktionen.

Mit höheren Dosen tritt Schlaf ein sowie eine stärkere Atemdepression, nicht selten auch Übelkeit und Erbrechen.

Die analgetische Wirkung beruht auf einer Blockade von Schmerzrezeptoren in Gehirn und Rückenmark. Sie ist ziemlich selektiv, denn andere Sinnesempfindungen bleiben unbeeinflußt. Ein kontinuierlicher dumpfer Schmerz wird besser beseitigt als ein scharfer, intermittierender Schmerz; die Toleranz des Patienten gegenüber seinen Schmerzen nimmt zu.

2. Atmung: Eine Atemdepression tritt bereits mit klinischen Dosen auf, die noch keinen Schlaf oder Bewußtlosigkeit hervorrufen. Vermindert sind Atemfrequenz und Atemminutenvolumen, während die Atemtiefe meist zunimmt. Die Atemdepression ist durch eine direkte Wirkung auf das Atemzentrum bedingt und maximal ausgeprägt:
- 7 min nach i.v.-Gabe von Morphin,
- 30 min nach i.m.-Gabe,
- 90 min nach s.c.-Gabe

Nach 2-3 h reagiert das Atemzentrum wieder normal empfindlich auf CO_2, das Atemminutenvolumen ist jedoch meist noch weiter vermindert.

> Alle morphinartigen Analgetika führen in klinischen Dosen zu einer Atemdepression. Tod durch Überdosierung beruht zumeist auf einer zentralen Atemlähmung.

Außerdem wird der *Hustenreflex* zentral unterdrückt. Der Tonus der Bronchialmuskulatur kann stark zunehmen.

3. Herz-Kreislauf: Beim liegenden Patienten bleibt der Blutdruck auch nach hohen Dosen Morphin häufig unverändert; bei Lagewechsel kann jedoch ein **orthostatischer Blutdruckabfall** eintreten. Gefährdet sind auch Patienten mit Hypovolämie. Der Blutdruckabfall kann durch Histaminfreisetzung noch verstärkt werden. Die Wirkungen auf das Herz sind gering (s. Kap. 23).

4. Pupillen: Die Pupillen werden bereits in klinischen Dosen maximal eng *(„stecknadelkopfgroß")*. Diese Miose beruht auf einer zentralen Wirkung. Bei Hypoxie, z.B. durch Ersticken, werden die Pupillen schließlich wieder weit.

5. Magen-Darm-Trakt: Die Wirkungen auf den Magen-Darm-Trakt sind komplex: Insgesamt ist jedoch die Vorwärtsperistaltik vermindert und die Passagezeit verlängert. Im Mittelpunkt steht eine *Verstopfung,* die z.B. bei schweren Durchfällen auch therapeutisch ausgenutzt wird.

6. Übelkeit und Erbrechen entstehen durch direkte Stimulierung des Brechzentrums *im Gehirn;* therapeutisch können Morphinantagonisten und Phenothiazine wie Atosil, Psyquil oder Neuroleptika wie DHB eingesetzt werden.

7. Antidiurese: Morphin stimuliert die Sekretion von antidiuretischem Hormon (ADH), hierdurch kann die Urinausscheidung abnehmen.

Aufnahme und Stoffwechsel

Morphin wird nach oraler, subkutaner und intramuskulärer Gabe gut resorbiert, ebenso von den Schleimhäuten der Lunge und der Nase. Alle Opioide werden vorwiegend in der Leber abgebaut, die Abbauprodukte über die Nieren ausgeschieden.

Interaktionen mit anderen Medikamenten

Für den Anästhesisten ist wichtig: die dämpfenden und sedierenden Wirkungen von Opioiden werden durch folgende Pharmaka verstärkt und verlängert:
- Neuroleptika: Dehydrobenzperidol, Atosil, Psyquil usw.,
- Benzodiazepine: Valium, Rohypnol, usw.,
- MAO-Hemmer: Eutonyl.

Akute Opioidvergiftung

Eine Vergiftung mit Opioiden kommt zustande durch klinische Überdosierung, versehentlich auch bei Süchtigen oder aber in suizidaler Absicht.

> **Die Zeichen der Opioidvergiftung sind:**
> - Koma,
> - stecknadelkopfgroße Pupillen,
> - Atemdepression.

Soforttherapie: Atemwege freimachen (Intubation), dann beatmen. Morphinantagonisten wie **Narcanti** oder **Lorfan** heben die Atemdepression oft schlagartig auf. Bei Süchtigen können die Antagonisten jedoch abrupt *Entzugserscheinungen* hervorrufen.

Opioidantagonisten

Die Wirkungen der Opiate können durch Antagonisten, die selbst Abkömmlinge des Opiums sind, aufgehoben werden. Die wichtigsten Substanzen sind *Naloxon* und *Levallorphan*.

Naloxon (Narcanti)
Naloxon, in einer *Anfangsdosis von 1 µg/kg* zugeführt, hebt die sedierenden und analgetischen Wirkungen der Opioide auf. Die Substanz ist ein reiner Antagonist, d.h. sie wirkt selbst nicht opioidartig und verstärkt in höheren Dosen auch nicht die Wirkungen der Opioide. Je nach Dosis halten die antagonistischen Wirkungen von Narcanti *1-4 h* an. Die Substanz wird vor allem eingesetzt, um eine Atemdepression nach einer Fentanyl-„Anästhesie" aufzuheben.
Die Antagonisten wirken nur bei einer Überdosierung durch Opiate, nicht hingegen bei Atemdepression durch Barbiturate, Alkohol oder andere Sedativhypnotika.

Levallorphan (Lorfan)
Billiger als Narcanti, aber nicht so wirksam. Die Substanz wird initial in einer Dosis von *1 mg* injiziert, gefolgt von *0,5-mg-Dosen,* je nach Wirkung, in dreiminütigem Abstand. Die Wirkung tritt nach 1-3 min ein und ist nach 3-6 min maximal ausgeprägt. Die Wirkungsdauer beträgt 1½-5 h. Wird Lorfan injiziert, ohne daß der Patient ein anderes Opiat erhalten hat, so wirkt diese Substanz selbst opioidartig und ruft Analgesie, Atemdepression, Schläfrigkeit usw. hervor. Da Lorfan eine unangenehme Stimmungslage erzeugt, wird es nicht zur Schmerzbehandlung angewendet, sondern nur zur Antagonisierung von Opiaten.

Bei den Antagonisten muß immer beachtet werden: ihre Wirkungsdauer ist nicht selten kürzer als die des antagonisierten Opiats, so daß nach einer gewissen Zeit die Atemdepression zurückkehren kann.

Sucht

Opioide wirken suchterzeugend und fallen deshalb unter das **Betäubungsmittelgesetz.** Außerdem tritt nach wiederholter Einnahme eine **Gewöhnung** ein. Die Gewöhnung ist gekennzeichnet durch eine Verkürzung der Wirkungsdauer und eine Abnahme der Intensität der analgetischen, sedierenden, euphorisierenden und atemdepressiven Wirkungen. Die Schwelle für die tödliche Dosis wird erheblich gesteigert; so werden von Süchtigen Tagesdosen von mehr als 500 mg Morphin toleriert.

Opioide in der klinischen Anästhesie

Opioide gehören zu den am häufigsten in der klinischen Anästhesie eingesetzten Substanzen. Die wichtigsten Anwendungszwecke sind:

- prä- und postoperative Schmerzbehandlung,
- Prämedikation, insbesondere bei Patienten mit präoperativen Schmerzen,
- Supplementierung von Inhalationsanästhetika, gelegentlich auch von ungenügenden Regionalanästhesien,
- Bestandteil der Neuroleptanalgesie und -anästhesie,
- Monoanästhetikum bei schwer kranken Patienten.

Tabelle 9-2. Opiate und partielle Opiate

Substanz	Handelspräparat	Dosierung bei Schmerzen
Morphin	Morphin	5- 10 mg i.m.[a]
Pethidin	Dolantin	25-100 mg i.m.[a]
Piritramid	Dipidolor	7,50- 15 mg i.m.
Fentanyl	Fentanyl-Janssen	0,05- 0,1 mg i.v.[b]
Alfentanil	Rapifen	0,2 - 0,4 mg i.v.[b]
Sufentanil	-	0,005- 0,01 i.v.[b]
Pentacozin	Fortral	20- 30 mg i.m
Buprenorphin	Temgesic	0,3 - 0,6 mg

[a] Bei intravenöser Injektion müssen die Dosen reduziert und nach Wirkung gegeben werden.
[b] Fentanyl, Rapifen und Sufentanil werden fast nur für Narkosezwecke eingesetzt.

Zur **prä- und postoperativen Schmerzbehandlung** dienen vor allem die länger wirkenden Opioide, wie z. B. Morphin, Piritramid (Dipidolor), Pethidin (Dolantin) und Buprenorphin (Temgesic). Zur Narkose werden diese Substanzen hingegen wegen ihrer schlechten Steuerbarkeit bzw. langen Wirkungsdauer gewöhnlich nicht eingesetzt (s. **Tabelle 9-2**).

Für **Narkosezwecke** sind starke Opioide mit raschem Wirkungseintritt, kurzer Wirkungsdauer und guter Steuerbarkeit erforderlich. Hierzu gehören Fentanyl, Alfentanil (Rapifen) und Sufentanil. Zur prä- und postoperativen Schmerzbehandlung sind diese Substanzen wenig oder nicht geeignet.

Fentanyl

Fentanyl ist ein hochpotentes synthetisches Opoid mit raschem Wirkungseintritt und kurzer Wirkungsdauer. Die Wirkung von 0,1 mg Fentanyl entspricht etwa der von 10 mg Morphin, d. h. Fentanyl ist ein 100mal stärkeres Analgetikum als Morphin! Für die i. v.-Injektion von 0,1 mg gilt folgendes:

- maximale Wirkung nach etwa 5 min,
- Wirkungsdauer ca. 30 min.

Für Narkosezwecke kann die Substanz infundiert oder intermittierend intravenös nachinjiziert werden. Beachte jedoch: Hohe Dosen führen zur Kumulation und verlängerten Wirkungsdauer. Verlängerte Wirkungsdauer manifestiert sich nicht nur als (erwünschte) anhaltende Schmerzlosigkeit, sondern auch als **lebensbedrohliche Atemdepression.** Nach hohen Fentanyldosen ist daher eine Nachbeatmung des Patienten erforderlich.

Alfentanil (Rapifen)

Alfentanil wirkt rascher und kürzer als Fentanyl, die analgetische Stärke ist jedoch 3- bis 4mal geringer:

- maximale Wirkung nach 1 min,
- Wirkungsdauer ca. 30 min.

Die Substanz kann infundiert oder intermittierend injiziert werden. Hohe Dosen Alfentanil führen ebenfalls zur Kumulation mit verlängerter Wirkungsdauer. Daher sind die gleichen Vorsichtsmaßnahmen wie bei hohen Fentayldosen erforderlich! Rapifen wird vor allem für kurzdauernde Eingriffe eingesetzt.

Sufentanil

Diese Substanz ist 7-10mal stärker wirksam als Fentanyl und damit gegenwärtig das Opioid mit der größten analgetischen Potenz überhaupt. Für die Injektion von 0,05 mg gilt:

- maximale Wirkung nach etwa 1,5 min,
- Wirkungsdauer ca. 50 min.

Sufentanil wird infundiert oder intermittierend nachinjiziert. Hohe Dosen führen zu verlängerter Wirkung und Atemdepression.

Dosierung von Fentanyl, Alfentanil und Sufentanil

Die Dosierung der Opioide richtet sich nach dem Bedarf des Patienten für den entsprechenden Eingriff. Leider wird die Wirkung von Fentanyl, Alfentanil und Sufentanil durch zahlreiche Faktoren beeinflußt, so daß eine große Variationsbreite in der individuellen Reaktion besteht. Eine starre Dosierung ist daher nicht möglich! Folgende Faktoren spielen für den Dosisbedarf eine wichtige Rolle:

- Dosis bzw. Konzentration des Opioids im *Gehirn,*
- Alter des Patienten, körperlicher Zustand,
- Stärke der anästhesiologischen und chirurgischen Stimuli bzw. des Schmerzes,
- Interaktion mit anderen Medikamenten, insbesondere Sedativa,
- psychologische und Umgebungsfaktoren,
- Gewöhnung bzw. Toleranz.

Aus pharmakologischen Gründen ist es sinnvoll, die Substanzen bei länger dauernden Eingriffen zu *infundieren.* Um rasch die für eine gute Analgesie erforderlichen Plasmaspiegel bzw. Hirnkonzentrationen zu erreichen, wird vor Beginn der Infusion ein *Bolus* i. v. injiziert. Die Größe des Bolus richtet sich vor allem nach Art und Dauer der Operation sowie den zusätzlich oder hauptsächlich verwendeten Anästhetika. Soll die Anästhesie nur mit Opioiden durchgeführt werden, z. B. in der Herzchirurgie, so sind zumeist *sehr hohe* Dosen erforderlich, um eine Bewußtlosigkeit zu erreichen. Auch bei sehr hohen Dosen wird jedoch das *Bewußtsein* nicht immer sicher ausgeschaltet; außerdem treten bei vielen Patienten unter der endotrachealen Intubation und chirurgischer Stimulation **Blutdruck- und/oder Herzfrequenzanstiege** auf, die oft nur durch Infusion eines *Vasodilatators* bzw. Kombination mit anderen Anästhetika oder Adjuvanzien beseitigt werden können. Weiterhin muß beachtet werden, daß bei Narkosen mit sehr hohen Opioiddosen immer eine **postoperative Intensivüberwachung** für viele Stunden erforderlich ist. Eine *Extu-*

bation ist bei den meisten Patienten nicht vor Ablauf von 8 h nach der Operation möglich! Um diese Nachteile zu vermeiden, werden die Opioide zumeist in Kombination mit anderen Substanzen zugeführt. Ein häufig praktiziertes Verfahren dieser Art ist die *Neuroleptanästhesie.*

Neuroleptanalgesie und Neuroleptanästhesie

Neuroleptanalgesie (NLA) ist ein Zustand, der durch eine ausgeprägte *Neurolepsie* (s. S. 91) und *Analgesie* gekennzeichnet ist. Er wird erreicht durch die Kombination eines Neuroleptikums mit einem Analgetikum vom Opioidtyp. Am häufigsten werden hierzu Dehydrobenzperidol (DHB; Droperidol) und Fentanyl verwendet. Es können aber auch andere Neuroleptika und Opioide eingesetzt werden, um den gleichen Zustand hervorzurufen. Der Patient ist mit dieser Methode *bei Bewußtsein.*

Neuroleptanästhesie: Hierbei handelt es sich um eine Neuroleptanalgesie in Kombination mit *Lachgas* und einem *Muskelrelaxans* und damit um eine Anästhesie nach der klassischen Definition. Lachgas wird zugesetzt, um die Wirkung von Fentanyl zu verstärken sowie Bewußtlosigkeit hervorzurufen. Diese Art von Narkose wird auch als *balancierte Anästhesie* bezeichnet. Nicht selten werden hierbei die Neuroleptika auch durch Sedativhypnotika wie Valium oder Rohypnol ersetzt.

Dehydrobenzperidol

Dehydrobenzperidol (DHB, Droperidol) ist ein Neuroleptikum wie Haloperidol, Reserpin und die Phenothiazine. Außerdem besitzt es eine „α-Rezeptoren-blockierende" Wirkung. Die Wirkung von DHB beginnt etwa 5–8 min nach der i.v.-Injektion und dauert 3–6 h.

1. Zentrales Nervensystem: DHB erzeugt eine ausgeprägte Neurolepsie ohne Schläfrigkeit. Der Patient ist gegenüber Umgebungsreizen gleichgültig. Das Brechzentrum wird stark gehemmt *(Antiemetikum).* Bewußtlosigkeit ist nur durch gleichzeitige Gabe von Lachgas zu erreichen.

2. Atmung: Nach Gabe von DHB treten keine wesentlichen respiratorischen Wirkungen auf.

3. Herz-Kreislauf: Der Blutdruck fällt meist vorübergehend ab (alpha-blockierende Wirkung); die Herzfrequenz kann leicht zunehmen (Einzelheiten s. Kap. 22).

4. Dosierung: Die Dosierung von DHB wird höchst unterschiedlich gehandhabt: sie reicht von 1,25–25 mg und mehr i.v. Die Zufuhr niedriger Dosen hat sich jedoch immer mehr durchgesetzt.

Praktisches Vorgehen in der Neuroleptanästhesie

- Die Narkoseeinleitung mit DHB und Fentanyl ist speziellen Situationen vorbehalten (z. B. sehr schlechter Allgemeinzustand), weil die Substanzen das Bewußtsein nicht sicher ausschalten und die bei der endotrachealen Intubation auftretenden Kreislauf-Reflexreaktionen oft nicht ausreichend dämpfen.
- Die Technik der Neuroleptanästhesie wird in hohem Maße individuell gehandhabt; es ist daher nicht möglich die typische Methode zu beschreiben.
- Meist wird die Narkose mit einem **Kurznarkotikum** z. B. Brevimytal, Hypnomidate intravenös eingeleitet; anschließend erfolgt nach **Muskelrelaxierung** die endotracheale Intubation. Danach werden Lachgas, Fentanyl, DHB (oder ein Benzodiazepin) und ein langwirkendes Muskelrelaxans zugeführt. Die Dosierung von Fentanyl erfolgt nach Wirkung; die mittlere Dosierung liegt bei etwa 7–10 μg/kg/Std. Fentanyl kann intermittierend etwa alle 20 min oder kontinuierlich per Infusion zugeführt werden. Die Dosierung von DHB wird mit etwa 0,1 mg/kg angegeben. Beurteilung der Narkosetiefe S. 38 ff
- Bei der Neuroleptanästhesie muß immer bis zum Ende der Narkose kontrolliert *beatmet* werden.
- Soll der Patient sofort nach der Operation spontan atmen, so darf mindestens 20–30 min vor Op.-Ende kein Fentanyl mehr nachinjiziert werden. Besteht noch eine Atemdepression, so wird entweder mit *Narcanti* oder *Lorfan* antagonisiert oder bis zum Abklingen der Wirkung im Aufwachraum nachbeatmet. Der Tubus wird hierbei gewöhnlich gut toleriert.

Nachteile der Neuroleptanästhesie:

- Während der Narkose ist eine Muskelrelaxierung und kontrollierte Beatmung erforderlich.
- Postoperativ ist mit **Atemdepression** zu rechnen. Darum muß der Patient für längere Zeit im Aufwachraum überwacht werden.
- Die anästhetische Wirkung ist nicht immer ausreichend. So wird vor allem bei Hypertonikern nicht selten während größerer chirurgischer Stimuli (Oberbaucheingriff, Thorakotomie) ein starker Blutdruck- und/oder Herzfrequenzanstieg beobachtet, der auch durch noch so hohe Dosen von Fentanyl nicht zu beseitigen ist. Oft müssen *Vasodilatatoren* gegeben werden.

Benzodiazepine

Diese Substanzen gehören zu den Sedativhypnotika (Tranquilizer). Sie haben keinerlei anästhetische Wirksamkeit, werden jedoch häufig in der Anästhesie eingesetzt, um die Wirkung von Anästhetika zu potenzieren oder Patienten, bei denen eine Regionalanästhesie durchgeführt wird, zu sedieren. Außerdem werden die Substanzen zur Prämedikation verordnet.

In der Bevölkerung sind die Benzodiazepine sehr beliebt, um über trübe Stunden des Alltags hinwegzukommen („mothers little helper").

In der Anästhesie werden folgende Substanzen häufig verwendet:

- Diazepam (Valium),
- Flunitrazepam (Rohypnol),
- Midazolam (Dormicum)
- Nitrazepam (Mogadan),
- Lorazepam (Tavor).

Alle diese Substanzen haben die gleichen Wirkungen: Sedierung, Enthemmung, Anxiolyse, Hypnose. Sie unterscheiden sich lediglich in Wirkungsdauer und Wirkungsstärke voneinander.

Diazepam (Valium)

Diazepam (Valium, Diazelmuls) ist der Prototyp der Benzodiazepine. Die Substanz ist gut fettlöslich, jedoch unlöslich in Wasser (keine Mischspritzen verwenden).

Pharmakologische Eigenschaften

1. Zentrales Nervensystem: Diazepam wirkt sedierend (beruhigend) und angstlösend (kleinmütig-ängstliche Personen werden plötzlich feindselig), hypnotisch und antikonvulsiv. Eine amnestische Wirkung ist ebenfalls meist nachweisbar.

2. Atmung und Herz-Kreislauf: Nach schneller i.v.-Injektion können auftreten: Blutdruckabfall, Bradykardie und Atemstillstand. Bei langsamer Injektion sind die Wirkungen gering (vgl. auch Kap. 22). Die Kombination von Benzodiazepinen mit Opioiden kann zu ausgeprägter **Atemdepression** führen.

3. Muskulatur: Diazepam wirkt *zentral* muskelrelaxierend. Diese Relaxierung ist aber nicht derjenigen von echten Muskelrelaxantien vergleichbar.

4. Schmerzen bei der Injektion treten sehr häufig auf. Darum muß die Substanz langsam injiziert werden. Hingegen ist die Injektion von Diazelmuls nicht schmerzhaft.

5. Aufnahme: Tabletten werden schnell und vollständig resorbiert, der Gipfel wird nach 2 Std. erreicht. Säfte und Zäpfchen werden hingegen schlecht resorbiert und sollten deswegen nicht gegeben werden. Auch nach i.m.-Injektion (ziemlich schmerzhaft!) ist die Resorption unsicher; darum ist die i.m.-Injektion nicht empfehlenswert.

Bei der i.v.-Injektion von 10–20 mg tritt die sedierende Wirkung innerhalb von Minuten ein, die maximale Wirkung hält etwa eine Stunde an. Nach 6 h kann erneut Schläfrigkeit auftreten (Vorsicht bei amublanten Patienten). Wiederholte Dosen führen zur Kumulation; nach längerer Zufuhr (Intensivmedizin) dauert die Ausscheidung Tage bis Wochen.

> Dosierung von Diazepam:
> 0,2–1 mg/kg KG i.v.

Kontraindikationen: Myasthenia gravis.

Flunitrazepam (Rohypnol)

Die pharmakologischen Wirkungen von Flunitrazepam (Rohypnol) entsprechen weitgehend denen von Diazepam, jedoch sind hyp-

notischer Effekt, Amnesie und antikonvulsive Wirksamkeit stärker ausgeprägt.
Wird die Substanz langsam *intravenös* injiziert, so tritt innerhalb von 3 min der Schlaf ein; die Schlafdauer beträgt etwa 20-30 min; danach ist der Patient für längere Zeit sediert. Die Halbwertszeit für die Ausscheidung aus dem Körper beträgt etwa 34 Stunden. Der Abbau erfolgt in der Leber, die Ausscheidung überwiegend durch die Nieren; bei schwerer *Niereninsuffizienz* kann die Wirkungsdauer verlängert sein.

Zubereitung. Rohypnol ist wasserunlöslich; als Lösungsvermittler dient Alkohol. Die Substanz kann mit Glukose 5% oder NaCl-Lösung 0,9% verdünnt und danach ca. 8 h aufbewahrt werden. Das Handelspräparat *Rohypnol* enthält pro 1 ml 2 mg Substanz.

Anwendung und Dosierung. Rohypnol wird zu Prämedikation per os (1-2 mg) eingesetzt, außerdem zur Supplementierung der intravenösen Anästhesie bei länger dauernden Eingriffen sowie zur Narkoseeinleitung beim Risikopatienten. Für *ambulante* Patienten ist die Substanz wegen der langen Wirkungsdauer nicht gut geeignet.

Dosierung von Flunitrazepam:
0,02 mg/kg KG i. v.

Midazolam (Dormicum)

Die pharmakologischen Eigenschaften von Midazolam (Dormicum) gleichen denen von Valium und Rohypnol; im Vergleich zu Valium bestehen jedoch klinisch wichtige Unterschiede:
- doppelt so starke Wirksamkeit,
- kürzere Wirkungsdauer,
- wasserlöslich,
- rasche und vollständige Resorption nach intramuskulärer und rektaler Zufuhr (Halbwertszeit für die Aufnahme ca. 10 min!).

Nach intravenöser Injektion fällt die Plasmakonzentration innerhalb von 15 min auf 10-20% der injizierten Dosis ab, die Wirkungsdauer ist entsprechend kurz. Die Metabolisierung erfolgt in der Leber, die Ausscheidung über die Nieren.

Zubereitung. Midazolam ist das einzige *wasserlösliche* Benzodiazepin (Vorteil: Injektion weniger schmerzhaft). Das Handelspräparat **Dormicum** enthält 15 mg Midazolam in 3 ml spritzfertiger wäßriger Lösung. Diese Lösung ist kompatibel mit Glukose 5% und NaCl-Lösung 0,9% in Mischungsverhältnissen von 1:1, 1:125 und 1:250. Die Stabilität der Mischungen ist 24 h gewahrt.

Anwendung und Dosierung. Midazolam wird zur Prämedikation. Sedierung bei Regionalanästhesien, Supplementierung der intravenösen Anästhesie und Narkoseeinleitung beim Risikopatienten eingesetzt. Auch ist die Substanz, kurz vor der Narkoseeinleitung *rektal* instilliert, gut zur Erleichterung der Einleitung bei Kindern geeignet.

Dosierung von Midazolam (Dormicum):
- Sedierung bei Regionalanästhesie: 0,05-0,1 mg/kg KG i. v.
- Narkoseeinleitung: Erwachsene 0,15-0,2 mg/kg KG i. v.; Kinder 0,2 mg/kg KG i. v.; rektal 0,2-0,4 mg

Midazolam kann auch per Infusion im Dauertropf zugeführt werden; hierdurch wird jedoch die Wirkung, je nach Dosis, erheblich verlängert.

Neuroleptika

Diese Substanzen rufen ein **neuroleptisches Syndrom** hervor, das durch folgende Zeichen charakterisiert ist:
- psychomotorische Verlangsamung,
- Beruhigung,
- gefühlsmäßige Indifferenz (Gleichgültigkeit).

Die Neuroleptika werden in der Anästhesie vor allem in Kombination mit Opioiden zur *Neuroleptanästhesie* eingesetzt, außerdem noch als *Antiemetika* und zur *Beruhigung*.
Zwei Substanzgruppen werden verwendet: Phenothiazine und Butyrophenone.

Phenothiazine

Gebräuchliche Substanzen sind:
- Chlorpromazin (Megaphen),
- Promazin (Psyquil),
- Promethazin (Atosil).

Prototyp der Phenothiazine ist das Megaphen; die anderen Substanzen unterscheiden sich qualitativ nicht wesentlich von Megaphen. Hauptanwendungsgebiet der Phenothiazine sind psychiatrische Erkrankungen (z.B. Schizophrenie).

Pharmakologische Eigenschaften

1. Zentrales Nervensystem: Es tritt ein neuroleptisches Syndrom auf: Der Patient sitzt oder liegt ruhig da, ist gleichgültig gegenüber seiner Umgebung und reagiert nur wenig auf Umweltreize. Das Brechzentrum wird gedämpft. Im autonomen Nervensystem wirken die Phenothiazine *anticholinerg:* Verstopfung, Schwitzen; Speichelsekretion, Magensekretion und Magenmotilität sind vermindert. Die Körpertemperatur fällt ab. Die Krampfschwelle wird herabgesetzt. Außerdem können extrapyramidale Störungen auftreten (nicht bei *Parkinson-Kranken* anwenden!).

2. Herz-Kreislauf: Der Blutdruck fällt ab, kompensatorisch tritt eine Reflextachykardie auf.
Die klinische Anwendung der Phenothiazine ist in entsprechenden Kapiteln besprochen.

Butyrophenone

Die wichtigsten Substanzen sind Dehydrobenzperidol und Haloperidol. Die Wirkungen von DHB sind auf S. 89 besprochen. Haloperidol wird häufig zur Behandlung des *Alkoholdelirs* eingesetzt.

Kapitel 10. Muskelrelaxanzien

Einführung

Muskelrelaxanzien sind Substanzen, die eine reversible *schlaffe Lähmung* der Skelettmuskulatur hervorrufen. Die Lähmung beruht auf einer Hemmung der Impulsübertragung an der motorischen Endplatte des Muskels.

Die **Geschichte** der Muskelrelaxanzien ist sehr alt. Bereits Kolumbus und die ihm nachfolgenden Eroberer konnten die Wirkung der Relaxanzien am eigenen Leibe verspüren. Die zu jener Zeit am häufigsten verwendete Substanz war **Curare.** Sie wurde von südamerikanischen Indianern vor allem als Pfeil- und Speergift für die Jagd aber auch als Zaubermittel bei Riten eingesetzt. Die Indianer gewannen das Gift aus den Pflanzen Chondodendron und Strychnos, aus denen sie einen klebrigen, wäßrigen Extrakt herstellten, der anschließend in die Pfeil- und Speerspitzen eingerieben wurde. Aufbewahrt wurde der Extrakt in Kürbis-Krügen (Kalebassen; Kalebassen-Curare) und Bambus-Röhren (Bamboo-tubes; Tubocurarin).

Bereits der französische Physiologe Claude Bernard erkannte, daß der scheinbar so friedliche Tod durch das Gift in Wirklichkeit sehr schrecklich sein müsse, weil der Relaxierte wegen der Lähmung der Atemmuskulatur bei vollem Bewußtsein erstickt.

Die Einführung der Muskelrelaxanzien in den Operationssaal (1942) war von heftigen Protesten und Aufruhr begleitet, weil den Patienten die *Spontanatmung* vorsätzlich genommen wurde - ein bis dahin äußerst wichtiges Zeichen für die Beurteilung der Narkosetiefe. Besonders umstritten war außerdem die bei der Muskelrelaxierung erforderliche *endotracheale Intubation.*

Inzwischen ist Gelassenheit in die Operationssäle eingekehrt und die Muskelrelaxanzien sind unverzichtbarer Bestandteil des Narkosealltags geworden. Hier werden sie vor allem eingesetzt, um die endotracheale Intubation zu erleichtern, den Muskeltonus bei chirurgischen Eingriffen zu vermindern und damit die Operationsbedingungen zu verbessern sowie den Bedarf an Narkosemitteln herabzusetzen. In der Intensivmedizin werden Muskelrelaxanzien nur noch gelegentlich verwendet, z. B. um die kontrollierte Beatmung von Problempatienten zu ermöglichen.

Neuromuskuläre Übertragung

Muskeln können sich nur kontrahieren, wenn ein elektrischer Impuls vom motorischen Nerven auf die Muskelfasern übertragen wird. Die Erregungsübertragung erfolgt nur an einer speziellen neuromuskulären Schalt- oder Verbindungsstelle, der *Synapse,* die beim Muskel als motorische Endplatte bezeichnet wird.

Die **motorische Endplatte** (s. **Abb. 2-3** S. 7) ist in folgender Weise aufgebaut: dicht an der Skelettmuskulatur zweigt sich der motorische Nerv in zahlreiche Endfüßchen auf. In den Füßchen befinden sich *Bläschen* (Vesikel), die den Überträgerstoff **Azetylcholin** enthalten. Die Endfüßchen des Nerven stecken in Vertiefungen (Falten) der an dieser Stelle verdickten Muskelzellmembran, berühren aber die postsynaptische Membran nicht. Vielmehr besteht zwischen Endfüßchen und Muskelmembran der *synaptische Spalt.* Dieser Spalt muß bei der Erregungsübertragung mit Hilfe des Überträgerstoffes (Transmitter) Azetylcholin überwunden werden, weil die elektrische Erregung nicht einfach den Spalt überspringen kann.

Erregungsübertragung: Die den Nerven entlanglaufende Erregung setzt nach ihrer Ankunft in den Endfüßchen das Azetylcholin aus den Bläschen frei. Azetylcholin diffun-

diert durch den synaptischen Spalt zur postsynaptischen Membran des Muskels, reagiert dort mit dem Rezeptor und verändert die Durchlässigkeit für bestimmte Ionen. Die Membran wird depolarisiert und ein Aktionspotential über die Muskelfaser fortgeleitet; schließlich kontrahiert sich der Muskel.
Hierbei ist zu beachten, daß der Muskel nur im Bereich des Rezeptors für Azetylcholin empfindlich ist, d.h. nur von hier aus kann eine geordnete Muskelkontraktion erfolgen.

Neuromuskuläre Blockade

Durch bestimmte Substanzen, zu denen die Muskelrelaxanzien gehören, kann der Mechanismus der Erregungsübertragung an der motorischen Endplatte beeinträchtigt oder vollständig blockiert werden. Dabei tritt eine reversible Lähmung der Skelettmuskulatur ein, die je nach Art der verwendeten Substanz, unterschiedlich lange anhält.
Aufgrund des Wirkungsmechanismus lassen sich zwei Gruppen von Muskelrelaxanzien unterscheiden:

- nichtdepolarisierende Relaxanzien
- depolarisierende Relaxanzien

Je nach Art der Blockade wird noch unterschieden:

- Nichtdepolarisationsblock
- Depolarisationsblock (Phase I - Block)
- Dualblock (Phase II - Block)

Die Wirkungen der Muskelrelaxanzien beschränken sich *nicht* auf die motorische Endplatte. Es treten vielmehr auch unerwünschte Wirkungen an anderen Organen auf, die jeder kennen muß, der diese Substanzen klinisch einsetzt.

Nichtdepolarisierende Muskelrelaxanzien

Diese Substanzen stabilisieren die postsynaptische Membran. Nach Zufuhr mit dem Blutstrom besetzen sie den cholinergen Rezeptor, ohne daß ein Aktionspotential ausgelöst wird. Trifft nun das aus den Nervenendigungen freigesetzte Azetylcholin am cholinergen Rezeptor ein, so ist dieser bereits durch das nichtdepolarisierende Relaxans besetzt. Azetylcholin kann dann nicht wirksam werden; es liegt eine *kompetitive Blockade* vor, weil Muskelrelaxans und Azetylcholin um die postsynaptische Membran „konkurrieren".
In **Tabelle 10-1** sind die wichtigsten, klinisch gebräuchlichen, nichtdepolarisierenden Muskelrelaxanzien aufgeführt.

Tabelle 10-1. Nichtdepolarisierende Relaxanzien

Freiname	Handelsname
Pancuronium	Pancuronium-Organon
Vecuronium	Norcuron
Alcuronium	Alloferin
Gallamin	Flaxedil
Tubocurarin (Curare)	Curarin-Asta

Die Wirkung von nichtdepolarisierenden Muskelrelaxanzien kann mit *Cholinesterasehemmern* (z.B. Prostigmin) aufgehoben werden.

Depolarisierende Muskelrelaxanzien

Diesen Substanzen liegen zweierlei Wirkmechanismen zugrunde: zunächst reagieren sie, wie Azetylcholin selbst, mit dem Rezeptor der postsynaptischen Membran und depolarisieren die Membran, so daß sich eine Erregung ausbreitet. Klinisch ist diese Wirkung erkennbar an **Faszikulationen;** das sind unkoordinierte Muskelkontraktionen, die sehr heftig sein können und dann meist dem Patienten nach dem Erwachen aus der Narkose als **Muskelsteife und Muskelkater** in unangenehmer Erinnerung an Narkose und Operation bleiben. Nach der Depolarisation befindet sich das Relaxans noch eine Weile am Rezeptor, weil es nicht so schnell abgebaut wird wie Azetylcholin. Dadurch wird die Depolarisation der Membran noch eine zeitlang aufrechterhalten. Während dieser Zeit ist die Membran unerregbar! Der gesamte Vorgang wird als **Phase I-Block** oder **Depolarisationsblock** bezeichnet. Dieser Block kann nicht durch Medikamente aufgehoben werden.
Das wichtigste depolarisierende Relaxans ist **Suxamethonium = Succinylbischolin.** Handelspräparate sind in **Tabelle 10-2** zusammengestellt.

Tabelle 10-2. Succinylcholin-Handelspräparate

- Succinyl-Asta
- Pantolax
- Lysthenon
- Synacur
- Syncurin

Wird Succinylcholin wiederholt im Verlauf der Narkose nachinjiziert oder gar über längere Zeit infundiert, so ändern sich dessen blockierende Eigenschaften. Die Membran muß immer weniger depolarisiert werden, um eine ausgeprägte und lang anhaltende Blokkierung der motorischen Endplatte zu erreichen. Schließlich tritt die Blockade auch ohne Depolarisation auf, obwohl keine kompetitive Wirkung (wie bei den nichtdepolarisierenden Relaxanzien) nachweisbar wäre. Dieser Vorgang wird als **Phase II-Block** oder **Dual-Block** bezeichnet. Im Gegensatz zum Phase I-Block läßt sich der Phase II-Block in gewissem Maße durch *Cholinesterasehemmer* antagonisieren.

Pharmakologie der nichtdepolarisierenden Relaxanzien

Lähmung der Muskulatur

Nach der Injektion eines nichtdepolarisierenden Muskelrelaxans tritt zunächst eine Muskelschwäche auf, schließlich werden die Muskeln vollkommen schlaff und sind motorisch nicht mehr erregbar.
Zuerst sind die kleinen schnellen Muskeln von Augen, Fingern, Zehen, Kiefer und Ohren betroffen; es folgen die Muskeln von Extremitäten, Hals und Stamm. Schließlich werden die Interkostalmuskeln und zuletzt das Zwerchfell gelähmt: Nun hört der Patient endgültig zu atmen auf!

> Bei Muskelrelaxanzien tritt der Tod durch die periphere Lähmung der Atemmuskulatur ein!

Der Tod kann nur durch **Beatmung** mit Maske/Atembeutel oder Respirator (in verzweifelten Fällen durch Mund-zu-Mund oder Mund-zu-Nase-Beatmung) verhindert werden.
Die Muskelfunktion kehrt gewöhnlich in umgekehrter Reihenfolge wie sie eingetreten ist zurück, d.h. das Zwerchfell erlangt seine Funktion zuerst zurück; der Patient kann dann aber noch nicht ausreichend spontan atmen!

Zentrale Wirkungen

Nichtdepolarisierende und depolarisierende Muskelrelaxanzien haben keine Wirkungen auf das zentrale Nervensystem, weil sie die Blut-Hirn-Schranke nicht durchdringen können. Diese lange gehegte Vermutung wurde durch den Anästhesisten Smith im Selbstversuch bewiesen: Freunde injizierten ihm auf seinen Wunsch das Anderthalbfache einer Intubationsdosis Tubocurarin intravenös und beatmeten ihn mit Sauerstoff. Smith verlor weder das Bewußtsein noch trübten sich seine anderen Sinne; Gedächtnis, Sehen, Hören, Riechen und Schmerzempfinden blieben vollständig erhalten; das EEG veränderte sich nicht. Wirkungen auf das Atem- und Vasomotoren-Zentrum waren ebenfalls nicht nachweisbar. Smith' Versuch darf nicht umsonst gewesen sein! Darum müssen alle Anwender beachten: Muskelrelaxanzien stimulieren oder dämpfen das Gehirn nicht; sie wirken auch nicht analgetisch. Ihr einziger Wert für die Anästhesie besteht in der (peripheren) muskellähmenden Wirkung.

> Muskelrelaxanzien sind keine Anästhetika! Daher kann mit ihrer Hilfe auch keine zu flache Narkose vertieft werden.

Wirkung auf das autonome Nervensystem

Die Rezeptoren der autonomen Ganglien haben eine gewisse Ähnlichkeit mit denen der motorischen Endplatte; auch hier ist *Azetylcholin* der Überträgerstoff. Aus diesem Grund können die nichtdepolarisierenden Relaxanzien in unterschiedlichem Ausmaß auf die autonomen Ganglien einwirken.
Tubocurarin blockiert als einzige nichtdepolarisierende Substanz in klinischen Dosen autonome Ganglien und das Nebennierenmark,

wirkt also auf Vagus und Sympathikus. Klinisch äußert sich diese Wirkung vor allem als *Blutdruckabfall* und *Tachykardie.*
Gallamin blockiert in klinischen Dosen selektiv den vagalen Herznerven. Klinisch äußert sich die Wirkung als *Sinustachykardie,* gelegentlich als *Arrhythmie* und *Hypertension.*
Metocurin und **Alcuronium (Alloferin),** haben in klinischen Dosen nur geringe ganglionäre Wirkungen.
Pancuronium blockiert, wie Gallamin, die vagalen Rezeptoren des Herzens. Außerdem stimuliert die Substanz die sympathoadrenerge Übertragung und setzt Katecholamine frei und hemmt ihre Aufnahme in die adrenergen Nerven. Die autonomen Ganglien werden nur gering beeinflußt. Klinisch beobachtet man nach Pancuronium *Tachykardie* und selten, *Blutdruckanstieg.*
Vecuronium (Norcuron) wirkt nicht auf autonome Ganglien und postganglionäre Rezeptoren und besitzt keine kardiovaskulären Nebenwirkungen.

Histaminfreisetzung

Tubocurarin (Curarin) setzt in klinischen Dosen Histamin frei. Die Folgen sind: Blutdruckabfall, Tachykardie, Bronchokonstriktion, Erythem (besonders im Gesicht und am oberen Stamm), Anstieg von Kalium und Katecholaminen im Blut sowie Freisetzung von Heparin mit verminderter Gerinnbarkeit des Blutes. Die anderen Relaxanzien setzen erst in exzessiv hohen Dosen Histamin frei.

Wirkungen auf das Herz-Kreislauf-System

Alle klinisch gebräuchlichen nichtdepolarisierenden Relaxanzien (mit Ausnahme von *Norcuron*), haben kardiovaskulare Nebenwirkungen. Diese Wirkungen entstehen durch die zuvor beschriebenen Einflüsse auf das autonome Nervensystem und/oder durch Histaminfreisetzung. Beobachtet werden vor allem *Tachykardien, Arrhythmien* und *Blutdruckabfall.*

Aufnahme, Verteilung und Ausscheidung

Schon die südamerikanischen Indianer wußten, daß Curare *nicht* vom Magen-Darm-Trakt resorbiert wird: Sie aßen ohne Furcht das Fleisch der mit vergifteten Pfeilen erlegten Tiere. Nach *intramuskulärer Injektion* werden die nichtdepolarisierenden Relaxanzien hingegen gut resorbiert. Die Substanzen werden aber so gut wie immer *intravenös* gegeben, weil sie nur auf diese Weise für Narkosezwecke ausreichend steuerbar sind.
Wird eine mittlere Einzeldosis von **Curarin** intravenös injiziert, so klingt die Wirkung in etwa 20 min ab, Restwirkungen sind jedoch noch 2–4 h später nachweisbar. Bei Nachinjektionen (selbst noch nach 24 h!) wird für den gleichen Relaxierungsgrad eine geringere Dosis benötigt. Die kurze Lähmungsphase nach der Erstinjektion beruht wahrscheinlich auf einer Umverteilung des Relaxans. Bei Repetitionsdosen werden die Gewebe gesättigt, so daß Abbau und Ausscheidung direkt Dauer und Intensität der Blockade beeinflussen.
Die nichtdepolarisierenden Relaxanzien werden in unterschiedlichem Ausmaß über die Nieren ausgeschieden und in der Leber abgebaut.
Für die Praxis müssen Anästhesieschwester und -pfleger wissen: Wenn 60% der Rezeptoren durch ein Muskelrelaxans besetzt sind, so ändert sich die neuromuskuläre Übertragung auf Einzelreize mit einem Nervenstimulator nicht. Wenn jedoch 80% der Rezeptoren besetzt sind, so versagt die neuromuskuläre Übertragung. Es besteht also eine relativ große Sicherheitsbreite bei der neuromuskulären Übertragung. Diese Sicherheitsbreite fehlt hingegen bei der *Myasthenia gravis.* Bei dieser Erkrankung ist u. a. die Anzahl der motorischen Endplatten vermindert.
Zahlreiche Faktoren können die pharmakologischen Eigenschaften von nichtdepolarisierenden Muskelrelaxanzien verändern. Die klinisch wichtigsten sind:

- Niereninsuffizienz
- Leber- und Gallenwegserkrankungen
- Anästhesie
- Hypothermie
- Alter

Niereninsuffizienz: *Flaxedil* wird vollständig über die Nieren ausgeschieden. Bei Niereninsuffizienz muß mit einer erheblich verlängerten Muskelrelaxierung gerechnet werden; darum sollte Flaxedil bei diesen Patienten nicht angewendet werden. *Tubocurarin* ist am

wenigsten auf die renale Ausscheidung angewiesen und scheint daher bei Niereninsuffizienz Vorteile zu bieten.
Pancuronium wird zum Teil über die Nieren ausgeschieden und zum Teil in der Leber abgebaut. Die individuelle Reaktion des Patienten läßt sich nicht genau vorhersagen.

Leber- und Gallenwegserkrankungen: Bei extrahepatischen Gallenwegsverschlüssen sollen die neuromuskuläre Blockade und die Halbwertszeit von *Pancuronium* verlängert sein. Bei **Leberzirrhose** ist die Halbwertszeit von Pancuronium verlängert; anfangs ist eine höhere Dosis für die Relaxierung erforderlich. Die Wirkung hält aber länger an, weil die Ausscheidung eingeschränkt ist. Nachinjektionsdosen sollten daher geringer als sonst sein.

Anästhesie: Die *Inhalationsanästhetika* verstärken dosisabhängig die Blockade der nichtdepolarisierenden Relaxanzien - und zwar unabhängig von der Narkosedauer. Es werden also geringere Dosen an Muskelrelaxanzien für die gleiche Wirkungsintensität benötigt. Am stärksten wirken hierbei *Isofluran* und *Enfluran,* gefolgt von *Halothan;* am geringsten beeinflußt die *Lachgas-Barbiturat-Opiat-Narkose* den Dosisbedarf der Relaxanzien. Die Inhalationsanästhetika verändern hingegen nicht die Verteilung und Ausscheidung der Muskelrelaxanzien. Aus bisher unbekannten Gründen ist die verstärkende Wirkung von Enfluran auf die Muskelrelaxierung abhängig von der *Narkosedauer.*

Hypothermie: Die neuromuskuläre Blockade von *Pancuronium* und *Curarin* wird durch Unterkühlung verlängert. Ursache ist die verzögerte renale und biliäre Ausscheidung. Bei Pancuronium ist zusätzlich noch der Abbau vermindert.

Alter: Es besteht keine Einigkeit darüber, ob Neugeborene empfindlicher auf nichtdepolarisierende Relaxanzien reagieren als Erwachsene. Klinisch spielt der Expertenstreit jedoch keine wichtige Rolle. Patienten über 60 Jahre eliminieren Pancuronium nicht in gleichem Maße wie jüngere Patienten; darum sollten bei ihnen niedrigere Repetitionsdosen verwendet werden.

Pharmakologie der depolarisierenden Muskelrelaxanzien

Für die klinische Praxis ist lediglich *Succinylcholin* wichtig.

Lähmung der Muskulatur

Vor Eintritt der Muskellähmung lösen die depolarisierenden Relaxanzien bzw. **Succinylcholin** vorübergehend *Muskelfaszikulationen* aus, vor allem im Bereich des Thorax' und Abdomens, bei flacher Narkose auch im Gesicht. In tiefer Narkose sind die Faszikulationen weniger stark ausgeprägt. Sie halten nur wenige Sekunden an; innerhalb einer Minute tritt dann die Muskellähmung ein, nach zwei Minuten ist sie maximal ausgeprägt; innerhalb von fünf Minuten verschwindet sie gewöhnlich wieder. Während der maximalen Wirkung tritt vorübergehend ein *Atemstillstand* auf, so daß der Patient *beatmet* werden muß! Eine länger anhaltende Relaxierung kann durch *Repetitionsdosen* oder durch intravenöse *Infusion* erreicht werden. Nach Abstellen der Infusion kehrt die Muskelfunktion gewöhnlich innerhalb sehr kurzer Zeit zurück, da Succinylcholin rasch durch das Enzym *Pseudocholinesterase* gespalten wird. Warum die Substanz jedoch *nicht* infundiert oder wiederholt injiziert werden soll, wird im Abschnitt „Klinische Anwendung" verraten.
Succinylcholin ist, wie die anderen Relaxanzien, sehr gut wasser- und nur gering fettlöslich; es passiert daher in klinischen Dosen die Plazenta nicht wesentlich. Neben dem *Wirkungsmechanismus* unterscheidet sich Succinylcholin von den nichtdepolarisierenden Relaxanzien vor allem durch die *Wirkungsdauer.*
Succinylcholin ist das am *kürzesten* wirkende Muskelrelaxans.

Zentrale Wirkungen

Succinylcholin hat, wie alle anderen Relaxanzien, keine zentralen Wirkungen.

Wirkung auf das autonome Nervensystem

Succinylcholin stimuliert alle cholinergen autonomen Ganglien. Hierdurch können vielfältige *Herzrhythmusstörungen* auftreten (siehe „Herzwirkungen"). Extrem hohe Dosen führen zur Ganglienblockade.

Histaminfreisetzung

Succinylcholin setzt Histamin frei, jedoch in wesentlich geringerem Maße als Curarin.

Herz-Kreislauf-Wirkungen

Die Herz-Kreislauf-Wirkungen von Succinylcholin beruhen im wesentlichen auf der *stimulierenden* (!) Aktivität im autonomen Nervensystem.
Beobachtet werden:
- Sinusbradykardie,
- Knotenrhythmen,
- ventrikuläre Arrhythmien.

Sinusbradykardie: Sie beruht auf der Stimulierung vagaler Rezeptoren des Sinusknotens. Die Sinusbradykardie tritt vor allem bei nicht-atropinisierten, relativ sympathikotonen Patienten auf; das sind vor allem Kinder und Schwangere. Häufiger ist sie nach einer zweiten Dosis, etwa 5 Minuten nach der ersten gegeben, zu beobachten. Die Bradykardie kann durch *Atropin, Thiopental* (Trapanal) und *nichtdepolarisierende Relaxanzien* verhindert werden.

Knotenrhythmen sind gewöhnlich langsamer als die Herzfrequenz vor Relaxansgabe und Intubation. Sie beruhen vermutlich auf einer Stimulierung cholinerger Rezeptoren im Sinusknoten mit nachfolgender Unterdrückung der Sinusknoten-Funktion und Einspringen des AV-Knotens als Schrittmacher. Knotenrhythmen treten gehäuft *nach Repetitionsdosen* auf; sie sollen durch vorherige Injektion eines nichtdepolarisierenden Relaxans verhindert werden.

Ventrikuläre Arrhythmien: Succinylcholin steigert die Empfindlichkeit des Myokards gegenüber Katecholaminen; hierdurch werden Arrhythmien begünstigt. Andere Reize wirken wahrscheinlich additiv (Intubation, Hypoxie, Hyperkapnie, infundierte Katecholamine). Arrhythmiebegünstigend wirkt auch die *Kaliumfreisetzung* aus dem Skelettmuskel durch Succinylcholin (siehe „Klinische Anwendung").

Toxizität

Die Vergiftung mit Muskelrelaxanzien (auch mit nichtdepolarisierenden) beruht so gut wie immer auf einer Überdosierung. Hierdurch treten verlängerter Atemstillstand, Kreislaufkollaps und die Zeichen der Histaminfreisetzung auf.
Bei Patienten, die Halothan und Succinylcholin erhalten, wird in sehr, sehr seltenen Fällen ein rascher Anstieg der Körpertemperatur zusammen mit generalisierter Muskelsteife beobachtet, ein Krankheitsbild, das als *maligne Hyperthermie* bezeichnet wird (Einzelheiten s. Kap. 30).

Aufnahme, Verteilung und Ausscheidung

Succinylcholin hat eine *extrem kurze Wirkungsdauer,* die vor allem auf der raschen Spaltung der Substanz durch die **Pseudocholinesterase,** einem Enzym des Plasmas und der Leber, beruht.
An der motorischen Endplatte ist keine Pseudocholinesterase vorhanden, so daß Succinylcholin dort nicht abgebaut werden kann. Die Wirkung wird vielmehr dadurch beendet, daß die Substanz in die extrazelluläre Flüssigkeit diffundiert. Pseudocholinesterase beeinflußt die *Wirkungsdauer* von Succinylcholin, weil sie den größten Teil der Substanz bereits vor Erreichen der motorischen Endplatte abbaut.

Klinische Anwendung von Muskelrelaxanzien

Grundsätze und Prinzipien

- **Dosierung:** Nichtdepolarisierende Relaxanzien wie Pancuronium werden anfangs hoch dosiert; Nachinjektionen erfolgen mit ⅓–⅕ der Anfangsdosis um Anhäufung der

Substanz und verlängerte Wirkung zu vermeiden. Es sollte erst nachinjiziert werden, wenn eine gewisse Rückkehr der Muskelfunktion zu beobachten ist.
Hauptziel ist, die Dosierung so niedrig wie möglich zu halten, um eine für die Operation ausreichende Relaxierung zu erlangen. Hierzu muß der Anwender mit der Operation vertraut sein und wissen, welcher Relaxierungsgrad für den jeweiligen Eingriff erforderlich ist. Gut relaxiert sein muß der Patient z.B. beim Öffnen und Verschließen des Peritoneums. Meist werden allerdings die Relaxanzien zu hoch dosiert, vor allem weil jüngere Anästhesisten die Substanzen fälschlich einsetzen, um eine zu flache Narkose zu „vertiefen“.

▸ **Atemlähmung beachten.** Die Lähmung der Atemmuskulatur ist die gefährlichste Nebenwirkung *aller* Muskelrelaxanzien. Sie tritt bei den klinisch verwendeten Dosen unweigerlich auf. Daher gilt:

▸ Keine Anwendung von Relaxanzien durch den Unerfahrenen.
▸ Vor Anwendung Intubations- und Beatmungszubehör bereitstellen.
▸ Keine nichtdepolarisierenden Relaxanzien wie Pancuronium zur Intubation bei Verdacht auf Intubationsschwierigkeiten.
▸ Bei Mißlingen der Intubation nicht kopflos reagieren, sondern über Maske beatmen, bis Succinylcholinwirkung abgeklungen ist.

▸ **Relaxierungsgrad beurteilen.** Wie ein Patient auf klinische Dosen von Muskelrelaxanzien reagiert, ist individuell unterschiedlich und meist nicht genau vorhersehbar. Dabei möchte doch der Anästhesist in der Praxis vor allem auf zwei Fragen die richtige Antwort finden:
1. ist der Patient für den Eingriff ausreichend relaxiert?
2. ist die Wirkung des Relaxans so weit abgeklungen, daß der Patient postoperativ ausreichend spontan atmen kann?

Diese Gretchenfragen werden meist anhand von **klinischen Zeichen** zu beantworten versucht. Hierzu gehören:
- intraoperativ: Rückkehr von Spontanbewegungen, Bauchpressen,
- postoperativ: Stärke des Händedrucks, Kopfhebenkönnen und -halten, Augen öffnen und fixieren.

Leider liegt der Schlüssel zur Beantwortung dieser Fragen in der klinischen Erfahrung, so daß der Anfänger mit den zuvor beschriebenen Zeichen zunächst noch Schwierigkeiten haben wird. Außerdem besteht nicht selten noch zusätzlich ein *Narkoseüberhang;* daher muß der Gesamtzustand des Patienten sorgfältig analysiert werden. Atmet z.B. ein Patient unmittelbar postoperativ nicht ausreichend spontan, so kommt hierfür ursächlich ein Relaxans- oder Narkoseüberhang oder aber eine Kombination beider Faktoren infrage. Der Narkoseüberhang durch morphinartige Analgetika (Opioide) wird durch *Narcanti* oder *Lorfan* antagonisiert, so daß nach der Injektion dieser Substanzen festgestellt werden kann, ob noch eine Relaxierung vorhanden ist. Kann der Patient nach der Antagonistengabe nur mühsam die Augen öffnen, so besteht mit großer Sicherheit noch eine „Anrelaxierung“. Weiterhin muß beachtet werden, daß auch nach langen Inhalationsnarkosen mit Halothan, Enfluran oder Isofluran (besonders in Kombination mit Fentanyl) die Atmung postoperativ gestört sein kann, obwohl die Muskelkraft bereits zurückgekehrt ist. Atemdepression durch Inhalationsanästhetika kann nicht antagonisiert werden.
Neben den klinischen Zeichen des Relaxansüberhanges kann das Ausmaß der neuromuskulären Blockade mit **Nervenstimulatoren** objektiv erfaßt werden. Die Nervenstimulation ist, richtig ausgeführt, der klinischen Beurteilung überlegen. Sie erlaubt außerdem eine individuelle Ermittlung der Relaxansdosierung und ermöglicht Aussagen, ob intraoperativ noch eine ausreichende Blockade besteht.
Um den Relaxierungsgrad zu beurteilen, wird meist ein peripherer Nerv, z.B. der N. ulnaris am Handgelenk, elektrisch stimuliert und dabei die Kontraktion der Finger beobachtet **(Abb. 10-1)**. Die Reizung des Nervs erfolgt über *Hautelektroden* mit Hilfe eines Stimulators, der Einzelreize in niedriger Frequenz (z.B. 0,1 Hz) und tetanische Reize (z.B. 50 Hz) aussendet. Hierdurch kann folgendes festgestellt werden:
- Grad der Relaxierung,
- Art des neuromuskulären Blocks (Depolarisations- oder Nichtdepolarisationsblock).

Muskelrelaxanzien vermindern den Aus-

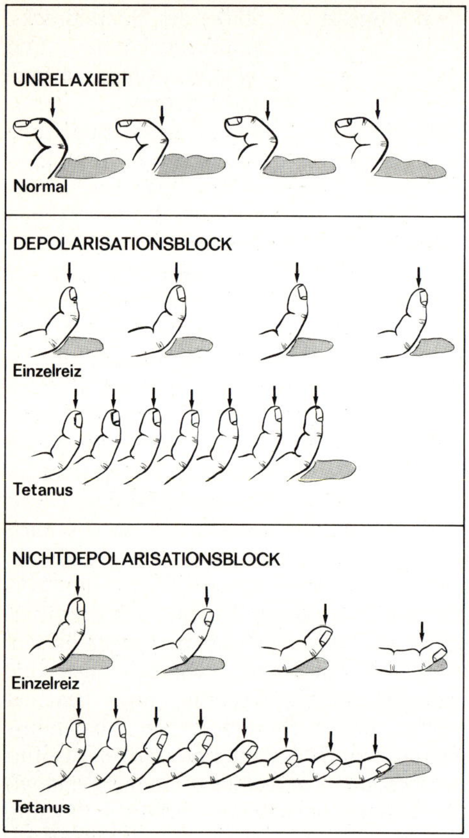

Abb. 10-1. Zuckungsreaktion des Fingers bei elektrischer Stimulation eines peripheren Nervs mit dem Nervenstimulator. Dargestellt ist das Verhalten ohne Muskelrelaxanzien *(oben)*, nach Injektion des depolarisierenden Succinylcholins *(Mitte)* sowie unter dem Einfluß eines nichtdepolarisierenden Relaxans, wie z. B. Pancuronium *(unten)*

schlag der Muskelzuckung (Amplitude) und die Spannungsentwicklung des Muskels, Effekte, die durch klinische Beobachtung der *Muskelzuckung* eingeschätzt werden können. Erst wenn mehr als 70% der motorischen Endplatten durch ein Muskelrelaxans besetzt sind, nimmt die Zuckungsamplitude des stimulierten Muskels ab. Bei einer Blockierung von mehr als 90% der Rezeptoren tritt keine Zuckungsreaktion mehr auf.

Geringere Grade einer neuromuskulären Blockade können durch Einzelreize mit niedriger Frequenz nicht festgestellt werden, vielmehr ist hierzu ein stärkerer und länger dauernder Reiz (z. B. ein tetanischer Reiz von 5 s Dauer) erforderlich. Tetanische Reize sind jedoch schmerzhaft und können daher nur beim narkotisierten Patienten angewandt werden. Darum wird häufiger eine **Einzelreizung in Viererserie („train-of-four")** angewandt: Hierzu wird der N. ulnaris mit 4 supramaximalen Reizen einer Frequenz von 2 Hz gereizt und die Zuckungsamplitude auf einem Oszilloskop und/oder Schreiber aufgezeichnet. 70% der Rezeptoren müssen blokkiert sein, bevor die Zuckungsamplitude sich ändert. Weitere Einzelheiten s. **Abb. 10-1.**

Relaxanzienkombinationen: Nicht selten werden in der Klinik verschiedene Relaxanzien miteinander kombiniert. Hierbei bestehen folgende Möglichkeiten: depolarisierendes mit nichtdepolarisierendem Relaxans (z. B. Succinylcholin und Pancuronium) sowie nichtdepolarisierendes mit nichtdepolarisierendem Relaxans (z. B. Pancuronium und Norcuron). Häufig wird vor der Succinylcholininjektion eine kleine Dosis eines nichtdepolarisierenden Relaxans (z. B. Pancuronium 1-2 mg) verabreicht, um die Muskelfaszikulationen durch Succinylcholin zu verhindern. Diese Vorbehandlung (= Präcurarisierung) hat keinen wesentlichen Einfluß auf die Succinylcholinwirkung. Hingegen muß bei Curarin die Succinylcholin-Dosis deutlich erhöht werden. Sehr häufig wird nach der Succinylcholin-Intubationsdosis mit einem nichtdepolarisierenden Relaxans weitergearbeitet; hierbei kann die Wirkung des nichtdepolarisierenden Relaxans verlängert sein. Es ist nicht empfehlenswert, unmittelbar während der gerade wirkenden Blockade eines Muskelrelaxans ein Relaxans mit anderem Wirkungsmechanismus zu injizieren, weil dessen Wirkung unvorhersehbar ist. Potenzierung aber auch Antagonisierung können eintreten.

Werden beim gleichen Patienten in zeitlichem Zusammenhang zwei verschiedene nichtdepolarisierende Relaxanzien injiziert (z. B. Pancuronium und Norcuron), so kann die Wirkung *verlängert* sein.

Interaktionen mit anderen Medikamenten: Bestimmte Pharmaka können die Wirkungen der Relaxanzien beeinflussen. Klinisch wichtig sind vor allem folgende Substanzen:

- Inhalationsanästhetika,
- Antibiotika,
- Antiarrhythmika,
- Ionen: Magnesium und Lithium.

Auf die Interaktionen zwischen Relaxanzien und Inhalationsanästhetika wurde bereits hingewiesen. **Antibiotika** können die Wirkungen von Muskelrelaxanzien u. U. bis zu mehreren Stunden verlängern. Hierzu gehören z. B. Refobacin, Colistin, Polymyxin, Clindamycin, Lincomycin und Streptomycin. Der Anästhesist kann versuchen, die antibiotikainduzierte Blockade mit *Prostigmin* (Neostigmin) zu antagonisieren. Hierbei sollten nicht mehr als 5 mg/70 kg KG gegeben werden. Tritt keine Wirkung ein, so wird der Patient beatmet, bis die Blockade spontan abklingt. Von den **Antiarrhythmika** können Xylocain, Procain und Chinidin die Wirkung depolarisierender und nichtdepolarisierender Relaxanzien verlängern. **Magnesiumsulfat,** das gelegentlich noch zur Eklampsiebehandlung verwendet wird, verstärkt die Wirkung depolarisierender und nichtdepolarisierender Relaxanzien. Die Wirkung beruht auf einem Kalzium-Antagonismus an der motorischen Endplatte, durch den die Azetylcholin-Freisetzung behindert wird. Hierbei kann **Kalzium** als Antagonist eingesetzt werden. **Lithium** (Depressions- und Manie-Behandlung) verstärkt ebenfalls die Wirkung depolarisierender und nichtdepolarisierender Relaxanzien.

Muskelrelaxanzien bei bestimmten Krankheiten

Es gibt bestimmte Krankheiten, die *Intensität und Dauer* der Blockade erheblich beeinflussen können. Der Anästhesist muß sie kennen:

- Myasthenia gravis,
- myasthenisches Syndrom,
- Familiäre periodische Lähmung,
- nukleäre Atrophien,
- amyotrophische Lateralsklerose,
- Myotonie,
- Verbrennungskrankheit.

Myasthenia gravis: Myasthenische Patienten reagieren auf *nichtdepolarisierende* Relaxanzien als ob sie bereits anrelaxiert seien, d. h. es besteht eine sehr große Empfindlichkeit gegenüber diesen Substanzen; hingegen soll gegenüber Succinylcholin eine gewisse Resistenz bestehen. Wie soll der Anästhesist bei diesen Patienten praktisch vorgehen?

Bei **Myasthenia gravis** sollten möglichst keine Relaxanzien verwendet werden. Stattdessen sollte versucht werden, mit Inhalationsanästhetika eine ausreichend tiefe Narkose ohne zusätzliche Muskelrelaxierung zu erreichen.

Kann in extrem seltenen Fällen nicht auf Relaxanzien verzichtet werden, so sollten nur kleine Dosen z. B. 0,5–1 mg Pancuronium i. v. injiziert werden – am besten unter Kontrolle eines *Nervenstimulators.* Postoperativ sollten die Relaxanzien *nicht antagonisiert* werden; vielmehr ist es ratsam, den Patienten bis zur Rückkehr einer ausreichenden Spontanatmung zu beatmen, zumal Narkose und Operation den Zustand der Myasthenia gravis grundlegend und unvorhersehbar beeinflussen können.
Auch bei myasthenischem Syndrom, familiärer periodischer Lähmung, nukleären Atrophien und amyotrophischer Lateralsklerose sollten Muskelrelaxanzien, möglichst nicht eingesetzt werden.

Myotonien: Bei diesen Erkrankungen ist die Reaktion auf nichtdepolarisierende Relaxanzien wie Pancuronium normal. Gefährlich ist hingegen die Injektion von **Succinylcholin,** weil hierdurch eine *generalisierte Kontraktur* der Skelettmuskulatur ausgelöst werden kann, so daß eine ausreichende Spontanatmung nicht mehr möglich ist.

Verbrennungen: Siehe hierzu unter „Succinylcholin“ auf S. 101.

Antagonisierung von Muskelrelaxanzien

Die Wirkung von nichtdepolarisierenden Relaxanzien kann mit **Cholinesterasehemmern** aufgehoben werden. Diese Substanzen hemmen das Enzym *Azetylcholinesterase,* so daß die aktuelle Azetylcholinkonzentration am Rezeptor erhöht wird. Leider wirken die Cholinesterasen nicht nur an der motorischen Endplatte sondern auch an autonomen Ganglien, glatten Muskelzellen, exokrinen Drüsen und am Herzen. Diese Nebenwirkungen sind aber bei der Antagonisierung von Relaxanzien unerwünscht. Um die (parasympathikomimetischen) Wirkungen der Cholinesterasehemmer zu vermindern, werden diese

Substanzen **immer mit Atropin kombiniert.** Hierbei kann das Atropin in der gleichen Spritze zusammen mit den Cholinesterasehemmern aufgezogen werden. Gebräuchlich sind gegenwärtig folgende Cholinesterasehemmer:

- Prostigmin = Neostigmin
- Mestinon = Pyridostigmin
- Tensilon = Edrophonium.

Die **zur Antagonisierung erforderliche Dosis** beträgt 0,5-3(-5) mg Prostigmin + 1 mg Atropin/2,5 mg Prostigmin. Die Antagonisierung muß unter EKG-Kontrolle erfolgen.

Die wichtigsten **Nebenwirkungen** von Prostigmin müssen beachtet werden: Bradykardie, Bronchokonstriktion, Sekretionssteigerung, Spasmen im Magen-Darm-Trakt. Sie können durch *Atropin* beseitigt werden.

Woran ist zu erkennen, daß die antagonistische Wirkung eintritt?

- Der Patient atmet befreit durch,
- er hustet gegen den Tubus an,
- er öffnet die Augen und kann sie offenhalten,
- er kann den Kopf anheben und halten.

Woran ist zu erkennen, daß die Antagonisierung nicht ausreicht?

- Der Patient kann die Augen nicht richtig öffnen,
- er bewegt sich ruckartig,
- er atmet schaukelnd („schlingerndes Schiff"),
- der Händedruck ist matt und kraftlos.

Warum wirken die Antagonisten nicht ausreichend, obwohl bereits 3-5 mg Prostigmin injiziert worden sind? Hier liegen meist folgende Gründe, einzeln oder auch kombiniert vor:

- Die neuromuskuläre Blockade ist noch zu stark, um bereits antagonisiert werden zu können. Bei sehr ausgeprägter Blockade kann es bis zu 30 min dauern, bevor der Antagonist ausreichend wirkt. Sonst vergehen 3-20 min bis zur Rückkehr der normalen Muskelfunktion nach Injektion des Antagonisten.
- Der Antagonist hat nicht lange genug eingewirkt.
- Der Patient ist unterkühlt. *Hypothermie* reduziert den Relaxanzienbedarf, beeinflußt jedoch nicht den Bedarf an Prostigmin zur Antagonisierung der Blockade. Allerdings werden die Relaxanzien in Hypothermie meist *überdosiert,* so daß eine entsprechend stark ausgeprägte Blockade vorliegt.
- Es besteht eine *respiratorische Azidose:* sie verstärkt die Wirkung nichtdepolarisierender Relaxanzien wie Pancuronium. Metabolische Azidose und respiratorische Alkalose bleiben ohne Einfluß, die Wirkung der metabolischen Alkalose ist umstritten.

Succinylcholin kann durch Cholinesterasehemmer nicht antagonisiert werden. Prostigmin würde den Block verstärken. Hingegen soll Prostigmin beim Dualblock wirksam sein.

Klinisch wichtige Relaxanzien

Pancuronium

Pancuronium ist gegenwärtig das in Deutschland am meisten verwendete langwirkende Muskelrelaxans vom nichtdepolarisierenden Typ.

Wirkungseintritt: Bei einer Dosis von 0,04 mg/kg Kg tritt nach etwa 45 s die lähmende Wirkung ein; sie erreicht nach etwa 4½ min ihr Maximum. Mit einer Intubationsdosis von 0,08-0,1 mg/kg KG tritt die Wirkung nach etwa 30 s ein und erreicht ihr Maximum nach etwa 3 min. Bei dieser Dosierung ist kein zusätzliches Succinylcholin erforderlich; der Patient muß aber in jedem Fall bis zur Intubation „mit der Maske beatmet werden. Für eine Blitzintubation" (voller Magen!) ist Pancuronium nicht geeignet.

Wirkungsdauer: Die Wirkung einer Dosis von 4 mg hält etwa 45 min an. Nach wiederholten Injektionen während der Narkose verlängert sich die Wirkung erheblich. Postoperativ ist mit Störungen der Atemfunktion zu rechnen. Dann muß antagonisiert oder nachbeatmet werden.

Wirkungsveränderungen bzw. Wirkungsverstärkungen können durch die zuvor beschriebenen Einflüsse entstehen.

Stoffwechsel: 50% der injizierten Pancuroniumdosis werden innerhalb von 24 h mit dem Urin ausgeschieden. In der Leber wird Pancuronium zu etwa 15-40% abgebaut. Die Metaboliten sind ebenfalls relaxierend wirksam.

Anwendung von Pancuronium
- ▸ Muskelerschlaffung während der Narkose, um das operative Vorgehen zu erleichtern,
- ▸ Erleichterung der Narkosebeatmung, z. B. bei Neuroleptanästhesie,
- ▸ endotracheale Intubation (0,1 mg/kg),
- ▸ Präcurarisierung in niedriger Dosis (1-2 mg) ca. 3 min vor Succinylcholin-Injektion, um Muskelfaszikulationen zu verhindern (nicht immer wirksam!).

Kontraindikationen
- Allergie (auch gegen Brom),
- fehlende Intubationsmöglichkeiten,
- fehlendes Beatmungszubehör,
- anamnestisch bekannte Intubationshindernisse.

Nebenwirkungen
- Tachykardie,
- Blutdruckanstieg (selten),
- verlängerte Blockade,
- gesteigerte Speichelsekretion,
- Bronchospasmus (sehr selten).

Dosierung von Pancuronium
Erwachsene und Kinder 0,04-0,1 mg/kg KG i. v.
Nachinjektion 0,5-2 mg i. v.
Neugeborene: 0,03-0,08 mg/kg KG i. v.

Antagonisierung von Pancuronium
0,5-1 mg Atropin i. v.
+0,5-3(-5) mg Prostigmin i. v.

Es sollte möglichst nur in der *abklingenden* Phase antagonisiert werden.

Alcuronium (Alloferin)

Alcuronium (Alloferin) ist ein nichtdepolarisierendes Muskelrelaxans von *mittellanger* Wirkungsdauer. Die Wirkung tritt nach etwa 3-4 min ein und hält etwa 15-20 min an.

Dosierung: 0,16 mg/kg KG.
Alloferin kann durch Cholinesterasehemmer antagonisiert werden.

Vecuronium (Norcuron)

Vecuroniumbromid (Norcuron Organon) ist ein neu in klinischem Gebrauch befindliches, nichtdepolarisierendes Muskelrelaxans von *mittellanger* Wirkungsdauer. Besonderheiten gegenüber den anderen Relaxanzien:
- wirkt nicht auf autonome Ganglien und muskarinartige postganglionäre Rezeptoren,
- besitzt keine kardiovaskulären Nebenwirkungen,
- setzt kein Histamin frei,
- führt nicht zur Kumulation nach wiederholter Injektion von Erhaltungsdosen.

Die Substanz wird vor allem über die Galle ausgeschieden.
Wirkungseintritt: 90-120 s nach der Injektion.
Wirkungsdauer: 20-30 min.

Dosierung von Vecuronium (Norcuron):
Initialdosis: 0,08-0,1 mg/kg KG
Nachinjektionen: 0,03-0,05 mg/kg KG

Bei Patienten mit Leber- und Gallenwegserkrankungen sind möglicherweise geringere Dosen erforderlich.
Norcuron kann mit *Cholinesterasehemmern* antagonisiert werden.

Succinylcholin

Succinylcholin ist gegenwärtig das einzige klinisch verwendete depolarisierende Muskelrelaxans. Zwei weitere Eigenschaften unterstreichen seine Sonderstellung:
- sehr rascher Wirkungseintritt
- ultrakurze Wirkungsdauer.

Wirkungseintritt: Nach einer Intubationsdosis von etwa 1 mg/kg KG i. v. tritt innerhalb von 30-60 s eine maximale Muskelerschlaffung ein; wird die Substanz intramuskulär injiziert, so ist die Relaxierung nach 3-4 min vollständig.

Wirkungsdauer: Die Wirkung einer klinischen Einzeldosis hält etwa 5 min an; die vol-

le Muskelkraft soll aber erst nach 20 min wiederhergestellt sein.
Über den Abbau von Succinylcholin ist bereits auf S. 98 berichtet worden.

Indikationen für Succinylcholin:

Succinylcholin ist das Mittel der Wahl zur raschen und kurzdauernden Muskelrelaxierung.

Es wird fast ausschließlich zur Erleichterung der endotrachealen Intubation eingesetzt, daneben noch bei kurzen endoskopischen Eingriffen, Repositionen und beim Elektroschock.

Dosierung und Anwendungsweise: Oral gegeben ist Succinylcholin zum Glück unwirksam. Beim Erwachsenen wird die Substanz gewöhnlich intravenös injiziert, bei kleinen Kindern und Neugeborenen hingegen bevorzugt tief intramuskulär, um die Nebenwirkungen am Herzen zu vermeiden.

Dosierung von Succinylcholin:
Einzeldosis: 0,5–1 mg/kg KG i. v.
2–3 mg/kg KG i. m.

Succinylcholin sollte nicht im Tropf infundiert und *nicht wiederholt nachinjiziert* werden, weil hierdurch ein langanhaltender Dualblock entstehen kann. Der Dualblock soll durch Cholinesterasehemmer antagonisiert werden können. Hingegen kann ein Depolarisationsblock nicht durch Cholinesterasehemmer antagonisiert werden.

Kontraindikationen
- Verbrennungskrankheit,
- Hyperkaliämie,
- Myotonie,
- atypische Cholinesterase.

Atypische Cholinesterase: Bei dieser sehr seltenen angeborenen Variante liegt eine abnorme Pseudocholinesterase vor, die das Muskelrelaxans nicht spalten kann. Es entsteht ein langanhaltender Dualblock.

Erworbener Pseudocholinesterasemangel: Bei Leberkrankheiten, chronischem Hunger, in der Spätschwangerschaft und unmittelbar nach der Geburt sowie bei chronischem Nierenversagen mit Dialysebehandlung kann die Aktivität der Pseudocholinesterase erniedrigt und dadurch die Wirkung von Succinylcholin verlängert sein. Klinisch spielt der Mangel aber keine wesentliche Rolle, weil die Reserven groß sind.

Nebenwirkungen und Komplikationen:
Succinylcholin stimuliert die autonomen Ganglien. Darum wird, vor allem bei teilweise atropinisierten Patienten, nicht selten eine *Hypertonie* und *Tachykardie* beobachtet. Bei Patienten, die relativ sympathikoton sind (Kinder, Spätschwangere bei Sectio-Einleitung) und kein Atropin erhalten haben, treten vor allem folgende Wirkungen auf:
- Bradykardie (bis Herzstillstand!)
- Blutdruckabfall

daneben noch Speichelfluß, vermehrte Bronchialsekretion und Tonussteigerung im Magen-Darm-Trakt.
Diese Wirkungen sind vor allem nach *wiederholten* Injektionen zu beobachten. Sie können durch **Atropin** zumeist verhindert bzw. beseitigt werden.

Erhöhter Augeninnendruck: Succinylcholin erhöht aus unbekannten Gründen den Augeninnendruck; der Effekt verschwindet etwa 6 min nach der Injektion wieder. Trotzdem kann Succinylcholin bei Augenoperationen eingesetzt werden.

Allerdings darf Succinylcholin nicht bei **perforierenden Augenverletzungen** verwendet werden, weil durch die akute Druckerhöhung Augenwasser verloren gehen kann.

Kaliumfreisetzung: Nach der Injektion von Succinylcholin steigt der Serumkaliumspiegel gewöhnlich vorübergehend um 0,5–1 mval/l an (Kaliumverschiebungen von intra- nach extrazellulär). Bei bestimmten Patienten sind lebensbedrohliche Anstiege des Serumkaliums mit **Kammerflimmern** oder **Asystolie** beobachtet worden. Besonders gefährdet sind Patienten mit Verbrennungskrankheit, Polytrauma, schwerer abdominaler Infektion und Nierenversagen.

Bei **Verbrennungskrankheit** besteht die Hyperkaliämiegefahr zwischen dem 10. 60. Tag nach der Verbrennung. In dieser Zeit darf auf keinen Fall Succinylcholin

> injiziert werden! Die 60-Tage-Regel gilt aber nur, wenn keine Infektionen mehr vorhanden sind.

Ähnlich sind die Gefahren bei **Polytrauma** und **schweren abdominalen Infektionen** (Beginn jeweils etwa nach der 1. Woche). Bei **Nierenversagen** wird die Hyperkaliämiegefahr nicht einheitlich beurteilt. Manche Anästhesisten betrachten Succinylcholin als Mit tel der Wahl, weil die Substanz nicht an die Ausscheidung über die Nieren gebunden ist.

Erhöhter intragastrischer Druck: Die durch Succinylcholin ausgelösten Muskelkontraktionen können den intragastrischen Druck über den kritischen Wert von etwa 28 cmH_2O steigern (Ursache: Kontraktion der Bauchmuskulatur). Hierdurch öffnet sich der gastroösophageale Sphinkter und der Magen kann sich in Trachea und Lungen entleeren: Aspiration!

> Darum sollte bei „vollem Magen“ immer präcurarisiert werden, wenn die Blitzintubation mit Succinylcholin geplant ist.

Gefährdet sind auch Patienten, bei denen der normalerweise schräge Winkel zwischen Ösophagus und Mageneingang verändert ist: hier genügen bereits geringe Drucke, um den Sphinkter zu öffnen. Dies gilt vor allem bei:

- Hochschwangeren,
- sehr Adipösen,
- Ileus,
- Zwerchfellhernie.

Bei Kindern spielt die Druckerhöhung keine wesentliche Rolle, weil gewöhnlich keine Muskelfaszikulationen auftreten.

Bei manchen Patienten tritt eine **Myoglobinurie** nach Succinylcholin auf; sie beruht auf der Zerstörung von Muskelfasern durch Succinylcholin. Die Behandlung besteht in einer Steigerung der Diurese, damit ein akutes Nierenversagen vermieden wird.

Schlußfrage einer Anästhesieschwester, die einem jungen Anästhesisten bei der Narkose assistiert: „Der Operateur will den Bauch des Patienten verschließen und benötigt hierfür ca. 10–15 min sowie einen gut relaxierten Patienten. Darf ich hierzu 100 mg **Succinylcholin** injizieren, obwohl der Patient bereits zur Intubation Succinylcholin erhalten hat und danach mehrmals mit Pancuronium relaxiert worden ist?“ Miller aus San Francisco antwortet: „Werden in dieser vertrauten Situation 100 mg Succinylcholin i.v. injiziert, so hält die relaxierende Wirkung etwa 5–10 min an, vorausgesetzt, der Patient ist nicht zuvor vom eiligen Anästhesisten bereits mit Prostigmin antagonisiert worden. Hat also der Patient kein Prostigmin erhalten, so ist nach menschlichem Ermessen damit zu rechnen, daß er am Operationsende spontan atmen kann.“

Neuerdings bietet sich als Alternative die Injektion einer niedrigen Dosis **Norcuron** an.

Kapitel 11. Endotracheale Intubation

Definition

Die endotracheale Intubation ist das Einführen eines Tubus durch den Kehlkopf in die Luftröhre. Der Tubus schafft freie Atemwege, schützt vor Aspiration und ermöglicht den Anschluß eines Narkose- oder Beatmungsgerätes.

Anatomische Grundlagen

Die Passage des Kehlkopfes **(Abb. 11-1)** ist der schwierigste Teil bei der endotrachealen Intubation, weil der Kehlkopf ohne spezielle Instrumente nicht sichtbar gemacht werden kann. Der Kehlkopf ist die *engste Stelle* bei der Intubation. Er liegt gegenüber dem 4., 5.

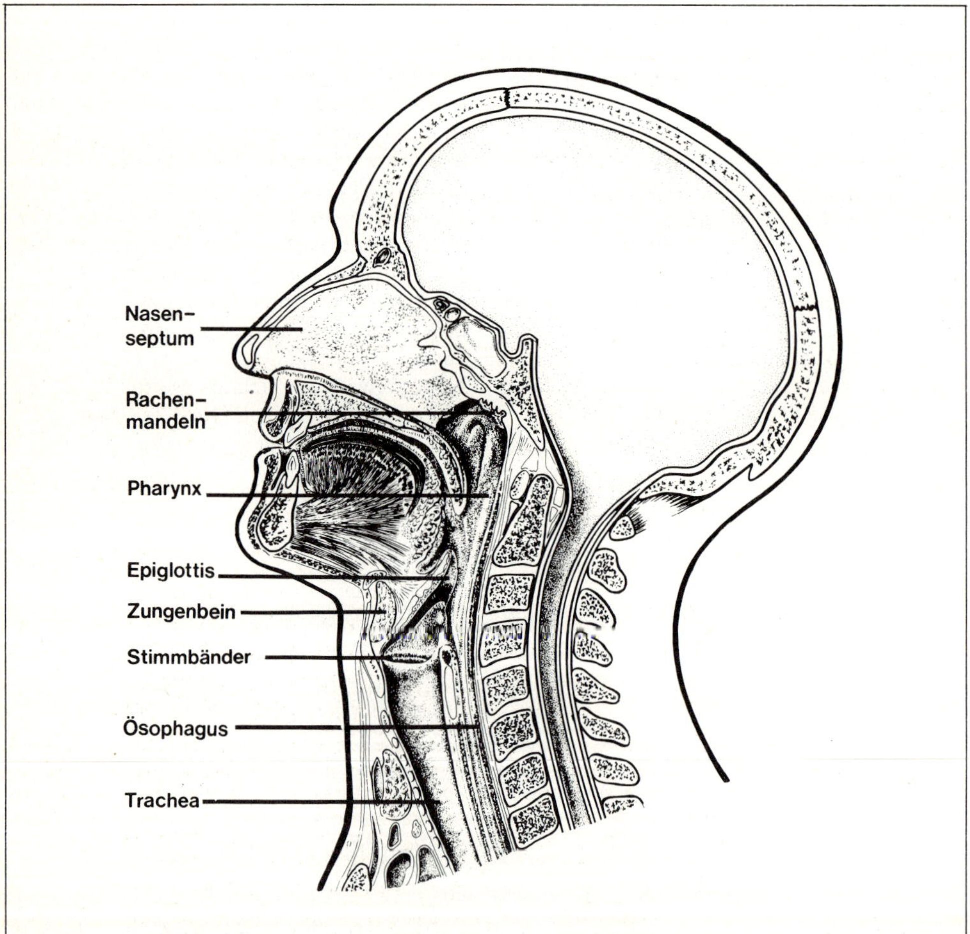

Abb. 11-1. Anatomische Beziehungen des oberen Respirationstrakts

und 6. Halswirbelkörper; sein Skelett wird durch verschiedene Knorpel gebildet, die zum Teil vorne am Hals getastet werden können. Der *Schildknorpel* bildet den „Adamsapfel". Er ist oben am Zungenbein befestigt. Unten ist der Kehlkopf über den Ringknorpel mit der Trachea verbunden. Der Kehldeckelknorpel bildet die Vorderwand für den Kehlkopfeingang; er ist am Zungenbein und am Schildknorpel befestigt. Im Kehlkopf befinden sich die *Stimmbänder.* Sie bestehen aus Muskeln, Bändern und weicher Submukosa sowie einem Schleimhautüberzug. Der Raum zwischen den Stimmbändern heißt **Stimmritze,** während dieser Raum und die zugehörigen Stimmbänder als **Glottis** bezeichnet wird **(Abb. 11-2).**

Der Kehldeckel des kindlichen Larynx ist relativ schmaler und länger als die Epiglottis des Erwachsenen. Dadurch wird der gesamte Kehlkopfeingang enger und kann bei bestimmten Erkrankungen sehr leicht - und sehr rasch! - zuschwellen. Außerdem steht der kindliche Kehlkopf im Hals höher als beim Erwachsenen. Die Knorpel sind weicher. Trauma bei der Intubation und Infektion können die lockeren Schleimhäute in kurzer Zeit lebensbedrohlich anschwellen lassen.

Beim *Erwachsenen* ist die **Glottis** die *engste Stelle* bei der Tubuspassage; nach ihr richtet sich die Auswahl der Tubusgröße.

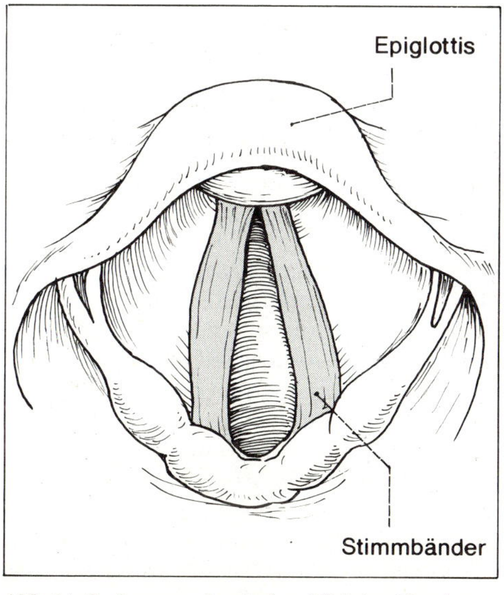

Abb. 11-2. Laryngoskopisches Bild der Glottis

Anders beim *Kind:* hier befindet sich die engste Stelle etwa 1 cm unterhalb der Stimmbänder im **subglottischen Raum;** dies ist der Bereich des Ringknorpels. Auch wenn ein Tubus die Glottis passiert, so kann er doch beim Kind im subglottischen Raum steckenbleiben. Darum muß sich bei Kindern die Auswahl der Tubusgröße nach der Weite des subglottischen Raums richten.

Indikationen zur Intubation

Die endotracheale Intubation ist unverzichtbarer Bestandteil aller Narkosetechniken, bei denen der Patient intraoperativ relaxiert und beatmet werden muß. Abgesehen von den Maskennarkosen werden die meisten Allgemeinanästhesien als *Intubationsnarkosen* durchgeführt. In **Tabelle 11-1** sind die wichtigsten Indikationen zur endotrachealen Intubation zusammengefaßt.

Methoden der endotrachealen Intubation

Für die endotracheale Intubation im eigentlichen Sinn stehen zwei Wege zur Verfügung:
1. oral: durch den Mund,
2. nasal: durch die Nase.

Hierbei werden die natürlich vorgegebenen Wege benutzt. Außerdem kann die Trachea noch laryngeal (durch den Kehlkopf) und tracheal (durch die Luftröhre) intubiert werden. Hierzu sind laryngeale und tracheale Punktionen bzw. Inzisionen erforderlich.

Tabelle 11-1. Indikationen zur endotrachealen Intubation

A. Maschinelle Beatmung
- Thorakotomie
- Oberbaucheingriffe
- Kraniotomien
- Muskelrelaxierung
- Langzeitbeatmung

B. Maskennarkose nicht durchführbar

C. Ungünstige Operationslagerungen
- sitzende Position
- Bauchlage
- Seitenlage
- extreme Nephrektomielagerung

D. Operationen an Hals oder Luftwegen

E. Schutz vor Aspiration

F. Absaugen des Tracheobronchialsystems

Orale Intubation

Diese Methode wird in der Anästhesie am häufigsten angewandt; sie muß vom Anfänger zuerst erlernt werden. Hierbei wird die Glottis mit einem *Laryngoskop* sichtbar gemacht; anschließend wird der Tubus unter direkter Sicht durch die Stimmritze in die Trachea vorgeschoben.

Nasale Intubation

Hierbei wird der Tubus durch ein Nasenloch über die Nasenhöhle in den Oropharynx vorgeschoben. Von hier aus ist der weitere Weg der gleiche wie bei der oralen Intubation. Der Tubus kann mit einer *Intubationszange* (z. B. Magill-Zange) in die Trachea vorgeschoben werden. Mit Glück und Übung gelingt häufig auch die „blinde" Intubation ohne Laryngoskop und Zange. Bei Intubationsschwierigkeiten kann auch ein *Glasfiberlaryngoskop* oder Bronchoskop verwendet werden.
Die nasale Intubation ist schwieriger als die orale Intubation.

Welcher Intubationsweg?

Im allgemeinen wird für die Intubationsnarkose der *orale* Weg gewählt; nur ausnahmsweise z. B. bei Operationen im Mund oder Oropharynx, wird nasal intubiert. Für die Langzeitintubation wird hingegen die nasale Intubation vorgezogen. Denn der nasale Tubus läßt sich sicherer fixieren und wird außerdem vom Patienten besser toleriert.

Ausrüstung für die endotracheale Intubation

Laryngoskop

Laryngoskope sind Instrumente mit denen der Kehlkopf eingestellt, d. h. sichtbar gemacht wird. Sie bestehen aus 3 Hauptteilen:
- Spatel,
- Lichtquelle,
- Griff mit Batterien.

Mit dem Spatel werden die weichen Gebilde des Mundbodens komprimiert, der Unterkiefer heruntergedrückt und die Zunge zur linken Seite verschoben. Hierdurch wird ein *direkter* Einblick in den Kehlkopf ermöglicht.
Nach der Spatelform können 2 Laryngoskop-Typen unterschieden werden:
1. Laryngoskope mit geradem Spatel (Miller, Foregger),
2. Laryngoskope mit gebogenem Spatel (Macintosh).

Laryngoskope mit geradem Spatel
Bei diesen Laryngoskopen wird der Kehldekkel (Epiglottis) *aufgeladen* **(Abb. 11-11).** Hierdurch werden die Sichtverhältnisse verbessert. Der gerade Spatel ist besonders nützlich bei **Neugeborenen und Kleinkindern,** weil deren Epiglottis meist relativ lang und verformbar ist und daher mit einem gebogenen Spatel oft nicht gut aufgerichtet werden kann. Beim *Erwachsenen* muß der gerade Spatel mit großer Vorsicht verwendet werden, weil beim Einführen leicht die oberen Schneidezähne herausgebrochen werden können - besonders, wenn der unerfahrene Intubateur mit dem Griff „hebelt".
Der *Miller-Spatel* ist gerade, die Spitze gebogen.

Der Miller-Spatel wird in folgenden Größen eingesetzt:
0: Frühgeborene; Spatellänge 7,5 cm
1: Kleinkinder; Spatellänge 10,2 cm
2: Kinder; Spatellänge 15,5 cm
3: Erwachsene, mittlere Größe; Spatellänge 19,5 cm
4: Erwachsene, Überlänge; 20,5 cm

Der *Jackson-Wisconsin-Spatel* ist vollkommen gerade; die Schienung für die Zunge verbreitert sich zum Ende hin. Läßt sich der Mund nicht richtig öffnen, so ist die Intubation mit diesem Spatel schwierig.

Laryngoskope mit gebogenem Spatel
Diese Laryngoskope passen sich der Zunge besser an und folgen leichter der Rachenform. Sie werden nicht auf, sondern *vor* die Epiglottis geführt, die sich dann beim Zug in Griffrichtung des Laryngoskopes *aufrichtet* **(Abb. 11-10).** Der **Macintosh-Spatel** wird gegenwärtig am häufigsten für die endotracheale Intubation verwendet. Er ist leicht gebogen und besitzt links seitlich eine Schienung, um die Zunge beim Intubieren insgesamt nach *links* verschieben zu können.

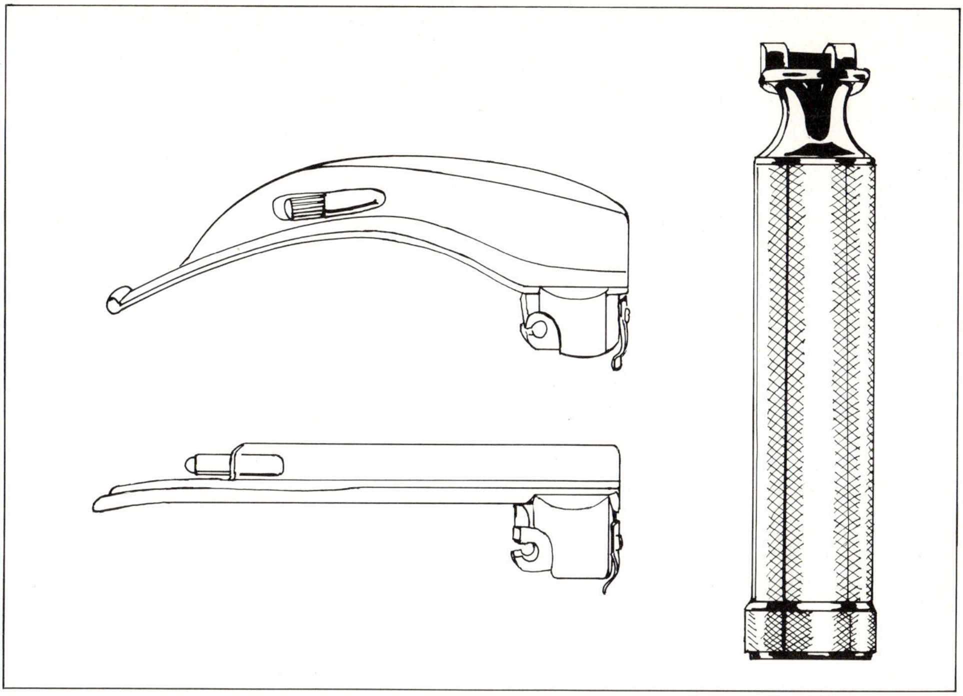

Abb. 11-3. Laryngoskop mit gebogenem (Macintosh) und geradem Spatel (Foregger)

Der Macintosh-Spatel wird in folgenden Größen eingesetzt:

1: Neugeborene und Kleinkinder; Spatellänge 9 cm
2: Kinder; Spatellänge 10,8 cm
3: Erwachsene, mittlere Größe; Spatellänge 13 cm
4: Erwachsene, Überlänge; Spatellänge 15,5 cm

Zahnbeschädigungen sind mit dem gebogenen Laryngoskop weniger leicht möglich; dennoch muß hiermit bei unsachgemäßem Gebrauch gerechnet werden.
Beide Laryngoskop-Typen sollten vorrätig sein.
Vor jeder Intubation muß das Laryngoskop auf Funktionstüchtigkeit und ausreichende Helligkeit überprüft werden.

Endotrachealtuben

Endotrachealtuben werden in verschiedenen Größen, aus unterschiedlichen Materialien und mit besonderen Blockmanschetten (Cuff) hergestellt.

Oxford-Non-Kinking-(ONK)-Tubus
Dieser Tubus für die orotracheale Intubation wird sehr häufig im Routinenarkosebetrieb eingesetzt **(Abb. 11-4).** Er ist rechtwinklig gebogen und kann nicht abknicken („non-kinking"). Ein weiterer Vorteil besteht darin, daß der Tubus nicht zu tief in das Bronchialsystem eindringen kann. Die einseitige Intubation eines Hauptbronchus ist praktisch ausgeschlossen.
Ein gummibeschichteter *Führungsstab* erleichtert die Intubation mit dem Oxford-Tubus. Bei Kindern kann auf den Führungsstab verzichtet werden.
Die Intubation mit dem Oxford-Tubus ist auch bei schwierigen Intubationsverhältnissen meist leichter als mit allen anderen Tubustypen, da zunächst der weit aus dem Tubus hervorragende Führungsstab durch den Kehlkopf in die Trachea vorgeschoben werden kann. Anschließend gleitet der Tubus auf dieser Führungsschiene in die Trachea.
Vorteile:
- Knickt nicht ab,
- einseitige Intubation nicht möglich,
- schwierige Intubation leichter durchführbar.

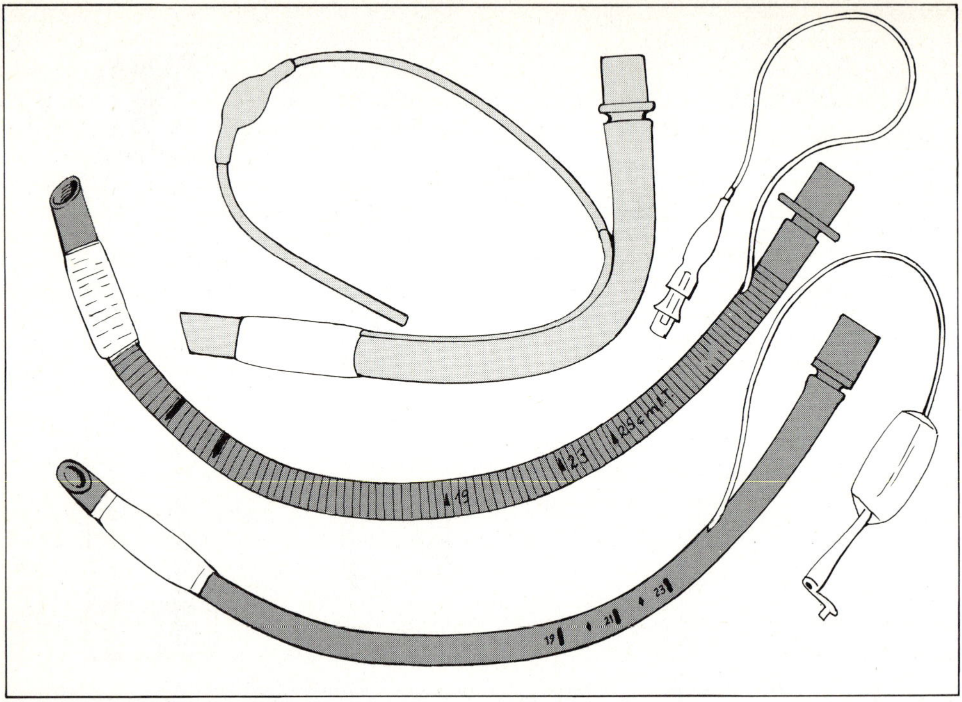

Abb. 11-4. Endotrachealtuben. *Von oben nach unten:* Oxford-Tubus; Spiraltubus nach Woodbridge; nasaler Endotrachealtubus nach Magill

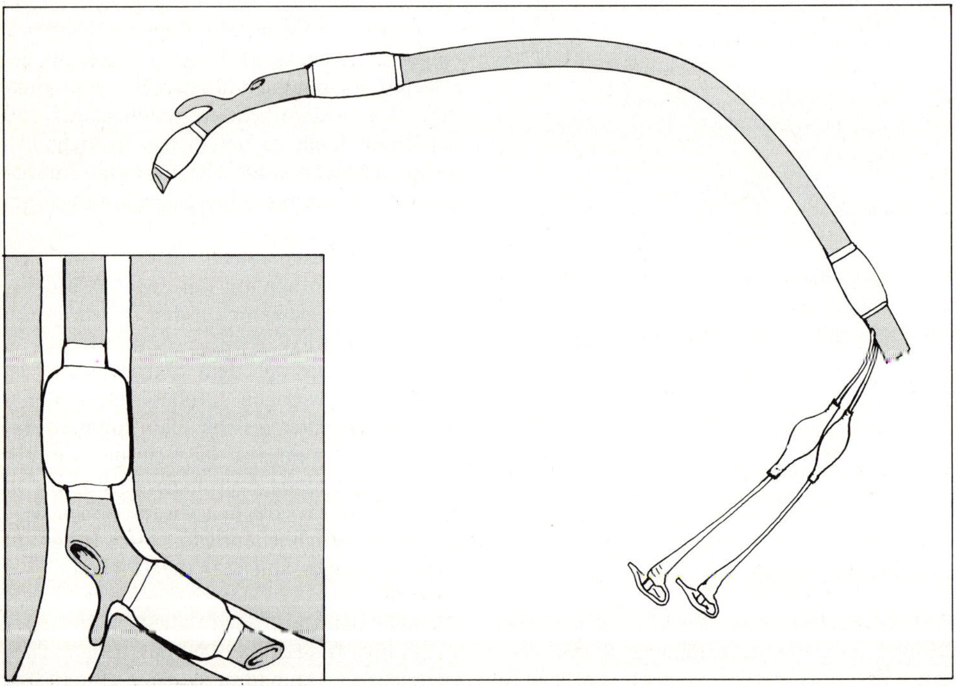

Abb. 11-5. Carlens-Tubus für die *linksseitige endobronchiale* Intubation

Nachteile:
- Nur orale Intubation möglich,
- steifes Material,
- hohe Manschettendrücke erforderlich.

Magill-Tubus
Dieser Tubus besteht aus dünnwandigem Weichgummi oder Kunststoff, ist leicht gekrümmt und wird - wie der Oxford-Tubus - mit oder ohne Blockmanschette gefertigt. Er kann oral oder nasal eingeführt werden. Die Spitze des oralen Tubus hat eine 45°-Anschrägung, während die nasalen Tuben an der Spitze flötenschnabelartig aussehen.

Kuhn-Tubus
Dieser Tubus dient zur orotrachealen Intubation. Er hat eine Krümmung, die sich den anatomischen Verhältnissen des Rachens anpaßt und einen sicheren Sitz verspricht.

Woodbridge-Tubus
Der Tubus besteht aus einer Metallspirale, die mit Latex beschichtet ist **(Abb. 11-4).** Besonderheit: Abknicken oder Kompression dieses sehr flexiblen Tubus sind unmöglich. Er wird daher hauptsächlich bei Eingriffen im Kopfbereich (HNO, Neurochirurgie, Kieferchirurgie, Struma-Op.) und anderen Operationen, die ausgefallene Lagerungen erfordern, eingesetzt. Wegen der großen Flexibilität ist bei oraler Intubation immer ein *Führungsstab* erforderlich. Der Tubus sollte wegen der großen Verletzungsgefahr *nicht für die nasotracheale Intubation* verwendet werden. Häufiges Autoklavieren des Woodbridge-Tubus kann zu Erweichung der Tubusspiralen mit *Kollaps* und Verlegung des Lumens führen. *Tubushernien* mit Obstruktion sind ebenfalls keine Seltenheit.

Spezielle Tuben: Carlens und White
Der Carlens-Tubus **(Abb. 11-5)** dient für die linksseitige Intubation (Thoraxchirurgie, der White-Tubus **(Abb. 11-6)** für die rechtsseitige Intubation; beide Tuben sind aus Weichgummi.

Nasale Tuben

Nasale Tuben sind aus besonders gewebefreundlichem Material. Wegen ihrer Länge können sie leicht versehentlich in einen Hauptbronchus (= *einseitige Intubation*) geschoben werden. Ein typischer Nasaltubus ist in **Abb. 11-4** dargestellt.

Tubuswiderstand

Beim intubierten Patienten setzt der Tubus der Atmung bzw. Beatmung den größten Widerstand entgegen. Der *innere* Durchmesser des Tubus ist hauptsächlich für den Wider-

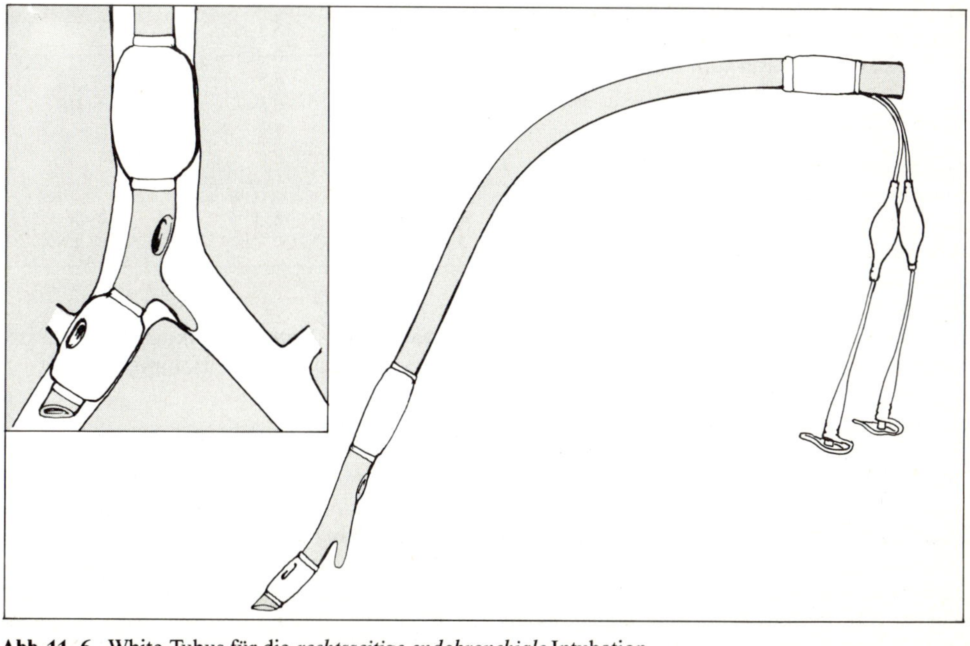

Abb. 11-6. White-Tubus für die *rechtsseitige endobronchiale* Intubation

stand verantwortlich, während die Länge des Tubus weniger bedeutsam ist. Adapter und Konnektoren erhöhen, je nach Konstruktion, den Widerstand. Am günstigsten sind Kunststoffkonnektoren und -adapter.

Tubuslänge

Der Tubus muß so lang sein, daß die Blockmanschette in der oberen Trachea zu liegen kommt, während das andere Ende weit genug aus Mund oder Nase herausragen muß, um den Anschluß an ein Beatmungsgerät oder Vernebler zu ermöglichen. Nasale Tuben sind länger als orale.

Bei den meisten Tuben besteht die **Gefahr der einseitigen Intubation.** Sie kann durch Tubusmarkierungen, die den Abstand vom distalen Ende in cm angeben, vermindert werden.

In **Tabelle 11-2** sind Richtwerte für den Abstand Lippe-Tracheamitte angegeben (= korrekte Tubuslage).

> In jedem Fall muß die richtige Tubuslage durch Auskultation der Lungen überprüft werden!

Tubustotraum

Tuben, Adapter und Konnektoren gehören mit zum Totraum. Durch die Intubation wird der Totraum insgesamt kleiner. Bei Kindern können jedoch lange Tuben, Adapter und Konnektoren den Totraum erhöhen!

Tubusgrößen

Die meisten Tubusgrößen werden als *innerer Durchmesser* in mm angegeben. Der innere Durchmesser bestimmt den Widerstand gegen Atmung und Beatmung. Um den Widerstand so gering wie möglich zu halten, sollte der größtmögliche Tubus gewählt werden, der ohne Gewalt in die Trachea vorgeschoben werden kann. Zu große Tuben schädigen Kehlkopf und Trachea, zu kleine erhöhen den Widerstand gegen die Luftströmung.

Die *äußeren* Tubusdurchmesser hängen von der Dicke des Tubusmaterials ab.

Einige Tuben, wie z.B. der Woodbridge-Tubus, tragen die verwirrende Bezeichnung Charrière (Charr.): sie gibt den *Umfang* des Tubus an. Als Faustregel gilt: 1 Ch. = ⅓ mm. Ein 36. Woodbridge-Tubus hat danach einen äußeren Durchmesser von 36 : 3 = 12 mm.

Tabelle 11-2. Richtwerte für den Abstand von der Lippe bis zur Tracheamitte zur Abschätzung der korrekten Tubuslage

Alter	Entfernung Lippe-Tracheamitte [cm]
Frühgeborene	10
Reife Neugeborene	11
1-6 Monate	11
6-12 Monate	12
2 Jahre	13
4 Jahre	14
6 Jahre	15-16
8 Jahre	16-17
10 Jahre	17-18
12 Jahre	18-20
14 Jahre und mehr	20-24

Tabelle 11-3. Richtwerte für die Wahl der Tubusgröße bei orotrachealer Intubation

Alter	Innerer Durchmesserv, I.D. mm	Umfang, Charrière mm
Kinder:		
Frühgeborene	2,5	10-12
Neugeborene	3	12-14
1-6 Monate	3,5	16
6-12 Monate	4,0	18
1-2 Jahre	3,5-4,5	16-20
2-3 Jahre	4-5	18-22
3-4 Jahre	4,5-5,5	20-24
4-5 Jahre	5-6	22-26
5-6 Jahre	5,5-6,5	24-28
6-7 Jahre	6-6,5	26-28
7-9 Jahre	6,5	28
10-11 Jahre	6,5-7	28-30
12 Jahre	7,5	32
14-16 Jahre	8	34
Erwachsene:		
Frauen	8-9	34-36
Männer	9-10	36-40

In **Tabelle 11-3** sind Richtlinien für die Auswahl von Tubusgrößen zusammengestellt.

Blockmanschetten

Tubusmanschetten bestehen aus Kontrollballon, Zuleitung zur Manschette und Manschette. **(Abb. 11-4)**

Die Manschette steht in Verbindung mit einem Zuleitungsschlauch, über den sie mit Luft gefüllt werden kann. Am freien Ende der Zuleitung befindet sich ein Kontrollballon, an dem erkannt wird, ob der Tubus geblockt ist oder nicht. Am *Füllungszustand* des Ballons („Prallheit") kann der Manschettendruck ungefähr abgeschätzt werden. Der Kontrollballon wird mit einem Stopfen oder einer Metallklemme fest verschlossen, damit die Luft nicht aus der Manschette entweichen kann. Es wird gerade soweit geblockt, daß keine Nebenluft im Manschettenbereich entweichen kann. Hierzu hält man sein Ohr an den Mund des Patienten und horcht bei der Beatmung auf Nebengeräusche.

Die Manschette hat die Funktion, einen luftdichten Abschluß zwischen Tracheawand und Tubus herzustellen sowie die Aspiration von Magensaft, Schleim, Blut usw. zu verhindern.

Es werden Manschetten mit niedrigem Volumen und hohem Druck (Oxford-Tubus) von solchen mit hohem Volumen und niedrigem Druck unterschieden. *Niederdruckmanschetten* müssen vor allem bei der Langzeitintubation eingesetzt werden, um Schädigungen der Tracheawand zu verhindern. Der Cuffdruck sollte nur so hoch sein, daß die Aspiration verhindert und der Anschluß an ein Beatmungsgerät ohne Leckage ermöglicht wird. Bei Cuffdrücken zwischen 17–23 mm Hg ist die Durchblutung der Trachealschleimhaut im Cuffgebiet meist noch ausreichend.
Kinder bis etwa 8 Jahren werden mit Tuben *ohne Manschette* intubiert. Hier gewährleistet die lockere Trachealschleimhaut meist einen dichten Sitz. Ein geringes Leck ist ab Beatmungsdrücken von 20–25 cm H_2O tolerierbar.

Führungsstäbe

Dies sind Stäbe, die in den Tubus eingeführt werden, um die Intubation zu erleichtern. Sie geben dem Tubus eine Schienung und ermöglichen außerdem, den Tubus intubationsgerecht zu biegen. Für Oxford-Tuben wird ein Führungsstab verwendet, der aus *gummibeschichtetem Metall* besteht und verformbar ist. Die Verletzungsgefahr ist gering. Unbeschichtete Metallführungsstäbe können hingegen leicht *Verletzungen* hervorrufen. Metallstäbe dürfen bei der Intubation nicht aus der Tubusspitze herausragen.

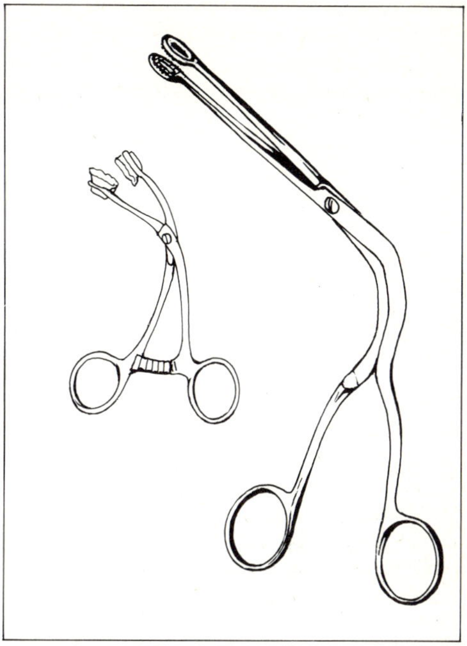

Abb. 11-7. Intubationszangen. *Links:* Zungenzange mit Gummibelag. *Rechts:* Magill-Zange

Intubationszangen

Mit Hilfe dieser Zangen kann ein durch die Nase in den Rachen eingeführter Tubus von dort direkt durch den Kehlkopf in die Trachea vorgeschoben werden. Intubationszangen gehören zu jeder nasalen Intubationsausrüstung!
Die Magill-Zange **(Abb. 11-7)** ist die am häufigsten verwendete Intubationszange.

Praxis der endotrachealen Intubation

Vor der geplanten Intubation ist es ratsam sich über zu erwartende Intubationsschwierigkeiten zu orientieren. Mit Intubationsschwierigkeiten ist zu rechnen bei:
- kurzem dicken Hals und vollständigem Gebiß,
- fliehendem Kinn,
- vorstehenden Schneidezähnen mit überstehendem Oberkiefer,
- eingeschränkter Beweglichkeit im Kiefergelenk,
- langem, hohen Gaumen mit langer, enger Mundhöhle,

- großem Abstand Kinnspitze-Zahnreihe,
- großer Zunge,
- eingeschränkter Beweglichkeit des Halses,
- angeborenen Mißbildungen im Intubationsbereich,
- Verletzungen im Halsbereich.

Orotracheale Intubation

Die orotracheale Intubation wird am häufigsten unter direkter Sicht in Allgemeinnarkose durchgeführt. Hierbei gelten folgende Grundsätze:

Allgemeinnarkose für die Intubation

Den meisten Patienten wird für die endotracheale Intubation ein *intravenöses Kurznarkotikum* gegeben, außerdem werden sie mit *Succinylcholin* relaxiert. 30–60 s nach der Succinylinjektion kann intubiert werden: Die Unterkiefermuskulatur ist hierbei erschlafft und die pharyngealen und laryngealen Schutzreflexe sind aufgehoben, so daß die Glottis gut einstellbar ist. Vor der Intubation wird *präoxygeniert,* damit während des Intubationsvorganges keine Hypoxie auftritt.
Als Alternative zu diesem Verfahren kann die Narkose auch über mehrere Minuten mit einem *Inhalationsanästhetikum* eingeleitet werden. Nach Erreichen des Stadium III, Planum 3 ist eine Intubation auch ohne Muskelrelaxierung möglich.
Die Intubation des *wachen Patienten* unter Lokalanästhesie ist Ausnahmesituationen vorbehalten. Sie wird häufig mit Hilfe eines Glasfiberbronchoskops durchgeführt.

Lagerung des Kopfes

Für die Intubation wird der Kopf des Patienten in die *„Schnüffelposition"* gebracht. Hierzu wird der Hals gebeugt und im Atlantookzipitalgelenk gestreckt. In dieser Position ist der obere Luftweg maximal offen, d.h. er verläuft am meisten gestreckt und ist am größten. Durch diese Lagerung ergibt sich eine fast gerade Linie Mundhöhle – Rachen – Kehlkopf – Luftröhre. Für die Schnüffelposition wird der Kopf des Patienten auf einem Intubationskissen gelagert; hierdurch wird der Hals gebeugt. Zusätzlich wird der Kopf aktiv durch den Intubierenden gestreckt **(Abb. 11-8).**

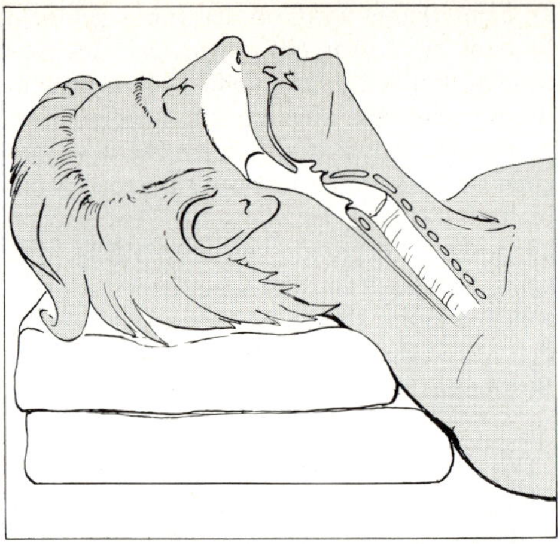

Abb. 11-8. Richtige Lagerung des Kopfes zur Intubation auf dem Intubationskissen: *Schnüffelposition*

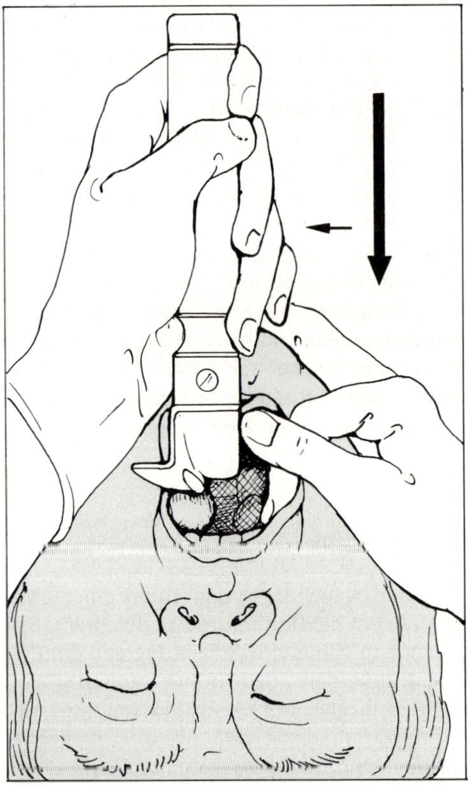

Abb. 11-9. *Laryngoskopie:* Öffnen des Mundes mit Zeigefinger und Daumen der rechten Hand; Einführen des Laryngoskopes mit der *linken* Hand. Die Zunge wird bei der Laryngoskopie ganz nach *links* verschoben

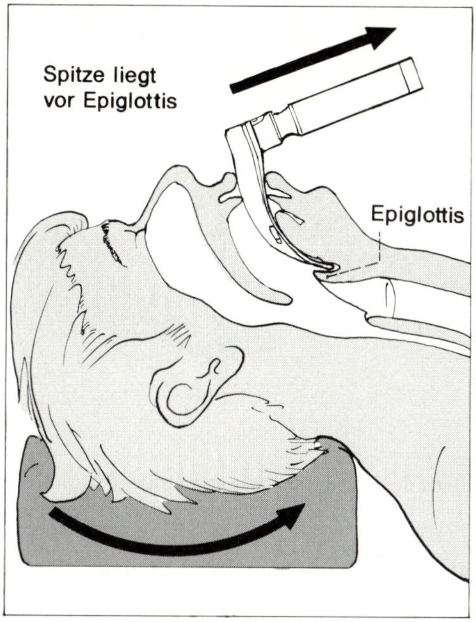

Abb. 11-10. Einführen des Laryngoskops mit *gebogenem Spatel.* Die Spatelspitze liegt *vor* der Epiglottis. Durch Zug in Griffrichtung des Laryngoskops richtet sich die Epiglottis auf und gibt den Blick auf die Stimmritze frei

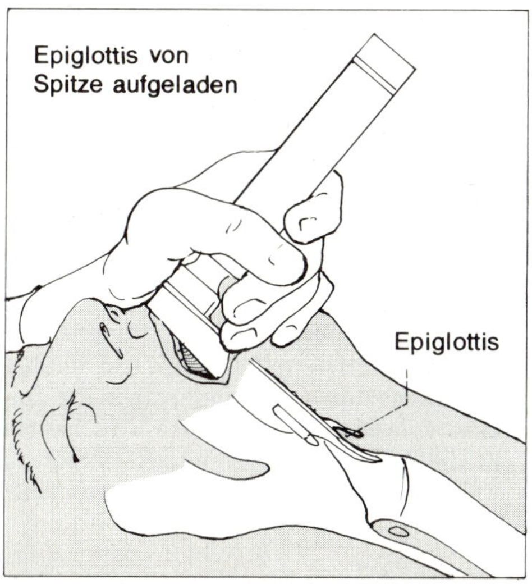

Abb. 11-11. Einführen des Laryngoskops mit *geradem Spatel.* Die Epiglottis wird mit der Spatelspitze aufgeladen d.h. die Spatelspitze wird *hinter* die Epiglottis geführt

Praktisches Vorgehen bei der oralen Intubation

- Instrumentarium bereitstellen und die Funktion überprüfen: Blockmanschette dicht? Tubus durchgängig? Flackert das Laryngoskoplicht?

> **Zubehör für die Intubation:**
> 1. Laryngoskop
> 2. Tuben (für Kinder 3 Größen)
> 3. Führungsstab
> 4. Konnektoren und Adapter
> 5. Blockerspritze 10 ml
> 6. Guedel-Tubus
> 7. Lokalanästhetikum-Gel
> 8. Lokalanästhetikum-Spray (z. B. Xylocain 4%)
> 9. Absauggerät + Absaugkatheter
> 10. Pflaster zum Befestigen
> 11. Narkosezubehör + Notfallzubehör

- Mundhöhle des Patienten auf lose Zähne und Zahnprothesen inspizieren. Zahnprothesen entfernen. Mund maximal öffnen lassen.
- Kopf richtig auf dem Intubationskissen oder gefalteten Laken lagern (Schnüffelposition, **Abb. 11-8**).
- Narkotisieren und relaxieren.
- Mund des Patienten mit den Fingern der *rechten* Hand öffnen; dabei nicht an den Zähnen hebeln.
- Laryngoskop in die *linke* Hand nehmen und zwischen die Zähne in den Mund einführen; dabei die Zunge von rechts *ganz* zur linken Mundseite herüberdrücken **(Abb. 11-9).** Nicht die Unterlippe des Patienten einklemmen! Dann das Laryngoskop langsam und atraumatisch mit der linken Hand in den Rachen vorschieben, während der Zeigefinger der rechten Hand den Oberkiefer vom Gaumen her nach oben preßt und der rechte Mittelfinger von außen auf das Kinn drückt.
- Sobald die Epiglottis zu sehen ist: gebogenen Spatel *vor die Epiglottis* plazieren; Epiglottis nicht aufladen! **(Abb. 11-10)** Ist die Epiglottis nicht zu sehen, so wurde der Spatel entweder zu tief eingeführt und verdeckt nun die Epiglottis; oder er wurde nicht weit genug vorgeschoben.
  Wird ein gerader Spatel benutzt, so muß die Epiglottis auf die *Vorderseite* des Spatels aufgeladen werden **(Abb. 11-11).**
- Jetzt das Laryngoskop kräftig in Griffrich-

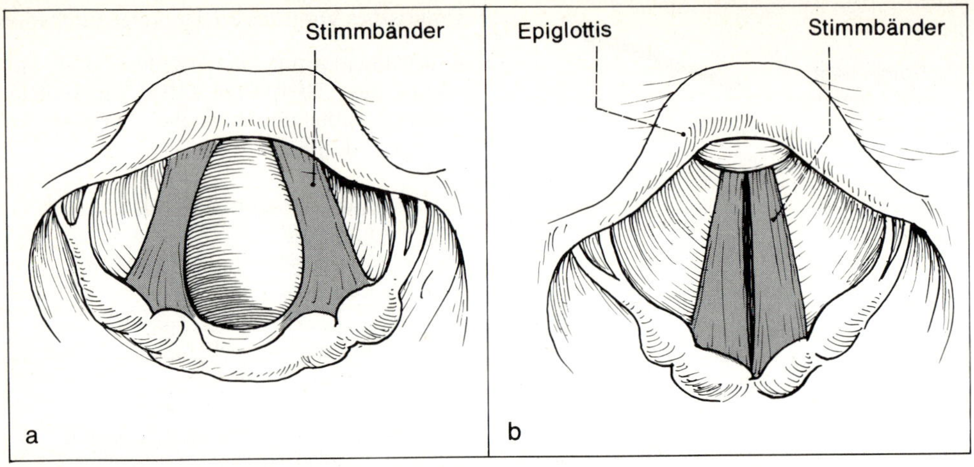

Abb. 11-12 a, b. Ansicht der Glottis bei richtiger Einstellung des Laryngoskops. **a** Stimmritze weit geöffnet. **b** Stimmritze geschlossen

tung ziehen: die Epiglottis richtet sich auf; die Stimmritze wird sichtbar **(Abb. 11-12).** Beim Zug in Griffrichtung niemals das Laryngoskop als Hebel benutzen, weil sonst die oberen Zähne herausbrechen!

- Kehlkopfbereich mit Xylocain 4% einsprühen, einwirken lassen.
- Nun den Tubus sanft unter Sicht durch die Stimmritze in die Trachea vorschieben. Der Cuff muß unterhalb der Stimmbänder liegen!
- Laryngoskop und Führungsstab entfernen. Tubus blocken.
- Richtige Tubuslage durch Auskultation beider Lungen in der vorderen Axillarlinie überprüfen.
- **Bei versehentlicher Intubation des Ösophagus:** Tubus sofort herausziehen. Überbrückend mit Beutel/Maske beatmen. Neuer Intubationsversuch. Nach erfolgreicher Intubation dann Luft aus dem Magen über Magensonde absaugen.
- Tubus sicher fixieren. Beatmungsgerät anschließen.

Nasale Intubation

Die nasale Intubation **(Abb. 11-13 und 11-14)** kann unter Sicht oder „blind", d.h. ohne Laryngoskop durchgeführt werden. Die Lagerung des Patienten ist die gleiche wie bei der oralen Intubation. Das größere bzw. besser durchgängige Nasenloch wird als Eingang für den Tubus gewählt. Es kann vorher mit einem *Vasokonstriktor* eingesprüht werden, damit die Nasenschleimhaut abschwillt. Hierdurch wird die Öffnung weiter und die Blutungsgefahr vermindert.

Grundsätzlich muß bei der nasalen Intubation ein Tubus mit kleinerem Durchmesser gewählt werden als bei der oralen Intubation. Die Tubusgröße richtet sich vor allem nach den Nasenwegen.

Intubation unter Sicht

- Xylocain-Gel in das gewählte Nasenloch einbringen, damit der Tubus besser gleitet.
- Den mit Gel eingeschmierten Tubus langsam und vorsichtig durch den *unteren* Nasengang in den Nasopharynx schieben; hierbei darf es nicht knacken (Verletzungsgefahr für die Nasenmuscheln durch brutales Vorgehen)!
- Dann den Tubus in den Oropharynx vorschieben. Bei Widerstand Tubus leicht zurückziehen und Kopf weiter überstrecken.
- Jetzt das Laryngoskop einführen und die Stimmritze einstellen.
- Tubus ohne Hilfsmittel unter leichter Drehbewegung oder mit einer Magill-Intubationszange durch die Stimmritze in die Trachea vorschieben. Die Zange wird hierbei in die *rechte* Hand genommen. Tubus so weit vorschieben bis die Blockmanschette im oberen Tracheaanteil liegt.

Blinde nasale Intubation

- Tubus, wie zuvor beschrieben, in den Oropharynx vorschieben.
- Dann das Ohr an das Ende des Tubus hal-

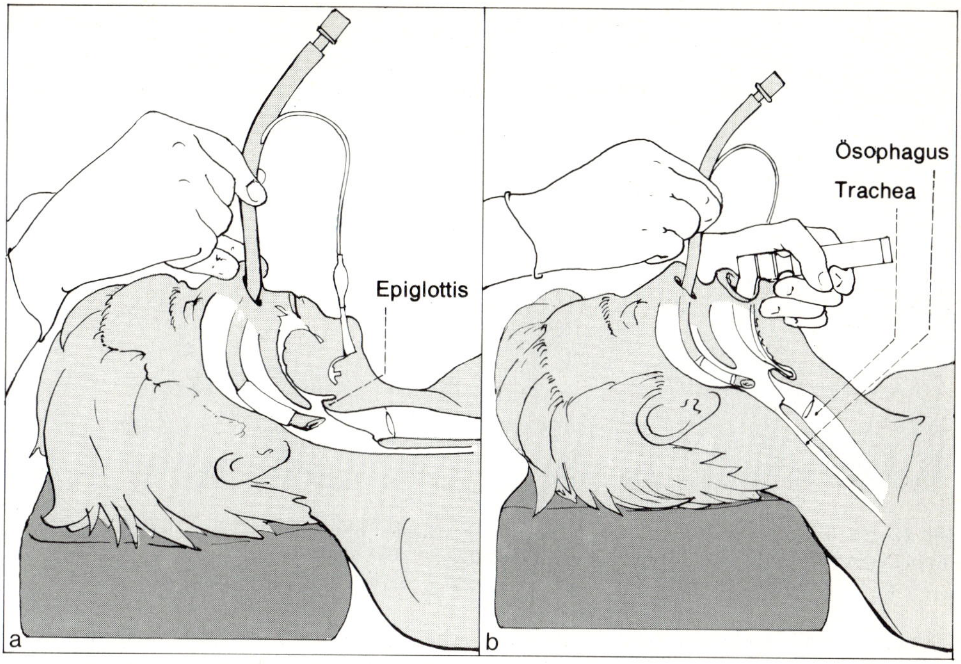

Abb. 11-13a, b. Nasotracheale Intubation. **a** „Blinde" Intubation ohne Hilfsmittel. **b** Intubation unter direkter Laryngoskopie

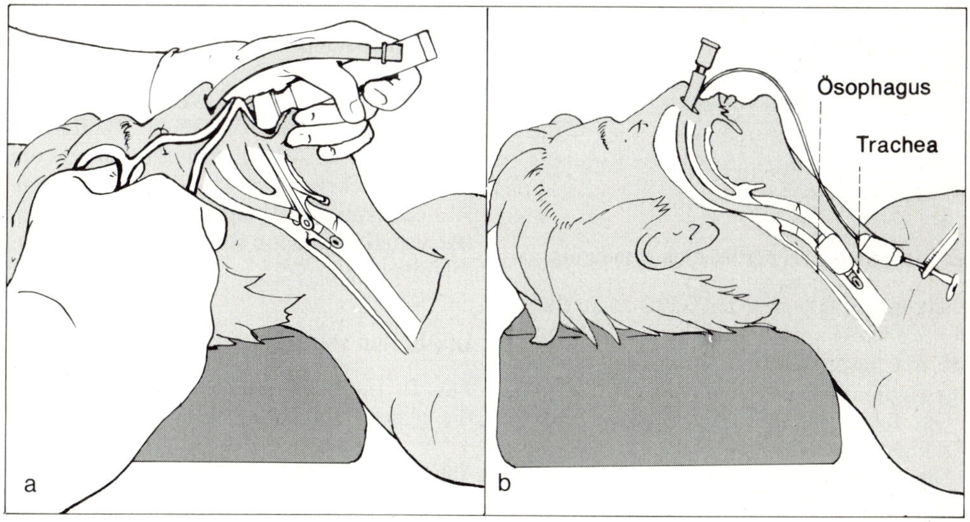

Abb. 11-14a, b. Nasotracheale Intubation. **a** Intubation unter direkter Laryngoskopie mit Hilfe einer Magill-Zange. **b** richtige Lage der Blockmanschette in der Trachea

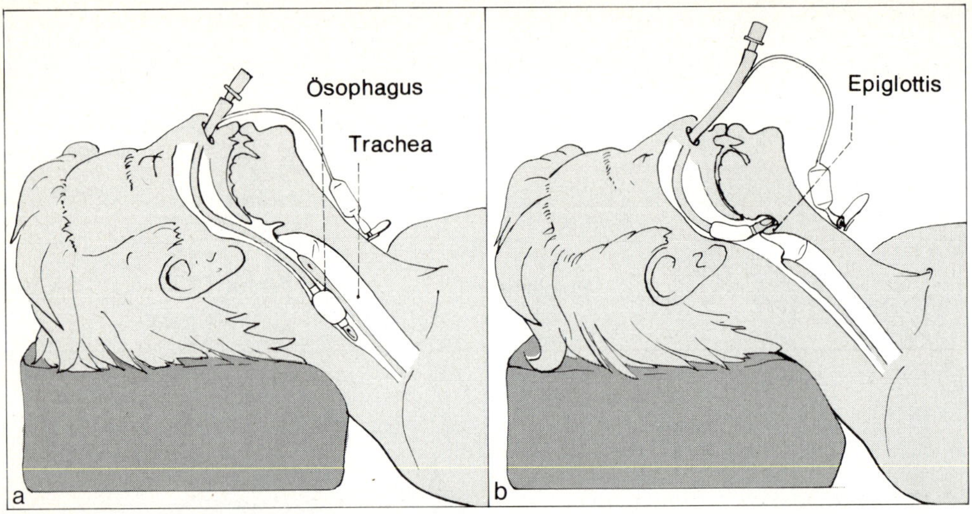

Abb. 11-15 a, b. Technische Komplikationen der nasotrachealen Intubation. **a** Tubus im Ösophagus. **b** Tubus in der Furche zwischen Zungenbasis und Epiglottis

ten und auf die Atemgeräusche des Patienten hören.

- ▸ Tubus langsam vorschieben. Passiert der Tubus die Stimmritze, so hustet der Patient. Danach sind die Atemgeräusche klar. Am Tubusende ist eine kräftige Luftströmung zu verspüren.

Bei der nasalen Intubation ist die Gefahr der **einseitigen Tubuslage** besonders groß, weil die Tuben sehr lang sind. Darum muß durch Auskultation und evtl. auch Röntgenbild die richtige Tubuslage sorgfältig überprüft werden.

Schwierigkeiten bei der nasalen Intubation

Nicht immer läßt sich der Tubus leicht durch den Kehlkopf vorschieben. Vielmehr können bei der nasotrachealen Intubation typische Schwierigkeiten auftreten **(Abb. 11-15)**:

- Der Tubus gelangt in die Furche zwischen Zungenbasis und Epiglottis.
- Der Tubus stößt an die vordere Kommissur der Stimmritze.
- Der Tubus gleitet in den Ösophagus.
- Der Tubus dringt seitlich in den Sinus piriformis ein.

Bei den ersten beiden Komplikationen wölbt sich der Hals im Bereich des Schildknorpels nach außen sichtbar vor. Hier kann versucht werden, den Tubus durch Beugen des Kopfes mehr nach hinten zu dirigieren.

Die **Fehllage des Tubus im Ösophagus** wird an folgenden *Zeichen* erkannt: leichtes Vorschieben des gesamten Tubus, Verschwinden der Atemgeräusche am Tubusende, erhaltene Stimme beim wachen Patienten. Hier muß der Tubus durch stärkere Streckung des Kopfes nach vorn geleitet werden.

Seitliches Vordringen des Tubus in den Sinus piriformis ist erkennbar am seitlichen Vorwölben des Halses, starken Widerstand gegen das Vorschieben sowie Verschwinden der Atemgeräusche am Tubusende. Korrekturversuch: Tubus 2-3 cm zurückziehen und um 45-90° drehen, dann erneut vorschieben. Weitere typische Komplikationen der nasotrachealen Intubation sind in **Tabelle 11-4** zusammengefaßt.

Intubation von Kindern

Für die Intubation von älteren Kindern gilt die gleiche Intubationstechnik wie für Er-

Tabelle 11-4. Typische Komplikationen der nasalen Intubation

- Nasenbluten
- Drucknekrosen im Nasenbereich
- Verletzungen der Rachenwand
- Verletzungen der Rachenmandeln
- Verlegung der Ohrtrompete
- Sinusitis maxillaris
- Einschleusen von Bakterien

wachsene. Bei Neugeborenen und Kleinkindern gibt es jedoch wegen der anatomischen Unterschiede einige Besonderheiten.

Praktische Grundsätze

- Bis zum 8. oder 10. Lebensjahr werden Tuben **ohne Blockmanschette** verwendet bzw. die Tuben nicht geblockt.
- Neugeborene und Säuglinge haben eine relativ große Zunge. Hierdurch kann die Sicht bei der Laryngoskopie behindert werden. Häufig gelingt die Laryngoskopie mit einem *geraden* Spatel besser als mit einem gebogenen.
- Die engste Stelle des Kehlkopfes ist der **Ringknorpel.** Darum muß die richtige Tubusgröße sehr sorgfältig ausgesucht werden. Als grober Anhalt für die Tubusgröße in der Altersgruppe von 2–14 Jahren kann folgende Formel dienen:

  $$\text{Innerer Durchmesser (mm)} = \frac{\text{Alter (Jahre)}}{4} + 4{,}5.$$

  Für die Intubation werden zusätzlich je 1 Tubus der nächsten Nummer über und unter der errechneten Größe bereitgelegt.
- Die Gefahr der rechtsseitigen aber auch der linksseitigen(!) **endobronchialen** Intubation ist in dieser Altersgruppe besonders groß. Für eine Tubuslage in Tracheamitte kann bis zum Alter von etwa 14 Jahren folgende Formel als Anhaltspunkt gelten:

  $$\text{Tubus in Tracheamitte (cm)} = \frac{\text{Alter (Jahre)}}{2} + 12.$$
- Für die kurzzeitige Intubation wird bei Kindern oral intubiert. Vorteil: es kann ein größerer Tubus mit geringerem Widerstand gewählt werden als bei der nasalen Intubation. Hierdurch wird auch das Absaugen erleichtert.
- Für die **Langzeitintubation** wird nasal intubiert. Der Tubus läßt sich sicherer fixieren und wird auch besser toleriert. Eine versehentliche Extubation ist weniger leicht möglich. Hierbei muß aber beachtet werden: Wenn der Tubus nicht sicher fixiert ist, kann er bei Kopfbewegungen sehr leicht in einen Hauptbronchus oder aus der Trachea heraus und in den unteren Rachen bzw. Ösophagus gleiten.

Komplikationen der endotrachealen Intubation

Sichere Aussagen über die Häufigkeit von Intubationskomplikationen sind nicht möglich. Geringfügige Komplikationen wie Sodbrennen oder Glottisödem treten bei fast allen Patienten auf, die länger als 48 h intubiert waren.
Die Verwendung eines geblockten Tubus führt immer zu Schleimhautschäden der Trachea im Bereich des Cuffs. Das Ausmaß wechselt jedoch stark. Die schwerwiegende Larynx- oder Trachealstenose soll bei 5–20% aller Langzeitintubierten auftreten.
Bestimmte Faktoren begünstigen das Auftreten von Komplikationen:

Alter: Die kleineren Luftwege von Säuglingen und Kleinkindern führen häufig zu Komplikationen. Ein 2 mm starkes Ödem im Bereich der Glottis oder des Ringknorpels bleibt beim Erwachsenen ohne klinische Folgen, beim Kind hingegen können hierdurch die **Atemwege lebensbedrohlich verlegt** werden. Darum dürfen bei Kindern niemals zu große Tuben eingeführt werden!

Geschlecht: Bei Frauen sind Komplikationen häufiger als bei Männern, weil der Luftweg enger und die Schleimhaut dünner ist. Tuben für Frauen müssen daher kleiner gewählt werden als für Männer.

Intubationsdauer: Je länger die Intubationsdauer desto häufiger Komplikationen!

Infektionen der Atemwege: Besteht zum Zeitpunkt der Intubation ein Infekt des Respirationstraktes oder entwickelt sich der Infekt nach der Intubation, so sind die Komplikationen häufiger.

Manschettendruck: Bei Verwendung von hohen Manschettendrucken wird die Schleimhaut und der Knorpel viel stärker geschädigt als bei Tuben mit niedrigem Manschettendruck, die sich konzentrisch ausdehnen und nur bis zum minimalen verschließenden Volumen gedehnt werden. Ein Ballon sollte nur geblockt werden, wenn hierfür ein Grund vorliegt.

Stimmbänder- und Tubusbewegungen: Durch ausgiebige Kopfbewegungen oder fortgeleitete Impulse des Respirators kann der Tubus sich stark hin- und her bewegen. Hierdurch werden die Schleimhäute des Kehlkopfes und der Trachea geschädigt, besonders wenn der Ballon geblockt ist. Bewegungen der Stimmbänder durch Atem- oder Sprechversuche des intubierten Patienten begünstigen ebenfalls das Auftreten von Komplikationen. Dies gilt in ähnlicher Weise für häufige Sprechversuche unmittelbar nach der Extubation.

Körperlicher Zustand: Alle anatomischen oder funktionellen Bedingungen, die zu einer erschwerten Laryngoskopie bzw. Intubation führen, vermehren die Möglichkeiten von Komplikationen.

Frühkomplikationen der Intubation

Bei kurzdauernden Intubationen sind die Komplikationen meist geringfügig, sie nehmen jedoch mit *zunehmender Intubationsdauer* an Häufigkeit und Schwere zu.
Es darf aber nicht vergessen werden, daß auch in der Frühphase sehr schwerwiegende Zwischenfälle auftreten können. Frühkomplikationen können während der Intubation, bei liegendem Tubus sowie bei der Extubation auftreten.

Komplikationen während der Intubation

Traumatisch-mechanische Komplikationen
- Beschädigungen der Zähne. Abgebrochene Zähne müssen wegen der Aspirationsgefahr sofort entfernt werden. Darum: Magill-Zange in Bereitschaft!
- Verletzungen der Hornhaut durch Instrumente oder die Hände des Intubateurs (Kunstfehler).
- Nasenbluten. Typische Komplikationen der nasalen Intubation. Entsteht durch Verletzungen der Nasenmuscheln oder des Septums; manchmal auch von Rachenmandeln oder Nasenpolypen. Patienten unter Antikoagulanzientherapie oder mit Störungen der Blutgerinnung sind besonders gefährdet.
- Perforation von Ösophagus oder Rachen durch Führungsstäbe.
- Abrisse von Teilen des Kehlkopfes. Sie sind erkennbar am Eintritt von Luft in das umgebende Halsgewebe (Hautemphysem).
- Aspiration von Fremdkörpern.
- Verletzungen des Halsrückenmarks bei Halswirbel-Frakturen.

Versehentliche Intubation der Speiseröhre (Abb. 11-16d)

Diese Komplikation muß sofort erkannt werden, um den Tod des Patienten zu verhindern. Zeichen:
- Aufblähung der Magengegend bei Beatmung,
- fehlende Rippenbewegungen,
- zunehmende Zyanose,
- schließlich, zu spät erkannt: Herzstillstand.

Intubation eines Hauptbronchus
Hierbei wird der Tubus zu weit in die Trachea vorgeschoben **(Abb. 11-16a).** Bei Erwachsenen gelangt der Tubus meist in den *rechten* Hauptbronchus, bei Kindern hingegen gleich häufig auch in den linken Hauptbronchus.

Zeichen der einseitigen Intubation:
- Unsymmetrische Thoraxbewegungen,
- abgeschwächtes bzw. fehlendes Atemgeräusch auf der betroffenen Seite (schwierig bei Kindern!).

Diese Komplikation muß ebenfalls *sofort* nach der Intubation erkannt werden. Darum gilt: Nach jeder Intubation Auskultation beider Lungen!

Reflexstimulation
Vagus: Atemstillstand, Laryngospasmus, Bronchospasmus, Blutdruckabfall, Bradykardie
Sympathikus: Blutdruckanstieg, Tachykardie
Rückenmarkreflexe: Erbrechen, Husten, Bewegungen von Rumpf und Extremitäten.
In tiefer Narkose sind diese Reflexe ausgeschaltet.

Komplikationen bei liegendem Tubus

Verlegung der Atemwege
- Abknicken des Tubus,
- Tubus liegt Trachealwand an,
- *Ballonhernie:* (Vor allem bei Spiral-Tuben) Manschette legt sich vor die Tubusöffnung **(Abb. 11-16c)**

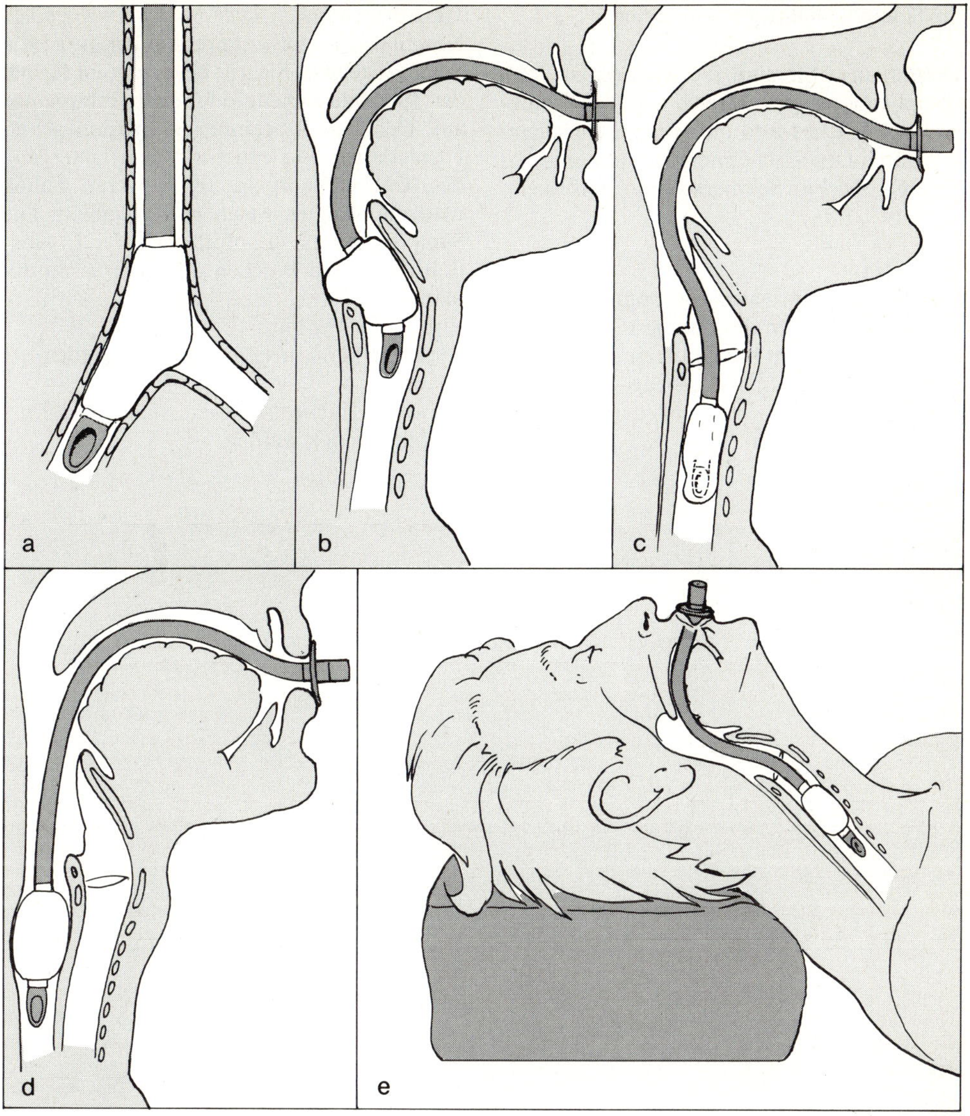

Abb. 11-16a-e. Tubus-Fehllagen. **a** Tubus im rechten Hauptbronchus. Linke Lunge wird nicht belüftet. **b** Blockmanschette liegt oberhalb der Stimmbänder: schlechte Abdichtung; Schädigung des Kehlkopfes. **c** Ballonhernie: Blockmanschette ist über die Tubusöffnung gerutscht; die Exspirationsluft kann nicht entweichen. **d** Tubus liegt im Ösophagus: beide Lungen werden nicht belüftet. **e** Richtige Lage des oralen Tubus in der Trachea

Zeichen: Beatmungsdruck steigt an, Luft kann nicht ausgeatmet werden,
- Patient beißt auf den Tubus.

> Verlegungen der Atemwege sind immer lebensbedrohlich und müssen daher sofort erkannt und behandelt werden!

Ruptur der Trachea (sehr selten)

Aspiration. Sehr selten auch bei geblockter Manschette

Komplikationen bei der Extubation

- Laryngospasmus (s. S. 333),
- Kehlkopfödem (Zeichen: Heiserkeit, evtl. Stridor, Luftnot),
- Aspiration (s. S. 335).

Spätkomplikationen der Intubation

Ulzerationen: Sie sind die wichtigsten Spätkomplikationen im Bereich des Kehlkopfes und der Trachea und entstehen wahrscheinlich durch Druckischämie oder mechanisches Trauma. *Zeichen:* Schmerzen und Heiserkeit.

Prophylaxe:
- Intubationszeit so kurz wie möglich halten,
- Kopfbewegungen des intubierten Patienten auf ein Minimum beschränken,
- Kopf leicht erhöht und gebeugt lagern,
- Kunststofftuben mit Niederdruckmanschetten verwenden.

Trachealstenose: Die schwerwiegendste Komplikation der Langzeitintubation ist die Trachealstenose. Sie tritt bevorzugt im Gebiet der Tubusmanschette oder auch Tubusspitze auf. Der Defekt beginnt mit Erosionen und Ulzerationen und endet mit dem Untergang des Trachealknorpels. In schweren Fällen wird die Trachea weich und kollabiert. Die Symptome können sofort nach der Extubation oder nach Wochen oder Jahren auftreten:
- trockener Husten,
- Schleim kann nicht ausgehustet werden,
- Luftnot.

Schwere Trachealstenosen müssen chirurgisch behandelt werden.

Kapitel 12. Lokalanästhetika

Einführung

Definition. Lokalanästhetika sind Substanzen, die eine *reversible* Blockade der Erregungsleitung von Nervengewebe hervorrufen. Werden sie in ausreichender Konzentration auf Schleimhäute gesprüht oder in die Nähe von Nervenendigungen, peripheren Nerven oder Spinalnervenwurzeln injiziert, so können sie die Sensibilität aber auch die Motorik in den von diesen Nervenstrukturen versorgten Gebieten ausschalten und auf diese Weise nahezu ideale Operationsbedingungen für bestimmte Eingriffe schaffen. Darüber hinaus werden Lokalanästhetika sehr wirkungsvoll zur postoperativen Schmerzerleichterung eingesetzt.

Kokain, als Alkaloid des Cocastrauches seit Jahrhunderten wegen seiner euphorisierenden Wirkungen von den Andenbewohnern Perus konsumiert, war das erste klinisch verwendete Lokalanästhetikum - zunächst am Auge, später auch für Nervenblockaden und zur Spinalanästhesie.

Bereits wenige Jahre nach Entdeckung der lokalanästhetischen Eigenschaften wurde der Benzoesäureester Kokain wegen seiner toxischen und suchterzeugenden Nebenwirkungen von synthetischen Estern wie Tetracain und Procain verdrängt.

In Deutschland unterliegt Kokain der Betäubungsmittelverordnung und darf nur noch zur Oberflächenanästhesie am Auge durch den Arzt verwendet werden. In jüngster Zeit erfreut sich Kokain, als „Schnee, Koks, Goldstaub oder Lady" geschnupft, zunehmender Beliebtheit in der Drogen- und Schickeriaszene.

Chemische Klassifizierung von Lokalanästhetika

Lokalanästhetika werden aufgrund ihrer chemischen Struktur in zwei Gruppen unterteilt:

1. Aminoester,
2. Aminoamide.

Die beiden Gruppen unterscheiden sich voneinander vor allem in Metabolismus und allergener Wirksamkeit, weniger hingegen in der lokalanästhetischen Wirkung.

Aminoester

Die meisten dieser Substanzen sind Abkömmlinge der Paraaminobenzoesäure, einer Substanz, die bei manchen Patienten allergische Reaktionen auslösen kann. Die Aminoester werden nicht in der Leber abgebaut, sondern im *Plasma* durch das Enzym Pseudocholinesterase gespalten. Hauptmetabolit ist die Paraaminobenzoesäure. In **Tabelle 12-1** sind gebräuchliche Aminoester zusammengefaßt.

Tabelle 12-1. Aminoester für die Lokalanästhesie

Freiname	Handelspräparat
Procain	Novocain
Tetracain	Pantocain

Procain wird fast nur noch für die Infiltrationsanästhesie verwendet, während Tetracain injizierbar und, im Gegensatz zu Procain, auch als Oberflächenanaästhetikum wirksam ist. Tetracain wird am häufigsten bei der Spinalanästhesie eingesetzt.

Aminoamide

Amide werden hauptsächlich in der *Leber* abgebaut, nachdem sie vom Injektionsort mit dem Blutstrom dort hingelangt sind. Wie die

Tabelle 12-2. Aminoamide für die Lokalanästhesie

Freiname	Handelsprädikat
Lidocain	Xylocain, neo-Novutox
Prilocain	Xylonest
Mepivacain	Scandicain, Meaverin
Bupivacain	Carbostesin, Bupivacain-Woelm
Etidocain	Duranest

Ester unterscheiden sich die einzelnen Amide voneinander in anästhetischer Potenz, Wirkungseintritt und -dauer sowie Abbaugeschwindigkeit und Toxizität. In **Tabelle 12-2** sind gebräuchliche Aminoamide zusammengestellt.

Wirkungsmechanismus der Lokalanästhetika

Hauptwirkungsort der Lokalanästhetika ist die Zell*membran* von Nervengeweben. Diese Membran ist, wie im Kapitel „Nervensystem" beschrieben, der funktionell wichtigste Teil eines Axons: Sie dient der Erregungsleitung für die verschiedenen Nervenmodalitäten wie Schmerz, Berührung, Temperatur, Motorik usw. Lokalanästhetika unterbrechen die Erregungsleitung an der Membran, indem sie den vorübergehenden Einstrom von Natriumionen von der Außen- zur Innenseite der Membran beeinträchtigen oder verhindern. Hierdurch kann kein Nervenaktionspotential mehr entstehen oder weitergeleitet werden, so daß der Nerv vorübergehend seine Leitungsfunktion nicht mehr erfüllen kann. Nach einer bestimmten Zeit, die bei den einzelnen Lokalanästhetika unterschiedlich lang ist, kehrt die Leitungsfähigkeit der Nerven zurück.

Wirkungsort peripherer Nerv

Um den physiologischen Ablauf einer regionalen Blockade zu verstehen sind bestimmte Grundkenntnisse über den peripheren Nerven erforderlich.

Periphere Nerven sind gemischte Nerven; sie enthalten sensorische afferente und motorische efferente Fasern (s. Kapitel „Nervensystem"). Der Durchmesser dieser Fasern steht in wichtiger Beziehung zur Nervenfunktion, Geschwindigkeit der Erregungsleitung, Modalität und, nicht zuletzt, Empfindlichkeit gegenüber den blockierenden Eigenschaften der Lokalanästhetika. Hierbei gilt: Je dicker eine Nervenfaser, desto geringer die Empfindlichkeit auf Lokalanästhetika, d.h. desto größer die zur Blockade erforderliche Konzentration. Ausgenommen von dieser Regel sind die präganglionären autonomen B-Fasern, die vor allen anderen (auch den dünneren) Nervenfasern geblockt werden.

Faserdicke und Funktion

Die Nervenfasern werden nach abnehmendem Durchmesser in drei Kategorien eingeteilt:
- A-Fasern,
- B-Fasern,
- C-Fasern.

In **Tabelle 12-3** sind die Faserklassen mit den zugehörigen Funktionen zusammengefaßt.

A-Fasern gehören zu den markhaltigen Nerven mit hoher Leitungsgeschwindigkeit. Sie werden nach Durchmesser und Funktion in die in **Tabelle 12-3** angegebenen Untergrup-

Tabelle 12-3. Einteilung und Funktion von Nervenfasern

Gruppe		Funktion
A	A-alpha	Motorik, Berührung, Druck, Tiefensensibilität (Propriozeption)
	A-beta	Motorik, Berührung, Druck, Tiefensensibilität
	A-gamma	Regulation des Muskeltonus
	A-delta	Schmerz, Temperatur, Berührung
B		Präganglionäre sympathische Funktionen
C		Schmerz, Temperatur, Berührung, postganglionäre sympathische Funktionen

pen eingeteilt. A-alpha-Fasern sind die dicksten und am schnellsten leitenden Fasern, während die A-delta-Fasern am dünnsten sind und die Erregung am langsamsten leiten.

B-Fasern sind markhaltige präganglionäre Sympathikusfasern mit verschiedenen autonomen Funktionen. Sie innervieren u.a. die glatten Muskeln der Blutgefäße und spielen klinisch eine wichtige Rolle beim Blutdruckabfall während einer Spinal- oder Periduralanästhesie. B-Fasern werden, obwohl myelinisiert, von den Lokalanästhetika am schnellsten geblockt, noch vor den C-Fasern.

C-Fasern sind dünn und marklos; ihre Leitungsgeschwindigkeit ist sehr langsam. Sie leiten *Schmerz,* Berührung und Temperatur. Außerdem gibt es in dieser Gruppe noch postganglionäre Sympathikusfasern mit autonomen Funktionen.

Somit verfügt der menschliche Körper über zwei getrennte schmerzleitende Systeme:
1. A-delta-Fasern: rasch leitend
2. C-Fasern: langsam leitend

Die verschiedenen Nervenfasern werden nicht gleichzeitig von einem Lokalanästhetikum geblockt, sondern in einer bestimmten zeitlichen Aufeinanderfolge.
Dieser Blockadeablauf kann am Patienten leicht überprüft werden:
- zuerst: Sympathikusblockade: die Haut wird warm,
- dann: Aufhebung von Temperatur und Schmerz,
- zuletzt: Blockade von Berührung, Druck und Motorik.

Die unterschiedliche Empfindlichkeit der einzelnen Nervenfaser-Gruppen wird klinisch ausgenutzt: Soll aus bestimmten Gründen nur die Sensorik ausgeschaltet werden, die Motorik hingegen erhalten bleiben (wie z.B. während der geburtshilflichen Periduralanästhesie), so wird das Lokalanästhetikum in *niedriger* Konzentration injiziert. Ist hingegen auch eine motorische Blockade erforderlich, so muß die Konzentration erhöht werden.
Es ist aber nicht möglich die Motorik isoliert auszuschalten.

pH-Wert: Das Eindringen des Lokalanästhetikums in den Nerven wird noch vom pH-Wert des umgebenden Gewebes beeinflußt. Liegt im Injektionsgebiet eine Infektion vor (niedriger pH-Wert), so sind Lokalanästhetika nur gering wirksam.

Minimale blockierende Konzentration (C_m)

Nicht jede beliebige Dosis eines Lokalanästhetikums unterbricht die Erregungsleitung eines Nervs; vielmehr ist für jeden Nerv mit bestimmtem Durchmesser eine gewisse *minimale* Konzentration erforderlich, die als C_m bezeichnet wird.
Es gilt: je dicker eine Nervenfaser, desto größer die erforderliche minimale Konzentration des Lokalanästhetikums für die Blockade. Hierbei spielt es keine Rolle, ob die Nervenfaser in einer Spinalwurzel oder in einem peripheren Nerv verläuft - die C_m ist für beide identisch, wenn sie im Durchmesser übereinstimmen.
Trotzdem sind aber für die verschiedenen Regionalanästhesien unterschiedliche Mengen an Lokalanästhetikum erforderlich. Hier stockt der Leser und fragt sich etwas verwirrt, woran das liege. Die Gründe sind einfach: nicht *in* den Nerv werden die Lokalanästhetika gespritzt, sondern immer nur in dessen unmittelbare Umgebung, damit irreversible Schädigungen der Nervenfasern vermieden werden. Vom Injektionsort muß das Lokalanästhetikum erst in den Nerv diffundieren, damit die Blockade der Erregungsleitung eintreten kann. Auf seinem Weg zum Nerv wird aber das Lokalanästhetikum im Gewebe verdünnt und zu einem gewissen Teil bereits ins Blut aufgenommen. Außerdem wirken, je nach Injektionsort, unterschiedliche Gewebebarrieren entgegen, so daß von der ursprünglich injizierten Menge ein deutlich geringerer, nicht genau vorhersehbarer Anteil, in den Nerv gelangt.

Beispiel:
Die C_m ist für die Spinal- und Periduralanästhesie gleich! Dennoch müssen bei der Periduralanästhesie wesentlich größere Mengen an Lokalanästhetikum injiziert werden als bei der Spinalanästhesie, um die gleiche Anästhesieausbreitung zu erreichen. Im Periduralraum sind nämlich die Spinalwurzeln durch

Gewebshüllen besser gegen das Lokalanästhetikum geschützt als im Spinalkanal, in dem sie gewissermaßen hüllenlos baden. Außerdem wird im Periduralraum, der gut durchblutet ist, viel mehr Lokalanästhetikum resorbiert als im Spinalkanal.

Aufgrund der C_m können die Lokalanästhetika nach ihrer *Wirkungsstärke* unterschieden werden:
- schwache Wirksamkeit: Procain
- mittlere Wirksamkeit: Lidocain, Mepivacain, Prilocain
- starke Wirksamkeit: Tetracain, Bupivacain, Etidocain

Ablauf der Nervenblockade

Klinisch wichtig sind der Wirkungseintritt (Anklingzeit) und die Wirkungsdauer eines Lokalanästhetikums; beide Faktoren müssen bei der Auswahl des Lokalanästhetikums für eine bestimmte Blockadetechnik berücksichtigt werden.

Anklingzeit

Der Wirkungseintritt eines Lokalanästhetikums hängt wahrscheinlich vor allem von dessen physikochemischen Eigenschaften ab. Daneben spielt die *Konzentration* des Lokalanästhetikums noch eine wichtige Rolle:

> Je höher die Konzentration, desto schneller der Wirkungseintritt!

Schwestern und Pfleger müssen auch noch wissen, daß die Blockade nicht schlagartig alle Nervenfasern erfaßt. Vielmehr werden zunächst die im Randbereich liegenden *Mantelfasern* geblockt, danach die in der Mitte des Nerven laufenden *Kernfasern*. Der Blockadeablauf läßt sich am Patienten gut beobachten, denn die Mantelfasern versorgen mehr die proximalen Teile einer Extremtiät, die Kernfasern hingegen mehr die distalen. Darum breitet sich im Versorgungsgebiet dieser Nerven die Anästhesie von *proximal nach distal* aus.

Beispiel: Bei einer oberen Plexusanästhesie wird zuerst der Oberarm taub, danach die Finger. Beim Abklingen der Blockade sind die Mantelfasern wiederum zuerst betroffen, danach die Kernfasern, so daß die Anästhesie in den distalen Teilen länger anhält als in den proximalen.

Anders hingegen bei der gelegentlich angewandten *intravenösen Regionalanästhesie* (s. Kap. 16). Hier breitet sich die Anästhesie von *distal nach proximal* aus, weil das Lokalanästhetikum bei dieser Technik wegen der Blutversorgung des Nervs zuerst die Kernfasern und danach die Mantelfasern erreicht. Die *motorische Blockade* setzt wegen der erforderlichen größeren minimalen Konzentration des Lokalanästhetikums später ein und wird auch früher beendet als die sensorische Blockade.

Wirkungsdauer

Nach einer bestimmten Zeit, die für die einzelnen Lokalanästhetika unterschiedlich lang ist, nimmt der Nerv seine Funktion wieder auf, weil das Lokalanästhetikum langsam aus dem Nerv diffundiert und ins Blut resorbiert wird. Die Wirkungsdauer der Blockade hängt u. a. von der Festigkeit der Bindung zwischen Lokalanästhetikum und Nervenmembran ab sowie von der Abbaugeschwindigkeit und der Konzentration der Substanz.

> Je höher die Konzentration eines Lokalanästhetikums, desto länger die Wirkungsdauer!

Diese Beziehung darf klinisch nur bis zu einer bestimmten Maximaldosis ausgenutzt werden, weil sonst unweigerlich *toxische Nebenwirkungen* des Lokalanästhetikums auftreten.
Die Wirkungsdauer (und häufig auch die Erfolgsrate) einer Blockade kann erheblich verlängert werden, wenn dem Lokalanästhetikum ein **Vasokonstriktor** zugesetzt wird. Der Vasokonstriktor drosselt durch lokale Gefäßkonstriktion die Durchblutung am Injektionsort, so daß die Resorption des Lokalanästhetikums ins Blut herabgesetzt wird und damit mehr Substanz für die Diffusion in den Nerv zur Verfügung steht. Die gebräuchlisten

Vasopressoren sind *Adrenalin* und *Phenylephrin;* manche Anästhesisten verwenden auch *Noradrenalin* oder *Octapressin.*
Je nach *Wirkungsdauer* können die einzelnen Lokalanästhetika unterteilt werden:

- kurze Wirkungsdauer: Procain
- mittlere Wirkungsdauer: Lidocain, Mepivacain, Prilocain
- lange Wirkungsdauer: Tetracain, Bupivacain, Etidocain

Anklingzeit und Wirkungsdauer können verändert werden, wenn Substanzen der verschiedenen Gruppen kombiniert werden, z.B. ein rasch aber kurz wirkendes Lokalanästhetikum mit einem langsam aber lang wirkenden.

Kontinuierliche Blockade: Zahlreiche Operationen dauern länger als die Nervenblockade durch Einzelinjektion eines Lokalanästhetikums anhält. Meist kann hierbei auch aus praktischen Gründen die Injektion nicht wiederholt werden. Darum wird nicht selten ein Katheter in die Nähe von Nervenstämmen oder Nervenwurzeln plaziert, über den bei Bedarf das Lokalanästhetikum nachinjiziert werden kann. Diese Methode wird als *kontinuierliche Nervenblockade* bezeichnet und bei Peridural-, Spinal- und Plexusanästhesie angewandt.
Bei den *Nachinjektionen* sind einige Besonderheiten zu beachten:

- Nachinjektionen werden durchgeführt, sobald der Schmerz gerade zurückzukehren beginnt. Hierbei ist der Dosisbedarf auf ¼–⅓ der Ausgangsdosis vermindert.
- Bei Nachinjektionen tritt die erneute Blockade wesentlich schneller ein, weil die Kernfasern noch betäubt sind, während lediglich die Mantelfasern gerade ihre Leitungsfähigkeit zurückerlangen.
- Nachinjektionen, rechtzeitig durchgeführt, scheinen auch die Qualität der Blockade zu verbessern.

Wird hingegen zu lange mit der Nachinjektion gewartet, d.h. erst injiziert, wenn der Schmerz bereits vollständig zurückgekehrt ist, so ist das Lokalanästhetikum nicht mehr so wirksam. Es entwickelt sich eine *Tachyphylaxie.*

Tachyphylaxie ist die Abnahme der Wirksamkeit eines Medikaments bei wiederholter Injektion. Sie wird häufig beobachtet, wenn kontinuierliche Nervenblockaden über längere Zeit durchgeführt werden. Die Tachyphylaxie tritt aber hierbei nicht so schnell auf, wenn das Lokalanästhetikum sofort (innerhalb weniger Minuten!) beim ersten Auftreten von Schmerzempfindungen nachinjiziert wird.
Schwestern und Pfleger, die Lokalanästhetika in Periduralkatheter injizieren, müssen die **Zeichen der Tachyphylaxie** kennen:

- die Wirkungsdauer wird ständig kürzer,
- die Anästhesie-Tiefe nimmt ab,
- das betäubte Gebiet wird immer kleiner.

Gelegentlich treten während einer Regionalanästhesie Blockadephänomene auf, mit deren Ursachen die beteiligten Personen vertraut sein müssen, um Spannungen und Mißverständnisse zwischen ihnen und dem scheinbar ausreichend anästhesierten Patienten zu vermeiden. Wichtig sind vor allem der Differential-Block und der Wedensky-Block.

Differential-Block

Bei dieser Art von Blockade sind die dünnen Fasern eines Nervenstammes blockiert worden, während die dicken Fasern ungeblockt geblieben sind. Klinisch äußert sich der Block in folgender Weise:
Der Patient ist schmerzfrei (A-delta und C-Fasern blockiert), kann aber noch Berührung und Lage empfinden und seine Muskeln anspannen (A-alpha und A-beta-Fasern nicht blockiert).
Zahlreiche Patienten deuten diese Erscheinungen dann als Schmerz fehl und sind meist auch durch gutes Zureden nicht zu beruhigen. Hier hilft gewöhnlich nur die Allgemeinnarkose.

Wedensky-Block

Nach einer Nervenblockade ist der Patient unempfindlich gegenüber Nadelstichen, schreit aber auf, als das Skalpell des Chirurgen seine Haut durchtrennt (allerdings nicht so laut wie ohne Nervenblockade).
Ursache: Die C_m des Nerven ist gerade erst erreicht worden; Einzelreize wie die Nadel-

stiche werden nicht mehr fortgeleitet; bei anhaltenden Reizen (Schneiden mit dem Skalpell) durchbricht jeder 2. oder 3. Reiz die Schwelle und der Patient empfindet, wenn auch abgeschwächt, deutlich den Schmerz. *Was tun?* Abwarten bis mehr Lokalanästhetikum den Nerven erreicht hat; wenn das nichts hilft, Lokalanästhetikum nachinjizieren oder eine Allgemeinnarkose durchführen.

Systemische Wirkungen der Lokalanästhetika

Die therapeutische Breite der Lokalanästhetika ist gering, d.h. diese Substanzen sind relativ toxisch. Toxische Wirkungen manifestieren sich hauptsächlich am *Gehirn* und *Herz-Kreislauf-System.* Wird ein Lokalanästhetikum in die Nähe von Nerven injiziert, so können toxische Wirkungen nur dann auftreten, wenn die Substanz in einer bestimmten Menge in das Blut aufgenommen und zu den Organen transportiert wird.
Resorption des Lokalanästhetikums vom Injektionsort ins Blut tritt in unterschiedlichem Ausmaß bei *allen* Regionalanästhesie-Techniken auf. Steigt hierbei der Plasmaspiegel zu hoch an, so treten die toxischen Wirkungen ein. Das Ausmaß der Resorption eines Lokalanästhetikums wird vor allem bestimmt durch

- den Injektionsort,
- die Dosis des Lokalanästhetikums,
- den Zusatz eines Vasokonstriktors,
- die pharmakologischen Eigenschaften des Lokalanästhetikums.

Injektionsort: Die höchsten Plasmaspiegel eines Lokalanästhetikums werden bei der Interkostalnervenblockade erreicht, danach in absteigender Reihe bei folgenden Techniken: Kaudalanästhesie, lumbale Periduralanästhesie, Plexus brachialis-Block, Femoralis-Block und Infiltrationsanästhesie. Hieraus folgt, daß die gleiche Dosis eines Lokalanästhetikums bei der einen Regionalanästhesie-Technik toxisch wirken kann, bei der anderen Technik hingegen keine systemischen Auswirkungen hat.

Dosis: Unabhängig vom Injektionsort besteht eine eindeutige Beziehung zwischen den Plasmaspiegeln eines Lokalanästhetikums und der insgesamt injizierten Dosis. Für die meisten Substanzen gilt:

> Je höher die lokal injizierte Dosis, desto höher die Plasmaspiegel eines Lokalanästhetikums und desto größer die Gefahr toxischer Nebenwirkungen.

Vasokonstriktorzusatz: Vasokonstriktoren wie Adrenalin verlängern die Wirkung und vermindern die Resorption von Substanzen wie Lidocain und Mepivacain, wo immer diese Substanzen auch injiziert worden sind. Hingegen werden die Plasmaspiegel von Bupivacain, Etidocain und Prilocain durch einen Vasokonstriktorzusatz nur wenig beeinflußt. Die Ursache hierfür ist noch nicht endgültig geklärt.

Pharmakologische Eigenschaften: Einige Substanzen werden aufgrund ihrer physikochemischen Eigenschaften, wie z.B. Fettlöslichkeit und Proteinbindung, weniger resorbiert als andere Lokalanästhetika. Hierzu gehören vor allem Bupivacain und Etidocain.
Nach der systemischen Resorption können die Lokalanästhetika die Funktion aller erregbaren Gewebe beeinflussen. Klinisch wichtig sind aber bei den einzelnen Regionalanästhesien vor allem die zentralen und kardiovaskulären Wirkungen.

Zentrales Nervensystem

Alle Lokalanästhetika stimulieren bei entsprechender Plasmakonzentration das zentrale Nervensystem und rufen dadurch *Unruhe* und *Muskelzittern,* schließlich *generalisierte Krampfanfälle* hervor. In sehr schweren Fällen folgt eine Dämpfung der Hirnfunktion mit Tod durch zentrale Atemlähmung.
Die einzelnen Lokalanästhetika unterscheiden sich in ihrer zentral toxischen Wirksamkeit. Hierbei gilt: Je stärker die anästhetische Potenz desto ausgeprägter die toxischen Wirkungen auf das Gehirn.

> **Die wichtigsten Gründe für das Auftreten von toxischen ZNS-Wirkungen bei Regionalanästhesie sind:**
> - Überdosierung des Lokalanästhetikums,
> - Injektion in eine Vene oder Arterie,

• ungewöhnlich rasche Resorption (z.B. aus dem blutüberfüllten Periduralraum von Hochschwangeren).

Jeder einzelne der angeführten Faktoren kann für sich allein ausreichen, um die toxischen Reaktionen auszulösen. In seltenen Fällen treffen mehrere Ursachen zusammen.
Für die den Patienten überwachenden Schwestern oder Pfleger ist wichtig, daß den generalisierten Krämpfen zumeist bestimmte *Warnzeichen* vorangehen, die bereits auf einer toxischen Wirkung der Lokalanästhetika im Gehirn beruhen.
Solche **Vorboten generalisierter Krämpfe** durch Lokalanästhetika können sein:

- Muskelzittern,
- Schläfrigkeit,
- Schwindelgefühl,
- verwaschene Sprache,
- Ohrklingen,
- Taubheit von Lippen und Zunge,
- Nystagmus,
- Sehstörungen,
- metallischer Geschmack.

Krämpfe: Generalisierte Krämpfe sind die eindrucksvollste und wahrscheinlich gefährlichste Komplikation einer Regionalanästhesie. Respiratorische und metabolische Azidose begünstigen das Auftreten der Krämpfe, während durch *Hyperventilation (!)* die Krampfschwelle heraufgesetzt wird.
Sehr selten kann bei versehentlicher intravasaler Injektion oder lokaler Injektion einer sehr hohen Dosis der Tod des Patienten eintreten, ohne daß Zeichen der zentralen Stimulation vorangegangen sind.

Prophylaxe toxischer ZNS-Reaktionen

Toxische ZNS-Reaktionen sind in der Regel vermeidbar, wenn bestimmte Vorsichtsmaßnahmen durchgeführt werden:

- ▸ **Prämedikation mit einem antikonvulsiven Medikament.**
  Hierbei sind Benzodiazepine wie *Diazepam (Valium)* oder Clonazepam (Rivotril) die Mittel der Wahl. Sie setzen die Krampfschwelle des Gehirns für Lokalanästhetika herauf. Die Krampfprophylaxe ist zwischen 30-120 min nach der Gabe maximal ausgeprägt und beträgt nach 5 h noch etwa 50%.
- ▸ **Blutspiegel so niedrig wie möglich halten.**
  Das bedeutet: Gesamtdosis so niedrig wie möglich; Vasokonstriktor zusetzen; nicht in Gefäße injizieren; Testdosis!
- ▸ **Beim Auftreten von zerebralen Warnzeichen:**
  Injektion sofort abbrechen; Patienten hyperventilieren lassen („tief einatmen"!); Valium 2,5-5 mg i.v. injizieren.

Hohe Blutspiegel können sofort (intravasale Injektion) oder innerhalb von 20-30 min auftreten. Darum während dieser Zeit sorgfältige Überwachung auf toxische Reaktionen. Patienten niemals allein lassen!

Behandlung der Krämpfe

Lokalanästhetika-Krämpfe sind bei richtiger Behandlung so gut wie niemals tödlich. Meist reichen geringe Dosen *Valium* (2,5-5 mg i.v.) oder *Rivotril* aus, um die Krämpfe zu unterbrechen. Barbiturate sollten wegen der hypnotischen und atemdepressiven Wirkung möglichst nicht gegeben werden.
Bei Atemstillstand *Beatmung mit Sauerstoff* über Maske (hyperventilieren!). *Relaxieren* nur, wenn Beatmung nicht anders möglich. Bei Herzstillstand: *kardiopulmonale Wiederbelebung* (s. Kapitel 31).

Herz-Kreislauf-System

Lokalanästhetika wirken, abhängig vom Plasmaspiegel, direkt dämpfend auf die Herzfunktion und dilatierend auf die Arteriolen. Außerdem beeinflussen sie indirekt durch Blockade autonomer Herz- und Gefäßnervenfasern die Herz-Kreislauf-Funktion.
Toxische Wirkungen auf das Herz-Kreislauf-System treten gewöhnlich nur nach *sehr hohen* Dosen von Lokalanästhetika auf (es sei daran erinnert, daß Lokalanästhetika wegen ihrer Herzwirkungen auch therapeutisch eingesetzt werden). Sie manifestieren sich gewöhnlich als *Blutdruckabfall* und *Bradykardie;* in schweren Fällen tritt ein *Kreislaufkollaps* oder *Herzstillstand* auf. Blutdruckabfall bei Peridural- oder Spinalanästhesie entsteht durch Sympathikusblockade und nicht durch toxische Wirkungen des Lokalanästhetikums (Einzelheiten s. unter Peridural- und Spinalanästhesie).

Behandlung

- Beine hoch,
- rasche Volumenzufuhr,
- Sauerstoff,
- evtl. kardiovaskuläre Medikamente: Vasopressoren, inotrope Substanzen,
- bei Herzstillstand: kardiopulmonale Wiederbelebung.

Wegen der möglichen, lebensbedrohlichen Nebenwirkungen der Lokalanästhetika gelten folgende praktische Grundsätze:

- Vor jeder Regionalanästhesie Intrumentarium zur kardiopulmonalen Wiederbelebung bereitstellen.
- Regionalanästhesien sollten nur von Ärzten durchgeführt werden, die alle Methoden der Wiederbelebung sicher beherrschen.

Allergische Reaktionen

Allergien gegen Lokalanästhetika sind extrem selten. Wenn überhaupt, so treten sie fast nur bei esterartigen Lokalanästhetika (Procain, Tetracain) oder bei amidartigen Lokalanästhetika, die *Methalparaben* als Stabilisator enthalten, auf. Sie können sich manifestieren als:

- allergische Dermatitis,
- Asthmaanfall,
- anaphylaktischer Schock.

Zu ihrer Behandlung müssen immer Notfallmedikamente und eine Sauerstoffquelle bereitstehen.

Vasopressorenzusatz für Lokalanästhetika

Zusatz eines Vasopressors zum Lokalanästhetikum drosselt im Injektionsgebiet die Durchblutung, so daß die Blutspiegel der meisten Lokalanästhetika nicht so stark ansteigen. Auf diese Weise wird die Toxizität herabgesetzt und die Wirkungsdauer, je nach Blockadetechnik, bis zu 100% verlängert.
Adrenalin und *Phenylephrin* gehören zu den am häufigsten verwendeten Vasopressoren; sie sind entweder bereits im Handelspräparat des Lokalanästhetikums enthalten oder werden der reinen Substanz unmittelbar vor der Injektion zugesetzt.

Adrenalin ist den meisten Lokalanästhetika in einer Verdünnung von 1:200000 zugesetzt, bei Lidocain 1:100000 bzw. 1:80000. Eine Gesamtdosis von 0,25 mg sollte nicht überschritten werden, weil sonst *Herzrhythmusstörungen* und *Blutdruckanstiege* auftreten können. Subjektiv bemerkt der Patient die Adrenalinwirkungen als *Aufgeregtheit* und *Herzklopfen.*
Werden Lokalanästhetika in Endarteriengebiete (Finger, Zehen, Penis, äußeres Ohr) injiziert, so muß auf den Adrenalinzusatz verzichtet werden.
Vorsicht ist auch geboten bei:

- Hypertonie,
- Mitralstenose,
- Hyperthyreose,
- Diabetes,
- Gefäßerkrankungen.

Phenylephrin (Neosynephrin) wird als 1%ige Lösung in einer Standarddosis von 0,5 ml als Zusatz für die Spinalanaästhesie verwendet. Hierdurch verlängert sich die Wirkung im günstigen Fall um rund 100% (bei Adrenalinzusatz nur um 50%). Die Substanz stimuliert vorwiegend die Alpha-Rezeptoren und kann daher bei *Hyperthyreose* verwendet werden.
Bei *Koronarkrankheit* und *Hypertonie* darf die Substanz nicht zugesetzt werden.

Klinische Anwendung der Lokalanästhetika

Lokalanästhetika werden klinisch bei den verschiedensten Regionalanästhesietechniken eingesetzt, um Operationen ohne Ausschaltung des Bewußtseins zu ermöglichen oder bestimmte Schmerzzustände zu behandeln.

Tabelle 12-4. Einteilung der Regionalanästhesien

1. **Infiltrationsanästhesie**
   a) extravasal
   b) intravenös
2. **Periphere Nervenblockaden**
   a) Einzelnervenblockade
   b) Nervenstamm- bzw. Plexusblockade
3. **Zentrale Nervenblockade**
   a) Periduralanästhesie
      • lumbal
      • kaudal
      • thorakal
   b) Spinalanästhesie
4. **Oberflächenanästhesie**

Einteilung der Regionalanästhesietechniken

Je nach dem anatomischen Wirkungsort können die in **Tabelle 12-4** angegebenen regionalen Anästhesietechniken unterschieden werden.

Infiltrationsanästhesie

Bei dieser Technik wird das Lokalanästhetikum in die Haut (intradermal), subkutan oder intramuskulär gespritzt. Hierdurch wird die Erregung von sensorischen Nervenendigungen gehemmt. Die Konzentration der verwendeten Lokalanästhetika ist niedrig, die Menge (ml) richtet sich nach der Größe des zu anästhesierenden Gebietes.
Der Wirkungseintritt ist rasch, die Wirkungsdauer hängt von der verwendeten Substanz ab. Adrenalinzusatz verlängert die Wirkung um 100%.
Eine Sonderform der Infiltrationsanästhesie ist die *intravenöse Regionalanästhesie.* Hierbei wird das Lokalanästhetikum in eine Vene einer Extremität injiziert, die zuvor mit einer Staubinde abgebunden wurde (Einzelheiten s. Kap. 15).

Periphere Nervenblockaden

Bei der *Einzelnervenblockade* wird eine geringe Menge eines Lokalanästhetikums in niedriger bis mittlerer Konzentration in die Nähe eines Nervs injiziert. Hierdurch wird die Nervenleitung unterbrochen. Der Wirkungseintritt erfolgt rasch, die Wirkungsdauer ist lang.
Bei der *Plexusblockade* wird die Erregungsleitung in Nervengeflechten (z. B. Plexus brachialis oder Plexus lumbosacralis) mit einer großen Lokalanästhesiemenge in mittlerer Konzentration unterbrochen. Der Wirkungseintritt ist sehr langsam, die Wirkungsdauer sehr lang.
(Einzelheiten s. Kap. 15)

Zentrale Nervenblockaden

Bei der *Periduralanästhesie* werden Spinalnervenwurzeln durch Injektion eines Lokalanästhetikums in den Periduralraum blokkiert. Die erforderliche Lokalanästhesiemenge und Konzentration ist hoch; der Wirkungseintritt langsam, die Wirkungsdauer mittellang bis lang.
Bei der *Spinalanästhesie* werden Spinalwurzeln durch Injektion des Lokalanästhetikums in den Liquorraum (Subarachnoidalraum) blockiert. Die erforderliche Konzentration ist sehr hoch, das benötigte Volumen sehr gering, die Wirkungsdauer kurz bis mittellang.
(Einzelheiten s. Kap. 13 und 14)

Oberflächenanästhesie

Bei dieser Technik werden die Schleimhäute von Nase, Mund, Rachen, Tracheobronchialbaum, Ösophagus und Genitaltrakt durch direktes Besprühen mit bestimmten Lokalanästhetika betäubt. Am häufigsten werden Lidocain-Spray (Xylocain-Spray 4%, 1 Sprühstoß = 10 mg) und Pantocain-Spray (Gingicain-Spray, 1 Sprühstoß = 0,7 mg) verwendet. Zu beachten ist, daß hierbei innerhalb weniger Minuten maximale Plasmaspiegel auftreten!

Lokalanästhetika

In **Tabelle 12-5** sind die wichtigsten klinisch gebräuchlichen Lokalanästhetika zusammengestellt.

Dosierungen von Lokalanästhetika

Die Dosierungen der Lokalanästhetika hängen vor allem von der gewählten Regionalanästhesie-Technik ab. Einzelheiten finden sich in den entsprechenden Kapiteln. Für alle Lokalanästhetika werden bestimmte Höchstdo-

Tabelle 12-5. Lokalanästhetika, Konzentrationen und klinische Anwendung. (*o. A.* ohne Adrenalin-, *m. A.* mit Adrenalinzusatz)

Substanz	Klin. Anwendung Konzentration	[%]	Wirkungseintritt Wirkungsdauer	Max. Einzeldosis [mg]
Lidocain	Oberfläche	4; 2	rasch	200 o. A.
(Xylocain)	Infiltration	0,5-1	60-120 min	500 m. A.
	periph. Nerv	1-1,5		
	peridural	1-2		
	spinal	5		
Prilocain	Infiltration	0,5-1	langsam	400 o. A.
(Xylonest)	periph. Nerv	1	90-180 min	600 m. A.
	peridural	2		
Mepivacain	Infiltration	0,5-1	langsam	300 o. A.
(Scandicain	periph. Nerv	1-1,5	90-180 min	500 m. A.
Meaverin)	peridural	1,5-2		
	spinal	4		
Bupivacain	Infiltration	0,25-0,5	langsam	150
(Carbostesin	periph. Nerv	0,25-0,5	4-8 h	
Bupovacain-Woelm)	peridural	0,5-0,75	in niedriger	
	Geburtshilfe	0,25-0,5	Konzentration	
	spinal	0,5	kürzere Dauer	
Etidocain	Infiltration	0,5	rasch	300
(Duranest)	periph. Nerv	0,5-1	4-8 h	
	peridural	1-1,5		
Procain	Infiltration	1	langsam	500 o. A.
(Novocain)	peridural	2	30-45 min	600 m. A.
	(nur wenn Amide nicht einsetzbar)			
	spinal	2		
Chloroprocain	wie für Procain		schnell	600
(Nesacain)			mittellang	800 m. A.
Tetracain	Oberfläche	0,5-1	langsam	100
(Pantocain)	Infiltration	0,1-0,2	lang	
	periph. Nerv	0,1-0,2		
	peridural	0,25-0,5		
	spinal	1		

sen empfohlen, die nicht überschritten werden sollten (s. **Tabelle 12-5**).

Allerdings sind die angegebenen Höchstdosen nur Richtwerte. Die Toleranz nach oben und unten ist individuell sehr verschieden.

Auswahl des Lokalanästhetikums

Die Auswahl eines bestimmten Lokalanästhetikums muß im wesentlichen folgende Faktoren berücksichtigen:

- Art der Operation,
- Dauer der Operation (welcher Operateur?),
- Regionalanästhesie-Technik,
- Größe des Patienten,
- Wirkungsdauer des Lokalanästhetikums.

Einzelheiten sind in den entsprechenden Kapiteln beschrieben.

Kapitel 13. Spinalanästhesie

Einführung

Die Spinalanästhesie (SPA) ist eine vorübergehende Unterbrechung der Nervenleitung durch Injektion eines Lokalanästhetikums in den lumbalen **Subarachnoidalraum.** Sie führt zu einer spezifischen sensorischen, motorischen und sympathischen Blockade und ermöglicht hierdurch eine Vielzahl chirurgischer Eingriffe an den unteren Extremitäten, im Becken, Perineum und Unterbauch sowie bei geburtshilflichen Eingriffen. Die Spinalanästhesie ist die älteste und auch heute noch am meisten angewandte zentrale Nervenblokkade.

Geschichte. 1898 führten zwei Männer die erste Spinalanästhesie durch: der berühmte Chirurg August Bier, Erfinder des Stahlhelms und Beschützer der roten Waldameise, und sein Assistent Hildebrandt. Zunächst ließ sich Bier von Hildebrandt lumbal punktieren, als aber das Lokalanästhetikum injiziert werden sollte, paßten Spritze und Kanüle nicht aufeinander. Das gesamte Kokain und eine große Menge Liquor tropften auf den Fußboden. Hildebrandt rettete das Experiment, indem er nun sich selbst zur Verfügung stellte. Es gelang Bier, mit nur 5 mg Kokain zwei Drittel von Hildebrandts Körper für etwa 45 Minuten zu anästhesieren. Um die Qualität der Anästhesie zu prüfen, führte Bier starke Schläge mit einem Eisenhammer gegen Hildebrandts Schienbein aus und hielt ihm eine brennende Zigarre auf die Haut. Hildebrandt ließ alle Maßnahmen Biers über sich ergehen, ohne Schmerzen zu verspüren. Begeistert feierten die beiden Forscher ihren Erfolg mit Wein und Zigarren und legten sich zufrieden ins Bett. Die Folgen ließen nicht lange auf sich warten. Um 12 Uhr nachts traten bei Hildebrandt heftige Kopfschmerzen auf, die sich „allmählich zu einer unerträglichen Höhe steigerten"; um 1 Uhr stellte sich Erbrechen ein und am nächsten Tag Schmerzen in den Blutergüssen am Schienbein. Bier hingegen schlief gut und erwachte „frisch und gesund". Sehr bald trat jedoch auch bei ihm „heftiger Druck im Schädel" und leichter Schwindel auf. Er mußte sich deshalb gegen Abend hinlegen und 9 Tage das Bett hüten. 1899 veröffentlichte Bier seine Ergebnisse: Die Spinalanästhesie konnte ihren erfolgreichen Einzug in die operative Medizin beginnen.

Anatomische Grundlagen

Für das Verständnis der Wirkungsweise dieser Blockadetechnik und für eine sachverständige Assistenz sind einige anatomische Grundkenntnisse erforderlich.
Anatomischer Mittelpunkt der Spinalanästhesie ist die Wirbelsäule. Sie besteht aus 33 Wirbeln:

7 zervikale, abgekürzt C,
12 thorakale, abgekürzt Th oder T,
5 lumbale, abgekürzt L,
5 sakrale, abgekürzt S,
4–5 coccygeale (Steißbein).

Die Wirbel unterscheiden sich innerhalb der einzelnen Wirbelsäulenabschnitte etwas voneinander.

Krümmungen der Wirbelsäule

Die Wirbelsäule verläuft nicht gerade, sondern weist verschiedene Krümmungen auf, die im Lendenbereich den Zugang zum Rükkenmarkskanal erschweren. Sie müssen bei der Spinalanästhesie durch entsprechende **Lagerungsmaßnahmen** ausgeglichen werden. Die einzelnen Krümmungen werden als Halslordose, Brustkyphose und Lendenlordose bezeichnet. Die Hals- und Lendenlordo-

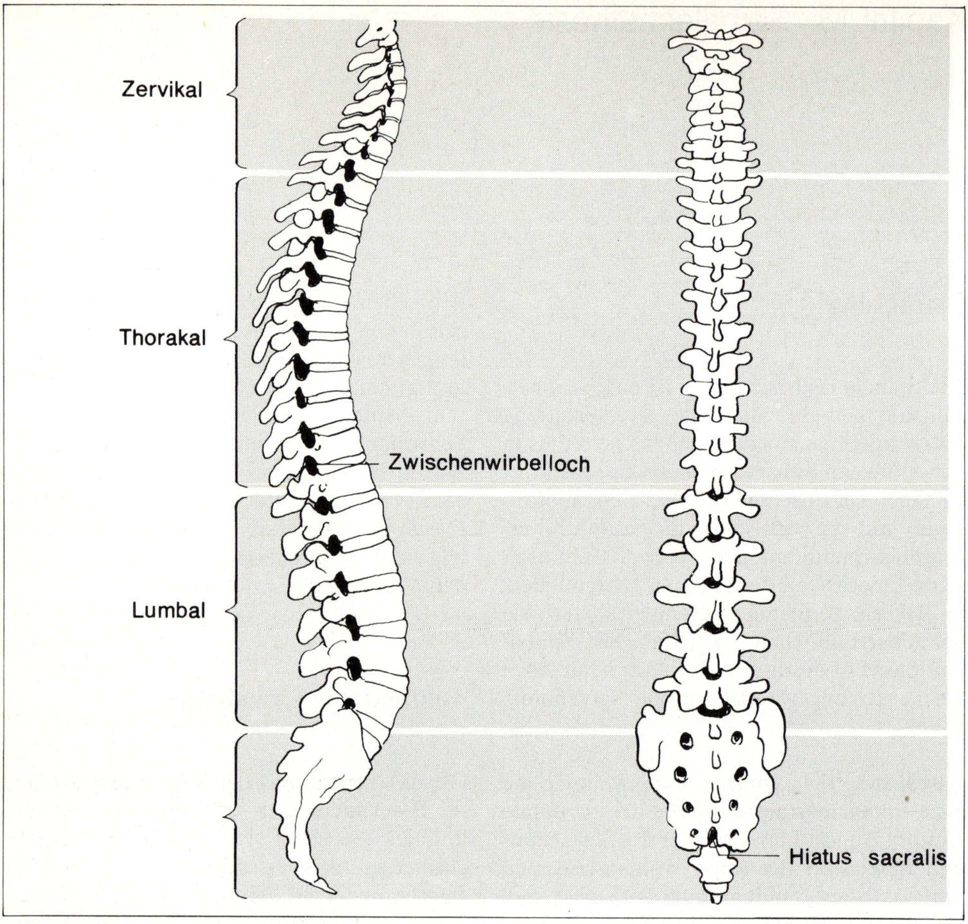

Abb. 13-1. Wirbelsäule. *Links:* von der Seite. *Rechts:* von hinten. Der Hiatus sacralis zwischen Kreuz- und Steißbein ist der Eingang in den Wirbelkanal

se verschwindet bei *Beugung*, während die Brustkyphose verstärkt wird. Unter Skoliose wird eine (pathologische) seitliche Abweichung der Wirbelsäule verstanden.

In **Abb. 13-1** ist die Wirbelsäule mit ihren Krümmungen und den Zwischenwirbellöchern, aus denen die Spinalnerven hervortreten, dargestellt.

Die Krümmungen der Wirbelsäule haben großen Einfluß auf die Ausbreitung des Lokalanästhetikums im Subarachnoidalraum. In Rückenlage gelten folgende Beziehungen (**Abb. 13-2**):

- höchste Punkte: L3 und C5,
- tiefste Punkte: Th5 und S2.

In normaler Rückenlage breiten sich Lokalanästhetika, die schwerer sind als Liquor (hyperbar) meist bis Th3-6 aus.

Der Verlauf der **Dornfortsätze** (Processus spinosi) der Wirbel ist von besonderer Wichtigkeit für die Punktion des Wirbelkanals, in dem das Rückenmark eingeschlossen ist. Die Dornfortsätze der Lendenwirbel verlaufen nahezu horizontal, so daß sich hier die Spinalnadel leicht einführen läßt, wenn der Rükken entsprechend gebeugt wird (Aufhebung der Lendenlordose, vgl. **Abb. 13-3**).

Hingegen verlaufen die Dornfortsätze im Brustwirbelbereich ziemlich stark (dachziegelartig) abwärtsgeneigt, so daß die Einstichrichtung z. B. bei der Periduralanästhesie entsprechend steil sein muß.

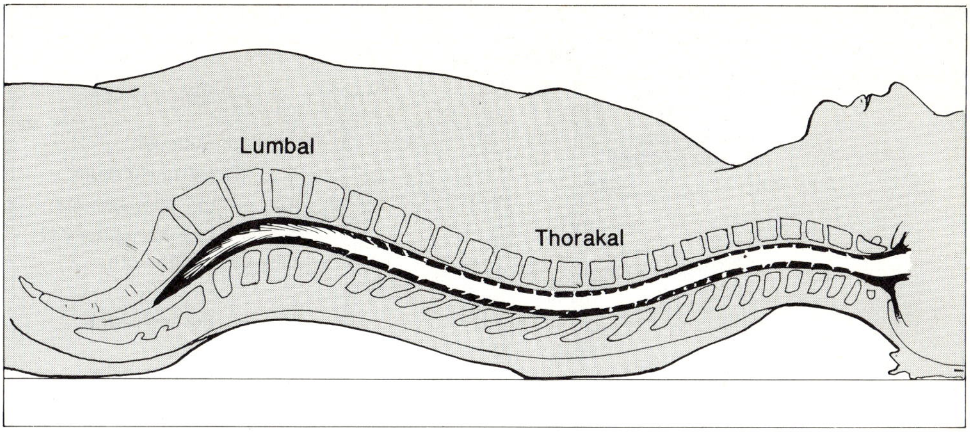

Abb. 13-2. Krümmungen der Wirbelsäule in Rückenlage. In Rückenlage breiten sich hyperbare Lokalanästhetika meist bis Th3-6

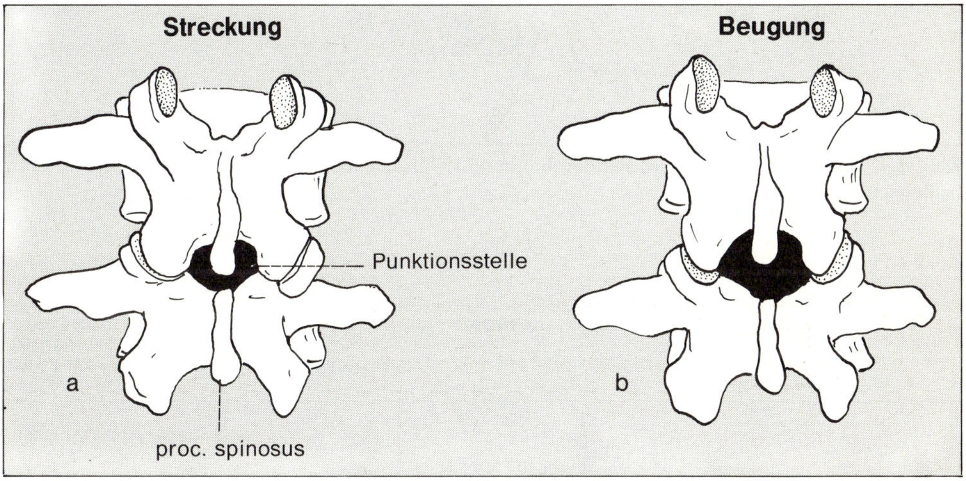

Abb. 13-3 a, b. Zwei Lendenwirbel von hinten gesehen. **a** Wirbelsäule gestreckt; lumbale Punktionsstelle ist eng. **b** Wirbelsäule gebeugt, Punktionsstelle erweitert sich

Bänder

Die Wirbelsäule wird durch Bänder zusammengehalten, die ihr Stabilität und Elastizität zugleich verleihen. Bei der Lumbalpunktion müssen folgende Bänder durchstochen werden (vgl. **Abb. 13-4**):

- *Ligamentum supraspinale.* Es verbindet die Spitzen der Dornfortsätze miteinander.
- *Ligamentum interspinale.* Dieses dünne Band verläuft zwischen den Processus spinosi.
- *Ligamentum flavum.* Das gelbe Band verbindet die Wirbelbögen; es besteht aus gelben elastischen Fasern.

Inhalt des Wirbelkanals

Der Wirbelkanal erstreckt sich vom Foramen magnum der Schädelbasis bis zum Hiatus sacralis des Kreuzbeins. Im Wirbelkanal befinden sich **(Abb. 13-5):**

- Rückenmark,

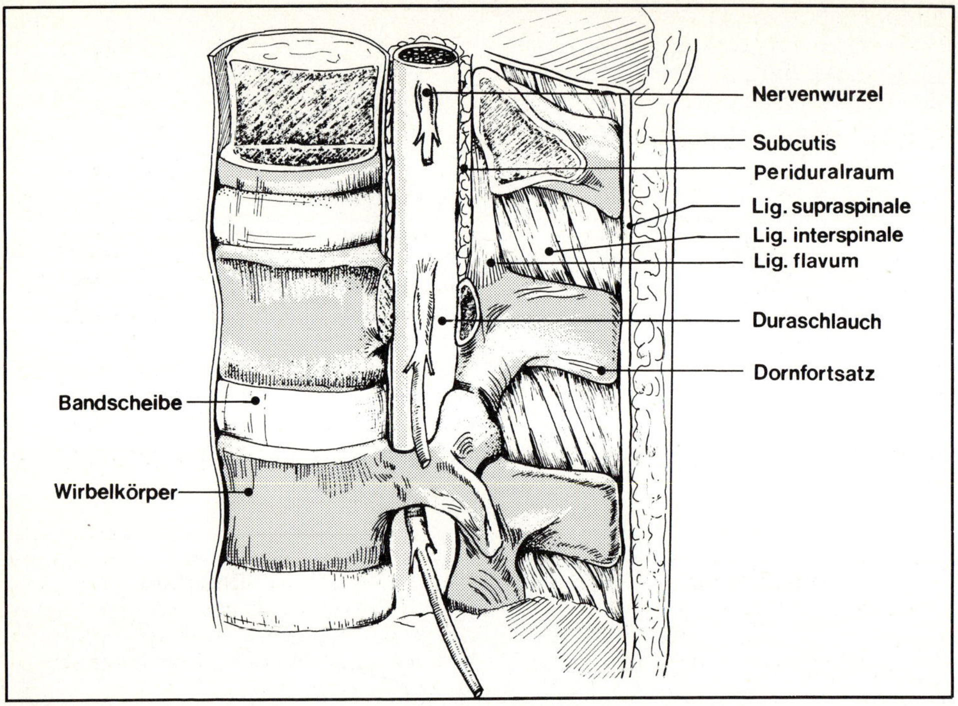

Abb. 13.4. Bänder der Wirbelsäule, Periduralraum und Duraschlauch mit Rückenmarksnerven im Lumbalbereich

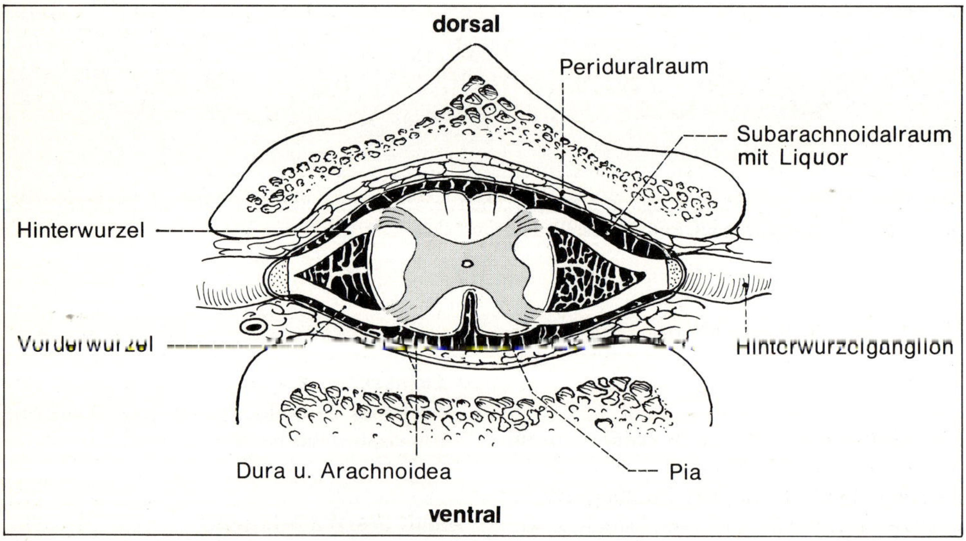

Abb. 13-5. Inhalt des Wirbelkanals im Brustbereich (Querschnitt)

- Liquor cerebrospinalis,
- Hüllen des Rückenmarks: Pia mater, Arachnoidea, Dura,
- Wurzeln der Spinalnerven,
- Periduralraum und seine Strukturen.

Rückenmark: Das Rückenmark ist ca. 45 cm lang und erstreckt sich vom Foramen magnum bis zum Oberrand des 2.-3. Lendenwirbels. Am häufigsten endet das Rückenmark an der Grenze zwischen L1 und L2. Oben geht das Rückenmark in die Medulla oblongata über, unten endet es im Conus medullaris, dessen Nervenfasern (Filum terminale bzw. Cauda equina = Pferdeschweif) sich bis zum Steißbein erstrecken. Die Cauda equina innerviert die Strukturen unterhalb von L1.

Spinalpunktionen dürfen nicht höher als bis L2/L3, bevorzugt jedoch zwischen L3/L4 durchgeführt werden, damit nicht versehentlich das Rückenmark angestochen und verletzt wird.

Unterhalb von L2/L3 können zwar Fasern der Cauda equina mit der Nadel berührt werden; selten entstehen jedoch hierdurch Verletzungen der Fasern.

Hüllen des Rückenmarks: Das Rückenmark ist von außen nach innen von folgenden Hüllen umgeben (vgl. **Abb. 13-5** und **13-6**)

- Dura mater,
- Arachnoidea,
- Pia mater.

Die *Dura mater* ist sehr derb und reicht vom Foramen magnum bis zum Unterrand von S2 und damit bis in das Kreuzbein.
Die *Arachnoidea* ist lediglich durch einen kapillären Spalt von der Dura getrennt.
Die *Pia mater* umhüllt fest das Rückenmark und ist durch Bänder und Fortsätze mit der Dura verbunden.
Im Raum zwischen Arachnoidea und Pia mater befindet sich der Liquor cerebrospinalis. Dieser Raum heißt **Subarachnoidalraum.** Hierhin werden bei der Spinalanästhesie die Lokalanästhetika gespritzt.
Der Subarachnoidalraum des Rückenmarks steht mit dem Subarachnoidalraum des Gehirns in freier Verbindung, so daß Lokalanästhetika im Extremfall bis in das Gehirn aufsteigen können.

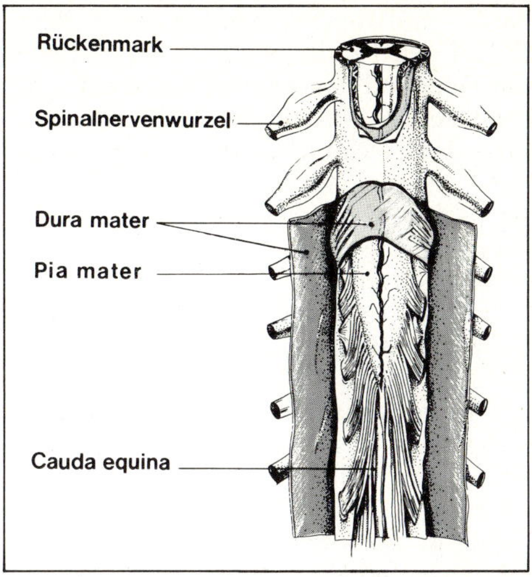

Abb. 13-6. Hüllen des Rückenmarks. Dura mater und Arachnoidea sind aufgeklappt, so daß der Blick auf das Rückenmark und die darum befindliche, fest verbundene Arachnoidea frei wird. Dargestellt ist das untere Ende des Rückenmarks mit der Cauda equina, den untersten Nervenfasern, die aus dem Rückenmark treten

Spinalnerven: 31 Paare symmetrisch angeordneter Spinalnerven stehen über eine hintere und vordere Wurzel mit dem Rückenmark in Verbindung bzw. treten dort ein (hinten) und aus (vorne). Sie verbinden das Gehirn mit der Peripherie. Folgende Spinalnervenpaare werden unterschieden:

8 zervikale
12 thorakale
5 lumbale
5 sakrale
1 coccygeales

31 = 62 Spinalnerven

Hinterwurzel (Radix posterior): sie leitet überwiegend afferente Impulse, z. B. Schmerz, Temperatur, Berührung, Lagesinn. Jede Hinterwurzel hat ein Ganglion, durch das diese afferenten Fasern ziehen; hinzu kommen noch vasodilatorische Fasern. Die Hinterwurzel ist dicker als die Vorderwurzel.

Vorderwurzel (Radix anterior): sie leitet überwiegend efferente Impulse z. B. zu Muskeln, Drüsen, Eingeweiden usw. Ihre Blockade durch Lokalanästhetika lähmt die Muskulatur.

Vorder- und Hinterwurzel kreuzen in ihrem Verlauf den Periduralraum, wobei sie noch von Dura und Arachnoidea eingehüllt sind; zwischen den Wurzeln und den beiden Hüllen befindet sich Liquor. Im Zwischenwirbelloch (foramen intervertebrale) vereinigen sich die beiden Wurzeln und bilden die Hauptstämme der Spinalnerven, die folglich gemischte Nerven sind.
Ort der Blockade sind bei der Spinalanästhesie aber vor allem die *Nervenwurzeln.*

Liquor: Im Subarachnoidalraum des Rückenmarks befinden sich ca. 75 ml Liquor; die gesamte zerebrospinale Flüssigkeit beträgt etwa 130 ml.
Liquor ist eine klare Flüssigkeit, die von den Plexus choriodei in den Hirnventrikeln gebildet und in das venöse Blut resorbiert wird.
Das spezifische Gewicht des Liquors beträgt etwa 1003. Aufgrund des spezifischen Gewichtes können Lokalanästhetika für die Spinalanästhesie in folgender Weise eingeteilt werden:

- *Hypobar* heißen Lokalanästhetika, die leichter sind als Liquor und deshalb im Subarachnoidalraum aufsteigen können.
- *Hyperbar* heißen Lokalanästhetika, die schwerer sind als Liquor und deshalb im Subarachnoidalraum absinken können.
- *Isobar* heißen Lokalanästhetika, die so schwer sind wie Liquor und deshalb überwiegend am Injektionsort verbleiben.

Neben seiner Wirkung auf die Ausbreitung der Lokalanästhetika hat der Liquor noch eine wichtige praktische Bedeutung:

Freier Abfluß von Liquor aus der Spinalnadel zeigt vollkommen sicher an, daß der Subarachnoidalraum erreicht wurde.

Spinale Dermatome

Jedem Rückenmarkssegment ist ein bestimmtes Hautgebiet (Dermatom) zugeordnet **(Abb. 13-8),** das von diesem Segment über einen bestimmten Spinalnerven *sensibel* versorgt wird. Aufgrund dieser anatomischen Verhältnisse kann die gesamte Körperoberfläche schematisch in Segmente (Dermatome) eingeteilt werden. Diese Hautsegmente werden nach den zugehörigen Rückenmarkssegmenten benannt.

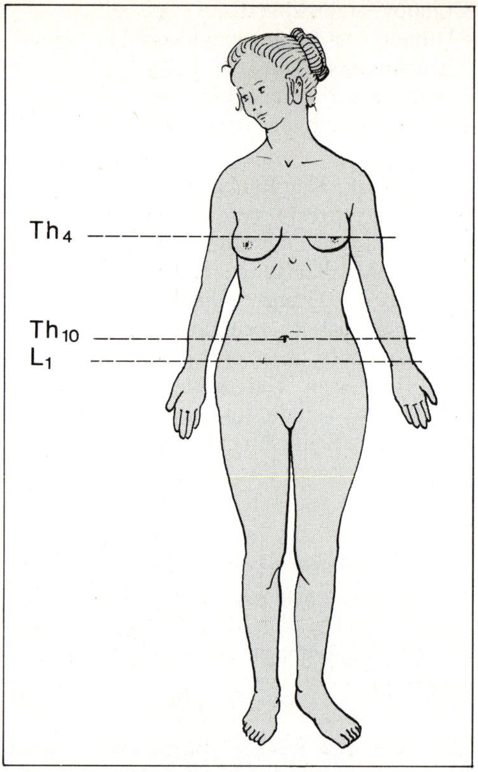

Abb. 13-7. Wichtige Hilfslinien zur Bestimmung der Anästhesieausdehnung. Th 4 Mamillarlinie, Th 10 Bauchnabel, L1 Beckenkamm

Beispiele **(Abb. 13-7 und 13-8):**

- Der Bauchnabelbereich wird vom 10. Rükkenmarkssegment über den 10. Spinalnerven sensibel versorgt. Dieses Hautgebiet wird daher als Th10 bezeichnet.
- Der Mammillarbereich wird vom 4. Rükkenmarkssegment über den 4. Spinalnerven versorgt und daher als Th4 bezeichnet.

Hierbei muß folgendes beachtet werden:

- Die Dermatome können sich überlappen.
- Die Segmente gelten nur für die Haut. Unter dem Dermatom liegende Organe können von ganz anderen Nerven versorgt werden.

Beispiel: Bei der Sektio caesarea wird im Unterbauch operiert. Dennoch muß sich die Anästhesie bis Th6-4 erstrecken, damit die Patientin schmerzfrei ist.

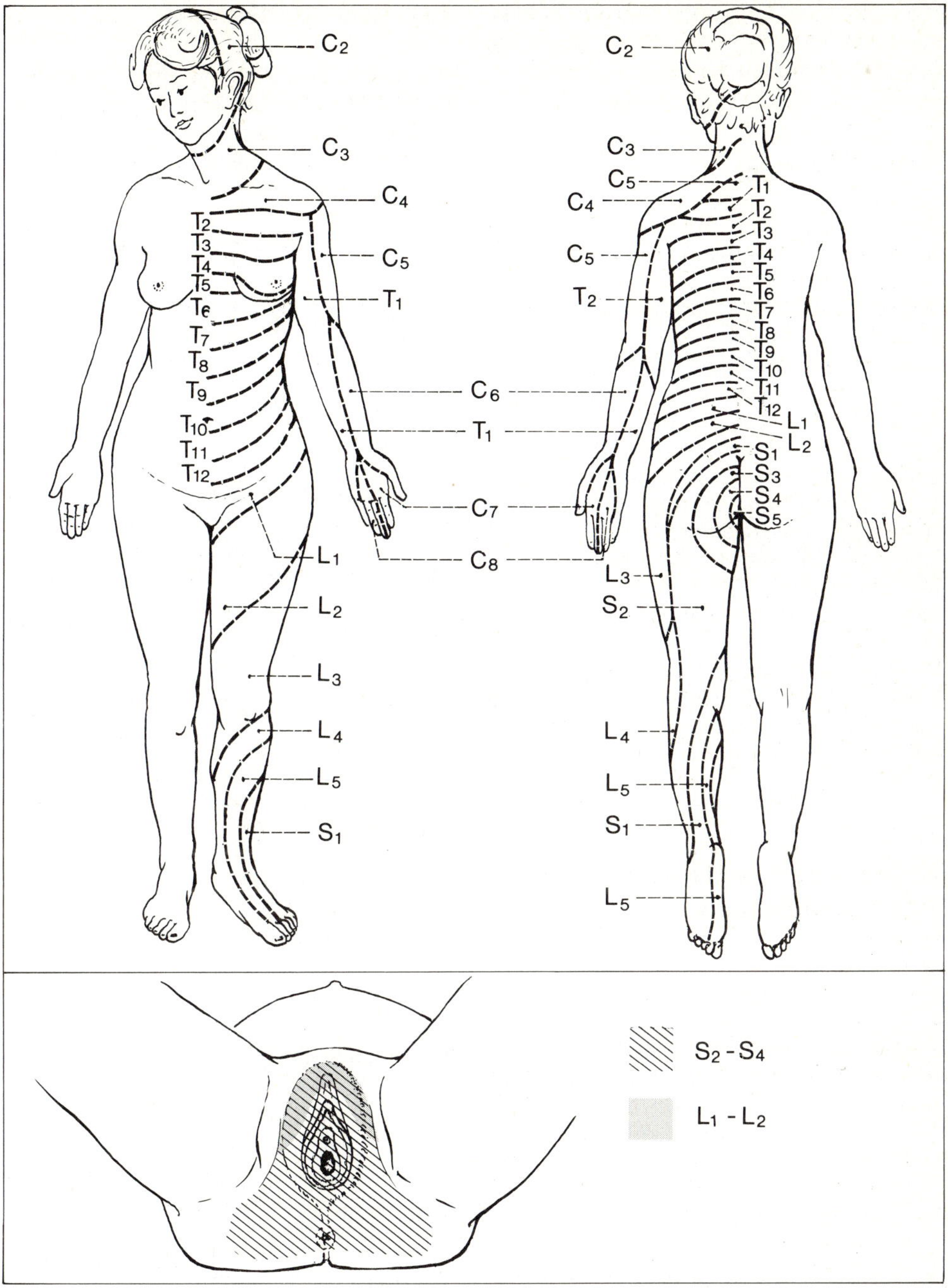

Abb. 13-8. Segmentäre Innervation der Haut. Abweichungen zwischen Männern und Frauen betreffen den Genitalbereich (siehe unteres Bild)

Es ist praktisch wichtig, die segmentären Zonen der Hautinnervation zu kennen, um

- die Ausdehnung der Anästhesie zu planen und dem operativen Eingriff anzupassen,
- die Ausdehnung der Anästhesie nach Injektion des Lokalanästhetikums durch Lagerungsmaßnahmen noch zu beeinflussen,
- die endgültige Anästhesieausdehnung festzustellen und zu überprüfen, ob sie für den geplanten Eingriff ausreicht.

Die segmentäre Hautinnervation bei der Frau zeigt **Abb. 13-8**; Abweichungen gegenüber dem Mann betreffen den Genitalbereich.

Sympathikusfasern

Die Ursprungszellen für das sympathische Nervensystem verlaufen im Rückenmark von C8-L2. Die efferenten Sympathikusfasern verlassen das Rückenmark mit den Vorderwurzeln der Spinalnerven Th1-L2. Der **postganglionäre Sympathikus** enthält somatische und viszerale Fasern und außerdem noch afferente sensorische Fasern aus den Eingeweiden. Die somatischen Anteile enthalten gefäßkonstriktorische, sudomotorische (die Schweißproduktion anregende) und pilomotorische (die Haarwurzeln aufrichtende) Fasern sowie Fasern für Knochen, Muskeln und Sinnesorgane). Die viszeralen Anteile versorgen die Eingeweide und deren Blutgefäße.
Die Blockade präganglionärer sympathischer Fasern bei der Spinalanästhesie spielt eine wichtige klinische Rolle, die auf S. 141 ausführlich besprochen wird.

Verhalten der Lokalanästhetika im Subarachnoidalraum

Werden Lokalanästhetika in den Subarachnoidalraum des Rückenmarks injiziert, so tritt innerhalb weniger Sekunden bis Minuten eine neurale Blockade auf: bei entsprechender Dosierung werden sämtliche Empfindungen und die Motorik ausgeschaltet. Hierbei ist die Weiterleitung der Impulse von der Peripherie zum Gehirn, aber auch vom Gehirn zur Peripherie an der blockierten Stelle unterbrochen.
Bei der Spinaöanästhesie wirken die Lokalanästhetika an folgenden Stellen:
- Vorder- und Hinterwurzeln der Spinalnerven (Hauptwirkung),
- Hinterwurzelganglien,
- autonome Nervenfasern,
- gemischte Nervenstämme,
- Leitungsbahnen im Rückenmark selbst.

Dünne Fasern werden zuerst geblockt, ihre Blockade dauert am längsten.

Reihenfolge der Blockade

Die Blockade verläuft in einer bestimmten Reihenfolge, die auch klinisch am Patienten verfolgt werden kann:
1. autonome präganglionäre Fasern (Blutgefäße!): Warmwerden der Haut durch Vasodilatation,
2. Temperaturfasern (Kälte früher als Wärme),
3. „Nadelstichfasern",
4. Fasern, die stärkeren Schmerz als Nadelstiche leiten,
5. Berührung,
6. Tiefensensibilität,
7. Motorik,
8. Vibration und Lageempfinden.

Die **Ausbreitung der Blockade** ist abgestuft:
- Sympathikusblockade am höchsten,
- sensorische Blockade 2-4 Segmente tiefer,
- motorische Blockade 2 Segmente unter sensorischer Blockade.

Beim Abklingen der Blockade kehrt die Motorik zuerst zurück, danach die Sensorik und zum Schluß die autonome Funktion (daher lang anhaltende Störung der Gefäßregulation!).
Die Wirkung der Lokalanästhetika wird aufgehoben durch Abtransport über Kapillaren und Lymphe; ein Abbau findet im Subarachnoidalraum nicht statt.
Je nach Art des injizierten Lokalanästhetikums werden die Substanzen im Plasma gespalten (Aminoester) oder in der Leber metabolisiert (Aminoamide).

Ausdehnung der Blockade

Wie weit sich die Blockade bei der Spinalanästhesie ausdehnt, hängt von vielen Faktoren ab, die nicht alle direkt beeinflußt werden können. Dennoch ist es praktisch möglich, die Ausdehnung der Anästhesie in bestimmten Grenzen zu steuern, wenn die nachfolgenden Faktoren berücksichtigt werden:

Position des Patienten:
Im Sitzen sinken hyperbare Lokalanästhesielösungen ab: tiefe Anästhesie. Hypobare Lösungen steigen auf: hohe Anästhesie.
In Seitenlage ist bei langsamer Injektion und Beibehaltung der Seitenlage für 10-15 min die untere Seite stärker betroffen.

Höhe des Punktionsortes:
L2/L3 für Oberbauch bis Th4,
L3/L4 für Unterbauch und Bein (Th10),
L4/L5 für perineale Operationen.
Bei sehr großen Patienten sollte 1 Zwischenraum höher, bei sehr kleinen 1 Zwischenraum tiefer injiziert werden. Die Punktion zwischen L5 und dem Kreuzbein bzw. S1 ist schwierig und sollte nicht durchgeführt werden.

Menge des Lokalanästhetikums:
Menge = Konzentration × Volumen. Je größer die injizierte Menge desto größer das Ausbreitungsgebiet.

Injektionsgeschwindigkeit:
Je schneller die Injektion, desto höher steigt das Lokalanästhetikum auf.

Spezifisches Gewicht des Lokalanästhetikums:
Hyperbar sinkt ab,
hypobar steigt auf,
isobar bleibt in Nähe des Injektionsortes.

Position des Patienten nach der Injektion:
Seitenlage: Krümmungen der Wirbelsäule sind ohne Einfluß.
Rückenlage: hyperbar dehnt sich von S5-Th5 aus, hypobar steigt bis zur Spitze der Lendenwirbelkrümmung, isobar: maximaler Effekt im Injektionsort. Mit zunehmender Ausbreitung wird das Lokalanästhetikum mehr und mehr verdünnt und entsprechend „dünn" wird auch die Qualität der Anästhesie.

Anklingzeit der Lokalanästhetika

Die Wirkung der Lokalanästhetika setzt gewöhnlich schon während der Injektion ein (Der Patient sagt: „es kribbelt" oder „mein Bein wird schwer"). Bis zum Eintritt einer kompletten Anästhesie vergeht jedoch bei den einzelnen Lokalanästhetika eine unterschiedlich lange Zeit. Innerhalb dieser Fixierungszeit müssen die Patienten unbedingt ihre für die Anästhesieausbreitung gewählte Position beibehalten.
Die Fixierungszeit beträgt für Lidocain und Mepivacain etwa 5 min, für Bupivacain 0,5% 10-30 min und für Tetracain ca. 15-20 min. Die Wirkungsdauer ist bei den einzelnen Substanzen angegeben.

Indirekte Auswirkungen der neuralen Blockade

Sympathikusblockade und Herzkreislauffunktion

Die mit der Spinalanästhesie verbundene Blockade präganglionärer Sympathikusfasern führt zu einer *Dilatation* der Arterien und Arteriolen: außerdem nimmt der Tonus von Venen und Venolen ab. Die Folgen sind:

- Blutdruckabfall durch Vasodilatation,
- Abnahme des venösen Rückstroms durch venöses Pooling,
- relative Hypovolämie (Volumenmangel).
  Meist tritt in den nicht blockierten Gebieten kompensatorisch eine Vasokonstriktion auf. Bei totaler Sympathikusblockade ist diese Reflexantwort aufgehoben.
  Wird durch die Spinalanästhesie auch der „Herz-Sympathikus" (= Nervi accelerantes aus Th1-Th4) ausgeschaltet, so kann zusätzlich die Herzfunktion beeinträchtigt werden. Bradykardie und Abnahme der Kontraktionskraft sind die Folge.

Für die Praxis muß berücksichtigt werden:

- je höher die Blockadeausdehnung, desto stärker der Blutdruckabfall,
- Lagerungsmaßnahmen verstärken den Blutdruckabfall,
- vorbestehender Volumenmangel verstärkt ebenfalls den Blutdruckabfall,
- ist der Ausgangsblutdruck erhöht, so fällt der Blutdruck meist stärker ab,
- der Blutdruckabfall geht meist mit einer *Bradykardie*(!) einher.

Atemfunktion

Eine Blockade der Interkostalmuskeln führt gewöhnlich nicht zur Ateminsuffizienz, so lange der N. phrenicus (C4), der das Zwerchfell innerviert, nicht ausgeschaltet ist. Bei *abdominellen Eingriffen* kann jedoch die Zwerchfellbeweglichkeit durch abstopfende Tücher behindert werden, so daß eine respiratorische Insuffizienz eintritt.
Manchmal klagen die Patienten bei hoher Spinalanästhesie über Luftnot. Ursache ist

die fehlende Rückmeldung über die Bauchmuskel- und Zwerchfellbeweglichkeit.

Darm und Harnwege

Die sympathische Blockade führt zu einer ungehemmten Wirkung des Parasympathikus:
- Der Darm ist kontrahiert und hyperperistaltisch; hierdurch kann das explorative Vorgehen bei Baucheingriffen und der Verschluß des Bauches erleichtert werden.
- Der Sphinkter ani ist relaxiert.
- Die Ureterperistaltik ist verstärkt.

Nebenniere

Die „Streßreaktion" der Nebenniere fehlt bei entsprechend hoher Spinalanästhesie, weil keine „schädlichen Reize" aus dem Operationsgebiet aufsteigen können.

Praxis der Spinalanästhesie

Die Spinalanästhesie ist eine einfache, billige und sehr zuverlässige Methode, um Schmerzlosigkeit und Muskelerschlaffung für eine Vielzahl von Operationen herbeizuführen. Hierüber darf aber nicht vergessen werden, daß durch die Spinalanästhesie Nebenwirkungen und Komplikationen auftreten können, die nur vom Erfahrenen sicher beherrscht werden.

Daher müssen folgende Grundsätze beachtet werden:
- ▸ Vor jeder Spinal- und Periduralanästhesie müssen Instrumentarium, Zubehör und Medikamente für eine Allgemeinanästhesie einschließlich Notfallzubehör, Sauerstoffquelle und Beatmungsgerät bereitgestellt werden.
- ▸ Spinal- und Periduralanästhesien sollten nur von einem Anästhesisten oder unter dessen Anleitung durchgeführt werden.

Spinalanästhesie - bei welchen Operationen?

Es gibt keine zwingenden Indikationen für die Spinalanästhesie. Somit ist es falsch zu sagen: „Diese Operation muß in Spinalanästhesie durchgeführt werden." Dennoch besteht kein Zweifel, daß die Spinalanästhesie besonders geeignet ist für Operationen unterhalb des Bauchnabels (Th10) wie z. B. Eingriffe an den unteren Extremitäten, am Urogenitaltrakt unterhalb der Harnleiter, sowie für allgemeinchirurgische und gynäkologische Eingriffe im Bereich des Perineums (Damm).
Der Allgemeinnarkose überlegen sein *kann* die Spinalanästhesie bei:
- Risikopatienten,
- vollem Magen,
- gefährdeten Atemwegen,
- Diabetes mellitus.

Die aufgezählten Punkte ergeben jedoch keinen „Freifahrtschein", vielmehr muß die Indikation für jeden einzelnen Patienten sorgfältig geprüft werden.
Die Spinalanästhesie ist vor allem dann eine sichere Methode, wenn der Anästhesist ihre Grenzen kennt und sich danach richtet.
So ist es zwar möglich, die Anästhesie bis Th6-Th4 auszudehnen und zahlreiche *intraabdominelle* Eingriffe durchzuführen. In diesem Fall muß aber mit einer starken Zunahme von **Störungen des Herz-Kreislauf-System und der Atmung** gerechnet werden. Vor allem gilt:

> Je höher die Anästhesieausdehnung, desto größer das Risiko eines schweren Blutdruckabfalls.

Darum beschränken sich zahlreiche Anästhesisten meist darauf, die Spinalanästhesie bis Th10 aufsteigen zu lassen, zumal bei Oberbaucheingriffen die vagalen Reaktionen durch Zug an Ösophagus, Magen und Zwerchfell nicht geblockt werden. Außerdem besteht bei sehr hoher Spinalanästhesie **Aspirationsgefahr!**
Bei der Entscheidung zur Spinalanästhesie müssen aber nicht nur die für die Operation erforderliche Anästhesieausdehnung, sondern auch die Dauer der Operation und die Höhe des zu erwartenden Blutverlustes berücksichtigt werden. So ist es nicht sinnvoll, extrem kurze (unter 10 min) und sehr lange

Eingriffe (mehr als 3-4 h) in Spinalanästhesie durchzuführen. Die Wirkungsdauer der Lokalanästhetika beträgt meist nicht mehr als 180-210 min; lediglich der Sattelblock kann viele Stunden anhalten.
In **Tabelle 13-1** sind die erforderlichen Spinalanästhesieausdehnungen für häufige Operationen zusammengestellt.

Kontraindikationen der Spinalanästhesie

Es gibt *absolute* Kontraindikationen, bei denen die Spinalanästhesie den Patienten in nicht zu rechtfertigender Weise gefährden würde, und *relative* Kontraindikationen, bei denen Gefährdungs- und Komplikationsmöglichkeiten in keinem Verhältnis zum Nutzen der Spinalanästhesie stünden.
In **Tabelle 13-2** sind die wichtigsten absoluten Kontraindikationen zusammengefaßt:

Ablehnung durch den Patienten: Kein Patient darf gegen seinen Willen eine Spinalanästhesie erhalten. Schwierig zu führen sind vor allem Patienten, die sich gegen ihre innere Überzeugung vom Anästhesisten zu dieser Methode haben überreden lassen. Mit intraoperativen Schwierigkeiten ist besonders zu rechnen bei:
- sehr jungen Leuten,
- sonst starken Männern, die kein Blut sehen können,
- psychisch Kranken.

Gerinnungsstörungen: Patienten mit angeborener oder erworbener Blutungsneigung sowie Patienten unter Heparintherapie (nicht „low-dose") oder Marcumar dürfen keine rückenmarksnahen Anästhesien erhalten, weil durch die Punktion im Rückenmark- und Spinalwurzelbereich Blutungen entstehen können, die evtl. zu Kompression mit neurologischen Ausfällen führen.

Neurologische Erkrankungen: Erkrankungen des ZNS und des Rückenmarks gelten allgemein als absolute Kontraindikationen für Spinal- und Periduralanästhesien, besonders wenn diese Krankheiten noch nicht abgeschlossen sind (z.B. *multiple Sklerose*). Die Gründe hierfür sind meist juristischer Natur, da vermieden werden soll, daß der Patient bei einer Verschlechterung des Krankheitsbildes einen Zusammenhang mit der erhaltenen Spinalanästhesie herstellt. Hier muß jeweils individuell entschieden werden.

Tabelle 13-1. Erforderliche Anästhesieausdehnung bei häufigen Operationen

Operation	Ausdehnung	
Oberbaucheingriffe, Sectio caesarea	Th4-5	(Mammillarlinie)
Gynäk. Eingriffe im Becken, Ureter, Nierenbecken, Appendektomie	Th6-8	(Xiphoid)
Transurethrale Resektion, vaginale Entbindung, Hüftoperationen	Th10	(Nabel)
Transurethrale Resektion ohne Blasendehnung, Oberschenkel, Amputation d. Unterschenkels	L1	(Leistenband)
Knie und darunter, Fußchirurgie	L2/3	
Dammchirurgie	S2-5	(perineal)

Tabelle 13-2. Absolute Kontraindikationen für Spinalanästhesien

- Ablehnung durch den Patienten
- Störungen der Blutgerinnung bzw. Therapie mit Antikoagulantien wie Heparin und Marcumar
- Neurologische Erkrankungen
- Sepsis
- Schock
- Spezifische Herzkreislauf-Erkrankungen

Sepsis: Allgemeine Sepsis ist, vor allem wegen der Gefahr einer *septischen Meningitis,* eine Kontraindikation für rückenmarksnahe Anästhesien. Das gleiche gilt für Infektionen oder Hauterkrankungen im Bereich der Punktionsstelle.

Schock und Hypovolämie: Bei Hypovolämie ist mit schweren Blutdruckabfällen zu rechnen. Liegt ein Schock vor, so wird eine Spinalanästhesie das Leben des Patienten akut gefährden.

Herz-Kreislauf-Erkrankungen: Rückenmarksnahe Anästhesien sind bei folgenden Erkrankungen des Herzkreislaufsystems nicht indiziert oder dürfen allenfalls bei wichtiger Indikation unter besonderen Vorsichtsmaßnahmen (und möglichst nicht ausge-

Tabelle 13-3. Relative Kontraindikationen für Spinalanästhesien

- Deformitäten der Wirbelsäule
- Schwere Kopfschmerzen oder Rückenschmerzen in der Vorgeschichte
- Patienten mit hohem Risiko
- Arthritis, Osteoporose, Wirbelsäulenmetastasen, Bandscheibenprolaps

dehnt) durchgeführt werden: koronare Herzkrankheit; kürzlich erlittener Infarkt, angeborene schwere Herzfehler; erworbene Herzklappenfehler, „Zerebralsklerose“, Hypertonus, Hypotonie.
In **Tabelle 13-3** sind einige relative Kontraindikationen angegeben, die, wenn überzeugende Gründe dafür vorliegen, übergangen werden können.

Zubehör für die Spinalanästhesie

Je nach persönlicher Bevorzugung werden kommerzielle Einmalsets oder klinikeigene, z.T. wiederverwendbare Sets für die Spinalanästhesie eingesetzt.

Ein typisches Einmalset enthält:
- 1 Spinalnadel
- 1 Kanüle für die Hauptquaddel
- 1 Kanüle für die Infiltration
- 1 Einführungskanüle für die Spinalnadel
- Abdecktuch mit zentraler Öffnung, Tupfer, Platten, Handschuhe, Schwämme, Wännchen für Desinfektionsmittel
- Spritzen: 2 ml (3 ml) und 5 ml

Spinalnadeln

Spinalnadeln enthalten ein gut sitzendes Mandrin, damit kein Hautzylinder in den Subarachnoidalraum vorgeschoben wird. Es sollten möglichst nur **25 oder 26 Gauge-Nadeln** verwendet werden.
Verschiedene Spinalnadeln sind im Gebrauch **(Abb. 13-9)**:
Die 25-G- (=0,5 mm Außendurchmesser) und die 26-G-Spinalnadeln müssen mit *Einführungskanülen* in den Subarachnoidalraum vorgeschoben werden, weil sie sehr dünn sind; hingegen können 22-G-Nadeln (0,8 mm ∅) direkt eingeführt werden.
Für die Spinalnadeln gilt:

Je dünner die Spinalnadel, desto seltener treten postspinale Kopfschmerzen auf. Darum: dünne Nadeln verwenden!

1. Quincke-Babcock-Nadel: a	Standard-Nadel! Spitze kurz (1 mm) mit scharfem Quincke-Schliff (Seiten angeschärft)	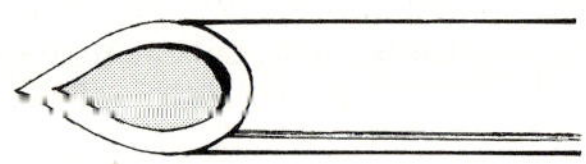
2. Greene-Nadel: b	Spitze abgerundet, nicht scharf angeschliffen, dadurch kleines Duraloch	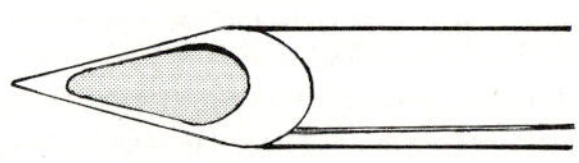
3. Whitacre-Nadel: c	Spitze geschlossen, verjüngt zulaufend, Öffnung 2 mm oberhalb der Spitze	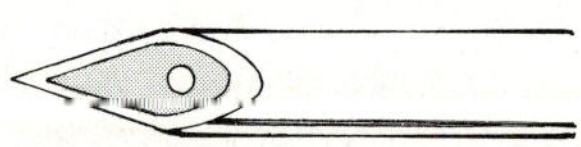

Abb. 13-9 a–c. Spinalnadeln

Lokalanästhetika

Für die Spinalanästhesie werden vor allem vier Substanzen verwendet:
- Bupivacain 0,5% hyperbar
- Pantocain 1% = Tetracain
- Xylocain 5% = Lidocain
- Scandicain 4% = Mepivacain

Für den Routinegebrauch werden die Substanzen in hyperbarer Form eingesetzt. Im allgemeinen werden nicht mehr als 2 ml des Lokalanästhetikums für eine hohe Spinalanästhesie benötigt. Soll nur eine sensorische Blockade erreicht werden, so ist eine geringere Konzentration erforderlich. Eine alleinige Sympathikusblockade wird durch weitere Verdünnung des Lokalanästhetikums hervorgerufen.
Durch Zusatz von **Vasokonstriktoren** wie Neosynephrin 0,5 ml (Phenylephrin) oder Adrenalin 0,2 mg, kann die Wirkungsdauer verlängert werden. Glukose wird hinzugefügt, um das spezifische Gewicht zu erhöhen und eine hyperbare Lösung zu erhalten.

Bupivacain 0,5% hyperbar
Eine Ampulle Bupivacain-Woelm 0,5% hyperbar enthält 2 bzw. 4 ml Injektionslösung. 1 ml enthält 5 mg Bupivacain und 50 mg Glukose, das spezifische Gewicht liegt bei 1,013 g/ml. Die Fixierungszeit beträgt 10-30 min, die Wirkungsdauer der Operationsanalgesie etwa 160 min. Die *motorische* Blockade ist weniger intensiv als mit Pantocain. Zusatz eines Vasokonstriktors und/oder Erhöhung der Dosis verlängert die Wirkungsdauer.

Dosierung von Bupivacain 0,5% hyperbar
- Hohe Spinalanästhesie (bis Th5): 2-4 ml,
- mittelhohe Spinalanästhesie (bis Th10): 1,5-2 ml,
- tiefe Spinalanästhesie (bis L1): 1,0-1,5 ml,
- Sattelblock (S1-S5): 0,5-1 ml.

Pantocain 1% (Tetracain)
In einer Ampulle befinden sich 2 ml Pantocain. 1 ml enthält 10 mg Substanz. Pantocain wird zu gleichen Teilen mit Glukose 10% verdünnt. Hierdurch entsteht eine hyperbare Lösung. Die Wirkungsdauer beträgt 75-150 min. Sie kann durch Zusatz von 0,5 ml Neosynephrin um 50-100% verlängert werden.

Dosierung von Tetracain 1% (Pantocain 1%)
- Hohe Spinalanästhesie (bis Th5): 1,4-1,8 ml,
- mittelhohe Spinalanästhesie (bis Th10): 1,0-1,4 ml,
- tiefe Spinalanästhesie (bis L1): 0,8-1,2 ml,
- Sattelblock (S1-S5): 0,4-0,8 ml.

Xylocain 5% (Lidocain)
Eine Ampulle enthält 2 ml Lidocain 5% (1 ml = 50 mg) mit 7,5% Glukoselösung. Die Lösung ist hyperbar. Die Wirkungsdauer beträgt ohne Vasokonstriktor 45-60 min, mit Vasokonstriktor 60-90 min.

Dosierung von Lidocain 5% (Xylocain 5%)
- Hohe Spinalanästhesie (bis Th5): 1,4-1,8 ml,
- mittelhohe Spinalanästhesie (bis Th10): 1,0-1,4 ml,
- tiefe Spinalanästhesie (bis L1): 0,8-1,2 ml,
- Sattelblock (S1-S5): 0,6-0,8 ml.

Scandicain 4%, Meaverin 4% (Mepivacain)
Eine Ampulle enthält 2 ml Mepivacain 4% in 10% Glukoselösung (1 ml = 40 mg). Die Wirkungsdauer beträgt mit Vasokonstriktor etwa 90-120 min.

Dosierung von Meaverin 4% (Meaverin 4% hyperbar; Scandicain 4% hyperbar)
- Hohe Spinalanästhesie (bis Th5): 1,4-1,8 ml,
- mittelhohe Spinalanästhesie (bis Th10): 1,0-1,4 ml,
- tiefe Spinalanästhesie (bis L1): 0,8-1,2 ml,
- Sattelblock (S1-S5): 0,6-0,8 ml.

Isobare Techniken z. B. mit Carbostesin (Bupivacain) werden nicht so häufig angewendet. Sie können nützlich sein, wenn die Anästhesie in einem segmentären Bereich benötigt wird. Meist wird nach der Durapunktion eine bestimmte Menge Liquor in die mit Lokalanästhetikum gefüllte Spritze zurückgezogen

und anschließend zusammen mit dem Lokalanästhetikum in den Subarachnoidalraum zurückgespritzt. Die Lösung bleibt gewöhnlich in Nähe des Injektionsortes - unabhängig von der Lage des Patienten. Der Vorteil dieses Verfahrens liegt darin, daß Patienten mit schweren Verletzungen (z. B. Hüftfrakturen) keinen grausamen Lagerungsprozeduren unterworfen werden müssen, sondern in ihrem Bett anästhesiert werden können.
Die *Dauer* der Spinalanästhesie ist im allgemeinen kürzer als die der Periduralanästhesie; die Unterschiede beruhen vermutlich zum Teil auf der wesentlich geringeren Dosis des Lokalanästhetikums bei der Spinalanästhesie.

Prämedikationsvisite

Für die Prämedikation zu einer Regionalanästhesie gelten im Vergleich zur Allgemeinnarkose einige Besonderheiten:

- Viele Patienten haben Angst, während einer Operation wach zu sein. Diese Patienten müssen vom Anästhesisten über die Vorteile der Regionalanästhesie aufgeklärt werden. Verweigert der Patient seine Zustimmung, so muß der Anästhesist die Entscheidung ohne gekränktes Gebaren hinnehmen.
- Zahlreiche Patienten trauen den rückenmarksnahen Anästhesien nicht über den Weg; sie befürchten „Rückenmarkslähmungen" und auch Schmerzen während der Operation. Genaue Aufklärung hilft hier meist weiter.
- Während des Anlegens der Spinalanästhesie ist der Anästhesist auf die Mitarbeit des Patienten angewiesen. Umfassende Aufklärung bereits am Prämedikationstag über den technischen Ablauf und die Wirkungen der Spinalanästhesie erleichtern dem Anästhesisten die Arbeit. Wissen Schwester, Pfleger oder der junge Assistenzarzt über die Methode nicht ausreichend Bescheid, so müssen sie sich besonders mit Fehlinformationen zurückhalten, um das Vertrauensverhältnis nicht nachhaltig zu stören.

Beispiel: Der Patient soll einen Sattelblock erhalten. Der Unerfahrene: „Sie werden bis zum Bauchnabel ganz taub sein und können auch die Beine nicht bewegen". Der Patient, nach Injektion des Lokalanästhetikums sich ständig in den Oberschenkel kneifend und eifrig die Beine bewegend: „Bei mir wirkt das aber nicht!"

- Zur Prämedikation können grundsätzlich die üblichen Substanzen verwendet werden. Jedoch haben sich die **Benzodiazepine,** per os oder i. v. gegeben, für die regionalen Anästhesiemethoden bewährt.
  Atropin trocknet den Mund aus, ein Effekt, der von den meisten Patienten als unangenehm empfunden wird. Wenn gewünscht, kann Atropin kurz vor Anlegen der Spinalanästhesie i. v. gegeben werden.

Durchführung der Spinalanästhesie

▸ **Vorbereitungen:**
- Spinalanästhesie-Set
- Lokalanästhetika für Spinal- und Infiltrationsanästhesie
- Aufgezogen: Atropin, Diazepam, Barbiturat, Succinylcholin, Vasopressor, Katecholamine
- Venenkanüle, Infusionslösung
- Blutdruckmanschette, EKG
- Intubationsbesteck, Beatmungsgerät mit O_2-Quelle

▸ Freundliche Begrüßung des Patienten, Namensvergleich, Kontrolle der geplanten Operation.

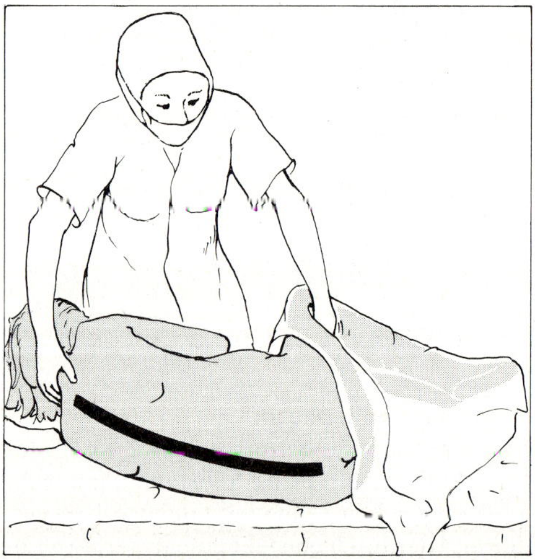

Abb. 13-10. Seitenlagerung für die Spinalanästhesie

- Anlegen der Blutdruckmanschette; Messen von Puls und Blutdruck, Eintrag ins Narkoseprotokoll.
- Anlegen einer Infusion (Elektrolytlösung).
- **Lagerung des Patienten zur Punktion:** Prinzipiell können Spinalanästhesien in sitzender Position und in Seiten- oder Bauchlage durchgeführt werden. Es ist empfehlenswert, die Seitenlage zu bevorzugen, weil sie für den Patienten meist bequemer ist, zu weniger starkem Blutdruckabfall führt und eine bessere Steuerbarkeit gewährleistet.
  Seitenlage: Der Patient muß mit dem gesamten Körper an die hintere Op-Tischkante rutschen und einen **Katzenbuckel** formen (Beine an den Bauch ziehen, BWS krümmen, Kinn auf die Brust), damit die Dornfortsätze der Lendenwirbel auseinanderweichen. Die Schwester oder der Pfleger halten den Patienten während der Lumbalpunktion wie in **Abb. 13-10** gezeigt.
  Sitzende Position: In sitzender Position läßt sich die Lumbalpunktion meist leichter durchführen als in Seitenlage. Daher ist sie besonders für den Anfänger gut geeignet.
  Der Patient muß mit seinem Gesäß ganz bis an die Hinterkante des Op-Tisches rücken und dann wieder einen Katzenbuckel formen. Die Schwester oder der Pfleger steht vor dem Patienten und stützt ihn wie in **Abb. 13-11** gezeigt, während der Lumbalpunktion ab.
- Markierung der Einstichstelle: Zunächst wird die in **Abb. 13-12** gezeigte Linie von den Darmbeinschaufeln zur Wirbelsäule gezogen. Sie schneidet entweder den 4. Lendenwirbeldornfortsatz oder den Zwischenraum von L4 und L5. Von hier aus können weitere Dornfortsätze mit einem Stift markiert werden.
- Der mit Mundschutz und Kopfbedeckung versehene Anästhesist setzt sich hinter den Patienten und desinfiziert die Haut. Der Patient wird *vor jedem* Schritt informiert, da-

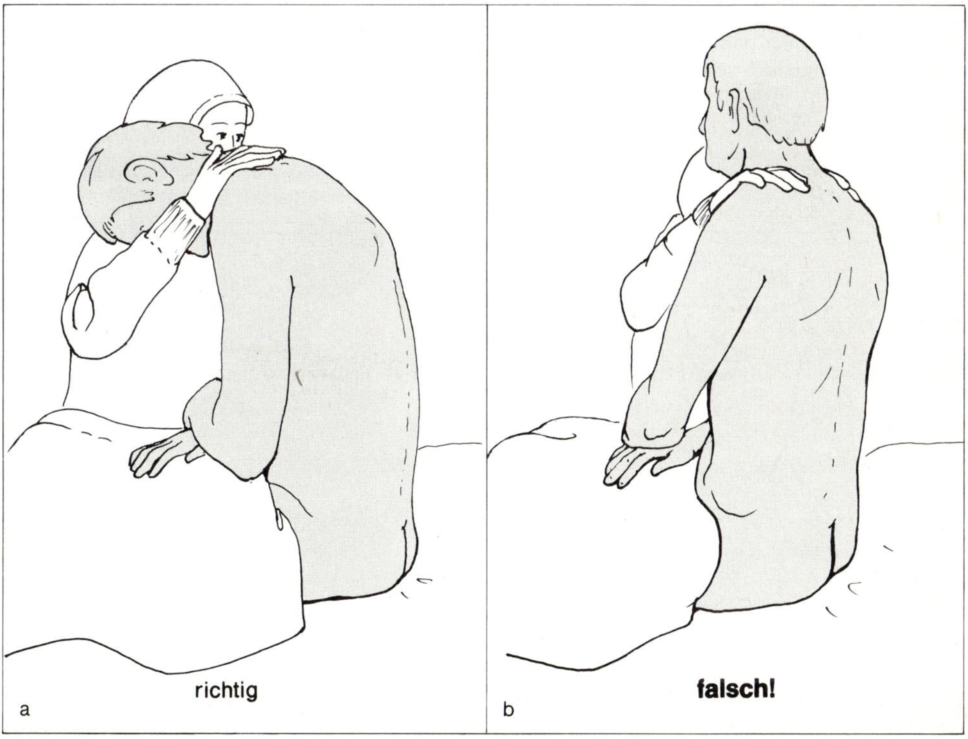

Abb. 13-11 a, b. Sitzende Position für die Spinalanästhesie. **a** richtige Lagerung: maximales Beugen der *Brustwirbelsäule* („Katzenbuckel") mit Abstützen des Patienten durch den vor ihm stehenden Helfer; die Dornfortsätze weichen auseinander. **b** Falsche Lagerung: Wirbelsäule gestreckt, die Dornfortsätze verlaufen eng übereinander, die Punktion wird erschwert

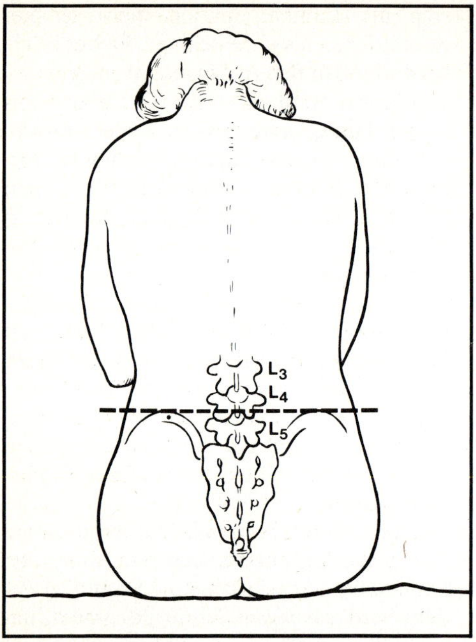

Abb. 13-12. Interkristale Hilfslinie zum Auffinden der Punktionsstelle: Die Verbindungslinie zwischen der hinteren Oberkante der beiden Bekkenschaufeln schneidet den Dornfortsatz des 4. Lendenwirbels oder den Zwischenraum L4/L5. Punktiert wird unterhalb von L3

mit er nicht erschreckt zusammenzuckt. Nach 2-3maligem Desinfizieren und Antrocknen des Desinfektionsmittels wird der Überschuß weggewischt und die Punktionsstelle mit dem sterilen Lochtuch abgedeckt. Alle Lokalanästhetika werden aufgezogen.

- ▸ Setzen einer Hautquaddel.
- ▸ Anschließend können 1-2 ml Lokalanästhetikum 0,5-1% interspinal infiltriert werden.
- ▸ Die Spinalnadel wird durch eine Führungskanüle in den Subarachnoidalraum vorgeschoben bis (nach Entfernen des Mandrins) **Liquor frei abtropft (Abb. 13-13)** oder mit der Spritze mühelos abgezogen werden kann: dann ist der Subarachnoidalraum erreicht. Erscheint kein Liquor, so kann das folgende Ursachen haben:
  - die Nadel liegt nicht im Subarachnoidalraum
  - die Nadelöffnung wird von Dura oder Nervenwurzeln bedeckt. Drehen der Nadel führt dann meist zum Erfolg.

Werden **Mißempfindungen (Parästhesien)** ausgelöst, so hat die Nadel eine Nervenwurzel berührt. Befragen des Patienten nach der seitlichen Lokalisation der Paräs-

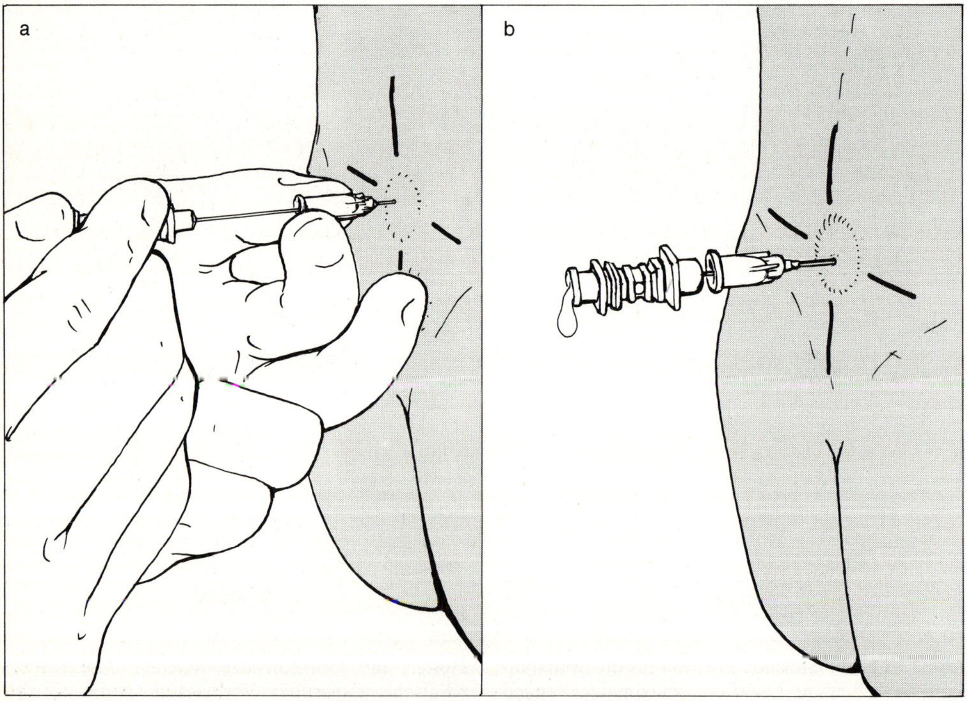

Abb. 13-13 a, b. Punktion des Spinalkanals. **a** Vorschieben einer 25 oder 26 G Spinalnadel durch eine Führungskanüle. **b** Freies Abtropfen von Liquor durch die Spinalnadel zeigt die richtige Lage im Spinalkanal an

thesien gibt dem Arzt Hinweise über die Richtung der Spinalnadel. **Keinesfalls darf bei Parästhesien injiziert werden: bleibende neurologische Schäden können die Folge sein.** Vielmehr muß die Nadel zurückgezogen und die Stichrichtung geändert werden. Ist der Liquor *blutig* tingiert, so wird so lange aspiriert, bis er klar wird; anschließend kann das Lokalanästhetikum injiziert werden.

Lokalanästhetikum darf immer nur dann injiziert werden, wenn der Liquor leicht aspiriert werden kann. Denn es gilt:

Ohne Liquor keine Anästhesie!

Bei Verwendung einer 22-Gauge-Kanüle wird ohne Führungskanüle punktiert.

Fehler: Beim zuvor beschriebenen **medianen** (von der Mittellinie aus) Zugang beruhen die meisten Versager auf falscher Lagerung des Patienten und mangelhafter Technik beim Einführen der Führungskanüle und Spinalnadel.

- **Paramedianer (seitlicher) Zugang (Abb. 13-14)**

  Bei dieser Technik wird die Spinalnadel 1,5 cm seitlich von der Mittellinie des Rükkens ohne Führungskanüle in den Subarachnoidalraum vorgeschoben. Die Vorteile dieser Methode sind: Das interspinale Band wird nicht punktiert, der Rücken braucht nicht gebeugt zu werden, die Prozedur ist weniger schmerzhaft. Sie ist besonders bei *Lagerungsschwierigkeiten* indiziert.

Was geschieht nach der Injektion des Lokalanästhetikums?

- Unmittelbar nach der Injektion des Lokalanästhetikums wird der Patient so gelagert, wie es für die jeweils erwünschte Anästhesieausdehnung erforderlich ist.

  Hat der Patient bei der Injektion gesessen, so wird er *sofort* danach hingelegt. Je länger der Patient nach der Injektion sitzen bleibt, desto mehr hyperbares Lokalanästhetikum sinkt ab und desto geringer ist die Anästhesieausdehnung. Die weitere Lagerung erfolgt nach den in **Abb. 13-15** dargestellten Prinzipien.

  Soll der Patient einen Sattelblock erhalten, so bleibt er 4 min sitzen.

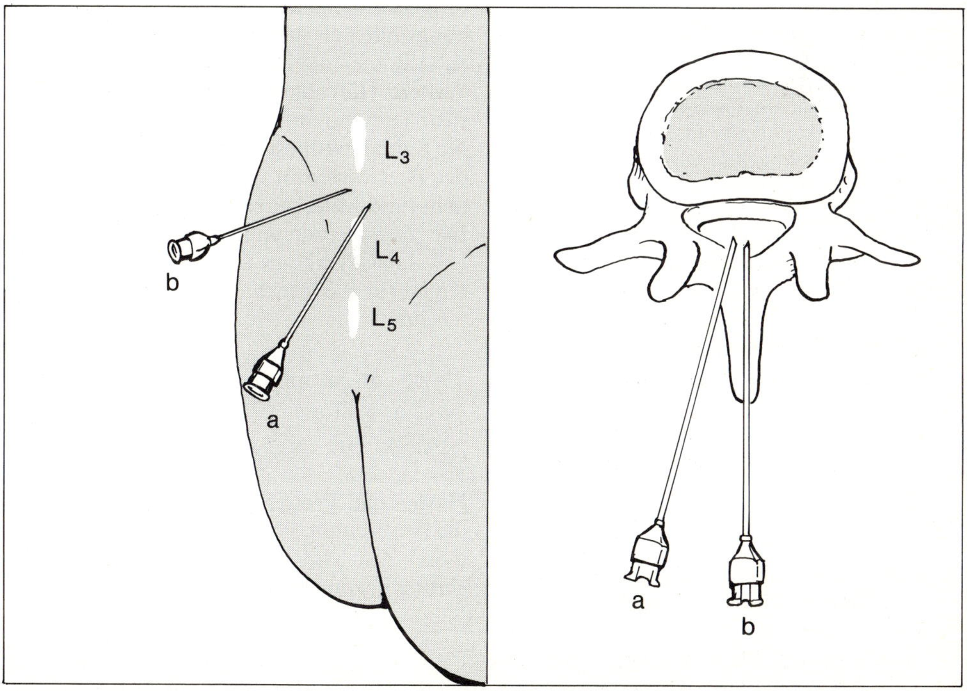

Abb. 13-14. Medianer *(a)* und paramedianer *(b)* Zugang zum Spinalkanal

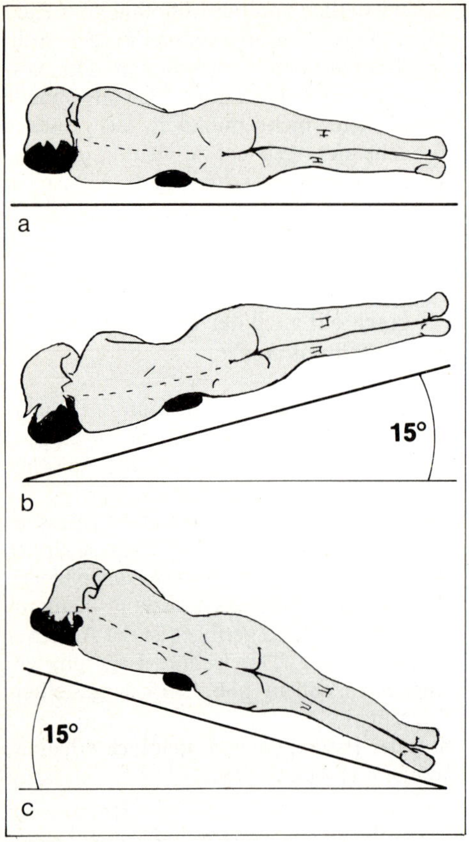

Abb. 13-15 a–c. Lagerungsmaßnahmen und Ausbreitung der Lokalanästhetika im Liquorraum bei der Spinalanästhesie. **a** horizontal. hypobar, hyperbar, isobar bleiben am Injektionsort. **b** 15° Kopf-tief-Lage. hyperbar: kopfwärts; hypobar: gesäßwärts. **c** 15° Kopf-hoch-Lage. hyperbar: gesäßwärts; hypobar: kopfwärts

- Hat der Patient während der Injektion auf der Seite gelegen, so
  - bleibt er auf der Seite, wenn eine einseitige Anästhesie gewünscht wird (d. h. er wird auf die rechte Seite gelagert, wenn am rechten Bein operiert werden soll). Genaue Auskunft beim Operateur über die zu operierende Seite ist dringend zu empfehlen.
    Bei Entnahme von Knochenspan aus dem Beckenkamm wird beidseitige Anästhesie angeraten, weil manche Operateure in ihren Entscheidungen sehr flexibel sein können.
  - wird er auf den Rücken gelegt, wenn eine Anästhesie beider Körperseiten gewünscht wird.

  Die Höhe der angestrebten Anästhesie wird durch die in **Abb. 13-15** dargestellten Maßnahmen herbeigeführt.
  Hierzu wird das Zunehmen der Ausbreitung mit einem Kältereiz (Alkoholtupfer) geprüft und kontrolliert.
- Die Phase unmittelbar nach Injektion des Lokalanästhetikums ist kritisch und bedarf daher genauester Überwachung, denn
  - die Anästhesie kann sich evtl. unkontrolliert ausbreiten,
  - der Blutdruck kann *bedrohlich* abfallen.

Gewöhnlich beginnt die Anästhesie sofort anzuklingen und nimmt den in **Abb. 13-16** schematisch dargestellten Verlauf.

Manchmal kann der Anästhesiebeginn etwa 5–10 min auf sich warten lassen (besonders bei Pantocain). Nach Ablauf dieser Zeit ist alle Hoffnung auf ein Wunder vergebens. Die Injektionstechnik war dann nicht richtig! Eindringliches Suggerieren und landkartenartige, blutige Nadelstichspuren auf der Haut des Patienten können keine Wende herbeiführen, denn die Spinalanästhesie ist nichts Geheimnisvolles und kann durch magisches Denken nicht beeinflußt werden.

In diesem Fall bleibt der Anästhesist gelassen, sticht den Patient nicht ständig mit der Kanüle, sondern erklärt ihm „Sie brauchen offensichtlich eine größere Menge an Betäubungsmittel als andere" und wiederholt kurzentschlossen die Punktion.

Weitere Höflichkeitsregel für Spinalanästhesien: Der Patient ist niemals „schuld", wenn die Spinalanästhesie nicht wirkt, daher bleibt der Arzt weiterhin freundlich gegenüber Patient (und Mitarbeitern).

Die Zeit bis zur endgültigen Fixierung des Lokalanästhetikums an die nervalen Strukturen ist für die verschiedenen Substanzen unterschiedlich:

Xylocain, Scandicain:	5–10 min
Bupivacain:	10–30 min
Pantocain:	10–15–20 min

Husten und Pressen können in dieser Phase die Ausbreitung noch beeinflussen! Erst nach dieser Zeit wird mit der endgültigen OP-Lagerung begonnen.

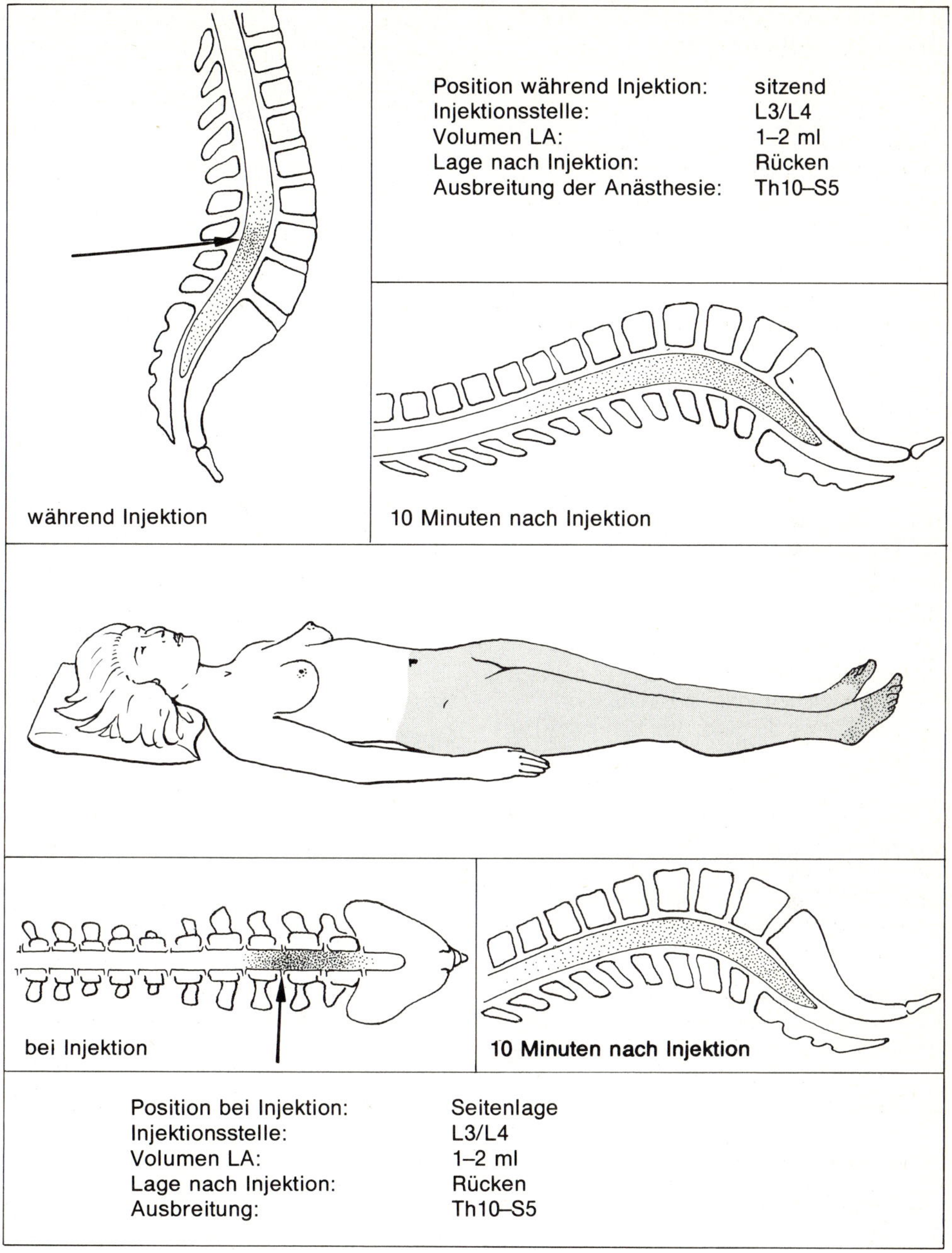

Abb. 13-16. Verhalten des Lokalanästhetikums während und nach der Injektion in den Liquorraum. *Oben:* Injektion im Sitzen. *Unten:* Injektion in Seitenlage. *Mitte:* Anästhesieausbreitung

Überwachungsmaßnahmen während der frühen Postinjektionsphase

- Genaue Beobachtung des Patienten
- Blutdruck und Puls jede Minute
- Ausbreitung der Anästhesie mit Kältereiz kontrollieren (nicht mit Nadelstichen!!!)

Frühsymptome des Blutdruckabfalls sind:
- der Patient wird blaß,
- er sagt: „mir ist so komisch", „die Luft ist so schlecht", „mir ist übel", „ich glaube, ich muß erbrechen".

Was tun Schwestern und Pfleger jetzt?
Sie sagen nicht: „Das kommt nur von der Aufregung. Atmen Sie mal schön tief durch"! sondern:

- ▸ Sie messen den Blutdruck: er ist niedrig!
- ▸ Sie fühlen den Puls: er ist langsam!
- ▸ Dann heben Sie sofort die Beine des Pat. hoch.
- ▸ Sie stellen die Infusion schneller.
- ▸ Sie geben einen Vasopressor, wenn der Blutdruck nicht ansteigt.
- ▸ Sie nehmen den Patienten keinesfalls tröstend in den Arm: der Blutdruck wird sonst weiter abfallen!

Der Blutdruckabfall bei Spinalanästhesie erfolgt zwar sehr rasch, kann aber durch häufige Kontrollen meist früh erkannt werden. Rechtzeitige Maßnahmen verhindern dann ein weiteres Absinken.

Weiteres Vorgehen nach Ablauf der Fixierungszeit

Die Anästhesie hat sich jetzt stabilisiert. Es erfolgt nun die abschließende Prüfung der Anästhesie*ausbreitung* und *-qualität*.
Die Qualitätsprüfung darf aber nicht durch das Messer des Chirurgen erfolgen.
Ist die Anästhesie gut, so kann mit der Operation begonnen werden.
Wenn nun keine gute Anästhesie eingetreten ist, könnte das woran gelegen haben?

- Injektion außerhalb des Subarachnoidalraumes (mit weitem Abstand der häufigste Grund)
- Injektion zwischen Dura und Arachnoidea (sehr selten)
- Injektion einer verfallenen Substanz (extrem selten)
- Nicht ausreichende Ausbreitung des Lokalanästhetikums im Subarachnoidalraum:
  - Dosis falsch kalkuliert
  - Injektionsstelle zu tief, z. B. L5/S
  - Tisch in falscher Position
  - Lokalanästhetikum zu langsam injiziert
  - teilweiser Verlust des Lokalanästhetikums durch Zwischenwirbellöcher

Ein unerklärliches Versagen ist extrem selten! Niemals länger als 10 min auf das Wunder warten, sondern Injektion wiederholen oder Allgemeinnarkose durchführen.

Weiteres Vorgehen während der Operation

Es ist ein weitverbreiteter Irrtum, man könne den Patienten mit einer rückenmarksnahen Anästhesie während der Operation allein lassen.
Während einer spinalen Anästhesie ist die gleiche sorgfältige **Überwachung** durchzuführen wie bei einer Allgemeinnarkose. Die prophylaktische Gabe vom *Sauerstoff* ist bei ausgedehnten Anästhesien immer zu empfehlen.
Blutdruckabfälle drohen nach wie vor. Besonders gefährdet sind Patienten mit *koronarer Herzkrankheit* (die auch ohne Beschwerden vorliegen kann) sowie Patienten mit *zerebralen Durchblutungsstörungen*. Ist ein *Vasopressor* erforderlich, so werden zunächst kleine Dosen gegeben, um einen exzessiven Blutdruckanstieg zu vermeiden.
Muß der Vasopressor wiederholt gegeben werden, so ist die i.v.-Infusion vorzuziehen.
Arzt oder Schwester/Pfleger sind während der Operation immer in der Nähe des Kopfes ihres Patienten, und beruhigen und überwachen ihn.
Wenn die Analgesie und Muskelrelaxierung nicht ausreichen, so wird *ohne zu zögern* eine

Allgemeinnarkose durchgeführt! Ständige Gaben von morphinartigen Analgetika führen mit Sicherheit zu schwerer **Atemdepression.**
Barbiturate wirken hyperalgetisch und verschlimmern die Situation nur noch mehr.
Der Arzt sagt nicht zum Patienten: „Stellen Sie sich nicht so an, das kann gar nicht weh tun"!
Sondern: „Das Betäubungsmittel reicht offensichtlich bei Ihnen nicht aus. Wir werden deshalb besser eine Vollnarkose durchführen".
Die Operation wird dann so lange unterbrochen, bis der Patient ausreichend narkotisiert ist. Keinesfalls darf eine Maskennarkose durchgeführt werden, wenn der Patient bereits reichlich Fentanyl o. ä. erhalten hat.
Im allgemeinen reicht eine flache Vollnarkose aus.

Sattelblock

Der Sattelblock ist eine Form der Spinalanästhesie, bei der sich die Ausbreitung der Betäubung auf das Perineum beschränkt. Betroffen sind also nur die *sakralen* Segmente. Bei richtiger Technik ist die Beinmotorik voll erhalten.
Die Punktion wird am sitzenden Patienten

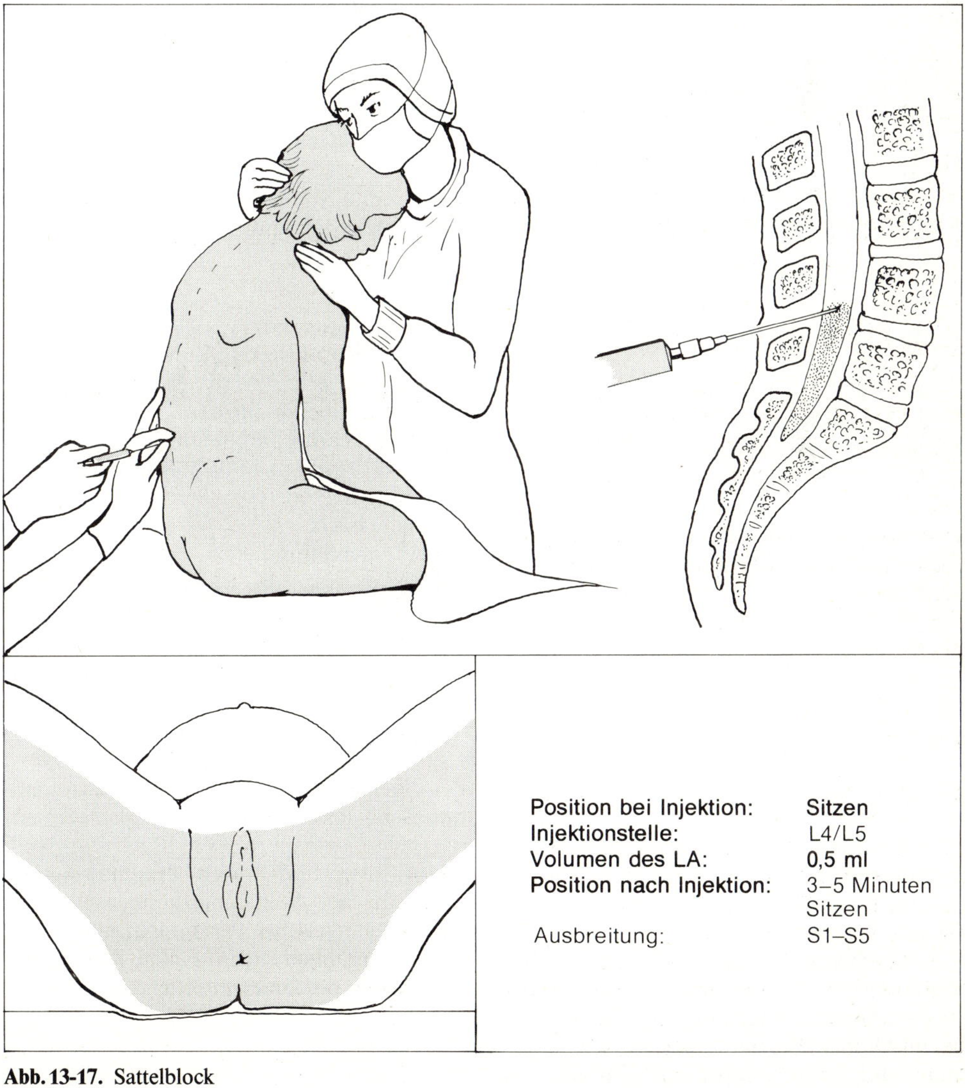

Abb. 13-17. Sattelblock

bei L4/L5 (nicht höher) durchgeführt **(Abb. 13-17).** 0,5-1 ml hyperbares Lokalanästhetikum werden injiziert; danach bleibt der Patient etwa 5 min sitzen. Nun können alle Eingriffe im S-Gebiet durchgeführt werden. Der Blutdruck fällt nicht ab!

Zur Beachtung: Bei Operationen an der *Vulva* müssen auch die Segmente L1 und L2 mitbetäubt werden. Hier reicht der reine Sattelblock nicht aus.

Eine ähnliche Anästhesieausbreitung wie mit dem Sattelblock, der immer eine *Spinal*anästhesie ist, kann durch eine **Kaudalanästhesie,** die immer eine *Peridural*anästhesie ist, erreicht werden.

Zusammengefaßt werden 4 Arten von Spinalanästhesie schematisch unterschieden (vgl. **Abb. 13-8**).

1. Sattelblock:	S1-S5
2. tiefe Spinalanästhesie:	L1-S5
3. mittelhohe Spinalanästhesie:	Th10-S5
4. hohe Spinalanästhesie:	Th4-S5.

Die Einteilung ist willkürlich. Es gilt jedoch: je höher die SPA, desto häufiger und schwerwiegender die Komplikationen.

Komplikationen der Spinalanästhesie

Jedes Narkoseverfahren birgt gewisse Risiken und Nebenwirkungen. Das gilt auch für die Spinalanästhesie. Die vielfach aufgestellte Behauptung, Spinalanästhesien seien im Vergleich zur Allgemeinnarkose besonders ungefährlich, beruht auf Wunschdenken oder Unkenntnis.

Bei der Spinalanästhesie können Früh- und Spätkomplikationen unterschieden werden.

Frühkomplikationen

Blutdruckabfall

Er tritt meist früh und bevorzugt innerhalb der ersten 20 min auf. Ursache ist die Blockade präganglionärer Sympathikusfasern.

Gewöhnlich geht der Blutdruckabfall mit einer *Bradykardie*(!) einher. (Ursache: Bainbridge-Reflex: verminderter venöser Rückstrom und/oder Blockade der Herznerven bei sehr hoher Spinalanästhesie.)

Der Blutdruckabfall kann auch im späteren Verlauf und sogar noch postoperativ auftreten. Besonders empfindlich reagieren die Patienten auf akute Blutverluste, weil im anästhesierten Gebiet keine kompensatorische Vasokonstriktion auftreten kann.

Totale Spinalanästhesie

Die totale Spinalanästhesie geht mit einer vollständigen Sympathikusblockade und einer Blockade der Interkostal- und Phrenikusnerven einher. Dringt das Lokalanästhetikum auch in das Gehirn ein, so verliert der Patient das Bewußtsein.

Symptome der totalen Spinalanästhesie:
- bald nach der Injektion wird der Patient sehr aufgeregt,
- sein Blutdruck ist plötzlich nicht mehr meßbar,
- er atmet nicht mehr,
- seine Pupillen werden weit,
- das Bewußtsein erlischt.

> Die totale Spinalanästhesie verläuft dramatisch und ist immer lebensbedrohlich!

Behandlung:
- ▸ Keine Kopflosigkeit, Ruhe bewahren!
- ▸ Es wird jetzt das *vorher* bereitgestellte Notfallzubehör eingesetzt: endotracheale Intubation (Relaxierung nicht mehr erforderlich)
- ▸ Beatmung mit 100% Sauerstoff
- ▸ Beine hoch
- ▸ Volumen infundieren
- ▸ Vasopressor, z. B. Arterenol

Die Atemlähmung bei totaler Spinalanästhesie hält gewöhnlich 2-3 h an.

Atemstörungen

Bei Blockaden über Th8 hinaus ist das exspiratorische Reservevolumen deutlich erniedrigt; bei totalem thorakalem Block ist es Null. Die Effekte sind wegen der motorischen Blockade bei Spinalanästhesie wesentlich ausgeprägter als bei Periduralanästhesie. Es können in ungünstigen Fällen Atelektasen und eine Hypoxämie auftreten.

Abfall der Körpertemperatur

In kühler Umgebung begünstigt die Vasodilatation den Abfall der Körpertemperatur. Diese Wirkung ist vor allem bei Schwangeren, die per Sektio entbunden werden sollen, unerwünscht, weil die Neugeborenen häufig ebenfalls auskühlen.

Spätkomplikationen

Diese Komplikationen treten Stunden bis Tage nach der Spinalanästhesie auf.

Kopfschmerzen

Das Syndrom des verminderten intrakraniellen Druckes äußert sich vorwiegend in okzipitalen (Hinterhaupt) und beiderseitigen frontalen Kopfschmerzen, manchmal zusätzlich in Seh- und Hörstörungen. Die Schmerzen verstärken sich in der aufrechten Position und beim Pressen mit der Bauchmuskulatur.
Die Kopfschmerzen sind wahrscheinlich durch *Liquorverlust* über das Punktionsloch bedingt; diese Öffnung kann tage- oder wochenlang bestehen bleiben (Durchschnitt 1-2 Wochen). Die Kopfschmerzen treten meist nicht vor 24-48 Stunden nach der Durapunktion auf. Es können natürlich auch andere Gründe für die Kopfschmerzen vorliegen. Die **Diagnose** „postspinaler Kopfschmerz" gilt als wahrscheinlich, wenn

- der Patient solche Art von Kopfschmerzen bisher noch nicht erlebt hat,
- die Kopfschmerzen sich im Sitzen oder Stehen verschlimmern,
- die Schmerzen vorwiegend im Hinterkopf und Nacken lokalisiert sind,
- Kompression der Bauchdecken den Schmerz lindert.

Praktisch wichtig sind bei der Spinalanästhesie noch folgende Beziehungen:

1. Je jünger der Patient desto häufiger treten Kopfschmerzen auf.
2. Je dicker die Spinalnadel desto eher ist mit Kopfschmerzen zu rechnen.

Folgerungen:
- ▸ Keine Spinalanästhesie bei jungen Patienten (zwischen 30-40 Jahren soll die Kopfschmerzhäufigkeit etwa 14% betragen)
- ▸ Keine dicken Nadeln verwenden, sondern 25 oder 26 G
- ▸ Die Dura nicht durch mehrfache Punktion in ein Sieb verwandeln
- ▸ Nadelspitze seitlich durch die Dura stechen
- ▸ Keine Spinalanästhesie bei Patienten mit Kopfschmerzen in der Vorgeschichte
- ▸ 12-24 h Bettruhe nach der Punktion (Wirksamkeit ist umstritten)

Behandlung der Kopfschmerzen:
Ein trauriges Kapitel, da häufig nicht wirksam. Behandlungsversuche umfassen:
- ▸ flach im Bett liegen (umstritten),
- ▸ reichlich Flüssigkeit zuführen (umstritten),
- ▸ Analgetika (obligatorisch),
- ▸ Periduralkatheter und peridurale Zufuhr von 0,9% NaCl-Lösung,
- ▸ periduraler „Blutpatch": Injektion von 5-10 ml aseptisch entnommenem Eigenblut in den Periduralraum an der früheren Punktionsstelle.

Rückenschmerzen

Sie gehören zu den am häufigsten geäußerten Beschwerden nach der Spinalanästhesie. Die Ursache ist nicht geklärt.

Blasenfunktionsstörungen

Ihre Häufigkeit wird mit 14-37% angegeben. Nach einer Spinalanästhesie muß die Überdehnung der Blase vermieden werden, denn dem Patienten fehlt häufig für einige Stunden nach der Injektion des Lokalanästhetikums der Harndrang. Er wird daher nach 4 Stunden aufgefordert, Wasser zu lassen. Gelingt das nicht, so erhält er z.B. 1 Ampulle *Doryl i.m.* zur Kontraktion der Harnblase. Bei Mißerfolg wird die Harnblase katheterisiert.

Neurologische Komplikationen

Sie gehören zu den am meisten gefürchteten und ernstesten Komplikationen einer Spinalanästhesie, sind aber zum Glück extrem selten.

Die wichtigsten sind:

- Arachnoiditis (Entzündung der Arachnoidea) mit Lähmung der unteren Extremitäten sowie Blasen- und Darmfunktionsstörungen.
- Myelitis (Entzündung des Rückenmarks) durch Injektion des Lokalanästhetikums ins Nervengewebe. Folgen wie oben.
- Infektion: Epiduralabszeß mit Kompression des Rückenmarks.
- Cauda equina-Syndrom: Harn- und Stuhlinkontinenz und Gefühllosigkeit im Bereich der S-Segmente.
- Aseptische Meningitis mit Nackensteife, Kopfschmerzen und Fieber durch meningeale Reizung.

Bei den geringsten Anzeichen neurologischer Komplikationen nach Spinalanästhesien muß sofort eine neurologische Untersuchung durchgeführt werden.

Kapitel 14. Periduralanästhesie

Einführung

Die Periduralanästhesie (PDA) ist, wie die Spinalanästhesie, eine regionale Blockadetechnik, in deren Mittelpunkt das Rückenmark und seine unmittelbar zugehörigen Strukturen stehen. Zwischen beiden Methoden bestehen zahlreiche Ähnlichkeiten, die vor allem die anatomischen Grundlagen, die Wirkungen der Lokalanästhetika und die physiologischen Auswirkungen der Blockade sowie technische Einzelheiten betreffen. Zum besseren Verständnis der Periduralanästhesie wird darum dem Leser empfohlen, vor der Bearbeitung dieses Kapitels den vorangehenden Teil „Spinalanästhesie“ zu lesen.
Die Periduralanästhesie entsteht durch Injektion eines Lokalanästhetikums in den **Periduralraum** des Wirbelkanals. Sie kann praktisch in jedem Abschnitt der Wirbelsäule durchgeführt werden. Der lumbale Weg wird jedoch am häufigsten benutzt.
Die Periduralanästhesie erreicht zwar nicht die *Qualität* der Spinalanästhesie, übertrifft sie aber an Vielseitigkeit. So ist es mit ihrer Hilfe möglich, die verschiedenen Nervenleitungsfunktionen differenziert und auch segmentär (d.h. örtlich eng begrenzt) auszuschalten. Darum wird die Periduralanästhesie nicht nur bei zahlreichen chirurgischen Eingriffen, sondern auch zur Schmerzausschaltung unter der Geburt sowie zur Behandlung akuter und chronischer Schmerzen eingesetzt. Hierbei sind über peridural eingeführte Katheter auch langdauernde Blockaden möglich.

Periduralraum

Der Periduralraum (auch: Epi- oder Extraduralraum) liegt zwischen der Dura mater des Rückenmarks und den Knochen und Bändern des Spinalkanals **(Abb. 14-1)**. Der Raum erstreckt sich vom Foramen magnum der Schädelbasis bis hinunter zum Ligamentum sacrococcygeum zwischen Steißbein und Kreuzbein. Nach hinten begrenzt das gelbe Band (Ligamentum flavum) den Periduralraum. Dieses Band ist dick und reich an elastischen Fasern und dient als wichtigste Orientierungshilfe bei der Punktion des Periduralraumes.
Seitlich steht der Periduralraum über die Zwischenwirbellöcher mit dem paravertebralen Raum (= Raum neben der Wirbelsäule) in Verbindung. Durch die Zwischenwirbellöcher ziehen die Spinalnerven und Blutgefäße.
Die Weite des Periduralraumes wechselt mit den einzelnen Wirbelsäulenabschnitten. Im hinteren lumbalen Bereich ist der Durchmesser mit 5-6 mm am größten, in Thoraxmitte beträgt er hingegen 3-5 mm, im Halsbereich sogar nur 3 mm. Zu den Seiten hin wird der Raum schmaler. Darum sollte er von der Mittellinie aus punktiert werden.

Inhalt des Periduralraumes

Im Periduralraum befinden sich Bindegewebe und Fett, Arterien- und Venenplexus, Lymphgefäße und Spinalnervenwurzeln. Die vorderen und hinteren Nervenwurzeln sind im Periduralraum von ihren Hüllen (Dura mater, Arachnoidea und Pia) umgeben; diese Hüllen behindern das Eindringen der Lokalanästhetika in die Nervenwurzeln. Beide Wurzeln vereinigen sich im Zwischenwirbelloch zum segmentären Spinalnerven. Werden die Wurzeln mit der Periduralnadel oder dem Katheter berührt, so entstehen unangenehme Mißempfindungen *(Parästhesien)*.
Das Venengeflecht verläuft vor allem seitlich und vorne im Periduralraum. Die Venen sind klappenlos, dünn und gut dehnbar. Sie stehen oben mit Kopfvenen und unten mit Becken-

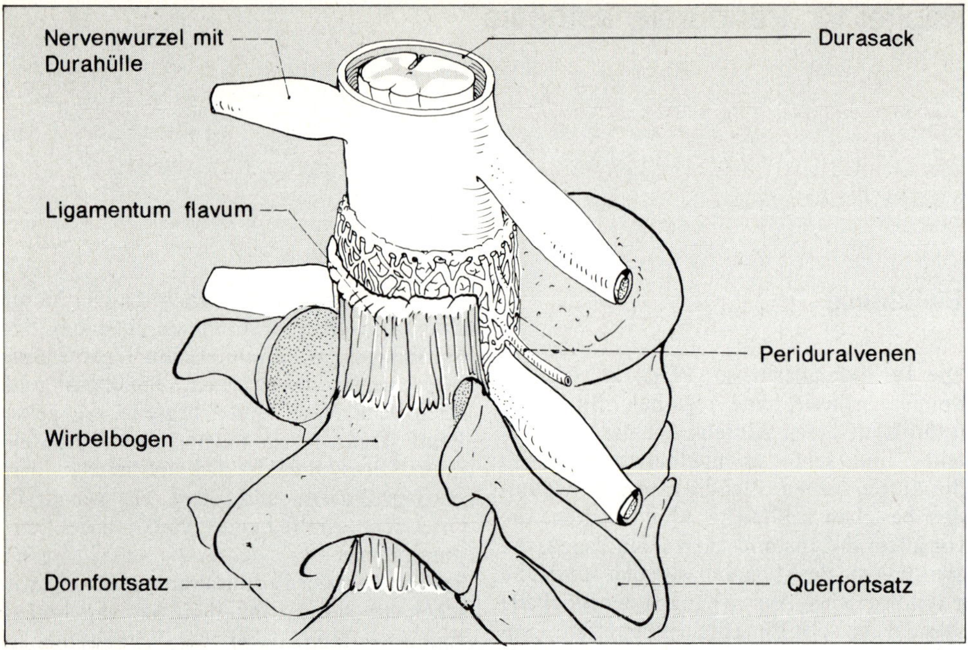

Abb. 14-1. Der Periduralraum. Ansicht von seitlich hinten

venen in Verbindung sowie seitlich mit Becken-, Bauch- und Thoraxvenen. Sie bilden somit eine Verbindung zwischen Vena cava superior und inferior.
Bei *Schwangeren* sind diese Venen sehr stark erweitert, weil aufgrund der Kompression der Vena cava inferior durch den Uterus Blut aus der unteren Körperhälfte über diese Venen zur V. cava superior umgeleitet wird. (Praktische Bedeutung siehe „Anästhesie in der Geburtshilfe")

Druck im Periduralraum

Bei ca. 80–90% aller Patienten herrscht im Periduralraum ein subatmosphärischer („negativer") Druck. Er ist nicht an allen Stellen gleich und fehlt im Kreuzbein. Am größten ist der Sog im lumbalen Bereich sowie in sitzender Position. Beim Husten und Pressen wird der Druck positiv.
Der negative Druck wird bei der „Technik des hängenden Tropfens" ausgenutzt, um den Periduralraum mit der Punktionsnadel aufzufinden (s. S. 164).

Angewandte Anatomie

Punktionsort. Zwar kann der Periduralraum in allen Abschnitten der Wirbelsäule punktiert werden: Am sichersten und einfachsten ist jedoch der Zugang im *lumbalen* Bereich; denn hier verlaufen die Dornfortsätze fast horizontal und hier ist auch der Periduralraum am weitesten. Wird zudem unterhalb des zweiten Lendenwirbels punktiert, so ist eine Verletzung des unteren Rückenmarks (Conus medullaris) praktisch ausgeschlossen.
Anders hingegen im thorakalen Bereich: hier verlaufen die Dornfortsätze *steil und dachziegelartig,* der Periduralraum ist schmal, so daß insgesamt die Punktion des thorakalen Periduralraums schwieriger und gefährlicher ist.

Weg der Periduralkanüle. Die Periduralkanüle wird im lumbalen Bereich meist von der Mittellinie (medial) aus eingeführt und durchsticht die gleichen Gewebe wie bei der Spinalanästhesie, macht jedoch, nach Perforation des Ligamentum flavum, vor der Dura mater Halt; d. h. die Dura wird auf keinen Fall durchstochen – denn sonst würde es sich um eine *Spinal*anästhesie handeln.

Verhalten der Lokalanästhetika im Periduralraum

Werden Lokalanästhetika in ausreichender Menge in den Periduralraum injiziert, so tritt nach einer bestimmten Zeit eine Blockade der Sensorik, Motorik und des Sympathikus auf. Hierbei entspricht die *Wirkungsweise* der Lokalanästhetika den für die Spinalanästhesie beschriebenen Mechanismen. Auch die *Reihenfolge* der Blockade ist für beide Methoden identisch (s. S. 118). Hingegen ist die *Qualität* der Blockade bei der Spinalanästhesie deutlich besser. Außerdem ist bei der Periduralanästhesie für die gleiche Anästhesieausdehnung eine *wesentlich größere* Lokalanästhetikum-Menge erforderlich als bei der Spinalanästhesie.

Der *Wirkungsort* der Lokalanästhetika ist bei Peridural- und Spinalanästhesie identisch: Mit beiden Verfahren werden die *Wurzeln der Spinalnerven* blockiert. Allerdings muß bei der Periduralanästhesie das Lokalanästhetikum zunächst durch die Dura mater diffundieren, um zu den Nervenwurzeln zu gelangen. Vor allem hieraus erklärt sich der verzögerte Wirkungseintritt der Periduralanästhesie im Vergleich zur Spinalanästhesie, bei der das Lokalanästhetikum direkt in den Subarachnoidalraum injiziert wird.

Ausdehnung der Blockade

Viele Faktoren beeinflussen die Ausbreitung der Lokalanästhetika im Periduralraum, so daß die Steuerbarkeit und Vorhersehbarkeit der Periduralanästhesie eingeschränkt wird. Für eine Anästhesie müssen immer mehrere Segmente blockiert werden. Hierzu ist ein bestimmtes Volumen erforderlich, das sich nach der Injektion nach oben *und* unten ausbreitet. Eine gewisse Menge des Lokalanästhetikums geht über die Zwischenwirbellöcher aus dem Periduralraum verloren. 10 ml Lokalanästhetikum breiten sich etwa über 6–8 Segmente aus. Ob das Lokalanästhetikum hypobar, hyperbar oder isobar ist, spielt keine Rolle; auch ist der Einfluß der Lage des Patienten und der Schwerkraft geringer als bei der Spinalanästhesie.

Um eine gute Qualität der Anästhesie zu erreichen, müssen bestimmte Faktoren, die Einfluß auf das Verhalten der Lokalanästhetika haben, berücksichtigt werden:

Volumen, Konzentration und Dosis des Lokalanästhetikums: Von größtem Einfluß auf die Ausbreitung der Blockade ist das Volumen des Lokalanästhetikums: Je mehr Volumen, desto größer die Ausbreitung der Anästhesie.

Durchschnittlich sind beim Erwachsenen 1,5 ml Lokalanästhetikum pro Segment erforderlich. Allerdings muß bei segmentärer (begrenzter) Blockade eine etwas größere Menge injiziert werden.

Die *Qualität* der Periduralanästhesie (Wirkungseintritt, Blockadetiefe, Dauer der sensorischen und motorischen Blockade) hingegen hängt vor allem von der *Menge* (Konzentration × Volumen) des Lokalanästhetikums ab, weniger von dem Volumen oder der Konzentration allein.

Gewicht und Größe des Patienten: Das Gewicht des Patienten hat keinen Einfluß auf die Ausbreitung der Lokalanästhetika und den Dosisbedarf. Hingegen besteht (nach Bromage) folgende Beziehung zwischen Körpergröße und benötigter Dosis des Lokalanästhetikums:

- 1 ml pro Segment bis zu einer Größe von 150 cm,
- 1 ml pro Segment + 0,1 ml pro Segment für jede 5 cm über 150 cm.

Lage des Patienten: Keine Einigkeit herrscht unter den Experten über den Einfluß der Lage des Patienten auf die Ausbreitung der Lokalanästhetika im Periduralraum. Im Sitzen soll der Dosisbedarf für die gleiche Anästhesieausdehnung etwas größer sein als im Liegen; in der Praxis spielt der Unterschied jedoch nur eine geringe Rolle, vor allem im Vergleich zur Spinalanästhesie.

Injektionsgeschwindigkeit: Keineswegs führt eine rasche und kräftige Injektion des Lokalanästhetikums zu einer wirkungsvollen Ausbreitung der Periduralanästhesie. Es gilt vielmehr nach wie vor die Erkenntnis der Anästhesisten aus früheren Zeiten: langsame Injektion von etwa 0,3–0,75 ml/s führt qualitativ zu den besten Ergebnissen.

Injektionsort: Je näher die Injektionsstelle den zu blockierenden Segmenten liegt, desto wirkungsvoller ist die Anästhesie und desto geringer die benötigte Dosis. Idealerweise sollte der Injektionsort im Zentrum des zu betäubenden Gebietes liegen, damit sich das Lokalanästhetikum zu gleichen Teilen nach oben und unten ausbreiten kann. Aus technischen Gründen wird aber der *lumbale* Zugang zum Periduralraum am häufigsten gewählt - auch wenn er nicht im Zentrum des Anästhesiegebietes liegt. Hier ist nämlich der Periduralraum am größten, die Dornfortsätze verlaufen fast gerade, und das Ligamentum flavum ist dick und setzt der Punktion den für die Orientierung wichtigen hohen Widerstand entgegen.

Alter des Patienten: Mit dem Alter des Patienten nimmt die Ausbreitung der Lokalanästhetika im Periduralraum zu, d.h. beim alten Menschen werden für die gleiche Anästhesieausdehnung geringere Mengen benötigt. Den höchsten Dosisbedarf haben 19jährige; bei 60jährigen muß die Dosis um ⅓ reduziert werden; bei 90jährigen beträgt sie nur noch etwa 0,5 ml/Segment; 135jährige würden nach den Berechnungen von P. Bromage keine Lokalanästhetika mehr benötigen.

Arteriosklerose und Diabetes: Bei Patienten mit generalisierter Arteriosklerose und diabetesbedingten Gefäßveränderungen ist (auch in den Frühstadien) der Dosisbedarf für Lokalanästhetika vermindert; die Lokalanästhetika breiten sich so aus, als ob der Patient 30-40 Jahre älter ist.

Schwangerschaft: Bei Schwangeren ist im allgemeinen die für eine Periduralanästhesie benötigte Dosis an Lokalanästhetika um etwa ⅓ geringer als bei Nichtschwangeren; gleichzeitig tritt die Wirkung meist schneller ein. Zwei Gründe sollen für den verminderten Dosisbedarf verantwortlich sein: 1. Die Periduralvenen sind in der Schwangerschaft sehr stark überfüllt, dadurch wird der effektive Periduralraum kleiner und 2. Die Steroidhormone der Schwangeren fördern die Ausbreitung der Lokalanästhetika.

Anklingzeit der Lokalanästhetika

Im Gegensatz zur Spinalanästhesie, deren Wirkung praktisch sofort nach der Injektion einsetzt, beginnt die analgetische Wirkung nach periduraler Injektion von Lokalanästhetika gewöhnlich erst nach 2-6 min. Die Hautanalgesie erfaßt zunächst 2-3 Segmente in unmittelbarer Nachbarschaft des Injektionsortes und breitet sich dann über die angrenzenden Segmente aus. Bis zum vollständigen Wirkungseintritt vergeht eine wesentlich längere Zeit als bei der Spinalanästhesie. Leider tritt die Anästhesie in den *Segmenten L5 und S1* meist verzögert ein, auch ist die Qualität der Anästhesie nicht so gut wie in den anderen Segmenten. Darum kann es ratsam sein, bei Operationen am Sprunggelenk sowie bei ausgedehnten Varizen-Operationen auf eine Periduralanästhesie zu verzichten und eine Spinal- oder Allgemeinanästhesie durchzuführen. Oft kann durch Verwendung von Bupivacain 0,75% oder Bupivacain-Woelm 0,5%-CO_2 oder Zusatz von 1 mval Natriumbikarbonat pro 10 ml adrenalinhaltigem Lokalanästhetikum die Anästhesiequalität und die Anklingzeit verbessert werden.
Die Wirkungsdauer der Lokalanästhetika ist bei den einzelnen Substanzen angegeben.

Physiologische Auswirkungen der Periduralanästhesie

Die indirekten Auswirkungen der Periduralanästhesie sind mit denen der Spinalanästhesie nahezu identisch (Einzelheiten s. S. 119f.). Das gilt vor allem für die Blockade präganglionärer Sympathikusfasern. Nur tritt der hierdurch ausgelöste Blutdruckabfall bei der Periduralanästhesie meist etwas langsamer ein.
Dennoch gelten für die Prophylaxe und Behandlung des Blutdruckabfalls die gleichen klinischen Grundsätze für die Spinalanästhesie beschrieben (siehe dort).
Ein wesentlicher Unterschied zwischen den beiden Methoden darf nicht vergessen werden:

> Bei der Periduralanästhesie werden große Mengen Lokalanästhetika in ein gefäßreiches Gebiet injiziert, aus dem sie rasch ins Blut aufgenommen werden können. Steigen hierbei die Plasmaspiegel zu stark an, so treten **lebensbedrohliche toxische Wirkungen auf** (Einzelheiten siehe Kap. 12).

Die höchsten Plasmakonzentrationen werden 10-20 min nach der Injektion erreicht, so daß vor allem *während der ersten 30 Minuten* sorgfältig auf erste Anzeichen systemisch-toxischer Reaktionen geachtet werden muß. Hingegen ist bei der Spinalanästhesie wegen der geringen Lokalanästhetikadosen praktisch nicht mit toxischen Wirkungen zu rechnen.

Periduralanästhesie und Spinalanästhesie - ein Vergleich

Bei allen Gemeinsamkeiten bestehen doch zwischen Spinal- und Periduralanästhesie einige praktisch wichtige Unterschiede **(Tabelle 14-1).**

Praxis der Periduralanästhesie

Die Periduralanästhesie ist technisch schwieriger durchzuführen als die Spinalanästhesie, auch ist die Anästhesie-„Tiefe" weniger stark ausgeprägt; ebenso sind Sensorik und Motorik meist nicht in gleicher Weise betroffen; die Ausbreitung der Anästhesie ist nicht so gut steuer- und vorhersehbar und verläuft nicht selten mehr segmentär. Allerdings können die Ungleichheit der sensorischen und motorischen Blockade wie auch die segmentäre Ausbreitung klinisch gezielt eingesetzt werden.

Tabelle 14-1. Unterschiede zwischen Spinalanästhesie *(SPA)* und Periduralanästhesie *(PDA)*

	PDA	SPA
Punktionsstelle	lumbal, sakral, thorakal, zervikal	lumbal
Injektionsort	peridural	subarachnoidal
Lokalanästhetikummenge	groß	gering
Wirkungseintritt	langsam	schnell
Wirkungsdauer	lang	weniger lang
Ausbreitung	weniger gut steuerbar	besser steuerbar
Anästhesie-Qualität	weniger gut	sehr gut
Motorische Blockade	weniger ausgeprägt	stark ausgeprägt
Toxische Reaktionen	möglich	keine
Kopfschmerzen	keine	möglich

Beispiel: Bei der geburtshilflichen Periduralanästhesie soll der Schmerz gezielt ausgeschaltet werden, die Motorik aber erhalten bleiben, damit die Schwangere aktiv mitpressen kann. Durch Injektion einer relativ geringen Menge eines Lokalanästhetikums (z. B. 6-8 ml) in niedriger Konzentration (z. B. 0,25% Bupivacain) gelingt es, eine segmentäre Blockade der Sensorik von Th10-L1 zu erreichen, ohne daß die Motorik beeinträchtigt ist.

Wenn auch die Periduralanästhesie für die verschiedensten Zwecke in differenzierter Weise eingesetzt werden kann, so bleibt doch unbestritten, daß bei einigen Patienten diese Technik vollkommen versagt und bei anderen eine unzureichende Anästhesie hervorruft, die, wenn trotzdem operiert wird, den Patienten als schreckliches Erlebnis für immer in Erinnerung bleiben wird.

Indikationen und Kontraindikationen

Die Indikationen und Kontraindikationen der Periduralanästhesie entsprechen im wesentlichen denen der Spinalanästhesie (s. S. 121 f.). Zusätzlich wird die Periduralanästhesie eingesetzt zur
- Schmerzlinderung während der Geburt,
- postoperativen Schmerzausschaltung,
- posttraumatischen Schmerzerleichterung (z. B. Rippenserienfrakturen),
- Langzeitschmerzbehandlung z. B. bei Krebskranken.

Zubehör für die Periduralanästhesie

Wie bei der Spinalanästhesie sind kommerzielle Einmalsets oder klinikeigene, z. T. wiederverwendbare Sets im Gebrauch. Ein typisches Einmalset enthält:

- 1 Periduralnadel (Tuohy-Nadel, 17 oder 18 G, 9–10 cm lang)
- 1 Quaddelkanüle, 25 G, 2,5 cm
- 1 Kanüle für Infiltration, 22 G, 4 cm
- 1 Aufziehkanüle mit Bakterienfilter, 18 G
- 1 10-ml-Spritze f. Widerstandsverlust-Technik (Glas oder Kunststoff z. B. Omnifix.)
- 1 20-ml Spritze für Lokalanästhetikum
- 1 5-ml-Spritze f. Infiltrationsanästhetikum
- Abdecktuch mit zentraler Öffnung, Tupfer, Platten, Schwämme, Wännchen f. Desinfektionsmittel, Handschuhe

Kommerzielle Einmalsets sollen im Hinblick auf die Sterilitäts-Garantie eine größere Sicherheit bieten als klinikeigene Zusammenstellungen des Zubehörs.

Periduralnadeln

Periduralnadeln unterscheiden sich in Form und Dicke von den Spinalnadeln; sie enthal-

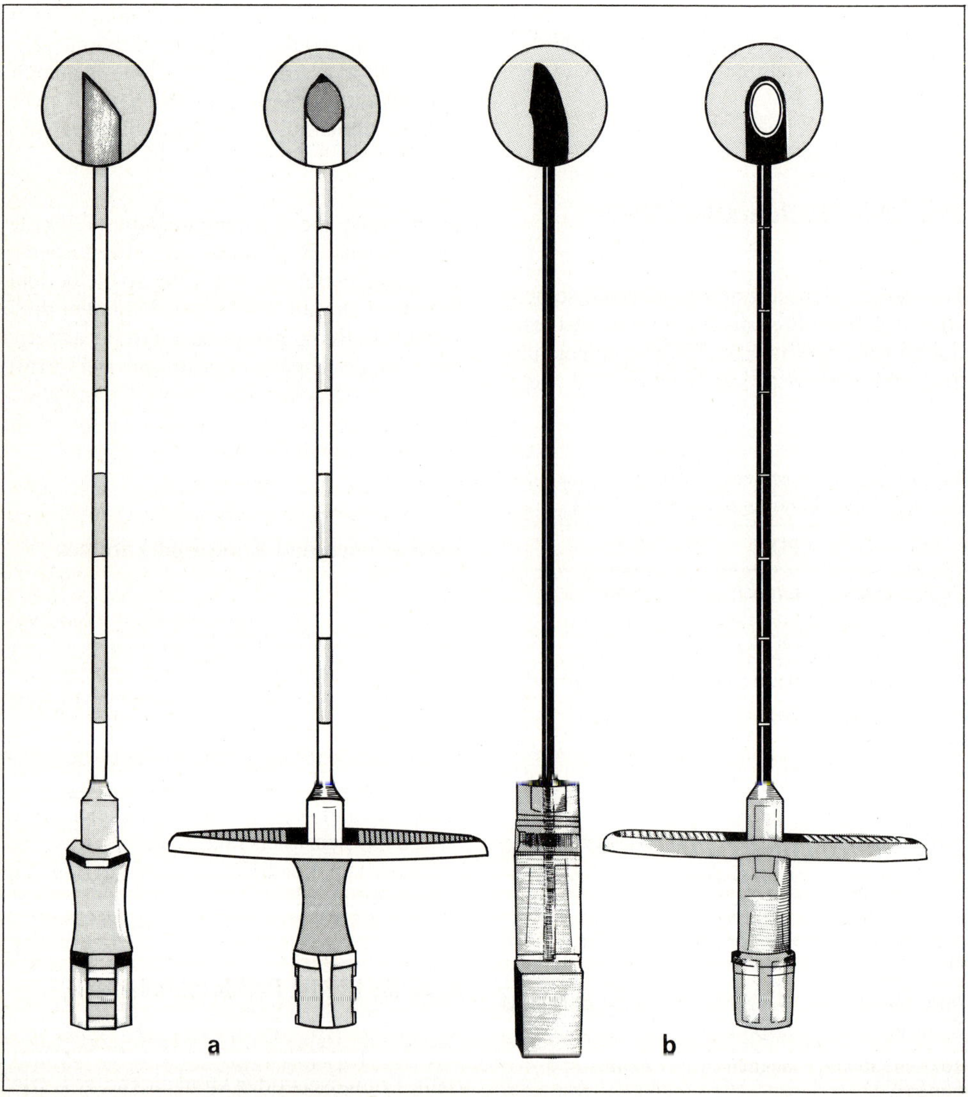

Abb. 14-2 a, b. Punktionsnadeln für die Periduralanästhesie, jeweils in Aufsicht und Seitenansicht. **a** Crawford-Nadel, **b** Tuohy-Nadel

ten jedoch ebenfalls ein gut sitzendes Mandrin, damit kein Hautzylinder in den Periduralraum vorgeschoben wird.
Zwei Typen von Periduralnadeln werden am häufigsten verwendet **(Abb. 14-2)**

1. Tuohy-Nadel: Standard-Nadel, Spitze abgerundet und stumpf, Öffnung seitlich, gebräuchliche Größen: 17 oder 18 G, Katheter einführbar.
Mit der Tuohy-Nadel wird das Risiko der Dura-Perforation vermindert. Katheter lassen sich schwieriger einführen als mit der Crawford-Nadel.

2. Crawford-Nadel: Öffnung am distalen Ende, Spitze kurz mit glatten Kanten, gebräuchliche Größe: 18 G.
Die Nadel ist von Vorteil beim paramedianen (seitlichen) Zugang. Die Gefahr der Durapunktion ist größer als mit der Tuohy-Nadel. Katheter lassen sich leichter einführen.

Lokalanästhetika

Die Auswahl der Lokalanästhetika richtet sich vor allem nach der Art der gewünschten Blockade und der erforderlichen Dauer.
Rein sensorische Blockaden werden durch niedrige Konzentrationen (z. B. 0,125-0,25% Bupivacain) erreicht, zusätzliche *motorische* Blockaden erfordern höhere Konzentrationen (z. B. 0,5% Bupivacain, 1,5-2% Lidocain). Eine motorische Blockade ohne Ausschaltung der Sensorik ist nicht möglich! Einige Anästhesisten mischen verschiedene Lokalanästhetika miteinander (z. B. Lidocain mit Bupivacain). Endgültige Aussagen über Sicherheit und Wirksamkeit dieser Methoden liegen bisher noch nicht vor. *Vasokonstriktorzusatz* vermindert die Resorption einiger Lokalanästhetika und verstärkt ihre Wirksamkeit (z. B. für Lidocain und Mepivacain). Hingegen haben die Vasokonstriktoren keinen wesentlichen Einfluß auf die Wirkung von Bupivacain und Etidocain.

Lidocain: Die Substanz wird als 1%ige-Lösung für die Analgesie und als 2%ige-Lösung für die Operationsanästhesie verwendet. Der Dosisbedarf für junge Patienten beträgt etwa *1,6 ml/Segment* und ist beim älteren Patienten etwa auf die Hälfte reduziert. Die Wirkung tritt ziemlich schnell ein. Auch mit 2%igen Lösungen ist die Motorik nicht immer vollständig ausgeschaltet. Die kaudale Ausbreitung ist schlecht. **Mepivacain** besitzt ähnliche Eigenschaften wie Lidocain, wirkt aber etwas länger.

Bupivacain: Die Substanz gehört zu den langwirkenden Amiden. Für eine gute Operationsanästhesie sind 0,5%ige (am besten 0,75%ige)-Lösungen erforderlich. Der Wirkungseintritt ist langsamer als mit Lidocain, die kaudale Ausbreitung ist bei lumbaler Injektion ähnlich schlecht. Oft sind die Segmente L5 und S1 nicht ausreichend geblockt! Soll im Bereich dieser Segmente operiert werden, so empfiehlt sich die Verwendung von Bupivacain 0,5%-CO_2.

Etidocain: Die Substanz ähnelt dem Bupivacain, allerdings tritt die Wirkung wesentlich schneller ein, auch hält die motorische Blokkade länger an. Aber: mit dieser Substanz ist häufiger eine *unzureichende* Operationsanästhesie und postoperative Analgesie zu beobachten als mit Bupivacain.
In **Tabelle 14-2** sind gebräuchliche Lokalanästhetika für die Periduralanästhesie aufgeführt.

Tabelle 14-2. Eigenschaften von Lokalanästhetika für die Periduralanästhesie

Substanz	Konzentration	Volumen	Gesamtdosis	Wirkungseintritt	Wirkungsdauer
	[%]	[ml]	[mg]	[min]	[min]
Lidocain	1-2	15-30	200-500*	10-30	100 ± 40
Prilocain	1-2	15-30	150-600*	12-16	100 ± 40
Mepivacain	1-2	15-30	150-500*	15-20	120 ± 50
Bupivacain	0,25-0,75	15-30	150	18-30	200 ± 80
Etidocain	1	15-30	300	10-15	200 ± 80

* = mit Adrenalinzusatz.

Die Daten sind nach Angaben aus der Literatur zusammengestellt und gelten für Lokalanästhetika mit und ohne Adrenalinzusatz bei jungen Patienten. Adrenalinzusatz kann die Wirkungsdauer der kurzwirksamen Lokalanästhetika um 50% verlängern. Für ältere Patienten müssen die Dosen reduziert werden.

Der **Anästhesieablauf** ist bei allen Substanzen gleich: Beginn am Injektionsort, dann Ausbreitung nach oben und unten. Nach 20-30 min ist die maximale Ausbreitung erreicht; in diesem Gebiet hält die Anästhesie mit Lidocain und Mepivacain etwa 1-1½ h und 2-3 h mit der ersten Bupivacain-Dosis an. Die Aufhebung der Blockade verläuft mit Lidocain und Mepivacain innerhalb von 15-30 min, wobei die Analgesie in den zuerst geblockten Segmenten am längsten anhält. Bei Bupivacain und Etidocain verschwindet die Operationsanästhesie zwar nach 2-3 h, eine Restanästhesie kann aber in den Nachbarsegmenten des Injektionsortes noch länger bestehen bleiben.

Einseitige Anästhesien sind mit keinem Lokalanästhetikum und durch keine artistische Lagerungsmaßnahme der Welt zu erreichen, treten aber gelegentlich spontan auf und bringen dann den Anästhesisten zur Verzweiflung.

Mit Bupivacain und Etidocain ist nicht selten auch die Anästhesie im Unterschenkel- und Fußbereich unzureichend, weil diese Substanzen schlecht in die großen Wurzeln von L5 und S1 eindringen.

Technik der Periduralanästhesie

Die Vorbereitungen und Lagerungsmaßnahmen für die Periduralanästhesie entsprechen im wesentlichen denen der Spinalanästhesie. Sie sind ausführlich auf S. 146f. beschrieben worden und sollen hier nicht wiederholt werden. Es wird vielmehr nur auf Abweichungen hingewiesen.

Die Punktion des Periduralraumes kann in Seiten- oder Rückenlage erfolgen; am häufigsten wird in Seitenlage punktiert, wobei der Anästhesist sich wie für eine Lumbalpunktion hinsetzt.

Auffinden des Periduralraumes

Der schwierigste Teil einer Periduralanästhesie ist das Auffinden des Periduralraumes mit der Tuohy-Nadel. Vor allem zwei Techniken werden hierfür angewendet: die Widerstandsverlust-Technik und die Technik des hängenden Tropfens.

Widerstandsverlust-Technik (Abb. 14-3): Zunächst wird die Tuohy-Nadel mit Mandrin bis in den Bereich des Ligamentum interspinale vorgeschoben, danach das Mandrin entfernt und die mit Kochsalz oder Luft gefüllte 10-ml-Spritze auf die Kanüle geschraubt. Dann Vorschieben der Kanüle unter ständigem Druck auf den Spritzenstempel; hierbei ist der Widerstand gegen die Injektion der Kochsalzlösung relativ groß und wird noch größer beim Eindringen in das Ligamentum flavum. Sobald dieses Band durchstochen worden ist, läßt der Widerstand schlagartig nach und die Kochsalzlösung kann „butterweich" bzw. ohne wesentlichen Widerstand injiziert werden: Der Periduralraum ist erreicht (bei zu raschem Vorschieben evtl. aber fälschlich der Subarachnoidalraum!). Nun muß die Tuohy-Nadel noch etwa 1-2 mm vorgeschoben werden, damit die Öffnung an der Spitze vollständig im Periduralraum liegt. Ist eine versehentliche Dura- oder Gefäßpunktion ausgeschlossen worden, so kann das Lokalanästhetikum injiziert werden.

Technik des hängenden Tropfens: Die Nadel wird mit Mandrin in den Bereich des Lig. flavum vorgeschoben; dann wird das Mandrin entfernt und ein Tropfen Kochsalzlösung an das proximale Ende der Tuohy-Nadel gehängt. Nun wird die Nadel vorsichtig vorgeschoben. Bei Erreichen des Periduralraumes wird der Tropfen, wenn er nicht vorher runtergefallen ist, hereingesaugt.

Die Periduralanästhesie kann als Einzeldosisinjektion oder als kontinuierliche Periduralanästhesie durchgeführt werden.

Einzelinjektions-Technik („single shot")

Bei dieser Technik wird nach Erreichen des Periduralraumes zunächst mit einer 2-ml-Spritze ein Aspirationstest auf Liquor oder Blut (Durapunktion oder Gefäßpunktion) durchgeführt. Zahlreiche Anästhesisten injizieren nun 3-5 ml Lokalanästhetikum als Testdosis, um zu überprüfen, ob die Nadel versehentlich im Subarachnoidalraum liegt. Verläuft der Test negativ, d.h. ist keine Spinalanästhesie eingetreten, so wird der Rest

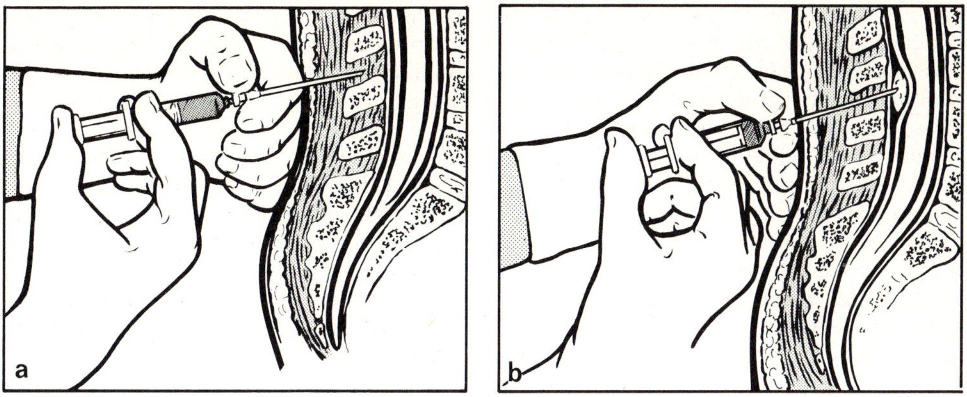

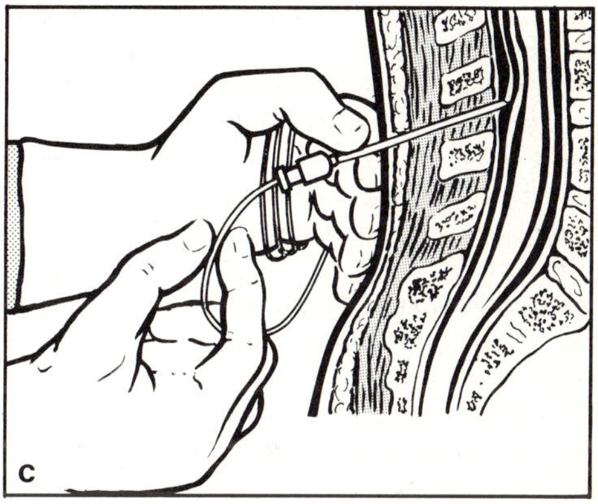

Abb. 14-3 a–c. Punktion des Periduralraums mit der Widerstandsverlustmethode und Einführen eines Periduralkatheters. **a** Die mit einer aufgesetzten Kochsalzspritze versehene Periduralnadel wird durch die Bänder in Richtung Periduralraum vorgeschoben. Hierbei drückt die rechte Hand auf den Stempel der Spritze: ein erheblicher Widerstand gegen das Einspritzen der Kochsalzlösung ist zu verspüren. **b** Die Kanüle hat das Ligamentum flavum durchstochen und es tritt ein schlagartiger Widerstandsverlust auf, d. h. die Kochsalzlösung läßt sich jetzt „butterweich" injizieren. Beim Abkoppeln der Spritze darf jedoch kein Liquor abtropfen, denn sonst wurde die Kanüle zu weit vorgeschoben und der Subarachnoidalraum punktiert! **c** Über die Periduralnadel wird ein Katheter ca. 2–4 cm in den Periduralraum geschoben, danach die Kanüle entfernt und der Katheter außen auf der Haut fixiert

der errechneten Lokalanästhetikum-Menge injiziert.
Allerdings bietet der Test nur eine Scheinsicherheit: versehentliche subarachnoidale Injektionen sind auch bei negativem Testverlauf möglich. Einzelinjektions-Techniken haben den Nachteil, daß ihre Wirkungsdauer (maximal 4 Std.) nach Injektion des Lokalanästhetikums nicht mehr beeinflußt werden kann. Dauert nun die Operation aus unvorhergesehenen Gründen länger als die Wirkung des Lokalanästhetikums anhält, so muß gewöhnlich auf eine Allgemeinnarkose übergegangen werden - ein Wechsel, der aus mancherlei Gründen als Routineverfahren unerwünscht ist. Als Ausweg aus diesem Dilemma wurde die *kontinuierliche* Periduralanästhesie mit Katheter entwickelt.

Kontinuierliche Periduralanästhesie

Die kontinuierliche Periduralanästhesie ermöglicht eine fortlaufende Steuerung der Anästhesiedauer und -ausbreitung. Sie wird vor allem bei langdauernden Operationen und zur postoperativen Schmerzbehandlung eingesetzt. Hierzu wird nach Punktion des Periduralraumes in der zuvor beschriebenen Weise ein 20-G-Kunststoffkatheter (oft mit Mandrin) durch die Tuohy-Nadel in den Periduralraum eingeführt und nicht mehr als etwa 2–3 cm vorgeschoben **(Abb. 14-3).**
Zu weit vorgeschobene Katheter können sich aufrollen oder abknicken oder gar den Periduralraum durch ein Zwischenwirbelloch verlassen und damit die Ausbreitung des Lokalanästhetikums beeinträchtigen. Auf kei-

nen Fall ist es möglich, einen Katheter sicher von lumbal in den thorakalen Bereich vorzuschieben, um eine thorakale Blockade durchzuführen. Läßt sich der Katheter nicht oder nur sehr schwer vorschieben, so liegt die Periduralnadel wahrscheinlich *nicht* im Periduralraum. Dann müssen Katheter und Kanüle *zusammen* entfernt und erneut eingeführt werden. Niemals darf ein Katheter durch die Kanüle zurückgezogen werden, weil er sonst abgeschnitten wird!

Liegt der Katheter sicher im Periduralraum, so wird zunächst das Mandrin und danach die Tuohy-Kanüle entfernt (schwierig für Anfänger) und dann der Katheter zugfrei nach oben über die Schulter geführt und auf der Haut sicher fixiert. Am proximalen Ende wird ein Bakterienfilter aufgesetzt.

Nun können je nach Bedarf (unter Beachtung der Höchstdosen!) wiederholt Lokalanästhetika während der Operation nachinjiziert werden. Vor jeder Injektion sollte eine **Testdosis** injiziert werden, weil der Katheter, selbst bei anfangs einwandfreier periduraler Lage, die Dura oder ein Blutgefäß perforieren kann.

Bei den **Nachinjektionen** der Lokalanästhetika müssen unbedingt die auf S. 106 dargelegten Grundsätze für die kontinuierliche Blokkadetechnik beachtet werden.

Am Ende der Operation wird der Katheter langsam und vollständig (Kontrolle!) herausgezogen oder bei entsprechender Indikation bis zu einer Woche zur postoperativen Schmerzbehandlung im Periduralraum belassen.

Maßnahmen nach Injektion des Lokalanästhetikums

Nach der Injektion des Lokalanästhetikums wird der Patient gelagert. Hierbei muß beachtet werden, daß die Ausbreitung der Anästhesie, im Gegensatz zur Spinalanästhesie, durch Lagerungsmaßnahmen nur wenig beeinflußt werden kann. Das weitere anästhesiologische Vorgehen (Überprüfung der Anästhesie, Überwachungs- und Behandlungsmaßnahmen) entspricht weitgehend den für die Spinalanästhesie beschriebenen Maßnahmen und sollte dort nachgelesen werden (S. 152f).

Daneben können aber gelegentlich einige für die Periduralanästhesie *typische Probleme* auftreten, mit denen Anästhesieschwestern und -pfleger vertraut sein müssen, damit sie bei ihrem Auftreten nicht in Ratlosigkeit verfallen:

1. Ausgesparte Segmente („Missed segments"): Bei sonst guter Anästhesie sind ein oder mehrere Segmente nicht ausreichend blockiert. Hier gilt: nicht trotzdem operieren, sondern 30 min nach der Erstinjektion etwa die Hälfte der Anfangsdosis nachinjizieren. Als Mittel der Wahl gilt hierfür *Lidocain 2%* mit Adrenalin.

2. Blockade oben nicht hoch genug oder unten nicht ausreichend: Nicht trotzdem operieren, sondern 30 min nach Erstinjektion die Hälfte der Anfangsdosis nachinjizieren.

3. Motorische Blockade im anästhesierten Gebiet nicht ausreichend: 30 min nach der Erstinjektion die Hälfte der Anfangsdosis nachinjizieren, bevorzugt *Lidocain* 2% mit Adrenalin.

4. Blockade zu hoch, aber unzureichend im Sakralbereich: Zunächst die Auswirkungen auf die Herz-Kreislauf-Funktion sorgfältig überwachen und ggf. behandeln. Nach 30-60 min können etwa 8-10 ml zusätzlich in den Sakralkanal injiziert werden. Ist eine kaudale Injektion nicht möglich, so sollten frühestens nach 60 min (und bei stabilen Herz-Kreislauf-Verhältnissen) 5-8 ml Lokalanästhetikum nachinjiziert werden. Sorgfältige Überwachung!

5. Eingeweideschmerz bei Unterbauchoperationen: Gelegentlich ist bei Unterbauchoperationen eine Blockade bis Th 5 erforderlich, um den peritonealen Schmerz auszuschalten. Hier ist eine zusätzliche Injektion in den Periduralkatheter nötig. Liegt kein Katheter, so muß auf eine Allgemeinanästhesie übergegangen werden.

Spezielle Technik: Thorakale Periduralanästhesie

Periduralanästhesien werden am häufigsten über den *lumbalen* Zugangsweg durchgeführt. Diese Technik ist aber bei Eingriffen im Oberbauch und im Thorax von Nachteil, weil große Mengen Lokalanästhetika erforderlich sind, damit die Anästhesie sich bis in diese

Bereiche ausdehnt. Außerdem werden die Beckenregion und die unteren Extremitäten mitbetäubt, obwohl ihre Blockade für diese Operationen nicht erforderlich ist. Zusätzlich verschwindet bei lumbaler Injektion die Anästhesie gerade aus dem Operationsgebiet zuerst, so daß auch die postoperative Analgesie nur von kurzer Dauer ist, während die Extremitäten noch lange geblockt sein können.
Wird nun stattdessen das Lokalanästhetikum direkt in den thorakalen Bereich injiziert, so können bereits mit geringen Dosen an Lokalanästhetika (etwa 0,5 ml/Segment) die erforderlichen Segmente ausgeschaltet werden, ohne daß die Sensorik und Motorik des Bekkens und der unteren Extremitäten mitbetroffen sind. Mit Hilfe der Kathetertechnik ist eine langdauernde, bis in die postoperative Phase hineinreichende Schmerzausschaltung möglich. Die Technik der thorakalen Periduralanästhesie ist aus anatomischen Gründen deutlich schwieriger und etwas gefährlicher; sie darf aus diesen Gründen nur vom wirklich Geübten durchgeführt werden.

Komplikationen der Periduralanästhesie

Bei der Periduralanästhesie können einerseits ähnliche Komplikationen wie bei der Spinalanästhesie auftreten; andererseits gibt es zahlreiche Komplikationsmöglichkeiten, die nur für diese Technik typisch sind.
Es können Früh- und Spätkomplikationen unterschieden werden.

Frühkomplikationen

Versehentliche Durapunktion

Die unbeabsichtigte Perforation der Dura mit der Periduralnadel ist eine für sich genommen harmlose Komplikation mit unangenehmen Folgen: bei etwa 70% aller Patienten treten später Kopfschmerzen auf (s. Kap. 13). Häufigste Ursache ist mangelhafte Technik.
Der Verdacht auf eine subarachnoidale Punktion drängt sich auf, wenn klare Flüssigkeit mit der Spritze durch die Tuohy-Nadel abgezogen werden kann oder frei aus der Kanüle abtropft. Diese Flüssigkeit kann sein: Liquor, Kochsalz (Widerstandsverlust-Technik!) oder Lokalanästhetikum. Der Anästhesist läßt die Flüssigkeit auf seinen Unterarm tropfen: Liquor ist warm! Im Zweifelsfall wird ein Glukose-Teststreifen verwendet: er verfärbt sich bei Liquor!
Nicht nur die Periduralnadel, sondern auch Periduralkatheter können die Dura perforieren. Diese Komplikation ist zwar selten, aber gefährlich, weil sie schwer zu erkennen ist. Darum: Katheter in der Mittellinie einführen, vor dem Fixieren aspirieren, routinemäßig Testdosis vor jeder Injektion, vor jeder Testdosis aspirieren!
Was ist bei versehentlicher und bemerkter Durapunktion zu tun? Entweder wird über die liegende Kanüle eine Spinalanästhesie durchgeführt oder die Kanüle wird im benachbarten Periduralraum neu eingeführt.

Versehentliche subarachnoidale Injektion

Wird versehentlich eine hohe Lokalanästhetikum-Dosis in den Subarachnoidalraum gespritzt, so entsteht sofort eine hohe oder sogar **totale Spinalanästhesie** mit
- schwerem Blutdruckabfall,
- Atemlähmung,
- Bewußtlosigkeit.

Die Komplikation ist lebensbedrohlich und muß sofort behandelt werden (s. S. 154).

Massive Periduralanästhesie

Bei dieser Komplikation breitet sich die Periduralanästhesie sehr weit aus, das Bild ähnelt der totalen Spinalanästhesie. Ursache ist eine Überdosierung von Lokalanästhetika, weil z. B. der Dosisbedarf für das Lebensalter des Patienten oder bestimmte Begleiterkrankungen, die den Dosisbedarf herabsetzen (Diabetes, Arteriosklerose) nicht beachtet wurden.

Punktion einer Periduralvene

Venöse Punktionen mit der Tuohy-Nadel sind im Periduralraum leicht möglich, besonders bei Schwangeren und auch dann, wenn die Nadelrichtung nicht in der Mittellinie verläuft. Die Punktion selbst ist harmlos, wenn sie rechtzeitig bemerkt wird (und der Patient nicht unter Antikoagulanzien-Therapie steht). Gefährlich ist auch die versehentliche *Katheterisierung* einer Periduralvene, weil sie

leicht übersehen wird. Darum müssen bei Injektionen über einen Periduralkatheter die im Abschnitt „Versehentliche Durapunktion" beschriebenen Vorsichtsmaßnahmen beachtet werden.
Wird das Lokalanästhetikum dennoch über die Kanüle oder den Katheter in die Vene injiziert, so ist mit schweren und lebensbedrohlichen toxischen Reaktionen zu rechnen, deren klinisches Bild und Behandlung auf S. 128 f dargestellt sind.

Blutdruckabfall

Die Ursachen sind die gleichen wie bei der Spinalanästhesie: Blockade *präganglionärer Sympathikusfasern.* Allerdings tritt der Blutdruckabfall meist langsamer auf als bei der Spinalanästhesie. Der Blutdruckabfall ist aber, entgegen manchen Hoffnungen, bei beiden Verfahren gleich stark! Die Behandlung ist auf S. 152 beschrieben.

Andere Frühkomplikationen

Atemstörungen können aus den gleichen Gründen wie bei der Spinalanästhesie auftreten. Das gilt auch für den Abfall der Körpertemperatur in kühler Umgebung.

Spätkomplikationen

Sie treten Stunden oder Tage nach der Periduralanästhesie auf.

Blasenfunktionsstörungen

Häufigkeit und Ursachen sind die gleichen wie bei der Spinalanästhesie, die Behandlung ebenfalls. Beschränkt sich die Anästhesie auf thorakale Segmente, so sind keine Harnentleerungsstörungen zu erwarten.

Kopfschmerzen

Sie gehören nicht zur Periduralanästhesie. Treten sie dennoch unter dem Bild des postspinalen Kopfschmerzes auf, so wurde die Dura punktiert. Einzelheiten s. S. 155.

Neurologische Komplikationen

Sie sind sehr selten und entsprechen im wesentlichen den für die Spinalanästhesie beschriebenen Komplikationen (s. S. 155 f).

Kaudalanästhesie

Die Kaudalanästhesie ist eine Sonderform der Periduralanästhesie, die durch Injektion eines Lokalanästhetikums in den Sakralkanal des Kreuzbeins (Os sacrum) entsteht. Den Namen erhielt diese Anästhesietechnik aufgrund des Punktionsortes: Kauda heißt „der Schwanz" und entsprechend ist eine gute Anästhesie vor allem im Bereich der S-Segmente zu erzielen. Weniger zuverlässig ist die Kaudalanästhesie, wenn eine größere Anästhesieausbreitung erforderlich ist; außerdem müssen dann große Mengen Lokalanästhetika in den Sakralkanal injiziert werden. Daher wird diese Methode vorwiegend bei Operationen im perinealen Bereich und an den unteren Extremitäten sowie bei der geburtshilflichen Anästhesie eingesetzt. Die Technik ist beim Erwachsenen schwierig und setzt viel Erfahrung voraus. Hingegen ist beim Kind die Punktion des Sakralkanals sehr einfach.

Anatomische Grundlagen

Das Kreuzbein (s. S. 170) besteht aus 5 verschmolzenen Wirbeln (S 1–S 5); oben ist es gelenkig mit dem Wirbel L 5 verbunden, unten durch ein Band, das Ligamentum sacrococcygeum, mit dem Steißbein, seitlich mit dem Os ileum.
Injektionsort für die Lokalanästhetika ist der in der Mitte des Kreuzbeins liegende Sakralkanal; er enthält sakrale und coccygeale Nerven aus dem Rückenmarks-Ende, das Filum terminale, den Subarachnoidalraum mit seinen Hüllen (er reicht bis S2) sowie Blut- und Lymphgefäße. Der Eingang in den Sakralkanal für die peridurale Punktion ist der Hiatus sacralis **(Abb. 14-5)** am Ende des Kreuzbeins. Der Hiatus ist vom Lig. sacrococcygeum überzogen. Dieses Band muß also durchstochen werden, um in den Sakralkanal zu gelangen.

Praxis der Kaudalanästhesie

Die Kaudalanästhesie wird heutzutage fast nur noch in der Geburtshilfe und Chirurgie angewendet, wenn eine Blockade der Segmente S 2–S 5 und der Steißbeinnerven allein herbeigeführt werden soll oder um eine Allgemeinanästhesie zu ergänzen.

Indikationen und Kontraindikationen

Die Kaudalanästhesie hat folgende Vorteile:
- keine Durapunktion,
- kein Blutdruckabfall,
- keine Ausschaltung der Sensorik und Motorik von Bauch und Beinen.

Sie ist darum vor allem bei anorektalen und vaginalen Eingriffen indiziert. Außerdem kann die Kaudalanästhesie mit gutem Erfolg in der Kinderchirurgie in Kombination einer Allgemeinanästhesie angewendet werden, weil hiermit eine langanhaltende Schmerzausschaltung erreichbar ist (z. B. Phimosen-Operation). Die Kontraindikationen entsprechen im wesentlichen denen der Spinal- und Periduralanästhesie.

Zubehör

Für die Kaudalanästhesie können die üblichen Periduralsets verwendet werden. Zahlreiche Anästhesisten benutzen spezielle Kaudalnadeln. Katheter können ebenfalls in den Sakralkanal eingeführt werden.

Lokalanästhetika

Für die Kaudalanästhesie gelten die gleichen Regeln und Grundsätze für die Auswahl und Dosierung der Lokalanästhetika wie bei der Periduralanästhesie. Weil der Sakralkanal bei den einzelnen Patienten unterschiedlich groß ist, können keine allgemeingültigen Angaben über das erforderliche Volumen an Lokalanästhetika gemacht werden. Gewöhnlich gilt aber: für eine Blockade der S-Segmente und Steißbeinnerven sind 15 ml Lokalanästhetikum ausreichend. Für eine sensorische Blokkade genügen niedrige Konzentrationen z. B. Lidocain 1%, Bupivacain 0,25-0,5%.

Technik der Kaudalanästhesie

Lagerung des Patienten
Die Kanülierung des Sakralkanals erfolgt entweder in Bauchlage oder in Seitenlage.

Bauchlage: Hierzu wird entweder der Tisch im Gesäßbereich abgeknickt oder ein Kissen unter die Hüften gelegt, damit das Kreuzbein horizontal zu liegen kommt. Die Hacken werden nach außen, die Zehen nach innen gedreht, damit der Patient die Gesäßbacken nicht anspannen und dadurch die Punktion

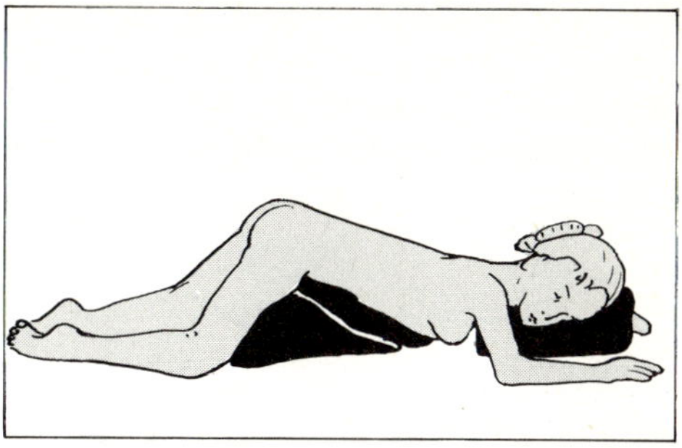

Abb. 14-4. Bauchlagerung für die Kaudalanästhesie

erschweren kann **(Abb. 14-4).** Bei Schwangeren kann die Punktion auch in Knie-Ellenbogen-Lage durchgeführt werden. *Weiteres Vorgehen:* Einklemmen einer Platte zwischen die Gesäßbacken, damit das Desinfektionsmittel nicht in den Anal- und Genitalbereich herunterläuft (brennt!). Desinfektion der Punktionsstelle, Abdecken mit Lochtuch, Infiltration der Punktionsgegend, Einführen der Kanüle durch das Ligamentum sacrococcygeum in den Sakralkanal **(Abb. 14-5).** Die Nadel darf nicht zu weit eingeführt werden, weil sonst die Dura bei S2 punktiert wird. Aspiration, dann Injektion von 3-5 ml Luft; liegt die Nadel subkutan, so fühlt der Arzt ein Knirschen unter seinen Fingern; bei richtiger Lage der Kanüle hat hingegen der Patient „komische Gefühle" im perianalen Bereich. Nun Injektion des Lokalanästhetikums als Einzeldosis oder über einen Kaudalkatheter. Dosis etwa 3 ml/Segment d. h. etwa 15 ml.
Danach: Rückverlagerung des Patienten. Die Anästhesie beginnt in 5-10 min und ist nach 20-30 min vollständig. Die Versagerquote ist, besonders beim Anfänger, relativ hoch. Alles weitere siehe unter Spinal- und Periduralanästhesie. Hauptkomplikationen sind: Mißerfolg und Schmerzen bei der Injektion. Sonstige Komplikationsmöglichkeiten wie bei Periduralanästhesie.

Anhang: Peridurale Injektion von Opioiden

Eine erfolgreiche Schmerzbehandlung ist auch durch die peridurale (oder subarachnoidale) Injektion von Opioiden möglich. Die

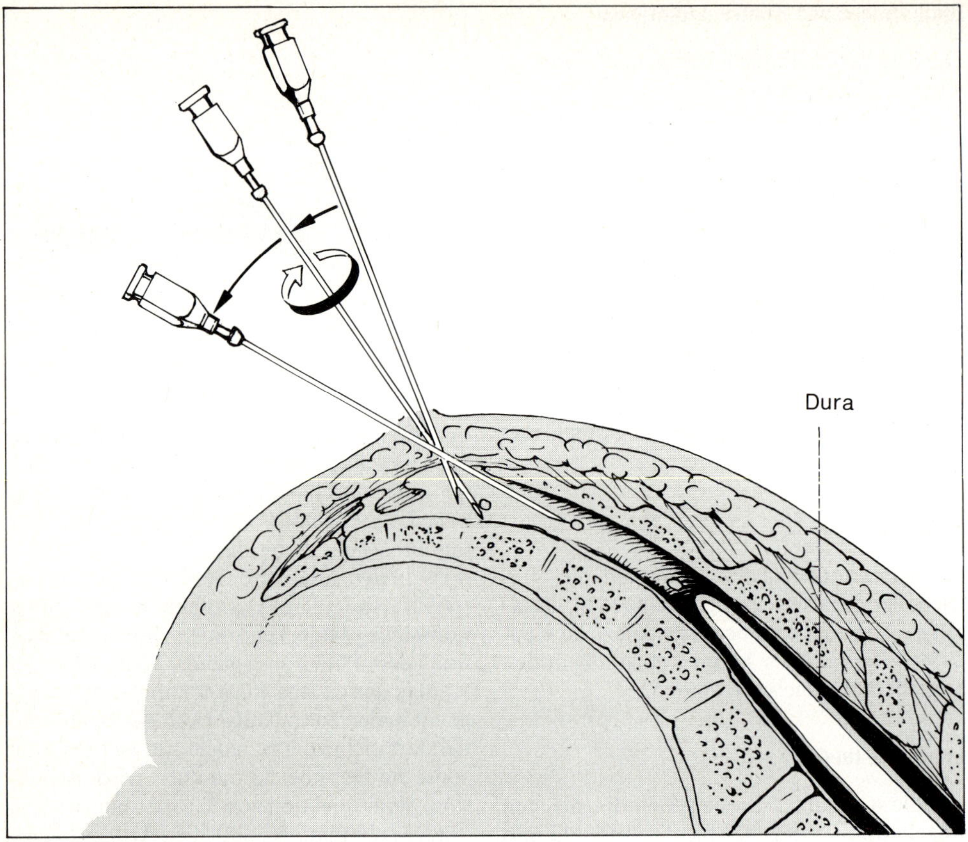

Abb. 14-5. Punktion des Sakralkanals durch den Hiatus sacralis

Wirkung beruht auf der Blockade von Schmerzrezeptoren im *Rückenmark*. Motorik und Sympathikusfunktion sowie Berührungs-, Temperatur- und Lagesinn werden *nicht* beeinträchtigt.

Vorteile: Gegenüber intravenös, intramuskulär oder subkutan zugeführten Opioiden weist die peridurale Injektion folgende Vorteile auf: umschriebene Schmerzausschaltung mit sehr langer Wirkungsdauer bei geringeren zentralen Nebenwirkungen. Die Qualität der Analgesie ist ebenfalls oft besser: So gelingt häufig bei Karzinompatienten, die auf systemisch gegebene Opioide nicht oder nur ungenügend reagieren, durch die peridurale Opioidinjektion eine befriedigende Schmerzausschaltung.

Indikationen: Postoperative Schmerzbehandlung, wenn andere Methoden unwirksam sind; posttraumatische Schmerztherapie, z. B. nach Rippenserienfrakturen; Dauerbehandlung von Karzinomschmerzen (hier sind Katheterliegezeiten von mehr als 400 Tagen beschrieben worden).

Für eine Operationsanalgesie reicht jedoch die alleinige peridurale Injektion von Opioiden *nicht* aus.

Dosierung: Wegen seiner langen Wirkungsdauer wird am häufigsten **Morphin** für die peridurale Schmerzbehandlung eingesetzt. Die Dosis beträgt durchschnittlich 3 mg Morphin in 10 ml NaCl 0,9%; die Wirkung tritt nach etwa 45 min ein und hält bis zu etwa 12 h an. *Nachinjektionen* sollten nach einem festen Zeitschema und in fester Dosierung erfolgen.

Alternativ können z. B. auch 0,3 mg **Buprenorphin (Temgesic)** in 10 ml NaCl 0,9% eingesetzt werden.

Nebenwirkungen: Die Nebenwirkungen entsprechen weitgehend denen der systemischen Opioidzufuhr (s. S. 85 f), sind jedoch zumeist geringer ausgeprägt. Beobachtet werden vor allem:

- Blasenentleerungsstörungen,
- Übelkeit und Erbrechen,
- Verstopfung,
- Juckreiz,
- frühe und späte Atemdepression.

Teilweise können die Nebenwirkungen durch intravenöse Zufuhr von **Naloxon** (Narcanti) beseitigt werden, insbesondere Atemdepression und Juckreiz.

Die **Atemdepression** entsteht vermutlich durch Aufsteigen des Opioids im Spinalkanal zum Atemzentrum. Schwere Atemdepression, die eine Beatmung erforderte, wurde vor allem nach *subarachnoidaler,* vereinzelt jedoch auch 9-20 Std (!) nach periduraler Opioidinjektion beobachtet. Darum ist bei periduraler Opioidtherapie eine entsprechend sorgfältige Überwachung des Patienten erforderlich.
Bei Krebspatienten scheint die Atemdepression keine wesentliche Rolle zu spielen, so daß auch eine *ambulante* Behandlung möglich ist.

Kapitel 15. Regionale Nervenblockaden

Einführung

Periphere Nervenblockaden werden hervorgerufen durch Injektion von Lokalanästhetika in die unmittelbare Nähe von Einzelnerven, Nervenstämmen oder Nervengeflechten. Hierdurch entsteht eine *lokal begrenzte* Anästhesie, die sich eng auf das für eine Operation erforderliche Gebiet beschränkt. Die Auswirkungen auf die übrigen Körperfunktionen sind, richtige Technik vorausgesetzt, gering. Vor allem bleiben Atmung und Herz-Kreislauf-Funktion außerordentlich stabil.

Allerdings hängt der Erfolg regionaler Nervenblockaden in hohem Maße von Geschick, Erfahrung und anatomischen Kenntnissen des Anästhesisten und nicht zuletzt von seiner Fähigkeit ab, den Patienten mit Einfühlungsvermögen sicher durch die Ängste der prä- und intraoperativen Phase führen zu können.

Sind diese - und einige andere - Voraussetzungen erfüllt, so ergeben sich bestimmte **Vorteile** der regionalen Nervenblockaden gegenüber einer Allgemeinanästhesie:

- Der Risikopatient wird weniger gefährdet.
- Bei Patienten mit vollem Magen ist die Aspirationsgefahr ausgeschaltet.
- Übelkeit, Erbrechen und andere Komplikationen der Allgemeinnarkose treten gewöhnlich seltener auf.
- Patienten, denen vor Bewußtseinsverlust graut, können wach bleiben.
- Ambulante Behandlung ist möglich.
- Postoperative Überwachung ist meist nicht erforderlich.

Die **Nachteile** sollen aber nicht verschwiegen werden:

- Die Methode versagt manchmal (die Allgemeinnarkose nie!).
- Sie ist zeitaufwendig.
- Sie kann zu Verletzungen von Nerven, Blutgefäßen und Pleura führen.

Allgemeines Vorgehen

Präoperative Visite

Wenn immer möglich, sollte der Anästhesist den Patienten frühzeitig präoperativ aufsuchen und das geplante Vorgehen mit ihm besprechen. Widerstrebenden Patienten darf hierbei keine Regionalanästhesie aufgezwungen werden. Hilfreich ist für viele Patienten das Angebot: „Wenn Sie möchten, können Sie während der Operation ein Schlafmittel erhalten." Meist werden hierdurch Angst, Aufregung und Ablehnung beseitigt. Alle Patienten sollten mit einem Sedativum und/oder morphinartigen Analgetikum (Unfallpatienten mit starken Schmerzen) prämediziert werden. Allerdings darf hierdurch die Mitarbeit des Patienten beim Anlegen der Blockade nicht beeinträchtigt werden.

Einleitungsraum

Die Regionalanästhesie sollte fernab vom Klappern chirurgischer Instrumente und den angeregten Unterhaltungen des Op-Personals in einem getrennten Raum eingeleitet werden.

Vor der Blockade werden folgende Maßnahmen durchgeführt:

- Bereitstellung von Instrumentarium und Medikamenten für die regionale Nervenblockade und Allgemeinnarkose sowie der Notfallausrüstung,
- Messen von Herzfrequenz und Blutdruck mit Eintragen der Werte in das Narkoseprotokoll,
- Anschluß eines EKG-Monitors,
- Einführen einer Venenverweilkanule,
- Lagerung des Patienten entsprechend der geplanten Blockadetechnik.

Tabelle 15-1. Lokalanästhetika für die Blockade von Nervenstämmen oder Nervenplexus

Substanzen mit Adrenalin 1:200000	Konzentration [%]	Volumen [ml]	Max. Dosis* [mg]	Wirkungseintritt [min]	Wirkungsdauer [min]
Lidocain (Xylocain)	1-1,5	30-50	500	10-20	120-240
Mepivacain (Meaverin, Scandicain)	1-1,5	30-50	500	10-20	180-300
Prilocain (Xylonest)	1-2	30-50	600	10-20	180-300
Bupivacain (Bupivacain-Woelm, Carbostesin)	0,25-0,5-0,75	30-50	150	15-30	360-720
Etidocain (Duranest)	0,5-1	30-50	300	10-20	360-720

* Richtwerte mit Adrenalinzusatz

Tabelle 15-2. Lokalanästhetika für die Blockade einzelner Nerven

Substanzen	Konzentration [%]	Reine Lösung [mg]	Wirkungsdauer mit Adrenalinzusatz 1:200000 [min]
Lidocain Mepivacain Prilocain	1	60-120	120-180
Bupivacain Etidocain	0,25-0,5	180-360	240-480

Intraoperative Behandlung

Patienten mit einer Regionalanästhesie benötigen die gleiche aufmerksame Überwachung wie allgemeinanästhesierte Patienten. Sind sie wach, so kümmern sich Arzt/Schwester/Pfleger um ihr Wohlergehen. Schlafen sie, so müssen Reflexbewegungen oder unkoordinierte Spontanbewegungen, die den Ablauf der Operation stören, verhindert werden. Zur intraoperativen Sedierung eignen sich gut **Diazepam (Valium)** oder **Midazolam (Dormicum).** Weniger günstig ist die wiederholte Injektion „kurzwirksamer" Barbiturate wie Brevimytal oder Trapanal: Sie führt über kurz oder lang zur Atemdepression und längerem Schlaf.
Bewährt hat sich auch die Inhalation von 50-70% Lachgas in Sauerstoff über eine Gesichtsmaske oder gar die Zufuhr von individuell abgestimmter Musik über Kopfhörer.

Postoperative Behandlung

Patienten mit peripheren Nervenblockaden bedürfen im allgemeinen keiner postoperativen Überwachung im Aufwachraum, sondern können sofort auf die Station verlegt werden, vorausgesetzt, die noch betäubte Extremität ist ausreichend durch Verbände usw. vor Selbstverletzungen geschützt.

Ausrüstung

Für regionale Nervenblockaden kann Einmalmaterial oder aber resterilisierbares Instrumentarium verwendet werden.

Nadeln

Für die meisten Nervenblockaden können 22-G-25-G-Nadeln mit kurzer flacher Spitze eingesetzt werden. Nadeln mit langer Spitze spießen den Nerven leicht auf und sollten daher nicht verwendet werden. Außerdem sind mit stumpferen Nadeln Widerstandsverluste im Gewebe leichter zu spüren.

Spritzen

Zahlreiche Anästhesisten verwenden Glasspritzen mit Griffringen für Nervenblockaden. Diese Spritzen ermöglichen die Aspiration mit einer Hand, während die andere Hand die Nadel fixiert und sichert. Außerdem sind bei der Injektion Widerstandsverluste besser zu spüren als mit Kunststoffspritzen.

Lokalanästhetika

Für regionale Nervenblockaden können die in **Tabelle 15-1** und in **Tabelle 15-2** angegebenen Lokalanästhetika verwendet werden. Die *Konzentration* der Substanzen richtet sich vor allem nach der Dicke des Nervenstammes und der Art der gewünschten Blockade (Sensorik, Motorik, Sympathikus).

Vorsichtsmaßnahmen

Immer wenn *große* Mengen Lokalanästhetika injiziert oder Blockaden in Nähe des Rückenmarks (Stellatumblockade, interskalenäre Blockade) durchgeführt werden, sind bestimmte Vorsichtsmaßnahmen zu beachten. Hierzu gehören:

- **Venöser Zugang:** Für die Zufuhr von Flüssigkeit und Medikamenten, z. B. wenn der Blutdruck abfällt oder toxische Reaktionen durch Lokalanästhetika auftreten.
- **Notfallausrüstung:** Intubationszubehör, Beatmungsgerät, Sauerstoffquelle und Notfallmedikamente dienen zur Behandlung lebensbedrohlicher Zwischenfälle.

Bei Einzelnervenblockade mit geringer Menge des Lokalanästhetikums sind diese Maßnahmen nicht erforderlich.

Nervenblockaden der oberen Extremität

Die obere Extremität kann – je nach geplanter Operation – insgesamt (Plexus-brachialis-Blockade) oder in einem genau umschriebenen Gebiet (Einzelnervenblockade) anästhesiert werden. **Tabelle 15-3** faßt die wichtigsten Blockaden der oberen Extremität zusammen. In der anästhesiologischen Praxis hat hiervon die Blockade des Plexus brachialis die größte Bedeutung.

Tabelle 15-3. Praktisch wichtige Nervenblockaden der oberen Extremität

1. Plexus-brachialis-Block
- a) interskalenärer Zugang
- b) supraklavikulärer Zugang
- c) axillärer Zugang

2. Nervus-radialis-Block
- a) am Ellenbogen
- b) am Handgelenk

3. Nervus-medianus-Block
- a) am Ellenbogen
- b) am Handgelenk

4. Nervus-ulnaris-Block
- a) am Ellenbogen
- b) am Handgelenk

Plexus-brachialis-Block

Detaillierte anatomische Kenntnisse über den Plexus brachialis und seine Äste sind erforderlich, wenn der Anästhesist Blockaden der oberen Extremität zur Zufriedenheit aller Beteiligten durchführen will. Kennt der Anästhesist den Verlauf der Äste, so kann er sie gezielt ausschalten, um eine umschriebene Anästhesie zu erreichen oder eine ungenügende Plexus-Blockade diskret, aber wirkungsvoll zu verbessern.

Anatomie des Plexus brachialis

Der Plexus brachialis **(Abb. 15-1)** wird von den vorderen Zweigen der Spinalnerven C 5, C 6, C 7, C 8 und Th 1 gebildet. Diese Nerven laufen auf die Oberfläche der ersten Rippe zu, wo sie zusammen mit der A. subclavia zwischen dem vorderen und mittleren Skalenusmuskel austreten. Von hier aus ziehen sie unter der Schlüsselbeinmitte in die Achselhöhle. In der Achsel bildet der Plexus drei Stränge, von denen die Nerven für die obere Extremität abgehen. Dies sind:

- N. radialis,
- N. medianus,
- N. ulnaris,
- N. musculocutaneus,
- N. axillaris.

Der Plexus brachialis versorgt die gesamte obere Extremität motorisch und zum allergrößten Teil auch sensorisch. Nur die Haut der Schulter wird von Ästen des Plexus cervicalis und der hintere mediale Oberarm von Ästen des 2. Interkostalnerven versorgt. Der Unterarm wird sensorisch vom N. radialis, medianus und musculocutaneus innerviert, die Hand vom N. radialis, medianus und ulnaris.

Der Plexus brachialis kann durch Einzelin-

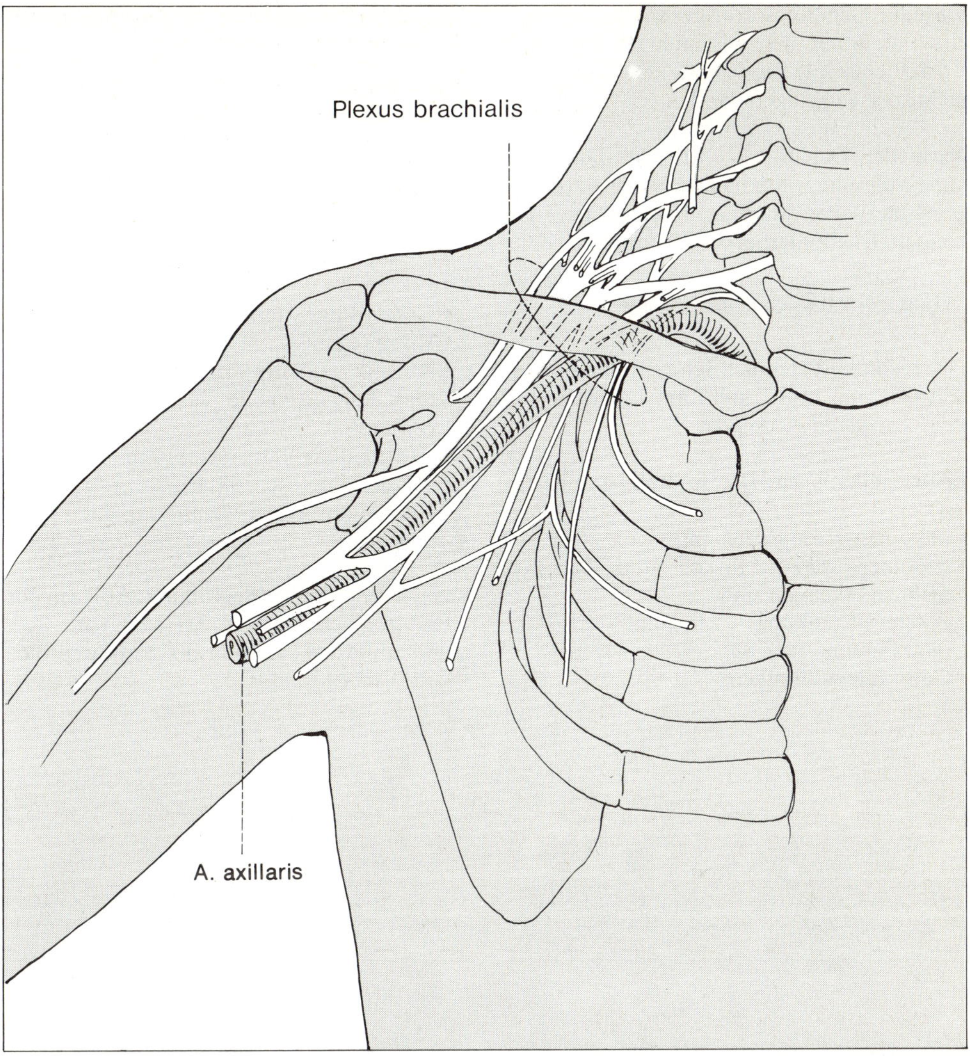

Abb. 15-1. Anatomie des Plexus brachialis

jektionen an folgenden Stellen geblockt werden:

- Paravertebral zwischen den Skalenusmuskeln: *Skalenusblock.*
- Auf der 1. Rippe: *supraklavikulärer Block.*
- In der Achselhöhle: *axillärer Block.*

Warum werden nun verschiedene Zugangswege für die Blockade des gleichen Nervenplexus gewählt?

Die Gründe hierfür sind einfach zu erklären:

- Die Blockaden unterscheiden sich in Schwierigkeitsgrad und Komplikationsmöglichkeiten.
- Ihre Anästhesieausdehnung stimmt nicht genau überein.

Supraklavikuläre Plexusblockade („Oberer Plexusblock" nach Kulenkampff)

Bei dieser ältesten Methode werden die drei Stämme des Plexus brachialis in ihrem Verlauf über die erste Rippe blockiert **(Abb. 15-1).**

Indikationen: Operationen und Manipulationen an Hand, Unterarm, Oberarm und im Bereich des Schultergelenks.

Vorteile: Der Block tritt gewöhnlich schnell ein und erfaßt den gesamten Plexus ohne Ausfall einzelner Nervenäste. Der Arm muß nicht speziell gelagert werden.

Nachteile: Der Block wird nur dann wirkungsvoll sein, wenn beim Aufsuchen (unangenehme!) Parästhesien ausgelöst werden können. Es gilt hierbei der Grundsatz

Ohne Parästhesien keine Anästhesie!

Die Technik ist ziemlich schwierig und erfordert Geschick und Erfahrung; außerdem besteht *Pneumothoraxgefahr.*

Kontraindikationen: Die Technik ist ungeeignet bei:
- unkooperativen Patienten,
- Patienten, deren Muskeln und Knochen nicht zu erkennen sind,
- Lungenerkrankungen, Pneumothorax-Gefahr, Phrenikusparese,
- Gerinnungsstörungen.

Sie sollte auch nicht vom Anfänger ohne Anleitung durchgeführt werden.

Durchführung der Plexusblockade

Zubehör:
- 22- oder 23-G-Kanülen, 3,8 cm
- 10-ml-Spritzen
- Lokalanästhetikum (10–40 ml)
- Desinfektionsmittel
- Lochtuch
- Handschuhe, steril
- Kompressen
- Aufgezogen: Atropin, Diazepam, Barbiturat, Succinylcholin, Vasopressor, Katecholamine
- Venenkanüle, Infusionslösung
- Blutdruckmanschette, EKG
- Intubationsbesteck, Beatmungsgerät mit O_2-Quelle

▸ Nach freundlicher Begrüßung: Anlegen der Blutdruckmanschette; Messen von Puls und Blutdruck, Eintrag ins Narkoseprotokoll; EKG-Monitor.

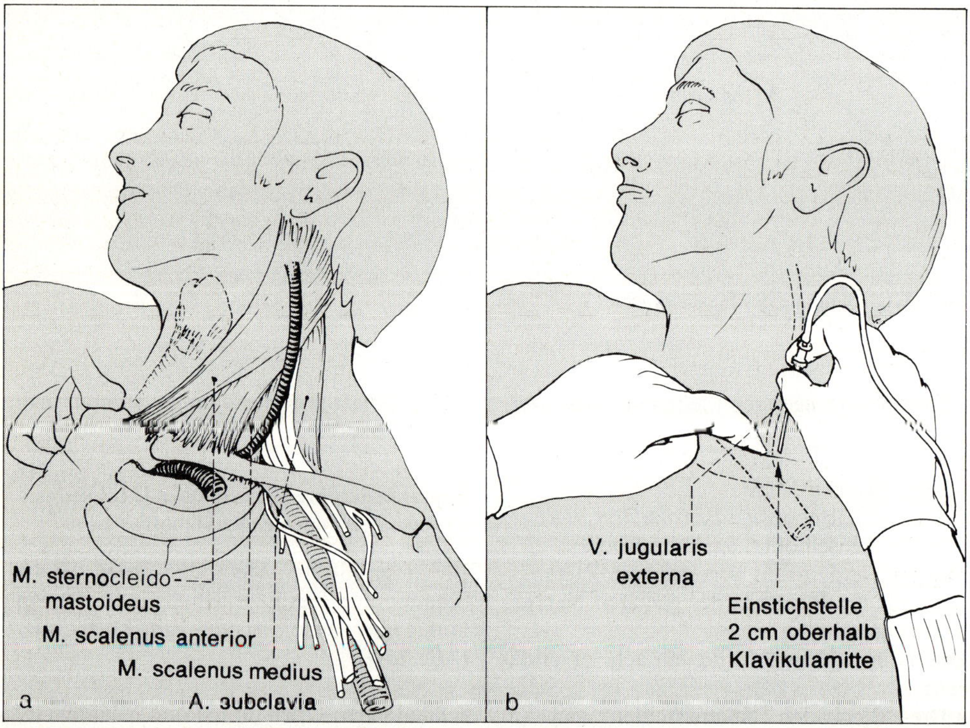

Abb. 15-2 a, b. Supraklavikuläre Plexusblockade. **a** Anatomie. **b** Aufsuchen des Plexus mit dem Nervenstimulator über der 1. Rippe

- Legen einer Venenverweilkanüle.
- **Lagerung:** Der Patient liegt ohne Kissen auf dem Rücken, die Arme sind angelegt, der Kopf wird leicht zur Gegenseite gedreht.
- Desinfektion des Punktionsgebietes und Abdecken.
- **Punktion und Injektion:** Der Patient wird zunächst informiert: „Wenn Sie ein Kribbeln oder einen „elektrischen Schlag" den Arm hinunter verspüren, sagen Sie „jetzt" und bewegen sich dabei möglichst nicht" (viele erschreckte Patienten werden es dennoch tun!).

  Nun wird die Punktionsnadel durch eine Hautquaddel etwa 1 cm oberhalb der Schlüsselbeinmitte auf die 1. Rippe hin eingeführt **(Abb. 15-2).** Können dabei **Parästhesien** ausgelöst werden, so fixiert der Anästhesist die Nadel und injiziert 15-30 ml Lokalanästhetikum. Ist das nicht der Fall, so läßt der Anästhesist die Nadel auf der ersten Rippe von vorn nach hinten wandern, bis schließlich die Parästhesien im Arm auftreten. Hierbei muß zwischendurch immer aspiriert werden, denn die *A. subclavia* liegt in unmittelbarer Nähe. Ist die Rippe nicht auffindbar und sind auch keine Parästhesien auszulösen, so sollte eine andere Technik gewählt werden. Hustet der Patient während der „Wanderung" der Punktionsnadel plötzlich, so wurde mit größter Wahrscheinlichkeit die Pleura berührt oder gar durchstochen (s. unter Komplikationen).

  In **Abb. 15-3** ist die Anästhesieausbreitung beim supraklavikulären Plexusblock dargestellt.

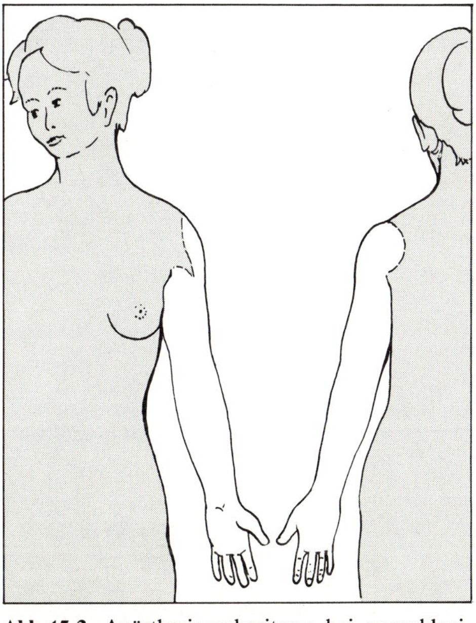

Abb. 15-3. Anästhesieausbreitung bei supraklavikulärer Plexusblockade

Komplikationen

Pneumothorax: Der Pneumothorax gilt als typische Komplikation der supraklavikulären Plexusblockade. Die Häufigkeit beträgt auch in den Händen des Geschickten ca. 0,5-6% und liegt beim Ungeübten wesentlich höher. Gefährdet sind vor allem sehr schlanke und hochgewachsene Patienten, weil bei ihnen die hochstehenden Lungenspitzen leicht angestochen werden können, wenn die Punktionsnadel von der 1. Rippe seitlich abweicht. Die wichtigsten **Zeichen** sind:

- Husten,
- Luftnot,
- Schmerzen bei der Atmung.

Die **Diagnose** wird durch ein Röntgenbild gesichert. Nur selten entsteht der Pneumothorax sofort; meist entwickelt er sich erst innerhalb von 24 h. Dennoch sollte beim geringsten Verdacht auf Pneumothorax *sofort* eine Röntgenaufnahme angefertigt werden. Die Behandlung hängt von der Größe des Pneumothorax ab.

Horner-Syndrom: Das Syndrom entsteht durch eine Blockade des in Nähe des Plexus liegenden Ganglion stellatum, wenn große Mengen Lokalanästhetikum injiziert werden. Die Häufigkeit soll 70-90% betragen.
Die **Zeichen** sind:

- Miose: enge Pupille,
- Ptose: Oberlid hängt herunter,
- Enophthalmus: Auge fällt zurück und sieht kleiner aus.

Die Stellatumblockade ist zwar harmlos und verschwindet von selbst wieder; sie irritiert aber den Patienten und darum muß er entsprechend aufgeklärt und beruhigt werden.

Phrenikusparese: Sie tritt bei 40-60% aller Patienten auf und führt zur Lähmung des Zwerchfells, bleibt aber meist symptomlos. Beim Lungenkranken kann hierdurch allerdings die Atmung verschlechtert werden. Die Diagnose kann nur röntgenologisch gestellt werden. Bei Atembeschwerden muß die Phrenikusparese von einem Pneumothorax abgegrenzt werden.

Toxische Reaktionen: Sie entstehen meist durch intravasale Injektion oder Überdosierung des Lokalanästhetikums. Zeichen und Behandlung s. Kapitel „Lokalanästhetika".

Nervenschäden und Neuritis können bei allen peripheren Nervenblockaden auftreten, sind aber zum Glück selten.
Wichtigste Ursachen:
- Lagerungsschäden des Armes während der Operation,
- Verletzung des Plexus durch die Punktionskanüle,
- Durchblutungsstörung der Nerven durch den Vasokonstriktorzusatz im Lokalanästhetikum.

Interskalenäre Plexusblockade (Skalenusblock nach Winnie)

Bei dieser Methode wird der Plexus brachialis durch Injektion des Lokalanästhetikums in Höhe des 6. Halswirbels (C 6) in den Bindegewebsraum zwischen vorderem und mittlerem Skalenusmuskel geblockt **(Abb. 15-4).**

Indikationen: Vor allem Operationen oder Manipulationen im Bereich von Schultergelenk und Schlüsselbein, aber auch von Oberarm (außer Innenseite), Unterarm und Hand.

Vorteile: Die Injektion des Lokalanästhetikums erfolgt sehr nahe dem Ursprung der Plexusäste. Bei richtiger Technik wird zumeist der gesamte Plexus brachialis blockiert, zusätzlich noch die oberen Zervikalnerven, so daß Operationen auch im Schulterbereich möglich sind. Die Pneumothoraxgefahr ist geringer als beim oberen Plexus; die Orientierungspunkte sind deutlicher.
Die Methode kann mit Vorteil gegenüber den anderen Plexusblockaden eingesetzt werden, wenn die anatomischen Verhältnisse schwierig sind (z. B. sehr dicke Patienten, Emphysematiker).

Nachteile: Auch bei dieser Blockade müssen Parästhesien ausgelöst werden, um den Plexus zu finden.
Nicht immer wird der Unterarm zuverlässig anästhesiert, so daß dann der *N. ulnaris* zusätzlich geblockt werden muß.

Kontraindikationen: Wie beim oberen Plexus, mit Ausnahme von Emphysematikern.

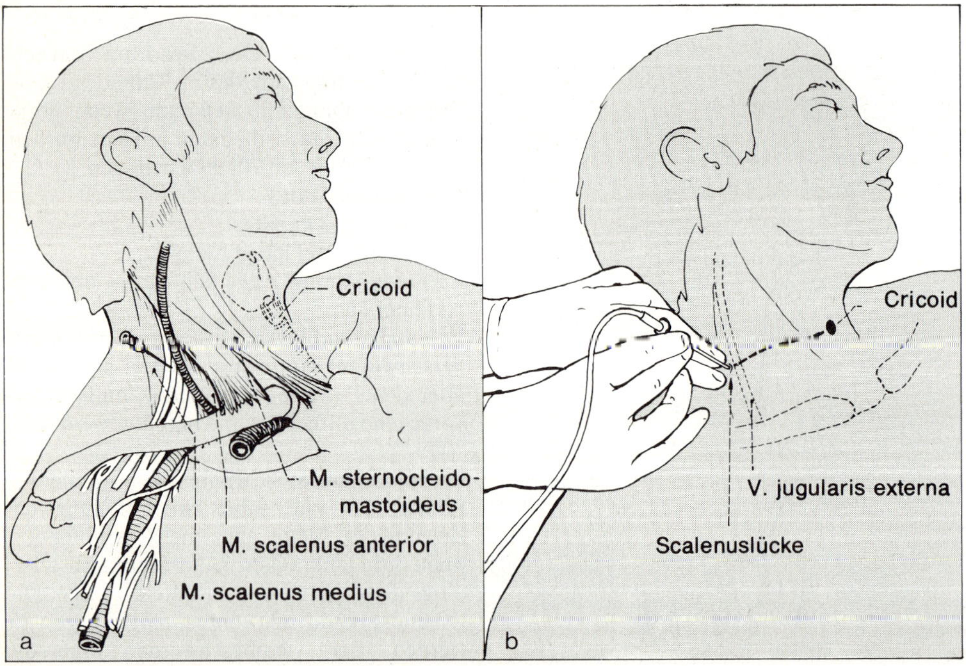

Abb. 15-4 a, b. Skalenusblock. **a** Anatomie der Skalenuslücke. **b** Aufsuchen des Plexus mit dem Nervenstimulator

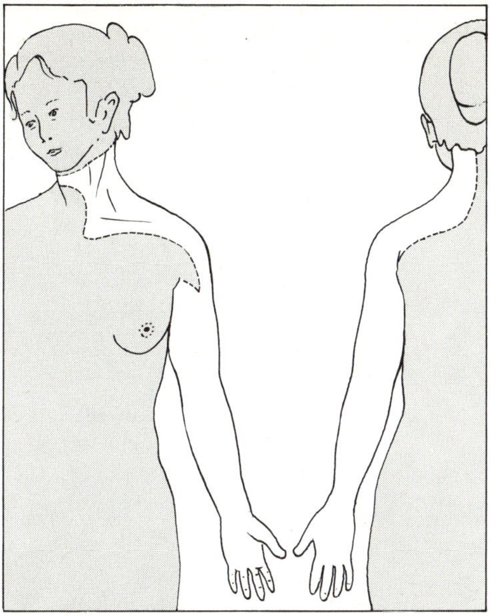

Abb. 15-5. Anästhesieausbreitung beim Skalenusblock

Durchführung der Plexusblockade

- Vorbereitungen: wie oberer Plexus. Wahlweise 23- oder 25-G-Nadel mit Perfusorleitung; Nervenstimulator zur Lokalisation des Plexus.
- **Lagerung:** Der Patient liegt auf dem Rükken, Nacken gerade, Kopf leicht zur Gegenseite gedreht, Arme angelegt.
- **Punktion und Injektion:** Nach Hautdesinfektion und Abdecken wird eine Hautquaddel gesetzt. Die Punktionskanüle wird dann in die Furche zwischen mittlerem und vorderem Skalenusmuskel eingeführt und in Höhe des Kehlkopfschildknorpels in Richtung des 6. Halswirbelquerfortsatzes vorgeschoben, bis **Parästhesien** in Schulter oder Oberarm auftreten **(Abb. 15-4).** Nach Aspiration werden 10-40 ml Lokalanästhetikum injiziert - je nach angestrebter Anästhesieausbreitung sowie Zustand und Körperbau des Patienten. Werden große Mengen injiziert, so erstreckt sich der Anästhesiebereich gewöhnlich von C 4 bis Th 1 **(Abb. 15-5).**
  Bereits nach *5 min* müssen deutliche Zeichen der sensorischen und motorischen Blockade auftreten. Danach wird kein Wunder mehr geschehen und es sollte auf ein anderes Narkoseverfahren übergegangen werden.

Komplikationen

- In seltenen Fällen wird *peridural oder subarachnoidal* injiziert: hohe Periduralanästhesie oder totale Spinalanästhesie sind die Folgen. Zeichen und Behandlung s. Kapitel „Spinalanästhesie/Periduralanästhesie".
- *Toxische Reaktionen* durch Injektion des Lokalanästhetikums in die Halsgefäße (vor allem A. vertebralis).
- *Rekurrensparese:* Heiserkeit.
- *Hornersyndrom* (s. oberer Plexus).

Axilläre Plexus-brachialis-Blockade („unterer Plexusblock")

Dies ist die einfachste und vermutlich am häufigsten angewandte Methode zur Blockade der Nerven des Armes. Sie wird erreicht durch Injektion des Lokalanästhetikums in die Gefäßnervenscheide des Plexus brachialis im Bereich der Axilla.

Indikationen: Methode der Wahl für Eingriffe und Manipulationen unterhalb des Ellenbogens.

Vorteile: Einfache und sichere Methode, keine größeren Komplikationsmöglichkeiten wie bei den anderen Plexus-brachialis-Blokkaden. Parästhesien müssen nicht ausgelöst werden; auch gut bei Kindern anwendbar.

Nachteile: Der Block reicht nicht aus für chirurgische Eingriffe an Oberarm oder Schulter. Manchmal wird der *N. musculocutaneus* nicht blockiert, weil er oberhalb der Injektionsstelle die Gefäßnervenscheide bereits verlassen hat. Dann wird ein großes Gebiet an der Radialseite des Unterarmes von der Anästhesie ausgespart bleiben!
Von Nachteil ist auch, daß der Arm für die Blockade um 90° abduziert werden muß.

Kontraindikationen: keine speziellen!

Durchführung der Plexusblockade

- Vorbereitungen: wie beim oberen Plexus.
- **Lagerung:** Der Arm wird um 90° abduziert und nach außen rotiert, der Unterarm nahe dem Kopf auf einem Kissen gelagert. Unterhalb der Punktionsstelle wird meist ein Stauschlauch angelegt, in der Hoffnung, daß dadurch das Lokalanästhetikum oben auch den N. musculocutaneus erreicht (nach Untersuchungen von Winnie ein wir-

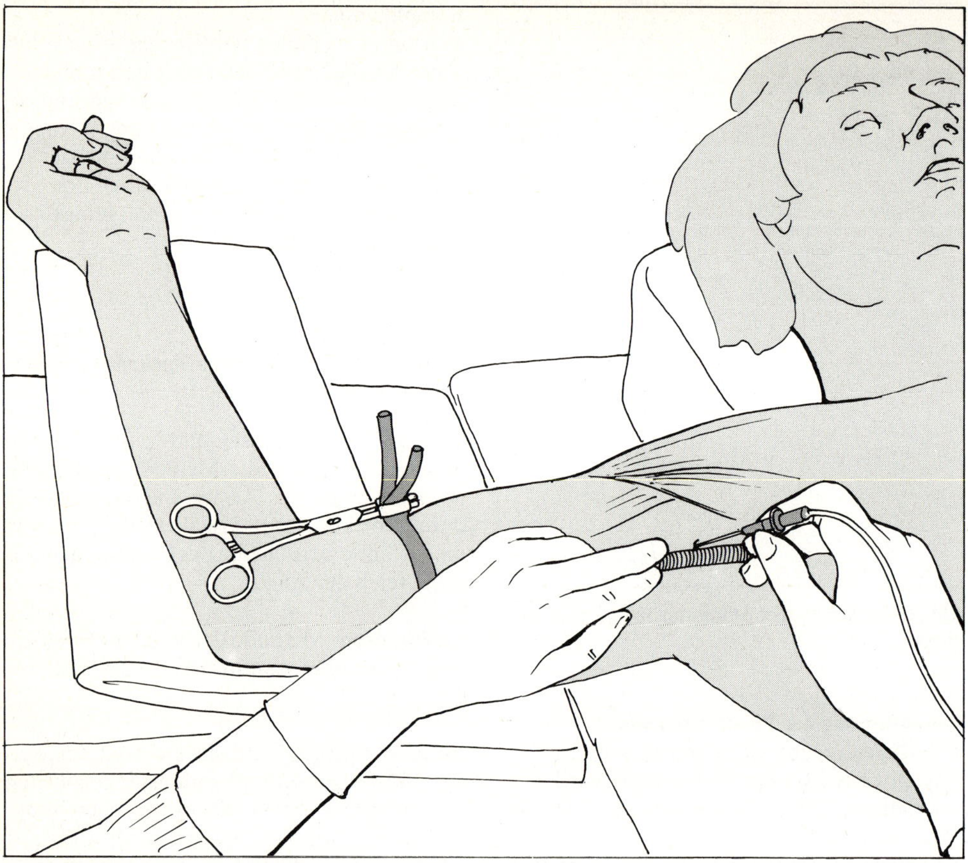

Abb. 15-6. Axilläre Plexusblockade. Lagerung des Armes; Punktion der Gefäß-Nervenscheide oberhalb der pulsierenden A. axillaris.

kungsloses Vorgehen). Bei Patienten mit Frakturen müssen die Lagerungsmaßnahmen mit größter Behutsamkeit durchgeführt werden.

▸ **Punktion und Injektion:** Die A. axillaris wird so hoch wie möglich in der Achselhöhle getastet und dann gegen den Humerus fixiert. Danach wird die Gefäßnervenscheide mit einer 23-G-Kanüle, 3,2 cm lang, oberhalb der pulsierenden Arterie punktiert **(Abb. 15-6)**. Die richtige Lage der Kanüle ist erkennbar an pulssynchronen Hin- und Herbewegungen der freien Nadel oder an Parästhesien. Austritt von Blut zeigt an, daß die Kanüle ein Gefäß in der Gefäßnervenscheide perforiert hat und zurückgezogen werden muß.

Liegt die Kanüle richtig, so wird nach Aspiration (besonders wichtig wegen A. axillaris!) das Lokalanästhetikum injiziert. Für eine vollständige Blockade des Plexus brachialis sind im allgemeinen 40 ml erforderlich.

Modifikation der Injektionstechnik: Einige Anästhesisten injizieren einen Teil des Lokalanästhetikums oberhalb der Arterie, den Rest unterhalb. Andere plazieren eine Venenverweilkanüle oder einen dünnen Kunststoffkatheter in die Gefäßnervenscheide und führen hierüber eine *kontinuierliche* Plexusblockade durch. In **Abb. 15-7** ist die Anästhesieausbreitung beim unteren Plexus dargestellt.

Ist für den operativen Eingriff eine Blutsperre am Oberarm erforderlich, so muß zusätzlich ein subkutaner Ringwall mit 10 ml Lokalanästhetikum 0,5–1% an der Innenseite des Oberarmes angelegt werden.

Komplikationen: Die wichtigste Komplikation ist die versehentliche intravasale Injektion des Lokalanästhetikums; traumatische

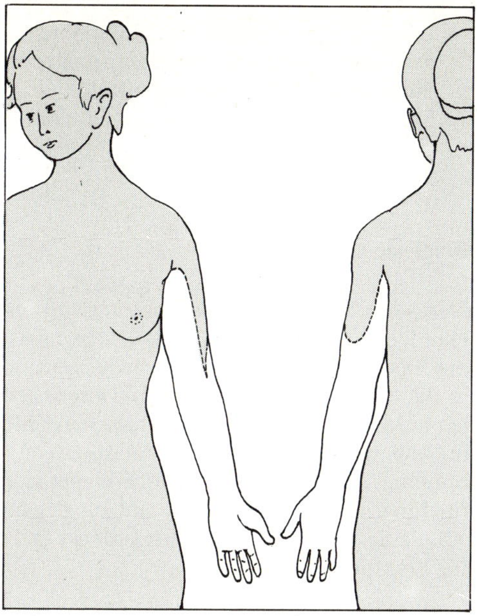

Abb. 15-7. Anästhesieausbreitung bei axillärer Plexusblockade

Nervenschäden sind möglich, bei richtiger Technik jedoch selten.

Periphere Nervenblockaden des Armes

Die peripheren Nerven des Plexus brachialis können jeweils einzeln im Bereich des Ellenbogens und des Handgelenkes blockiert werden. Allerdings sind die Indikationen für periphere Nervenblockaden vor allem seit Einführung der axillären Plexusblockade seltener geworden. Heutzutage werden diese Blockaden vom Anästhesisten bevorzugt durchgeführt, um einen ungenügenden Plexusblock mit Aussparung von Einzelnerven wirkungsvoll *zu ergänzen.*
Die Blockade der Nerven im Ellenbogen ist selten sinnvoll, weil nur eine Anästhesie im Handbereich entsteht. Die gleiche Ausdehnung ist aber mit der einfacheren Blockade am Handgelenk ebenfalls zu erreichen.

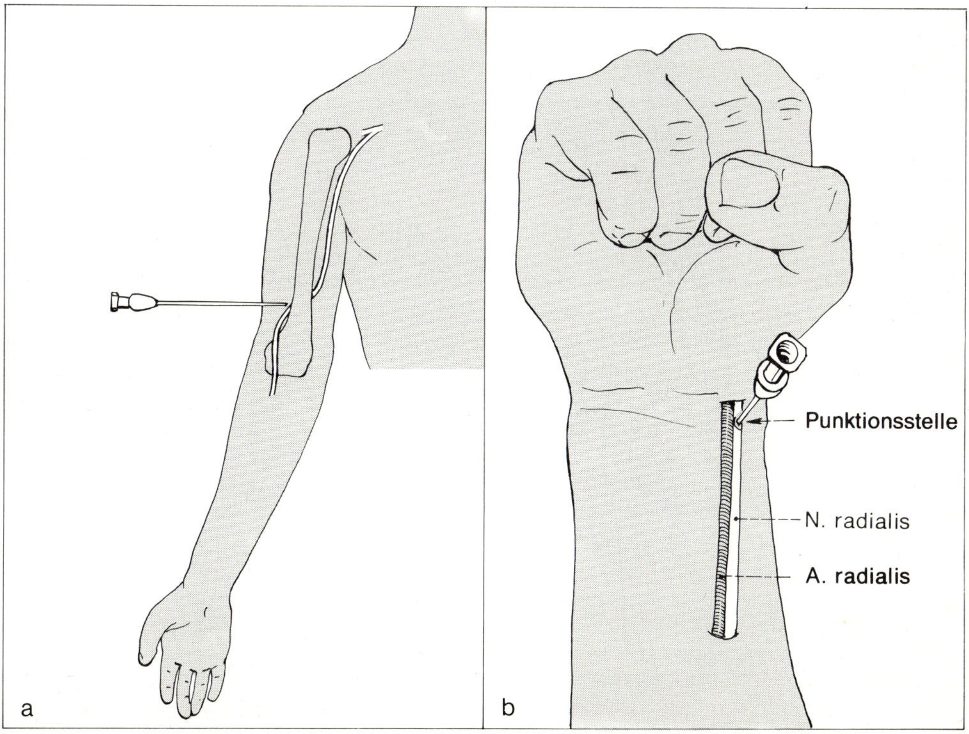

Abb. 15-8 a, b. Radialis-Block. **a** am Ellenbogen; **b** am Handgelenk

Für die peripheren Nervenblockaden ist folgendes wichtig:
- Der Block tritt schneller und zuverlässiger ein, wenn vor der Injektion Parästhesien ausgelöst worden sind.
- Das Lokalanästhetikum darf auf keinen Fall in den Nerven injiziert werden.
- Die benötigten Lokalanästhetikummengen sind gering: sie betragen, je nach Nerv, meist zwischen 3 und 10 ml.
- Spezielle Kontraindikationen und Komplikationen gibt es bei den peripheren Nerven gewöhnlich nicht.

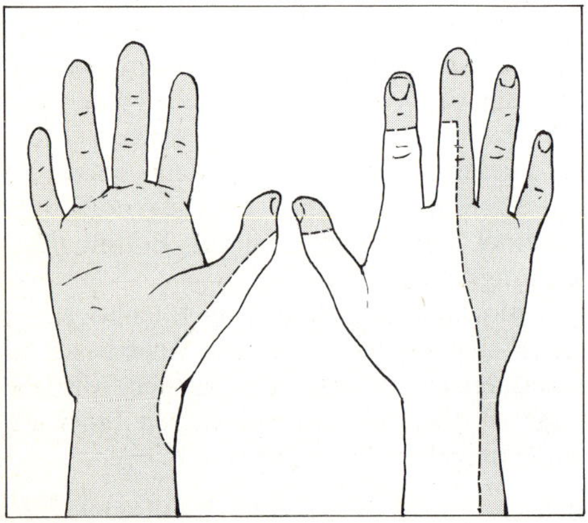

Abb. 15-9. Anästhesieausbreitung beim Radialis-Block

Blockade des N. radialis

Der Nerv kann leicht und wirkungsvoll am Handgelenk geblockt werden. Hingegen ist die Blockade im Ellenbogen schwieriger und in der Wirkung unsicher. Die Injektionsstellen am Ellenbogen und am Handgelenk sind in **Abb. 15-8** dargestellt, die Anästhesieausbreitung in **Abb. 15-9**. Der Block eignet sich für Eingriffe am Handgelenk und zur Ergänzung eines ungenügenden Plexusblocks (z. B. für Frakturen des Radius).

Ellenbogenblock: 5–10 ml Lokalanästhetikum.

Handgelenkblock: 3–5 ml Lokalanästhetikum.

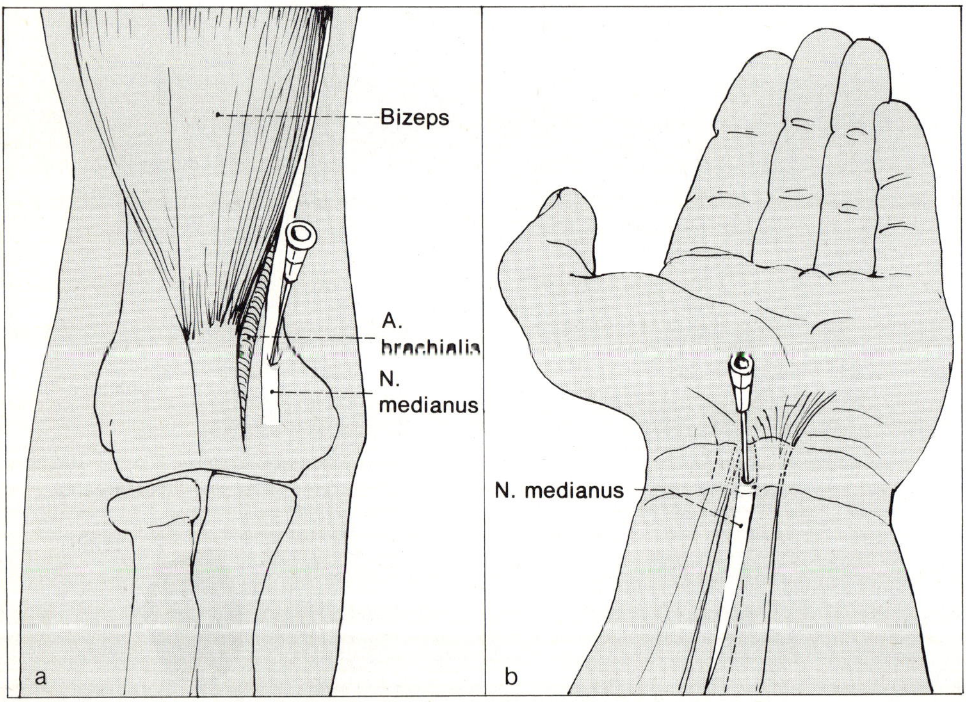

Abb. 15-10 a, b. Medianus-Block. **a** am Ellenbogen, **b** am Handgelenk

Blockade des N. medianus

Dieser Block kann durchgeführt werden für Operationen an der radialen Seite der Handinnenfläche und den 3½ radialen Fingern sowie zur Reposition von Frakturen, z. B. des Daumens. Meist wird zusätzlich der N. radialis oder N. ulnaris geblockt.

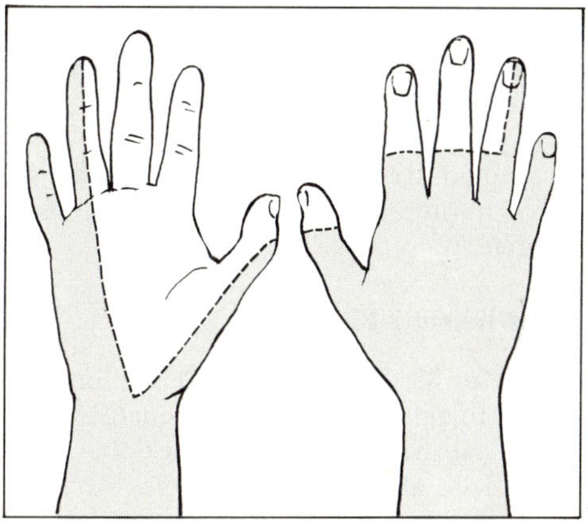

Abb. 15-11. Anästhesieausbreitung beim Medianus-Block

In **Abb. 15-10** sind die Injektionsstellen für die Medianusblockade dargestellt, in **Abb. 15-11** die Anästhesieausdehnung.

Ellenbogenblock: 3-5 ml Lokalanästhetikum.

Handgelenkblock: 3-5 ml Lokalanästhetikum.

Blockade des N. ulnaris

Dieser Block kann durchgeführt werden für Operationen an der ulnaren Seite der Hand und den 1½ ulnaren Fingern sowie zur Reposition von Frakturen des 5. Fingers. Blockade des N. ulnaris am Ellenbogengelenk soll nicht selten zu *Neuritis* führen.
In **Abb. 15-12** sind die Injektionsstellen für die Ulnarisblockade dargestellt, in **Abb. 15-13** die Anästhesieausdehnung.

Ellenbogenblock: 5-8 ml Lokalanästhetikum.

Handgelenkblock: 3-5 ml Lokalanästhetikum.

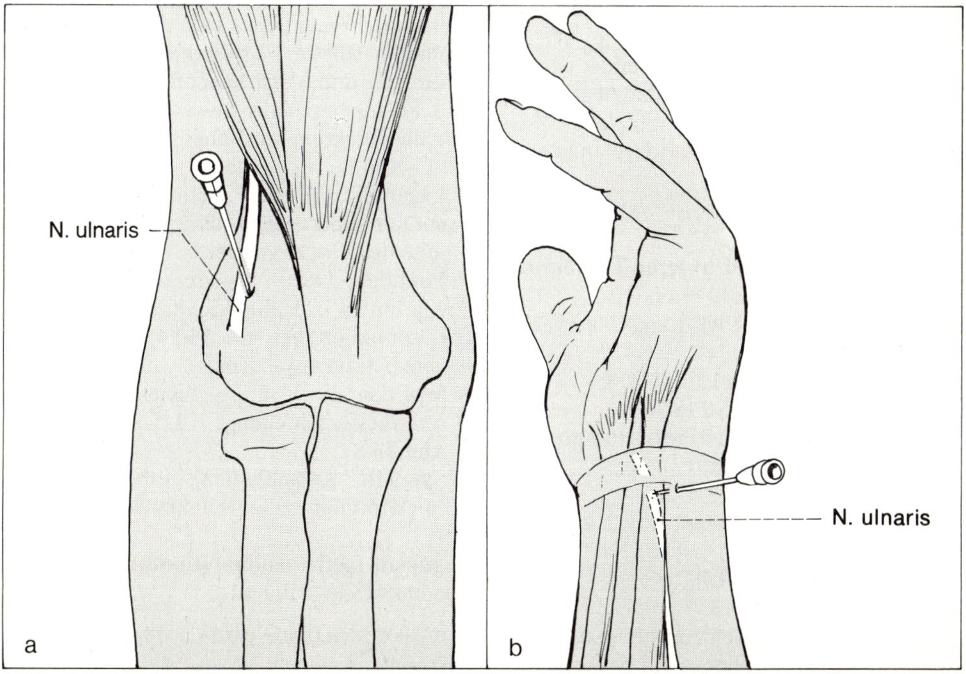

Abb. 15-12 a, b. Ulnaris-Block. **a** am Ellenbogen, **b** am Handgelenk

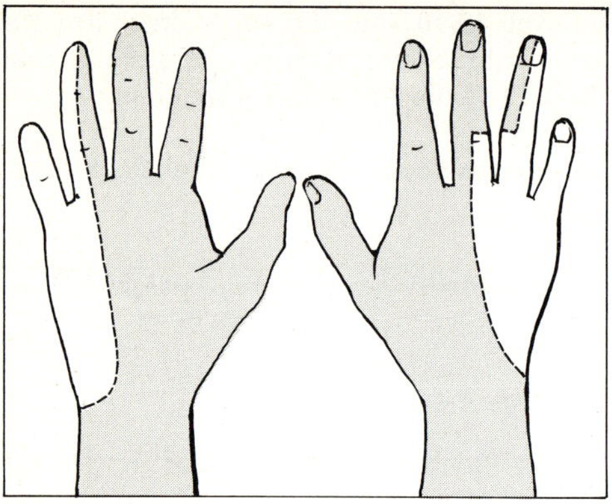

Abb. 15-13. Anästhesieausbreitung beim Ulnaris-Block

Nervenblockaden der unteren Extremität

Im Gegensatz zum Arm ist es nicht möglich, das Bein durch eine Einzelinjektion des Lokalanästhetikums vollständig zu anästhesieren. Wegen der komplizierteren Anatomie sind hierzu vielmehr Injektionen an *verschiedenen Stellen* erforderlich. Kein Wunder, daß die peripheren Nervenblockaden an der unteren Extremität seltener angewendet werden als an der oberen Extremität. Zumal es außerdem gelingt, das Bein auf einfachere Weise durch eine Spinal- oder Periduralanästhesie komplett zu betäuben.

Nervenversorgung der unteren Extremität

Die untere Extremität wird von 2 Nervengeflechten versorgt:

1. Plexus lumbalis: (Th 12) L 1-L 4,
2. Plexus sacralis: L 4-S 2 (S 3).

Fünf Hauptnerven dieses Plexus lumbosacralis ziehen zur unteren Extremität:

- N. genitofemoralis: L 1-L 2,
- N. cutaneus femoris lateralis: L 2-L 3,
- N. femoralis: L 2-L 4,
- N. obturatorius: L 2-L 4,
- N. ischiadicus: L 4-S 3.

Es sollen nur die für den Anästhesisten wichtigen Blockaden des Plexus lumbalis und des N. ischiadicus besprochen werden.

Blockaden des Plexus lumbalis

Wie beim Plexus brachialis können auch beim Plexus lumbalis die Hauptnervenstämme an verschiedenen Stellen in ihrem Verlauf von der Wirbelsäule in die Kammer des Musculus psoas major geblockt werden. Für die Blockade des Plexus lumbalis gibt es 3 Zugangswege:

1. hinterer Zugang zur Psoas-Muskelkammer: Psoas-Kammer-Block,
2. inguinaler (von der Leiste her) oder perivaskulärer Zugang zur Psoas-Muskel-Kammer: 3-in-1-Block,
3. paravertebraler Zugang.

Außerdem können die Einzelnerven bei ihrem Eintritt in den Oberschenkel geblockt werden.

Psoas-Kammer-Block

Bei dieser Methode wird der Plexus lumbalis durch Injektion des Lokalanästhetikums in die *Psoas-Muskelkammer* blockiert. Hierdurch wird aber keine vollständige Anästhesie des Beines erreicht, weil die sakralen Anteile des N. ischiadicus nicht betroffen sind.

Der Block kann für diagnostische und operative Eingriffe an der unteren Extremität eingesetzt werden. Er führt allerdings zu höheren Blutspiegeln der Lokalanästhetika als die Spinalanästhesie. Es sind die gleichen Vorbereitungen und Vorsichtsmaßnahmen wie für die Plexus-brachialis-Blockade erforderlich; für die Injektion wird aber eine 15 cm lange 22-G-Kanüle verwendet.

- **Lagerung:** Für die Punktion wird der Patient mit angezogenen Beinen auf die Gegenseite des Blocks gelagert.
- **Punktion:** Die Psoas-Muskelkammer wird von hinten in Höhe des Querfortsatzes von L 5 punktiert (vgl. **Abb. 15-14**). Die Einstichtiefe beträgt etwa 12 cm.
- **Injektion:** 20-30 ml Lokalanästhetikum.
- **Anästhesieausbreitung:** L 1-L 4 (vgl. hierzu **Abb. 13-8**).
- **Spezielle Komplikation:** subarachnoidale Injektion mit totaler Spinalanästhesie.

Inguinale (perivaskuläre) Blockade des Plexus lumbalis (3-in-1-Block)

Bei dieser Methode wird der Plexus lumbalis ebenfalls in seinem Verlauf durch die Psoas-Muskelkammer blockiert; und zwar durch

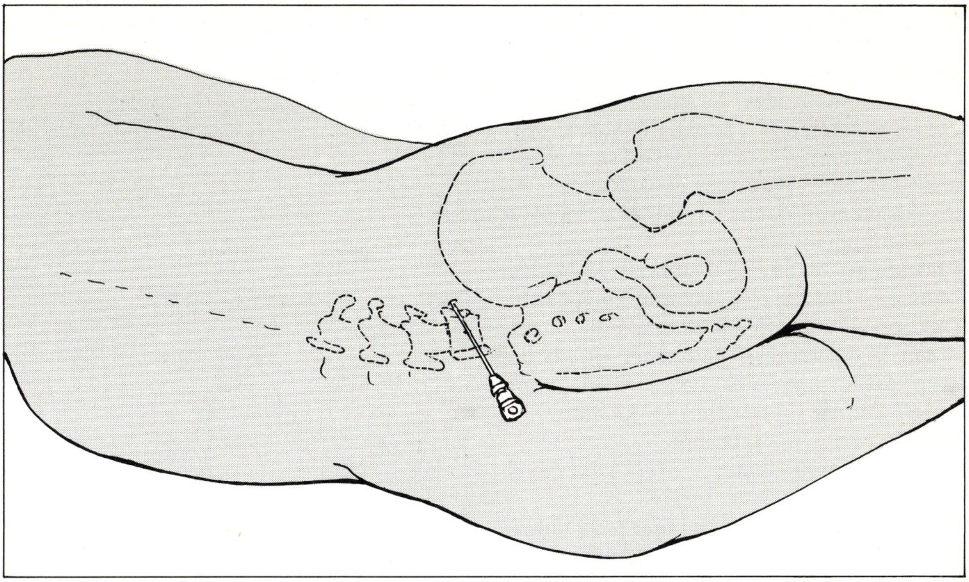

Abb. 15-14. Hinterer Zugang für die Blockade des Plexus lumbalis

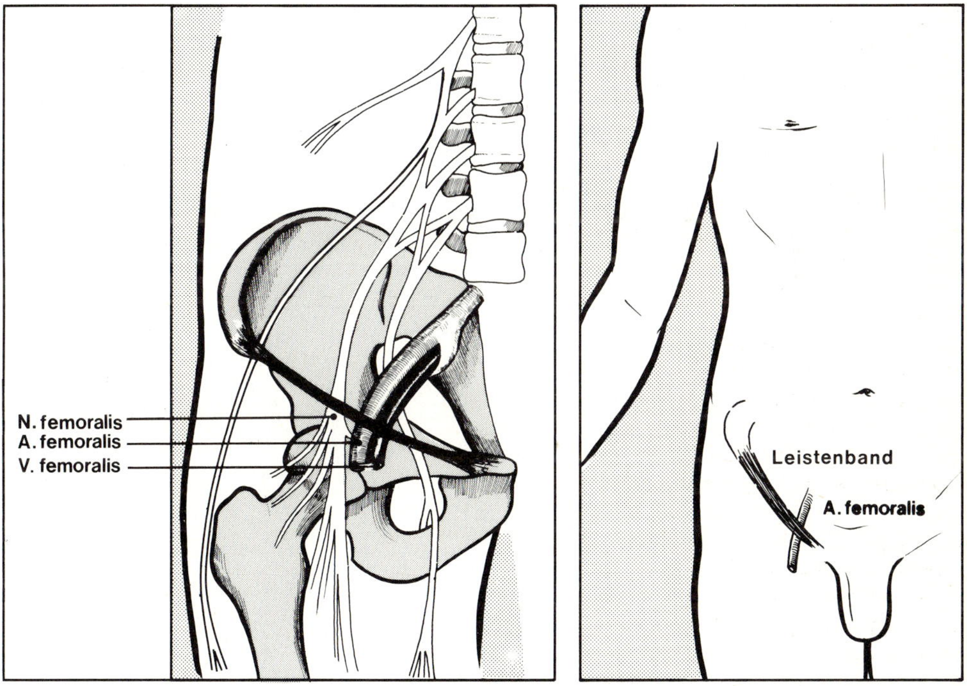

Abb. 15-15. Inguinale (perivaskuläre) Blockade des Plexus lumbalis. Anatomische Beziehungen

perivaskuläre Injektion des Lokalanästhetikums unterhalb des Leistenbandes direkt lateral der pulsierenden A. femoralis. 3 Nerven sind hierbei betroffen:

- N. femoralis,
- N. cutaneus femoris lateralis,
- N. obturatorius.

Es sind die gleichen Vorbereitungen und Vorsichtsmaßnahmen wie bei der Plexus brachialis-Blockade erforderlich (siehe dort).

- **Lagerung:** Für die Punktion wird der Patient auf den Rücken gelagert.
- **Punktion:** Die Psoas-Muskelkammer wird von unterhalb des Leistenbandes lateral von der A. femoralis punktiert **(Abb. 15-15)**.

Die 5 cm lange 22-G-Kanüle wird so weit vorgeschoben, bis Parästhesien auftreten; anschließend wird nach Aspiration das Lokalanästhetikum injiziert.

- **Injektion:** 20-30 ml, wenn alle 3 Nerven blockiert werden sollen. Sofort nach der Injektion wird der Bereich unmittelbar unterhalb der Injektionsstelle *fest abgedrückt,* um die Ausbreitung des Lokalanästhetikums nach kranial (kopfwärts) in Richtung des Plexus lumbalis zu fördern.
- **Anästhesieausbreitung:** L 2-L 4 (vgl. **Abb. 13-8**).

Der 3-in-1-Block kann mit einer Ischiadikusblockade kombiniert werden (Ausbreitung: L 2-S 3); dann treten aber hohe Lokalanästhetikaspiegel im Blut auf.

Paravertebrale Blockade des Plexus lumbalis

Bei dieser Methode wird der Plexus lumbalis paravertebral (= neben der Wirbelsäule) blockiert. Betroffen sind die Spinalnerven L 2, L 3 und L 4. Im allgemeinen sind 3 Injektionen seitlich der Wirbelsäule erforderlich, um die Nerven wirkungsvoll auszuschalten. Pro Nerv werden 5 ml Lokalanästhetikum injiziert.

Blockade des N. ischiadicus

Der N. ischiadicus (L 4-S 3) ist der größte periphere Nerv des Körpers. Er kann im Bereich der Hüfte von drei Zugangswegen aus blockiert werden: von hinten, von vorne und von der Seite. Am häufigsten wird der Zugang von hinten (Gesäß) gewählt.
Nur wenige chirurgische Eingriffe können mit dem Ischiadikusblock allein durchgeführt werden. Für die meisten Eingriffe müssen zusätzlich der N. femoralis, N. obturatorius oder N. cutaneus femoris lateralis blockiert werden.

Hintere Ischiadikusblockade

Vorbereitungen und Vorsichtsmaßnahmen entsprechen denen für die Plexus-brachialis-Blockade; zur Punktion wird eine 7-12 cm lange Kanüle verwendet.

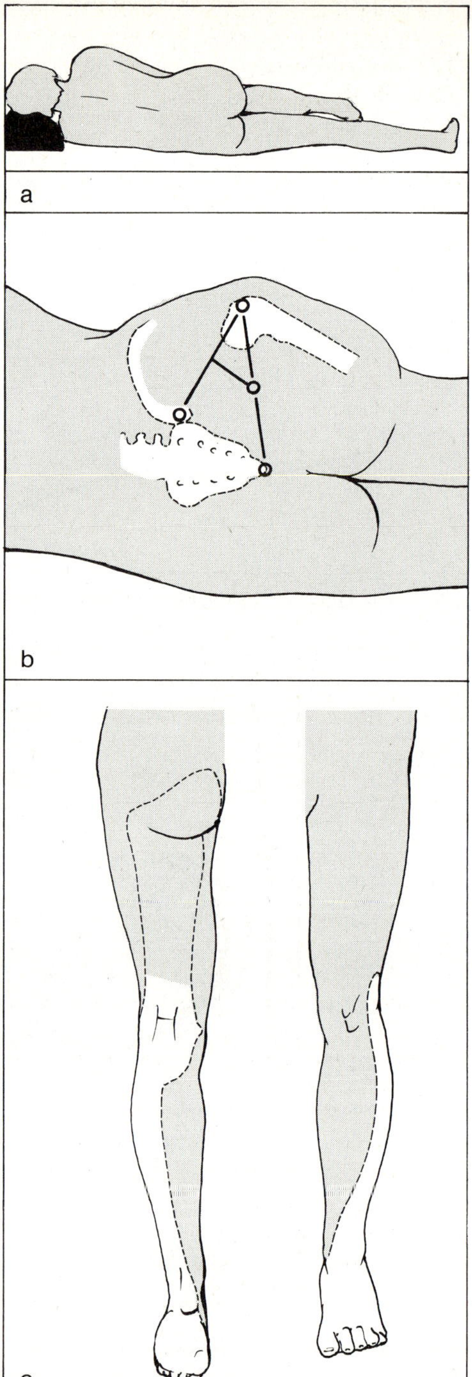

Abb. 15-16 a-c. Blockade des N. ischiadicus. **a** Lagerung. **b** Hilfslinien zum Auffinden der Punktionsstelle. Anästhesieausbreitung

- **Lagerung:** Für die Punktion wird der Patient auf die Gegenseite des Blocks gelagert. Die obere Extremität wird gebeugt: im Hüftgelenk um 20–30° und im Kniegelenk um 90° **(Abb. 15-16)**. Bauchlage ist ebenfalls möglich.
- **Punktion:** An der in **Abb. 15-16** gezeigten Stelle wird die Kanüle eingestochen und ca. 6–8 cm vorgeschoben, bis Parästhesien ausgelöst werden können. Anschließend wird nach Aspiration das Lokalanästhetikum injiziert.
- **Injektion:** 20–30 ml Lokalanästhetikum.
- **Anästhesieausbreitung:** L 4–S 3.

Die Kombination der Ischiadikusblockade mit einem 3-mit-1-Block ermöglicht alle Eingriffe an der unteren Extremität. Allerdings werden hierbei hohe Lokalanästhetikumspiegel im Blut erreicht. Der Ischiadikusblock kann auch mit dem „Psoas-Muskelkammer-Block" kombiniert werden. Hierbei treten ebenfalls hohe Lokalanästhetikumspiegel im Blut auf.

Die Einzelnervenblockaden der unteren Extremität werden im klinischen Routinebetrieb nicht so häufig durchgeführt. Sie sollen darum hier nicht besprochen werden.

Interkostalnervenblockaden

Die Interkostalnervenblockaden werden vor allem zur postoperativen Schmerzbekämpfung oder zur Behandlung akuter Schmerzen eingesetzt. Nur wenige chirurgische Eingriffe können mit Interkostalblockaden allein durchgeführt werden.

Anatomie: Die 12 Interkostalnerven (Th 1–Th 12) verlaufen kreisförmig um den Stamm und versorgen die Muskeln der Thorax- und Bauchwand und die vordere und seitliche Haut des Stammes. Im Thoraxbereich verlaufen sie zusammen mit Arterie und Vene am *Unterrand* der Rippen im Zwischenrippenraum.

Indikationen: Die Interkostalblockaden können sehr wirkungsvoll eingesetzt werden bei Rippenfrakturen, Rippenkontusion, Pleuritis, Herpes zoster, Anlegen einer Thoraxdrainage und vor allem zur postoperativen Schmerzbekämpfung nach thorakalen Eingriffen. Hierbei gibt es keine speziellen Kontraindikationen.

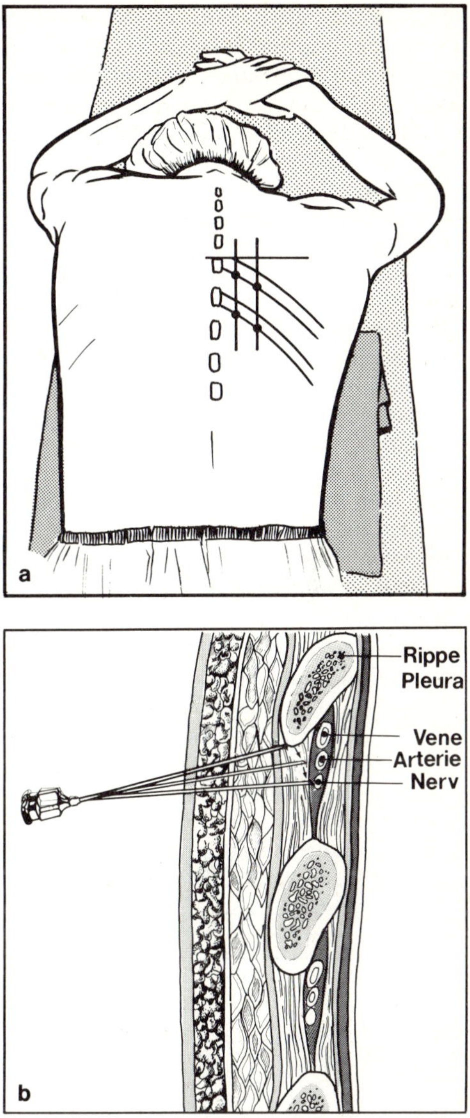

Abb. 15-17 a, b. Interkostalnervenblockade. **a** Lagerung zur dorsalen Interkostalnervenblockade; eingezeichnet sind die Punktionsstellen unterhalb der Rippen. **b** Die Punktionskanüle „tastet" sich an der Unterkante der Rippen entlang in die Nähe des Interkostalnervs. Das Lokalanästhetikum wird in die Gefäß-Nerven-Scheide injiziert

Durchführung der Blockade (Abb. 15-17): Die Interkostalnerven können an verschiedenen Stellen in ihrem Verlauf blockiert werden.

Am häufigsten wird jedoch die Blockade im Bereich der Rippenwinkel ca. 8–10 cm von der hinteren Mittellinie entfernt durchgeführt.

- Vorbereitung und Vorsichtsmaßnahmen s. Plexus-brachialis-Block.
- **Lagerung:** Am besten läßt sich die Interkostalblockade in Bauchlage durchführen; für besondere Zwecke kann jedoch auch die Seiten- oder Rückenlage gewählt werden.
  Bei der Bauchlage wird in Bauchmitte ein Kissen untergelegt, damit sich die Zwischenrippenräume hinten besser darstellen. Die Arme werden vor den Kopf gelegt.
- **Punktion:** Eine 4–5 cm lange Kanüle wird auf den unteren Rand der Rippe vorgeschoben und von dort durch den Interkostalmuskel zum Nerven hin.
- **Injektion:** Pro Nerv werden 5 ml Lokalanästhetikum injiziert, z. B. Bupivacain 0,5%.

Komplikationen

- Der **Pneumothorax** ist die typische Komplikation bei der Interkostalnervenblockade. Sie ist allerdings sehr selten und immer durch eine mangelhafte Technik bedingt.
- **Toxische Reaktionen** sind sehr leicht möglich, denn mit keiner regionalen Anästhesietechnik werden so rasch so hohe Blutspiegel der Lokalanästhetika erreicht wie mit der Interkostalblockade.

Intravenöse Regionalanästhesie

Bei dieser von August Bier erfundenen Methode wird durch die Injektion des Lokalanästhetikums in die Vene einer nicht durchbluteten Extremität eine Analgesie des Armes oder Beines hervorgerufen.

Prinzip: Proximal der Injektionsstelle am Arm oder Oberschenkel wird eine Manschette für die Blutleere angelegt. Vor dem Aufblasen der Manschette wird die betreffende Extremität ausgewickelt. Anschließend erfolgt die Injektion des Lokalanästhetikums in niedriger Konzentration (z. B. 0,5% Lidocain, 0,25% Bupivacain) in eine Vene der ausgewickelten Extremität. Die Anästhesie tritt bereits kurz nach der Injektion ein und hält so lange an, bis die Manschette abgelassen wird.

Indikationen: Die Methode eignet sich am besten für Eingriffe und Manipulationen am Unterarm und an der Hand; Repositionen von Unterarmfrakturen sind ebenfalls möglich. Eingriffe oberhalb des Ellenbogens sollten besser in Plexusanästhesie durchgeführt werden, ebenso Eingriffe am Bein, weil hierfür größere Lokalanästhetikummengen erforderlich sind.

Vorteile

- Einfachste Technik: Der Anästhesist muß lediglich eine Venenkanüle legen können, aber auch die Methoden der kardiopulmonalen Wiederbelebung beherrschen.
- Sicherheit: Sie ist groß, wenn die Methode sachverständig durchgeführt wird.
- Sofortiger Wirkungseintritt.
- Gute Muskelrelaxierung.
- Wirkungsdauer steuerbar: Bei dieser Methode hängt die Anästhesiedauer davon ab, wie lange die Manschette aufgeblasen ist. Sechsstündige Anästhesiedauer ist möglich.
- Anästhesieausdehnung kontrollierbar: Sie beschränkt sich auf das Gebiet unterhalb der Manschette. Je mehr die Manschette am Arm nach unten verlagert wird, desto kleiner wird das Anästhesiegebiet und desto geringer die erforderliche Lokalanästhetikummenge.
- Empfindungen kehren rasch zurück: Nach Ablassen der Manschette läßt die Wirkung sofort nach. Dies ist von Vorteil bei ambulanten Patienten und zur Überprüfung der Nervenfunktion nach Reposition von Frakturen.

Nachteile

- Staumanschette erforderlich: Die Manschette muß die ganze Zeit gestaut bleiben. Hierdurch wird die für die Operation zulässige Zeit eingeschränkt. Außerdem kann die Stauung für den Patienten sehr unangenehm sein. Eine Anästhesie am Oberarm ist nicht möglich.
- Blutleeres Operationsgebiet nicht erreichbar: Bei Operationen an der Hand ist mit Manschetten am Unterarm kein blutleeres Operationsgebiet zu erreichen; nicht selten ist eine zweite Manschette erforderlich.
- Rasche Aufhebung der Anästhesie: ist von Nachteil, wenn eine gute postoperative Analgesie erforderlich ist.

Kontraindikationen: Absolute Kontraindikationen sind nicht bekannt. Vorsicht ist gebo-

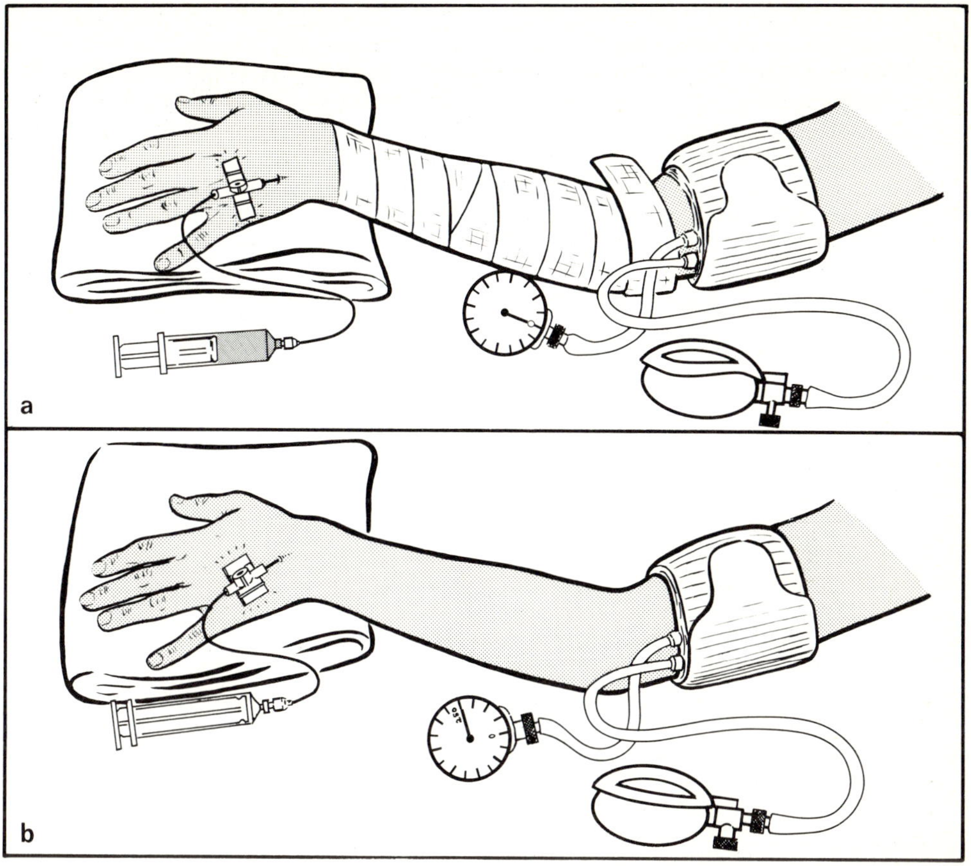

Abb. 15-18 a, b. Intravenöse Regionalanästhesie. **a** Auswickeln des Unterarms mit einer Esmarch-Binde vor der Injektion des Lokalanästhetikums. **b** Nach Stauen der Oberarmmanschette wird das Lokalanästhetikum injiziert; die Manschette bleibt für die Dauer der Operation gestaut

ten bei Epileptikern oder Patienten mit Herzerkrankungen: Das plötzliche Einströmen des Lokalanästhetikums in den Kreislauf nach Ablassen der Manschette könnte Krämpfe bzw. schwere Bradykardien auslösen.

Durchführung der intravenösen Regionalanästhesie

Ausrüstung und Zubehör:
- Lokalanästhetikum: Mepivacain oder Lidocain 0,5%
- Venenkanüle
- Spritze: 50 ml oder 20 ml
- Esmarch-Binde
- Manschette für Blutleere
- Notfallzubehör wie bei den anderen Blockaden

Praktisches Vorgehen:
- Aufklärung des Patienten über die Technik. Messen von Puls und Blutdruck; Eintrag ins Narkoseprotokoll.
- **Auswahl der Vene:** Für die Anästhesie eignet sich am besten eine Vene auf dem Handrücken; es kann aber auch eine Vene des Unterarms oder (weniger geeignet) in der Ellenbeuge gewählt werden.
  Zusätzlich wird am anderen Arm eine „Notfall-Venenkanüle“ eingeführt.
- Auswickeln des Armes mit einer Esmarch-Binde **(Abb. 15-18 a)**.
- Die Manschette wird nun über den systolischen Blutdruck des Patienten aufgeblasen (auf ca. 200–250 mm Hg).
- **Injektion des Lokalanästhetikums:** Bis zu 50 ml sind erforderlich, um eine ausreichende Anästhesie und Muskelrelaxierung her-

vorzurufen. Muskelstarke benötigen größere Mengen als grazile Menschen.

- **Nach der Injektion (Abb. 15-18 b).** Die Manschette bleibt die ganze Zeit aufgeblasen und wird ständig kontrolliert.
  Nach einiger Zeit empfindet der Patient die Stauung als unangenehm. Er kann nun sediert werden. Hilft das nicht, so kann unterhalb der ersten Manschette eine zweite aufgeblasen werden, während danach die erste abgelassen wird.
- **Mindestzeit für die aufgeblasene Manschette:** Sie beträgt 15 min; erst nach dieser Zeit darf die Manschette abgelassen werden. Maximalzeit: 2 h.
- **Ablassen der Manschette:** Die Manschette wird *immer* erst nach Op.-Ende abgelassen, um Schmerzen zu vermeiden.

Kapitel 16. Intraoperative Flüssigkeitstherapie

Einführung

Operation und Narkose, aber auch medikamentöse Vorbehandlung können das Flüssigkeits- und Elektrolytgleichgewicht des chirurgischen Patienten erheblich verändern und dadurch die Herz-Kreislauf-Funktion während der Narkose schwerwiegend beeinträchtigen. Die intraoperative Flüssigkeitstherapie ist darauf ausgerichtet, dieses Gleichgewicht zu erhalten oder wiederherzustellen. Für die Flüssigkeitszufuhr werden, je nach Bedarf, kristalline Lösungen und Kolloide sowie Blut und Blutderivate eingesetzt.

Flüssigkeiten für die perioperative Therapie

In **Tabelle 16-1** sind die verschiedenen Arten von Flüssigkeiten zusammengefaßt, die während Operation und Narkose infundiert werden.

Tabelle 16-1. Flüssigkeiten für die perioperative Volumenzufuhr

Kristalloide
- Elektrolytlösungen
- Niedrigmolekulare Kohlenhydratlösungen

Kolloide
- Dextrane
- Hydroxyäthylstärke
- Humanalbumin
- Gelatine-Lösung

Vollblut und Blutkomponenten
- ACD- bzw. CPD-Blut
- Erythrozytenkonzentrat
- Humanalbumin
- Frisch gefrorenes Plasma

Tabelle 16-2. Kristalloide Lösungen

Glukose 5% oder 10%
NaCl-Lösung 0,9%
Ringer-Laktat-Lösung
Ringer-Laktat in Glukose 5%

Kristalloide

Kristalloide sind Elektrolytlösungen oder niedrigmolekulare Kohlenhydratlösungen, die frei durch Kapillarmembranen diffundieren können und daher nur zu höchstens ⅓ im Gefäßsystem verbleiben. Sie werden eingesetzt, um den Erhaltungsbedarf zu decken, Verluste zu ersetzen und spezielle Störungen zu korrigieren. Je nach Zusammensetzung können sie isoton, hyperton oder hypoton zum Plasma sein. Die wichtigsten Kristalloide sind in **Tabelle 16-2** zusammengestellt.

Glukose 5%

Diese Lösung enthält 50 g Glukose in 1 l Wasser. Sie ist hypoton (253 mosmol); der pH-Wert beträgt 4,5. Glukose wird metabolisiert und liefert rund 200 kcal. Nach der Metabolisierung enthält die Lösung keine osmotisch aktiven Teilchen mehr. Sie liegt dann als *freies Wasser* vor und ist darum für den Ersatz von isotonen Verlusten aus dem Extrazellulärraum nicht geeignet. Sie kann jedoch eingesetzt werden, um die (elektrolytfreien) insensiblen Verluste zu ersetzen und um Kalorien zu liefern. Die Kalorienausbeute ist allerdings gering. Um den Kalorienbedarf eines Tages zu decken, müßten große Mengen Flüssigkeit infundiert werden.

Werden größere Mengen zugeführt, so tritt unweigerlich eine *Hämodilution* ein. Intra- und extrazelluläre Flüssigkeit nehmen zu, das Serum-Natrium (und die anderen Elektrolyte) sowie der Hämoglobingehalt und Hämatokrit fallen ab.

0,9% NaCl-Lösung, isotone Kochsalzlösung

Diese Lösung ist plasmaisoton. Sie wird fälschlich auch als „physiologische" Kochsalzlösung bezeichnet. Das ist sie aber nicht, denn sie enthält 154 mval/l Cl^-, während die Serum-Cl^--Konzentration bei 103 mval/l liegt. Die Na^+-Konzentration ist mit 154 mval/l ebenfalls höher als die des Plasmas. Andere Elektrolyte sind nicht enthalten.
Die Lösung wird vor allem eingesetzt bei *extrazellulären Volumendefiziten*, die mit Hyponatriämie, Hypochlorämie und metabolischer Alkalose einhergehen. Sie ist besonders geeignet für Patienten, deren Magensaft kontinuierlich abgesaugt wird (Cl^--Verlust!) sowie bei Kindern mit Pylorospasmus. Werden zu große Mengen zugeführt, so kann eine *hyperchlorämische Azidose* entstehen (besonders bei eingeschränkter Nierenfunktion).

Ringer-Laktat-Lösung

Diese Lösung ist „physiologischer" als 0,9%ige NaCl-Lösung. Sie enthält neben 130 mval/l Na^+ noch Kalium und Kalzium als Kationen sowie 108 mval/l Cl^- und 28 mval/l Laktat als Anionen. Das Laktat wird im Stoffwechsel zu Bikarbonat umgewandelt (bei ungestörter Leberfunktion).
Die Lösung dient zum präoperativen Ersatz gastrointestinaler Verluste und zum Ausgleich vorbestehender Volumenverluste, sofern keine schwerwiegenden Störungen von Volumen und Zusammensetzung der Extrazellulärflüssigkeit vorliegen. In Deutschland werden häufig anstelle von Ringer-Laktat-Lösung modifizierte bilanzierte Elektrolyt-Lösungen verwendet, deren Elektrolytkonzentration derjenigen des Plasmas mehr angeglichen und bei der das Laktat durch Azetat ersetzt worden ist. Solche Lösungen sind z. B. *Eufusol* und *Sterofundin*.

Ringer-Laktat in 5%-Glukose

Diese Lösung ist mit 545 mosmol/l deutlich hyperton zum Plasma. Sie liefert Wasser, Elektrolyte und Kalorien. Bei langsamer Infusionsgeschwindigkeit von 0,5–0,75 g/kg/h Glukose tritt meist keine osmotische Diurese auf. Nach der Metabolisierung der Glukose wird die Lösung nahezu plasmaisoton.

Kolloide

Kolloide sind hochmolekulare Substanzen (MG über 10000), die vor allem zum Ersatz *intravasaler Verluste* eingesetzt werden.
Kolloide, deren onkotischer Druck höher ist als der des Plasmas, werden als **Plasmaexpander** bezeichnet, weil sie einen Einstrom von interstitieller Flüssigkeit in das Gefäßsystem bewirken und dadurch ihr Volumeneffekt größer ist, als die zugeführte Menge. Die wichtigsten Plasmaexpander sind die Dextrane und Hydroxyäthylstärke (HÄS).
Kolloide, deren onkotischer Druck dem des Plasmas entspricht, bewirken hingegen keinen Einstrom von interstitieller Flüssigkeit in das Gefäßsystem. Der Volumeneffekt entspricht der zugeführten Menge. Diese Substanzen heißen **Plasmaersatzmittel** oder Plasmasubstitute; die wichtigsten Substanzen sind Humanalbumin 5% und Polypeptide aus abgebauter Gelatine.

Dextrane

Es werden hochmolekulare und niedermolekulare Dextrane unterschieden. Die hochmolekularen Dextrane haben ein Molekulargewicht zwischen 60–80000, die niedermolekularen von etwa 40000. In **Tabelle 16–3** sind einige Dextrane zusammengestellt.
Die Plasmahalbwertszeit beträgt für die hochmolekularen Dextrane 6–8 h, für die niedermolekularen Dextrane 3 h. Die Ausscheidung aus dem Körper dauert hingegen etwa 10 Tage (Kumulationsgefahr!). Der größte Teil wird über die Nieren ausgeschieden, ein geringerer Teil in der Leber und Milz abgebaut.
Führt man Dextran gesunden Personen zu, so steigen Herzzeitvolumen, Schlagvolumen, rechter Vorhofdruck und Venendruck vorübergehend an. Durch die Hypervolämie wird eine Diurese ausgelöst. Da die Dextrane

Tabelle 16–3. Hoch- und niedrigmolekulare Dextrane

Hochmolekulare Dextrane	Niedermolekulare Dextrane
Macrodex 6%	Rheomacrodex 10%
Schiwadex 6%	Schiwadex 10%
Onkovertin 6%	Onkovertin N 10%
Dextran 75	Dextran 40

Wasser aus dem Interstitium in das Gefäßsystem ziehen, müssen immer gleichzeitig bilanzierte Elektrolytlösungen infundiert werden, um eine Dehydrierung zu vermeiden. Die Dosierung für die Dextrane beträgt etwa 15 ml/kg/Tag bzw. max. 1500 ml/Tag.

Nebenwirkungen: Die Dextrane beeinflussen dosisabhängig das plasmatische *Gerinnungssystem* und die Thrombozytenfunktion. Werden mehr als 15 ml/kg/Tag infundiert, so tritt eine **Blutungsneigung** auf. Bei Patienten mit eingeschränkter Nierenfunktion ist die Blutungsgefahr wegen der herabgesetzten Elimination größer. Es gibt kein spezifisches Antidot. Patienten mit bekannten Gerinnungsstörungen dürfen keine Dextrane erhalten.
Nierenfunktionsstörungen können auftreten, wenn Dextrane wiederholt infundiert werden, ohne daß für eine ausreichende Hydratation des Extrazellulärraumes gesorgt wird. Dextrane können in sehr seltenen Fällen **anaphylaktische** (IgE-Antikörper) oder **anaphylaktoide** (ohne Antikörper) **Reaktionen** auslösen. Die Häufigkeit wird mit 0,007% für niedermolekulares Dextran und mit 0,069% für hochmolekulares Dextran angegeben. Für schwere Dextran-Antigen-Antikörper-Reaktionen genügt bereits die Zufuhr weniger Milliliter Dextran. Hierbei sei daran erinnert, daß in tiefer Narkose anaphylaktische Reaktionen weniger schwer ablaufen. Ob dies auch für anaphylaktoide Reaktionen gilt, ist noch nicht geklärt. Die Bildung von Antigen-Antikörper-Komplexen kann durch Zufuhr von **monovalentem Haptendextran (Promit)** gehemmt werden. Folgendes praktisches Vorgehen wird hierzu empfohlen:
- ▸ Vor jeder Erstinfusion von Dextran 40 oder Dextran 60 werden 20 ml Promit injiziert und dann innerhalb von 10 min mit der Infusion von Dextran begonnen.
- ▸ Liegt zwischen der ersten Dextraninfusion und einer erneuten Infusion ein Zeitraum von mehr als *40 h,* so sollten wiederum 20 ml Promit vorinjiziert werden.

Bei Volumensubstitution von mehr als 20% können die Dextrane die Bestimmung von Blutgruppen stören.

Hydroxyäthylstärke (HÄS)

Hydroxyäthylstärke wird eingesetzt
- zum Ersatz von Blutverlusten,
- für die Hämodilution,
- zur Verbesserung der Mikrozirkulation,
- zur Thromboseprophylaxe.

Das Molekulargewicht von Hydroxyäthylstärke beträgt 40000–450000. Die intravasale Halbwertszeit von Plasmasteril liegt bei 12 h, von HAES-steril 6% 2–3 h und von HÄS-steril 10% 3 h. Die Volumenwirkung von Plasmasteril und HÄS-steril 6% ist nicht expansiv, d.h. die Wirkung entspricht der zugeführten Menge und hält 6–8 h bzw. 3–4 h an. Hingegen wirkt HÄS-steril 10% mit 130% volumenexpansiv über etwa 2 h, bei einer Volumenwirkung von 3–4 h. Hierbei ist die expandierende Wirkung geringer als die von Dextran.
HÄS wird enzymatisch im Plasma abgebaut und renal ausgeschieden; die Elimination aus dem Körper dauert bis zu 2 Wochen.
Die Nebenwirkungen, auch auf die Blutgerinnung, entsprechen im wesentlichen denen der Dextrane. Anaphylaktoide Reaktionen sind sehr selten. Die maximale Dosis von Hydroxyäthylstärke sollte 20 ml/kg pro Tag nicht überschreiten.
In **Tabelle 16-4** sind verschiedene HÄS-Präparate zusammengestellt.

Tabelle 16-4. Handelspräparate von Hydroxyäthylstärke und ihre Molekulargewichte

Handelspräparat	Molekulargewicht
HÄS-steril 6% u. 10% Fresenius	200000
Plasmasteril 6% Fresenius	450000
Onkohäs Braun-Melsungen	450000
Expafusin Pfrimmer	40000

Humanalbumin 20%

Dies ist ein natürliches Kolloid mit einer Plasmahalbwertszeit von 19 Tagen. Überinfusion von Humanalbumin führt zur Ablagerung der Substanz im Interstitium (vergleiche auch Kapitel „Transfusionskunde").

Plasmasubstitute

Die wichtigsten Präparate sind Humanalbumin 5% und Polypeptide wie z. B. Haemaccel. Die Gefahr der Volumenüberlastung ist mit diesen Substanzen geringer als bei den Plasmaexpandern.

Intraoperative Routine-Flüssigkeitszufuhr

Wieviel und welche Art von Flüssigkeit für den intraoperativen Routine-Flüssigkeitsersatz gegeben werden soll, ist umstritten. Nur über die Ziele sind sich die Anästhesisten einig: Es soll einerseits der für den Patienten normale Erhaltungsbedarf an Flüssigkeit gedeckt und andererseits die durch die jeweilige Operation hervorgerufenen Verluste ersetzt werden.

Erhaltungsbedarf

Die meisten erwachsenen Patienten haben 8-12 h vor der Operation keine Flüssigkeit mehr zu sich genommen. Bei ihnen besteht ein Flüssigkeits- und Elektrolytdefizit, das sich vor allem aus den insensiblen Verlusten (über Lunge und Haut: Wasser!) und dem ausgeschiedenen Urin (Menge und Zusammensetzung variabel) ergibt. Richtwerte für den Erhaltungsbedarf sind in **Tabelle 16-5** zusammengestellt.

Das über Nacht entstandene Flüssigkeitsdefizit kann anhand dieser Richtwerte ungefähr bestimmt werden.

Kinder unter 2 Jahren dürfen keinesfalls der bei Erwachsenen üblichen Flüssigkeitskarenz ausgesetzt werden, weil sonst schwerwiegende Flüssigkeitsdefizite auftreten können. Sie erhalten daher ihre letzte orale Flüssigkeit **4 h vor der Operation.** Bei älteren Kindern kann die orale Flüssigkeitskarenz auf *6 h* vor der Operation ausgedehnt werden.

Patienten, die keine Flüssigkeitskarenz tolerieren, müssen mit Absetzen der oralen Zufuhr eine *intravenöse Infusion* erhalten.

Folgende Richtlinien gelten für den Ersatz des kalkulierten Defizits bei Kindern:

Tabelle 16-5. Richtwerte für den Erhaltungsbedarf in verschiedenen Altersgruppen

Alter	ml/kg/h
Erwachsener	1,5-2
Kind	2 -4
Kleinkind	4 -6
Neugeborenes	3

- 50% in der ersten Stunde,
- 25% in der zweiten Stunde,
- 25% in der dritten Stunde.

Ist die Operation nur kurz, so wird der Ausgleich des Defizits postoperativ fortgesetzt.

Intraoperativ muß der weitere Erhaltungsbedarf gedeckt werden. Kinder erhalten hierzu am besten Glukose 5% in 0,25 n NaCl-Lösung (das sind 38,5 mval NaCl in 1000 ml Glukose 5%). Kalium wird nicht routinemäßig intraoperativ zugesetzt.

Der **intraoperative Basis-Flüssigkeitsbedarf für Kinder** kann nach folgendem Schema von Smith kalkuliert werden:

Körpergewicht	Menge und Geschwindigkeit
bis 10 kg	4 ml/kg/h
10-20 kg	40 ml + 2 ml/kg/h für jedes kg über 10
über 20 kg	60 ml + 1 ml/kg/h für jedes kg über 20

Für **Erwachsene** wird empfohlen, das nächtlich entstandene Defizit mit 500 ml Glukose 5%/70 kg auszugleichen; diese Menge soll innerhalb der ersten 35-40 min der Narkose infundiert werden. Glukose 5% darf nicht bei transurethralen Prostata-Resektionen gegeben werden, weil für diesen Eingriff gewöhnlich hypotone Spülflüssigkeit verwendet wird. Auch bei intrakraniellen Eingriffen darf keine Glukose-5%-Lösung infundiert werden, um Wasserverschiebungen nach intrazellulär mit Schwellung des Gehirns zu vermeiden.

Insgesamt wird ein Patient ohne vorbestehende Störungen des Wasser- und Elektrolythaushalts im Verlauf einer 1-2stündigen größeren Operation etwa 600-1000 ml Flüssigkeit erhalten. Hiervon sollten mindestens ⅓ bilanzierte Elektrolytlösungen oder 0,9%ige NaCl-Lösung sein.

Die Flüssigkeitszufuhr bei **Operationen mit geringem chirurgischem Trauma** kann sich darauf beschränken, den Erhaltungsbedarf zu decken. Als Orientierung können die zuvor angegebenen Schemata dienen; sie gelten z. B. für ophthalmologische Eingriffe, mikrochirurgische Eingriffe an Ohr und Kehlkopf, Extremitätenoperationen in Blutleere, Zystoskopie, Bronchoskopie, Biopsien - kurz, alle Eingriffe, die ohne Flüssigkeits- und Blutverlust einhergehen.

Tabelle 16-6. Flüssigkeitsersatz bei unterschiedlichem Operationstrauma

Operation	Menge + Geschwindigkeit
Leichtes Op.-Trauma	2 ml/kg/h Erhaltung
Tonsillektomie	+ 4 ml/kg/h Ersatz
plastische Operationen	
Mäßiges Op.-Trauma	2 ml/kg/h Erhaltung
Leistenhernie	+ 6 ml/kg/h Ersatz
Appendektomie	
Thorakotomie	
Schweres Op.-Trauma	2 ml/kg/h Erhaltung
Darmresektion b. Ileus	+ 8 ml/kg/h Ersatz
Hüftgelenksersatz	
radikale Mastektomie	

Anders muß hingegen das **Vorgehen bei großen Operationen** sein. Hierbei treten Verluste extrazellulärer Flüssigkeit auf, deren Ausmaß im Einzelfall sehr schwierig abzuschätzen sein kann. Diese Verluste entstehen durch *Verdampfung* über exponiertes seröses Gewebe wie Darm, Peritoneum und Pleura sowie durch *Sequestration* von Extrazellulärflüssigkeit in operativ zerstörtem und abgetrenntem Gewebe.

Zusätzlich können erhebliche *Blutverluste* auftreten, die ebenfalls ersetzt werden müssen (s. Kapitel „Transfusionskunde").

In der **Tabelle 16-6** sind Richtwerte für den Flüssigkeitsersatz (ohne Blutersatz) bei Operationen mit unterschiedlichem Traumatisierungsgrad zusammengefaßt; sie beanspruchen keine absolute Gültigkeit.

Die Flüssigkeitstherapie sollte mit bilanzierten Elektrolytlösungen erfolgen. Der Ersatz muß mit der Operation zusammen beginnen und darf nicht erst postoperativ erfolgen!

Der intraoperative Blutverlust sollte möglichst quantitativ erfaßt werden (Sauger). Ein Verlust von 10% des Blutvolumens beim sonst Gesunden gilt allgemein *nicht* als Indikation zur Bluttransfusion. Bei Verlusten von etwa 15–20% sollte sich der Anästhesist auf die Bluttransfusion vorbereiten. Nähere Einzelheiten sind im Kapitel „Transfusionskunde" beschrieben.

Zur **Überwachung der Routine-Flüssigkeitstherapie** können folgende Parameter herangezogen werden:

- Puls bzw. Herzfrequenz,
- arterieller Blutdruck,
- zentraler Venendruck,
- Urinausscheidung.

Einschätzung des Flüssigkeitsgleichgewichts

Die Flüssigkeitstherapie bei Patienten ohne vorbestehende Störungen des Wasser- und Elektrolytgleichgewichts ist verhältnismäßig einfach und kann sich weitgehend an den zuvor beschriebenen Regeln orientieren.

Anders hingegen die Behandlung von Patienten mit vorbestehenden Störungen: hier setzt eine angemessene Therapie die richtige Diagnose voraus!

Der Anästhesist muß den Flüssigkeitsstatus des Patienten mit Hilfe klinischer Zeichen und Labordaten einschätzen. Hierbei ist es sinnvoll, Volumen, Osmolarität und Zusammensetzung der Extrazellulärflüssigkeit zu analysieren und danach das therapeutische Vorgehen festzulegen.

Hierzu einige Hinweise:

Volumen:

- Blutdruck und Puls messen, ggf. sitzend und liegend,
- Hautturgor beurteilen,
- Feuchtigkeit der Schleimhäute überprüfen,
- Urinausscheidung messen.

Osmolarität:

- Serumosmolarität bestimmen,
- Serumnatrium messen.

Zusammensetzung:

Bestimmung von

- Serumelektrolyten,
- Säure-Basen-Haushalt und Blutgasen,
- Harnstoff und Kreatinin.

Der dehydrierte Patient

Mangel an extrazellulärer Flüssigkeit ist vermutlich die gefährlichste präoperative Störung des Flüssigkeitsgleichgewichts, weil die meisten Anästhesietechniken beim dehydrierten Patienten einen *Kreislaufkollaps* hervorrufen können. Die Diagnose muß präoperativ (nicht hinterher) anhand klinischer Zeichen und der Vorgeschichte gestellt werden; Laborparameter sind meist wenig hilfreich.

Der Verdacht ergibt sich besonders bei Patienten mit folgenden Störungen:

- Durchfälle,
- Erbrechen,
- intestinale Fisteln,

- Magenabsaugung,
- hohes Fieber,
- Hyperglykämie mit Azetonurie bei Diabetes,
- Nierenfunktionsstörungen.

Patienten mit **Darmverschluß oder Peritonitis** können große Mengen eiweißreicher Flüssigkeit in das Darmlumen oder in die Bauchhöhle verlieren.

Bei **ausgedehnten Verbrennungen** zweiten und dritten Grades werden ebenfalls große Mengen an Flüssigkeit, Elektrolyten und Eiweiß verloren.

Bei einem **Flüssigkeitsverlust von 6–8% des Körpergewichts** ist der Patient häufig apathisch und oligurisch. Es besteht eine Tachykardie (100–120/min), die Schleimhäute sind trocken, die Zunge gefurcht. Der Blutdruck kann normal sein, fällt aber gewöhnlich beim Übergang vom Liegen zum Sitzen ab. Dieser Patient benötigt etwa 4–6 Liter bilanzierter Elektrolytlösung, um Puls, Blutdruck und Urinausscheidung wieder zu normalisieren. Die Substitution soll *vor* der Narkoseeinleitung erfolgen.

Bei **schwerer Dehydratation** ist der Patient stuporös. Bereits im Liegen ist der Blutdruck niedrig und der Puls schnell, die Schleimhäute sind trocken, die Augen eingesunken, die Venen kollabiert. Die Haut bleibt in Falten stehen und sie fühlt sich kühl und trocken an. Es besteht eine Oligurie-Anurie. Dieser Patient hat mehr als 10% seines Körpergewichtes an Flüssigkeit verloren. Er benötigt u.U. mehr als 10 l bilanzierte Flüssigkeit, um seine Vitalfunktionen wiederherzustellen. In schweren Fällen kann es nötig sein, alle 15 min 1 l Flüssigkeit zu infundieren. Hierbei muß die kardiale Reserve beachtet werden. Wenn erforderlich, müssen zusätzlich inotrope Substanzen wie Dopamin zugeführt werden.

Kalium darf nur unter Kontrolle der Serumwerte zugesetzt werden. Die gesamte massive Flüssigkeitstherapie muß, unabhängig von der gewählten Ersatzlösung, unter Kontrolle der Serumelektrolyte und der Säure-Basen-Parameter erfolgen.

Gefahren der Flüssigkeitstherapie

Zu viel freies Wasser

Narkose und Operation sind gewöhnlich ein „Streß“, auf den der Organismus mit einer sog. Streßreaktion antwortet. Hierbei sind die Serum-Spiegel des antidiuretischen Hormons (ADH) oft erhöht. Wird dann freies Wasser (Glukoselösungen) im Überschuß zugeführt, so kann es nicht ausgeschieden werden. Es entsteht eine **Verdünnungs-Hyponatriämie** (nicht mit Natriummangel verwechseln!), Wasser strömt nach intrazellulär, die Zellen schwellen an. Zerebrale Symptome stehen hierbei im Vordergrund. Das Syndrom wird als **Wasserintoxikation** bezeichnet. Die Serum-Natriumkonzentration liegt im Durchschnitt bei 122 mval/l, die Urinosmolarität ist höher als die des Plasmas.

Die Behandlung besteht in einer Flüssigkeitsrestriktion von weniger als 1 l NaCl-Lösung 0,9%/Tag. Freies Wasser darf nicht zugeführt werden. Bei schweren Formen können zusätzlich Diuretika gegeben werden.

Zu viel Salz

Salzlösungen im Überschuß werden gewöhnlich besser vertragen als die exzessive Zufuhr von freiem Wasser. Die Zufuhr großer Mengen Salzlösungen (über 3000 ml) soll bei manchen Patienten respiratorische Störungen (Lungenödem) auslösen können.

Akuter Volumenersatz

Vergleiche hierzu auch die Kapitel „Transfusionskunde“ und „Schock“. Die Reaktion des Organismus auf Blutverluste besteht in einer sofortigen Reduzierung des funktionellen Gefäßbettes durch Vasokonstriktion **(Zentralisation).** Betroffen sind in erster Linie die Niere, das Splanchnikusgebiet (Eingeweide) und die venösen (Kapazitäts-) Gefäße. Durch die Vasokonstriktion wird das wirkliche Ausmaß des Volumenverlustes zunächst maskiert – bei sonst Gesunden sogar bis zu einem Verlust von etwa 20% des Blutvolumens (in liegender Position; bei aufrechter Position ist die Toleranz erheblich geringer). Der Anäs-

thesist muß aber berücksichtigen, daß diese Kompensationsmechanismen durch Anästhetika schwerwiegend beeinträchtigt sein können, so daß bei geringeren Blutverlusten bereits mit einem *Blutdruckabfall* gerechnet werden muß.
Ein weiterer Kompensationsmechanismus für akute Blutverluste besteht in der Verschiebung von interstitieller Flüssigkeit und extravasaler Proteine in das Gefäßsystem. Hierdurch wird das intravasale Volumen wiederhergestellt (nicht aber die Erythrozyten!). Wird das verlorene Blutvolumen nicht ersetzt, so verändern sich Hb und Ht zunächst nicht. Diese beiden Laborwerte können somit initial nicht verwendet werden, um den Blutverlust richtig einzuschätzen. Erst nach einigen Stunden, wenn interstitielle Flüssigkeit in größerer Menge nach intravasal verschoben worden ist, fallen Hb und Ht ab. Werden hingegen die Blutverluste akut durch Plasmaexpander oder bilanzierte Elektrolytlösungen ersetzt, so fallen Hb und Ht sofort ab.

Für die akute Volumentherapie ist die Kenntnis der durchschnittlichen Blutvolumina hilfreich:
- Männer 7,5% des Körpergewichts (75 ml/kg)
- Frauen 6,5% des Körpergewichts (65 ml/kg)
- Neugeborene 8,5% des Körpergewichts (85 ml/kg)

Ziel der Therapie ist die Aufrechterhaltung bzw. Wiederherstellung eines ausreichenden zirkulierenden intravasalen Volumens sowie der Sauerstoff-Transportkapazität und des Gerinnungssystems. Hierbei gilt der Grundsatz: Volumenzufuhr geht akut vor Erythrozytenzufuhr! Denn es hat sich gezeigt, daß ein Verlust von 30% des Blutvolumens kaum mehr toleriert werden kann; hingegen werden Erythrozytenverluste bis zu 65% akut toleriert, wenn gleichzeitig ein ausreichendes intravasales Volumen vorliegt.

Welche Flüssigkeit soll gegeben werden?

Prinzipiell stehen Plasmaexpander und bilanzierte Elektrolytlösungen zur Verfügung. Beide Infusionslösungen haben ihre Anhänger. Die Wahrheit liegt wahrscheinlich in der Mitte. Bei begrenztem Blutverlust können Kolloide unter Beachtung der Höchstdosen gegeben werden. Vorteil gegenüber Blut: hepatitissicher, keine Transfusionsreaktionen.
Bilanzierte Elektrolytlösungen oder 0,9%ige NaCl-Lösung können ebenfalls bei mäßigen Blutverlusten eingesetzt werden. Allerdings ist von Nachteil, daß diese Lösungen bei Blutverlusten im Verhältnis 4:1 infundiert werden müssen, weil rasch eine Verteilung zwischen intravasal und interstitiell eintritt. Das heißt praktisch: Der zu infundierende Anteil an Elektrolytlösungen muß 4mal höher sein als die verlorene Blutmenge (hierdurch: evtl. Lungenfunktionsstörungen). Elektrolytfreie Lösungen wie z.B. Glukose 5% sind für den Volumenersatz nicht geeignet (Gefahr der Wasserintoxikation).

Intraoperative Störungen des Kaliumgleichgewichtes

Kalium ist das Lieblingskation des Anästhesisten. Normale Serum-Kaliumwerte von 4–4,5 mval/l sind für eine ungestörte Funktion des Herzens und der neuromuskulären Übertragung äußerst wichtig. Die Verteilung von intrazellulärem zu extrazellulärem Kalium kann durch zahlreiche Mechanismen gestört werden, ohne daß sich hierbei der Gesamtkaliumbestand des Organismus ändert.
Kaliumverschiebungen von intra- nach extrazellulär mit Anstieg des Serum-Kaliums können z.B. auftreten durch schwere Traumen (z.B. Polytrauma), ausgedehnte Operationen, Gewebskatabolismus und Azidose. Ist hierbei die Nierenfunktion normal, so sind kaum Anstiege über 6 mval/l zu erwarten.
Kaliumverschiebungen von extra- nach intrazellulär mit Abfall des Serum-Kaliums treten auf bei Alkalose, Hyperventilation, Glukose-Insulin-Behandlung. Diese Veränderungen sind gewöhnlich ohne schwerwiegende Folgen, solange sich der Gesamtbestand nicht ändert.

Hypokaliämie

Hypokaliämie ist ein Abfall des Serumkaliums auf weniger als 3,8 mval/l.
Die Hypokaliämie ist beim chirurgischen Pa-

tienten die häufigste Störung des Kaliumbestandes. Die wichtigsten **Ursachen** sind:

- Verluste über die Nieren,
- nichtersetzte Verluste über den Magen-Darm-Trakt,
- Kaliumeinstrom in die Zelle.

Renale Kaliumverluste treten vor allem bei chronischer **Diuretikatherapie** auf. Gefährdet sind somit vor allem Patienten mit Hypertonie und/oder Herzinsuffizienz. Bei **digitalisierten** Patienten besteht eine besondere Empfindlichkeit gegenüber Hypokaliämie!
Für den Anästhesisten sind vor allem die kardialen Wirkungen des Kaliummangels wichtig: Die Erregbarkeit des Herzens ist gesteigert und es besteht eine besondere Empfindlichkeit für Herzrhythmusstörungen.
Andere Auswirkungen der Hypokaliämie sind: Muskelschwäche, intestinale Atonie.

Aus Vorsichtsgründen sollte keine Narkose bei Serumkaliumwerten unter 3 mval/l eingeleitet werden.

EKG bei Hypokaliämie U-Welle

- flache T-Welle
- U-Welle

Normalerweise sollten bei Kaliummangel nicht mehr als 20 mval/h infundiert werden; aus Sicherheitsgründen sollte der Kaliumzusatz zur Infusionslösung 40 mval nicht überschreiten.
Bei schwerem Kaliummangel müssen gewöhnlich mehrere hundert mval über mehrere Tage hinweg gegeben werden, um das Defizit auszugleichen.
Im *Notfall* können etwa 0,5 mval/kg/h über einen zentralen Venenkatheter infundiert werden. Beim raschen Kaliumersatz müssen das EKG und die Urinausscheidung überwacht werden! Verschwindet die U-Welle und ist das Serum-Kalium auf über 3 mval/l angestiegen, so kann vermutlich die Narkose eingeleitet werden. Es sollen dann Anästhetika ausgewählt werden, die selbst keine arrhythmogenen Eigenschaften haben.
Und nicht vergessen: Eine respiratorische Alkalose durch Hyperventilation muß vermieden werden!

Hyperkaliämie

Hyperkaliämie ist ein Anstieg des Serumkaliums auf mehr als 5,5 mval/l. Serumkaliumwerte von mehr als 6,6 mval/l sind lebensbedrohlich, Werte über 10-12 mval/l tödlich.
Die wichtigsten Gründe für eine Hyperkaliämie beim chirurgischen Patienten sind: verminderte renale Ausscheidung (z.B. bei Niereninsuffizienz) oder exzessive Kaliumzufuhr (z.B. bei Massivtransfusionen; zu schnelle Kaliuminfusion).
Gastrointestinale Zeichen der Hyperkaliämie sind: Übelkeit, Erbrechen, Koliken, Durchfälle. Kardiale Zeichen: Bradyarrhythmie, Digitalis-Resistenz.
Für Wahleingriffe sollte bei Kaliumwerten über 6 mval/l möglichst keine Narkose eingeleitet werden. Besonders gefährlich ist die Kombination von Hyperkaliämie und Halothan. Die kardialen Auswirkungen der Hyperkaliämie können akut - jedoch nur vorübergehend - mit Kalzium i.v. sowie 50-100 g Glukose + 10-20 E Insulin per Infusion behandelt werden. Durch diese Maßnahmen wird Kalium nach intrazellulär verschoben. Alkalisierung wirkt ähnlich.
Über Kalium und Succinylcholin siehe Kap. 10.
Andere Elektrolytstörungen sind speziellen Fragestellungen vorbehalten. Sie sollen darum hier nicht besprochen werden.

EKG bei Hyperkaliämie

- hohe, spitze T-Wellen

Kapitel 17. Transfusionskunde

„Blut ist ein ganz besondrer Saft"
Mephistopheles zu Faust

Einführung

Erste Blutübertragungen wurden bereits im 17. Jahrhundert durchgeführt, vornehmlich um die melancholische Stimmungslage zu beeinflussen und bestimmte Krankheiten zu heilen. Statt des Erfolges trat jedoch häufig der Tod ein. Die Ursachen der Unverträglichkeit blieben zunächst unbekannt. Erst nach Entdeckung der AB0-Blutgruppen durch Landsteiner (1901) und des Rhesus-Faktors durch Landsteiner und Wiener (1940) konnte der genauere Mechanismus der Unverträglichkeitsreaktionen aufgeklärt werden. Damit begann die weltweite Entwicklung der modernen Transfusionsmedizin, die ganz wesentlich zu den Erfolgen der operativen Medizin beigetragen hat. Heutzutage wird das Blut von einigen Millionen Spendern jährlich benötigt, um den Bedarf in der Bundesrepublik zu decken. Das meiste Blut wird durch die operative Medizin verbraucht; hierbei werden mehr als 60% aller Blutkonserven von Anästhesisten transfundiert.

Blutgruppen und Verträglichkeitstests

Unverträglichkeitsreaktionen zwischen dem Blut des Spenders und dem des Empfängers gehören zu den gefährlichsten Risiken einer Bluttransfusion. Sie beruhen auf bestimmten Eigenschaften der Erythrozyten und des Plasmas, die verhindern, daß Blut eines Spenders auf jeden beliebigen Empfänger übertragen werden kann. Verantwortlich hierfür sind die Blutgruppenantigene der Erythrozyten und bestimmte Antikörper im Serum.
Etwa 150 Blutgruppenantigene sind bisher entdeckt worden. In der klinischen Transfusionspraxis spielen jedoch nur die Antigene des AB0- und des Rh-Systems eine überragende Rolle. Diese Antigene kennzeichnen auch die Blutgruppe eines Menschen.

AB0-System

Innerhalb des AB0-Systems gibt es 4 Hauptblutgruppen: Blutgruppe 0, A, B und AB.
Die Buchstaben A und B bezeichnen die Blutgruppensubstanzen. Diese Blutgruppensubstanzen sind **Antigene.** Sie befinden sich auf der Oberfläche der Erythrozytenmembran und an vielen anderen Membranen des Körpers. Antigene sind (Fremd)-stoffe, die nach Eindringen in einen anderen Organismus die Bildung von Antikörpern, die gegen diese Antigene gerichtet sind, hervorrufen. Die Blutgruppenantigene sind genetisch festgelegt und damit angeboren. Die Antikörper hingegen entstehen immer erst durch eine immunologische Auseinandersetzung des Körpers mit körperfremden Antigenen.
In welcher Weise können nun die Blutgruppenantigene bei einem Menschen vorhanden sein?

- Besitzt ein Mensch das Blutgruppenantigen A auf seinen Erythrozyten, so hat er die Blutgruppe A.
- Besitzt er das Blutgruppenantigen B, so hat er die Blutgruppe B.
- Besitzt er die Blutgruppenantigene A *und* B, so hat er die Blutgruppe AB.
- Besitzt er hingegen *keine* Blutgruppenantigene, also weder Antigen A noch Antigen B, so hat er die Blutgruppe 0.

Die meisten Menschen sind Träger der Blutgruppe 0 oder A (ca. je 42%); die Blutgruppe B ist seltener (ca. 11%); die Blutgruppe AB tritt nur bei 4% aller Menschen auf.
Innerhalb der ersten Monate nach der Geburt entwickelt der Organismus regelrechte (reguläre) **Antikörper** gegen die Blutgruppenanti-

gene A und B, wenn er diese Antigene nicht selbst auf seinen Erythrozyten besitzt. Die blutgruppenspezifischen Antikörper im Serum sind *Immunglobuline*. Sie entstehen durch parenterale oder enterale Zufuhr von Antigenen. Das Serum von Neugeborenen enthält noch keine Antikörper (Ausnahme: diaplazentarer Übergang von mütterlichen Antikörpern).
Wie bei den Antigenen können zwei Antikörper unterschieden werden: Antikörper A (Anti-A), der gegen das Blutgruppenantigen A gerichtet ist und Antikörper B (Anti-B), der gegen das Blutgruppenantigen B gerichtet ist. Natürlich kann ein Mensch immer nur die Blutgruppenantigene auf seinen Erythrozyten besitzen, gegen die in seinem Serum keine Antikörper vorliegen. Denn sonst würde er sein eigenes Blut nicht vertragen; es käme vielmehr zu einer Unverträglichkeitsreaktion.
Hieraus ergeben sich folgende Kombinationsmöglichkeiten der Blutgruppenantigene und blutgruppenspezifischen Antikörper:

- Ein Träger der Blutgruppe A besitzt die Antigene A an seinen Erythrozyten und die Antikörper B in seinem Serum. Kommt dieser Träger der Blutgruppe A mit Blut der Gruppe B in Berührung, so wird eine hämolytische Unverträglichkeitsreaktion auftreten, weil die im Serum vorhandenen Antikörper Anti B mit den Blutgruppenantigenen B des Spenders reagieren.
- Ein Träger der Blutgruppe B besitzt in seinem Serum Antikörper gegen die Blutgruppenantigene A; sie werden als Anti A bezeichnet.
- Ein Träger der Blutgruppe 0 besitzt in seinem Serum die Antikörper Anti A und Anti B, jedoch keine Antigene auf seinen Erythrozyten.
- Ein Träger der Blutgruppe AB besitzt keine Antikörper im Serum, denn auf seinen Erythrozyten befinden sich die Antigene A und B.

Zusammenfassung: Im AB0-System kommen zwei Blutgruppenantigene an den Erythrozyten vor: Antigen A und Antigen B. Außerdem gibt es in diesem System zwei blutgruppenspezifische Antikörper: Anti A und Anti B. Hieraus ergeben sich 4 Kombinationsmöglichkeiten bzw. 4 Blutgruppen: A, B 0 und AB.

Tabelle 17-1. Blutgruppenbestimmung im AB0-System

Blutgruppe	Ery-Reaktion mit Testserum		Serum-Reaktion mit Test-Erythrozyten	
	Anti A	Anti B	A-Zellen	B-Zellen
A	+	–	–	:ap
B	–	+	+	–
AB	+	+	–	–
0	–	–	+	+

+ = Reaktion; – = keine Reaktion

Die Blutgruppen werden bestimmt, indem die Erythrozyten mit Testseren auf die Antigene A und B und das Serum mit Testerythrozyten auf die Antikörper A und B untersucht werden. Dieser Vorgang ist schematisch in **Tabelle 17-1** dargestellt.
Von allen Blutgruppensystemen ist das AB0-System am wichtigsten, weil über 90% aller schweren hämolytischen Transfusionsreaktionen auf einer Unverträglichkeit von Spender- und Empfängerblut in diesem System beruhen.

Häufigste Ursache eines Transfusionszwischenfalls ist die versehentliche Übertragung einer Blutkonserve der falschen Blutgruppe, seltener eine Fehlbestimmung der Blutgruppe.

Um ein Höchstmaß an Sicherheit zu erreichen, soll nach den „Richtlinien zur Blutgruppenbestimmung und Bluttransfusion" der Bundesärztekammer unmittelbar vor der Transfusion ein **AB0-Identitätstest** zwischen Spenderblut (Konserve) und Empfängerblut durchgeführt werden. Hierzu werden entsprechende **Testkarten** eingesetzt.
In jedem Fall darf immer nur **blutgruppengleiches** Blut transfundiert werden. Nur gewaschene (deplasmatisierte) Erythrozytensedimente der Gruppe 0 können ohne Berücksichtigung der AB0-Zugehörigkeit des Empfängers transfundiert werden.

Rhesus-System

Etwa 85% aller Menschen sind Träger des Rhesusfaktors. Die Rhesusantigene befinden sich in der Erythrozytenmembran, nicht hingegen in anderen Membranen des Körpers. 5 Hauptgruppen des Rh-Systems werden unterschieden: D, C, c, E, e. D hat die größte Bedeutung; D-Träger werden als **Rhesus-positiv (Rh-positiv, D-positiv)** bezeichnet. Die klinische Bedeutung des Rh-Systems besteht darin, daß die einzelnen Faktoren antigen wirksam sind, d.h. im fremden Organismus die Bildung von Antikörpern bewirken können. Der D-Faktor ist hierbei am stärksten. Darum gilt:

Nur im Notfall darf ein rh-negativer Empfänger Rh-positives Blut erhalten!

Antikörper gegen den Rhesus-Faktor sind nicht von vornherein im Serum des Rh-negativen Menschen vorhanden. Sie müssen vielmehr erst durch Kontakt mit Rh-positivem Blut gebildet werden. Dieser Kontakt findet z.B. statt, wenn einem Rh-negativen Empfänger Blut eines Rh-positiven Spenders übertragen wird oder wenn eine Rh-negative Frau eine Schwangerschaft mit einem Rh-positiven Kind durchmacht.
Die Antikörperbildung findet jedoch nur bei etwa 50% der Fehltransfusionen und bei etwa 5% aller Schwangerschaften statt.
Erhält ein Rh-positiver Empfänger Rh-negatives Blut, so tritt keine Reaktion auf.

Kell-System

Das Kell-Antigen (K-Antigen) ist sehr stark antigen wirksam. Nicht selten werden K-Antikörper bei Massivtransfusionen gebildet, wenn K-negative Empfänger K-positives Blut erhalten. Zahlreiche Blutbanken vermeiden eine Sensibilisierung des Empfängers, indem sie für K-negative Empfänger nur K-negatives Blut bereitstellen.

Verträglichkeitstests

Vor jeder Bluttransfusion müssen bestimmte Untersuchungen durchgeführt werden, um das Risiko einer Transfusionsreaktion auszuschalten. Hierzu gehören die Bestimmung der Blutgruppe und des Rhesus-Faktors sowie die Suche nach Antikörpern bei Spender und Empfänger.

Kreuzprobe

Die Kreuzprobe ist die eigentliche Verträglichkeitsprüfung, gewissermaßen eine Probetransfusion im Reagenzglas. Durch die Kreuzprobe soll festgestellt werden, ob Antikörper beim Spender oder Empfänger zu einer hämolytischen Transfusionsreaktion führen können.

Die Kreuzprobe ist von der Deutschen Gesellschaft für Bluttransfusion *zwingend vorgeschrieben.*

Sie besteht aus zwei Ansätzen:

Major-Test: Empfängerserum wird auf Antikörper untersucht, die gegen blutgruppenspezifische Antigene der Spender-Erythrozyten gerichtet sind.

Minor-Test: Spenderserum wird auf Antikörper gegen Empfänger-Erythrozyten untersucht.
Zum Leidwesen des eiligen Anästhesisten dauert die Kreuzprobe mindestens 30-45 min.
Nur im äußersten Notfall darf ungekreuztes (aber gruppengleiches!) Blut transfundiert werden.

Antikörper-Suchtest: Dieser Test dient dazu, im untersuchten Serum irreguläre blutgruppenspezifische Antikörper festzustellen. Er wird mit antigenreichen Erythrozyten durchgeführt.

Konservierung von Blut

Das dem Spender entnommene Blut altert und verliert seine biologische Wertigkeit. Um den Alterungsvorgang zu verlangsamen, werden konservierende Maßnahmen angewandt: **Kühlung bei 2-6°C** im erschütterungsfreien Kühlschrank und Zusatz von Stabilisatoren.
Die **Stabilisatoren** sind Energielieferanten für den Stoffwechsel der Erythrozyten; außerdem enthalten sie eine Substanz, durch die das Blut ungerinnbar wird.
Trotz Kühlung und Stabilisatorzusatz ist die Lagerung von Konservenblut gesetzlich auf **21 Tage** festgelegt. Während dieser Zeit darf die Kühlkette von 2-6°C nicht unterbrochen werden. Die Kühlkette gilt als unterbrochen,

wenn die Temperatur des Blutes auf über 10 °C angestiegen ist.

Stabilisatoren

Gegenwärtig sind zwei Stabilisatoren in Gebrauch: ACD-Stabilisator und CPD-Stabilisator.
Der **ACD-Stabilisator** besteht aus 3 Komponenten: Acidum citricum (Zitronensäure), Natrium citricum und Dextrose in destilliertem, pyrogenfreien Wasser. Das Zitrat im Stabilisator bindet Kalzium und hebt dadurch die Blutgerinnung auf; Glukose ermöglicht die Erythrozyten-Glykolyse, so daß die Erythrozyten lebensfähig bleiben; Kühlung senkt den Stoffwechsel und verlängert die Überlebenszeit des Blutes. Eine Blutkonserve enthält auf 400 ml Blut gewöhnlich 60 ml ACD-Stabilisator.
Der **CPD-Stabilisator** enthält zusätzlich Natriumphosphat, um die Erythrozyten-Glykolyse zu unterstützen; außerdem ist der Zitratanteil geringer. Die Erythrozyten überleben länger als mit ACD-Stabilisator. Zusatz von Adenin zu CPD verlängert die Haltbarkeit von 28 auf mehr als 35 Tage.
Alle Stabilisatoren konservieren im wesentlichen nur die Erythrozyten. Andere Blutbestandteile wie Thrombozyten und Leukozyten werden nicht erhalten.

Veränderungen im konservierten Blut

Kühlung und Stabilisatoren können die Alterung des Konservenblutes nicht verhindern, sondern nur hinauszögern. Je älter die Konserve desto geringer die biologische Wertigkeit. Klinisch wichtig sind vor allem folgende Veränderungen des ACD- oder CPD-Blutes:

Erythrozyten

Die normale Lebenszeit von Erythrozyten beträgt 120 Tage, die von transfundierten Erythrozyten hingegen nur etwa 34 Tage. Außerdem nimmt die osmotische Resistenz ab, so daß einige Zellen aufgelöst werden und Hämoglobin freisetzen. Aufschütteln der Konserven beschleunigt die Hämolyse. Darum müssen die Konserven im erschütterungsfreien Kühlschrank aufbewahrt werden.

Mit zunehmender Lagerungszeit fällt auch das Enzym *Diphosphoglyzerat (DPG)* im Erythrozyten ab. Hierdurch können die Erythrozyten den gebundenen Sauerstoff schlechter abgeben: die Sauerstoffbindungskurve wird nach links verschoben.

Leukozyten

Bereits nach wenigen Tagen sind alle Granulozyten im Konservenblut zerfallen. Darum eignen sich Vollblutkonserven nicht für die Übertragung von Granulozyten. Lymphozyten bleiben hingegen noch lange unversehrt; ihre Anwesenheit ist jedoch wegen ihrer Antigenität unerwünscht.

Thrombozyten

Normale Thrombozytenzahlen sind für eine ungestörte Blutgerinnung unentbehrlich (s. Kapitel „Blutgerinnung“). Im Konservenblut nimmt aber die Zahl der Thrombozyten rasch und kontinuierlich ab. Nach 24–48 h beträgt die Plättchenaktivität in der Konserve nur noch 5–10% des Ausgangswertes. Darum kann 24 h altes Konservenblut praktisch als thrombozytenfrei angesehen werden.
Werden große Mengen Konservenblut übertragen, so können die Thrombozytenwerte beim Empfänger bedrohlich abfallen. Nur durch die Transfusion von frisch entnommenem und nicht abgekühltem Blut (Warmblut) oder Thrombozytenkonzentraten kann die Thrombozytenzahl beim Empfänger gesteigert werden: theoretisch um etwa 20000/ml^3 pro Vollblutkonserve. Die klinische Bedeutung wird im Abschnitt „Massivtransfusionen“ besprochen.

Gerinnungsfaktoren

Die meisten Gerinnungsfaktoren bleiben im konservierten Blut stabil, mit Ausnahme von Faktor V und Faktor VIII, deren Aktivität nach 21tägiger Lagerung auf 15–50% abgesunken ist. Da jedoch nur 5–20% von Faktor V und 30% von Faktor VIII für eine ausreichende Blutstillung erforderlich sind, tritt durch den Abfall dieser Gerinnungsfaktoren nur selten eine Gerinnungsstörung auf. Liegt jedoch bereits eine Gerinnungsstörung vor (z. B. durch Thrombozytenmangel), so kann sie durch den Abfall der Faktoren V und VIII noch verstärkt werden.

Elektrolytverschiebungen

Während der Lagerung des Konservenblutes tritt Kalium aus den Erythrozyten aus und Natrium in die Erythrozyten ein. Durch Kaliumfreisetzung steigt der Plasma-Kaliumspiegel, durch Natriumeinstrom nimmt die osmotische Resistenz der Erythrozyten ab. In 21 Tage alten Konserven liegt der Plasma-Kaliumspiegel bei etwa 20 mval/l.

pH-Wert

Mit zunehmender Lagerungsdauer nimmt der pH-Wert im Konservenblut ab. Ursache ist der saure pH-Wert des Stabilisators und der anhaltende Erythrozytenstoffwechsel, durch den Milchsäure (Laktat) und CO_2 entstehen.

Mikroaggregate

Mit zunehmender Lagerungszeit häufen sich Zelltrümmer und Mikroaggregate im Konservenblut an. Um diese Teilchen zurückzuhalten, wird Konservenblut routinemäßig durch Filtersysteme mit einer Porengröße von 170 µm **(„Transfusionsbesteck“)** transfundiert. Es hat sich jedoch gezeigt, daß ein Teil der Aggregate diese Filter passiert und in den Blutstrom des Empfängers gelangt. Sie sollen dort zu Mikroembolien mit Lungenfunktionsstörungen („Transfusionslunge“) und Nierenfunktionsstörungen (akutes Nierenversagen) führen. Darum werden sogenannte **Mikrofilter** mit einer Porengröße unter 40 µm eingesetzt, um die Mikroaggregate zurückzuhalten. Es fehlt aber bisher jeder schlüssige Beweis, daß die Mikroaggregate zu den behaupteten Organfunktionsstörungen führen. Größere Aggregatmengen bilden sich gewöhnlich erst nach 5–9 Tagen Lagerungszeit. Darum verwenden einige Anästhesisten die teuren Mikrofilter erst bei der Transfusion von Blut, das älter als 5–10 Tage ist oder bei Massivtransfusionen.

Blutpräparate

Vollblutkonserve

Eine Vollblutkonserve besteht aus einer bestimmten Menge Vollblut, die mit einem Stabilisator versetzt, in PVC-Beuteln aufbewahrt wird. Die Lagerung erfolgt im dunklen, erschütterungsfreien Kühlschrank bei 2–6 °C. Die Vollblutkonserven besitzen ein Etikett, auf dem bestimmte Mindestangaben eingetragen sind. Hierzu gehören: Name, Vorname und Geburtsdatum des Spenders (auch verschlüsselt), Blutgruppe des Spenders mit AB0-System sowie die Rh-Zugehörigkeit (ggf. mit weiteren Faktoren), die untersuchten Antigene im Kell-System und ggf. weiteren Systemen, Entnahme- und Verfalldatum. Häufig ist noch ein Kreuzröhrchen befestigt, das Blut des gleichen Spenders enthält. Dieses Blut wird für die *Verträglichkeitsprobe* unmittelbar vor der Transfusion verwendet. Die ausgegebenen Konserven sind Lues- und Australia-Antigenfrei; die SGPT- und SGOT-Werte sind normal. Die Spender stehen unter gesundheitlicher Kontrolle des Blutspendedienstes und sind auf AIDS untersucht worden, jedoch bleiben ca. 5% der mit dem Virus infizierten Spender unerkannt!

Praktisch wichtig sind noch folgende Vollblutkonserven:

ACD-Frischblutkonserve

Für diese Konserve beträgt die maximal zulässige Lagerungszeit bei 2–6 °C 72 h (3 Tage). Die Konserve unterscheidet sich von der zuvor beschriebenen Vollblutkonserve nur durch ihr Alter. Sie ist dadurch *biologisch wertvoller.* Die Überlebenszeit der Erythrozyten entspricht derjenigen von frisch entnommenem Blut.
Nachteil der Frischblutkonserve: Gefahr der Luesübertragung. Darum darf Frischblut nur aus zwingenden Gründen übertragen werden!
Die Lueserreger überleben im gekühlten Konservenblut maximal 48 h.

ACD-Warmblut

Warmblut wird nach der Entnahme *nicht gekühlt,* jedoch mit Stabilisator versetzt und innerhalb von 4 h nach der Entnahme transfundiert. Die Gefahr der AIDS-Übertragung ist größer als bei anderen Konserven, weil nicht ausreichend Zeit für die Testung auf AIDS-Viren zur Verfügung steht.
Vorteil: biologisch hochwertig! Neben maximal lebensfähigen Erythrozyten werden auch noch maximal lebensfähige Thrombozyten

sowie normale Aktivitäten der labilen Gerinnungsfaktoren (V und VIII) übertragen. Warmblut ist vor allem bei **Massivtransfusionen** und bei **Thrombozytenmangel** mit Störung der Blutgerinnung indiziert. Warmblut wird nur mit einem Standardtransfusionsbesteck (Porengröße 170 µm) übertragen, *nicht* hingegen mit einem Mikrofilter.

Heparinblut

Hierbei handelt es sich um Blut ohne Stabilisatorzusatz, das vor allem in der Herzchirurgie zur Füllung der Herz-Lungen-Maschine eingesetzt wird. Die Haltbarkeit ist begrenzt! Für eine 12stündige Haltbarkeit werden 500 I.E. Heparin auf 500 ml Vollblut zugesetzt.

Erythrozytenkonzentrate

Das Erythrozytenkonzentrat wird durch Abziehen des Plasmas von ACD-Frischblutkonserven gewonnen. Der Plasmaanteil beträgt ca. 20%, der Hämatokrit liegt zwischen 65-70%. Bei *gewaschenen* Erythrozytenkonzentraten wird zunächst das Plasma „vollständig" abgezogen; anschließend werden die Erythrozyten gründlich mit physiologischer Kochsalzlösung wiederholt gewaschen. Der Eiweißanteil ist hierbei auf 0,5-1 g% vermindert, Leukozyten und Thrombozyten sind nahezu vollständig entfernt.
Durch die Transfusion von Erythrozytenkonzentrat wird die Gefahr einer Volumenüberlastung des Empfängers eingeschränkt, denn 1 Einheit Erythrozytenkonzentrat besitzt die gleiche Menge an Sauerstoffträgern, wie 1 Vollblutkonserve; der Plasmaanteil ist jedoch um ⅔ geringer. Bei schweren Blutverlusten müssen aber Vollblutkonserven transfundiert werden. Viele Blutbanken sähen es am liebsten, wenn mittelschwere Blutverluste mit Erythrozytenkonzentraten ausgeglichen würden, um Plasma und andere Komponenten des Spenderblutes für andere Patienten zu erhalten. Hierbei darf jedoch nicht vergessen werden, daß ein Patient, der Blut verloren hat, Erythrozyten *und* intravasales Volumen benötigt.
Indiziert sind Erythrozytenkonzentrate z.B. bei chronisch-anämischen Patienten, deren Plasmavolumen im allgemeinen erhöht ist; bei Patienten mit chronischer Herzinsuffizienz, bei chronisch-anurischen Patienten und bei Patienten mit schwerer Leberfunktionsstörung.
Die *Fließeigenschaften* von Erythrozytenkonzentraten sind schlecht. Um die Transfusionseigenschaften zu verbessern, können die Erythrozytenkonzentrate mit physiologischer Kochsalzlösung oder kalziumfreier, isotoner Elektrolytlösung vermischt werden. Auf keinen Fall dürfen hierzu aber hypotone Lösungen wie Aqua dest. verwendet werden, weil sonst eine **Hämolyse** ausgelöst wird.
Normale Erythrozytenkonzentrate sind nicht hepatitissicher!

Thrombozytenpräparate

Zwei Präparate können unterschieden werden: thrombozytenreiches Plasma und Thrombozytenkonzentrat.

Thrombozytenreiches Plasma

In diesem Präparat befinden sich ⅔ der sonst in einer Frischblutkonserve enthaltenen Thrombozyten. Das Präparat kann bei Zimmertemperatur maximal 72 h aufbewahrt werden. Lagerung bei 4 °C begrenzt die Haltbarkeit auf maximal 24 h. Um die Thrombozytenzahl im Empfängerplasma um 30000/ml^3 zu steigern, sind 3-4 Einheiten thrombozytenreiches Plasma erforderlich.

Thrombozytenkonzentrat

Thrombozytenkonzentrat wird aus thrombozytenreichem Plasma durch Zentrifugation gewonnen. Im Konzentrat sind weniger Thrombozyten enthalten als im Ausgangspräparat.
Die Gabe von Thrombozytenpräparaten ist indiziert, wenn ein Patient *weniger als 20000/ml^3* Thrombozyten besitzt und *dabei blutet*. Bei bestehender *Blutungsneigung* gelten Werte *um 30000/ml^3* als Indikation zur Transfusion von Thrombozytenkonzentraten oder von Warmblut. Patienten, die operiert werden sollen oder die ein schweres Trauma erlitten haben, benötigen wahrscheinlich Thrombozytenwerte *um 100000/ml^3*, damit eine ausreichende Blutstillung gewährleistet ist. Alle genannten Zahlen dürfen aber nur als *Anhalt* gewertet werden. Die Entscheidung zur Transfusion muß immer individuell auf

Tabelle 17-2. Übertragbarkeit von Frischplasma an Empfänger verschiedener Blutgruppen

Empfänger-Blutgruppe	Spender-Blutgruppe
0	0, A, B, AB
A	A, AB
B	B, AB
AB	AB

den jeweiligen Patienten abgestimmt werden. Es wird empfohlen, *AB0-verträgliche* Thrombozytenpräparate (über einen 170-µm-Filter) zu transfundieren, da immer noch antigen wirksame Erythrozyten im Konzentrat enthalten sind.
Sind außer den Thrombozyten auch Blutverluste zu ersetzen, so sollten Warmblutkonserven vorgezogen werden.

Frisch gefrorenes Plasma (FFP)

Frisch gefrorenes Plasma wird unmittelbar nach der Entnahme aus Blut gewonnen. Alle zellulären Bestandteile, auch die Thrombozyten, werden hierbei entfernt. Anschließend wird das Präparat bei $-40\,^{\circ}C$ tiefgefroren. FFP enthält normale Aktivitäten von Gerinnungsfaktoren. Es ist besonders wertvoll für den Ersatz der labilen Gerinnungsfaktoren V und VIII. Bei der Transfusion muß auf Blutgruppenverträglichkeit zwischen Spender und Empfänger geachtet werden (s. **Tabelle 17-2**), denn FFP von Spendern der Gruppen A, B und 0 enthält unverändert Antikörper. FFP darf nicht durch Mikrofilter, sondern nur durch 170-µm-Makrofilter transfundiert werden. Die Infusionsgeschwindigkeit sollte mindestens 200 ml/h betragen, die gesamte Einheit innerhalb von 2 h nach dem Auftauen transfundiert sein.
Nachteil von FFP: Gefahr der Volumenüberlastung.

Kryopräzipitat

Antihämophiles Kryopräzipitat wird durch Gefriertrocknung gewonnen. Es enthält in hoher Konzentration die Faktoren VIII (Antihämophiles Globulin) und I (Fibrinogen). Alle anderen Plasmaproteine sind nur in geringer Menge vorhanden. Das Präparat wird zur Behandlung der **Hämophilie A** eingesetzt. Außerdem kann es bei *Fibrinogenmangel* infundiert werden. Das Hepatitisrisiko entspricht dem einer Vollblutkonserve, während es bei Humanfibrinogen-Präparaten (Cohn-Fraktion) wesentlich höher liegt.
Bei Hämophilie A genügen im allgemeinen Faktor-VIII-Aktivitäten von 30–50% des Normalwertes, um eine ausreichende Blutstillung zu gewährleisten.
Krypopräzipitat sollte nach dem Auflösen so schnell wie möglich transfundiert werden, und zwar durch einen *170-µm-Transfusionsfilter.*

Prothrombinkomplex (PPSB)

Prothrombinkomplex-Präparate werden aus größeren Plasmapools hergestellt, d.h. aus dem Blut von mehreren Spendern. Darum ist die Hepatitisgefahr besonders groß!
Die Präparate enthalten die Faktoren II, VII, IX und X. Die wichtigste Indikation für die Transfusion von PPSB ist der Faktor-IX-Mangel, die **Hämophilie B.** Außerdem kann das Präparat im Notfall (und nur dann!) bei der akuten hypoprothrombinämischen Blutung (z.B. durch *Marcumar-Überdosierung*) eingesetzt werden.

Onkotische Plasmapräparate

Diese Präparate sind onkotisch wirksam und bleiben lange im Gefäßsystem. Wichtig sind vor allem Albuminlösungen und Plasmaproteinlösungen.

Humanalbumin

Albuminlösungen werden meist in 5%igen und in 20%igen-Lösungen zur Volumentherapie eingesetzt. Die Lösungen enthalten die isolierte Albumin-Fraktion von menschlichem Plasma, Globuline fehlen. Die Präparate sind *hepatitissicher* und können unabhängig von der Blutgruppe des Empfängers infundiert werden. Der Preis ist sehr hoch, daher strenge Indikationsstellung!

Plasmaproteinlösung (PPL)

PPL enthält nur 3,6–3,8% Proteine mit einem Albuminanteil von 90%; hitzebeständige Globuline sind auch vorhanden. Die Lösung ist hepatitissicher. Sie wird ebenfalls zur Volumentherapie eingesetzt.

Immunglobulin, Hyperimmunglobuline

Immunglobulin-Präparate enthalten alle Globuline des menschlichen Plasmas. Sie sind hepatitissicher und bieten einen Schutz gegen einige virale und bakterielle Infektionen.
Die Hyperimmunglobuline werden von bestimmten Spendern gewonnen, deren Plasma hohe Antikörperspiegel gegen jeweils eine bestimmte Krankheit enthält, z. B. Tetanus, Hepatitis B, Masern, Mumps, Röteln.
Wichtig sind auch die blutgruppenspezifischen Hyperimmunglobuline gegen den Rhesus-Faktor D. Diese Antikörper sind indiziert bei Rh-negativen Schwangeren, wenn die Möglichkeit besteht, daß während der Geburt Rh-positive Erythrozyten des Feten auf die Mutter übertragen werden. Die Erythrozyten werden durch die Hyperimmunglobuline abgefangen, so daß bei der Mutter keine Sensibilisierung (d.h. Antikörperbildung gegen den Rh-Faktor) auftritt. Dann ist bei der nächsten Schwangerschaft keine Antigen-Antikörperreaktion zwischen kindlichem und mütterlichem Blut zu befürchten.

Granulozytenpräparate

Diese Präparate werden nur bei leukopenischen Patienten (z. B. bei Sepsis mit Leukozytenwerten unter $500/ml^3$) eingesetzt und nur auf besondere Anforderung hergestellt.

Gefahren und Komplikationen der Bluttransfusion

Trotz sorgfältiger Blutgruppenbestimmung und Verträglichkeitsprüfung können durch Bluttransfusionen lebensbedrohliche Komplikationen auftreten. Die beiden Hauptursachen tödlicher Zwischenfälle sind die hämolytische Transfusionsreaktion und die Serum-Hepatitis.

Hämolytische Transfusionsreaktion

Unverträglichkeit im AB0-System ist die häufigste Ursache für eine akute intravasale Hämolyse. Diese Art des Zwischenfalls ist immer ein **Kunstfehler.** Hierbei wird dem Empfänger blutgruppenungleiches Blut übertragen. Beim Empfänger tritt eine Antigen-Antikörper-Reaktion auf; und zwar meist zwischen Serum-Antikörpern des Empfängers und den Erythrozyten des Spenders. Die an dieser Reaktion beteiligten Antikörper Anti A und Anti B können innerhalb weniger Minuten die gesamten transfundierten Erythrozyten zerstören.
Hämolytische Transfusionszwischenfälle sind sehr selten. Sie entstehen meist durch menschliche Fehler. Die Sterblichkeit liegt zwischen 20–60%!
Hämolytische Transfusionsreaktionen können auch durch Transfusion von Blut der Gruppe 0 (angeblicher Universalspender) an Patienten mit anderen Blutgruppen entstehen. Darum dürfen solche Patienten kein Blut der Gruppe 0 erhalten. Ist in lebensbedrohlichen Situationen die Transfusion von 0-Blut unvermeidbar, so sollte hämolysinfreies Blut verwendet werden (möglichst Erythrozytenkonzentrat).
Auch bei der Transfusion von *ungekreuztem* Blut besteht das Risiko eines hämolytischen Transfusionszwischenfalls. Hier muß ebenfalls sorgfältig die Dringlichkeit der Transfusion gegenüber dem Risiko der Transfusionsreaktion abgewogen werden.

Wie wird der Transfusionszwischenfall erkannt?

Bereits 25–50 ml Transfusionsblut können ausreichen, um eine schwere hämolytische Reaktion auszulösen. Ist der Patient wach, so werden gewöhnlich folgende **Zeichen** beobachtet:
- Schüttelfrost und Fieber,
- Rötung des Gesichts,
- Kreuz- und Brustschmerzen,
- Übelkeit und Erbrechen,
- Tachypnoe, Tachykardie und Blutdruckabfall.

Ist der Patient hingegen narkotisiert, so sind die Zeichen maskiert. Meist fällt nur folgendes auf: *Hämoglobinurie* (wenn der Patient katheterisiert ist), *diffuse Blutung* im Operationsgebiet und *Blutdruckabfall.*
Zwischenfälle aufgrund einer Rhesus-Unverträglichkeit verlaufen meist weniger dramatisch.

Hämolyse und Hämoglobinurie sollten immer den Verdacht auf einen Transfusionszwischenfall wecken!

Die **Hauptkomplikationen** der hämolytischen Transfusionsreaktion sind: akutes Nierenversagen und Gerinnungsstörungen. Die Therapie muß primär darauf ausgerichtet sein, eine ausreichende Urinausscheidung aufrechtzuerhalten.

Wie wird die Transfusionsreaktion behandelt?

1. **Transfusion sofort abbrechen!**
2. Urinausscheidung mindestens 75-100 ml/h:
   a) Bilanzierte Elektrolytlösungen zuführen
   b) Osmofundin bzw. Lasix i. v.
3. Urin alkalisieren mit 40-70 mval Na-Bicarbonat i. v.
4. Corticosteroide in hohen Dosen
5. Hämoglobinkonzentration in Plasma und Urin bestimmen
6. Gerinnungsstatus erheben
7. Nicht verbrauchtes Transfusionsblut in die Blutbank zur erneuten Kreuzprobe schicken
8. Blutdruckabfall mit Katecholaminen und Volumen behandeln
9. Evtl. Narkose vertiefen; 100% Sauerstoff

In schweren Fällen wird auch die Austauschtransfusion empfohlen.

Fieberreaktionen

Sie entstehen durch Pyrogene von abgestorbenen Bakterien. Die Körpertemperatur steigt auf 39 °C an; der Patient klagt über Kopfschmerzen; das Gesicht ist gerötet. Die Therapie ist symptomatisch, d.h. fiebersenkend.

Bakterielle Reaktionen

Ist die Blutkonserve mit Bakterien verunreinigt, so kann bereits nach der Zufuhr nur weniger Milliliter Blut eine schwerste Transfusionsreaktion mit dramatischem Verlauf ausgelöst werden, und zwar durch die Toxine der Bakterien.

Zeichen:
- Schüttelfrost,
- Fieber,
- Bauchschmerzen,
- Blutdruckabfall,
- evtl. Verbrauchskoagulopathie (bei gramnegativen Erregern).

Therapie: Breitbandantibiotika.

Allergische Reaktionen

Zeichen: Hautrötung; in schweren Fällen Schüttelfrost und Fieber. Ursache ist eine Allergie des Empfängers gegen die transfundierten Eiweiße.

Übertransfusion und Lungenödem

Wird Blut im Übermaß transfundiert, so kann eine akute Kreislaufüberlastung mit Linksherzinsuffizienz und Lungenödem auftreten. Besonders gefährdet sind Patienten mit Herzkrankheiten, Anämie, Kachexie, Sepsis, Eklampsie sowie alle sehr jungen und sehr alten Patienten.

Transfusionshepatitis

Die Hepatitis gehört zu den *Spätkomplikationen* nach der Übertragung von Blut und Blutkomponenten. Die Gesamthäufigkeit beträgt 1-3%; sie kann nach Zufuhr von Fibrinogen, PPSB, Kryopräzipitat usw. auf 9-19% ansteigen!

Zwei Typen von Transfusionshepatitis werden unterschieden: Hepatitis B und Hepatitis non-A, non-B.

Hepatitis B

50-180 Tage (Mittel: 63 Tage) nach der Transfusion entwickelt sich ein Ikterus. Der weitere klinische Verlauf ist variabel; in manchen Fällen führt die Krankheit zum Tode. Bei 5-10% der Patienten verläuft die Erkrankung chronisch. Erreger ist das Hepatitis-Virus B. Drei Antigene sind bisher nachgewiesen worden: HBsAg (früher: Australia-Antigen), HBeAg und HBcAg. **HBsAg** im Blut ist Hinweis für eine Infektion mit Hepatitis B-Virus;

HBsAg ist überschüssiges Virushüllmaterial und selbst nicht infektiös. Ist im Blut des Spenders HBsAg nachweisbar, so bedeutet dies keineswegs, daß auch Hepatitis B-Virus gleichzeitig im Blut vorhanden bzw. das Blut infektiös ist. Aus Vorsichtsgründen werden Träger des HBsAg als Blutspender *nicht zugelassen.*

Hepatitis non-A, non-B

Nach neueren Erkenntnissen ist die überwiegende Mehrzahl der Transfusionshepatitiden dem Typ non-A, non-B zuzuordnen. Die Inkubationszeit soll 4-154 Tage betragen. Akute Verlaufsformen gehen relativ häufig in *chronische* Formen über (etwa 23%). Für die Erkrankung scheint es mehrere Erreger zu geben. Die Diagnose wird z. Zt. per Ausschluß gestellt, wenn keine serologischen Hinweise auf eine Hepatitis A oder B vorliegen, während gleichzeitig pathologische Leberenzymwerte nachweisbar sind.
Die Übertragung von Gerinnungsfaktoren aus gepooltem Plasma führt besonders häufig zur Hepatitis non-A, non-B.

Praxis der Bluttransfusion

Indikation

Die Indikation zur Bluttransfusion muß sehr streng gestellt werden. Die Gründe für diese Zurückhaltung sind im Abschnitt über Komplikationen und Gefahren der Transfusion dargelegt worden. Vor allem die Transfusion nur einer einzigen Konserve ist häufig überflüssig.
Die Bluttransfusion wird vor allem durchgeführt, um
- das intravasale Volumen,
- die Sauerstofftransportkapazität,
- und die Gerinnungsfunktion

aufrechtzuerhalten.
Bei der Indikationsstellung zur Bluttransfusion muß beachtet werden: Der menschliche Organismus kann einen Verlust von ca. 30% des Blutvolumens nicht mehr kompensieren; hingegen toleriert er Erythrozytenverluste bis zu 65%, wenn das intravasale Volumen ausreichend ist. Darum gilt:

Volumensubstitution geht akut vor Erythrozytensubstitution!

Ist das Blutvolumen normal, so werden Hämodilutionen bis zu einem Ht-Wert um 30% bzw. Hb-Werte von 10-11 g/100 ml gewöhnlich sehr gut toleriert. Bei Bettlägrigen, deren Sauerstoffbedarf erniedrigt ist, werden auch Hb-Werte von 8-10 g/100 ml gut vertragen, kurzzeitig auch Hb-Werte unter 8 g%.

Praktisch gilt folgendes:
- Akute Blutverluste können bis zu einem Abfall des Ht auf 30% bzw. des Hb auf 10 g% mit Plasmaexpandern oder bilanzierten Elektrolytlösungen behandelt werden. Diese Werte entsprechen etwa einem Blutverlust von 25-30%; das sind 1000-1500 ml.
- Herz- oder Lungenkranke tolerieren Erythrozytenverluste meist schlechter. Hier sind höhere Hb- bzw. Ht-Werte erforderlich.
- Kindern wird ab Verlusten von 10-15% ihres Blutvolumens Blut transfundiert (am besten Erythrozyten-Konzentrat).
- Für größere Operationen gilt: Sie sollten erst durchgeführt werden, wenn der Hb-Wert mindestens 10 g% beträgt.
- Bei schweren Blutverlusten sollte das transfundierte Blut so frisch wie möglich sein, d. h. nicht älter als 5 Tage!

Praktisches Vorgehen

- ► Zunächst Entnahme von 5 ml nichthämolytischem Patientenblut für serologische Untersuchungen: Blutgruppe, Rhesus-Faktor, Antikörpersuchtest, Verträglichkeitsprobe (Kreuzprobe).
Sorgfältige Beschriftung des Probenröhrchens: Name, Vorname und Geburtsdatum des Patienten. Ausfüllen des Blutanforderungsscheines.
Verwechslungen sind die häufigste Ursache für Transfusionsreaktionen, viel seltener falsche Blutgruppenbestimmungen oder unsachgemäße Kreuzproben.

Besonders groß ist die Verwechslungsgefahr beim unbekannten Notfallpatienten!

Darum müssen Notfallpatienten möglichst sichere Erkennungsmerkmale erhalten, z. B. provisorische Identifikationsnummern (können auf den Körper geschrieben werden); außerdem Geschlecht, Einlieferungszeit, Diagnose, ungefähres Alter.

- Das **Instrumentarium** für die Bluttransfusion wird bereitgestellt:
  - Transfusionsbesteck; ggf. Mikrofilter,
  - großlumige Verweilkanüle,
  - Stauschlauch,
  - Desinfektionsmittel, Tupfer, Pflaster,
  - Elektrolyt-Lösung zum Vorspülen.
- Der Konserventransport erfolgt in *Kühltaschen*. Auch hierbei sind Verwechslungen möglich. Darum müssen die Konservenbegleitscheine sicher an den richtigen Konserven befestigt werden.
- Wird das Blut nicht sofort transfundiert, so muß es übersichtlich, nach Patienten geordnet, im *Kühlschrank* gelagert werden, damit die Kühlkette nicht unterbrochen wird. Nicht benötigtes Blut wird der Blutbank ebenfalls ohne Unterbrechung der Kühlkette zurückgegeben.
- Wenn nicht bereits vorhanden: Anlegen eines venösen Zugangs für die Transfusion.
- Arzt und Schwester/Pfleger überprüfen sorgfältig und ohne Hast die Daten auf dem Konservenbegleitschein und dem Etikett der Konserve; außerdem die Identität des Empfängers.
- Unmittelbar vor der Transfusion wird erneut ein **AB0-Identitätstest mit Testkarten** durchgeführt. Hierdurch sollen Verwechslungen der Blutgruppen verhindert werden.
- Ausgangsblutdruck und -herzfrequenz werden festgestellt, die Werte in das Narkoseprotokoll eingetragen.
- Hat der Arzt den Konservenbegleitschein (nach Kontrolle aller Daten!) unterschrieben, so können Schwestern/Pfleger mit der Transfusion beginnen.
- In den ersten 10-30 Minuten der Transfusion ist *besondere Aufmerksamkeit* geboten. Die Transfusionsgeschwindigkeit sollte innerhalb dieser Zeit nicht mehr als 5 ml/min betragen (Ausnahme: Notfall).
- Treten keine Zeichen der Transfusionsreaktion auf, so kann die Geschwindigkeit gesteigert werden.
- Bei Herzkranken, alten Patienten und Kindern muß *langsam* transfundiert werden.
- Treten Zeichen der Unverträglichkeit auf: Transfusion sofort abbrechen und die auf S. 207 angegebenen Maßnahmen ergreifen.
- Die Transfusion sollte unter Kontrolle von zentralem Venendruck, Blutdruck und Herzfrequenz erfolgen.
- Die Konserve sollte getrennt von anderen Infusionen einlaufen. Dies gilt besonders für Glukoselösungen.
- In die Konserve dürfen keine Medikamente injiziert werden.
- Beginn und Ende sowie Besonderheiten im Verlauf der Transfusion werden im Narkoseprotokoll vermerkt.
- Die Transfusionsbeutel sollten mit dem darin enthaltenen Restblut für evtl. erforderliche serologische Nachuntersuchungen 24 Stunden lang aufbewahrt werden.

Massivtransfusionen

Die rasche Zufuhr vieler Blutkonserven bei schweren Blutverlusten ist mit Gefahren und Komplikationsmöglichkeiten verbunden, die bei der langsamen Transfusion weniger Konserven nicht auftreten. Die meisten Störungen stehen in engem Zusammenhang mit den Konservierungsmaßnahmen. Klinisch wichtig sind vor allem folgende Wirkungen:

- Abfall der Körpertemperatur,
- Störungen der Blutgerinnung,
- Hypokalzämie (Zitratintoxikation),
- Hyperkaliämie,
- Azidose,
- Mikroaggregatbildung,
- Abfall von Diphosphoglyzerat.

Abfall der Körpertemperatur

Massive Zufuhr von 2-6 °C kaltem Blut führt unweigerlich zum Abfall der Körpertemperatur. Je mehr kaltes Blut zugeführt wird, desto stärker die Unterkühlung! Nach der Transfusion von 25-30 Konserven kann die Körperkerntemperatur auf 26-29 °C abfallen. Darum gilt:

> Alle Konserven müssen vor der Transfusion erwärmt werden!

In der Klinik werden gegenwärtig zwei Methoden eingesetzt, um das Blut rasch zu erwärmen: Mikrowellenerwärmung und Durchlauferwärmung. Mit dem **Mikrowellen-**

wärmer können in wenigen Minuten die Konserven von 2–6 °C auf ca. 35 °C erwärmt werden. Die Vorwärmzeit einiger Geräte beträgt etwa 3 min. Das Etikett der Konserve darf nicht mit dem Temperaturfühler des Gerätes in Berührung kommen, weil sonst die Konserve überwärmt wird *(Hämolyse)*. Die Geräte sind auf eine bestimmte Temperatur (35 °C) und ein bestimmtes Volumen (ca. 500 ml) eingestellt. Erythrozytenkonzentrate können hiermit nicht erwärmt werden.
Bei der **Durchlauferwärmung** fließt das Blut aus der Konserve durch ein Gerät mit Plastikschläuchen, die sich in einem Wärmespender befinden. Drucktransfusionen sind möglich. Erythrozytenkonzentrate können ebenfalls erwärmt werden.

Gerinnungsstörungen

Nach Zufuhr großer Mengen Blutkonserven tritt nicht selten eine Blutungsneigung auf. Liegt keine vorbestehende Gerinnungsstörung zugrunde, so kommen als wichtigste Ursachen in Frage:
- Verdünnungsthrombozytopenie,
- Mangel an Faktor V und VIII,
- Verbrauchskoagulopathie,
- hämolytische Transfusionsreaktion.

Die **Verdünnungsthrombozytopenie** ist die häufigste Ursache für eine Gerinnungsstörung bei Massivtransfusionen. Sie beruht auf der Zufuhr von thrombozytenfreiem ACD- oder CPD-Blut. Der Thrombozytenmangel kann durch die Transfusion von Warmblut oder Thrombozytenkonzentrat beseitigt werden.

Für Massivtransfusionen gilt:
Ab der 10.–15. Konserve sollte die Transfusion von Warmblut oder Thrombozytenkonzentraten erwogen werden.

Mangel an Faktor V und VIII ist selten die primäre Ursache für eine Blutung während der Massivtransfusion; er kann aber Blutungen anderer Ursachen verstärken.
Im schweren Volumenmangel-Schock kann sich eine **Verbrauchskoagulopathie** entwikkeln. Wiederherstellung des zirkulierenden Blutvolumens beseitigt meist die Blutung.
Massivtransfusionen müssen unter regelmäßiger Kontrolle des Gerinnungsstatus und der Thrombozytenzahlen durchgeführt werden (etwa nach jeweils 5–10 Konserven).

Hypokalzämie (Zitratintoxikation)

Durch das in den Konserven enthaltene Zitrat wird *Kalzium* im Blut des Empfängers gebunden. Hierdurch kann sehr selten eine Zitratintoxikation auftreten, die in Wirklichkeit ein Mangel an ionisiertem Kalzium ist. Die **Zeichen der Hypokalzämie** sind: Blutdruckabfall und Anstieg des zentralen Venendrukkes, Verlängerung des Q-T-Intervalls im EKG. Diese Zeichen treten nicht auf, wenn nicht mehr als 1 Konserve in 5 Minuten beim Erwachsenen zugeführt wird.
Praktisch wichtig ist folgendes: Hypothermie, Lebererkrankungen und Hyperventilation erhöhen die Gefahr des Kalzium-Abfalls.
Während der Massivtransfusionen muß das EKG auf Zeichen der Hypokalzämie kontrolliert werden. Kalzium sollte nicht routinemäßig mit den Konserven verabreicht werden, sondern nur dann, wenn der Ca-Spiegel erniedrigt ist oder Zeichen der Hypokalzämie im EKG und/oder klinisch nachweisbar sind.

Hyperkaliämie

Mit dem Konservenblut können dem Empfänger große Mengen an Kalium zugeführt werden. Der Serumspiegel steigt jedoch gewöhnlich erst an, wenn mehr als 120 ml/min infundiert werden. Das EKG ist bei Hyperkaliämie diagnostisch hilfreich: Anstieg der T-Welle (spitze T-Welle). Bei Azidose tritt eine Hyperkaliämie eher auf. Therapie s. S. 192.

Azidose

Durch die Transfusion großer Mengen sauren Konservenblutes kann vorübergehend beim Empfänger eine metabolische Azidose auftreten. Das Ausmaß der Azidose hängt aber nicht von der Anzahl der transfundierten Konserven ab. Die Korrektur richtet sich nach den gemessenen Säure-Basen-Werten. Nur schwere Azidosen werden ausgeglichen. Keineswegs darf blind gepuffert werden (Alkalosegefahr!). Nach jeder 5. Konserve sollte der Säure-Basen-Haushalt kontrolliert werden.

Mikroaggregate

In der ACD- bzw. CPD-Blutkonserve häufen sich, abhängig vom Alter der Konserve, Mikroaggregate aus Leukozyten, Thrombozyten und Fibrin an. Sie sollen beim Empfänger Organfunktionsstörungen hervorrufen. Darum wird empfohlen, bei Massivtransfusionen Mikrofilter einzusetzen, die einen großen Teil der Aggregate zurückhalten. Pro Filter sollten nicht mehr als 4 Konserven transfundiert werden (Gefahr der Poren- bzw. Kanalbildung). Warm- und Frischblut dürfen nicht mikrofiltriert werden, ebensowenig Thrombozytenpräparate.

Abfall von Diphosphoglyzerat (DPG)

ACD- und CPD-Blutkonserven sind, abhängig von der Lagerungsdauer, arm an Diphosphoglyzerat (DPG). Hierdurch nimmt die Affinität des Hämoglobins für Sauerstoff stark zu. Bereits bei niedrigem p_aO_2 findet man eine hohe Sauerstoffsättigung des Hämoglobins. Theoretisch bedeutet dies bei Massivtransfusionen, daß weniger Sauerstoff an die Gewebe abgegeben werden kann. Hierdurch könnte eine *Gewebshypoxie* entstehen. DPG-Mangel tritt nicht auf, wenn das transfundierte Blut weniger als 5 Tage alt ist.

Kapitel 18. Blutgerinnung

Definition

Die Blutgerinnung umfaßt alle Vorgänge, die dazu dienen, das Blut in ausreichendem Volumen und in flüssigem Zustand zu erhalten:
- Blutgefäße; sie verhindern (sofern sie nicht selbst verletzt sind) den Austritt von Blut aus der Blutbahn.
- Blutstillung; sie tritt ein, wenn das Gefäß verletzt worden ist.
- Verhinderung überschießender Fibrinablagerungen im Gefäßsystem.
- Fibrinolyse; sie beseitigt Fibrinniederschläge im Gefäßsystem.

Blutstillung

Die Blutstillungsvorgänge lassen sich schematisch in drei Phasen einteilen:
1. posttraumatische Sofortphase: Gefäßkontraktion,
2. Bildung eines Gefäßwundverschlusses,
3. Verfestigung des Wundverschlusses.

Posttraumatische Sofortphase

Sofort nach der Verletzung kontrahiert sich das verletzte Gefäß. Dieser Vorgang wird durch ein Absinken des Blutdruckes im betroffenen Gefäßgebiet gefördert.

Bildung des Gefäßwundverschlusses

Gleichzeitig mit der Gefäßkontraktion ballen sich die Thrombozyten an der Verletzungsstelle zu *Aggregaten* zusammen. Diese Zusammenballung der Thrombozyten beruht auf ihrer Klebrigkeit, d.h. die Thrombozyten können aneinander und auch an der verletzten Gefäßstelle haften. Dieses „Klebrigwerden“ der Thrombozyten tritt plötzlich auf und ist für die spontane Blutstillung von ganz wesentlicher Bedeutung.
Die zusammengeballten Thrombozyten verlegen innerhalb von 2–4 min die verletzte Gefäßstelle. Diese Zeit wird als **Blutungszeit** bezeichnet. Sie ist ausschließlich eine Funktion der Thrombozyten. Bei einem Mangel an Thrombozyten oder bei gestörter Thrombozytenfunktion ist die Blutungszeit verlängert.
Anschließend wird der Plättchenpfropf von Fibrinfäden netzartig durch- und umsponnen. Dieses *Netz* stabilisiert den Pfropf und festigt ihn gegenüber dem wieder ansteigenden Blutdruck. Wenn die Fibringerinnung nicht eintritt, kann der Plättchenpfropf durch den ansteigenden Blutdruck von der Verletzungsstelle weggedrückt werden.

Verfestigung des Wundverschlusses

Im weiteren Ablauf der Blutstillung wird das Fibrinnetz mehr und mehr verfestigt. Das Gerinnsel zieht sich zusammen; später wird der primäre Verschluß bindegewebig organisiert; es kommt zur narbigen Verheilung.

Theorie der Blutgerinnung

Die Endreaktion der Blutgerinnungsvorgänge ist die Bildung von fädigem *Fibrin*. Dieses Fibrin entsteht aus seiner im Plasma vorliegenden Vorstufe *Fibrinogen*. An der Umwandlung des Fibrinogen in Fibrin sind sog. *Gerinnungsfaktoren* beteiligt, die sich im Plasma befinden. Sie werden als plasmatische Gerinnungsfaktoren bezeichnet.
Die Faktoren sind in **Tabelle 18-1.** zusammengestellt.

Tabelle 18-1. Plasmatische Gerinnungsfaktoren

Faktor	Synonym
I	Fibrinogen
II	Prothrombin
III	Thromboplastin (Plättchenfaktor 3)
IV	Calcium
V	Proaccelerin
VI	aktivierter Faktor V
VII	Prokonvertin
VIII	Antihämophiles Globulin (AHG) A
IX	Christmas-Faktor (antihämophiler Faktor B)
X	Stuart-Prower-Faktor
XI	Rosenthal-Faktor
XII	Hagemann-Faktor
XIII	Fibrinstabilisierender Faktor (FSF)

Vereinfacht dargestellt beruht die Bildung von Fibrin aus Fibrinogen auf 4 Basisreaktionen:

1. Start der Fibrinbildung durch *Zellverfall* oder durch Kontakt des Blutes mit *fremden Oberflächen,*
2. Bildung von aktiviertem Faktor X,
3. Bildung von Thrombin aus Prothrombin,
4. Bildung von Fibrin aus Fibrinogen.

Nach heutigen Vorstellungen laufen diese Reaktionen nicht kaskadenartig sondern auch gleichzeitig ab. Zwei Systeme können die Reaktion in Gang setzen: Extrinsic-System und Intrinsic-System.

Start der Fibrinbildung

1. Extrinsic-System: Zerstörte bzw. verletzte Gefäßzellen oder zerstörte Körperzellen geben thromboplastinhaltigen Gewebssaft ab, der nach Kontakt mit dem Blut den Gerinnungsvorgang auslöst. Dieses System wird als Extrinsic-System der Blutgerinnung bezeichnet (extrinsic = äußeres, d.h. durch Freisetzung von *Gewebs*thromboplastin ausgelöstes System). Es führt zur Aktivierung von Faktor X.

- Beteiligt sind die Faktoren VII, X, IV und Ca (II u. I);
- sie werden im **Quick-Test** erfaßt.

2. Intrinsic-System: Dieses System löst den Gerinnungsvorgang aus, wenn das Blut mit fremden Oberflächen in Kontakt tritt, z.B. mit Schläuchen der Herz-Lungen-Maschine, künstlichen Niere, aber auch entzündeten Gefäßinnenwänden). An der Kontaktstelle wird Faktor XII aktiviert, Thrombozyten heften sich an und setzen *Thrombozyten*thromboplastin frei. Das Thrombozytenthromboplastin und Faktor XII aktivieren die Faktoren XI, IX, VIII, X, V (und II und I).

Das System wird erfaßt durch die **partielle Thromboplastinzeit, PTT.**

Somit ergibt sich: die Kaskade der Blutgerinnung kann durch Gewebsthromboplastine (Extrinsic-System) oder Thrombozytenthromboplastine (Intrinsic-System) ausgelöst werden. Am Ende beider Wege steht immer die Umwandlung von Fibrinogen in Fibrin.

Bildung von Thrombin

Auf beiden Wegen der Kaskadenreaktion wird Prothrombin in Thrombin umgewandelt. Thrombin spielt die Schlüsselrolle für die Bildung von Fibrin aus Fibrinogen. Zusätzlich kann Thrombin die Thrombozyten aktivieren und auch zerstören (ebenso die Faktoren V und VIII).

In 10 ml Blut ist genug Prothrombin enthalten, um 2,5 Liter Plasma nach Umwandlung in Thrombin vollständig gerinnen zu lassen, und zwar innerhalb von 15 s.

Bildung von Fibrin

Thrombin spaltet vom Fibrinogenmolekül zwei Peptide (Eiweiße) ab. Es bleiben *Fibrinmonomere* zurück, die sich aneinanderlagern (vermaschen). Dadurch bilden sie ein Fibrinnetz.

Das Gerinnungssystem ruht normalerweise. Es startet nur dann, wenn Zellen (Gewebezellen, Thrombozyten, Erythrozyten) in irgendeiner Form verletzt werden oder das Blut mit fremden Oberflächen in Kontakt tritt.

Warum tritt nun nach Aktivierung der Blutgerinnung an der Verletzungsstelle nicht im gesamten Gefäßsystem eine generalisierte Blutgerinnung auf?

Im Plasma befinden sich Hemmstoffe der Blutgerinnung *(Inhibitoren),* die bewirken, daß Thrombin nur am Ort des Bedarfs wirken kann. Strömt das Thrombin in das intakte Gefäßsystem ein, so wird es dort von den Inhibitoren neutralisiert.

Der stärkste Inhibitor ist das *Antithrombin,* dessen Wirkung durch seinen Cofaktor *He-*

parin verstärkt und beschleunigt wird. Antithrombine hemmen spezifisch die Wirkung von Thrombin. Sie werden auch zur gerinnungshemmenden Therapie eingesetzt (z. B. Heparin).

Fibrinolyse

Im Plasma liegt ein Gegenspieler der Gerinnung vor, der Fibrin dort wieder auflöst, wo seine Funktion nicht mehr erforderlich ist. Dies ist das *fibrinolytische System*. Außerdem sorgt dieses System noch dafür, daß Röhrensysteme wie die Ausführungsgänge von Drüsen oder die ableitenden Harnwege von Fibrinniederschlägen freigehalten werden.

Das fibrinauflösende System wird aktiviert durch:

- körpereigene Aktivatoren, die das inaktive Plasminogen in das aktive Plasmin umwandeln,
- Streptokinase, Urokinase,
- indirekt durch andere Substanzen.

Die körpereigenen Aktivatoren befinden sich in besonders hoher Konzentration in Uterus, Prostata, Lungen, Nebennieren und Gefäßwänden.

Die Fibrinolyse kann schematisch in folgender Weise dargestellt werden:

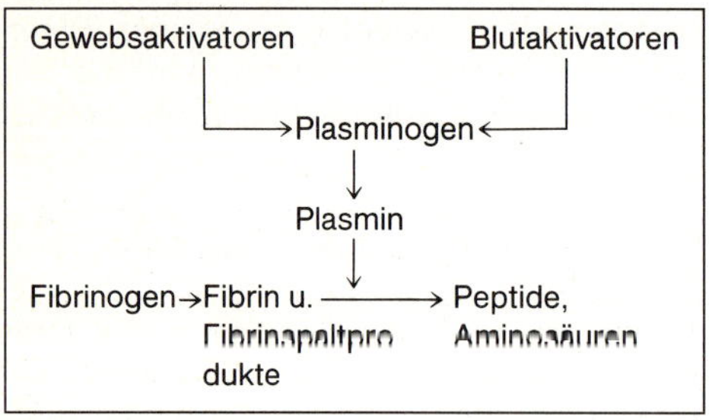

Therapeutisch kann die Fibrinolyse mit Streptokinase ausgelöst werden; sie kann andererseits auch therapeutisch durch bestimmte Substanzen (Antifibrinolytika) gehemmt werden.

Störungen der Blutgerinnung

Störungen der Blutgerinnung können sich in zwei grundlegende Formen manifestieren:

- Blutung = hämorrhagische Diathese
- Intravasale Fibrinablagerung (intravasale Gerinnung)

Bei der Blutstillung sind 3 Reaktionspartner beteiligt; somit können Störungen der Blutgerinnung durch pathologische Veränderungen eines der drei Partner (und natürlich auch kombiniert) auftreten:

1. **Koagulopathien:** Störungen im System der plasmatischen Gerinnungsfaktoren
2. **Thrombozytär bedingte Blutungen.** Thrombozyten vermindert oder pathologisch verändert.
3. **Vasogene Blutungen.** Pathologisch veränderte Gefäßwand.

Blutungstypen

Bei den unterschiedlichen Blutungsursachen können z. T. charakteristische Blutungstypen auftreten:

1. **Sugillation, Suffusion.** Blutige, nicht scharf begrenzte Durchtränkung eines Gewebes oder der Haut. Vorherrschender Blutungstyp bei Koagulopathie.
2. **Ekchymosen.** Kleine flächenhafte Blutungen. Ursachen: Koagulopathie, thrombozytär bedingte Blutungen, vasogene Blutungen.
3. **Petechien.** Kleinste, flächenhafte (flohstichartige) Blutungen. Ursachen: Thrombozytopathie, Thrombozytopenie, vasogene Blutung.
4. **Purpura.** Generalisiertes Auftreten von Petechien. Ursachen: schwere Thrombozytopenie oder -pathie, generalisierte vasogene hämorrhagische Diathese.

Störungen der Blutgerinnung können angeboren (Hämophilie A und B) oder erworben sein. Im Bereich der Anästhesiologie spielen chirurgische Blutungsursachen eine herausragende Rolle; sie müssen mit chirurgischen Maßnahmen behandelt werden. Daneben sind aber auch Störungen im Blutgerinnungssystem wichtig.

Diagnostik von Gerinnungsstörungen

Gerinnungsstörungen können nicht nach dem Augenschein diagnostiziert werden; für eine genaue Diagnose sind vielmehr bestimmte Gerinnungsuntersuchungen erforderlich. Hierzu dienen sog. globale Suchteste, die miteinander kombiniert werden müssen. Der kürzeste Weg zur Aufdeckung einer Gerinnungsstörung umfaßt 5 Bestimmungsmethoden:

1. **Thrombozytenzählung.**
   - Normalwerte 150000-400000,
   - Thrombozytopenie < 120000,
   - Thrombozytose > 400000.
2. **Fibrinogenbestimmung**
   - Normalwerte 200-400 mg%.
3. **Partielle Thromboplastinzeit (PTT)**
   - Normalwerte 25-38 s (laborabhängig).

   Steigende Heparinkonzentration verlängert die PTT nahezu linear.

   Der Test ist zur Überwachung der Heparintherapie geeignet.
4. **Quick-Test = Thromboplastinzeit**
   - Normalwert 70-100%,
   - 30-50% relative Kontraindikation für Operationen, besonders an Organen,
   - 15-25% therapeutischer Bereich der Marcumar-Therapie,
   - unter 4% lebensbedrohliche Blutungen zu erwarten.
5. **Thrombinzeit (TZ)**
   - Normalwert 11-22 s (laborabhängig). Wird durch steigende Heparinkonzentrationen verlängert. Gut geeignet zur Überwachung der Heparintherapie.

Zur Diagnostik einer Gerinnungsstörung reichen diese 5 kombiniert durchgeführten Tests meist aus. Nur selten sind weitergehende Untersuchungen (z.B. Bestimmung von einzelnen Gerinnungsfaktoren) erforderlich.

Gerinnungsstörungen während der Operation

Angeborene Gerinnungsstörungen wie z.B. Hämophilie A oder B können intraoperative Blutungen auslösen. Diese Erkrankungen sind aber meist präoperativ bekannt. Durch gezielte Substitution von einzelnen Gerinnungsfaktoren kann deren Aktivität in den für eine normale Blutstimmung erforderlichen Bereich angehoben werden, so daß kaum mit Gerinnungsstörungen zu rechnen ist. Somit spielen *erworbene* Gerinnungsstörungen eine wesentlich größere Rolle. Die wichtigsten Störungen entstehen durch Massivtransfusionen, Lebererkrankungen, Urämie, disseminierte intravasale Gerinnung und Überdosierung von Antikoagulantien. Intraoperativ ist mit Blutungen erst zu rechnen, wenn die Aktivität eines Gerinnungsfaktors auf weniger als 10% des Normalwertes abgesunken ist. Sickerblutungen in der unmittelbaren postoperativen Phase beruhen meist auf Thrombozytenmangel.

Massivtransfusionen

Gerinnungsprobleme bei Massivtransfusionen sind ausführlich im Kap. 17 beschrieben. Die wichtigsten Ursachen sind die Verdünnungsthrombozytopenie sowie der Mangel an Faktor V und VIII, weiterhin die Verbrauchskoagulopathie.

Lebererkrankungen

Gerinnungsstörungen sind bei fortgeschrittenen Leberkrankheiten nicht selten. Sie betreffen vor allem die Vitamin-K-abhängigen Faktoren des *Prothrombinkomplexes* II, VII, IX und X; andere Mechanismen sind jedoch ebenfalls beteiligt. Die Faktoren des Prothrombinkomplexes sind vermindert bei Verschlußikterus, Leberzirrhose, akuter Hepatitis. Der Quick-Test ist verlängert.
Bei Patienten mit portaler Hypertension sind die Thrombozyten vermindert.

Nierenerkrankungen

Bei den meisten Patienten mit chronischer Niereninsuffizienz besteht eine erhöhte Blutungsneigung. Sie beruht auf einer *Störung der Thrombozytenfunktion*. Zwar ist die Zahl der Thrombozyten meist normal, ihre Fähigkeit zur Adhäsion und Aggregation ist jedoch vermindert. Hierbei gilt: Je stärker die Niereninsuffizienz (gemessen am Serumkreatinin), desto ausgeprägter die Blutungsneigung. Therapeutisch werden Hämodialyse und Warmblut eingesetzt.

Disseminierte intravasale Gerinnung

Die disseminierte intravasale Gerinnung (DIC) entsteht durch eine generalisierte intravasale Aktivierung des Gerinnungs- und Fi-

brinolysesystems. Hierdurch wird die Mikrozirkulation mit Fibrinniederschlägen und Thrombozytenaggregationen verstopft.
Nachfolgend entsteht eine Störung des Stoffaustausches im Bereich der Mikrozirkulation, die in ihren Auswirkungen dem schweren Schockzustand vergleichbar ist (s. Kap. 27). Im Verlauf der DIC werden Gerinnungsfaktoren in so großer Menge verbraucht, daß schließlich als Folge des Verbrauchs eine Blutung auftreten kann. Diese Blutung wird als **Verbrauchskoagulopathie** bezeichnet. Sie tritt immer nur bei DIC auf und ist immer eine *Folge* der DIC. Auslösende Mechanismen sind z. B.: Einschwemmung von thromboplastischen Substanzen in das Gefäßsystem (Fruchtwasserembolie, Polytrauma, Transfusionsreaktion), Infektionen, Störungen der Mikrozirkulation im Schock. Wegen der erhöhten Blutgerinnung wird sekundär das fibrinolytische System aktiviert; hierdurch versucht der Körper, die verschlossenen Stromgebiete wieder zu eröffnen. Schließlich entsteht ein Mangel an Gerinnungsfaktoren, vor allem von Fibrinogen, Faktor II, V, VII sowie Thrombozyten; eine diffuse Blutung tritt ein (Verbrauchskoagulopathie).
Beim Vollbild sind die Gerinnungstests in folgender Weise verändert:

- Thrombozyten vermindert (meist zwischen 20000-40000),
- Fibrinogen vermindert,
- Fibrinmonomere und Fibrinspaltprodukte nachweisbar,
- Quick, TZ und PTT verlängert.

Primäres Ziel der Behandlung einer DIC ist die Beseitigung der zugrundeliegenden Ursache. Unterstützend werden, wenn erforderlich, Warmblut, Frischplasma und Fibrinogen zugeführt. Oft wird auch noch Heparin im Dauertropf zusammen mit Antithrombin III eingesetzt, um den Gerinnungsprozeß zu unterbrechen. Antifibrinolytika sollten nicht gegeben werden.

Antikoagulanzienblutungen

Sie entstehen durch relative oder absolute Überdosierung von gerinnungshemmenden Medikamenten wie Kumarinderivaten (z. B. Marcumar) oder Heparin (Liquemin).
Therapie:
Kumarinblutung: Vitamin K per os, nur in Ausnahmen verdünnt i. v. Normalisierung erst nach 6-12 Stunden.
Bei bedrohlichen Blutungen Prothrombinkomplex (PPSB) 1000-2000 E i. v.
Heparinblutung: Bei bedrohlichen Blutungen Heparin absetzen und mit Protamin antagonisieren; anfänglich werden 50% der letzten Heparindosis antagonisiert.

Kapitel 19. Kinderanästhesie

Einführung

Die Größe ist der auffälligste Unterschied zwischen Kindern und Erwachsenen. Der Schein trügt jedoch, denn Kinder sind keineswegs nur ein verkleinertes Abbild des Erwachsenen. Vielmehr bestehen zwischen ihnen einzigartige anatomische, physiologische, psychologische und biochemische Unterschiede. Dabei gilt: je kleiner das Kind, desto größer die Unterschiede.
Hieraus ergeben sich zahlreiche Besonderheiten für die Narkosepraxis bei Kindern.

Tabelle 19-1. Atemwerte von Neugeborenen und Erwachsenen

Atemwert		Neugeborene	Erwachsene
Atemfrequenz	(pro min)	40-60[a]	20
Atemzugvolumen	V_T (ml/kg)	6	7
Totraum V_D	(ml/kg)	2,2	2,2
V_D/V_T		0,3	0,3
p_aCO_2	(mm Hg)	32-35	35-44
p_aO_2	(mm Hg)	40-80	65-105

[a] Bei Frühgeborenen liegt die Atemfrequenz zwischen 50-70/min.

Physiologische Grundlagen

Atmungssystem

Zwischen den Atemwegen von Kindern und Erwachsenen bestehen große Unterschiede, die vor allem für die Narkose wichtig sind. Neugeborene sind hiervon in besonderer Weise betroffen:

- Nasenwege, Stimmritze, Ringknorpel und Trachea sind eng und können besonders leicht durch Schwellung verlegt werden, so daß die Atmung behindert wird.
- Die Zunge ist groß. Hierdurch kann die Intubation erschwert werden.
- Der Kehlkopf steht höher; die Epiglottis ist relativ lang und u-förmig gestaltet.
- Die Trachea ist kurz: ca. 4 cm beim Neugeborenen und ca. 5,7 cm beim 8jährigen Kind; der Durchmesser klein: ca. 6 mm beim Neugeborenen und ca. 11 mm beim 4jährigen Kind.
- Rechter und linker Hauptbronchus entspringen beide in einem Winkel von 55° von der Trachea. Einseitige Intubation ist daher nicht nur rechts, sondern auch links leicht möglich.
- Der Hustenreflex ist unvollkommen ausgebildet. Hierdurch wird die Aspirationsgefahr vergrößert, die wache Intubation hingegen erleichtert.
- Die alveoläre Ventilation ist zweimal so hoch wie die des Erwachsenen. Atemsteigerung wird erreicht durch Zunahme der Atemfrequenz, nicht so sehr durch vertiefte Atmung.
- Die Größe des Totraums pro kg Körpergewicht sowie das Verhältnis von Totraum zu Atemzugvolumen entsprechen dem des Erwachsenen. Der Totraum von Anästhesiegeräten und -zubehör spielt jedoch beim Kind eine herausragende Rolle. Hierbei gilt: In der Kinderanästhesie muß spezielles Zubehör mit kleinstmöglichem Totraum verwendet werden.

In **Tabelle 19-1** sind für die Anästhesie wichtige Atemwerte von Neugeborenen und Erwachsenen vergleichend zusammengefaßt.

Herz-Kreislauf-System

Bald nach der Geburt schließen sich das Foramen ovale im Vorhof und der Ductus botalli zwischen Aorta und A. pulmonalis: Der „Erwachsenenkreislauf" ist damit hergestellt.

Tabelle 19-2. Herzfrequenz und Blutdruck bei Kindern

Alter	Herzfrequenz (pro min)	Syst. Blutdruck (mm Hg)
1 Tag	120-160	60
5 Tage	120-160	80
6 Monate	110-130	90
6 Jahre	100	100
10 Jahre	90	110
15 Jahre	80	120

Funktionell bestehen jedoch zahlreiche Unterschiede:

1. Der Kreislauf des Neugeborenen ist *zentralisiert*. Der größte Teil des Blutes befindet sich in den Eingeweiden. Der periphere Widerstand ist entsprechend hoch. Die Kompensationsmechanismen bei Blutverlusten sind eingeschränkt.
2. Die Herzfrequenz ist hoch: 120/min; das Schlagvolumen klein: 4-5 ml; das Herzzeitvolumen beträgt 500-600 ml/min. Es besteht ein ausgeprägter Sympathikotonus.
3. Der Blutdruck liegt zwischen 60-80 mmHg systolisch/40-50 mmHg diastolisch. Richtige Blutdruckmessung ist schwierig: Zu breite Manschetten ergeben falsch niedrige, zu schmale Manschetten falsch hohe Werte (s. S. 224).

In **Tabelle 19-2** sind die Herzfrequenz- und Blutdruckwerte für verschiedene Altersgruppen zusammengefaßt.

Blut

Die Hämoglobinkonzentration liegt bei der Geburt zwischen 18-22 g/100 ml, der Hämatokrit zwischen 50-60%. Beim 3 Monate alten Säugling fällt das Hb auf 10-11 g/100 ml und steigt in den folgenden Jahren auf 12-15 g/100 ml an. Die Elektrolytkonzentrationen im Serum unterscheiden sich nicht wesentlich von denen des Erwachsenen. Wichtig für Anästhesie und Operation ist das Blutvolumen in den verschiedenen Altersgruppen **(Tabelle 19-3)**. Weiterhin ist zu beachten:

- Bei Neugeborenen und Kleinkindern führen bereits geringe Blutverluste zu lebensbedrohlichem Volumenmangel.
- Der Blutdruck fällt proportional zum Blutverlust ab.

Tabelle 19-3. Blutvolumen bei Kindern

Alter	Blutvolumen
Neugeborene	80-85 ml/kg
6 Wo.-2 Jahre	75 ml/kg
2-15 Jahre	72 ml/kg

- Während der Narkose besteht eine enge Beziehung zwischen systolischem Blutdruck und zirkulierendem Blutvolumen.
- Bei Neugeborenen kann die Höhe des Blutdrucks als guter Anhalt für den Blutersatz gelten.

Reaktion auf Hypoxämie

Neugeborene reagieren auf Hypoxämie, gleich welcher Ursache, mit **Bradykardie**, pulmonaler und systemischer Gefäßkonstriktion und Abfall des Herzzeitvolumens. Bei ungeklärter Bradykardie muß sofort mit O_2 beatmet werden.

Regulation der Körpertemperatur

Neugeborene und Kleinkinder kühlen in kalter Umgebung rasch aus, weil ihre Temperaturregulation mangelhaft ausgebildet ist (vgl. auch S. 248 f.). Ältere Kinder reagieren hingegen mit Muskelzittern auf Kältereize. Für alle Altersgruppen gilt aber: Während der Narkose und Operation soll die normale Körpertemperatur erhalten bleiben (Ausnahme: kontrollierte Hypothermie, z. B. in der Herzchirurgie). Andererseits kann jedoch die Körpertemperatur während einer Narkose auch bedrohlich ansteigen. Ursachen: Atropin, Dehydrierung (Flüssigkeitsmangel), zu starkes Abdecken mit Op-Tüchern, Funktionsstörung der Wärmedecke, maligne Hyperthermie.

Flüssigkeitsgleichgewicht und Stoffwechsel

Neugeborene und Kinder besitzen relativ mehr Körperwasser als Erwachsene und benötigen entsprechend größere Flüssigkeitsmengen. Flüssigkeitsverluste werden schlecht

Tabelle 19-4. Täglicher Bedarf an Flüssigkeit, Elektrolyten und Glukose bei Kindern

Körpergewicht	Wasser (ml/kg)	Na^+ (mval/kg)	K^+ (mval/kg)	Glucose (g/kg)
unter 1000 g	bis 200	3	2-2,5	bis 10
1000-1500 g	bis 180	2,5	2-2,5	bis 10
1500-2500 g	bis 160	2	1,5-2	bis 8
über 2500 g	bis 150	1,5-2	2	bis 5
4-10 kg	100-120	2-2,5	2-2,5	5-6
10-20 kg	80-100	1,6-2,0	1,6-2,0	4-5
20-40 kg	60- 80	1,2-1,6	1,2-1,6	3-4

Tabelle 19-5. Urinausscheidung bei Kindern

Alter	ml/kg/h
1-4 Tage	0,3-0,7
4-7 Tage	1-2,7
über 7 Tage	3
über 2 Jahre	2
5-Erwachsene	1

Tabelle 19-6. Präoperative Daten in der Neugeborenenchirurgie

- Körpergewicht und Größe
- Hb, Ht, Elektrolyte
- Blutgase und Säure-Basen-Parameter
- Blutgruppe, Kreuzprobe

toleriert: Sie führen rasch zur Dehydrierung. Die Nieren des Neugeborenen sind, verglichen mit denen Erwachsener, unreif: Ihre Fähigkeit, den Urin zu konzentrieren oder Wasser zu konservieren, ist begrenzt. In den ersten Lebenstagen sind Kohlenhydrate und Fette die Hauptenergiequelle. Darum wird während der Narkose *Glukose* intravenös zugeführt.

Der Flüssigkeitsbedarf von Neugeborenen und Kindern hängt ab von der Stoffwechselaktivität sowie von insensiblen Verlusten und der Urinausscheidung. In **Tabelle 19-4** ist der Tagesbedarf an Flüssigkeit, Elektrolyten und Kohlenhydraten für Kinder zusammengestellt, in **Tabelle 19-5** die normale tägliche Urinausscheidung.

Praxis der Kinderanästhesie

Narkosevorbereitung

Die Ziele der Narkosevorbereitung sind die gleichen wie bei Erwachsenen (s. S. 22), im praktischen Vorgehen bestehen jedoch zahlreiche Unterschiede.

Einschätzung

Zur Einschätzung des klinischen Zustandes informiert sich der Anästhesist über die Krankengeschichte des Kindes, befragt zusätzlich die Eltern (die Mutter weiß gewöhnlich am besten Bescheid, neuerdings auch einige Väter) und führt eine begrenzte körperliche Untersuchung durch. Besondere Aufmerksamkeit gilt hierbei den oberen Luftwegen und dem Zustand der Zähne.

Für Routineeingriffe werden präoperativ das Hb und der Urinstatus bestimmt, bei Noteingriffen im Neugeborenenalter (1-30 Tage) die in **Tabelle 19-6** aufgeführten Daten.

Psychologische Vorbereitung

Die Aufnahme ins Krankenhaus und die damit verbundenen medizinischen Maßnahmen führen bei sehr vielen Kindern zum Rückzugsverhalten, bei einigen sogar zum psychischen Trauma mit langanhaltenden Wirkungen. Hierbei gelten folgende Beziehungen:

1. Kleinkinder unter 6 Monaten werden durch die Trennung von den Eltern wenig gestört, solange eine Schwester als Ersatzmutter vorhanden ist.
2. Kinder zwischen 6 Monaten und 4 Jahren

reagieren gewöhnlich am stärksten auf die Trennung von den Eltern; sie wird nicht selten sogar als Bestrafung empfunden. Gefährliche Situationen werden instinktiv wahrgenommen (z.B. Lagerung auf dem Op-Tisch), ihr Sinn jedoch nicht verstanden, Erklärungen nicht akzeptiert.

3. Zwischen 4–6 Jahren bestehen noch immer Trennungsängste, das Kind ist aber für Erklärungen über den Sinn von Maßnahmen zugänglicher. Dafür tauchen konkrete Ängste (vor allem Verstümmelungsängste) vor der Operation auf.
4. Ab 6 Jahren werden Trennungen von den Eltern noch besser ertragen; jetzt bestehen aber nicht selten differenzierte Ängste vor Narkose und Operation (z.B. Erwachen während der Operation).
5. Je älter das Kind schließlich wird, desto mehr nähern sich seine Reaktionsweisen auf Narkose und Operation denen des Erwachsenen an.
6. Verhalten der Eltern und des Personals, Dauer des Krankenhausaufenthalts und der Trennung von den Eltern sowie frühere Krankenhausaufenthalte haben ebenfalls wesentlichen Einfluß auf die Reaktionen des Kindes.

Um die Ängste zu mindern, sollte die präoperative Visite des Anästhesisten im Beisein der Eltern erfolgen. Hierbei muß der Anästhesist das Vertrauen des Kindes gewinnen. Kindern über 3 Jahren werden die Maßnahmen zur Narkoseeinleitung mit einfachen Worten genau erklärt. Alle Fragen müssen aufrichtig beantwortet werden. Lügen haben kurze Beine: Belogene Kinder verlieren rasch ihr Vertrauen in den Anästhesisten. Ist eine postoperative Intensivbehandlung zu erwarten, so müssen die wichtigsten Maßnahmen (Tubus, Nichtsprechenkönnen, Beatmung, Drainagen) ebenfalls erklärt werden.

Präoperative Nahrungskarenz

Anders als beim Erwachsenen ist ein dem Alter angepaßtes Fütterungsschema erforderlich.

- Bei Kindern unter 2 Jahren wird auf die letzte Mahlzeit vor der Operation verzichtet. Sie erhalten stattdessen bis zu 4 h vor der Operation klare Flüssigkeit (z.B. gezukkerten Tee oder Apfelsaft; Orangensaft ist hingegen keine „klare Flüssigkeit").
- Kinder über 2 Jahren erhalten 8 h vor der Operation keine Mahlzeit. Klare Flüssigkeit kann bis zu 4 h vor der Operation zugeführt werden.

Bei speziellen Erkrankungen, z.B. Diabetes, kann das Schema modifiziert werden.

Präoperative Blutanforderung

Für alle großen Eingriffe muß am Operationstag *vor* Operationsbeginn Blut verfügbar sein, so daß eine entsprechende präoperative Bereitstellung (Kreuzprobe!) erforderlich ist.

Prämedikation

Die Prämedikation soll Ängste vermindern, sedieren, unerwünschte autonome Reflexe abblocken und den Bedarf an Inhalationsanästhetika herabsetzen oder die Opiat/N_2O-Narkose ergänzen. Ideale Prämedikationssubstanzen gibt es nicht. Verwendet werden: Opiate (Dipidolor, Dolantin), Neuroleptika (DHB, Atosil) + Opiate (Thalamonal), Barbiturate (Nembutal); Benzodiazepine (Valium, Rohhypnol, Dormicum); Atropin, Scopolamin. Ein starres Prämedikationsschema muß vermieden werden. Einige Grundsätze:

- Kinder unter 6 Monaten erhalten keine Prämedikation.
- Die Prämedikation muß schmerzlos sein: darum möglichst keine i.m.-Spritzen! Kinder unter 3 Jahren werden bevorzugt rektal prämediziert, z.B. mit Dormicum; Kinder über 3 Jahren hingegen per os, z.B. mit Rohhypnol.
- Atropin sollte frühestens (wenn überhaupt) während oder kurz nach der Einleitung i.v. gegeben werden.

Auswahl der Narkosemittel und Adjuvanzien

Für Kinder ist die *Allgemeinnarkose* das Verfahren der Wahl; Regionalanästhesien bleiben die Ausnahme. In der Kinderanästhesie werden die gleichen Narkosemittel und Adjuvanzien angewandt wie bei der Narkose für Erwachsene.

Inhalationsanästhetika: Halothan ist das am meisten gebrauchte Inhalationsanästhetikum in der Kinderanästhesie. Hierbei gilt:

- Die minimale alveoläre Konzentration (MAC, s. S. 66) ist bei Kleinkindern höher

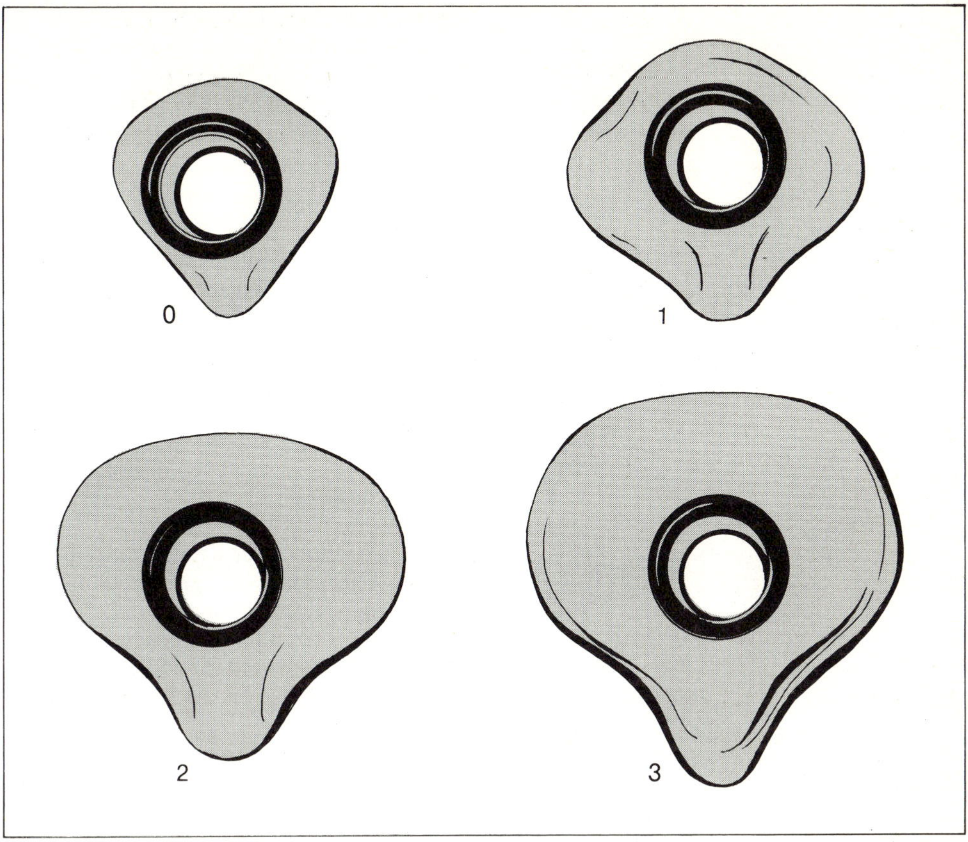

Abb. 19-1. Rendell-Baker-Atemmasken für Kinder (s. a. Tabelle 19-7)

als bei älteren Kindern und Erwachsenen. MAC bei Kleinkindern: 1 Vol.-%.

- Je kleiner das Kind, desto rascher die Aufnahme von Halothan.
- Hohe Konzentrationen von Halothan führen zum Blutdruckabfall.

Intravenöse Anästhetika: Diese Substanzen werden zur Einleitung, aber auch zur Aufrechterhaltung der Narkose eingesetzt. Häufig gebrauchte Einleitungssubstanzen: Methohexital (Brevimytal), Thiopental (Trapanal), Etomidat (Hypnomidate). Häufig gebrauchte Substanzen zur Aufrechterhaltung der Narkose: Opiat (Fentanyl) + Neuroleptikum (DHB) oder Benzodiazepin (Valium, Dormicum, Rohypnol). Bei Verbrennungen: Ketamin (Ketanest).

Muskelrelaxanzien: Am häufigsten werden Succinylcholin (zur Intubation) und Pancuronium oder Norcuron verwendet.

Narkosezubehör

Für die Kinderanästhesie ist spezielles Zubehör erforderlich, das auf die anatomischen Besonderheiten der verschiedenen Altersgruppen zugeschnitten ist.

Narkosemasken

Für kleine Kinder müssen Masken mit minimalem Totraum verwendet werden. Bewährt haben sich Rendell-Baker-Masken **(Abb.**

Tabelle 19-7. Rendell-Baker-Masken für Kinder

Alter	Maskengröße	Totraum (ml)
Frühgeborene	0	2
Neugeborene	1	4
1-3 Jahre	2	8
4-8 Jahre	3[a]	15

[a] Die Maske Nr. 3 dichtet schlecht ab und sollte daher nicht verwendet werden

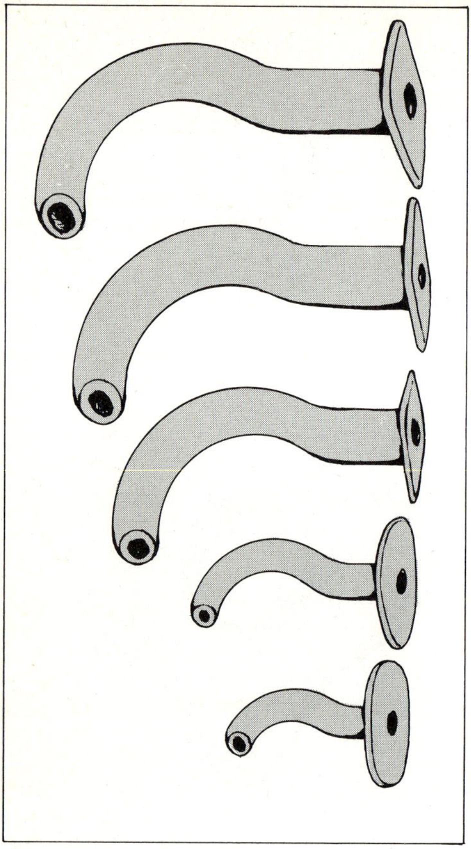

19-1). Sie sind nicht aufblasbar, Totraum und Gewicht sind gering, die Form ist dem Gesicht kleiner Kinder angepaßt. In **Tabelle 19-7** sind gebräuchliche Größen mit dem zugehörigen Totraum zusammengefaßt.

Guedel-Tuben

Diese oropharyngealen Tuben **(Abb. 19-2)** dienen dazu, bei Maskennarkosen die Atemwege freizuhalten. Der Tubus darf nicht zu klein gewählt werden, weil sonst die Zunge nicht ausreichend heruntergedrückt wird. Gebräuchliche Größen für Kinder sind, je nach Alter: 00, 0, 1, 2, 3.

Endotrachealtuben

Endotrachealtuben für Kinder müssen dünnwandig sein, damit ein großes Lumen zur Verfügung steht; sie dürfen dabei jedoch nicht kollabieren oder abknicken. Einmaltuben aus PVC **(Abb. 19-3)** sollten bevorzugt werden. Grundsätze für die Auswahl von Tuben:

Abb. 19-2. Guedel-Tuben für Kinder

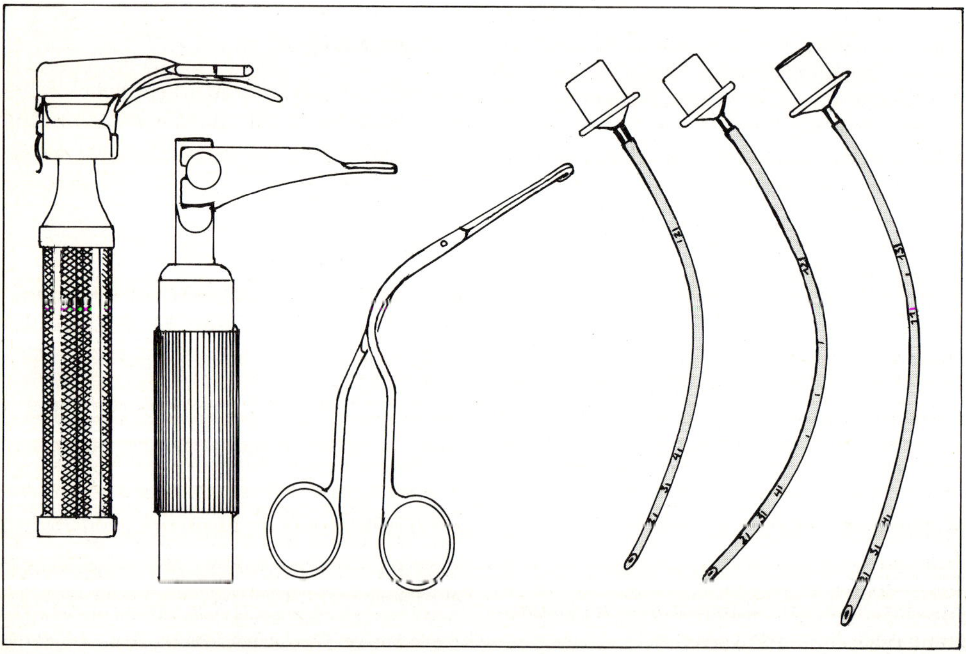

Abb. 19-3. Intubationszubehör für die Neugeborenenanästhesie

Tabelle 19-8. Richtgrößen von Endotrachealtuben für Kinder

Alter	Innerer Durchmesser (mm)
Frühgeborenes	2,5-3
Neugeborenes	3,5
1 Jahr	4
2 Jahre	4,5
4 Jahre	5
6 Jahre	5,5
8 Jahre	6
10 Jahre	6,5
12 Jahre	7
14 Jahre	7,5
16 Jahre	8

- Bis etwa zum 8. Lebensjahr werden Tuben ohne Blockmanschette eingesetzt.
- Keine Tuben mit Blockmanschette unter 5,5 mm ID (innerer Durchmesser) benützen.
- Es wird der größte Tubus verwendet, der leicht durch die Stimmritze und die subglottische Region gleitet. Ein leichtes Leck während der Beatmung sollte vorhanden sein.
  Richtwerte für die Auswahl von Tuben s. S. 112 u. **Tabelle 19-8**.
- Der Tubusadapter muß mindestens den gleichen inneren Durchmesser besitzen wie der Tubus.
- Bei Eingriffen im Kopf und Halsbereich können Spiraltuben ohne Blockmanschette verwendet werden. Vorsicht: Diese Tuben sind besonders flexibel und können leicht aus der Trachea herausrutschen! Zur Sicherheit sollte der Rachen austamponiert werden.

Laryngoskope

Die Auswahl des Spateltyps **(Abb. 19-3)** - gerade oder gebogen - hängt von der persönlichen Neigung des Anästhesisten ab. Gerade Spatel erleichtern die Einstellung und Immobilisierung des Kehlkopfes von Neugeborenen und Kleinkindern. Folgende Größen müssen auf dem Intubationsset für die Kinderanästhesie bereitgestellt werden:

0 gerade: Frühgeborene
1 gerade: Neugeborene
1 gebogen: Säuglinge
2 gebogen: Kinder

Narkosesysteme

Die Anforderungen an Narkosesysteme für die Kinderanästhesie sind im Kapitel „Narkosesysteme" auf S. 52f. dargelegt worden. Gebräuchlich sind bei Kleinkindern Modifikationen des Ayre-T-Stücks, z. B. das Kuhn-System, aber auch Kreissysteme des Erwach-

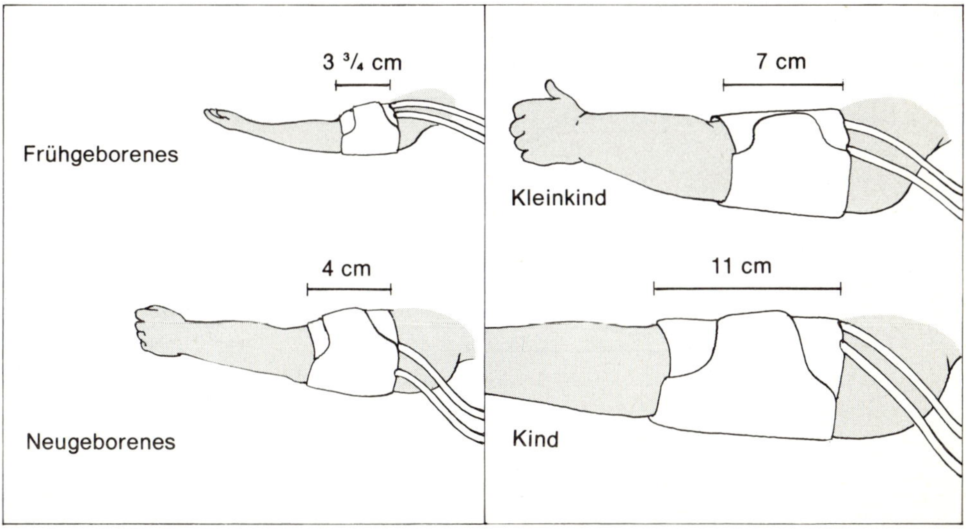

Abb. 19-4. Blutdruckmanschetten für verschiedene Altersgruppen

senentyps in verkleinerter Ausgabe. Zur Beatmung werden Kleinkinderrespiratoren, wie z.B. der Stephan-Respirator ABV, Babylog, Bourns eingesetzt. Für ältere Kinder werden meist halboffene Systeme mit Nichtrückatmungsventilen verwendet (Einstellung des Respirators s.S.684).

Blutdruckmanschetten

Die Größe der Blutdruckmanschette muß dem Armumfang des Kindes angepaßt werden, damit richtige Blutdruckwerte gemessen werden. Die Manschette muß ⅔–¾ des Arterienverlaufs am Oberarm umschließen. In **Abb. 19-4** sind Richtwerte für die verschiedenen Altersgruppen angegeben.

Überwachung während der Narkose

Die Basisüberwachung bei Routineeingriffen umfaßt **(Abb. 19-5)**:

- Präkordiales Stethoskop oder Ösophagusstethoskop,
- Blutdruckmanschette, bei Neugeborenen und Kleinkindern: Ultraschall-Doppler,
- Thermosonde: rektal, ösophageal,
  Je nach Operation können die Überwachungsmaßnahmen erweitert werden:
- EKG (ersetzt nicht das Stethoskop!),
- ZVD – wenn größere Blutverluste zu erwarten sind,
- Urinausscheidung: bei allen größeren Operationen,
- Intraarterielle Druckmessung.

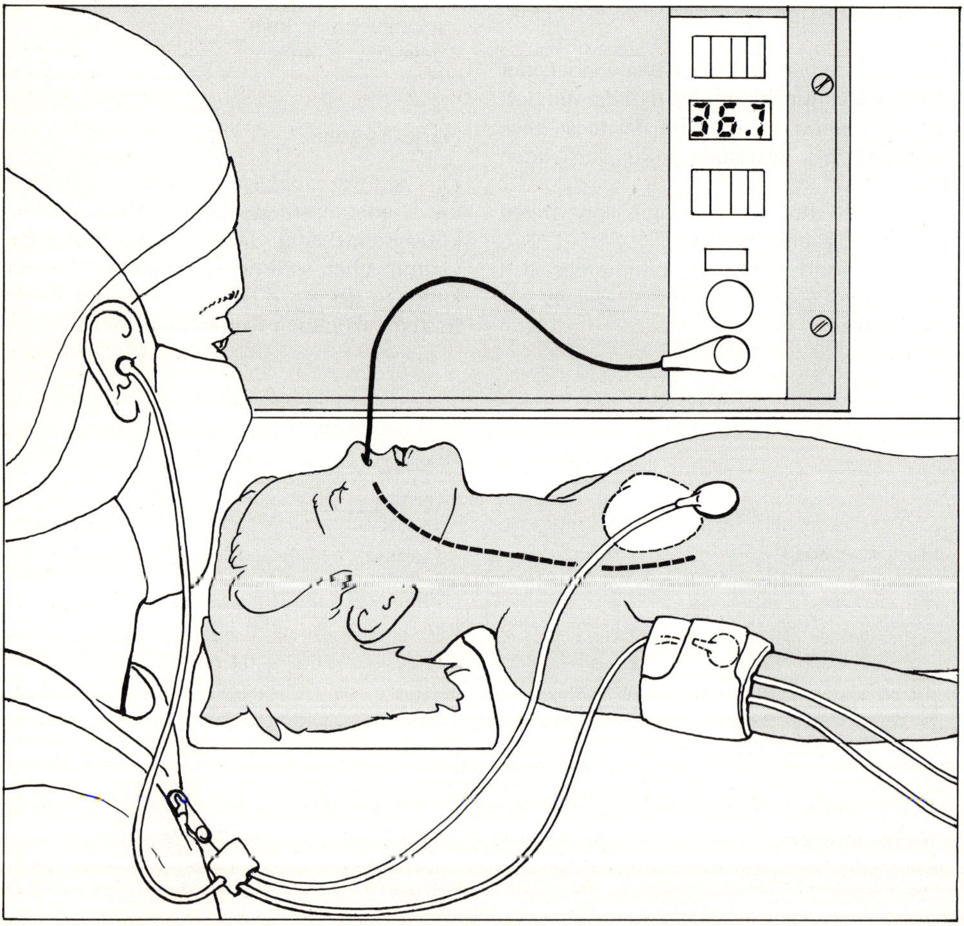

Abb. 19-5. Basisüberwachung bei Routineeingriffen in der Kinderanästhesie

- Blutgase, Säure-Basen-Parameter und andere Laborwerte.

Praktisches Vorgehen bei der Narkose

Narkoseeinleitung

Die Narkoseeinleitung ist für die Kinder ein besonders kritischer Zeitpunkt. Sie muß behutsam und geduldig in ruhiger Umgebung durchgeführt werden. Folgende Methoden stehen für die Einleitung zur Verfügung: per Inhalation, intravenös, intramuskulär und rektal.

Einleitung per Inhalation

Halothan ist gegenwärtig das Inhalationsanästhetikum der Wahl für die Narkoseeinleitung von Kindern unter 7–8 Jahren.

- ▸ Vor der Einleitung das gesamte Narkosezubehör bereitstellen und die Funktionsfähigkeit überprüfen (Kap. 5). Absauggerät und Absaugkatheter nicht vergessen!
- ▸ Blutdruckmanschette anlegen (nicht obligat); das Kind mit dem Ballon spielen lassen.
- ▸ Stethoskop mit der Hand anwärmen und danach auf der Brust befestigen.
- ▸ Kinder, die sich nicht hinlegen wollen, werden im Sitzen eingeleitet.
- ▸ Allergrößte Vorsicht beim Umgang mit der Maske! Niemals ohne Warnung direkt auf das Gesicht setzen. Wird die Maske heftig abgewehrt: ohne Maske einleiten!
- ▸ Gut prämedizierte Kinder „schleichend einleiten" und nicht zur Einleitung aufwecken: Frischgasschlauch mit oder ohne Maske in Gesichtsnähe halten, ohne das Gesicht zu berühren. Lachgas und Sauerstoff mit niedrigem Flow aufdrehen, Flow schrittweise erhöhen, nach einigen Minuten Halothan in ansteigenden Konzentrationen zusetzen. Sobald das Kind schläft, Maske fest aufsetzen, Kinn anheben und Kopf überstrecken **(Abb. 19-6)**. Noch keine stimulierenden Maßnahmen durchführen.
- ▸ Ängstliche und widerstrebende Kinder sind eine Herausforderung an den Einfallsreichtum des Anästhesisten. Bewährt hat sich bei vielen Kindern folgende Methode: Die Aufmerksamkeit wird durch schnelles Einreden auf das Kind abgelenkt, während heimlich die Narkosegase über sein Gesicht geleitet werden.

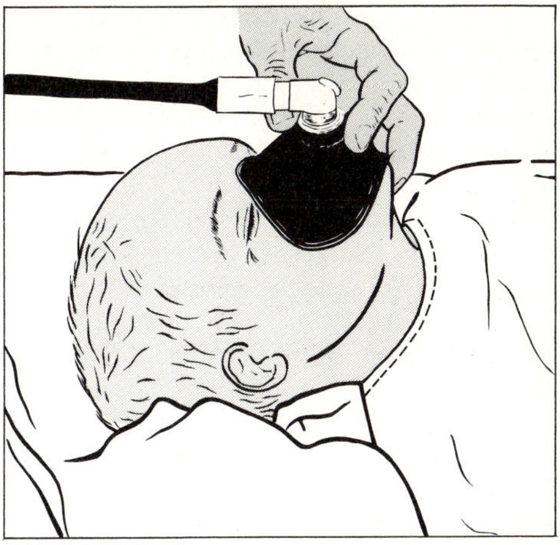

Abb. 19-6. Richtiges Halten der Atemmaske beim Kind: Kopf auf kleinem Kissen in Schnüffelposition, Daumen und Zeigefinger umfassen die Maske, die restlichen Finger heben den Unterkiefer bzw. das Kinn an, mit der rechten Hand wird beatmet

- ▸ Erregte Kinder dürfen nicht mit Gewalt per Inhalation eingeleitet werden. Hier empfiehlt sich die rektale Einleitung.

Intravenöse Einleitung

Vorteile: schnell, geruchlos, keine Maske. Nachteile: schmerzhafter Stich, schwierige Venenpunktion.

- ▸ Intravenös nur einleiten, wenn Venen gut zu punktieren und Kind mit Nadelstich einverstanden.
- ▸ Venen an folgenden Stellen überprüfen: Handrücken, Radialvene, V. saphena und andere Venen im Fußbereich.
- ▸ Kanüle aus dem Sichtfeld des Kindes halten; Aufmerksamkeit ablenken. Vor dem Einstich aber warnen: „Jetzt gibt's einen kleinen Pik!"
- ▸ Kommt das Kind bereits mit einem Venenzugang in den Op, so wird immer intravenös eingeleitet.
- ▸ Zur intravenösen Narkoseeinleitung wird meist Brevimytal oder Trapanal verwendet, auch Hypnomidate, sehr selten Ketanest.

Intramuskuläre Einleitung

Dieses Verfahren wird selten angewandt; z. B. wenn ein Kind allen anderen Einleitungsbemühungen erfolgreich widerstanden hat oder wenn schlechte Venenverhältnisse vorliegen. Als Einleitungsanästhetikum dient Ketanest in einer Dosis von 6–10 mg/kg i. m. Die Einleitung verläuft zuverlässiger als bei der rektalen Methode.

Rektale Einleitung
Vorteile: keine Maske, keine Kanüle. Nachteile: Resorption nicht immer vorhersehbar, zeitaufwendig, wirkt bei manchen Kindern abführend. Verwendete Substanzen: Brevimytal 20–25 mg/kg als 10%-Lösung (500 mg in 5 ml sterilem Aqua dest.) oder Trapanal 20–30 mg/kg in 2%- oder 2,5%-Lösung. Die Substanzen werden in eine Spritze gefüllt, auf deren Ansatz ein abgeschnittener Absaugkatheter befestigt ist. Der Schlauch wird eingeschmiert und rektal eingeführt. Danach rasch injizieren und Schlauch sofort wieder herausziehen. Meist schläft das Kind nach 6–10 min ein. Sobald das Kind eingeschlafen ist, wird die Narkose behutsam eingeleitet.

Venöser Zugang

Spätestens nach der Narkoseeinleitung – bei schwerkranken Kindern bereits vorher – sollte ein venöser Zugang gelegt werden. Hierzu gehören bei kleinen Kindern Geschicklichkeit und Geduld.

- Für die meisten Narkosen sind Kunststoffkanülen erforderlich, besonders wenn Blut transfundiert werden muß.
- Die Kanülen müssen ausreichend groß sein: Frühgeborene 22–24 G; Kinder bis zu etwa 5 Jahren 20 G; ab etwa 5 Jahren 18 G.
- Als Punktionsstellen sind besonders geeignet: Vena saphena im Knöchelbereich **(Abb. 19–7)**; Radialvene am Handgelenk; V. jugularis externa am Hals. Die Venen an Hand oder Fuß werden mit einem Gummischlauch gestaut. Bei schlechten Venenverhältnissen wird eine Freilegung durchgeführt.
- Bei Neugeborenen und Kleinkindern können auch „Butterfly"-Stahlkanülen für kleinere Eingriffe verwendet werden. Sie werden bevorzugt in Skalpvenen eingeführt; nicht hingegen in Venen über Gelenken.

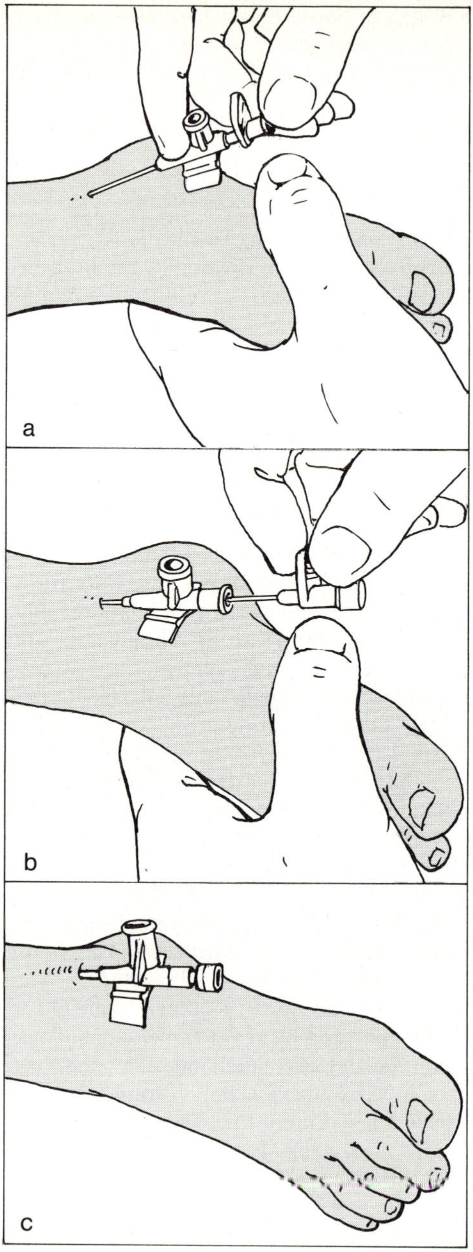

Abb. 19–7 a–c. Kanülierung der V. saphena im Knöchelbereich beim Kleinkind

Endotracheale Intubation

Bei Neugeborenen und Kleinkindern (= unter 1 Jahr) wird immer eine *Intubationsnarkose* durchgeführt. Für die übrigen Kinder gelten ähnliche Indikationen wie bei den Erwachsenen (s. S. 23). Die Intubation kann am wachen Neugeborenen, in tiefer Inhalationsnarkose oder mit Hilfe von Muskelrelaxanzien durchgeführt werden und oral oder nasal erfolgen. Die wichtigsten Schritte sind (vgl. auch Kap. 11):

- 2–3 min präoxygenieren.
- Kopf in Schnüffelposition bringen; Kopf

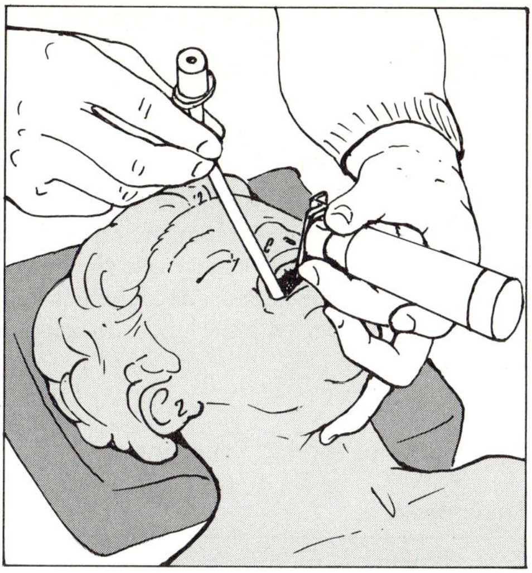

Abb. 19-8. Technik der endotrachealen Intubation beim Kleinkind. Das Einstellen der Stimmritze kann durch äußeren Druck auf den Kehlkopf mit dem kleinen Finger der linken Hand wesentlich erleichtert werden

hierzu auf einem flachen Schaumstoffkissen mit Loch für den Hinterkopf lagern (**Abb. 19-8**).

- Laryngoskop in der Mitte der Mundhöhle einführen, dabei die Zunge zur linken Seite drängen (vgl. S. 114). Während der gesamten Laryngoskopie auf die Zähne achten! Zähne nicht mit dem Laryngoskop berühren!
- Tubus von rechts her in die Trachea einführen; auf einen Führungsstab sollte bei Neugeborenen und Kleinkindern verzichtet werden.
- Nach der Intubation sofort richtige Lage kontrollieren.
- Anschließend Tubus sicher fixieren. Bei oraler Intubation: Guedel-Tubus einführen, um Abknicken zu verhindern.

Die **nasotracheale Intubation** kann unter direkter Laryngoskopie oder „blind" durchgeführt werden (s. auch S. 116).

- Die Laryngoskopie erfolgt wie an anderer Stelle beschrieben.
- Anschließend wird der eingeschmierte Tubus durch das größere Nasenloch (oft rechts) in den Rachenraum eingeführt und von dort mit einer kleinen Magill-Zange in die Trachea vorgeschoben. Der Tubus darf vor der Intubation nicht abgeschnitten werden.
- Die „blinde" nasotracheale Intubation wird nur durchgeführt, wenn schwierige Intubationsverhältnisse vorliegen. Hierfür ist bei Kindern eine Inhalationsnarkose erforderlich. Keine Muskelrelaxanzien verwenden! Die Technik erfordert große Geschicklichkeit. (Einzelheiten s. S. 116).

Aufrechterhaltung der Narkose

Am häufigsten werden bei Kindern Inhalationsnarkosen durchgeführt. Zwei Techniken stehen zur Verfügung:

1. Spontanatmungsnarkose mit Halothan und N_2O/O_2 50:50 über Maske oder Endotrachealtubus für kürzere Eingriffe.
2. Beatmungsnarkose mit Halothan in niedrigerer Konzentration (0,5-1 Vol%) und Muskelrelaxierung (Pancuronium; Norcuron). Dieses Verfahren wird vor allem bei längerdauernden Operationen angewandt.

Von den intravenösen Narkosetechniken wird vor allem die Neuroleptanästhesie - Fentanyl, evtl. DHB, N_2O/O_2 + Pancuronium oder Norcuron - durchgeführt. Dieses Verfahren kann für alle Altersgruppen (einschließlich Neugeborenen) angewandt werden.

Ketamin (Ketanest) ist speziellen Indikationen vorbehalten.

Beatmung während der Narkose

Manuelle Beatmung: Sie wird vor allem bei der Neugeborenenanästhesie durchgeführt. Hierzu wird der Atembeutel des halboffenen Systems mit hoher Frequenz und kleinen Volumina manuell ausgedrückt. Hyperventilation muß vermieden werden.

Maschinelle Beatmung: Sie erfolgt am besten mit speziellen Kinderrespiratoren (z. B. Stephan-Respirator ABV, Loosco) im halboffenen Narkosesystem. Bei größeren Operationen muß die Beatmung durch arterielle Blutgasanalysen kontrolliert werden. Der p_aCO_2 soll im Normbereich liegen.

Wärmeschutz

Schutz vor Auskühlung ist bei allen Kindern erforderlich. Besonders gefährdet sind Neugeborene und Kleinkinder. Darum muß bei allen Allgemeinnarkosen die Körpertemperatur kontinuierlich überwacht werden. Maßnahmen für den Wärmeschutz sind:

- Vorheizen des Operationssaals auf 24 °C oder höher,
- Transport von Neugeborenen im Inkubator,
- Infrarotstrahler während der Einleitung von Neugeborenen,
- Servogesteuerte Wärmedecke intraoperativ,
- angewärmte Infusionslösungen,
- bei der Narkoseausleitung von Neugeborenen erneut Infrarotstrahler anwenden.

Flüssigkeitszufuhr

- ▸ Für *kurze* chirurgische Eingriffe (unter 1 h) ist eine intraoperative Flüssigkeitszufuhr nicht erforderlich, wenn präoperativ kein wesentliches Flüssigkeitsdefizit bestanden hat und die intraoperativen Blutverluste minimal sind. Beispiele: Circumcision, Hydrozele, Leistenhernie.
- ▸ Bei *länger dauernden* Eingriffen wird Flüssigkeit zugeführt. Der Erhaltungsbedarf beträgt im Durchschnitt 3 ml/kg/h. Hierbei müssen die Fastenstunden mit berücksichtigt werden (vgl. Kap. 16). Der Flüssigkeitsbedarf kann bei großen Eingriffen auf 8 ml/kg/h ansteigen.
- ▸ Basisflüssigkeit für Neugeborene ist Glukose 5% in 0,25 n Kochsalzlösung (s. S. 194), für ältere Kinder Vollelektrolytlösung in Glukose 5%.
- ▸ Bei Neugeborenen und Kleinkindern werden spezielle Kinderinfusionssets verwendet.
- ▸ Blutverluste über 15% des Blutvolumens werden mit Blut ersetzt, unter 15% mit den oben angegebenen Basislösungen. Der Blutverlust ist schwierig einzuschätzen; der systolische Blutdruck gilt als zuverlässigster Parameter des Blutvolumens (vgl. auch Kap. 17).

Narkoseausleitung und Extubation

- ▸ Extubiert wird erst, wenn das Kind warm und die Atmung ausreichend ist.
- ▸ Vor der Extubation erhält das Kind 100% Sauerstoff.
- ▸ Dann wird der Rachen sorgfältig und behutsam abgesaugt.
- ▸ Die Extubation erfolgt entweder in tiefer Narkose oder am wachen Patienten. Extubation im Exzitationsstadium führt leicht zu Laryngospasmus.
- ▸ Der Tubus wird unter geringem Überdruck mit dem Atembeutel zurückgezogen.
- ▸ Sofort nach der Extubation: Kinn anheben und Sauerstoff über Maske zuführen.

Aufwachraum

Im Anschluß an die Operation werden die Kinder in den Aufwachraum gebracht. Sie bleiben dort solange, bis sie wach sind und die Wirkung der Anästhetika abgeklungen ist. Postoperative Überwachung und Komplikationen s. Kap. 29.

Spezielle Anästhesie: Neugeborene

Definitionen

Neugeborenenperiode:	0–28 Tage
Gewicht:	2500–3500 g
Länge:	48–52 cm
Unreifes Neugeborenes:	unter 2500 g, fehlende Reifezeichen
Frühgeborenes:	Geburt vor der 37. Schwangerschaftswoche

- ▸ Der **Transport** von Neugeborenen erfolgt in speziellen Transportinkubatoren. Vor dem Transport müssen ateminsuffiziente Kinder intubiert und, wenn erforderlich, beatmet werden. Hypovolämie, metabolische Azidose, Hypoglykämie, Hypokalzämie, Pneumothorax müssen vor dem Transport behandelt werden.
- ▸ Operationssaal ausreichend lange Zeit vor der Operation auf 26–30 °C erwärmen.

Zubehör bereitstellen:

- Wärmedecke, Infrarotstrahler
- Rendell-Baker-Masken: 0, 1
- Guedel-Tuben: 00, 0
- Endotrachealtuben oral u. nasal, 2,5; 3; 3,5
- Laryngoskope gerade u. gebogen: 0, 1
- Gleitmittel für Tubus
- Absaugkatheter ab 5 F
- Absauggerät
- Narkosesystem, z. B. Kuhn-Besteck
- Beatmungsgerät
- Ösophagusstethoskop, präkordiales Stethoskop
- Blutdruckmanschette: 3¾ cm breit
- EKG-Monitor

- Elektrisches Thermometer
- Venenkanülen: 22-24 G, 20 G Butterfly
- Infusionslösungen: Glukose in 0,25 n Kochsalzlösung, Humanalbumin, Plasmaexpander
- Blut (im Kühlschrank)
- Aufgezogen in Spritzen:
  Atropin: Dosierung 0,02 mg/kg i. v.,
  Succinylcholin: Dosierung 2 mg/kg i. v.; 3 mg/kg i. m.,
  Pancuronium: Dosierung 0,05-0,1 mg/kg i. v.,
  Brevimytal: Dosierung 1 mg/kg,
  Fentanyl: Dosierung 10 µg/kg
- Notfallmedikamente in Bereitschaft

- ▸ Kind im Inkubator lassen, bis alle Vorbereitungen abgeschlossen sind.
- ▸ Kind zur Einleitung in Alu-Folie einwickeln.
- ▸ Alle Operationen in Intubationsnarkose durchführen.
- ▸ Die Intubation sollte im Wachzustand erfolgen.
- ▸ Tubus nicht weiter als 2 cm unterhalb der Stimmbänder vorschieben. Thorax sorgfältig auskultieren.
- ▸ Tubus zusammen mit Guedel-Tubus sicher in Mundmitte fixieren.
- ▸ Narkose bevorzugt mit Halothan/Lachgas/Sauerstoff durchführen; Relaxierung, wenn erforderlich, mit Pancuronium oder Norcuron.

Intraoperative Überwachung:
- Atmung: Frequenz und Atemtiefe
- Herztöne: Frequenz und Lautstärke
- Blutdruck
- EKG
- Körpertemperatur kontinuierlich

- ▸ Flüssigkeitsersatz: Basisbedarf 3-5 ml/kg/h Glukose in 0,25 n Kochsalzlösung. Volumenersatz mit Humanalbumin oder Plasmaexpandern, ab 10-15% Blutverlust mit Blut (10er oder 20er Spritzen verwenden; vorher anwärmen).
- ▸ Am Ende der Operation Pancuronium antagonisieren: 0,08 mg/kg Prostigmin + 0,02 mg/kg Atropin i. v.
- ▸ Extubation erst, wenn Muskeltonus und Spontanatmung ausreichend sowie Körpertemperatur normal.

Frühgeborene

- Vor Narkosebeginn das kleinste Zubehör bereitstellen.
- Atmung sorgfältig überwachen, bei Frühgeborenen treten häufig **Apnoen** auf.
- Für ausreichenden Wärmeschutz sorgen. Frühgeborene reagieren extrem empfindlich auf Wärmeverluste. Vorsicht beim Einsatz von Infrarotstrahlern: Verbrennungsgefahr!
- Nicht zuviel Sauerstoff zuführen: Gefahr der Erblindung durch retrolentale Fibroplasie, wenn p_aO_2 über dem Normwert liegt. Darf kein Lachgas gegeben werden, so wird O_2 in Druckluft zugeführt.
- Glukose infundieren: Hypoglykämie ist typisch für Frühgeborene.
- Vorsicht bei der Flüssigkeitszufuhr. Volumenüberladung vermeiden. Spülflüssigkeiten und Medikamente mitbilanzieren.

Omphalozele und Gastroschisis

Die Omphalozele ist eine Herniation der Baucheingeweide in die Nabelschnurbasis, die sich kugelförmig nach außen vorwölbt. In der Omphalozele befinden sich Teile des Darms, eingehüllt in einen dünnen Sack.
Bei der Gastroschisis besteht eine Öffnung in der Bauchwand, durch die Eingeweide nach außen vorfallen. Eine bedeckende Membran ist nicht vorhanden.
Durch die Operation der Omphalozele und Gastroschisis sollen die vorgefallenen Eingeweide in den Bauch zurückverlagert und der Defekt in der Bauchwand verschlossen werden. Bei großen Defekten ist ein mehrzeitiges Vorgehen erforderlich.

Anästhesiebesonderheiten: Neugeborene mit Omphalozele oder Gastroschisis sind durch folgende Faktoren gefährdet:
- Wärmeverluste über die nach außen vorgefallenen Eingeweide,
- Störungen des Wasser- und Elektrolyt-Haushalts durch Transsudation von Flüssigkeit aus den vorgefallenen Eingeweiden,
- intraoperative Behinderung des venösen Rückstroms durch Kompression der unteren Hohlvene bei der Rückverlagerung der Eingeweide: Bradykardie und Blutdruckabfall, evtl. Herzstillstand,
- postoperative Atembehinderung durch den Verschluß der Bauchwand.

Praktisches Vorgehen:
- Für den Transport die vorgefallenen Eingeweide mit steriler Kunststoffolie abdecken.
- Magensonde einführen und Magen absaugen.
- Venösen Zugang legen und Flüssigkeits- und Elektrolytdefizite ausgleichen.
- Transfusionsblut vor Beginn der Operation bereithalten.
- Im Wachzustand endotracheal intubieren.
- Für die Narkose kein Lachgas zuführen, um eine Erweiterung der Darmschlingen zu vermeiden.
- Zufuhr von Muskelrelaxanzien möglichst vermeiden, damit die Bauchdeckenspannung bei Verschluß des Defektes besser beurteilt werden kann.
- Bei größeren Defekten: postoperative Nachbeatmung für 12-24 h.

Kongenitale Zwerchfellhernie

Bei der angeborenen Zwerchfellhernie ist ein Teil der Eingeweide in den Thorax verlagert und bewirkt eine respiratorische Insuffizienz mit Verschiebung des Mediastinums. Die Lunge der betroffenen Seite ist hypoplastisch und bei der Geburt nicht entfaltet; nicht selten entwickelt sich ein Pneumothorax. Die Zwerchfellhernie muß sofort operativ verschlossen werden.

Praktisches Vorgehen:
- Neugeborenes mit leicht erhöhtem Oberkörper auf die betroffene Seite lagern.
- Magensonde legen und Magen absaugen.
- Bei Ateminsuffizienz nicht mit Atembeutel beatmen, um eine Ausdehnung der Eingeweide zu vermeiden.
- Kind im Wachzustand intubieren, danach Narkose z.B. mit Halothan einleiten und ausreichend relaxieren. Kein Lachgas zuführen!
- Beatmungsdruck so niedrig wie möglich.

Ösophagusatresie und tracheoösophageale Fistel

Am häufigsten ist der blind endende obere Ösophagus mit einer Fistel zwischen Trachea und distalen Ösophagusanteil. Die chirurgische Korrektur erfolgt, je nach Defekt, einzeitig oder in mehreren Schritten.

Anästhesiologische Besonderheiten: Hauptkomplikationen:
- pulmonale Aspiration,
- Verlegung der Atemwege.

Praktisches Vorgehen:
- Neugeborenes im Wachzustand intubieren und Tubus über den Bereich der Fistel hinaus vorschieben; danach endotracheal absaugen.
- Während der Narkose manuell beatmen.

Pylorusstenose

Diese Erkrankung betrifft vor allem männliche Kinder im Alter von 3-6 Wochen. Der Muskel des Sphinkter pylori ist hypertrophiert und führt zu Obstruktion mit Erbrechen, Flüssigkeitsverlusten und hypochlorämischer Alkalose (Salzsäureverluste).

Anästhesiebesonderheiten: Typische präoperative Störungen sind Entwässerung und Alkalose; sie müssen präoperativ ausgeglichen werden. Bei der Narkose ist die Gefahr des Erbrechens mit pulmonaler Aspiration erhöht!

Praktisches Vorgehen:
- Magensonde einführen und den Magen kontinuierlich absaugen.
- Flüssigkeitsdefizit mit 0,9% NaCl-Lösung ausgleichen, bei Bedarf Kalium zusetzen. Hierfür ist gewöhnlich eine Zeit von 48 h erforderlich.
- Operation erst, wenn Kind ausreichend rehydriert und Elektrolyte sowie Säure-Basen-Parameter im Normbereich.
- Endotracheale Intubation im Wachzustand durchführen.
- Narkose per Inhalation einleiten und mit Inhalationsanästhetikum/Sauerstoff/Lachgas/Muskelrelaxans aufrechterhalten.
- Für absolut ruhiges Operationsfeld bei der Spaltung des Pylorusmuskels sorgen.
- Extubation erst, wenn Kind wach, bevorzugt in Seitenlage.

Kapitel 20. Geburtshilfliche Anästhesie

Ein Weib, wenn sie gebiert,
so hat sie Traurigkeit;
denn ihre Stunde ist gekommen.
Wenn sie aber das Kind geboren hat,
denket sie nicht mehr an die Angst
um der Freude willen,
daß der Mensch
zur Welt geboren ist.
Joh. 16.21

Einführung

Schwangerschaft und Geburtsvorgang führen zu physiologischen Veränderungen, die teilweise von großer klinischer Bedeutung für die geburtshilfliche Anästhesie sind. Diese Veränderungen bestimmen nicht nur die Auswahl der Anästhetika und des Narkoseverfahrens für geburtshifliche Eingriffe. Sie können vielmehr auch bestimmte typische Narkosekomplikationen mitverursachen, die das Leben der Mutter und des Feten gefährden. So stehen denn auch Narkosezwischenfälle noch immer an dritter Stelle unter den Ursachen der Müttersterblichkeit: über 20% aller mütterlichen Todesfälle sind anästhesiebedingt. Die meisten dieser Todesfälle sind vermeidbar, wenn die Anästhesie fachgerecht durchgeführt wird!

Physiologische Grundlagen

Physiologische Veränderungen durch die Schwangerschaft und den Geburtsvorgang, die für die Anästhesie von Bedeutung sind, betreffen vor allem:

- Atmung und Respirationstrakt,
- Herz und Kreislauf,
- Blutzusammensetzung,
- Verdauungstrakt.

Respirationstrakt und Atmung

Anatomische Veränderungen

Die Schleimhäute in Nasenrachenraum, Kehlkopf, Trachea und Bronchien werden vermehrt durchblutet. Sie sind daher geschwollen und gerötet. Hierdurch wird:

- leicht eine Infektion vorgetäuscht,
- die Nasenatmung vor allem während der Geburt behindert,
- eine Blutung bei nasotrachealer Intubation begünstigt.

Der wachsende Uterus schiebt das Zwerchfell um ca. 4 cm nach oben. Dennoch nimmt die Vitalkapazität der Lungen nicht ab, weil kompensatorisch die Seiten- und Tiefendurchmesser des Thorax um etwa je 2 cm zunehmen. Hierdurch wird die Stellung der Rippen abgeflacht. Zusätzlich werden die Bauchmuskeln schlaffer und die Beweglichkeit des Zwerchfells größer.

Atmung

Bereits im 2. oder 3. Monat tritt eine hormonell ausgelöste Steigerung der Atmung auf: das **Atemminutenvolumen** nimmt im weiteren Verlauf der Schwangerschaft um etwa 50% zu, das Atemzugvolumen um etwa 40%, die Atemfrequenz hingegen nur um 2 Atemzüge/min. Diese physiologische **Schwangerschaftshyperventilation** führt dazu, daß die Blutgase sich in folgender Weise ändern: der p_aCO_2 fällt ab und der p_aO_2 steigt an:

Blutgase bei Schwangeren	
p_aCO_2:	32–33 mm Hg
p_aO_2:	106–108 mm Hg

Im 5. Monat ändern sich auch die Lungenvolumina: das exspiratorische Reservevolumen und die Residualkapazität nehmen ab. Hierdurch sinkt auch die funktionelle Residualkapazität (FRK) um etwa 300 ml. Die Vitalkapazität ändert sich hingegen nicht, weil inspiratorisches Reservevolumen und Inspirationskapazität zunehmen.
Der **Sauerstoffverbrauch** nimmt im Verlauf der Schwangerschaft ebenfalls zu, insgesamt bis zum Geburtstermin etwa um 20%. Ursache ist der Sauerstoffbedarf von Fet und Plazenta sowie die Steigerung der Herz- und Atemarbeit bei der Schwangeren.

Atmung unter der Geburt

Unter der Geburt nehmen Atemminutenvolumen und Sauerstoffbedarf weiter zu, besonders unter dem Einfluß von *Wehenschmerz, Angst* und *Aufregung*. Exzessive Hyperventilation unter der Geburt kann zu folgenden Störungen führen:

- Abnahme der Hirndurchblutung mit Störungen des Bewußtseins,
- Verminderung der fetalen Blutversorgung durch Konstriktion der uteroplazentaren Blutgefäße,
- Verschlechterung der Sauerstoffversorgung des Feten durch Linksverschiebung der O_2-Bindungskurve.

Anstiege des Atemminutenvolumens auf 25 l sind beschrieben worden.

Wirkungen von Analgetika auf die Atmung

Schmerzbedingte flache Atmung kann zum Abfall des p_aO_2 und zum Anstieg des p_aCO_2 führen. Zusätzlich treten dann Atelektasen mit Kurzschlußdurchblutung auf, so daß der pulmonale Gasaustausch weiter verschlechtert wird. Diese Veränderungen können durch Schmerzbekämpfung beseitigt werden.

Schmerzbedingte Hyperventilation ist ebenfalls unerwünscht. Sie kann am wirkungsvollsten durch eine Periduralanästhesie beseitigt werden. Mitfühlendes Eingehen („Empathie") auf Schwangere ist jedoch immer zusätzlich erforderlich.

Klinische Bedeutung der respiratorischen Veränderungen

1. Die Einleitung von Inhalationsnarkosen verläuft schneller, weil die Anflutungszeit verkürzt ist (niedrige FRK).
2. Die Ausleitung von Inhalationsnarkosen verläuft ebenfalls schneller, weil die Abflutungszeit verkürzt ist.
3. Schwangere am Geburtstermin sind besonders gefährdet durch Hypoxie, Hyperkapnie und respiratorische Azidose.
   Während des Atemstillstandes bei der endotrachealen Intubation fällt der arterielle pO_2 wesentlich rascher ab als bei Nichtschwangeren. Bereits nach 30 s (!) werden Werte von 50–60 mm Hg erreicht. Hieraus folgt:

> Nur ausreichende Sauerstoffvoratmung und rasche Intubation schützen Mutter und Kind vor Sauerstoffmangel.

4. Während der Narkose darf die Mutter nicht exzessiv hyperventiliert werden, weil durch eine schwere mütterliche Alkalose weniger Sauerstoff in der Plazenta an den Feten abgegeben wird. Außerdem soll durch die Hypokapnie die Durchblutung der Plazenta gedrosselt werden.

Herz und Kreislauf

Das *Herzzeitvolumen* nimmt zu. Der Anstieg beginnt etwa in der 8. Woche und erreicht in der 28. Woche ein Maximum von 30–50% des Ausgangswertes.

Der *arterielle Blutdruck* fällt leicht ab, weil der periphere Widerstand vermindert ist.

Die *Herzfrequenz* nimmt um 10–15 Schläge/min zu.

Der *Venendruck* bleibt, mit Ausnahme in den unteren Körperpartien, unverändert.

Hämodynamik unter der Geburt

Während der Wehen steigen Herzzeitvolumen (HZV) und Herzarbeit an. Mit jeder Uteruskontraktion nehmen arterieller Blutdruck, zentraler Venendruck und Femoralvenendruck zu. Während der Preßwehen in der Austreibungsphase steigen intrathorakaler Druck und zentraler Venendruck an. Hierbei bestehen folgende Gefahrenmomente: Ausatmung nach längerem Atemanhalten während der Preßwehen kann zu Blutdruckabfall führen, wiederholte Preßmanöver hingegen zum Blutdruckanstieg.

Regionalanästhesie und Hämodynamik

Während einer kontinuierlichen Periduralanästhesie ist der HZV-Anstieg weniger stark. Dieser Effekt ist besonders günstig bei Patienten mit Herzerkrankungen (z. B. Mitralklappenfehler) und anderen Erkrankungen, bei denen eine Belastung des Herzens vermieden werden muß.

Mütterliche Lage und Hämodynamik

In Seitenlage nimmt das HZV zu; während der Kontraktionen ist allerdings der HZV-Anstieg in Rückenlage größer als in Seitenlage. Meist fällt das HZV in Rückenlage ab (Kava-Kompression).

Medikamente und Hämodynamik

Vasopressoren können die Uterusdurchblutung vermindern. Darum sagt Greiss:

> Die Gabe von Vasopressoren ist eine Leichtfertigkeit gegenüber dem Feten.

Bei Blutdruckabfall sollten daher immer zunächst andere Maßnahmen ergriffen werden. Ist die Zufuhr eines Vasopressors nicht zu vermeiden, so soll nur *Ephedrin* gegeben werden. Diese Substanz beeinflußt die Uterusdurchblutung am wenigsten.

> In der Geburtshilfe gilt **Ephedrin** als Vasopressor der Wahl, wenn andere Maßnahmen nicht ausreichen!

Akrinor, Arterenol, Dopamin, Adrenalin oder Neo-Synephrin sollen nicht zur Blutdrucksteigerung gegeben werden.
Syntocinon (synthetisches Oxytocin) ist ein wehenauslösendes und wehensteigerndes Medikament, das Blutdruckabfälle hervorrufen kann.
Methergin, ebenfalls ein kontraktionsförderndes Medikament, kann Blutdruckanstieg bewirken.

Blutzusammensetzung

Das totale Blutvolumen nimmt im Verlauf der Schwangerschaft zu, die Erythrozytenzahl und das Plasmavolumen ebenfalls. Da aber das Plasmavolumen schneller und stärker zunimmt als die Erythrozyten, tritt eine **Hämodilution** (Blutverdünnung) ein. Sie bewirkt, daß im Labor niedrige Werte für Erythrozyten, Hämatokrit und Gesamteiweiß gemessen werden. In Wirklichkeit liegt aber keine Verminderung der Erythrozyten und der Plasmaeiweiße vor; vielmehr hat ihre absolute Menge sogar zugenommen. Es handelt sich also um einen reinen Verdünnungseffekt.

> Untere Grenzwerte bei Schwangeren
> Hämoglobin 12 g/100 ml
> Hämatokrit 35%
> Plasmaalbumin 4,4 g/100 ml

Das vermehrte Blutvolumen befindet sich vor allem im Uterus, in den stark gefüllten Hautvenen sowie in den unteren Körperpartien.

Blutgerinnung
Die Thrombozyten und zahlreiche Gerinnungsfaktoren steigen kontinuierlich an. Hierdurch wird die Gerinnbarkeit des Blutes gesteigert, so daß ein größerer Schutz vor Blutverlusten während der Geburt besteht. Andererseits nimmt aber die Anfälligkeit für **thromboembolische Komplikationen** zu.
Der Uterus enthält eine erhöhte Konzentration von Aktivatoren der Fibrinolyse. Dringen diese Aktivatoren z. B. bei einer Uterusruptur in die mütterliche Blutbahn ein, so können lebensbedrohliche **Blutungen** auftreten.

Magen-Darm-Trakt

Veränderungen im Verdauungstrakt sind für den Anästhesisten besonders wichtig: Im Verlauf der Schwangerschaft werden der Magen und die Därme durch den sich zunehmend vergrößernden Uterus in Kopfrichtung verschoben und die Achse des Magens von vertikal nach horizontal verlagert. Außerdem steigt der Druck im Magen an, während der Tonus am Übergang zwischen Magen und Speiseröhre abnimmt, so daß die **Regurgitationsgefahr** vergrößert wird.
Magentonus und Magenbeweglichkeit sind ebenfalls vermindert. Hierdurch treten besonders leicht **Übelkeit und Erbrechen** auf. Sedativa und Narkotika wirken verstärkend!
Durch die beschriebenen Veränderungen kann die Nahrung u. U. länger als 24 Std. im Magen zurückgehalten werden. Nicht selten wird außerdem unter der Geburt reichlich Luft verschluckt und die Magensäureproduktion gesteigert. In jedem Fall ist bei einer Schwangeren die Nahrungsretention im Magen unvorhersehbar. Beachte daher:

> Jede Hochschwangere gilt als nicht nüchtern! Ihr Leben ist durch Aspiration während der Narkose besonders gefährdet.

Psyche

Nahezu alle Frauen sind in der Schwangerschaft mit zusätzlichen emotionalen Konflikten belastet. Diese schwangerschaftsspezifischen Konflikte werden entweder bewußt erlebt oder aber ins Unterbewußtsein verdrängt. Eine wichtige Rolle spielt hierbei vor allem, ob das Kind erwünscht ist.
Auch wenn das Kind erwünscht ist können bestimmte *Ängste und Befürchtungen* auftreten, die das emotionale Gleichgewicht beeinträchtigen und manchmal auch zu körperlichen Reaktionen führen. Typisch sind Ängste vor dem Unbekannten, Todesängste um sich selbst und das Kind, Furcht vor Komplikationen während der Geburt, Befürchtungen, ein mißgebildetes Kind zu bekommen und schließlich auch Angst vor der Operation und Narkose.
Die meisten Ängste können gemildert werden, wenn der Anästhesist vor der Narkose oder Periduralanästhesie hierüber mit der Patientin einfühlsam spricht.

Pathophysiologische Grundlagen

Wirkung von Anästhetika und Adjuvanzien auf Uterus und Wehentätigkeit

Anästhetika und andere im Zusammenhang mit einer Narkose oder Regionalanästhesie verwendeten Medikamente können die Kontraktilität des Uterus beeinflussen und dadurch den Geburtsverlauf verändern. Klinisch werden diese Wirkungen vor allem anhand der Dauer des Geburtsverlaufs und der Aktivität des Uterus beurteilt. Hierbei wird besonders geachtet auf Frequenz und Stärke der Wehen sowie den uterinen Ruhetonus.

Inhalationsanästhetika

Volatile Inhalationsanästhetika wie Halothan, Enfluran und Isofluran sind wegen ihrer Wirkung auf den Uterus besonders wichtig: während der Geburt vermindern sie die Wehentätigkeit und den Ruhetonus des Uterus bis zur Uteruserschlaffung.
Die Uterusrelaxierung ist dosisabhängig. Höhere Dosen führen zur Atonie des Uterus, die meist auch durch Syntocinon nicht zu beeinflussen ist.

> **Risiko für die Mutter:**
> Uterusatonie durch volatile Inhalationsanästhetika kann zu lebensbedrohlichen Blutverlusten unmittelbar nach der Geburt führen!

Wird die Zufuhr des Inhalationsanästhetikums unterbrochen, so verschwindet die Atonie wieder vollständig.
Inhalationsanästhetika können aber in bestimmten geburtshilflichen Situationen von großem Vorteil sein, wenn eine Erschlaffung des Uterus erwünscht ist, so z. B. bei intrauterinen Manipulationen wie innerer Wendung des Kindes, Zangenextraktionen und manueller Plazenta-Lösung. Unmittelbar nach Ablösung der Plazenta wird dann wegen der Atoniegefahr auf ein anderes Narkoseverfahren übergegangen.
Lachgas hat keinen wesentlichen Einfluß auf die Uterusaktivität.

Injektionsanästhetika und Sedativhypnotika

a) **Barbiturate** beeinflussen die Uterusaktivität nur geringfügig.
b) **Ketanest** kann dosisabhängig den Uterus-Tonus bis hin zur schweren Wehenfunktionsstörung steigern. Im amerikanischen Prospekt der Herstellerfirma steht: „Ketamin ist keine sichere geburtshilfliche Droge."
c) **Analgetika und Sedativa** verlangsamen in hoher Dosis die Eröffnung des Muttermundes und damit den Geburtsvorgang. Ist die Geburt jedoch erstmal richtig in Gang gekommen, so wird der weitere Ablauf meist nicht mehr behindert.

Muskelrelaxanzien

Diese Substanzen haben keinerlei Wirkung auf den Uterusmuskel. Die Wehentätigkeit wird nicht beeinflußt.

Lokalanästhetika

Unmittelbar nach der Injektion von Lokalanästhetika nimmt die Wehenfrequenz und die Wehenstärke ab. Der Effekt ist häufig vorübergehend und kann außerdem durch Syntocinon-Zufuhr aufgehoben werden. Fällt zusätzlich der Blutdruck während der Regionalanästhesie ab, so wird die Wehentätigkeit weiter vermindert.

Vasoaktive Substanzen

a) **Adrenalin (Suprarenin) hemmt** in klinischen Dosen die Wehentätigkeit durch Stimulation der β-Rezeptoren des Uterus. Darum wird bei der Periduralanästhesie für die vaginale Entbindung auf den Adrenalinzusatz zum Lokalanästhetikum verzichtet. Für die Sektio-Periduralanästhesie ist der Adrenalinzusatz unerheblich.
b) **Noradrenalin (Arterenol)** kann die Wehentätigkeit bis hin zu schweren tetanischen Kontraktionen steigern.

Wirkungen von Anästhetika und Adjuvanzien auf den Feten

Nahezu alle in der Anästhesie verwendeten Pharmaka passieren rasch die Plazenta und erscheinen danach in Blut und Gewebe des Feten. Die Menge der übertretenden Substanz hängt vor allem von ihrem Molekulargewicht, ihrer Fettlöslichkeit, ihrem Ionisationsgrad und der Konzentration im mütterlichen Blut ab. Hierbei gilt: niedrigmolekulare (unter 450 MG), fettlösliche und gering ionisierte Substanzen passieren sehr leicht die Plazenta. Da die meisten Pharmaka ein Molekulargewicht von 250-500 aufweisen, passieren sie, je nach ihren übrigen physikochemischen Eigenschaften, nahezu vollständig die Plazenta. Die Plazentapassage von Pharmaka ist am langsamsten in der Schwangerschaftsmitte, hingegen am schnellsten im ersten und letzten Drittel. Die Aufnahme der Medikamente in das kindliche Gehirn ist allerdings wegen des verzwickten fetalen Kreislaufs verzögert. Darum gebären narkotisierte Frauen auch meist wache Kinder - besonders wenn der Operateur sich an die allgemeinen üblichen Operationszeiten von einigen Minuten bis zur Entbindung des Kindes hält. Es gilt aber:

> Der Schutz des Feten vor einer der Schwangeren verabreichten Substanz ist nur kurz! Verlängerte Narkose oder hohe Dosen von Sedativa führen unweigerlich zu fetaler Depression!

Außerdem ist der Abbau der in den kindlichen Körper gelangten Medikamente wesentlich weniger wirkungsvoll als beim Erwachsenen.

Wie sieht das nun für die einzelnen Substanzen aus?

Lachgas, N_2O

Lachgas passiert die Plazenta rasch und wird sehr schnell vom fetalen Gewebe aufgenommen. Bereits nach *4 min* besteht nur noch ein sehr geringer Konzentrationsunterschied zwischen Mutter und Kind.

> Verlängerte Lachgaszufuhr (> 15 min) an die Schwangere führt unweigerlich zu fetaler Depression!

Hierfür gibt es zwei Gründe: Dämpfung der Hirnfunktion des Neugeborenen durch Lachgas sowie eine Diffusions-Hypoxie nach Abnabelung des Kindes.
Wie schützt sich der kluge Anästhesist vor diesen Folgen?
- Er treibt den Operateur zur Eile an.
- Er gibt, wenn er es mit dem Kind sehr gut meint, der Schwangeren nicht mehr als 35% Lachgas.
- Hält er hingegen mehr zur Mutter, so gibt er bis zu 50% Lachgas.
- Auf jeden Fall beatmet er 2 min vor der Abnabelung des Kindes die Mutter mit 100% Sauerstoff.

Halothan, Enfluran und Isofluran

Diese Substanzen sind wegen der bereits beschriebenen uterusrelaxierenden Wirkung in der Geburtshilfe nicht besonders populär. Sie führen konzentrationsabhängig immer zur Narkotisierung des Neugeborenen, besonders wenn die Narkose länger dauert. Konzentrationen bis zu 0,5% Halothan, 0,75% Enfluran oder 0,75% Isofluran sind jedoch ohne wesentliche fetale Depression bei Sectio caesarea angewandt worden.

Barbiturate

Die meisten Barbiturate passieren leicht die Plazenta. Das gilt besonders für gut fettlösliche Thiobarbiturate wie z. B. Trapanal. Hierbei gilt: Je höher die zugeführte Barbituratdosis, desto ausgeprägter die Depression des Neugeborenen! Für die Injektion von **Trapanal** wird folgendes empfohlen:
- Die Gesamtdosis von 250-300 mg Trapanal soll nicht überschritten werden.

- Es gibt keine „optimale" Zeit nach der Injektion bis zur Entwicklung des Kindes.
- Die Dauer der Trapanal/Lachgas/Sauerstoff-Narkose muß auf ein geburtshilflich vertretbares *Minimum* beschränkt werden. Das Neugeborene wird dann weniger schlaff sein.
- Die Dosis muß vermindert werden bei: Präeklampsie, Eklampsie, Blutungen und Hypertonie.

Dieses Schema sollte in ähnlicher Weise für **Methohexital (Brevimytal)** angewandt werden.

Opiate

Opiatsüchtige Schwangere gebären opiatabhängige Kinder mit stecknadelkopfgroßen Pupillen, Herzfrequenzänderungen und Atemdepression. Hieraus soll der Leser folgende Schlüsse ziehen:

- Opiate passieren leicht die Plazenta.
- Geburtshilfliche Operationen dürfen bis zur Geburt des Kindes *nicht* in Fentanyl-Narkose durchgeführt werden.
- Bei der Narkose von süchtigen Schwangeren wird der Opiatantagonist Narcanti bereitgelegt und *nach* der Geburt in die Nabelvene injiziert, wenn sichere Zeichen der Neugeborenendepression vorhanden sind.

Dolantin oder Fortral, 2–3 h vor der Geburt i.m. injiziert, können ebenfalls zu fetaler Atemdepression führen.

Benzodiazepine

Valium passiert rasch die Plazenta und verändert den fetalen Herzschlag. Nach Zufuhr höherer Dosen (ca. 30 mg) an die Schwangere muß mit folgenden unerwünschten Nebenwirkungen beim Neugeborenen gerechnet werden:

- Störungen der Temperaturregulation mit Hypothermie,
- Schläfrigkeit,
- verminderter Muskeltonus,
- Fütterungsschwierigkeiten.

Benzodiazepine sollten möglichst nicht vor der Abnabelung des Kindes gegeben werden.

Neuroleptika

Droperidol (Dehydrobenzperidol) und Phenothiazine wie Atosil oder Psyquil passieren ebenfalls rasch die Plazenta, beeinflussen in niedrigen Dosen jedoch das Neugeborene wahrscheinlich nicht.

Lokalanästhetika

Diese Substanzen passieren leicht die Plazenta, weil sie meist niedermolekular, gut fettlöslich und z.T. wenig ionisiert sind.

a) **Aminoester** wie Pantocain und Procain werden rasch von Plasma-Cholinesterasen im mütterlichen Blut abgebaut, so daß hier die Spiegel niedrig sind. Entsprechend gehen die Substanzen in geringerer Menge auf den Feten über.

b) **Aminoamide** wie Carbostesin bzw. Bupivacain-Woelm, Scandicain, Xylocain, Duranest haben eine unterschiedliche Eiweißbindung im mütterlichen Blut. Die Eiweißbindung ist am höchsten für Carbostesin; ca. 90% der Substanz sind an Eiweiß gebunden und können darum die Plazenta nicht passieren. Im fetalen Blut beträgt die Eiweißbindung aber nur 60%.
Carbostesin bzw. Bupivacain-Woelm und Duranest scheinen wegen ihrer hohen Eiweißbindung gegenwärtig die sichersten Amid-Lokalanästhetika zu sein.
Hohe Dosen von Lokalanästhetika können den Feten töten! Besonders empfindlich reagiert das fetale Herz auf Lokalanästhetika. Dies gilt vor allem für Scandicain! Einige Pädiater berichten auch über vorübergehende neurologische Störungen bei den Neugeborenen von Müttern, die unter Periduralanästhesien entbunden worden sind. Um die Sicherheit für den Feten zu erhöhen sollten folgende Regeln eingehalten werden:
    - ▸ **Bupivacain** (Carbostesin, Bupivacain-Woelm) ist gegenwärtig das Mittel der Wahl für die geburtshilfliche Anästhesie.
    - ▸ Die Dosis von Bupivacain sollte hierbei so niedrig wie möglich gehalten werden.
    - ▸ Scandicain bzw. Meaverin sollten wegen der langen Halbwertszeit und der Dämpfung der Muskelfunktion des Neugeborenen nicht mehr in der geburtshilflichen Anästhesie eingesetzt werden.

Muskelrelaxanzien

Succinylcholin, in einer Dosis bis zu 200 mg der Schwangeren injiziert, relaxiert das Neugeborene nicht.

Pancuronium, 2–4 mg, passiert zwar in bestimmter Menge die Plazenta, beeinflußt jedoch nicht den Muskeltonus des Neugeborenen.
Aber auch für die Muskelrelaxanzien gilt: *Hohe Dosen müssen vermieden werden!*

Atropin

Die i.v.-Injektion von 0,5 mg Atropin führt innerhalb von 1 min zum Anstieg der mütterlichen und fetalen Herzfrequenz. Auf die Gabe von Atropin sollte jedoch, wenn Succinylcholin zur Intubation verwendet wird, nicht verzichtet werden.

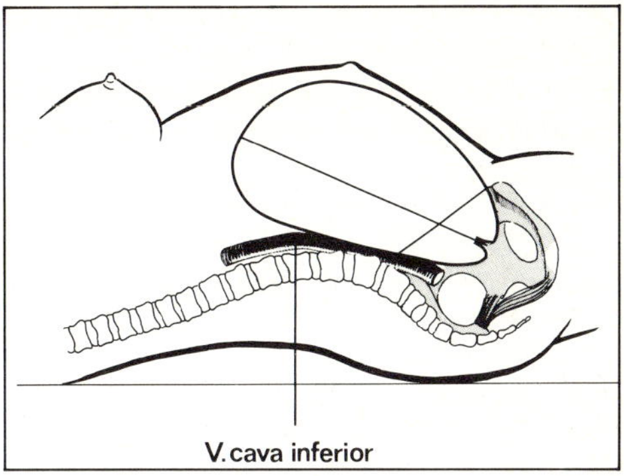

Abb. 20-1. Aortokavales Kompressionssyndrom. Die V. cava inferior und der untere Anteil der Aorta werden in Rückenlage durch den erheblich vergrößerten Uterus komprimiert, so daß bei der Mutter Blutdruck und Herzzeitvolumen abfallen und außerdem die Sauerstoffversorgung des Feten verschlechtert wird

Mütterliche Gefahren der geburtshilflichen Anästhesie

Der Anästhesist und seine Helfer können das Leben der Schwangeren vor allem durch drei typische Komplikationen gefährden:
1. Aortokavales Kompressionssyndrom,
2. pulmonale Aspiration,
3. Blutdruckabfall und Kreislaufversagen durch Regionalanästhesie.

Diese Komplikationen sind in der Regel vermeidbar.

Aortokavales Kompressionssyndrom

Bei etwa 10% aller *Spätschwangeren* tritt in **Rückenlage** ein Syndrom auf, das durch folgende *Zeichen* charakterisiert ist:
- Übelkeit,
- Schwäche,
- Schwitzen,
- Blässe,
- Luftnot,
- Blutdruckabfall,
- Bradykardie.

Legt die Schwangere sich sofort wieder auf die Seite, so verschwinden diese Zeichen. Ursache des Syndroms ist die Kompression der V. cava inferior durch den vergrößerten Uterus **(Abb. 20-1).** Hierdruch wird der Rückstrom des venösen Blutes zum rechten Herzen so stark behindert, daß ein **schockartiges Krankheitsbild** auftritt. Neben der unteren Hohlvene wird aber auch noch die Aorta komprimiert, so daß eine Minderdurchblutung des Uterus auftritt. Hierdurch wird der Fet noch zusätzlich gefährdet.

Gespräch zwischen Autor und Leserin

Leserin: „Warum tritt eigentlich das Kompressionssyndrom nicht bei allen Schwangeren auf?"
Autor: „Bei den meisten Schwangeren besteht ein Umgehungskreislauf über den gewöhnlich ausreichend venöses Blut zum rechten Herzen zurückfließt."
Leserin: „Wie bemerke ich denn nun bei einer Schwangeren rechtzeitig das Syndrom?"
Autor: „Ganz einfach! Die Patientin sagt: „Oh, mir ist so komisch. Ich bin ganz benommen."
Leserin: „Das kann doch nicht alles sein! Komische Gefühle könnten doch allein schon durch Aufregung bedingt sein."
Autor: „Sie haben recht. Das ist auch nicht alles. Wenn Sie den *Blutdruck* messen, so stellen Sie fest: Er ist niedrig. Wenn Sie den *Puls* fühlen, so merken Sie: Er ist langsam. Ich rate Ihnen aber: Legen Sie vor diesen diagnostischen Maßnahmen die Patientin *auf die Seite* zurück. Sie sparen so viel Zeit und helfen dadurch der Mutter und dem Feten. Überhaupt werden Sie merken, daß die Schwangeren mit Kompressionssyndrom von sich aus die Rükkenlage meiden."
Leserin: „Was Sie erzählen, klingt eigentlich

ganz einleuchtend. Was ist aber, wenn die Patientin narkotisiert ist?"
Autor: „Das ist eine gute Frage! Ich antworte Ihnen hierauf: Verhindern Sie das Kompressionssyndrom!"
Leserin: „Sie sind gut! Wie denn?"
Autor: „Bringen Sie die Patientin vor der Narkoseeinleitung in die **linke Halbseitenlage** (durch Verkanten des OP-Tisches). Wenn Sie in einem älteren Haus arbeiten, wo der Tisch sich nicht verstellen läßt, müssen Sie den Uterus mit der flachen Hand nach *links* verschieben.
Bei einer narkotisierten Patientin erkennen Sie das Syndrom nur an dem **Blutdruckabfall** und der **Bradykardie,** häufig begleitet von einer deutlichen Blässe der Haut. Lassen Sie den Blutdruck nicht unter 100 mm Hg fallen. Und bedenken Sie: jede Regionalanästhesie-Technik verschlimmert das Syndrom."

Aspiration

> Die pulmonale Aspiration ist die häufigste anästhesiebedingte Todesursache bei Schwangeren.

Schwangere sind mehr als jede andere Patientin durch Erbrechen oder Regurgitation mit nachfolgender pulmonaler Aspiration gefährdet. Das liegt hauptsächlich an der Unvorhersehbarkeit des Geburtsvorgangs im Hinblick auf die Nahrungsaufnahme und an den auf S. 233 beschriebenen physiologischen Veränderungen des Magen-Darm-Traktes.

Die Aspirationsgefahr ist besonders groß:

- während der Exzitationsphase der Narkose,
- wenn Muskelzuckungen nach der Injektion von Succinylcholin auftreten,
- wenn Assistenten auf den Bauch der Mutter drücken, um bei der Entwicklung des Kindes zu helfen und die Schwangere dabei *nicht intubiert* ist,
- wenn eine *Maskennarkose* durchgeführt und die Patientin hierbei über die Maske beatmet wird.

Sofort nach der **Aspiration von saurem Magensaft (Mendelson-Syndrom)** treten folgende Reaktionen auf: Bronchospasmus, Rasselgeräusche, Zyanose, pulmonale Gefäßkonstriktion. Es entsteht eine Hypoxämie. Der saure Magensaft führt gleichzeitig zu einer chemischen Verletzung der Lunge. (Einzelheiten s. S. 570).

Die **Aspiration von festem Material** führt zur Bronchusobstruktion mit teilweiser oder kompletter Atelektase und Reflexbronchospasmus. **Zeichen:** Tachykardie, Luftnot (wenn wach); Tachypnoe (wenn nicht relaxiert); Dazwischenatmen bei Beatmung (wenn anrelaxiert), Zyanose, Atemgeräusch vermindert oder ganz aufgehoben.

Etwa 50% aller Patientinnen sterben an den Folgen der Aspiration. Darum muß die Aspiration verhindert werden! Die wichtigsten Maßnahmen zum **Schutz vor Aspiration** sind:

- Allgemeinnarkose nur mit Intubation,
- keine Beatmung über die Maske,
- Narkoseeinleitung in Oberkörper-hoch-Lagerung,
- Succinyl-Muskelzuckungen durch Vorgabe von 1–2 mg Pancuronium vermeiden,
- Krikoid-Druck bei der Narkoseeinleitung,
- Blitzintubation und rasche Blockung der Manschette.
- Extubation erst nach Rückkehr der Schutzreflexe.

> **Soforttherapie:**
> 1. Patientin sofort intubieren
> 2. Oberkörper-Tieflage; aspiriertes Material absaugen
> 3. Beatmung mit 100% O_2 + PEEP
> 4. Spülung des Bronchialsystems mit jeweils 3–5 ml NaCl 0,9%, wenn aspiriertes Material halbfest
> 5. Keine Spülung, wenn nur hochsaurer Magensaft aspiriert wurde, damit der Saft nicht peripher ausgebreitet wird
> 6. Festes Material ggf. bronchoskopisch absaugen. Vor der Bronchoskopie aber Zustand der Patientin stabilisieren
> 7. Bronchodilatatoren, wenn erforderlich
> 8. Kortikoide nur, solange Giemen vorhanden
> 9. Zunächst keine Antibiotika
> 10. Nach der Operation Verlegung auf Intensivstation.

Prophylaktische Maßnahmen mit unsicherer Wirkung: Antacida, Cimetidin (Tagamet), Magensonde (vgl. S. 335).

Blutdruckabfall durch Regionalanästhesie

Während der Schwangerschaft sind die bei einer Regionalanästhesie zu erwartenden Reaktionen des Herz-Kreislauf-Systems verstärkt. Hierfür gibt es 3 Gründe:
1. Der Gefäßtonus steht unter verstärkter Sympathikuskontrolle.
2. Im anästhesierten Bereich wird vermehrt Blut angesammelt.
3. Die Sympathikusblockade mit Pooling von Blut in den Eingeweiden verstärkt die Auswirkungen eines Kavakompressionssyndroms.

Blutdruckabfälle bei der Schwangeren vermindern die Uterusdurchblutung und gefährden auf diese Weise den Feten: Je nach Ausmaß und Dauer des Blutdruckabfalls entsteht eine **fetale Asphyxie.** Blutdruckabfälle (< 100 mmHg systolisch bei Schwangeren mit sonst normalen Blutdruckwerten) müssen daher unbedingt vermieden, oder wenn aufgetreten, sofort behandelt werden.

Prophylaktische Maßnahmen sind:
- Vermehrung des intravasalen Volumens durch Infusion von 1000 ml Elektrolytlösung innerhalb von 20 min vor Injektion des Lokalanästhetikums bei hoher Periduralanästhesie (bis Th 4), 500 ml bei niedriger Periduralanästhesie (bis Th 10)
- Vermeiden des Kavakompressionssyndroms durch Linksseitwärtsverschieben des Uterus
- Hochlagern der Beine nach Injektion des Lokalanästhetikums

Sofortmaßnahmen nach dem Blutdruckabfall:
- Infusionsgeschwindigkeit steigern,
- Beine hoch lagern,
- wenn diese Maßnahmen ohne Erfolg: Ephedrin 10–20 mg i. v., evtl. nachinjizieren.

Praxis der geburtshilflichen Anästhesie

Periduralanästhesie für die vaginale Geburt

Einführung

Schmerzen unter der Geburt sind keine Erfindung der Neuzeit. Vielmehr lastet auf den Frauen seit der Vertreibung aus dem Paradies der Fluch des HERRN: „Und zum Weibe sprach er: ICH will dir viel Schmerzen schaffen, wenn du schwanger bist; du sollst mit Schmerzen Kinder gebären." (1. Moses 3.16.) Unabhängig von Religion und anderen kulturellen Einflüssen haben alle Frauen während der Geburt Schmerzen. Die Intensität des Schmerzerlebnisses ist allerdings großen individuellen und kulturellen Schwankungen ausgesetzt. Frauen verschiedener Kulturen reagieren höchst unterschiedlich auf die Schmerzen des Geburtsvorgangs. Bei einigen Völkern Afrikas gilt Weinen unter der Geburt als Eingeständnis einer illegitimen Schwangerschaft. Die Schwangere beißt auf einen Stein und unterdrückt ihren Schmerz. Für andere Völker wiederum dient das Weinen als wirkungsvolle Methode zur Abwehr böser Geister. Die Medizin hat, soweit sie sich nicht als Vollstrecker des alttestamentarischen Fluches verstand, verschiedene Methoden zur Schmerzlinderung entwickelt, die in gewissen Grenzen ein für jede Schwangere individuelles Vorgehen ermöglichen. Die wirkungsvollste und eleganteste Methode zur Schmerzbekämpfung während der Geburt ist die *Periduralanästhesie.* Bei richtiger Anwendung befreit sie sicher von Schmerzen, vermeidet mütterliche und fetale Depression, schaltet die Aspirationsgefahr aus und ermöglicht der Schwangeren eine aktive Beteiligung am Geburtsvorgang.

Schmerzen während der Geburt

Die Kenntnis der schmerzhaften Vorgänge und der zugehörigen Nervenbahnen ist Voraussetzung für eine sachverständige Periduralanästhesie bei Schwangeren.
Der Geburtsvorgang wird schematisch in 2 Phasen eingeteilt: Eröffnungsphase und Austreibungsphase.

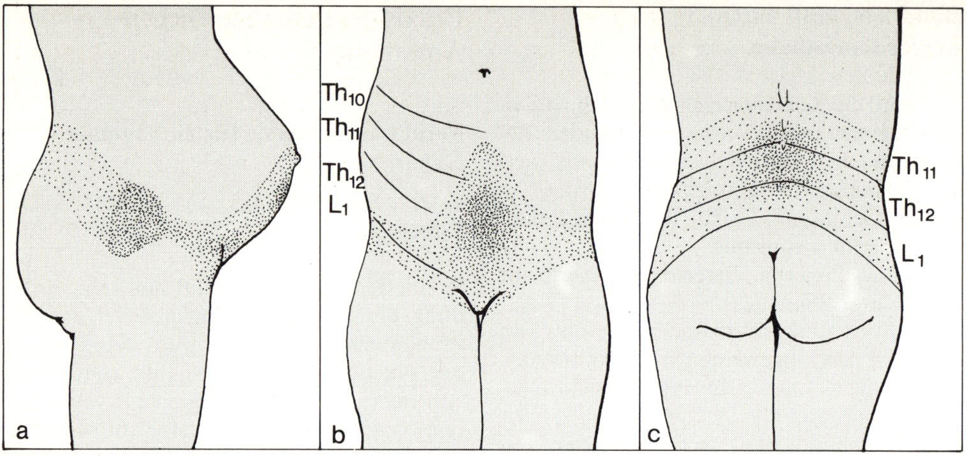

Abb. 20-2. Zonen der Schmerzempfindung und die zugehörigen Rückenmarkssegmente in der Eröffnungsphase

Eröffnungsphase: Diese Phase umfaßt die Zeit von den ersten regelmäßigen Wehen bis zur vollständigen Eröffnung des Muttermundes. Sie dauert bei Erstgebärenden 10-12 h und bei Mehrgebärenden 6-8 h. Die in der Eröffnungsphase auftretenden Schmerzen entstehen durch:

- Uteruskontraktionen und relative Minderdurchblutung der Uterusmuskulatur während der Kontraktionen,
- Dilatation der Zervix (Gebärmutterhals) und des unteren Uterinsegmentes,
- Zug an uterinen Bändern.

Die Schmerzimpulse treten über viszerale Afferenzen zusammen mit sympathischen Nervenfasern bei Th 10-L 1 in das Rückenmark ein und können in dieser Region peridural geblockt werden. Die Schmerzen werden von der Schwangeren im Unterbauch empfunden; sie ziehen vom Nabel bis in die Leiste und seitlich vom Beckenkamm bis zum Trochanter major. Im Rücken manifestieren sie sich als Kreuzschmerzen **(Abb. 20-2).** Zu Beginn der Wehen ist der Schmerz in den Segmenten Th 11 und Th 12 lokalisiert; im weiteren Verlauf sind die Segmente Th 10, L 1 und L 2 mitbeteiligt.

Austreibungsphase: Diese Phase umfaßt den Zeitraum zwischen vollständiger Eröffnung des Muttermundes (10 cm) und Geburt des Kindes. Sie dauert bei Erstgebärenden ca. 30-40 min, bei Mehrgebärenden 20-30 min. 60 min sollten nicht überschritten werden, um den Feten nicht zu gefährden.

Ursachen für die Schmerzen in der Austreibungsphase sind:

- die anhaltenden Uterus-Kontraktionen,
- die zunehmende Dehnung des perinealen Gewebes durch den vorangehenden Feten.

Die Schmerzen werden auch in diesem Stadium über die für die Eröffnungsphase beschriebenen Nervensegmente geleitet. Hinzu kommen aber somatische Afferenzen und A-delta-Fasern im *N. pudendus,* die über tiefe lumbale und sacrale (S2-S4) Nerven mit dem Rückenmark in Verbindung stehen.

Neurale Blockade der Geburtsschmerzen

Aus den Besonderheiten der Schmerzmechanismen während des Geburtsvorganges läßt sich die Grundlage für die *segmentäre* peridurale Blockadetechnik ableiten:

Während der Eröffnungsphase werden nur die Rückenmarkssegmente Th 10-L 1 (L 2) blokkiert.

Hierdurch werden Wehenschmerz und Zervix-Dilatationsschmerz ausgeschaltet. Die sakralen Segmente bleiben sensibel. Der Tonus der Beckenbodenmuskulatur ist erhalten; die Drehung des kindlichen Kopfes wird erleichtert.

Während der Austreibungsphase werden neben den Segmenten Th 10-L 2 zusätzlich die sakralen Rückenmarkssegmente geblockt. Die sensible Blockade reicht dann von Th 10-S 5. Der Geburtsschmerz ist vollstän-

dig ausgeschaltet; allenfalls wird ein vages Druckgefühl verspürt. Vaginale, jedoch keine abdominalen, geburtshiflichen Eingriffe können jetzt durchgeführt werden (einschließlich Episiotomie + Naht).
Damit die Blockade rein sensibel bleibt, wird das Lokalanästhetikum in *niedriger Konzentration* injiziert. Keineswegs darf auch motorisch blockiert werden, weil hierdurch der Geburtsvorgang erheblich beeinträchtigt wird (kein Pressen mehr möglich).

Indikationen für die Periduralanästhesie

Neben dem Wunsch der Schwangeren gibt es noch besondere Indikationen, bei denen eine Periduralanästhesie günstig ist. Dies sind: Frühgeburt, Herzerkrankungen der Schwangeren, Präeklampsie, Einleitung der Geburt mit Syntocinon, Mehrlingsschwangerschaft, Beckenendlagen, unkoordinierte Uterusaktivität, Diabetes mellitus, operative vaginale Entbindungen.

Kontraindikationen

Es gelten die allgemeinen Kontraindikationen für die Periduralanästhesie (s. S. 161) sowie spezielle geburtshilfliche Gründe: vorangegangene Sektio (Übersehen einer Uterusruptur) und geburtshilfliche Notfälle, wie tiefer Sitz der Plazenta (Placenta praevia), Nabelschnurvorfall, akute fetale Asphyxie.

Besonderheiten der geburtshilflichen Periduralanästhesie

Periduralraum: Die Venen des Periduralraumes sind in der Schwangerschaft stark gefüllt; dadurch ist der sonst negative Druck im Periduralraum aufgehoben. Außerdem sind die Wirbelsäulenbänder aufgelockerter, so daß insgesamt die Identifizierung des Periduralraumes schwieriger ist als bei Nichtschwangeren.

Lokalanästhetika: Die Konzentration des Lokalanästhetikums muß aus fetalen Gründen so niedrig wie möglich gehalten werden, ebenso die verabreichte Gesamtdosis.
Hohe Dosen und hohe Konzentrationen der Lokalanästhetika können außerdem in der Eröffnungsphase den Beckenboden relaxieren und dadurch die Drehung des kindlichen Kopfes beeinträchtigen.

Preßdrang: Der starke, unfreiwillige Preßdrang in der Austreibungsphase wird immer durch die Periduralanästhesie unterbrochen. Freiweilliges Pressen nach Aufforderung ist jedoch nach wie vor möglich, wenn die Blokkade rein sensibel bleibt; die Effektivität ist jedoch geringer als ohne Periduralanästhesie.

Geburtsdauer: Insgesamt wird die Dauer der Geburt durch die Periduralanästhesie meist um etwa 1,5 h verlängert.

Praktisches Vorgehen bei der Periduralanästhesie für vaginale Entbindungen

Hierbei gelten zunächst einige **Grundsätze:**
- Methode der Wahl ist die kontinuierliche Katheter-Periduralanästhesie. Sie ist der Einzelinjektion überlegen.
- Vor jeder PDA wird ein venöser Zugang angelegt und eine Elektrolytinfusionslösung angeschlossen.
- Lokalanästhetikum der Wahl ist **Bupivacain 0,25%** (Carbostesin, Bupivacain-Woelm).
- Ist ein Vasopressor erforderlich, so wird *Ephedrin* verwendet.
- Die PDA ist schwieriger als bei Nichtschwangeren und sollte daher nur vom Erfahrenen durchgeführt werden.

▸ Zunächst wird die Ausrüstung und das Notfallzubehör bereitgestellt (vgl. S. 161); hierbei werden sterile Einmalbestecke mit Kathetern verwendet.
▸ Das Einführen des Periduralkatheters erfolgt in linker Seitenlage bei L2/L3; wenn gewünscht auch im Sitzen. Richtige Lagerung ist der Schlüssel zum Erfolg (s. **Abb. 13-10,** S. 146).
▸ Der Katheter wird 2-3 cm in den Periduralraum vorgeschoben.
▸ Injektion des Lokalanästhetikums:
Erstgebärende: wenn Muttermund 5-6 cm eröffnet.
Mehrgebärende: wenn Muttermund 3-4 cm eröffnet.
Zu frühe Injektion des Lokalanästhetikums verzögert den Geburtsverlauf. Sind jedoch bereits vorher starke Schmerzen vorhanden, so sollte früher mit der Periduralanästhesie begonnen werden, zumal sich der Geburtsverlauf gerade bei unkoordinierter Wehentätigkeit hierdurch günstig verändern kann.
▸ Menge des Lokalanästhetikums:

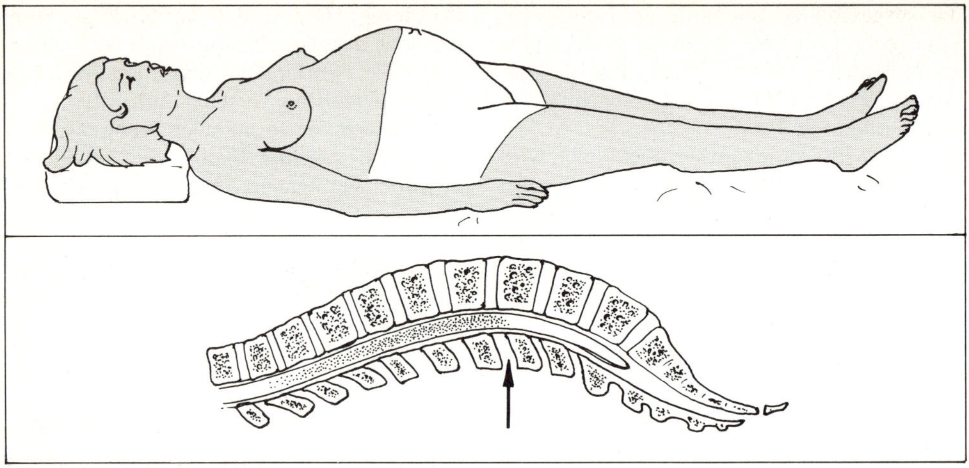

Abb. 20-3. Anästhesieausbreitung in der Eröffnungsphase der Geburt: Th 10-L 1; 6-8 ml Bupivacain 0,25% ohne Adrenalin. Injektion bei L_3/L_4

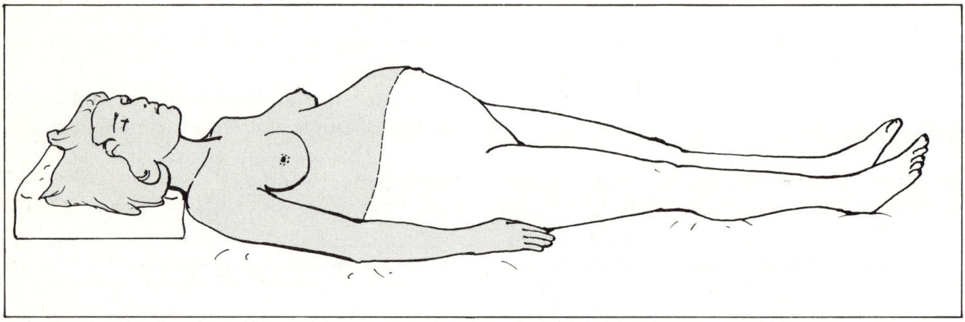

Abb. 20-4. Anästhesieausbreitung in der Austreibungsphase der Geburt: Th 10-S 5; 10-12 ml Bupivacain 0,25% ohne Adrenalin

Eröffnungsphase: 6-8 ml Bupivacain 0,25% ohne Adrenalin.

Die Injektion erfolgt in Rückenlage; hierbei wird der Uterus mit der flachen Hand nach links verschoben. Nach der Injektion tritt die in **Abb. 20-3** gezeigte Ausdehnung der Blockade ein.

Vor der Injektion des Lokalanästhetikums muß zum Ausschluß einer subarachnoidalen oder intravasalen Fehllage des Katheters aspiriert werden. Die Wirkung der PDA tritt meist innerhalb von 15-20 min ein.

Auffrischdosen müssen immer injiziert werden, bevor die Schmerzen in voller Stärke zurückgekehrt sind. Dosierung: wie Ausgangsdosis. Die Wirkungsdauer beträgt ca. 1½ Std. Vor und nach jeder Injektion muß aspiriert werden!

Austreibungsphase: 10-12 ml Bupivacain 0,25% ohne Adrenalin.

Ist der Muttermund vollständig, so beginnt die Blockierung der Austreibungsphase. Hierzu wird das Lokalanästhetikum im *Sitzen* injiziert. Anschließend bleibt die Schwangere 5-10 min sitzen, damit sich die Anästhesie im S-Bereich gut ausbreiten kann. Danach tritt die in **Abb. 20-4** gezeigte Ausdehnung der Blockade ein.

Um die Blockadetechnik dem jeweiligen Geburtsverlauf anzupassen ist eine enge Zusammenarbeit zwischen Anästhesist und Geburtshelfer bzw. Hebamme erforderlich. In zahlreichen Kliniken wird die Periduralanästhesie nur noch in der *Eröffnungsphase* angewandt, um den unfreiwilligen Preßdrang zu erhalten und dadurch die sonst erhöhte Zangenentbindungsrate zu senken.

Nachteile der PDA

- Mangelhafte Analgesie: ca. 2–15%, je nach Übung des Anästhesisten. Häufige Ursachen: Katheterfehllage, zu späte Nachinjektion.
- Ungeblockte Segmente treten bei etwa 7% der Schwangeren auf, gehäuft im perianalen Bereich. Sie lenken häufig die ganze Aufmerksamkeit der Schwangeren auf den Schmerz in diesem Bereich. Bei zahlreichen Patientinnen kann durch Neueinführen oder Zurückziehen (des zu weit eingeführten Katheters) noch eine befriedigende Analgesie erreicht werden.
- Zangen- bzw. Vakuumextraktionen häufiger erforderlich als ohne PDA.
- Schwierige Technik; setzt größere Erfahrung voraus. Höhere Gefahr der Durapunktion mit postspinalem Kopfschmerz.

Anästhesie für die Sectio caesarea

Durch die Schnittentbindung kann die Geburt zu jedem beliebigen Zeitpunkt unter Umgehung des vaginalen Weges beendet werden.
Bereits im Altertum versuchte man das Leben des Ungeborenen einer sterbenden Schwangeren durch Aufschneiden von Bauch und Uterus zu retten. Bei den alten Römern war dieses Vorgehen sogar durch die „Lex caesarea" gesetzlich vorgeschrieben. Das Wort „caesarea" stammt aus dem Punischen und bedeutet Elephant. Julius Caesar, Freund der Cleopatra, wurde mit diesem Wort benannt, weil er einen Elephanten erschlagen haben soll.
Die erste erfolgreiche Sektio wurde wahrscheinlich 1610 durchgeführt. Mutter, Kind und Operateur, wie damals üblich ein Barbier, überlebten das Ereignis. Dies war jedoch zu jener Zeit eine Ausnahme, denn in der Regel starb die Mutter an Infektionen oder Blutungen, weil der Uterus nach der Operation nicht wieder zugenäht wurde.

Indikationen

Eine Sektio wird gewöhnlich durchgeführt, wenn die Geburt beendet werden muß und eine Operation auf vaginalem Wege aus bestimmten Gründen nicht möglich oder kontraindiziert ist. Dabei kann die Sektio aus vorbeugenden Gründen oder aber wegen einer akuten Bedrohung des Lebens von Mutter und Kind erforderlich sein.
Entsprechend kann zwischen geplanter und Notfall-Sektio unterschieden werden.

Geplante Sektio: Hierauf sind die Patientinnen gewöhnlich gut vorbereitet; der körperliche Allgemeinzustand ist ebenfalls meist gut. Daher kann jede der gegenwärtig gebräuchlichen Anästhesietechniken angewandt werden: Allgemeinnarkose, Periduralanästhesie, Spinalanästhesie.
Notfall-Sektio: Wenn plötzlich – und meist unerwartet – Komplikationen in der Spätschwangerschaft oder unter der Geburt Mutter oder Kind oder beide gefährden und diese Gefahr nicht mit anderen geburtshilflichen Methoden besser behandelt werden kann. Beispiele für Indikationen zur Notfall-Sektio: Placenta praevia, Nabelschnurvorfall, Tetanus uteri, schwere Eklampsie, Plazentaablösung.
Notfall-Sektiones müssen so gut wie immer in **Allgemeinnarkose** durchgeführt werden. Vor allem bei bestehendem oder drohenden Schock sind die regionalen Anästhesieverfahren kontraindiziert, weil durch ihre sympathikusblockierende Wirkung der Schockzustand verschlimmert wird.
Die **Wahl des Anästhesieverfahrens** für die geplante Sektio ist noch immer weltweit umstritten. Die Gegner der Allgemeinnarkose heben deren spezifische Risiken hervor:
- Regurgitation, Erbrechen + Aspiration,
- fetale Depression.

Aber auch die Allgemeinnarkotiseure führen ihrerseits Gründe gegen die Regionalanästhesie an:
- Blutdruckabfall mit Gefahr für Mutter und Kind.

Sie sagen noch zusätzlich: „Der Fet kann durch hohe Dosen Lokalanästhetika schwer gefährdet werden! Außerdem treten nicht selten *während* der Operation in Regionalanästhesie schwere Übelkeit und Erbrechen auf, besonders wenn der Blutdruck abfällt oder am Peritoneum gezogen wird."
Weitere Vorteile der Allgemeinnarkose: rasche und zuverlässige Wirkung, Gefahr des Blutdruckabfalls geringer, bessere intraoperative Kontrolle von Atemwegen und Atemfunktion.
Insgesamt gilt: Die Apgar-Werte von Kindern, die innerhalb weniger Minuten nach Einleitung der Allgemeinnarkose geboren

werden, entsprechen denen der unter Periduralanästhesie geborenen. Zunehmende Dauer der Allgemeinnarkose führt jedoch häufiger zu Neugeborenendepression als die Periduralanästhesie. Ist eine längere Operationszeit zu erwarten, so sollte die Periduralanästhesie bevorzugt werden.

Praktisches Vorgehen bei der Allgemeinnarkose

Grundsatz: Die Allgemeinnarkose bei Sectio caesarea ist eine *Intubationsnarkose!*

Keine Maskennarkosen bei geburtshilflichen Eingriffen wegen der großen Aspirationsgefahr!

- ▸ Zunächst das gesamte Anästhesiezubehör bereitstellen und auf Funktionsfähigkeit überprüfen. Absauggerät und Absaugkatheter nicht vergessen!
- ▸ Patientin auf die *linke* Seite lagern (25-30°); den Oberkörper zur Narkoseeinleitung, je nach Wunsch des Anästhesisten, tief oder erhöht lagern.
- ▸ Nicht so schweigsam sein! Mit der Schwangeren sprechen! Sie hat Angst und möchte beruhigt werden. Alle Maßnahmen kurz erklären.
- ▸ EKG-Monitor anschließen.
- ▸ 1-2 Venenkanülen legen; Infusion anschließen.
- ▸ Ca. 5 min Sauerstoff voratmen lassen.
- ▸ Pancuronium, 1-1,5 mg vorinjizieren. Vorsicht: diese Dosis kann bei Schwangeren bereits deutlich relaxieren (Luftnot!).
- ▸ Wenn Augenlider schwer werden: *Methohexital* (Brevimytal) 1 mg/kg oder *Thiopental* (Trapanal) max. 250-300 mg nicht zu langsam injizieren.
- ▸ Wenn Patientin schläft: 60-100 mg Succinylcholin. Auf keinen Fall mit der Maske beatmen.
- ▸ Blitzintubation der Trachea. Hierbei drückt ein Helfer den Kehlkopf in Richtung Speiseröhre.
- ▸ Sofort mit der Operation beginnen lassen.
- ▸ Am Respirator Lachgas und Sauerstoff im Verhältnis 1:1 einstellen. Kontrollierte Hyperventilation auf einen p_aCO_2 von etwa 32 mm Hg. Exzessive Hyperventilation vermeiden.
- ▸ Wenn Narkose zu flach (Pupillen weit, Blutdruck hoch, Herzfrequenz schnell, Schluckbewegungen): Nachinjektionen einer kleinen Barbituratdosis oder Zusatz eines Inhalationsanästhetikums in *niedriger* Konzentration.
- ▸ 1-2 min vor Abnabelung des Kindes: Lachgas abstellen; mit *100% Sauerstoff* beatmen.
- ▸ Nach Abnabelung des Kindes: Narkose vertiefen z.B. jetzt Fentanyl/Lachgas/O_2-Anästhesie-Technik; nachrelaxieren mit Pancuronium. Inzwischen versorgt der Anästhesist oder ein Pädiater das Neugeborene (vergleiche hierzu das Kapitel 21: „Erstversorgung des Neugeborenen").
- ▸ Nach Entfernung der Plazenta: Injektion von 3 I.E. *Syntocinon* i.v. + Infusion mit 10 I.E. Syntocinon zügig einlaufen lassen. Während der Narkose kein Methergin i.v. injizieren (Gefahr des exzessiven Blutdruckanstiegs).
- ▸ Op.-Ende: Narkose ausleiten, Extubation nach Rückkehr der Schutzreflexe.

Praktisches Vorgehen bei der Periduralanästhesie

Die Schnittentbindung in Periduralanästhesie kann, bei planmäßigem Verlauf, für die Mutter zu einem beglückenden Erlebnis werden, weil sie die Geburt ihres Kindes trotz operativem Eingriff bewußt miterlebt. *Angst und Schmerzen* während der Operation verwandeln jedoch sehr rasch die gutgemeinten Absichten des Anästhesisten in einen Alptraum für die Schwangere.
Der kluge Anästhesist weiß aber, daß niemand zu seinem Glück gezwungen werden darf. Er wird daher die Periduralanästhesie nur durchführen, wenn die Schwangere diese Methode ohne langwierige Überredungskünste innerlich akzeptiert. Ist die Blockade für die Operation nicht ausreichend, so zögert der kluge Anästhesist auch nicht, umgehend eine Intubationsnarkose einzuleiten.

Grundsätze

- • Mütterlicher Blutdruckabfall muß unter allen Umständen vermieden werden. Tritt er dennoch auf, so muß *sofort* gehandelt werden.
- • Die Anästhesieausdehnung muß ausreichend sein. Für eine wirksame Schmerzausschaltung ist eine **Blockade von Th 4-S 5** erforderlich.
- ▸ Zunächst das gesamte Zubehör - einschließlich Ausrüstung für eine Intuba-

tionsnarkose - bereitstellen und auf Funktionsfähigkeit überprüfen. Instrumentarium für die Notfallversorgung des Neugeborenen nicht vergessen!

- Patientin in linker Seitenlage in den Einleitungsraum fahren.
- 1-2 Venenkanülen einführen und 700-1000 ml Elektrolytlösung vor Injektion des Lokalanästhetikums infundieren (zur Prophylaxe des Blutdruckabfalls).
- Patientin zum Anlegen der PDA entweder auf die Seite lagern oder in die sitzende Position bringen (vgl. S. 146f.).
- Anschließend Periduralkatheter sicher auf der Haut fixieren.
- Nach Aspiration Lokalanästhetikum injizieren: etwa die Hälfte der Dosis im Sitzen, danach 5-10 min sitzen lassen, um eine gute Blockade der S-Segmente zu erreichen; dann den Rest in Rückenlage mit Seitwärtsverschiebung des Uterus. Die Beine können dabei angehoben werden - allerdings nicht so stark (sonst Kavakompression).
  Die erforderliche Gesamtmenge an Lokalanästhetikum beträgt etwa **20-25 ml Bupivacain** (Carbostesin, Bupivacain-Woelm) 0,5% mit oder ohne Adrenalin.
- Sauerstoff über eine Gesichtsmaske zuführen.
- Blutdruck und Puls in kurzen Abständen kontrollieren. Sagt die Patientin: „Mir ist so komisch. Ich glaube ich muß mich übergeben“, sofort den Blutdruck messen! Nicht sagen: „Das kommt von der Aufregung“. **Blässe, Übelkeit und Erbrechen** sind meist zuverlässige Zeichen des Blutdruckabfalls!
- Bei Blutdruckabfall (unter 100 mm Hg bzw. 30% unter Ausgangswert): rasche Volumenzufuhr, Beine anheben. Wenn kein Anstieg des Blutdrucks: Ephedrin 15-25 mg i.v.
- Patientin erst zur Operation freigeben, wenn Anästhesieausdehnung genau getestet und für ausreichend befunden worden ist. Das Messer des Operateurs ist zwar ein scharfes aber für diesen Test untaugliches Instrument.
- Während der Operation die Patientin durch Gespräche ablenken. Nicht vergessen, das Kind zu zeigen.
- Nach Ablösung der Plazenta 3 I.E. *Syntocinon* injizieren und Infusionslösung mit 10 I.E. Syntocinon laufen lassen.
- Blutverluste während der Operation mit Plasmaexpandern oder Elektrolytlösungen ersetzen. Der anfängliche Blutverlust beträgt bei unkomplizierter Sektio etwa 900-1000 ml. Bluttransfusion ist nur in seltenen Fällen erforderlich.
- Bei inkompletter Blockade Patientin nicht weinen lassen, sondern *Intubationsnarkose* durchführen.
- Nach der Operation: Patientin vorsichtig ins Bett legen (Gefahr des Blutdruckabfalls!). Katheter entfernen und auf Vollständigkeit überprüfen oder zur postoperativen Schmerzbehandlung liegen lassen.

Spinalanästhesie

Grundsätzlich kann mit den üblichen Dosen von Lokalanästhetika die Sectio caesarea auch in Spinalanästhesie durchgeführt werden. Das Verfahren ist wegen des schnellen Wirkungseintritts und der zuverlässigen Wirksamkeit bei fehlender fetaler Toxizität auch in dringlichen Situationen anwendbar.
Die Nachteile sind jedoch:

- postspinale Kopfschmerzen möglich,
- Blutdruckabfall evtl. ausgeprägter.

Spezielle geburtshilfliche Anästhesie

Beckenendlagen

Bei vaginaler Entbindung kann eine **Periduralanästhesie** durchgeführt werden. Hierbei dürfen jedoch die zum Pressen erforderlichen Muskelkräfte nicht ausgeschaltet werden. Der Beckenboden muß für die Austreibung gut anästhesiert sein.
Ist eine **Allgemeinnarkose** vorgesehen, so wird die Patientin intubiert und relaxiert. Für eine Zangenextraktion ist eine gute Uterusrelaxierung erforderlich. Methode der Wahl ist die *tiefe Halothannarkose + 100% Sauerstoff.* Die Narkose muß rasch eingeleitet werden. Halothan wird nur solange zugeführt, bis Gesäß und Füße des Kindes entwickelt worden sind. Danach Halothan sofort abstellen und das Anästhetikum durch Hyperventilation rasch eliminieren (sonst Uterusatonie mit Verblutungsgefahr!).

Zwillingsgeburt

Besonderheiten:

- Hämodynamische Veränderungen bei der Schwangeren oft ausgeprägter,
- Präeklampsie-Eklampsie häufiger,

- abnorme Kindslagen zu erwarten,
- Blutverluste größer,
- Kinder mehr gefährdet, besonders das Zweitgeborene,
- Unreife der Kinder 10 × höher als bei Einlingen.

Praktische Grundsätze

- ► Die vaginale Entbindung sollte in Periduralanästhesie durchgeführt werden: Sie erleichtert das geburtshilfliche Vorgehen und wirkt sich dadurch günstig für die Kinder aus.
- ► Kann das zweite Kind aus ungünstiger Geburtslage nur mit geburtshilflichen Maßnahmen entwickelt werden, so empfiehlt sich die bei den Beckenendlagen beschriebene Halothan-Methode.
- ► Bei Sectio caesarea können eine Allgemeinnarkose oder eine Periduralanästhesie durchgeführt werden.

Frühgeburt

Frühgeborene werden durch die Anästhesie besonders gefährdet. Sie reagieren sehr empfindlich auf Opiate, Sedativa sowie Anästhetika, die der Mutter während des Geburtsvorgangs verabreicht wurden.

Vaginale Entbindung: Sie erfolgt gewöhnlich langsam und behutsam mit geringem Pressen durch die Schwangere. Nach Episiotomie wird meist eine Zangenextraktion unter regionaler Anästhesie des Beckenbodens durchgeführt. Hierfür eignet sich besonders gut die Periduralanästhesie, weil sie den Beckenboden vollständig relaxiert.

Sectio caesarea: die Periduralanästhesie ist vorzuziehen, weil sie die zentral dämpfenden Wirkungen der Allgemeinanästhetika auf den Feten vermeidet. Unabhängig von der Anästhesiemethode ist aber immer mit erheblicher Depression des Neugeborenen zu rechnen, so daß häufig Reanimationsmaßnahmen erforderlich sind.

Blutungen vor der Geburt

Die wichtigsten Ursachen von Blutungen vor der Geburt sind die Placenta praevia und die vorzeitige Plazentalösung sowie die Uterusruptur. Bei **Placenta praevia** ist die normale Plazenta an falscher Stelle im Uterus eingewachsen. Sie ist im unteren Uterinsegment oder im Gebärmutterhals implantiert. Wenn sich der Muttermund während der Geburt erweitert, löst sich die Plazenta von ihrer muskulären Unterlage. Hierdurch können dramatische Blutungen auftreten.
Bei **vorzeitiger Plazentalösung** löst sich die normal implantierte Plazenta bereits vor der Entbindung des Kindes. Hierdurch können ebenfalls erhebliche Blutverluste auftreten.
Auch nach der Geburt (postpartal) können z. T. erhebliche Blutverluste auftreten. Wichtige Ursachen: Zurückgebliebene Plazentareste, Uterusatonie, Zervix- und Vaginarisse.

> Blutungen gehören zu den führenden mütterlichen Todesursachen in der Geburtshilfe. Sie treten oft unerwartet auf und können innerhalb von Minuten zum Tod durch Verbluten führen!

Praktische Grundsätze bei präpartalen Blutungen:

- ► Bereits für die Untersuchung der nichtanästhesierten Schwangeren müssen *Blutkonserven* transfusionsbereit vorhanden sein.
- ► Außerdem werden mehrere weitlumige Venenkanülen und möglichst auch ein zentraler Venenkatheter gelegt.
- ► Steht die Diagnose „Placenta praevia" fest, so wird sofort eine Sektio in *Allgemeinnarkose* durchgeführt. Ist die Patientin bereits im hypovolämischen Schock, so müssen die Anästhetika besonders vorsichtig dosiert werden. Eine Regionalanästhesie ist im Schock immer kontraindiziert.
- ► Bei vorzeitiger Plazentalösung mit schwerer Blutung wird die Sektio ebenfalls immer in Allgemeinnarkose durchgeführt.
- ► Nach der Entbindung können bei der Mutter schwerste Gerinnungsstörungen mit erheblichen Blutverlusten auftreten.

Präeklampsie und Eklampsie

Die Pathophysiologie dieser Erkrankung ist in Kap. 59 beschrieben. Sie muß bei allen Anästhesieverfahren besonders berücksichtigt werden.

Praktische Grundsätze:

- Blutdruckabfälle müssen unbedingt vermieden werden, weil die ohnehin bereits eingeschränkte Uterusdurchblutung hier-

durch weiter abnimmt: Gefährdung des Feten!
- Für die vaginale Entbindung ist die Periduralanästhesie meist gut geeignet, weil sie Schmerzen, Angst und Aufregung beseitigt. Die Periduralanästhesie darf aber nicht eingesetzt werden, um den erhöhten Blutdruck zu senken!
- Vasopressoren dürfen nur mit allergrößter Vorsicht eingesetzt werden.
- Die Sectio caesarea sollte in Allgemeinnarkose durchgeführt werden. Rasche Zufuhr von Volumen, wie bei der Periduralanästhesie meist erforderlich, kann bei Präeklampsie-Eklampsie-Patientinnen ein akutes Linksherzversagen auslösen.
- Bei hypertensiven Krisen kann kurzfristig Nitroprussid-Natrium infundiert werden (kontinuierliche Blutdruckkontrolle erforderlich).
- Postoperativ wird die Patientin auf eine Intensivstation verlegt.

Herzerkrankungen

Bei Patientinnen mit Herzerkrankungen darf niemals starr schematisch vorgegangen werden. Vielmehr müssen die pathophysiologischen Veränderungen durch die Herzerkrankung zusammen mit den durch die Schwangerschaft ausgelösten kardiovaskulären Veränderungen eingeschätzt werden. Hiernach wird das anästhesiologische Vorgehen festgelegt.

Praktische Grundsätze:
- Bei Mitralstenose, Mitralinsuffizienz, Aorteninsuffizienz und angeborenen Herzfehlern mit Links-rechts-Shunt muß der mit dem Geburtsvorgang verbundene Anstieg des Herzzeitvolumens bzw. der Herzarbeit vermieden werden. Darum sollte für die vaginale Entbindung eine Periduralanästhesie durchgeführt werden. Ein Blutdruckabfall muß jedoch unbedingt verhindert bzw. sofort behandelt werden.
- Bei Aortenstenose, Herzfehlern mit Rechts-links-Shunt oder pulmonalem Hochdruck dürfen venöser Rückfluß und peripherer Gefäßwiderstand nicht abfallen. Darum wird bei diesen Patientinnen keine Periduralanästhesie durchgeführt.
  Für die vaginale Entbindung ist eine Allgemeinnarkose vorzuziehen, ebenso für die Sectio caesarea. Hierbei gelten die gleichen Grundsätze wie für die Anästhesie bei Herzkranken in Kap. 22 beschrieben.

Anästhesie während der Schwangerschaft

Grundsätzlich kommt es bei Narkosen während der Schwangerschaft für nichtgeburtshilfliche Eingriffe darauf an, ungünstige Einflüsse durch das Anästhesieverfahren auf den Feten zu verhindern.

Praktische Grundsätze:
- Wahleingriffe sollten frühestens 6 Wochen nach Ende der Schwangerschaft durchgeführt werden.
- Dringlichere Operationen, die aber noch etwas verschoben werden können, sollten erst im 2. oder 3. Drittel der Schwangerschaft erfolgen. Während dieser Zeit ist aber die Aspirationsgefahr besonders groß. Hierauf muß entsprechend Rücksicht genommen werden. Das gilt in gleicher Weise für das Kavakompressionssyndrom. Die linke Seitenlage sollte darum bevorzugt werden.
- Wenn möglich sollten regionale Anästhesieverfahren angewandt werden. Hierbei darf der Blutdruck aber nicht abfallen.
- Wird eine Allgemeinnarkose durchgeführt, so spielt nach dem jetzigen Wissensstand die Auswahl des Narkosemittels keine wesentliche Rolle.
- Während der Narkose müssen vor allem die arteriellen Blutgase im Normbereich der Schwangerenwerte gehalten werden.
- Die Uterusdurchblutung darf nicht durch Anästhetika oder Anästhesieverfahren vermindert werden.

Kapitel 21. Erstversorgung und Reanimation des Neugeborenen

Auf die Erde voller kaltem Wind
Kamt ihr alle als ein nacktes Kind.
Frierend lagt ihr ohne alle Hab
Als ein Weib euch eine Windel gab.

Bert Brecht,
Von der Freundlichkeit der Welt

Einführung

Das Leben des Neugeborenen beginnt mit dramatischen Veränderungen: Die intrauterin mit Flüssigkeit gefüllte Lunge entfaltet sich und übernimmt die eigene Atmung, während gleichzeitig der fetale Kreislauf umgeschaltet wird und das rechte Herz sein gesamtes Blutvolumen in den Lungenkreislauf pumpt. Diese Umstellung wird normalerweise ohne wesentliche Störungen vollzogen. Etwa 10% aller Neugeborenen gelingt jedoch der Anpassungsvorgang nicht ohne äußere Hilfe. *Atemstörungen* stehen hierbei ganz im Vordergrund: Sie sind die häufigste Todesursache bei Neugeborenen. Überhaupt treten etwa 35% aller Todesfälle im ersten Lebensjahr in den ersten 24 Stunden nach der Geburt auf.

Störungen des Anpassungsvorganges an das extrauterine Leben müssen rasch und sachverständig behandelt werden, um Schäden des zentralen Nervensystems oder gar den Tod des Neugeborenen zu verhindern.

Erstmaßnahmen

Die ersten Schritte bei der Versorgung eines Neugeborenen sind, unabhängig vom klinischen Zustand, immer gleich:

- Sicherung der Atemwege,
- Wärmeschutz.

Sie werden gewöhnlich von der Hebamme durchgeführt.

Sicherung der Atemwege

Schleim, Blut und Lungenwasser in den oberen Luftwegen verhindern die Eigenatmung des Neugeborenen. Darum beginnt die Erstversorgung aller Kinder mit dem **Absaugen des Mundes** - wenn nötig bereits vor Entwicklung des kindlichen Körpers. Der untere Rachen darf hierbei nicht stimuliert werden, damit keine Bradykardie oder ein Laryngospasmus auftritt. Die Schwerkraft kann wirkungsvoll eingesetzt werden, um die Atemwege freizuhalten. Hierzu wird das Kind bereits vor der Abnabelung in die Kopf-tief-Position gebracht und auch in dieser Lage zum Versorgungstisch getragen. Das Absaugen erfolgt mit speziellen Vorrichtungen steril unter angepaßtem Sog mit dem Mund des Untersuchers. Hierbei wird eine bestimmte *Reihenfolge* eingehalten:

- Mund,
- Rachen,
- Nase,
- Ösophagus und Magen.

Niemals darf die Nase zuerst abgesaugt werden, weil hierdurch die Atmung stimuliert wird und nachfolgend der in der Rachenhöhle befindliche Schleim oder Mekonium aspiriert werden können.

Sind Mund und Rachen abgesaugt worden, so erfolgt die **Sondierung der Nase;** sie dient gleichzeitig zum Ausschluß einer *Choanal-(Nasenmuschel-)Atresie.*

Hat sich die Atmung stabilisiert, kann der Magen abgesaugt werden. Durch **Absaugen des Magens** wird eine Regurgitation und Aspiration verhindert und außerdem die Durchgängigkeit des Ösophagus überprüft. Können mehr als 25 ml Mageninhalt abgesaugt werden, so muß an eine *Obstruktion des oberen Magen-Darm-Traktes* gedacht werden.

Wärmeschutz

Wärmeschutz ist von allergrößter Bedeutung für das Neugeborene. Abfall der Körpertemperatur *steigert* den Sauerstoffverbrauch und führt zu metabolischer Azidose. Neugeborene können ihre Körpertemperatur nicht konstant halten; Kältezittern fehlt. Auf eine kalte Umgebung reagiert die Haut mit Vasokonstriktion; zur Wärmeproduktion wird das an verschiedenen Stellen des Körpers vorkommende *braune Fettgewebe* abgebaut. Beträgt die Temperatur im Entbindungszimmer nur 25 °C, so fällt die Hauttemperatur des ungeschützten Neugeborenen innerhalb von 15 min um etwa 4 °C ab.

Praktische Folgerungen

- Das Kind so schnell wie möglich nach der Geburt einhüllen und abtrocknen.
- Innerhalb 1 min nach der Geburt das Neugeborene in eine kontrollierte warme Umgebung bringen. Die Hauttemperatur sollte zwischen 35-38 °C und die Rektaltemperatur zwischen 37-37,5 °C gehalten werden. Wärmeschutz wird z. B. erreicht durch einen *Radiator* über dem Versorgungstisch.
- Hyperthermie muß vermieden werden, weil hierdurch ebenfalls der Sauerstoffverbrauch gesteigert wird.

Klinische Einschätzung des Neugeborenen

Das Neugeborene wird bereits unmittelbar nach der Geburt klinisch eingeschätzt. Zu den einfachen Maßnahmen gehören die Beobachtung des ersten Atemzuges und Schreis und der kontinuierlichen Atmung sowie die Erhebung des Apgar-Scores. Ergänzend wird der Thorax auskultiert und, wenn erforderlich, der Blutdruck und die Körpertemperatur gemessen.
Erweiterte Maßnahmen sind: Bestimmungen der Blutgase, Säure-Basen-Parameter, des Blutzuckers und des Hämatokrits.

Apgar-Score

Mit Hilfe des von der amerikanischen Anästhesistin Virginia Apgar entwickelten Scores kann der Zustand des Neugeborenen auf einfache Weise klinisch eingeschätzt werden. Der Apgar-Score berücksichtigt 5 Merkmale:

1. Herzfrequenz,
2. Atmung,
3. Muskeltonus,
4. Reflexerregbarkeit,
5. Hautfarbe.

Die Apgar-Werte werden 1, 5 und 10 min nach der Geburt bestimmt. Fehlen, Vorhandensein und Stärke eines Merkmals werden mit 0, 1 oder 2 benotet. Jedes Merkmal muß getrennt beurteilt werden.

Herzfrequenz

Zum Zeitpunkt der Geburt beträgt die kindliche Herzfrequenz meist 120-160/min. Frequenzen unter 100/min werden als Bradykardie bezeichnet. Sie sind häufig mit schwerer Asphyxie und niedrigem Herzzeitvolumen verbunden. Tachykardien können durch Schock bedingt sein.
Die Blutdruckmessung gehört nicht zur Routineeinschätzung (Normalwert: >40 mm Hg systolisch).

Atmung

Während und unmittelbar nach der Geburt wird Flüssigkeit aus der Lunge in den Kehlkopf und den Mund gepreßt.
Der erste Atemzug erfolgt dann nach 20-30 s. Hierbei erzeugt das Kind einen Sog von etwa 70 cm H_2O; Luft dringt langsam in die Lungen ein. Danach wird der Atem für 2 s angehalten. Der größte Anteil der zuerst eingeatmeten Luft bleibt in der Lunge als Teil der sich entwickelnden funktionellen Residualkapazität. Die nächsten Atemzüge laufen ähnlich ab; es bleibt jedoch jedesmal weniger Luft in der Lunge zurück.
Der erste Schrei sollte innerhalb von 1½ min nach der Geburt zu vernehmen sein.
Die Spontanatmung sollte ebenfalls innerhalb von 1½ min nach der Geburt „regelmäßig" sein. Die Atemfrequenz liegt normalerweise zwischen 30-60/min.

Atemstillstand oder langsame Atmung (unter 30/min) treten auf bei: intrauteriner Asphyxie, Hirnschädigung, Medikamentenzufuhr an die Mutter (Anästhetika, Sedativa, Analgetika), Infektionen usw. Apnoe kann allein oder in Verbindung mit Blutdruckabfall und Bradykardie auftreten.

Tachypnoe (über 60/min) tritt auf bei: Volumenmangel (weiße Asphyxie), Hypoxie, Hirnblutungen, Atemnotsyndrom, Aspiration usw.

Tonus

Die meisten Neugeborenen, auch die Frühgeborenen, sind gleich nach der Geburt aktiv und bewegen alle Extremitäten. Ein *schlaffer* oder verminderter Muskeltonus tritt vor allem auf bei: Asphyxie, Medikamentenzufuhr an die Mutter (Anästhetika, Sedativa, Analgetika) und Hirnschädigung.

Reflexerregbarkeit

Die normale Reaktion auf Beklopfen der Fußsohlen besteht in einer aktiven Bewegung der Beine.
Einführen eines Nasenkatheters führt zu Niesen oder Husten.
Fehlende Reflexerregbarkeit wird beobachtet bei: Hypoxie, Azidose, Medikamentenzufuhr an die Mutter, Schädigung des zentralen Nervensystems.

Hautfarbe

Alle Kinder sind unmittelbar nach der Geburt blau (evtl. Ausnahme: Sektio), werden aber rasch rosig, sobald sich die Atmung stabilisiert hat.
Innerhalb von 90 s sind die meisten Kinder am Stamm rosig, während die Füße, Hände und Lippen meist noch blau sind. Sind die Kinder nach 90 s immer noch *blau,* so kommen vor allem folgende **Ursachen** in Frage:
- niedriges Herzzeitvolumen,
- Atemnotsyndrom,
- zyanotischer Herzfehler,
- Methämoglobinämie,
- Verlegung der Atemwege,
- Lungenhypoplasie,
- Polyzythämie.

An diese Erkrankungen muß besonders gedacht werden, wenn durch *Sauerstoffzufuhr* die Hautfarbe nicht rosig wird.
Ist das Neugeborene *blaß,* so sind die Blutgefäße eng gestellt. Die wichtigsten **Ursachen** sind:
- Hypovolämie (weiße Asphyxie),
- schwere Azidose,
- Mekoniumaspiration,
- Anämie.

Sieht ein Neugeborenes auch bei Luftatmung *hellrosa* aus, so können folgende Ursachen vorliegen: Magnesiumintoxikation (Eklampsietherapie der Mutter), Alkoholintoxikation, Alkalose.
Die 5 Merkmale werden anhand des nachstehenden Apgar-Schemas **(Tabelle 21-1)** beobachtet und benotet.

Einstufung nach den Apgar-Werten
a) Apgar 8, 9, 10: lebensfrische Neugeborene, die gut atmen oder kräftig schreien. Dies sind 90% aller Neugeborenen. Routinebehandlung: Absaugen, Abtrocknen, Wärmeschutz. Nach 5 min erneut Apgar-Kontrolle.
b) Apgar 5, 6, 7: leichte Neugeborenen-Depression.
c) Apgar 3, 4: mäßige Neugeborenen-Depression.
d) Apgar 0, 1, 2: schwere Neugeborenen-Depression.

Wertigkeit der Apgar-Merkmale

Die Apgar-Werte dürfen nicht isoliert, sondern müssen immer zusammen beurteilt werden. Die Festlegung der ersten Einstufung nach 1 min ist willkürlich und wird nicht allen Neugeborenen gerecht. So können sich z. B. anfänglich als gut bewertete Kinder sekundär durch Verlegung der Atemwege verschlechtern. Zudem wäre es unsinnig, bei schwer asphyktischen Kindern die Benotung und Behandlung erst nach Ablauf einer Minute zu

Tabelle 21-1. Apgar-Score zur klinischen Soforteinschätzung des Neugeborenen

Merkmal	0	1	2
Herzfrequenz	fehlt	< 100	> 100
Atmung	fehlt	Schnappatmung, unregelmäßig	gut, schreit kräftig
Muskeltonus	schlaff	mittel, geringe Beugung	gut, aktive Bewegung
Reflexerregbarkeit	keine	grimassiert	Niesen, Husten, Schreien
Hautfarbe	blaß oder blau	Stamm rosig, Extremitäten blau	rosig

beginnen. Insgesamt sollte in den ersten Minuten bei der Einschätzung und Behandlung nicht starr nach Schema, sondern flexibel vorgegangen werden.
Für die neurologische Prognose eines Kindes reichen die Apgar-Werte nicht aus, so daß bei schlechten Apgar-Werten *zum Zeitpunkt der Einschätzung* eine pessimistische Haltung nicht gerechtfertigt ist.

Reanimation bei Neugeborenen-Depression

Das Ausmaß der Neugeborenen-Depression kann bei den allermeisten Kindern mit dem Apgar-Score eingeschätzt werden. Dabei gilt der nach 1 min erhobene Apgar-Wert als Richtschnur für die Wiederbelebungsmaßnahmen. Bei einem offensichtlich schwer asphyktischen Neugeborenen ist es aber falsch, gelassen 1 min abzuwarten, um den Apgar-Wert zu erheben. Vielmehr muß sofort mit der Reanimation begonnen werden.

Notfallausrüstung

Funktionierende Notfallausrüstung und Notfallmedikamente müssen vor der Geburt beim Versorgungstisch bereitgestellt werden.

Das wichtigste Zubehör umfaßt:
- Verstellbarer Reanimationstisch
- Infrarotstrahler als Wärmeschutz
- Absaugvorrichtung
- Absaugkatheter 5–12 F
- Laryngoskop mit geradem Spatel 0 u. 1; gebogen 1
- Endotracheal-Tuben 2,5; 3 und 3,5 mm
- Babybeatmungsbeutel
- Guedel-Tuben 00, 0, 1
- Atemmasken 0, 1, 2
- Sauerstoffquelle
- EKG-Monitor mit Elektroden
- Ultraschall-Blutdruckmeßgerät
- Medikamente zur Herz-Kreislauf-Wiederbelebung: Atropin, Kalzium, Adrenalin, Isoproterenol, Dopamin
- Puffersubstanzen: Natriumbikarbonat, Trispuffer
- Glukoselösung 10–20%, Humanalbumin, Plasmaexpander
- Scheren
- Spritzen und Kanülen
- Freilegungsbesteck und Katheter zur Katheterisierung der Nabelschnurgefäße

Leichte Neugeborenen-Depression: Apgar 5, 6, 7

Diese Kinder haben wahrscheinlich kurz vor der Geburt eine leichte Asphyxie erlitten (Asphyxie = Hypoxämie + Hyperkapnie; immer mit Azidose verbunden). Sie hypoventilieren oder sind apnoisch, reagieren aber meist auf kräftige Stimulation oder Sauerstoffzufuhr über Maske.

Praktisches Vorgehen

- ► Zunächst Atemwege freimachen. Nach Geburt des Kopfes Mund und Nase vorsichtig absaugen. Anschließend das Kind unter den Radiator auf die Seite in leichte Kopf-Tief-Position legen.
- ► Sanft stimulieren durch Abreiben des Körpers mit einem Tuch und vorsichtiges Beklopfen der Fußsohlen.
- ► Dann Maske über das Gesicht halten und Sauerstoff zuführen **(Abb. 21-1)**.

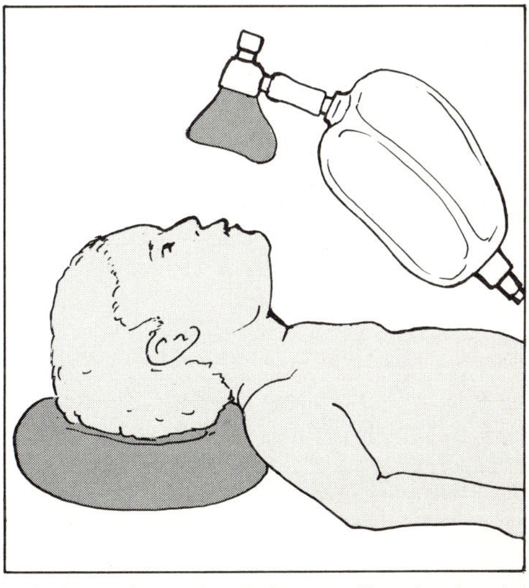

Abb. 21-1. Apgar 5, 6, 7: Sauerstoffmaske über das Gesicht!

- Maskenbeatmung oder Intubation sind meist nicht erforderlich. Ist aber mekoniumhaltiges Fruchtwasser aspiriert worden, so wird *sofort intubiert und abgesaugt.*
- Zyanotische Kinder mit besseren Apgar-Werten erhalten ebenfalls Sauerstoff per Maske.

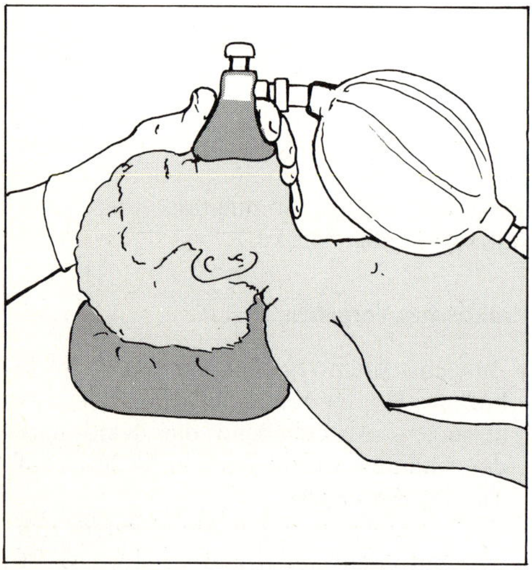

Abb. 21-2. Apgar 3, 4: Beatmung mit O_2 über Maske/Beutel
- nicht zu hohe Drücke anwenden
- Atemgeräusche mit Stethoskop kontrollieren

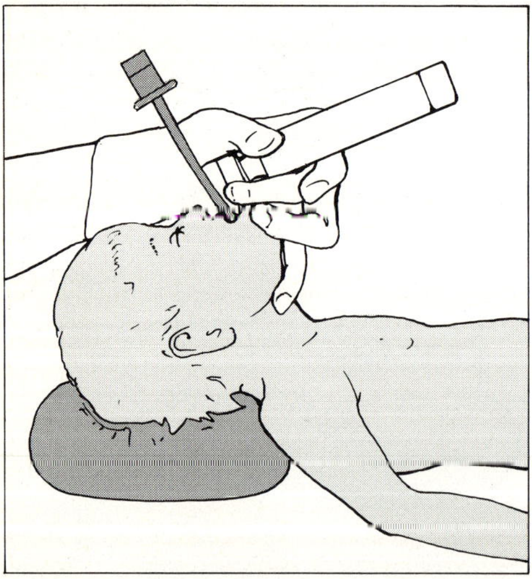

Abb. 21-3. Apgar 0, 1, 2, (3): Endotracheale Intubation und Beatmung mit Sauerstoff

Mäßige Neugeborenen-Depression: Apgar 3, 4

Diese Kinder sind meist zyanotisch und hypoventilieren. Diagnostisch hilfreich sind Blutgase und Säure-Basen-Status aus Nabelarterien- oder Nabelvenenblut.

Praktisches Vorgehen

- Atemwege freimachen, Wärmeschutz, Überdruckbeatmung mit Sauerstoff über Maske/Beutel **(Abb. 21-2)**.
- Während der Überdruckbeatmung den Kopf in neutraler Position lagern.
- Hat das Kind noch nicht selbst geatmet, so kann die Beatmung über die Maske sehr schwierig sein. Dann sollte intubiert werden.
  Die ersten Beatmungszüge sollten das Atemmuster des Kindes nachahmen: Inspiration für 1–2 s anhalten.
  Der Druck für die Entfaltung der Lungen liegt meist unter 30 cm H_2O.
- Steigt der Apgar-Wert unter dieser Behandlung an, so ist die Prognose gut.
- Verschlechtert sich hingegen der Apgar-Wert, so müssen weitere korrigierende Maßnahmen ergriffen werden (s. nächsten Abschnitt).

Schwere Neugeborenen-Depression: Apgar 0, 1, 2 (3)

Diese Kinder sind schwer asphyktisch: Sie atmen nicht, sind schlaff und blaß und reagieren nicht oder nur gering auf Stimulation.

> Neugeborene mit schwerer Depression müssen sofort reanimiert werden

Reanimation der Atmung

- Zunächst absaugen, Wärmeschutz und Beutelbeatmung, dann Intubation.
- Apnoische Kinder primär intubieren (3,0 Tubus).
- **Technik der Intubation (Abb. 21-3)**: Kleines oder mittelgroßes Laryngoskop mit geradem Spatel mit Daumen und Zeigefinger der linken Hand halten; Mittel- und Ringfinger dieser Hand ergreifen das Kinn des

Neugeborenen, während der kleine Finger der linken Hand Druck auf das Zungenbein ausübt. Durch den Druck wird der Kehlkopf nach hinten verschoben, so daß die Glottis intubationsgerecht eingestellt werden kann.
Tubus etwa bis 2-3 cm unterhalb der Glottis vorschieben.
Vorsicht! Bei der Intubation treten häufig *Herzrhythmusstörungen* auf.

- ▸ Dann die Lungen mit sanftem Druck beatmen; meist reichen Drücke zwischen 25-30 cm H_2O aus. Ist die Lunge jedoch sehr schlecht dehnbar (Lungenanomalien), so sind nicht selten Drücke zwischen 50-60 cm H_2O erforderlich.
- ▸ Der p_aO_2 sollte im Normbereich von 50-80 mm Hg liegen. Hohe arterielle pO_2-Werte müssen vor allem bei Frühgeborenen unbedingt vermieden werden (Gefahr der retrolentalen Fibroplasie mit Erblindung).
- ▸ Besteht der Verdacht auf eine Mekoniumaspiration, so müssen die Kinder vor der Beatmung endotracheal abgesaugt werden.

▸ Die Wirksamkeit der Beatmung wird an folgenden Zeichen erkannt:

- Der Brustkorb hebt sich beiderseits.
- Die Atemgeräusche sind beiderseits gleich laut zu hören.
- Die Herzfrequenz steigt an.
- Die Haut wird rosig.

Spricht das Kind nicht sofort auf eine richtig durchgeführte Beatmung an, so liegt wahrscheinlich eine schwere *Azidose* vor.

Behandlung der Azidose

Während die respiratorische Komponente der Azidose durch ausreichende Ventilation beseitigt wird, muß die metabolische Komponente mit *Puffersubstanzen* korrigiert werden.

Blindpufferung: Blindpufferung mit 2 mval/kg KG *Natriumbikarbonat* oder 3-5 ml *Trispuffer* 0,3 molar wird durchgeführt, wenn trotz ausreichender Sauerstoffbeatmung

- der Apgar-Wert nach 2 min 2 oder weniger beträgt,
- der Apgar-Wert nach 5 min 5 oder weniger beträgt.

Pufferung nach Säure-Basen-Werten: Bei schwerer Neugeborenen-Depression sollte die Korrektur der metabolischen Azidose immer anhand der Säure-Basen-Werte erfolgen.

Danach wird gepuffert wenn

- der pH-Wert anfangs unter 7,0 liegt und der p_aCO_2 normal ist,
- der pH-Wert nach 5 min unter 7,05 liegt.

Leichte bis mäßige Azidose (pH 7,05-7,3; Basendefizit 5-15 mval/l) bedürfen zumeist keiner Pufferung.
Der **Natriumbikarbonat-Bedarf** wird nach folgender Formel berechnet:
Bikarbonat-Bedarf =

$$\frac{\text{Geburtsgewicht (kg)}}{3} \times \frac{\text{Basendefizit (mval/l)}}{2}.$$

Der Puffer wird im Verhältnis 1:2 mit Glukose 10% verdünnt. Die Injektionsgeschwindigkeit beträgt 1-2 mval/kg pro min.
Für **Trispuffer** gilt:

$$\text{Geburtsgewicht (kg)} \times \frac{\text{Basendefizit (mval/l)}}{2}.$$

Für die Pufferung wird ein 3-F- oder 5-F-Katheter unter sterilen Bedingungen in die Nabelvene oder in eine der Nabelarterien eingeführt. Der **Nabelarterienkatheter** wird soweit vorgeschoben, bis Blut aspiriert werden kann; dann weiteres Vorschieben um etwa 2 cm. Der Katheter liegt nun etwa in Höhe der Aortenbifurkation.
Der **Nabelvenenkatheter** wird durch die Nabelvene in den Ductus venosus und von hier aus in die untere Hohlvene bis in die Nähe des rechten Vorhofs geschoben. Eine Kanülierung der Lebervenen ist unbedingt zu vermeiden (später Rö.-Kontrolle!)
Nebenwirkungen von *Natriumbikarbonat:* Hypernatriämie, Hyperosmolarität, Hirnblutungen.
Nebenwirkungen von *Trispuffer:* Apnoe, Hypoglykämie, Hypokaliämie.

Behandlung des Schocks

Eine schwere intrauterine Asphyxie führt bei den meisten Kindern zu einem *Volumenmangel* mit nachfolgendem Schock. Hiermit ist vor allem zu rechnen bei Ruptur von Plazenta- oder Nabelschnurgefäßen, schwieriger Steißgeburt und Nabelschnurkompression.

Die **Zeichen des Schocks** sind:
- blasse, kalte Extremitäten,
- schwache Pulse,
- Tachykardie,
- Tachypnoe.

Der Schockzustand ist häufig maskiert, weil die Gefäße kontrahiert sind und der Blutdruck zunächst normal bleibt. Nach Korrektur der Azidose fällt dann der Blutdruck ab. Der Blutdruckabfall bleibt aber meist unbemerkt, weil die Blutdruckmessung beim Neugeborenen nicht routinemäßig durchgeführt wird.
Diagnostik: Blutgase, Säure-Basen-Werte, Hämatokrit, Blutdruck evtl. Röntgenbild.
Der Schockzustand muß sofort behandelt werden:
- ▸ Blut transfundieren, evtl. Plazentablut (aber: Infektionsgefahr),
- ▸ steht kein Blut zur Verfügung: 1–2 g/kg salzarmes Humanalbumin oder 5–10 ml/kg isotone Kochsalzlösung, evtl. wiederholt, infundieren.

Andere Gründe für Blutdruckabfall sind:
- ▸ Hypoglykämie (Blutzucker < 20 mg%). 5–10 ml Glukose 10% injizieren!
- ▸ Hypokalzämie: 100 mg/kg Kalzium injizieren!
- ▸ Pneumothorax: Thoraxdrainage legen!

Kardiale Wiederbelebung

Die extrathorakale Herzmassage wird durchgeführt, wenn
- keine Herztöne zu hören sind,
- nach 15–30 s Beatmung die Herzfrequenz unter 100/min liegt.

Zur Herzmassage beide Daumen zwischen unterem und mittlerem Sternumdrittel aufsetzen **(Abb. 21-4)**. Das Sternum jeweils 1–2 cm tief eindrücken, dabei kontinuierlich weiterbeatmen.

Kardiopulmonale Reanimation des Neugeborenen

Herzmassage: 100–150/min
Beatmung: 40/min

Die **Wirksamkeit** der kardiopulmonalen Wiederbelebung wird an folgenden Zeichen erkannt:
- Hautfarbe am Stamm wird rosig,
- Pupillen werden mittelweit oder eng (unzuverlässiges Zeichen),
- Pulse der großen Arterien sind tastbar.

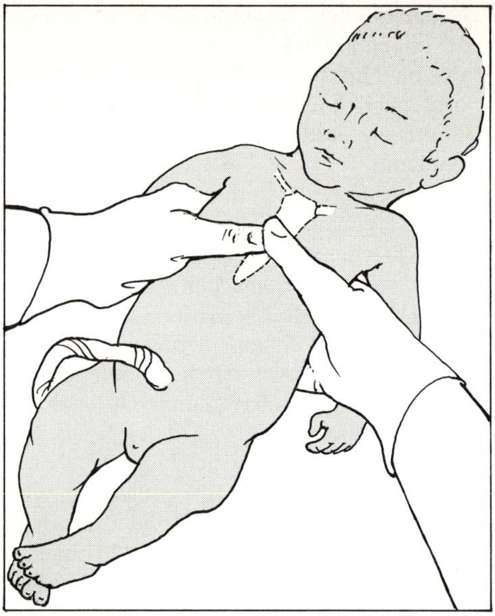

Abb. 21-4. Extrathorakale Herzmassage beim Neugeborenen

Für die **medikamentöse Wiederbelebung** werden die gleichen Medikamente zugeführt wie beim Erwachsenen (s. S. 351). Fehlerhafte Anwendung und falsche Dosierung sind jedoch beim Neugeborenen besonders gefährlich. Die Medikamente werden in die *Nabelvene* bzw. einen Nabelgefäßkatheter injiziert. Eine intrakardiale Injektion muß die Ausnahme bleiben. Vor der Injektion sollte der pH-Wert über 7,2 angehoben werden, um die Wirksamkeit der Medikamente zu verbessern. Danach bei **Asystolie** 0,1–0,3 ml 1:10000 verdünntes *Adrenalin*. Tritt danach eine spontane Herzaktion mit Frequenzen von < 100/min auf, so können 0,03 mg/kg *Atropin* oder 1–5 µg/min *Isoproterenol* zugeführt werden, bei niedrigem Herzzeitvolumen *Kalzium* oder *Dopamin*. Die Medikamente werden in den kleinstmöglichen Volumina gegeben, um eine Hypervolämie zu vermeiden. In **Tabelle 21-2** sind die wichtigsten Medikamente und ihre Anwendungsweise zusammengefaßt.

Tabelle 21-2. Herzkreislaufwirksame Medikamente für die Neugeborenen-Reanimation

Medikament	Indikation	Dosis	Weg	Wirkungen	Nebenwirkungen
Atropin	Bradykardie	0,03 mg/kg verdünnt	i.v.	Frequenzanstieg	Tachykardie
Kalzium	niedriges HZV	100 mg/kg	i.v.	HZV-Anstieg	Bradykardie, Rhythmusstörungen
Adrenalin (Suprarenin)	Herzstillstand	0,1-0,3 ml/kg der 1:10000 verd. Lösung	i.v.	EKG: rhythmische Aktionen	Kammerflimmern Hypertension
Isoproterenol (Isuprel)	Bradykardie niedriges HZV	1-5 μg/min	i.v.	Frequenzanstieg HZV-Anstieg	Rhythmusstörungen, HZV-Abfall, wenn Frequenz über 180-200/min
Dopamin	niedriges HZV	5 μg/kg/min	i.v.	HZV-Anstieg, leichter Frequenzanstieg	Rhythmusstörungen

Spezielle Neugeborenen-Versorgung

Mekoniumaspiration

Die Aspiration von fetalem Darminhalt (Mekonium = Kindspech) mit nachfolgender Pneumonitis gehört zu den häufigsten respiratorisch bedingten Todesursachen beim Neugeborenen. Eine besondere Gefährdung besteht bei Plazentainsuffizienz mit fetaler Hypoxie unter der Geburt sowie bei Übertragung. Einfärbung des Fruchtwassers mit Mekonium bedeutet höchstes Aspirationsrisiko! Darum gilt folgendes:

> Alle Neugeborenen, bei denen erbsensuppenartiges Mekonium ausgetreten ist, sollten unmittelbar nach der Geburt und möglichst vor dem ersten Atemzug intubiert werden!

Praktisches Vorgehen:

- Ist das Fruchtwasser mit schwarzgrünem zähen Mekonium gefärbt: Mund und Nase nach Geburt des Kopfes vor der Entwicklung des Körpers absaugen!
- Nach Geburt und Abklemmen der Nabelschnur: sofort intubieren und endotracheal absaugen, möglichst vor dem ersten Atemzug! Hierbei kann der Endotrachealtubus als Absaugkatheter für das zähe Mekonium dienen. Vor dem Absaugen jeweils mit 0,5-1 ml NaCl-Lösung 0,9% spülen, bis Aspirat klar wird.
- Beim Absaugen Herzfrequenz überwachen. Treten Bradykardien auf: Absaugvorgang zunächst unterbrechen.
- Hat das Neugeborene bereits vor der Intubation spontan geatmet: Mund und Nase absaugen, kurz Sauerstoff zuführen, dann endotracheal intubieren, absaugen und mit Kochsalzlösung klarspülen.
- Wenn Aspirat klar: Magen absaugen und Endotrachealtubus während der Inspiration entfernen.

Beachte: Mekoniumaspiration geht häufig mit Pneumothorax und Pneumomediastinum einher.

Unterkühlung

Unterkühlte Neugeborene sind zumeist azidotisch, oft auch hypoglykämisch, so daß die Zufuhr von Puffersubstanzen und Glukose-Lösung indiziert ist.

Die Aufwärmung des Neugeborenen muß langsam erfolgen, am besten in einem servorregulierten Inkubator, dessen Temperatur zunächst nur 2-3 °C über die Rektaltemperatur des Kindes eingestellt wird. Die Aufwärmzeit sollte etwa 1,5 °C/h betragen.

Dämpfung durch Opiode

Eine Atemdepression kann beim Neugeborenen bestehen, wenn die Schwangere unter der Geburt Opioide erhalten hat oder unter einer Opioidabhängigkeit leidet.

Praktisches Vorgehen:

- ▸ Beruht die Atemdepression auf einer während der Geburt verabreichten (zu hohen) Opioiddosis, so wird z. B. *Naloxon* (Narcanti) 0,01 mg/kg i. v. antagonisiert.
- ▸ Ist die Atemdepression hingegen durch Opioidabhängigkeit der Mutter bedingt, so darf kein Naloxon injiziert werden, weil hierdurch beim Neugeborenen ein akutes Entzugssyndrom ausgelöst werden kann.

Intoxikation mit Lokalanästhetika

Eine Intoxikation des Neugeborenen mit Lokalanästhetika kann auftreten, wenn bei der Schwangeren im Zusammenhang mit einer geburtshilflichen Regionalanästhesie hohe Blutspiegel des Lokalanästhetikums erreicht wurden (z. B. nach Überdosierung oder versehentlicher intravasaler Injektion).

Zeichen:

- Bradykardie,
- niedriger Blutdruck,
- Atemstillstand,
- schlaffer Muskeltonus,
- generalisierte Krämpfe.

Behandlung: Reanimation, Magenspülung, Austauschtransfusion.

Pneumothorax

Ist die Lunge des Neugeborenen gesund, so beruht ein Pneumothorax zumeist auf exzessiver Überdruckbeatmung durch den Ersthelfer. Andere Ursachen: Spontanpneumothorax; Pneumothorax bei Mekoniumaspiration, Zwerchfellhernie, Lungenhypoplasie.
Bei Spannungspneumothorax muß sofort im 2. Interkostalraum (in der Medioklavikularlinie) *punktiert und aspiriert* werden. Danach Einlegen einer Thoraxdrainage und Anschluß an Dauersog.

Kapitel 22. Anästhesie für die Herz-, Thorax- und Gefäßchirurgie

Herzchirurgie

Einführung

Die Anforderungen an die Narkosetechnik für Herzoperationen sind komplex, denn alle Anästhesieverfahren beeinflussen die Herzkreislauffunktion. Für eine sichere Narkosepraxis sind daher Kenntnisse über die physiologischen Grundlagen der Herzkreislauffunktion und ihre Veränderungen durch die jeweilige Herzerkrankung und die verwendeten Anästhetika, Narkosetechniken und perioperativen Maßnahmen erforderlich.

Physiologische Grundlagen

Vergleiche hierzu auch das Kapitel 40 „Herz und Kreislauf".

Koronarkreislauf und Sauerstoffverbrauch des Herzens

Die Funktion des Herzens ist von einer ausreichenden Blut- bzw. Energiezufuhr abhängig; sie erfolgt über den Koronarkreislauf. Unter physiologischen Bedingungen wird der Energiebedarf des Herzens durch den Abbau von Glukose, Laktat (!), Pyruvat und freien Fettsäuren gedeckt. Hierzu ist *Sauerstoff* erforderlich.
Die Koronardurchblutung paßt sich dem Energiebedarf des Herzens automatisch an, ein Vorgang, der, wie beim Gehirn, als *Autoregulation* bezeichnet wird: Steigt der Sauerstoffbedarf des Herzens, so nimmt die Koronardurchblutung „automatisch" zu, sinkt der Sauerstoffbedarf, so fällt die Koronardurchblutung ab. Diese automatische Anpassung der Koronardurchblutung an den Energiebedarf des Herzens ist über weite Bereiche vom koronaren Perfusionsdruck unabhängig (koronarer Perfusionsdruck = diastolischer Aortendruck - linksventrikulärem enddiastolischen Druck).

- Koronardurchblutung = 70-90 ml/min/100 g,
- Sauerstoffverbrauch des Herzens: 7-11 ml/min/100 g.

Wovon hängt der Sauerstoffverbrauch des Herzens ab?

Der Sauerstoffverbrauch des Herzens hängt ganz wesentlich von *hämodynamischen* Größen ab; sie werden als Hauptdeterminanten des myokardialen Sauerstoffverbrauchs bezeichnet. Die Hauptdeterminanten sind für den Anästhesisten besonders wichtig, weil gerade sie durch Anästhetika sowie narkose- und operationsbedingte Stimuli beeinflußt werden. Sie sollen daher ausführlicher besprochen werden.

Herzfrequenz: Sie wird ständig durch das autonome Nervensystem beeinflußt. Stimulation des Parasympathikus *verlangsamt,* Stimulation des Sympathikus *steigert* die Herzfrequenz. Ein Anstieg der Herzfrequenz steigert auch die Arbeit des Herzens und erhöht den Sauerstoffbedarf des Myokards; ein Abfall der Herzfrequenz vermindert hingegen den Sauerstoffbedarf des Herzens.

Tabelle 22-1. Hauptdeterminanten des myokardialen Sauerstoffverbrauchs

- Herzfrequenz
- Kontraktilitätszustand
- Wandspannung des Myokards

Anästhetika können die Herzfrequenz und damit den myokardialen Sauerstoffverbrauch auf folgende Weise beeinflussen:
• direkte Dämpfung des SA-Knotens,
• Wirkungen auf das autonome Nervensystem,
• Kombination beider Wirkungen.

Myokardiale Kontraktilität (Inotropie) bezieht sich auf die Kraft und Geschwindigkeit der Kontraktion sowie die Verkürzungsfähigkeit der Muskulatur in der Ventrikelwand. Ein Anstieg der Kontraktilität steigert den Sauerstoffverbrauch des Herzens und umgekehrt. Die Kontraktilität wird beeinflußt von der Herzfrequenz, von Medikamenten und Anästhetika sowie von Erkrankungen der Ventrikelmuskulatur.

Wandspannung des Herzmuskels: Nehmen Ventrikelvolumen oder Ventrikeldruck zu, so steigt auch die Wandspannung des Myokards und entsprechend der Sauerstoffbedarf des Herzens. Die Wandspannung kann mit Hilfe des endsystolischen Volumens (ESV) und des linksventrikulären enddiastolischen Drucks (LVEDP) sowie der maximalen Druckanstiegsgeschwindigkeit des linken Ventrikels eingeschätzt werden.

Koronare Hämodynamik

Die Koronardurchblutung hängt unter physiologischen Bedingungen hauptsächlich vom koronaren Perfusionsdruck und vom koronaren Widerstand ab. Sie erfolgt ganz überwiegend während der *Diastole*. Hypotone und hypertone Druckschwankungen haben gewöhnlich keinen Einfluß auf die Koronardurchblutung, weil Tonusänderungen in den Widerstandsgefäßen den Druckschwankungen entgegenwirken. Fällt der Perfusionsdruck, so dilatieren sich die Arteriolen kompensatorisch. Auf diese Weise bleibt die Durchblutung unverändert.
Dennoch darf natürlich ein kritischer Perfusionsdruck nicht unterschritten werden, damit keine Mangeldurchblutung des Herzmuskels auftritt.

Koronare Herzkrankheit

Angina pectoris ist das führende Symptom der Koronarkrankheit: ein anfallsweise auftretender Schmerz von kurzer Dauer, gewöhnlich hinter dem Brustbein oder präcordial, häufig ausstrahlend in die Schultern, die Innenseite der Arme (meist links), gelegentlich in die Zähne, Kiefer oder Nacken. *Auslöser* sind gewöhnlich körperliche Anstrengung, Aufregung oder andere Umstände, die mit erhöhter Herzarbeit und erhöhtem Sauerstoffbedarf des Herzens einhergehen. Der Anfall wird meist durch Ruhe oder Nitroglyzerin unterbrochen.
Angina pectoris tritt auf, wenn der Sauerstoffbedarf des Herzens die Sauerstoffzufuhr zum Herzen mit dem Koronarblut überschreitet. Häufigste *Ursache* ist eine arteriosklerotische Einengung in einer oder mehreren größeren Koronararterien. Durch die Stenose ist die automatische Anpassung der Koronardurchblutung an den Energiebedarf des Herzens eingeschränkt. Je schwerer die Einengung der Koronararterie desto weniger kann die Koronardurchblutung bei Belastung gesteigert werden. Schließlich tritt ein myokardiales Ungleichgewicht auf. Der Sauerstoffbedarf ist größer als der Nachschub an Sauerstoff mit dem Koronarblut: eine Mangeldurchblutung des Myokards (Myokardischämie) ist die Folge. Bei schwerer Mangeldurchblutung tritt ein Myokardinfarkt auf.

Für die Narkosepraxis bedeutet dies:

> Beim Koronarkranken dürfen keine Anästhetika verwendet werden, die den Sauerstoffbedarf des Herzens steigern.

Gefährlich sind außerdem Anästhetika, die den koronaren Perfusionsdruck deutlich senken; denn durch die Stenose ist die kompensatorische Gefäßerweiterung eingeschränkt oder sogar ganz aufgehoben: Die Koronardurchblutung nimmt dann bei Hypotonie ab; eine Myokardischämie ist die Folge.

In **Tabelle 22-2** ist das myokardiale Sauerstoffgleichgewicht zusammengestellt.
Auf der linken Seite der Tabelle sind die klinisch wichtigen Faktoren aufgetragen, die das Sauerstoffangebot an das Herz bestimmen (= Koronardurchblutung und Sauer-

Tabelle 22-2. Myokardiales Sauerstoffgleichgewicht

Sauerstoffangebot	Sauerstoffbedarf
1. Koronardurchblutung • Durchgängigkeit der Koronarien • Aortendruck • LVEDP • diastolische Füllungszeit	1. Herzfrequenz 2. Blutdruck („afterload“) 3. Ventrikelvolumen („preload“) 4. Kontraktilität
2. Sauerstoffgehalt im Koronarblut • Hämoglobingehalt • art. Sauerstoffsättigung • O_2-Bindungskurve	

stoffgehalt im Koronarblut), und auf der rechten Seite die Faktoren, die im wesentlichen den Sauerstoffbedarf des Herzens beeinflussen.
Störungen des Gleichgewichtes können von beiden Seiten - natürlich auch in Kombination - ausgehen. Sie führen, je nach Ausprägung, zu Myokardischämie und Herzinfarkt.

Herzklappenfehler

Alle Herzklappenerkrankungen beeinträchtigen bei entsprechender Schwere das effektive *Schlagvolumen*. Dennoch bleibt das Herzzeitvolumen meist über lange Zeit im Normbereich, weil im Verlauf der chronischen Klappenerkrankungen bestimmte Kompensationsmechanismen auftreten:

- **Steigerung des Sympathikotonus.** Hierdurch steigen Herzfrequenz und Kontraktionskraft des Herzens an. Außerdem kontrahieren sich die Arteriolen: peripherer und pulmonaler Gefäßwiderstand nehmen zu.
- **Frank-Starling-Mechanismus** (s. S. 448) bei erhöhter Vorlast (gesteigerter venöser Rückstrom). Hierdurch steigt die Kontraktilität an.
- **Hypertrophie des Ventrikels.** Sie entsteht durch die vermehrte intramyokardiale Wandspannung bei Volumen- oder Druckbelastung des Ventrikels. Hierdurch wird zunächst ein normales Schlagvolumen aufrechterhalten.

Praktisch wichtig ist: Narkose und Operation können die Kompensationsmechanismen empfindlich stören.

Schweregrade von Herzklappenfehlern

Grad 1: Es besteht eine Herzklappenerkrankung ohne Einschränkung der körperlichen Belastbarkeit. Das Herzzeitvolumen wird in Ruhe und bei Belastung ohne Anstieg des Lungenkapillaren-Verschlußdrucks aufrechterhalten.
Grad 2: Das Herzzeitvolumen wird durch kompensatorische Dilatation und/oder Hypertrophie aufrechterhalten. Eine akute Dilatation mit Anstieg des linksventrikulären Füllungsdrucks (LVEDP, Wedge-Druck, linker Vorhofdruck = LAP) tritt nur bei körperlicher Belastung auf.
Grad 3: Die Kontraktilität ist eingeschränkt, das normale HZV wird durch bereits in Ruhe erhöhte Füllungsdrucke aufrechterhalten. In Ruhe bestehen keine Beschwerden, treten jedoch bei geringer körperlicher Belastung auf.
Grad 4: Die Kontraktilität ist schwer beeinträchtigt, das HZV kann bereits in Ruhe trotz erhöhter Füllungsdrucke (mit Dyspnoe) vermindert sein. Selbst in Ruhe können die Zeichen des low-output-Syndroms (s. S. 526) auftreten: Müdigkeit, Schwäche, Verwirrtheit, Oligurie, Kachexie. Die Zeichen der Herzinsuffizienz verstärken sich bei Belastung.

Wirkungen der Anästhetika auf die Herz-Kreislauf-Funktion

Halothan ist der Prototyp eines Inhalationsanästhetikums. Die Wirkungen auf das Herzkreislaufsystem sind dosisabhängig. Sie manifestieren sich als Abnahme von HZV, Aortendruck, Schlagvolumen, Kontraktilität und Herzfrequenz. Der Abfall des Herzzeitvolumens bzw. Schlagvolumens beruht auf einer erheblichen Beeinträchtigung der Kontraktilität; hierdurch fällt der Aortendruck ab, während der periphere Gesamtwiderstand sich nicht ändert. Da die Belastung des Herzens und die Kontraktilität abnehmen, fällt auch der Sauerstoffverbrauch des Herzens. Die Koronardurchblutung nimmt entsprechend ab. Die Wirkungen von **Enfluran**

auf das Herz-Kreislauf-System entsprechen im wesentlichen denen von Halothan, während die kardial dämpfenden Wirkungen von **Isofluran** geringer ausgeprägt sind als die von Halothan und Enfluran (Einzelheiten s. Kap. 8).

Lachgas hat bei herzgesunden Patienten nur geringen Einfluß auf das Herz-Kreislauf-System. Hingegen können bei Patienten mit eingeschränkter Herzfunktion die negativ inotropen Wirkungen so stark sein, daß die Zufuhr der Substanz abgebrochen werden muß.

Barbiturate: Die kurzwirksamen Barbiturate bewirken dosisabhängig einen Abfall von arteriellem Blutdruck und Herzzeitvolumen, während Herzfrequenz und peripherer Widerstand zunehmen. Der Abfall des Herzzeitvolumens beruht auf der negativ inotropen Wirkung der Barbiturate. Der Sauerstoffverbrauch des Herzens nimmt durch den Anstieg der Herzfrequenz zu, entsprechend steigt die Koronardurchblutung an.

Opiate: Alle gegenwärtig gebräuchlichen Opiate (Fentanyl, Sufentanil, Alfentanil, Morphin) verändern in üblichen klinischen Dosen die Hauptdeterminanten des myokardialen Sauerstoffverbrauchs nicht wesentlich. Herzfrequenz und Aortendruck nehmen nur geringfügig ab, das HZV ebenfalls, während der periphere Widerstand sich nicht ändert. Der Schutz vor kardiovaskulären Reaktionen auf Anästhesie- und Operationsreize reicht jedoch häufig nicht aus: Blutdruck- und/ oder Herzfrequenzanstiege können die Folge sein (Einzelheiten s. Kap. 9).

Etomidat: Diese Substanz beeinflußt von allen Anästhetika das Herz-Kreislauf-System am wenigsten. Herzfrequenz, mittlerer Aortendruck, Schlagvolumen und Kontraktilität bleiben nahezu unverändert. HZV und Koronardurchblutung nehmen leicht zu, der Sauerstoffverbrauch ändert sich jedoch nicht.

Ketamin: (Ketanest) führt zu folgenden hämodynamischen Veränderungen: Herzfrequenz und arterieller Blutdruck steigen; das Schlagvolumen nimmt ab, das HZV bleibt unverändert. Sauerstoffverbrauch und Koronardurchblutung nehmen stark zu.

Benzodiazepine: wie Diazepam (Valium), Flunitrazepam (Rohypnol) und Midazolam (Dormicum) beeinflussen die Herz-Kreislauf-Funktion von herzgesunden Patienten nur in geringem Maße: arterieller Blutdruck und HZV nehmen leicht ab.

Muskelrelaxanzien: Succinylcholin beeinflußt die Herz-Kreislauf-Funktion meist nur unwesentlich; gelegentlich tritt eine Bradykardie auf.
Pancuronium erhöht hingegen die Herzfrequenz und das HZV, der Blutdruck kann ansteigen. Bei Norcuron sind die geringsten kardiovaskulären Wirkungen zu erwarten.

Herz-Lungen-Maschine (HLM)

Zahlreiche Operationen innerhalb des Herzens und an den großen Gefäßen sind nur bei stillstehendem Herzen möglich. Darum müssen für diese Eingriffe das Herz und die Lungen aus dem normalen Kreislauf ausgeschaltet werden. Ihre Funktion wird durch eine außerhalb des Körpers befindliche Herz-Lungen-Maschine übernommen: **extrakorporale Zirkulation** oder Herz-Lungen-Bypass. Während des extrakorporalen Kreislaufs fließt das gesamte Venenblut des Patienten in den Oxygenator der Herz-Lungen-Maschine und wird von dort, nach Anreicherung mit Sauerstoff und Elimination von CO_2, mit einer Rollerpumpe in den arteriellen Kreislauf des Patienten zurücktransportiert.

Extrakorporale Zirkulation: Bypass-Arten

Totaler Bypass

Beim totalen Bypass **(Abb. 22-1)** fließt das gesamte Blut über jeweils eine Kanüle in der oberen und unteren Hohlvene *passiv* aufgrund der Schwerkraft (Patient liegt höher als die HLM) in den Oxygenator und wird von dort, nach dem Gasaustausch, in eine große Arterie des Körpers – Aorta oder A. femoralis – zurückgepumpt. Hierbei fließt kein Blut mehr in den Lungenkreislauf und das Herz zurück; beide Organe sind vollständig aus der normalen Zirkulation ausgeschaltet. Der

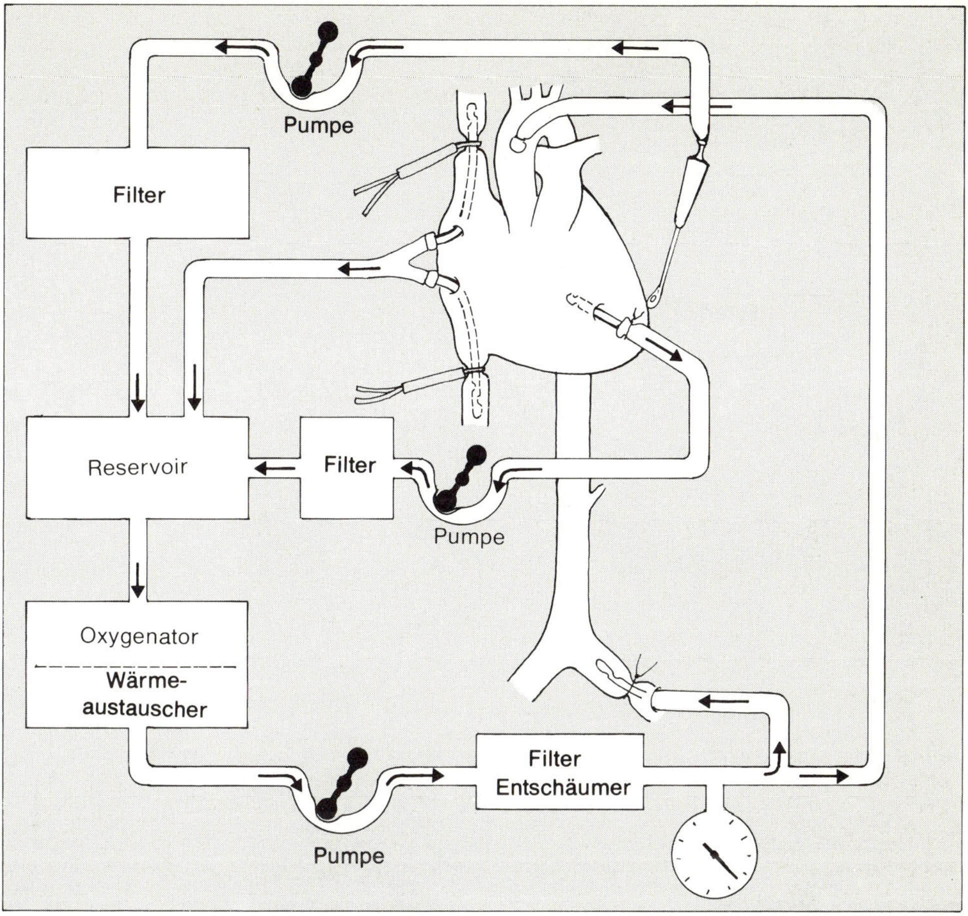

Abb. 22-1. Totaler Herz-Lungen-Bypass. Herz und Lungen sind aus der normalen Zirkulation ausgeschaltet. Die Pfeile geben die Richtung des Blutstromes an. Der arterielle Einstrom erfolgt entweder über die Aorta oder die Arteria femoralis

Oxygenator übernimmt die Lungenfunktion; eine Beatmung ist darum während des totalen Bypass nicht erforderlich. Auch während des totalen Bypass strömt noch eine gewisse Blutmenge über die Vv. thebesi und die Lungenvenen in das linke Herz ein. Dieses Blut wird über eine Kanüle im linken Ventrikel („Vent") kontinuierlich abgesaugt, damit das Herz während des Stillstandes nicht überdehnt wird.

Partieller Bypass

Während des partiellen Bypass **(Abb. 22-2)** fließt ein Teil des Venenblutes wie bisher in den rechten Ventrikel und über den Lungenkreislauf in den linken Ventrikel und von dort in die Arterien des Körperkreislaufs. Die Pumpfunktion des Herzens ist hierbei also noch erhalten. Der restliche Teil des Blutes fließt über die beiden noch nicht fest angeschlungenen Hohlvenenkanülen zur HLM und wird von dort nach Oxygenierung und CO_2-Elimination direkt über die Aorten- oder Femoralis-Kanüle unter Umgehung von Herz und Lungen in den arteriellen Kreislauf gepumpt. Während des partiellen Bypass müssen die Lungen des Patienten *beatmet* werden.

Der partielle Bypass ist eine Übergangsphase zum Ein- oder Entwöhnen von jeweils wenigen Minuten vor Beginn und nach Beendigung des totalen Bypass. Außerdem wird der partielle Bypass unmittelbar nach dem opera-

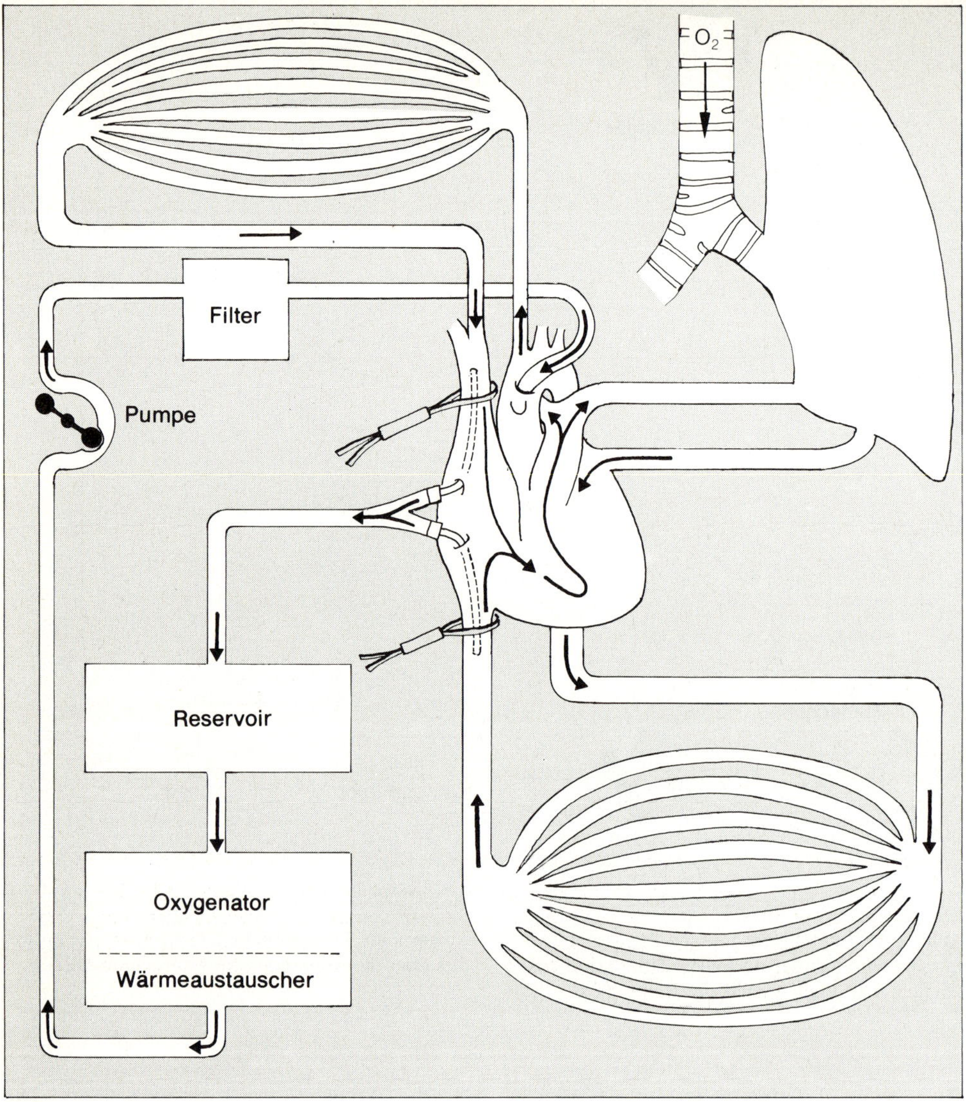

Abb. 22-2. Partieller Bypass. Ein Teil des Blutes wird noch vom Herzen selbst gepumpt, der andere Teil von der Herz-Lungen-Maschine. Die Lungen des Patienten müssen beatmet werden

tiven Eingriff eingesetzt, um das Herz beim „low-output-syndrome" vorübergehend zu unterstützen.

Aufhebung der Blutgerinnung

Vor Beginn der Kanülierung für die extrakorporale Zirkulation muß die Blutgerinnung *vollständig* mit Heparin aufgehoben werden, damit das Blut nicht in der Maschine gerinnt. Hierzu werden initial **2-3 mg/kg KG Heparin** i.v. (zentralvenös) injiziert. Nachinjektionen erfolgen mit ⅓-½ der Ausgangsdosis in die Herz-Lungen-Maschine (etwa nach 60-90 min Bypasszeit). Am Ende der extrakorporalen Zirkulation wird das Heparin durch Protamin antagonisiert und die Blutgerinnung auf diese Weise wiederhergestellt. **1-1,33 mg Protamin** neutralisieren 1 mg bzw. 100 I.E. Heparin.

Hypothermie

Die Sauerstoffaufnahme eines Oxygenators ist begrenzt, ebenso der Blutfluß. Um die Organe vor den möglichen Folgen eines Sauerstoffmangels während der extrakorporalen Zirkulation zu schützen, wird der Sauerstoffverbrauch durch Abkühlung des Patienten auf etwa 30 °C mit einem Wärmeaustauscher der HLM stark vermindert. Bei bestimmten angeborenen Herzfehlern wird die Temperatur sogar auf 18-20 °C gesenkt. Unter dieser Temperatur kann der Kreislauf für eine begrenzte Zeit (ca. 60 min) *vollständig* unterbrochen werden, so daß Operationen ohne behindernde Schläuche in den großen Gefäßen durchführbar sind.

Myokardschutz

Struktur und Funktionsfähigkeit des Herzens werden durch die extrakorporale Zirkulation in hohem Maße gefährdet. Herzoperationen sind daher im allgemeinen ohne spezielle *myokardschützende Maßnahmen* nicht möglich. Durch zwei Verfahren kann der Energiebedarf des Herzens so weit gesenkt werden, daß eine Koronardurchblutung auch bei länger dauernden Operationen nicht erforderlich ist: Hypothermie und Kardioplegie („Herzstillstand"). Die Kühlung des Myokards erfolgt durch Übergießen des Herzens mit kalter Elektrolytlösung, die Kardioplegie durch Infusion einer kardioplegischen Lösung in den Koronarkreislauf. Durch die Kardioplegie entsteht ein schlaffer Herzstillstand.

Komplikationen durch extrakorporale Zirkulation

Durch die extrakorporale Zirkulation können vielfältige Störungen auftreten: Die wichtigsten sind:
- Störungen der Blutgerinnung,
- Wasser- und Elektrolytstörungen,
- Blutzuckeranstieg,
- Embolien,
- Lungenfunktionsstörungen,
- neurologische Störungen.

Praxis der herzchirurgischen Anästhesie

Spezielle Einschätzung

Bei der präoperativen Visite muß sich der Anästhesist sorgfältig über Art und Schweregrad der Herzerkrankung informieren. Außerdem wird gezielt nach bestimmten Begleiterkrankungen gesucht, die den Verlauf und das Ergebnis der Operation beeinflussen können. Dies sind vor allem:
- respiratorische Erkrankungen,
- Infektionskrankheiten,
- Nierenfunktionsstörungen,
- Gerinnungsstörungen,
- periphere Gefäßerkrankungen.

Wichtig ist auch die medikamentöse Vorbehandlung des Patienten: Nitrate, β-Blocker, Digitalis, Diuretika. Besondere Aufmerksamkeit verlangt das aufklärende Gespräch, denn kaum eine Operation ist so sehr mit Angst besetzt wie der Eingriff am Herzen.

Prämedikation

Die Prämedikation muß jeweils individuell dem Krankheitsbild und dem Schweregrad angepaßt werden. Einzelheiten sind bei den entsprechenden Erkrankungen angegeben. Auf die Gabe von *Atropin* wird grundsätzlich verzichtet.

Auswahl der Narkosemittel

Grundsätzlich werden Anästhetika verwendet, die eine möglichst geringe Wirkung auf das Herz-Kreislauf-System haben, gleichzeitig aber auch genügend Schutz vor anästhesiologischen und chirurgischen Stimuli bieten. Keine Substanz erfüllt für sich allein diese Forderungen. Darum wird gewöhnlich eine balanzierte Anästhesie mit mehreren Substanzen durchgeführt. Am häufigsten gebräuchlich sind Opiate + N_2O; bei Kindern und bei Koronarkranken mit guter Ventrikelfunktion wird auch Halothan oder Enfluran eingesetzt. Zur Narkoseeinleitung dient z.B. Etomidat. Die Muskelrelaxierung erfolgt mit Pancuronium; zur Intubation kann auch Succinylcholin verwendet werden.

Tabelle 22-3. Kardiovaskuläre Medikamente – Ansatz für Infusionslösungen und Dosierungen

Medikament	Ansatz f. Infusion		Dosierung Infusion
Arterenol	4 mg auf 250 ml Elektrolytlösung (4 Amp. a 1 mg)	16 µg/ml	2–16 µg/min
Dopamin	200 mg auf 250 ml Elektrolytlösung	800 µg/ml	2–30 µg/kg/min
Isuprel	1 mg auf 250 ml Elektrolytlösung (5 Amp. a 0,2 mg)	4 µg/ml	1–5 µg/min
Suprarenin	2 mg auf 250 ml Elektrolytlösung (2 Amp. a 1 mg)	8 µg/ml	2–20 µg/min
Xylocain	500 mg auf 250 ml Elektrolytlösung (25 ml Xylocain 2%)	2 mg/ml	1–5 mg/min
Nitroglycerin	25 mg auf 250 ml Elektrolytlösung (5 Amp a 5 mg)	100 µg/ml	25–300 µg/min
Nipruss	3 ml 2% auf 500 ml *Glucose* 5%	120 µg/ml	25–100 µg/min (max. 8 µg/kg/min) (max. 1 mg/kg/Tag)
Regitin	25 mg auf 250 ml Elektrolytlösung	100 µg/ml	50–500 µg/min

Anstelle der Elektrolytlösung kann auch Glucose 5% als Infusionslösung gewählt werden.
Nipruss darf *nur* in Glucose 5% gelöst werden.
Die Tröpfe gelten für Erwachsene; bei Kleinkindern müssen höhere Konzentrationen gewählt werden, um eine Volumenüberlastung zu vermeiden

Herz-Kreislauf-wirksame Pharmaka

Im Zusammenhang mit Narkose und Operation müssen beim Herzkranken häufig herzkreislaufwirksame Medikamente zugeführt werden. Die wichtigsten Substanzen und ihre Dosierung sind in **Tabelle 22-3** zusammengefaßt.

Sympathikomimetika

Vergleiche hierzu auch Kapitel 3 „Autonomes Nervensystem: Funktion und Pharmakologie“.
Sympathikomimetika imitieren die Wirkungen der Überträgerstoffe des sympathischen Nervensystems. Die wichtigsten Herz-Kreislauf-Wirkungen sind:

- Steigerung der Reizbildung und Reizleitung des Herzens,
- Zunahme der Kontraktionskraft,
- Förderung von Herzrhythmusstörungen,
- Gefäßkonstriktion oder Gefäßerweiterung.

Adrenalin (Suprarenin) stimuliert die α und β-Rezeptoren des sympathischen Nervensystems. Welche Wirkung dominiert, hängt von der Dosis ab:

Rezeptorwirkung von Adrenalin

Dosis	Wirkung
1–2 µg/min	Primär β-Stimulation
2–10 µg/min	Gemischte α- und β-Stimulation
10–16 µg/min	Primär α-Stimulation

Am Herzen stimuliert Adrenalin die β-Rezeptoren:

- Die Herzfrequenz nimmt zu,
- Die Kontraktionskraft wird gesteigert.

Die Wirkung auf die Blutgefäße ist dosisabhängig. Bei sehr niedriger Dosis überwiegt die β-Stimulation (Gefäßerweiterung), bei mittleren bis hohen Dosen werden α- und β-Rezeptoren in gleicher Weise stimuliert: Die Gefäße der Niere und der Haut kontrahieren sich, während sich die Gefäße der Muskulatur und der Eingeweide erweitern.
Einsatz in der Herzchirurgie: Adrenalin wird primär eingesetzt, um die Kontraktionskraft des insuffizienten Herzens zu erhöhen und dadurch ein erniedrigtes HZV zu steigern.
Nebenwirkungen: Unerwünschte Nebenwirkungen treten vor allem bei höherer Dosierung auf:

Tabelle 22-4. Wirkungsstärke von Katecholaminen

	HZV	Herzfrequenz	arterieller Mitteldruck	peripherer Widerstand	Nieren-durchblutung
Isoproterenol	↑↑↑	↑↑↑	↓	↓↓	↓
Dopamin	↑↑↑	↑↑	↑	↑	↑↑↑
Dobutamin	↑↑↑	↑	↔↓	↓	↓
Adrenalin	↑↑	↑↑	↑↑	↑↑	↓↓
Noradrenalin	↑↔	↔↓	↑↑↑	↑↑↑	↓↓↓

↑, ↑↑, ↑↑↑: leicht, mittel, stark ansteigend.
↓, ↓↓, ↓↓↓: leicht, mittel, stark abnehmend.
↔: gleichbleibend

- Tachykardie,
- Herzrhythmusstörungen.

Im kardiogenen Schock nach Herzinfarkt ist Adrenalin kontraindiziert, weil die Myokardischämie zunehmen kann.

Isoproterenol (Isuprel) ist ein synthetischer β-Stimulator ohne α-Wirkung. Die Substanz besitzt die stärksten herzstimulierenden Eigenschaften unter den Katecholaminen:
- Herzfrequenz, Reizleitung und Kontraktionskraft nehmen zu.

Alle Gefäße mit β-Rezeptoren werden erweitert; hierdurch fällt der periphere Widerstand ab; die Füllung der Venen nimmt zu.
Einsatz in der Herzchirurgie: vor allem bei bestimmten Formen der Herzinsuffizienz, bei denen eine schnelle Herzfrequenz und ein erniedrigter peripherer Widerstand erwünscht sind.

Unerwünschte Nebenwirkungen:
- Tachykardie,
- Herzrhythmusstörungen,
- Blutdruckabfall.

Dopamin ist nicht nur die Vorstufe von Noradrenalin und Adrenalin, sondern auch ein körpereigener Überträgerstoff. Dopamin wirkt auf *dopaminerge* Rezeptoren der Nieren-, Koronar- und Eingeweide-Gefäße: sie erweitern sich. In höheren Dosen werden auch die α- und β-Rezeptoren stimuliert. Mittlere Dosen (bis zu 10 µg/kg/min) wirken in folgender Weise:
- das HZV nimmt zu,
- der periphere Widerstand fällt ab,
- die Herzfrequenz steigt an,
- die Kontraktionskraft nimmt zu,
- Herzrhythmusstörungen treten vermehrt auf.

In hohen Dosen (20 µg/kg/min) überwiegen die α-stimulierenden Wirkungen, dann nimmt auch die Nierendurchblutung ab.
Einsatz in der Herzchirurgie: in mittleren Dosen (bis 10 µg/kg/min) bei Herzinsuffizienz; in diesem Dosisbereich ist Dopamin günstiger als die anderen Katecholamine, weil die Nebenwirkungen geringer sind. In hohen Dosen entsprechen die Nebenwirkungen denen anderer Katecholamine.

Dobutamin (Dobutrex) ist ein synthetisches Katecholamin. Die Substanz steigert die Kontraktionskraft des Herzens; die Wirkungen auf die Herzfrequenz und den Herzrhythmus sind aber geringer ausgeprägt als bei den anderen Katecholaminen. Der Blutdruck kann abfallen.
Einsatz in der Herzchirurgie: Low-output-Syndrom bei Herzinsuffizienz, Myokardinfarkt und während Herzoperationen.
In **Tabelle 22-4** sind die Katecholamine entsprechend ihrer Wirkungsstärke zusammengestellt.

Sympathikusblocker

Eine Überaktivität des sympathischen Nervensystems ist bei zahlreichen Herzerkrankungen wegen der ungünstigen Wirkungen auf die Herzfunktion unerwünscht.
Eine Aktivierung des Sympathikus entsteht häufig durch folgende Stimuli:
- endotracheale Intubation,
- Hautinzision,
- Sternotomie,
- Präparation der großen Gefäße.

Diese Stimuli rufen Reflexreaktionen hervor, die sich meist als **Blutdruckanstieg und Tachykardie** äußern. Die Reaktionen können durch weitere Zufuhr intravenöser Anästhetika wie z. B. Fentanyl oft nicht beseitigt werden, wohl aber durch Inhalationsanästhetika wie Halothan. Allerdings wirken die Inhalationsanästhetika myokarddepressiv und werden deshalb von einigen Anästhesisten bei Herzkranken abgelehnt. Als Alternative werden Pharmaka eingesetzt, die blockierend auf die α- oder β-Rezeptoren des sympathischen Nervensystems wirken und auf diese Weise die Reflexreaktionen unterdrücken.

Phentolamin (Regitin) ist eine α-blockierende Substanz. Der Wirkungseintritt ist rasch, die Wirkungsdauer kurz. Darum wird die Substanz meist als kontinuierliche *Infusion* zugeführt. Durch die α-Blockade entsteht eine Gefäßdilatation. Der Blutdruck fällt ab. Außerdem wirkt Phentolamin noch *direkt* gefäßerweiternd.
Als Folge der Gefäßerweiterung entsteht eine *Reflextachykardie.*
Zu starker Blutdruckabfall durch Phentolamin kann auf folgende Weise behandelt werden:
- Infusion abstellen,
- Beine hoch,
- Volumen zuführen,
- Vasopressor i. v. injizieren z. B. Noradrenalin, Neo-Synephrin.

β-Blocker wie z. B. **Dociton oder Visken** blokkieren die β-adrenergen Rezeptoren und wirken dadurch negativ auf die gesamte Herzfunktion. Diese Wirkung ist besonders beim Koronarkranken erwünscht, um den Sauerstoffverbrauch des Herzens zu vermindern:
- Herzfrequenz, HZV und arterieller Blutdruck nehmen ab.

Einsatz in der Herzchirurgie: supraventrikuläre Tachykardie, manchmal auch Blutdruckanstiege, die mit anderen Maßnahmen nicht beseitigt werden können.
Unerwünschte Nebenwirkungen: Bronchokonstriktion und starke Dämpfung der Herzfunktion. Die Wirkung der β-Blocker kann durch β-Stimulatoren wie z. B. Isoproterenol antagonisiert werden.

Vasodilatatoren

Diese Substanzen dilatieren die Arteriolen und die Venen. Hierdurch fällt der arterielle Mitteldruck ab, der venöse Rückstrom wird vermindert, das Herz verbraucht weniger Sauerstoff. Außerdem können die Substanzen die Koronardurchblutung verbessern.
Unerwünschte Nebenwirkungen sind:
- zu starker Blutdruckabfall mit Mangeldurchblutung des Herzens,
- zu geringer venöser Rückstrom mit Abfall des HZV,
- Reflextachykardie mit Zunahme des myokardialen Sauerstoffverbrauchs.

Wegen dieser Wirkungen dürfen die Substanzen nur unter sorgfältiger Überwachung der Hämodynamik zugeführt werden.

Nitroprussid (Nipruss, Nipride): Diese Substanz wirkt direkt gefäßerweiternd, und zwar auf Arteriolen und Venen. Der Wirkungseintritt ist extrem rasch, die Wirkungsdauer sehr kurz. Darum muß die Substanz über eine Infusionspumpe infundiert werden.
Die Gesamtdosis darf wegen der Gefahr einer Zyanid-Vergiftung 1 mg/kg/Tag nicht überschreiten.
Einsatz in der Herzchirurgie: Hypertonus; in niedriger Dosierung zur peripheren Vasodilatation.

Nitroglyzerin wirkt vor allem dilatierend auf die Venen, in höheren Dosen auch auf die Arteriolen. Durch das venöse Pooling nimmt der venöse Rückstrom ab, das Herz wird kleiner, die Wandspannung vermindert, so daß der myokardiale Sauerstoffverbrauch abnimmt. Auch der Blutdruckabfall beruht in erster Linie auf der Verminderung des venösen Rückstroms, erst in zweiter Linie auf der arteriolären Wirkung.
Nitroglyzerin ist das Mittel der Wahl zur Behandlung der **Angina pectoris.** Die Hauptwirkung beruht auf der Abnahme des myokardialen Sauerstoffverbrauchs. Während der Narkose wird die Substanz intravenös zugeführt, und zwar am besten über eine Infusionspumpe. Toxische Wirkungen treten mit den üblichen klinischen Dosen nicht auf.

Kalzium

Kalzium spielt eine wichtige Rolle bei der Kontraktion des Herzens (s. S. 444). Intravenös zugeführt wirkt die Substanz positiv inotrop: Die Kontraktionskraft und die Geschwindigkeit des Druckanstiegs im Herzen nehmen zu. Allerdings halten die Wirkungen nicht lange an (ca. 15-30 min). Vorsicht bei digitalisierten Patienten. Hier kann die Kalziuminjektion Herzrhythmusstörungen auslösen.

Lidocain

Lidocain (Xylocain) ist ein Lokalanästhetikum (s. S. 123), das auch zur Behandlung *ventrikulärer* Herzrhythmusstörungen eingesetzt wird. Die Wirkung ist kurz, darum wird nach einer Bolusinjektion von 1-1,5 mg/kg eine kontinuierliche Infusion angehängt. Toxizität s. S. 128.

Überwachung während der Narkose

Bei herzchirurgischen Eingriffen ist die Überwachung der Herz-Kreislauf-Funktion von fundamentaler Bedeutung. Hierzu ist ein invasives Vorgehen erforderlich. Folgende Überwachungsmaßnahmen werden, soweit möglich und erforderlich, bereits vor der Narkoseeinleitung eingesetzt:
1. EKG-Monitor,
2. intraarterielle Blutdruckmessung,
3. zentrale Venendruckmessung,
4. Pulmonaliskatheter,
5. Temperatursonde,
6. Blasenkatheter,
7. arterielle und venöse Blutgase, Hämatokrit, Elektrolyte (Kalium!), Osmolarität, Blutzucker.

Praktisches Vorgehen bei Operationen mit der Herz-Lungen-Maschine

Operationen mit der Herz-Lungen-Maschine werden gewöhnlich in *Rückenlage* des Patienten durchgeführt; der Zugang zum Herzen erfolgt über eine mediane Sternotomie.

Vor der Narkoseeinleitung

- Sofort nach der Ankunft des Patienten:
  - EKG-Monitor anschließen,
  - Blutdruck und Herzfrequenz bestimmen,
  - Werte ins Narkoseprotokoll eintragen.
- Danach großlumige Venenkanüle legen und Elektrolytinfusionslösung anschließen.
- Bei hohem Blutdruck und/oder Tachykardie durch Angst und Aufregung (Koronarkranke!):
  - Sedativum injizieren; Dosierung immer nach Wirkung, niemals schematisch, z. B. Valium, Rohypnol.

  Bei pektanginösen Beschwerden: Nitroglyzerin i. v. oder per os.
- Zwei lange Venenkatheter von Kubitalvenen aus in Lokalanästhesie einführen und zentral plazieren. Die Katheter dienen zur Messung des zentralen Venendrucks und der Zufuhr herzkreislaufwirksamer Medikamente sowie von Heparin, Puffersubstanzen usw. Alternative Zugangswege (nur für den Geübten), wenn andere Zugänge nicht möglich: V. jugularis interna, V. subclavia.

  Bei Kleinkindern: V. jugularis int. mit Seldinger-Technik, 18 oder 20 G. Die V. jugularis externa kann ebenfalls punktiert werden; häufig läßt sich jedoch der Katheter nicht zentral plazieren.
- Arterielle Kanüle in die A. radialis der nichtdominanten Hand (vorher Allen-Test). Größen: Erwachsene 18 oder 20 G; Kinder 20 oder 22 G.

  Ausnahmen: Bei Operationen an der Aorta wird die *rechte* A. radialis kanüliert, weil durch die Aortenklemme die linke A. subclavia abgeklemmt werden kann (dann Puls- und Drucklosigkeit).

  Bei vorangegangenen Herzkatheterisierungen arterielle Kanüle nicht auf der Seite des Herzkatheter-Zuganges legen, weil hierbei oft intraoperativ Störungen der Druckmessung auftreten.

  Alternativer Zugangsweg, auch bei Kindern: Katheterisierung der A. femoralis mit Seldinger-Technik, 17, 18 oder 20 G.

  Läßt sich eine Arterie nicht kanülieren, so wird sie freigelegt.
- Bei bestimmten Fragestellungen wird ein Pulmonalis-Katheter mit Seldinger-Technik gelegt. Der Katheter dient zur Messung von Pulmonalarteriendruck, Lungenkapillaren-Verschlußdruck (Wedge-Druck) und Herzzeitvolumen (Kälteverdünnungsmethode).

Narkoseeinleitung

Die Narkoseeinleitung muß immer zu zweit erfolgen! Einer injiziert die Medikamente und überwacht dabei die Herz-Kreislauf-

Funktion, der andere sichert die Atemwege und unterstützt die Atmung des Patienten.

Für die Einleitung gilt der Grundsatz: ruhig-besonnen-ohne Hast! Alle Medikamente müssen langsam injiziert und nach *Wirkung* dosiert werden; das Körpergewicht dient nur als Anhaltspunkt.

Um eine ausreichende Narkosetiefe für die Intubation zu erreichen, ist meist die *Kombination mehrerer Medikamente* erforderlich. Gegenwärtig werden verschiedene Verfahren zur Narkoseeinleitung angegeben; hierbei ist die Überlegenheit des einen oder anderen Verfahrens nicht gesichert. In jedem Fall ist ein *individuelles Vorgehen* erforderlich, das sich vor allem an der zugrundeliegenden Herzerkrankung orientieren muß.

1. Sauerstoffvoratmung 3-5 min über Maske.
2. Fentanyl 7-10 µg/kg i.v., Injektionsgeschwindigkeit ca. 0,2-0,3 mg/min. Zu schnelle Injektion kann zu Blutdruckabfall und Bradykardie führen; meist ist auch die Muskelsteife stärker ausgeprägt. Falls erforderlich: zusätzlich kleine Dosen Valium oder Rohypnol.
3. Kommando-Atmung, dann assistierte/kontrollierte Beatmung über Maske.
4. Nach Verlust des Bewußtseins kann mit Sauerstoff/Lachgas 1:1 beatmet werden, um eine ausreichende Narkosetiefe für die Intubation zu erreichen.
5. Pancuronium 0,1 mg/kg i.v.; möglichst frühzeitig, da vollständiger Wirkungseintritt erst nach mehreren Minuten. Vorsicht: gelegentlich Tachykardien. Auf die Succinylcholin-Injektion kann bei dieser Dosierung verzichtet werden.
6. Hypnomidate 0,2-0,3 mg/kg (Richtdosis), danach
7. Laryngoskopie = erster größerer Stimulus + Einsprühen von Kehlkopf und Trachea mit *Xylocain 4%* (1 Sprayst0ß = 10 mg!) Reagiert der Kreislauf des Patienten nicht mehr auf Laryngoskopie und Besprühen, so erfolgt der nächste Schritt:
8. Endotracheale Intubation. Immer oral, um Blutungen unter der Heparinisierung zu vermeiden. Nasotracheale Umintubation erst kurz vor dem Transport auf die Intensivstation.

   Beachte: Besonders für den Koronarkranken ist die Intubation ein maximaler Stimulus, bei dem Blutdruck und/oder Herzfrequenz bedrohlich ansteigen können, wenn die Narkose nicht tief genug ist.
9. Blasenkatheter legen
10. Thermosonde einführen (rektal und/oder ösophageal)
11. Augensalbe

Nach diesen Stimulationen sinkt der Bedarf an Anästhetika zunächst ab. In der folgenden Phase müssen dann vor allem **Blutdruckabfälle** verhindert werden; darum sollten Inhalationsanästhetika und Vasodilatatoren (z. B. Nitroglycerin) reduziert werden.

Bei leichten *Blutdruckabfällen:* sofort Beine hoch bzw. Kopf-Tief-Lage, Volumenzufuhr steigern. Spricht der Patient auf diese Maßnahmen nicht an: Vasopressoren (Arterenol) titrierend infundieren.
Beachte: Koronarkranke bzw. Hypertoniker reagieren häufig bereits auf *geringste* Dosen von Vasopressoren mit exzessiven Blutdruckanstiegen. Bei diesen Patienten muß besonders vorsichtig infundiert werden. Niemals Arterenol „im Strahl" zuführen.

Narkoseführung bis zum Herz-Lungen-Bypass

1. Die Narkose wird mit Fentanyl in einer Dosierung von etwa 7-10 µg/kg/Stunde aufrechterhalten (per Infusion).
2. Zusätzlich erhält der Patient 50-60% Lachgas zusammen mit Sauerstoff.
3. Die Muskelrelaxierung erfolgt mit Pancuronium.
4. Volumenzufuhr: Erhaltungsbedarf ca. 3 ml/kg/Stunde Vollelektrolytlösung.
5. Einstellung des Respirators anhand der Blutgaswerte. Normoventilation.

Besonderheiten: Die stärksten chirurgischen Reize erfolgen bei der Hautinzision, Sternotomie und Präparation der großen Gefäße. Zu diesen Zeitpunkten ist der Anästhetikabedarf gewöhnlich am größten.

Stärkere Stimulationen des Herz-Kreislauf-Systems mit **Blutdruckanstieg und/oder Tachykardie** steigern den Sauerstoffverbrauch des Herzens erheblich und können vor allem bei Koronarkranken zu bedrohlicher **Myokardischämie oder zum Infarkt** führen. Darum müssen diese Reaktionen vermieden bzw. umgehend behandelt werden. Hierbei ist zu beachten, daß die Opiate keine Anästhetika im eigentlichen Sinne sind: ihre analgetische Wirkung ist zwar ausgeprägt, ihre dämpfende Wirkung auf unerwünschte Herz-Kreislauf-Reflexe reicht jedoch meist nicht aus. Nachinjektionen von Fentanyl bleiben häufig ohne wesentliche Wirkung. Dann müssen zumeist Vasodilatatoren, Sedativa oder u. U. auch Inhalationsanästhetika zugeführt werden.

Kardiopulmonaler Bypass

Anschluß an die Herz-Lungen-Maschine

1. Nach Eröffnung des Pericards schlingt der Operateur die obere und untere Hohlvene an.
2. Danach werden **3 mg/kg Heparin** in den zentralen Venenkatheter injiziert. Mit Kochsalzlösung nachspülen und Operateur informieren: „Heparin ist gegeben"!
3. Der Operateur führt dann über den rechten Vorhof je eine Kanüle in die obere und untere Hohlvene ein. Anschließend wird die Aorta ascendens kanüliert, selten die A. femoralis.
4. Nach Abschluß der Kanülierungen beginnt der partielle Bypass (Definition S. 261).
5. **Partieller Bypass:**
   Lachgas sofort abstellen, Patienten mit 100% O_2 beatmen.
   - ▸ Narkose z. B. mit Fentanyl per Infusion fortführen, ergänzt durch Bolus-Injektionen von Rohypnol. Zufuhr von Halothan in die Herz-Lungen-Maschine ist ebenfalls möglich.
   - ▸ Den Patienten erneut mit ausreichend hoher Pancuroniumdosis (4–8 mg) nachrelaxieren, damit er während der extrakorporalen Zirkulation nicht atmet.

   Der partielle Bypass dauert nur wenige Minuten. In dieser Phase kann der Vent eingelegt und mit der Abkühlung des Patienten begonnen werden.
6. **Totaler Bypass:** Die Anweisung des Operateurs hierzu lautet: „Untere Hohlvene zu, obere Hohlvene zu!"
   - ▸ Beatmung sofort unterbrechen. Am Rotameter des Beatmungsgeräts Gasfluß von 1 l/min einstellen, so daß ein ständiger Druck von etwa 5 cm H_2O auf die Lungen einwirkt (nicht obligat).
7. Alle Infusionen, mit Ausnahme des Narkosetropfes, abstellen. Bei Inhalationsnarkose: Verdampfer nach Stabilisierung der extrakorporalen Zirkulation in den Kreislauf der HLM einschalten.
   Alle erforderlichen Medikamente können über die HLM zugeführt werden.
8. Pupillengröße kontrollieren und auf dem Narkoseprotokoll vermerken.

Nach Plazierung des Vent und Abkühlung beginnt das Herz meist spontan zu flimmern; oder das Flimmern wird induziert, indem der Operateur kalte Ringerlösung über das Herz gießt. Die Aorta wird abgeklemmt („Aorta zu") und anschließend eiskalte Kardioplegie-Lösung in die Aortenwurzel infundiert. Sie fließt über den Koronarkreislauf in den rechten Vorhof und wird von dort abgesaugt.

Überwachung während des Bypass

A. Klinisch:

- Kapillarfüllung: soll prompt erfolgen,
- Pupillengröße: eng und seitengleich in Fentanyl-Anästhesie. Pupillenerweiterung erst in *tiefer* Hypothermie (Kinder).
- Narkosetiefe: Patient darf nicht auf Ansprache reagieren. Beachte: Hypothermie verstärkt die Narkosetiefe.
- Zwerchfellbewegungen: Relaxierungsgrad unzureichend, pCO_2 zu hoch!
- EKG: Asystolie bei Kardioplegie
  - Kammerflimmern bei Hypothermie und erhaltener Koronardurchblutung
  - R-S-R bei Operationen in Normothermie am schlagenden Herzen. Auf Ischämiezeichen und Leitungsstörungen achten.
- Temperatur: Blut (HLM); rektal, ösophageal.

B. Hämodynamik

1. Der **Perfusionsdruck** = mittlerer arterieller Blutdruck (MAP), gemessen in der A. radialis, soll zwischen 60–100 mm Hg liegen.
   Merke folgende einfache Beziehung:
   MAP = HZV × peripherer Gesamtwiderstand (TPW)
   Das HZV ist durch die Maschine vorgegeben; daher verändert sich der MAP direkt durch den TWP, wenn der Maschinenfluß konstant bleibt. Der MAP kann durch Medikamente, die den peripheren Widerstand beeinflussen, verändert werden.
   a) Der Perfusionsdruck ist zu hoch (> 100 mm Hg)
   - ▶ Narkose vertiefen,

▶ Nipruss oder Regitin infundieren (in die HLM).

b) **Der Perfusionsdruck ist zu niedrig (< 60 mm Hg)**

▶ Narkose abflachen,

▶ Arterenol (in die HLM).

Beachte: In tiefer Hypothermie wird ein niedrigerer Perfusionsdruck toleriert. Mit niedrigen Perfusionsdrucken ist vor allem kurz nach Beginn des Bypass' und in der Wiedererwärmungsphase zu rechnen.

2. **Zentraler Venendruck:** wird in der oberen Hohlvene gemessen. Der Katheter muß oberhalb der Hohlvenenkanüle für die HLM liegen. Bei Abflußbehinderungen aus dem Kopf steigt der zentrale Venendruck an (Hirnödemgefahr!). Bei gutem venösen Abfluß in die HLM ist der Venendruck Null oder sehr niedrig.
3. **Pulmonalarteriendruck, Wedge-Druck und linker Vorhofdruck** sollen während des Bypass' ebenfalls Null sein. Steigen die Drukke an, so deutet dies auf eine Überdehnung des linken Ventrikels hin (ungenügende Vent-Funktion).
4. **„Herzzeitvolumen":** Die Pumpleistung der HLM wird während des totalen Bypass zwischen 2,2–2,5 l/min/m^2 gehalten. Sie kann je nach Körpertemperatur und Blutgaswerten um ±20% variiert werden. Bei Aorteninsuffizienz muß der Flow erhöht werden, wenn die Aorta nicht abgeklemmt ist.
   Beachte noch: Die Herz-Lungen-Maschine erzeugt einen *nichtpulsierenden* Blutfluß.
5. **Urinausscheidung:** bei ausreichender Perfusion 1 ml/kg/h. Bei zu geringer Urinausscheidung Ursachen finden und beseitigen:
   - Blasenkatheter verstopft oder diskonnektiert,
   - Blutfluß der HLM zu niedrig,
   - Volumenmangel (Diuretika-Vorbehandlung!),
   - Obstruktion der unteren Hohlvene,
   - tiefe Hypothermie,
   - nichtpulsatiler Fluß.

   Behandlung während des Bypass:

   ▸ Pumpleistung erhöhen,

   ▸ Volumenmangel korrigieren,

   ▸ Perfusionsdruck steigern,

   ▸ Diuretika: Lasix, Osmofundin.

   ▸ Bei Hämolyse mit Hämaturie: Urinausscheidung mit Diuretika steigern, Urin mit ca. 50 mval Natriumbicarbonat i.v. alkalisieren.

C. Blutuntersuchungen während des Bypass:

- Arterielle und zentralvenöse Blutgase und Säure-Basen-Parameter 5 min nach Beginn des totalen Bypass, danach alle 30 min während des Bypass und 5 min nach Abgehen von der HLM. Die Blutentnahmen werden während dieser Zeit von den Kardiotechnikern durchgeführt.
  Beachte: pO_2, pCO_2 und pH müssen auf die Körpertemperatur des Patienten korrigiert werden. Die Werte sollten im Normbereich liegen.
- Hämatokrit (am Bypass ca. 20%), Elektrolyte, Kalzium, Blutzucker.

Narkose während des Bypass

Grundsätzlich gilt: Der Narkosebedarf ist in Hypothermie stark herabgesetzt. In tiefer Hypothermie ist überhaupt keine Narkose erforderlich.

- Fentanyl + z. B. Dormicum im Tropf.
- Inhalationsnarkose z.B. mit Halothan über die HLM. 15 min vor Bypass-Ende muß die Halothan-Zufuhr unterbrochen werden, um das Abgehen von der Maschine zu erleichtern.

Abgehen vom Bypass

1. Voraussetzungen

   ▸ Halothan, falls zugeführt, 15 min vorher abstellen,

   ▸ Blutgase und Säure-Basen-Parameter normalisieren,

   ▸ Kalium über 4,0 mval/l,

   ▸ Serum-Kalzium normalisieren, Körpertemperatur über 35 °C rektal,

   ▸ errechnete Protamindosis zur Infusion vorbereiten,

   ▸ ausreichend Blutkonserven vorbereiten,

   ▸ herzkreislaufwirksame Medikamente bereitstellen,

   ▸ Pupillenweite kontrollieren.
2. Beginnt das Herz nach dem Aufwärmen nicht spontan zu entflimmern, so wird es mit ca. 10–60 Ws. intern defibrilliert. Nach Ausgleich der oben angegebenen Faktoren sowie Entlüftung von Herzkammern, Koronartransplantaten und Aortenwurzel wird mit der Entwöhnung von der Herz-Lungen-Maschine begonnen. Die Entwöhnung dauert je nach Herzfunktion 5 min bis einige Stunden.
3. Partieller Bypass:

- ▸ Patienten mit 100% Sauerstoff beatmen, kontrollieren, ob beide Lungen gut belüftet sind,
- ▸ Höhe des Beatmungsdrucks überprüfen.

4. Nach Entfernen der Gefäßkanülen:
   - ▸ Blutgerinnung nach Absprache mit dem Operateur mit **Protamin** wiederherstellen. Im allgemeinen sind 100–130% Protamin erforderlich. Faustregel: 1 mg Protamin neutralisiert 1 mg Heparin. Protamin nicht injizieren sondern über mindestens 15 min infundieren!
   - ▸ Lachgas erst zusetzen, wenn Herzkreislauffunktion stabil.

Nach dem kardiopulmonalen Bypass

1. Fentanyl-Tropf abstellen. Bei ausreichender Herz-Kreislauf-Funktion Lachgas in verträglicher und wirksamer Konzentration zuführen.
2. Volumenverluste ersetzen. Möglichst Frischblut verwenden, keine Routine-Zufuhr von Gerinnungsfaktoren, Frischplasma oder Humanalbumin. Steuerung der Volumenzufuhr vor allem nach dem zentralen Venendruck und Blutdruck.
3. Blutungen sind meist chirurgisch bedingt, manchmal durch Thrombozytenmangel, selten durch ungenügende Neutralisierung von Heparin, extrem selten durch Verbrauchskoagulopathie.
4. Am Operationsende Patienten nasotracheal umintubieren. Hierzu, wenn erforderlich, ein Sedativum oder Kurznarkotikum injizieren.
5. Vor dem Transport auf die Intensivstation Patienten an einen transportablen Herzkreislaufmonitor (arterieller Druck + EKG) anschließen.
6. Der Transport erfolgt erst, wenn die Herz-Kreislauf-Funktion ausreichend stabil ist.
7. Der Anästhesist begleitet den Patienten auf die Intensivstation und übergibt ihn dem diensthabenden Arzt.

Spezielle Anästhesie

Koronarbypass-Operationen

Myokardischämie und Herzinfarkt sind die beiden Hauptrisiken für den Koronarpatienten in der perioperativen Phase. Präoperative Angst und Aufregung und die Wirkungen von Anästhetika sowie von narkose- und operationsbedingtem Stimuli auf das Herzkreislaufsystem gehören zu den wichtigsten Risikofaktoren, die das myokardiale Sauerstoffgleichgewicht gefährden. Diese Störfaktoren müssen durch aggressive prä- und intraoperative Maßnahmen unter Kontrolle gebracht werden.

Prämedikation: Bei den meisten Koronarkranken mit guter Ventrikelfunktion ist eine maximale Sedierung erforderlich. β-Blocker und Nitrate werden bis zur Operation weitergegeben.

Grundsätze für die Narkose:
- Herzfrequenz zwischen 50–90/min,
- systolischer Druck nicht höher als 15–20% über oder unter Ausgangswert,
- diastolischer Druck über 60 mm Hg,
- Wedge-Druck unter 12 mmHg,
- keine extreme Hämodilution.

Der Blutdruck ist zu hoch
- ▸ Narkose vertiefen, wenn zu flach,
- ▸ Vasodilatatoren, wenn Narkose ausreichend tief.
  - Nitroglyzerin 25–300 µg/min, wenn unwirksam:
  - Nipruss 10–100 µg/min.

Die Herzfrequenz ist zu hoch
- ▸ Narkose vertiefen, wenn zu flach,
- ▸ β-Blocker, wenn Narkose ausreichend tief:
  - Dociton 0,25–2 mg langsam i.v.
    oder
  - Visken 0,4–2 mg langsam i.v.

  Supraventrikuläre Tachykardien werden von Koronarkranken besonders schlecht toleriert.
  Therapie: Isoptin.

Der Blutdruck ist zu niedrig
- ▸ Narkose abflachen,
- ▸ Beine hoch, Volumen zuführen,
- ▸ evtl. vorsichtig Arterenol über Infusionspumpe 2–16 µg/min.

Der zentrale Venendruck ist zu hoch
- ▸ Vasodilatator: Nitroglyzerin,
- ▸ Volumenzufuhr einschränken,
- ▸ Diuretika,
- ▸ inotrope Substanzen.

Mitralstenose

Bei Mitralstenose wird der Blutstrom aus dem linken Vorhof in den rechten Ventrikel durch die verengte Mitralklappe behindert. Die chirurgische Behandlung erfolgt entweder als geschlossene Kommissurotomie ohne HLM in rechter Seitenlage, als offene Kommissurotomie mit HLM in Rückenlage oder als Mitralklappenersatz mit HLM.

Prämedikation: Wichtigstes Ziel der Prämedikation: Angst und Aufregung, die mit Tachykardie einhergehen, vermeiden. Tachykardie vermindert bei Mitralstenose die diastolische Füllung des linken Ventrikels. Die Prämedikation muß dem Schweregrad angepaßt sein. Digitalis wird 48 h vor der Operation abgesetzt.

Narkoseeinleitung: Mit Blutdruckabfällen ist zu rechnen bei Patienten, die präoperativ mit Diuretika ausgeschwemmt worden sind. Vorsichtig Volumen infundieren.

Volumenzufuhr: Die Füllungsdrucke des Ventrikels sollten so hoch wie möglich gehalten werden, ohne daß dabei ein Lungenödem auftritt.

Herzfrequenz niedrig halten: 60-65/min! Tachykardie ist das Verderben des Patienten mit Mitralstenose.

Darum gilt:

- Substanzen vermeiden, die eine Steigerung der Herzfrequenz auslösen.
- Sympathikusreaktionen durch ausreichend tiefe Narkose dämpfen.
- Schwere Anämie und Volumenmangel vermeiden.

Tachykardie sofort behandeln: Halothan, Digitalis, β-Blocker in niedriger Dosis, Isoptin, Kardioversion.

Lungenfunktionsstörungen sind bei Patienten mit Mitralstenose nicht selten; diese Störungen müssen bei der Narkosebeatmung berücksichtigt werden.

Mitralinsuffizienz

Bei Mitralinsuffizienz strömt Blut aus dem linken Ventrikel während der Systole in den linken Vorhof zurück.

1. Tachykardien werden besser toleriert als bei Mitralstenose!
2. Inhalationsanästhetika wie Halothan sollten wegen ihrer stark negativ inotropen Wirkung nicht verwendet werden.
3. Gesteigerter peripherer Widerstand erhöht das Regurgitationsvolumen und muß unbedingt vermieden werden.
   Ist der Widerstand angestiegen, so wird Nipruss infundiert (Dosierung 10-90 μg/min).
4. Die *Volumenzufuhr* muß behutsam und mit größtem Fingerspitzengefühl erfolgen, weil durch zu starke Volumenzufuhr ein Lungenödem entstehen kann.
5. *Blutdruckabfälle* während Narkoseeinleitung oder Operation werden mit inotropen Substanzen behandelt, die das Schlagvolumen steigern und gleichzeitig den peripheren Widerstand herabsetzen: Adrenalin, Isoproterenol, Kalzium.

Aortenstenose

Bei Aortenstenose ist der Ausstrom des Blutes in die Aorta behindert. Chirurgische Therapie der Wahl ist der Klappenersatz.

1. Prämedikation. Sie darf bei Patienten mit Linksherzinsuffizienz nicht zu stark sein, weil sonst das HZV abfallen kann. Hypoventilation durch zu starke Prämedikation muß ebenfalls vermieden werden.
2. Inhalationsanästhetika wie Halothan sollten nicht verwendet werden.
3. Angina pectoris vor der Narkoseeinleitung wird zunächst mit Sauerstoffzufuhr behandelt, evtl. zusätzlich Nitroglyzerin.
4. Bei Aortenstenose muß der *Sinusrhythmus* erhalten bleiben, damit der linke Ventrikel gut gefüllt werden kann.
   Darum: bei supraventrikulärer Tachykardie: sofort Kardioversion, auch wenn der kardiopulmonale Bypass unmittelbar bevorsteht.
   - Schwere Bradykardien (< 45/min) müssen ebenfalls vermieden werden, weil hierdurch das HZV abfallen kann.
   - Schwere Tachykardien sind bedrohlich und müssen sofort behandelt werden. Vorsichtig β-Blocker geben.
5. Blutdruckanstiege müssen bei Aortenstenose vermieden werden. Darum Vorsicht bei Intubation, Hautinzision, Sternotomie, Kanülierung der Gefäße. Behandlung: Nipruss oder Regitin.
6. Blutdruckabfälle werden ebenfalls schlecht toleriert: Sie können zu Herz- und Hirninfarkt führen.

Aorteninsuffizienz

Bei Aorteninsuffizienz fließt während der Diastole Blut aus der Aorta in den linken Ventrikel zurück. Klappenersatz ist die chirurgische Methode der Wahl.

1. Bei Patienten mit schwerer Insuffizienz muß die Prämedikation leicht sein, zumal eine Tachykardie meist gut toleriert wird. Gefäßerweiterung oder Hypoventilation durch zu starke Prämedikation müssen unbedingt vermieden werden.
2. Inhalationsanästhetika sollten wegen ihrer negativ inotropen Wirkung nicht eingesetzt werden.
3. Bradykardien werden sehr schlecht vertragen und müssen darum verhindert werden. Behandlung: Atropin, Isuprel, Vorhof-Pacing. Als wünschenswert gelten Herzfrequenzen von 100–120/min.

Kombinierte Herzklappenfehler

Bei kombinierten Klappenfehlern haben die Erkrankungen der Mitral- und Aortenklappen im anästhesiologischen Denken den Vorrang. Grundsätze:

- ▶ Hohe Beatmungsdrücke und Venodilatation vermeiden! Hierdurch wird der venöse Rückstrom gehemmt, das HZV fällt ab.
- ▶ Blutvolumen und zentralen Venendruck anheben! Hierdurch wird das Rechtsherz-Schlagvolumen aufrechterhalten und eine ausreichende Füllung des linken Ventrikels gewährleistet.
- ▶ Anstiege des pulmonalen Gefäßwiderstandes verhindern! Hierdurch droht eine Rechtsherzinsuffizienz. Auslösende Faktoren können sein: Hypoxie, Hyperkapnie, Azidose, α-Stimulatoren (Arterenol), Lachgas. Vasodilatatoren sollen nützlich sein, um den pulmonalen Gefäßwiderstand zu senken.

Tabelle 22-5. Häufige kongenitale Herz- u. Gefäßmißbildungen

Kennzeichen	Mißbildung
Links-rechts-Shunt (azyanotisch)	Ventrikelseptum-Defekt (VSD) Persistierender Ductus arteriosus (PDA) Vorhofseptumdefekt (ASD)
Zyanose (Rechts-links-Shunt)	Fallotsche Tetralogie Transposition der großen Gefäße (TGA) AV-Kanal Tricuspidalatresie Totale Lungenvenenfehlmündung
Obstruktion	Pulmonalstenose Aortenstenose Aortenisthmusstenose (ISTHA)

Angeborene Herz- und Gefäßmißbildungen

Die häufigsten Herz- und Gefäßmißbildungen sind in **Tabelle 22-5** zusammengestellt.

Mißbildungen mit Links-Rechts-Shunt

Bei diesen Kindern ist die Lungendurchblutung gesteigert; eine Zyanose besteht nicht. Ist der Shunt sehr groß, so drohen folgende Gefahren:

- Linksherzinsuffizienz,
- pulmonale Hypertonie.

Persistierender Ductus arteriosus (Ductus Botalli)

Bei diesen Kindern hat sich der Ductus arteriosus, die normale fetale Gefäßverbindung zwischen A. pulmonalis und Aorta, nach der Geburt nicht verschlossen. Hierdurch fließt Blut aus der Aorta in den Lungenkreislauf; bei sehr großem Shunt kann das Verhältnis von Lungendurchblutung zu systemischer Durchblutung mehr als 3:1 betragen.

Therapie der Wahl ist die Ligatur des Duktus in rechter Seitenlage ohne Herz-Lungen-Maschine.

Praktisches Vorgehen bei der Narkose:

1. Intubationsnarkose mit Halothan bei unkompliziertem Duktus. Bei schweren Formen Opiat/N_2O-O_2-Technik. Muskelrelaxierung mit Pancuronium.
2. Eine gut laufende Venenkanüle. Ein zentraler Venenkatheter ist nicht erforderlich.
3. Überwachung: Ösophagusstethoskop, EKG-Monitor, Blutdruckmanschette, Thermometer.
4. Vor der Thorakotomie: Blut bereitstellen. Blutverluste sind gewöhnlich minimal, können aber bei plötzlichen Gefäßabrissen lebensbedrohlich sein.
5. Während der Unterbindung des Duktus manuell beatmen, dabei die Beatmung

während des Legens der Nähte unterbrechen.
6. Sofort nach Operationsende das Kind aufwachen lassen und extubieren.

Ventrikelseptumdefekt
Hierbei fließt Blut aus dem linken in den rechten Ventrikel und von dort in die Lunge. Der Defekt wird unter Zuhilfenahme der Herz-Lungen-Maschine verschlossen.

Praktisches Vorgehen bei der Narkose:
1. Intubationsnarkose mit Halothan oder Opiat/N_2O-O_2; Pancuronium.
2. Gefäßzugänge: 1 arterielle Kanüle, 20 oder 22 G; 1 zentraler Venenkatheter; 2 gut laufende Venenkanülen.
3. Überwachung: wie bei Erwachsenen-HLM. Gute Relaxierung während der extrakorporalen Zirkulation, damit das Kind nicht atmet (Herz ist offen!).
4. Nach Op-Ende: aufwachen lassen und extubieren.

Vorhofseptumdefekt (ASD)
Bei diesem Herzfehler fließt Blut während der Systole aus dem linken in den rechten Vorhof und von dort über den rechten Ventrikel in die Lunge. Die operative Korrektur erfolgt mit der Herz-Lungen-Maschine. Anästhesiologisches Vorgehen wie beim Ventrikelseptumdefekt.

Zyanotische Herzfehler

Bei diesen Fehlern fließt Blut aus dem rechten in das linke Herz (Rechts-links-Shunt). Die Lungendurchblutung ist vermindert. Es besteht eine Untersättigung des arteriellen Blutes mit Zyanose. Kompensatorisch sind Hb und Ht erhöht. Vor allem bei Fallot-Tetralogie können plötzlich zyanotische Anfälle auftreten, wenn der Rechts-links-Shunt durch Schreien, Füttern aber auch spontan zunimmt. Bewußtlosigkeit, schwere Hypoxämie und evtl. auch Herzstillstand können die Folge sein.

Fallot-Tetralogie
Bei diesem Herzfehler bestehen 4 Mißbildungen: großer Ventrikelseptumdefekt, Pulmonalstenose, Rechtsherzhypertrophie und eine über beiden Ventrikeln „reitende" Aorta. Bei schwerer Pulmonalarterienobstruktion kann der Druck im rechten Ventrikel so hoch wie im Körperkreislauf sein. Zur operativen Behandlung werden bei einigen Kindern zunächst Palliativ-Operationen durchgeführt, um die Lungendurchblutung zu vermehren. Die wichtigsten sind:
- **Blalock-Taussig-Anastomose:** Eine A. subclavia wird mit der Pulmonalarterie End-zu-Seit anastomosiert.
- **Potts-Anastomose:** Seit-zu-Seit Anastomose zwischen A. pulmonalis und Aorta descendens.
- **Cooley-Anastomose:** die rechte Pulmonalarterie wird mit der Aorta ascendens anastomosiert.

Alle Anastomosen-Operationen werden in Seitenlage *ohne HLM* durchgeführt. Mit Blutverlusten muß gerechnet werden.
Die *Korrektur* der Fallot-Tetralogie erfolgt mit Hilfe der Herz-Lungen-Maschine.

Praktisches Vorgehen bei der Narkose:
1. Besondere Gefahren drohen durch Blutdruckabfall, Hypoxämie und Hämokonzentration sowie systemische Luftembolien.
2. Die Narkoseeinleitung mit Halothan ist verlängert, weil die Lungendurchblutung vermindert ist. Darum bevorzugt i.v. einleiten. Schreien vermeiden: Gefahr des zyanotischen Anfalls.
3. Je nach klinischem Zustand wird die Narkose mit Opiat/N_2O-O_2 oder Halothan durchgeführt.
4. Gefäßzugänge: 1 arterielle Kanüle; 2 Venenkatheter, davon 1 zentral; 2 gut laufende Venenkanülen.
5. Überwachung: wie bei Erwachsenen-HLM.

Transposition der großen Gefäße (TGA)
Bei kompletter Transposition entspringt die Aorta aus dem rechten Ventrikel und die A. pulmonalis aus dem linken Ventrikel. Ein Überleben ist ohne intrakardiale Shuntverbindungen nicht möglich. Zur Korrektur der Transposition wird in tiefer Hypothermie die **Mustard-Operation** durchgeführt. Hierbei wird das Blut auf Vorhofebene durch einen Pericard-Patch so umgeleitet, daß Lungenvenenblut in den rechten Ventrikel und Blut aus dem Körperkreislauf in den linken Ventrikel einströmt. Die anästhesiologischen Probleme entsprechen im wesentlichen denen der Fallot-Tetralogie (tiefe Hypothermie s. S. 275).

Obstruktion der Ausflußbahnen

Bei diesen Kindern ist der Blutfluß durch eines der großen Gefäße behindert. Das Herz hypertrophiert kompensatorisch; später entwickelt sich eine Herzinsuffizienz.

Pulmonalstenose
Bei dieser Erkrankung ist der Ausstrom des Blutes aus dem rechten Ventrikel durch eine Verengung der Pulmonalklappe behindert. Hierdurch steigt der Druck im rechten Ventrikel stark an. Zur Korrektur wird eine Valvotomie in extrakorporaler Zirkulation durchgeführt. Das Vorgehen bei der Narkose entspricht im wesentlichen dem für den Vorhof- und Ventrikelseptumdefekt.

Aortenstenose
Bei der Aortenstenose ist der Ausfluß des Blutes aus dem linken Ventrikel behindert. Die Stenose kann über, unter oder innerhalb der Aortenklappe liegen. Der Druck im linken Ventrikel steigt durch die Stenose stark an. Die Korrektur - Inzision, Dilatation oder Patch des stenosierten Bezirks - wird in extrakorporaler Zirkulation durchgeführt.
Bei der Narkose müssen Tachykardie und Hypertonie vermieden werden.

Aortenisthmusstenose
Bei dieser Erkrankung liegt eine Verengung der Aorta descendens vor; das Lumen der Aorta ist an dieser Stelle zumeist vollständig verschlossen. Darum bildet sich ein Umgehungskreislauf aus. Durch die Stenose entwickelt sich eine kompensatorische Linksherzhypertrophie. Der Blutdruck steigt in der oberen Körperhälfte an. Zur Korrektur wird eine Anastomosen-Operation in rechter Seitenlage ohne Herz-Lungen-Maschine durchgeführt.
Praktisches Vorgehen bei der Narkose
1. Die größten Gefahren während der Operation sind: Blutverlust und Blutdruckanstieg. Darum ausreichend Konserven bereitstellen und Vasodilatator vorbereiten.
2. Blutdruckmanschette, arterielle Kanüle, Venenzugänge am *rechten* Arm anlegen.
3. Beim Abklemmen der Aorta: schwere Blutdruckanstiege vermeiden bzw. sofort behandeln.
4. Beim Öffnen der Aortenklemme auf Blutverluste vorbereitet sein.

Tiefe Hypothermie mit Herzstillstand

Die tiefe Hypothermie wird bei der intrakardialen Korrektur bestimmter Herzmißbildungen von Kleinkindern eingesetzt. Hierzu wird das Kind zunächst in Narkose oberflächlich über eine Kühlmatte abgekühlt, dann mit Hilfe der Herz-Lungen-Maschine auf 16-18° Rektaltemperatur weiter abgekühlt. Anschließend werden die Schläuche der Herz-Lungen-Maschine entfernt, so daß ungehindert operiert werden kann. Die Wiederaufwärmung erfolgt ebenfalls mit der HLM.
Praktische Grundsätze für die Narkose:
1. Nach Narkoseeinleitung Rektal- und Ösophagusthermometer einführen.
2. Die Oberflächenkühlung erfolgt bis zu einer Ösophagustemperatur von ca. 30-31 °C; sie kann durch Vasodilatatoren wie Nipruss beschleunigt werden.
3. Rechtzeitig Heparin geben, solange der Kreislauf noch ausreichend ist.
4. Während der Abkühlung mit der HLM kein Halothan, Enfluran oder Isofluran zuführen (Löslichkeit nimmt mit der Kälte zu!).
5. Während des hypothermen Herzstillstandes keine Medikamente injizieren.
6. Postoperativ ca. 24 h nachbeatmen.

Thoraxchirurgie

Spezielle Einschätzung

Bei der präoperativen Visite muß sich der Anästhesist sorgfältig über Art und Schweregrad der Lungenerkrankung informieren und außerdem gezielt nach Begleiterkrankungen suchen.
Zu den wichtigsten Voruntersuchungen gehören:
- Röntgenbilder,
- Labor, insbesondere eine arterielle Blutgasanalyse,
- Lungenfunktionstests zur Überprüfung der Atemmechanik und der pulmonalen Reserve.

Spezielle Vorbereitung

Thoraxchirurgische Patienten sind postoperativ in ganz besonderem Maße durch respiratorische Störungen gefährdet. Respiratorische Störungen sind vor allem zu erwarten, wenn bereits vor der Operation die Lungenfunktion schwer beeinträchtigt war. Bei diesen Patienten kann das Risiko der postoperativen Atemstörungen durch bestimmte präoperative Maßnahmen wesentlich vermindert werden. Hierzu gehören u. a.:

- Rauchen einstellen,
- Bronchitis gezielt antibiotisch behandeln,
- Bronchospasmus beseitigen (s. S. 334),
- Atemübungen,
- physikalische Atemtherapie (s. S. 519),
- Behandlung eines Cor pulmonale.

Intraoperative Überwachung

Die Überwachung richtet sich vor allem nach dem Ausmaß der präoperativen Störungen sowie der Art des Eingriffs. Sie erfolgt nach den in Kapitel 6 dargelegten Richtlinien.
Die Indikation zur arteriellen Kanülierung sollte großzügig gestellt werden; sie ermöglicht die lückenlose Überwachung der arteriellen Blutgase und die kontinuierliche Messung des arteriellen Blutdrucks.

Auswahl des Narkoseverfahrens

Alle Thoraxeingriffe werden unter *kontrollierter Beatmung* durchgeführt. Bewährt haben sich Inhalationsanästhetika wie z. B. Halothan, vor allem, weil sie bronchodilatorisch wirken. Sie ermöglichen außerdem die Zufuhr hoher Sauerstoffkonzentrationen, ohne daß der Patient erwacht. Vorteile ergeben sich auch für die postoperative Phase: Die Patienten erwachen schnell und können häufig frühzeitig extubiert werden.

Besonderheiten der Seitenlage und des offenen Thorax

Beim anästhesierten Patienten wird in Seitenlage die obere Lunge besser belüftet, die untere Lunge hingegen besser durchblutet. Hierdurch entstehen Störungen des Belüftungs/Durchblutungsverhältnisses. Durch Anwendung eines positiven endexspiratorischen Druckes (PEEP) auf beide Lungen, normalisiert sich die Belüftung der unteren Lunge weitgehend.
Wenn die Pleurahöhle eröffnet wird, kollabiert die Lunge der betroffenen Seite aufgrund ihrer elastischen Kräfte. Dieser Kollaps kann nur durch *kontrollierte Beatmung* beseitigt werden. Allerdings wird bei eröffnetem Thorax die oben liegende Lunge relativ überbelüftet und minderdurchblutet, während umgekehrt die unten liegende Lunge relativ unterbelüftet und zu stark durchblutet wird; hierdurch besteht eine Tendenz zur Atelektasenbildung in der unteren Lunge. Außerdem sondert die unten liegende Lunge vermehrt Flüssigkeit ab und wird ödematös. Diese Störungen könnten durch Anwendung eines PEEP auf die untere Lunge allein gebessert werden. Allerdings ist diese Technik nicht ungefährlich und wird darum nicht routinemäßig angewandt.

Eine-Lunge-Anästhesie

Indikationen

Bei zahlreichen Eingriffen ist die funktionelle Trennung beider Lungen indiziert (Eine-Lunge-Anästhesie, s. **Tabelle 22-6**):
Eine relative Indikation besteht, wenn durch den Kollaps der einen Lunge das operative Vorgehen wesentlich erleichtert werden kann, z. B. bei Pneumektomie. Hingegen ist die Eine-Lunge-Anästhesie bei Lobektomie oder Ösophagusresektion nicht indiziert.

Tabelle 22-6. Indikationen für die Eine-Lunge-Anästhesie

- Verhinderung der Kontamination (z. B. Abszeß)
- große bronchopleurale Fistel
- einseitige Riesenzyste der Lunge
- massive Lungenblutung
- einseitige Lungenspülung

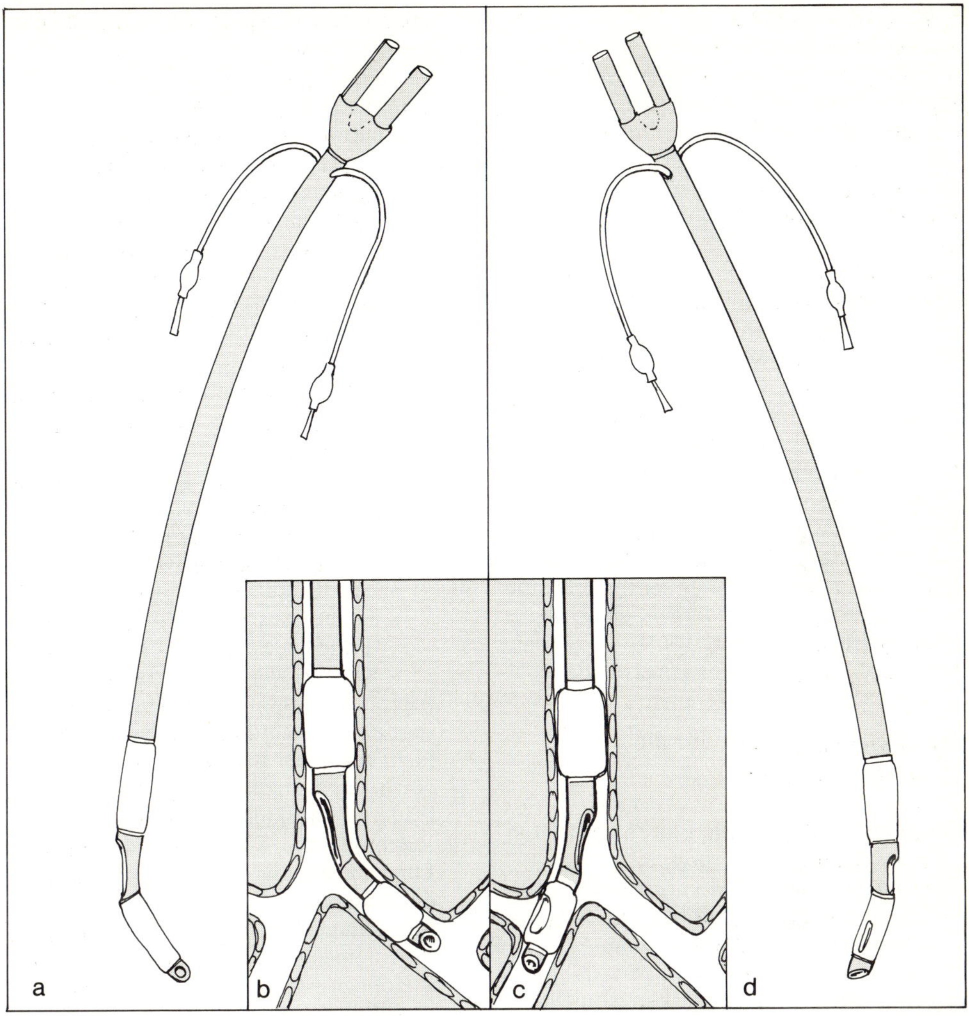

Abb. 22-3 a-d. Endobronchialtuben für die „Eine-Lunge-Anästhesie". **a** und **b** linksseitiger Doppellumentubus für Operationen der rechten Lunge und Beatmung der linken Lunge. **c** und **d** rechtsseitiger Doppellumentubus für Operationen der linken Lunge und Beatmung der rechten Lunge

Techniken

Für die Eine-Lunge-Anästhesie werden fast ausschließlich *doppellumige* Endotrachealtuben eingesetzt. Der Hauptvorteil besteht in ihrer einfachen Handhabung. Die Tuben werden blind in den entsprechenden Bronchus vorgeschoben, die Lage durch Blocken, Entblocken und Thoraxauskultation überprüft. Alle gebräuchlichen Tuben besitzen eine proximale Blockmanschette in der Trachea und eine distale Blockmanschette in einem Hauptbronchus. Die wichtigsten Tuben sind: Carlens-, White- und Robertshaw-Tubus.

1. Carlens-Tubus (s. **Abb. 11-5,** S. 110): Dieser doppellumige Tubus dient zur Intubation des *linken* Hauptbronchus. Um die Plazierung zu erleichtern, besitzt der Tubus einen Carina-Haken. Nachteil des Tubus: Verletzungsgefahr für den Kehlkopf, Abriß des Hakens, Behinderung bei der Pneumektomie, Carlens-Tuben gibt es in 4 Größen: 35, 37, 39 und 41 F.

2. White-Tubus (s. **Abb. 11-6,** S. 111): Dieser Tubus dient zur Intubation des *rechten* Hauptbronchus; er ist im wesentlichen eine Modifikation des Carlens-Tubus.

3. Robertshaw-Tubus (s. **Abb. 22-3**): Dies ist der am häufigsten verwendete doppellumige Tubus. Die Lumina des Tubus sind D-förmig; sie liegen seitlich nebeneinander und sind größer als beim Carlens-Tubus. Rechts- und linksseitige Tuben sind erhältlich; ein Carina-Haken fehlt. Hierdurch wird die endotracheale Intubation wesentlich erleichtert.

Ein linksseitiger Doppellumen-Tubus wird eingesetzt bei Operationen der rechten Lunge und Beatmung der linken Lunge. Soll die linke Lunge isoliert werden, so kann ein rechts- oder linksseitiger Doppellumen-Tubus verwendet werden. Allerdings besteht bei Verwendung eines rechtsseitigen Tubus für die linksseitige Isolierung die Gefahr, daß der *rechte Oberlappen* nicht ausreichend belüftet wird. Darum wird nicht selten der linksseitige Tubus für alle Operationen mit Eine-Lunge-Anästhesie eingesetzt. Muß der linke Hauptbronchus abgeklemmt werden, so wird der Tubus einfach zurückgezogen und wie ein normaler Endotrachealtubus verwendet.

Praktische Grundsätze für die Eine-Lunge-Anästhesie

1. Vor der Intubation alle Blockmanschetten und Zuleitungen überprüfen.
2. Tubus mit Gleitmittel einschmieren, z. B. Xylocain-Gel. Bei Intubationsschwierigkeiten Führungsstab verwenden.
3. Für die Laryngoskopie Macintosh-Spatel verwenden; ein Bronchoskop ist nicht erforderlich.
4. Doppellumen-Tuben mit Carina-Haken so durch die Glottis führen, daß der Haken nach hinten zeigt. Sobald die Spitze die Stimmbänder passiert hat, den Tubus so drehen, daß der Haken vorne liegt. Nachdem Tubusspitze und Haken den Kehlkopf passiert haben, den Tubus um 90° drehen, so daß die Tubusspitze in den entsprechenden Bronchus gleitet.
5. Robertshaw-Tubus so einführen, daß die Konkavität der Spitze vorn liegt. Sobald die Spitze die Stimmbänder passiert hat, den Tubus um 90° drehen, so daß die Konkavität vorne liegt und der Tubus in den gewählten Bronchus vorgeschoben werden kann.
6. Doppellumen-Tuben soweit vorschieben, bis ein mäßiger Widerstand zu spüren ist: dann liegt die Tubusspitze in einem Hauptbronchus bzw. der Carina-Haken auf der Carina.
7. Liegt die Tubusspitze endobronchial, so wird die Lage überprüft:
   a) Kontrolle der trachealen Lage:
   - tracheale Manschette blocken,
   - rasch manuell beatmen,
   - beide Lungen müssen belüftet sein,
   - wenn nicht: Tubus etwa 3 cm zurückziehen und erneut beatmen.

   b) Kontrolle der linken Manschette
   - rechten Tubus abklemmen; rechte Kappe entfernen,
   - linke Manschette so weit blocken, bis rechtsseitiges Atemgeräusch verschwindet,
   - rechte Klemme entfernen, rechte Kappe wieder aufsetzen,
   - Atemgeräusche überprüfen.

   c) Kontrolle der rechten Seite:
   - linken Tubus abklemmen,
   - Atemgeräusche überprüfen, nur die rechte Seite darf jetzt belüftet sein,
   - Klemme wieder entfernen.
8. Alle Lagerungsmaßnahmen besonders sorgfältig durchführen, damit der Tubus nicht aus seiner Lage herausgleitet.
9. Nach der Seitenlagerung Thorax erneut beiderseits auskultieren (Axilla).
10. Während der Operation beiderseitige Lungenbeatmung so lange wie möglich durchführen.
11. Eine-Lunge-Anästhesie mit einem Atemzugvolumen von etwa 10 ml/kg beginnen.
    - Hohe inspiratorische Sauerstoffkonzentration einstellen.
    - Atemfrequenz so wählen, daß $p_aCO_2 = 40$ mm Hg.
    - Arterielle Blutgase häufig kontrollieren.
    - CO_2-Analysator einsetzen.
12. Bei Hypoxämie: Sauerstoffkonzentration erhöhen, ev. vorsichtig PEEP anwenden.
13. Bei Pneumektomie die Lungenarterie der nichtbelüfteten Lunge so früh wie möglich abklemmen.

Komplikationen durch Doppellumen-Tuben

Doppellumen-Tuben sind nicht ungefährlich: sie können bestimmte Komplikationen hervorrufen:

- Traumatisierung des Kehlkopfes,
- falsche Tubuslage,
- Trachearuptur,
- Bronchusruptur.

Spezielle Anästhesie

Mediastinoskopie

Hierbei wird ein Endoskop zu diagnostischen Zwecken über das Jugulum in das Mediastinum eingeführt. Die wichtigsten Komplikationsmöglichkeiten sind: Blutungen, Pneumothorax, Luftembolie, Verletzungen des Ösophagus.
Für die Mediastinoskopie ist zumeist eine *tiefe* Narkose erforderlich, um kardiovaskuläre Reaktionen zu vermeiden. Gut geeignet ist hierfür die Inhalationsanästhesie.
Praktisches Vorgehen:
- ▸ Rückenlagerung des Patienten.
- ▸ Standardüberwachung: EKG-Monitor, Blutdruckmanschette, Temperatursonde, Stethoskop.
- ▸ 1 Venenkanüle.
- ▸ Transfusionsblut bereithalten.
- ▸ Intubation mit Spiraltubus.
- ▸ Augen mit Uhrglasverband schützen.
- ▸ Während der Narkose kontrolliert beatmen.
- ▸ Um eine Kompression der A. anonyma zu erkennen: Blutdruck am linken Arm messen, Fingerpuls an der rechten Hand abnehmen. Puls- und Drucklosigkeit am rechten Arm weisen auf diese Komplikation hin.

Bronchoskopie

Häufig wird vor thoraxchirurgischen Eingriffen eine diagnostische Bronchoskopie durchgeführt, entweder mit Fiberglasbronchoskopen oder mit starren Bronchoskopen **(Abb. 22-4)**. Die Bronchoskopie erfolgt entweder in Lokalanästhesie oder in Allgemeinnarkose unter kontrollierter Beatmung.
Bei der Allgemeinnarkose müssen *Beatmungsbronchoskope* eingesetzt werden, um eine kontinuierliche Beatmung des Patienten während der gesamten Bronchoskopie zu ermöglichen. Die Zufuhr des Narkosegases erfolgt über einen Seitenarm des Bronchoskops, beatmet wird manuell mit dem Atembeutel. Hochfrequenzbeatmung (s. S. 559) ist jedoch ebenfalls möglich.
Praktisches Vorgehen:
- ▸ 1 Venenkanüle einführen, Infusion anschließen, präoxygenieren.
- ▸ Überwachungsmaßnahmen: EKG-Monitor, Blutdruckmanschette, Stethoskop.
- ▸ Narkose intravenös einleiten, danach Muskelrelaxierung mit Succinylcholin, anschließend Laryngoskopie und Lokalanästhesie von Kehlkopf, Stimmbändern und Trachea (z. B. mit Lidocain).
- ▸ Laryngoskop entfernen und kurze Zeit mit 100% Sauerstoff unter Zusatz eines Inhalationsanästhetikums, z. B. Halothan, über Maske beatmen.
- ▸ Wenn Narkose ausreichend tief: Bronchoskop einführen und mit 100% Sauerstoff + volatilem Inhalationsanästhetikum beatmen.
- ▸ Bei Verwendung eines Glasfiberbronchoskops: zunächst endotracheale Intubation, danach Vorschieben des Bronchoskops durch den Tubus.
- ▸ Atropin bereithalten, um übermäßige Sekretproduktion sowie vagale Reflexreaktionen mit Bradykardie zu behandeln.
- ▸ Am Ende des Eingriffs Bronchoskop entfernen, Anästhetikazufuhr unterbrechen und bis zur Rückkehr einer ausreichenden Spontanatmung über Maske beatmen.

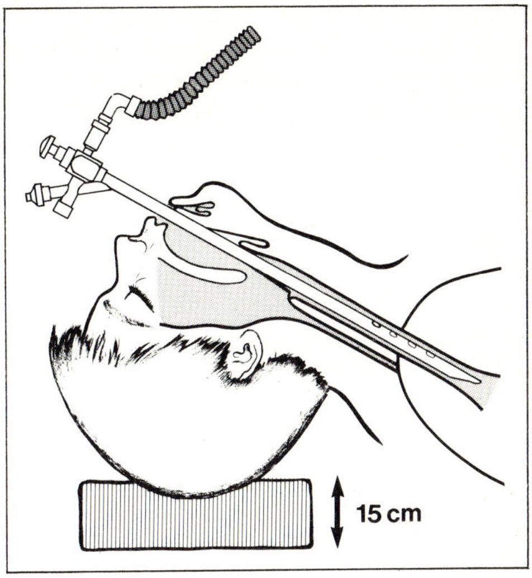

Abb. 22-4. Starres Bronchoskop mit Beatmungsmöglichkeit

Lobektomie und Pneumektomie

Diese Operationen werden in Seitenlage durchgeführt; hierbei sind die entsprechenden Veränderungen der Lungenfunktion zu beachten.
Besonderheiten:
- ▸ Endotracheale Intubation mit doppellumentubus oder Spiraltubus.

- Vor Verschluß des Thorax beide Lungen manuell mit dem Atembeutel blähen, um Atelektasen zu beseitigen und das Mediastinum wieder in die Mittelposition zu verlagern.
- Thoraxdrainagen mit dem Sog verbinden, nicht zu starken Sog ausüben, damit das Mediastinum nicht zur betroffenen Seite herübergezogen wird.
- Extubation so früh wie möglich nach der Operation, um eine Druckbelastung der frischen Bronchusnähte zu vermeiden.

Massive Lungenblutung

Massive Blutungen in der Lunge führen rasch zum Schock und/oder Ersticken. Häufige Ursachen: Tuberkulose, Bronchiektasen, Abszesse, Tumoren.

Praktisches Vorgehen:

- Intubation des *wachen* Patienten in halbsitzender Position.
- Doppellumen-Tubus in den Hauptbronchus der blutenden Lunge vorschieben und blocken, so daß kein Blut mehr in die gesunde Lunge gelangen kann.
- Sofort danach das Blut aus der Lunge absaugen, anschließend 100% Sauerstoff zuführen.
- Während der Thorakotomie möglichst Eine-Lunge-Anästhesie anwenden.
- Intraoperativ wiederholt die arteriellen Blutgase kontrollieren, Blutdruck intraarteriell messen.

Postoperative Frühkomplikationen

Bereits im Aufwachraum können nach größeren Thoraxeingriffen schwerwiegende Komplikationen auftreten. Die wichtigsten sind:

- Massive Blutung,
- Bronchusstumpf-Insuffizienz,
- Herzverlagerung nach Pneumektomie,
- bronchopleurale Fistel.

Massive Blutungen unmittelbar nach dem Eingriff beruhen meist auf Lösen einer Ligatur um ein Lungengefäß. Sofortige Rethorakotomie, in dramatischen Situationen im Patientenbett.

Ausriß des Bronchusstumpfs mit bronchopleuraler Fistel und Spannungspneumothorax ist eine unmittelbar lebensbedrohliche Komplikation, bei der sofort rethorakotomiert werden muß.

Herniation des Herzens kann eintreten, wenn bei der Operation das Perikard eröffnet und nicht wieder verschlossen werden konnte. Auslösende Faktoren: zu starker Sog der Pleuradrainage, zu hoher Beatmungsdruck, Lagerung des Patienten auf die pneumektomierte Seite.

Zeichen der Herniation:

- schlagartiger Blutdruckabfall,
- Herzrhythmusstörungen,
- V.-cava-superior-Syndrom.

Behandlung:

- Sofort Rethorakotomie, bis dahin Patienten auf die nichtoperierte Seite lagern, mit niedrigem Druck beatmen, evtl. Vasopressor infundieren.

Postoperative Beatmung. Zwar treten bei 40–60% der Patienten nach einer Thorakotomie Atemstörungen auf, jedoch können viele Patienten kurz nach der Operation extubiert werden. Bei einigen Patienten mit schweren obstruktiven Lungenerkrankungen oder mit wesentlichen postoperativen respiratorischen Komplikationen ist jedoch eine vorübergehende maschinelle Beatmung erforderlich.

Gefäßchirurgie

Thorakale Aortenaneurysmen

Einführung

Die Narkose für Operationen von thorakalen Aortenaneurysmen ist wegen ihres hohen Risikos eine besondere Herausforderung für den Anästhesisten. Dies gilt vor allem für akute Dissektionen der Aorta, die mit hoher Mortalität verbunden sind. Die Erkrankung befällt zumeist ältere Patienten mit *Arteriosklerose.*

Ursachen, Krankheitsentstehung und Pathophysiologie

Häufigste Ursache eines Aneurysmas ist die *Arteriosklerose.* Pathologisch-anatomisch können 2 Formen unterschieden werden:

- Aortenaneurysma,
- Aortendissektion.

Das *Aneurysma* entsteht durch eine Dilatation der Aorta, die *Dissektion* hingegen durch einen Riß in der Intima der Aortengefäßwand. Über diesen Riß dringt Blut zwischen die Wände der Aorta und bildet ein *falsches Lumen*. Begünstigende Faktoren für eine Aortendissektion sind:

- Hypertonie,
- Diabetes mellitus,
- Zigarettenrauchen,
- Übergewicht.

Die *Folgen* eines Aneurysmas bzw. einer Dissektion können sein:

- Organischämie durch Unterbrechung der Blutzufuhr,
- lebensbedrohliche bzw. tödliche Ruptur.

Je nach Lokalisation werden gewöhnlich 3 Formen von dissezierenden Aortenaneurysmen unterschieden:

- *Typ I:* Beginn in der Aorta ascendens mit Ausdehnung in die gesamte Aorta und ihre großen Äste;
- *Typ II:* ebenfalls Beginn in der Aorta ascendens, Ausdehnung endet jedoch proximal der linken A. subclavia;
- *Typ III:* Beginn der Dissektion distal der A. subclavia mit Ausdehnung in die Aorta descendens.

Klinisches Bild

Aneurysmen verursachen häufig keinerlei Symptome und werden oft zufällig entdeckt. Die Diagnose wird durch *Aortographie* gesichert.

> Die akute Aortendissektion ist hingegen ein Notfall, der wegen der tödlichen Rupturgefahr sofort operiert werden muß.

Weitere Komplikationen: Aortenklappeninsuffizienz, Verschluß größerer Arterien mit Ischämie der betroffenen Organe.

Die *Patienten* sind zumeist zwischen 50 und 70 Jahre alt und weisen häufig folgende Begleiterkrankungen auf:

- koronare Herzkrankheit,
- Hypertonus,
- Diabetes mellitus.

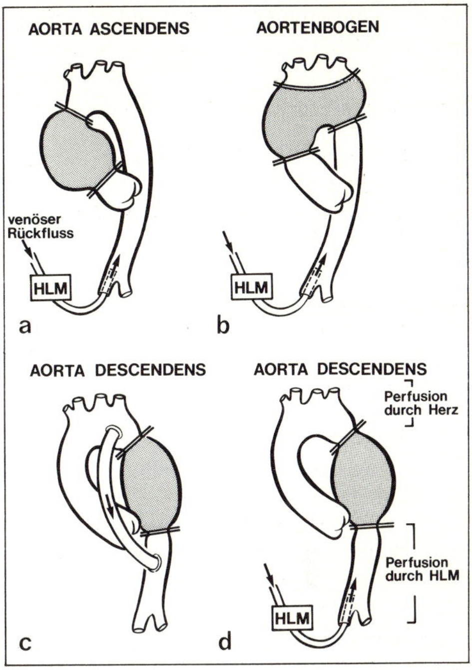

Abb. 22-5 a–d. Bypass-Verfahren bei Operationen von Aneurysmen der thorakalen Aorta. **a** Totaler Bypass mit arteriellem Einstrom über die A. femoralis by Aneurysma der Aorta ascendes; **b** Vorgehen bei Aortenbogenaneurysma: zunächst tiefe Hypothermie am totalen Bypass, danach totaler Herz-Kreislauf-Stillstand und Resektion des Aneurysmas; **c** Gott-Shunt zur Überbrückung des Aneurysmas bei weiterschlagendem Herzen: die Durchblutung die Blutzufuhr zur unteren Aorta erfolgt über den Kunststoffschlauch; **d** partieller femorofemoraler Bypass

Praktisches Vorgehen bei der Narkose

Aneurysma der Aorta ascendens

Operation. Meist Wahleingriff; Zugang zum Aneurysma über eine mediane Sternotomie (hierbei Rupturgefahr!), evtl. vorher Anlegen eines femorofemoralen Bypass. Anschluß an die Herz-Lungen-Maschine mit Hohlvenen-A.-femoralis-Bypass **(Abb. 22-5 a)**, mäßige Hypothermie und Kardioplegie; Exzision des Aneurysmas, Rekonstruktion der Aorta, Raffung oder Ersatz der Aortenklappe.

Anästhesie. Das Vorgehen entspricht weitgehend dem für den Aortenklappenersatz (s. S. 272). Wegen der Blutungsgefahr müssen ausreichend Blutkonserven bereitgestellt und mehrere großlumige Venenkanülen eingeführt werden.

Aortenbogenaneurysma

Die Resektion des Aortenbogens mit anschließendem Prothesenersatz wird wegen des hohen Risikos der Hirn- und Myokardischämie nur selten durchgeführt.

Dissezierendes Aneurysma

- ▶ Zunächst Stabilisierung des Patienten auf der Intensivstation, danach *Aortographie* zur genauen Lokalisierung und Diagnose, gleichzeitig Vorbereitung des Operationssaals einschließlich Bereitstellung des Narkosezubehörs.
  Durch die präoperative Behandlung soll die akute Ruptur des Aneurysmas verhindert werden. Daher:
- ▶ Arteriellen Blutdruck senken (Nitroprussid), Kontraktionskraft des Herzens herabsetzen (β-Blocker).
- ▶ Die Aortographie sollte am wachen Patienten erfolgen, um die Symptome nicht zu verschleiern. Halten die Schmerzen weiter an, so schreitet die Dissektion vermutlich fort.

Typ I. Die Operation wird unter extrakorporaler Zirkulation in mäßiger Hypothermie und Kardioplegie durchgeführt, der arterielle Einstrom erfolgt über die A. femoralis.
Für die Narkose gelten folgende Leitsätze:
- ▶ Arteriellen Druck direkt in der *linken* A. radialis messen.
- ▶ Mehrere weitlumige Venenkanülen für den raschen Volumenersatz einführen.
- ▶ Vor der Operation ausreichend Blutkonserven bereitstellen.
- ▶ Beim Öffnen des Sternums auf Ruptur gefaßt sein: Darum vorher Konserven transfusionsbereit anschließen.
- ▶ Die Narkose kann als balancierte Technik durchgeführt werden.
- ▶ Als Vasodilatator wird häufig Nitroprussid eingesetzt.

Typ II. Die Operation erfolgt über eine *linksseitige Thorakotomie;* das Aneurysma wird reseziert, die betroffene Region durch eine Prothese überbrückt. Für die Resektion muß die Aorta ober- und unterhalb des Aneurysmas abgeklemmt werden. Während dieser Zeit erfolgt die Durchblutung der Organe oberhalb der proximalen Klemme durch das Herz selbst, während für das Gebiet unterhalb der unteren Klemme ein *künstlicher Bypass* erforderlich ist. Zwei Verfahren werden angewandt:
- **Femoro-femoraler Bypass:** Blut aus der V. femoralis wird in den Oxygenator der Herz-Lungen-Maschine geleitet und nach Oxygenierung über die A. femoralis retrograd in den Körper zurückgepumpt (s. **Abb. 22-5 d**).
- **Gott-Shunt:** Hierbei wird ein heparinimprägnierter, flexibler Kunststoffschlauch ohne Heparinisierung des Patienten proximal in die linke A. subclavia oder Aorta ascendens und distal unterhalb des Aneurysmas in die Aorta descendens eingeführt **(Abb. 22-5 c).**

- ▶ Operiert wird in *rechter Seitenlage* über eine linksseitige laterale Thorakotomie, evtl. mit Eine-Lunge-Anästhesie.
- ▶ Zur Überwachung des Blutdrucks arterielle Kanüle in die *rechte* A. radialis und in eine der Femoralarterien einführen.
- ▶ Wegen der großen Blutungsgefahr mehrere Venenkanülen einführen.
- ▶ Vor dem Öffnen der Aortenklemmen (nach Prothesenersatz) Blutvolumen normalisieren und die Zufuhr von Vasodilatatoren unterbrechen, um einen schweren Blutdruckabfall zu vermeiden.

Bei etwa 3–5% aller Patienten ist nach der Operation mit einer **Querschnittslähmung** durch Ischämie des Rückenmarks beim Abklemmen der Aorta zu rechnen.

Bauchaortenaneurysma

Auch hier ist wiederum die *Arteriosklerose* die häufigste Ursache. Das klinische Bild ist zumeist unauffällig, manche Patienten klagen über *Rückenschmerzen.*
Bei drohender Ruptur ist das Aneurysma druckempfindlich. Die **Zeichen der Ruptur** sind:
- Rückenschmerzen,
- Kreislaufkollaps,
- Abdominalschmerz.

Die **Diagnose** wird durch *Aortographie und Sonographie* gesichert. Bei den Patienten bestehen häufig zahlreiche Begleiterkrankungen, vor allem:

- koronare Herzkrankheit,
- Hypertonie,
- periphere Gefäßerkrankungen,
- Lungenerkrankungen,
- zerbrovaskuläre Erkrankungen,
- Nieren- und urologische Erkrankungen.

Bei elektiven Eingriffen ist eine entsprechende Vorbehandlung des Patienten erforderlich, um das Risiko peri- und postoperativer Komplikationen zu senken.
Operativ wird ein Y-Bypass (Bypass zwischen Aorta abdominalis und den beiden Femoralarterien) angelegt.

Praktische Leitsätze für die Narkose

- ▸ Mehrere weitlumige Venenkanülen, 1 zentraler Venenkatheter und 1 arterielle Kanüle einführen.
- ▸ Für die endotracheale Intubation ist eine ausreichende Narkosetiefe und Muskelrelaxierung erforderlich, um Husten und Pressen sowie einen Anstieg des Blutdrucks mit Zunahme der Rupturgefahr zu vermeiden.
- ▸ Für die Narkose eignen sich balancierte Techniken, am besten kombiniert mit einem volatilen Inhalationsanästhetikum, um eine bessere Kontrolle des arteriellen Blutdrucks zu erreichen. Eine zusätzliche Periduralanästhesie ist ebenfalls möglich.
- ▸ Beim Abklemmen der Aorta muß mit Blutdruckanstiegen gerechnet werden: Narkose vertiefen und/oder Vasodilatatoren einsetzen.
- ▸ Abklemmen der Aorta unterhalb der Nierenarterien führt zu einer vorübergehenden Oligurie, die häufig durch Volumenzufuhr und Mannitolinfusion vor dem Abklemmen verhindert werden kann.
- ▸ Beim Öffnen der Klemme droht die Gefahr des Blutdruckabfalls, darum sollte zu diesem Zeitpunkt kein wesentlicher Volumenmangel bestehen.
- ▸ Nach dem Öffnen der Klemme: Säure-Basen-Status überprüfen; häufig besteht eine metabolische Azidose durch das Abklemmen der Aorta, die sich jedoch bei ausreichender Durchblutung meist ohne Zufuhr von Puffersubstanzen wieder normalisiert.
- ▸ Beim Anlegen des Y-Bypass fällt der Blutdruck meist nicht so stark ab, wenn die Klemmen schrittweise geöffnet werden.

Vorgehen bei akuter Ruptur

Die akute Ruptur eines Bauchaortenaneurysmas muß wegen der großen Verblutungsgefahr sofort chirurgisch versorgt werden.

- ▸ Sofort mehrere Venenkanülen, 1 zentralen Venenkatheter und 1 arterielle Kanüle einführen.
- ▸ Systolischen Blutdruck im Bereich von etwa 80 mm Hg halten, um die Blutung zu vermindern und die weitere Ruptur zu unterbrechen.
- ▸ Bei der Narkoseeinleitung Husten, Pressen und Blutdruckanstieg vermeiden. Anästhetika extrem vorsichtig (d.h. niedrig!) dosieren; auf Aspirationsgefahr vorbereitet sein; wenn nötig im Wachzustand intubieren, hierbei jedoch Angst, Aufregung und Abwehrbewegungen des Patienten vermeiden.
- ▸ Nach der Narkose wird das Abdomen eröffnet und die Aorta zunächst mit der Hand des Operateurs komprimiert; bei intraoperativem Herzstillstand ist eine interne Herzmassage erforderlich.

Postoperative Komplikationen bei Aneurysmaoperationen

Nach Aneurysmaoperationen sind zahlreiche Komplikationen möglich, die einerseits in Zusammenhang mit der Operation selbst stehen, andererseits durch die häufigen Begleiterkrankungen des Patienten bedingt sind, z.B.

- postoperative Nachblutung aus den Anastomosen,
- paralytischer Ileus,
- thrombotische Verschlüsse der Prothesen mit Durchblutungsstörungen der unteren Extremität; daher postoperativ prophylaktische Heparinzufuhr,
- respiratorische Insuffizienz,
- akutes Nierenversagen,
- zerebrale Störungen bzw. Schädigungen (Verwirrtheit, Apoplex),
- Störungen der Herz-Kreislauf-Funktion.

Periphere Gefäßoperationen

Die wichtigsten peripheren Gefäßoperationen sind:

- femoro-poplitealer Venenbypass,
- femoro-femoraler und axillo-axillärer Bypass,
- femorale Profundaplastik.

Alle Operationen haben zum Ziel, die Durchblutung der arteriosklerotisch veränderten Gefäße in der betroffenen Extremität zu verbessern.

Oft bestehen bei Patienten mit peripheren Gefäßerkrankungen die gleichen Begleiterkrankungen wie bei den Patienten mit Aneurysmen der Aorta (s. dort).

Für die Narkose ergeben sich darüber hinaus meist keine wesentlichen Besonderheiten, außer daß sie häufig *sehr ereignisarm* für den Anästhesisten ist. Einsetzbare Narkoseverfahren:

- Spinal- oder Periduralanästhesie, bei normalem Gerinnungsstatus und nicht zu langer Dauer des Eingriffs,
- Inhalationsanästhesie, auch kombiniert mit Opioiden,
- balancierte Anästhesie.

Eine ausgeprägte Muskelrelaxierung ist für die meisten Eingriffe nicht erforderlich.

Karotisstenosen-Operation

Die Stenose der A. carotis ist die häufigste operierbare Ursache der zerebrovaskulären Insuffizienz. Bevorzugte Lokalisation der Stenose ist die Bifurkation der A. carotis communis (**Abb. 22-6**). Risikofaktoren der Karotisstenose bzw. zerebrovaskulären Insuffizienz sind:

- Hypertonie,
- Hypercholesterinämie,
- Diabetes mellitus,
- Übergewicht,
- Rauchen,
- Ovulationshemmer bei jungen Frauen.

Durch die Stenose kommt es zu einer meist anfallsartigen Minderdurchblutung des nachgeschalteten Gefäßgebiets im Gehirn mit neurologischen Ausfällen, die sich in folgender Weise manifestieren können:

- transitorische ischämische Attacken (TIA),

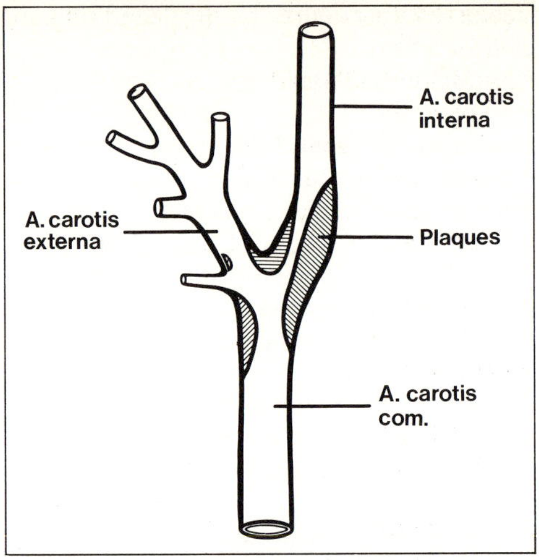

Abb. 22-6. Lokalisation von Carotisstenosen

z.B. mit vorübergehenden Sprachstörungen, einseitiger Blindheit, Taubheit oder Schwächegefühl in Armen, Beinen oder Fingern;

- prolongierte ischämische Attacken (PRIND), die 2–3 Tage anhalten;
- Schlaganfall (Apoplex) mit irreversiblen neurologischen Ausfällen.

Operation

Durch die operative Beseitigung der Karotisstenose soll die Durchblutung im betroffenen Gefäßgebiet verbessert und das erneute Auftreten zerebraler Störungen verhindert werden. Am häufigsten werden Thrombendarteriektomien (TEA), evtl. mit Erweiterungsplastik durchgeführt. Hierbei wird das Gefäß oberhalb und unterhalb der Stenose abgeklemmt, dann eröffnet und schließlich endarteriektomiert, evtl. auch mit einem Patch erweitert. Während dieser Phase fließt kein Blut mehr durch die betroffene A. carotis interna zum Gehirn, so daß mit einer zerebralen Schädigung gerechnet werden muß, wenn kein ausreichender *Kollateralkreislauf* zum betroffenen Gefäßgebiet vorhanden ist. Um diese Gefahr zu mindern, wird häufig ein temporärer Kunststoffshunt eingelegt, um das abgeklemmte Gefäß zu überbrücken. Hierbei besteht jedoch die Gefahr, daß sich Bestandteile des stenosierenden Plaque lösen, in das Gehirn eingeschwemmt werden und eine **Hirnembolie** hervorrufen.

Vorgehen bei der Narkose

Alle Maßnahmen des Anästhesisten müssen darauf ausgerichtet sein, eine ausreichende Sauerstoffversorgung des Gehirns während der Narkose und Operation aufrechtzuerhalten. Die Voraussetzungen sind:

- ausreichend hoher zerebraler Perfusionsdruck,
- normale Blutgaswerte,
- sorgfältige intraoperative Überwachung,
- Hirnprotektion.

Wahl des Narkoseverfahrens
Ein spezielles Narkoseverfahren für Karotis-Operationen gibt es nicht: Allgemeinanästhesie mit volatilen Inhalationsanästhetika kann ebenso eingesetzt werden wie die balancierte Anästhesie oder deren Kombination mit Opioiden. Lokalanästhesie sollte wegen der Belastung des Patienten nicht angewandt werden.

Zerebraler Perfusionsdruck
Bei Patienten mit zerebrovaskulärer Insuffizienz hängt die Durchblutung ganz wesentlich von einem ausreichend hohen zerebralen Perfusionsdruck ab, weil die Autoregulation der Hirndurchblutung oft beeinträchtigt und beim Hypertoniker zudem nach rechts verschoben ist (s. S. 286). Es gilt:

> Bei Carotisstenosen-Operationen sollte der arterielle Mitteldruck im Bereich der Ausgangswerte liegen in der Abklemmphase der A. carotis evtl. 15-20% darüber.

Ein *Blutdruckabfall* muß unbedingt vermieden werden, besonders beim Hypertoniker, weil hierdurch eine Minderdurchblutung des Gehirns mit nachfolgenden zerebralen Schäden auftreten kann.

Arterieller pCO_2
Hohe oder niedrige arterielle pCO_2-Werte haben keinen nachweisbar günstigen Effekt auf die Hirndurchblutung oder -funktion bei Karotisstenosen-Operationen. Darum sollte der arterielle pCO_2 im Normbereich gehalten werden.

Intraoperative Überwachung
Die wichtigsten Routine-Überwachungsmaßnahmen bei Karotisstenosen-Operationen sind:

- EKG-Monitor,
- direkte arterielle Blutdruckmessung,
- zentraler Venendruck (fakultativ).

Für die Überwachung der Hirnfunktion stehen gegenwärtig keine einfachen, im Routinebetrieb ohne größeren Aufwand einsetzbaren Überwachungsmethoden zur Verfügung. Der Wert eines CFM-Monitors kann noch nicht eingeschätzt werden.

Hirnprotektion
Schutz des Gehirns vor Minderdurchblutung gelingt vor allem durch den temporären Shunt (s. oben). Ob pharmakologische Maßnahmen (Barbiturate, Etomidat, Ca-Antagonisten usw.) eine hirnprotektive Wirkung besitzen, ist nicht gesichert.
Manche Anästhesisten empfehlen, unmittelbar vor dem Abklemmen der A. carotis *2-4 mg/kg Thiopental* i. v. zu injizieren.

Kapitel 23. Anästhesie für die Neurochirurgie

Einführung

Anästhetika, Narkosetechniken und zahlreiche perioperative Maßnahmen beeinflussen in unterschiedlicher Weise Hirndurchblutung, Hirnstoffwechsel und intrakraniellen Druck. Wie in kaum einer anderen chirurgischen Disziplin können diese Faktoren den Verlauf und die Ergebnisse der Operation mitentscheiden. Daher sind für eine sichere Narkosepraxis beim neurochirurgischen Patienten Kenntnisse über die physiologischen Grundlagen der intrakraniellen Dynamik und ihre Beeinflussung durch Krankheitsprozesse, Pharmaka und anästhesiologische Maßnahmen erforderlich.

Physiologische Grundlagen der Neuroanästhesie

Hirndurchblutung

Die Hirndurchblutung (CBF) wird durch metabolische, neurogene und myogene Faktoren gesteuert. Sie beträgt unter Normalbedingungen:

- 50 ml/min × 100 g Gehirn,
- 700–900 ml/min,
- 15% des Herzminutenvolumens.

Durchblutung und Stoffwechsel sind an den verschiedenen Stellen des Gehirns nicht gleich, vielmehr bestehen große regionale Unterschiede. Zu jedem beliebigen Zeitpunkt beträgt aber das intrakranielle Blutvolumen insgesamt *ca. 100–150 ml.* Die Gesamtdurchblutung des Gehirns bleibt, unabhängig von dessen Aktivitätszustand, relativ konstant. Hauptursache hierfür ist ein zerebraler Mechanismus, der als *Autoregulation* bezeichnet wird.

Autoregulation der Hirndurchblutung

Zwei Größen bestimmen im wesentlichen die Hirndurchblutung: der zerebrale Perfusionsdruck (CPP) und der zerebrale Gefäßwiderstand. Der **zerebrale Perfusionsdruck** ist die Differenz zwischen mittlerem Aortendruck (MAP) und intrakraniellem Druck (ICP):

- CPP = MAP – ICP (mm Hg)

Der zerebrale Perfusionsdruck ist vor allem beim neurochirurgischen Patienten eine außerordentlich wichtige Größe; hierauf wird später eingegangen.

Beim Gesunden spielt hingegen der zerebrale Perfusionsdruck keine wesentliche Rolle, so lange bestimmte Grenzwerte nicht über- oder unterschritten werden. Die Hirndurchblutung unterliegt nämlich der Autoregulation, d.h. das Gehirn steuert seine Durchblutung selbst, und zwar unabhängig von Perfusionsdruck, arteriellem Mitteldruck und Herzzeitvolumen. Der Autoregulation liegt folgender Mechanismus zugrunde: Wenn der zerebrale Perfusionsdruck sich ändert, so ändern die Hirnarteriolen ihren Durchmesser. Sie erweitern sich, wenn der Perfusionsdruck abfällt und sie kontrahieren sich, wenn er ansteigt. Auf diese Weise bleibt die Hirndurchblutung im Bereich von einem arteriellen Mitteldruck zwischen 60–100 mm Hg konstant – unabhängig vom Perfusionsdruck. Wird aber der untere Grenzwert unterschritten, so fällt die Hirndurchblutung ab; wird der obere Grenzwert überschritten, so steigt sie an.

Bei **Hypertonikern** ist die untere Grenze der Autoregulation in den Bereich höherer Drükke verschoben. Das bedeutet: Bei diesen Patienten sind höhere Perfusionsdrücke erforderlich, um eine normale Hirndurchblutung aufrechtzuerhalten.

Verlust der Autoregulation

Die Autoregulation ist ein sehr empfindlicher Mechanismus, der leicht durch eine Reihe unterschiedlicher zerebraler Schädigungen aufgehoben werden kann. Bei Verlust der Autoregulation folgt die Hirndurchblutung passiv dem zerebralen Perfusionsdruck. Hierdurch drohen dem neurochirurgischen Patienten, je nach der Höhe des Perfusionsdrukkes, zwei Gefahren: Mangeldurchblutung mit nachfolgender Schädigung des Gehirns oder zu starke Durchblutung mit Anstieg des intrakraniellen Druckes, ebenfalls mit Schädigung des Gehirns.
Innerhalb der Autoregulationsgrenzen kann die Hirndurchblutung noch durch zahlreiche andere Faktoren beeinflußt werden. Die wichtigsten sind der arterielle Kohlendioxyd- und der Sauerstoffpartialdruck.

Arterieller pCO_2

Zwischen Hirndurchblutung und arteriellem pCO_2 besteht eine enge Beziehung. Sinkt der pCO_2 unter 40 mm Hg ab (Hyperventilation), so kontrahieren sich die Hirngefäße und die Hirndurchblutung nimmt ab. Steigt der pCO_2 über 40 mm Hg an (Hypoventilation), so erweitern sich die Hirngefäße und die Hirndurchblutung nimmt zu - auch wenn der Blutdruck sich nicht verändert hat! Erst bei einem arteriellen Blutdruck von 50 mm Hg erfolgt die Hirndurchblutung unabhängig vom pCO_2.
Die Hirndurchblutung ändert sich etwa um 2 ml/min × 100 g pro mm Hg pCO_2-Änderung. Bei einem p_aCO_2 zwischen 15 und 20 mm Hg fällt die Hirndurchblutung um 40-60% ab. Bei einem pCO_2 zwischen 70-80 mm Hg steigt sie maximal um 100-120% an. Die Hirndurchblutung ändert sich bei Veränderungen des pCO_2 sehr rasch, nämlich innerhalb von 1-1½ min. Die Technik der „kontrollierten Hyperventilation" beruht auf dieser engen Beziehung zwischen Hirndurchblutung und arteriellem pCO_2.
Beim neurochirurgischen Patienten kann die Ansprechbarkeit der Hirngefäße auf pCO_2-Änderungen gestört sein.

Arterieller pO_2

Der arterielle Sauerstoffpartialdruck beeinflußt die Hirndurchblutung unter physiologischen Bedingungen nicht. Erst wenn der pCO_2 unter 50 mm Hg abfällt, nimmt die Hirndurchblutung stark zu. Atmung von 100% Sauerstoff führt zur Konstriktion der Hirngefäße; die Hirndurchblutung nimmt jedoch nur geringfügig (ca. 11%) ab.

Körpertemperatur

Sinkt die Körpertemperatur, so nehmen Hirndurchblutung und Hirnstoffwechsel ab. Hierdurch wird die *Überlebenszeit* des Gehirns verlängert. Fieber steigert die Hirndurchblutung.

Blutviskosität

Anstieg des Hämatokrits vermindert die Hirndurchblutung, während Hämodilution bzw. Anämie die Hirndurchblutung steigert. Plasmaexpander verbessern die Fließeigenschaften des Blutes und steigern ebenfalls die Hirndurchblutung.

Schmerz und Angst

Schmerzreize und Angst können die Hirndurchblutung beträchtlich steigern. Ähnliche Reaktionen werden auch bei scheinbar schmerzfreien, bewußtlosen Patienten mit schwerem Schädel-Hirn-Trauma beobachtet.

Hirnstoffwechsel

Der Energiebedarf des Gehirns wird unter physiologischen Bedingungen ausschließlich durch den aeroben Abbau von Glukose gedeckt. Der Gesamtbedarf des Gehirns beträgt etwa 100-150 g Glukose pro Tag. Der zerebrale Sauerstoffverbrauch liegt zwischen 3-3,5 ml/min × 100 g.

Intrakranieller Druck

Der Schädel ist ein halbgeschlossener, nicht dehnbarer Behälter, in dem (relativ zur Atmosphäre) ein Druck herrscht, der als intrakranieller Druck bezeichnet wird. Dieser Druck entsteht vor allem durch den intrakraniellen *Liquor;* darum wird auch der intrakranielle Druck gewöhnlich dem Liquordruck im Subarachnoidalraum und den Ventrikeln des Gehirns gleichgesetzt.
Liquor befindet sich etwa zu gleichen Teilen

in den Hirnkammern (Ventrikeln) und Zisternen sowie auf der Oberfläche des Gehirns (subarachnoidal). Die intrakranielle Gesamtmenge beträgt etwa 75 ml. Der Liquor wird in den Plexus chorioidei gebildet und in den arachnoidalen Villi in das Blut resorbiert. Der intrakranielle Liquor steht über das Foramen magnum mit dem Rückenmarksliquor in Verbindung **(Abb. 23-1)**.

Der normale intrakranielle Druck beträgt im Liegen *10-15 mm Hg*. Der Druck ist nicht konstant, sondern schwankt mit der arteriellen Druckwelle und der Atmung. Die Atemschwankungen des intrakraniellen Drucks verlaufen gleichsinnig mit denen des intrathorakalen Drucks: Abfall bei Inspiration und Anstieg bei Exspiration. Bei maschineller Beatmung kehren sich diese Beziehungen um. PEEP steigert zusätzlich den intrakraniellen Druck.

Der intrakranielle Druck ist *lageabhängig:* Beim Heben des Kopfes fällt er ab, in Kopftief-Lage steigt er an. Husten (z. B. beim Absaugen) und Pressen (z. B. beim Stuhlgang) steigert den intrakraniellen Druck vorübergehend. Zwischen intrakraniellem Druck und Hirndurchblutung besteht eine sehr enge Beziehung: Nimmt die Hirndurchblutung zu, so steigt der intrakranielle Druck, nimmt sie ab, so fällt der Druck. Aus diesen Gründen ist auch zu erwarten, daß vor allem die arteriellen Blutgase den intrakraniellen Druck beeinflussen können.

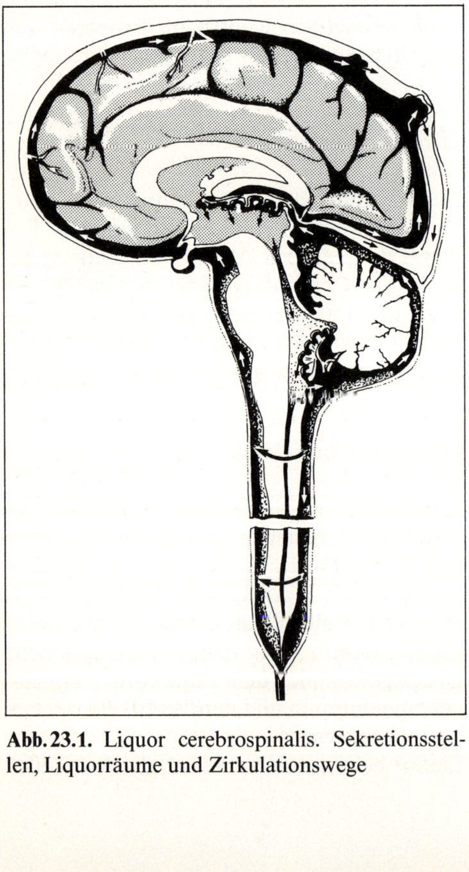

Abb. 23.1. Liquor cerebrospinalis. Sekretionsstellen, Liquorräume und Zirkulationswege

Arterieller pCO_2

Abfall des arteriellen pCO_2 durch **Hyperventilation** (Hypokapnie) vermindert die Hirndurchblutung und das intrakranielle Blutvolumen: Der intrakranielle Druck fällt ab. Durch das verminderte Hirnvolumen wird das operative Vorgehen erleichtert. Darum setzen viele Anästhesisten bei intrakraniellen Eingriffen routinemäßig die Technik der kontrollierten Hyperventilation ein.

Allerdings ist der Abfall des intrakraniellen Druckes nur vorübergehend, auch wenn weiter hyperventiliert wird. Der Druck steigt meist nach wenigen Stunden wieder an, weil zunächst vermehrt Liquor gebildet wird und schließlich auch die Hirndurchblutung nach ca. 6-8 Stunden wieder zu den Ausgangswerten zurückkehrt.

Anstieg des arteriellen pCO_2 durch **Hypoventilation** (Hyperkapnie) steigert den intrakraniellen Druck, weil die Hirndurchblutung und das intrakranielle Blutvolumen zunehmen. Durch die Blutüberfüllung des Gehirns wird außerdem das operative Vorgehen erschwert.

Nach etwa 8-11 h adaptieren sich jedoch Hirndurchblutung und intrakranieller Druck an den erhöhten pCO_2. Gefährlich sind akute Blutdruckanstiege während der Hyperkapnie wegen der dilatierten Hirngefäße; sie können ein Hirnödem mit weiterem Anstieg des intrakraniellen Druckes auslösen.

Arterieller pO_2

Durch Hypoxie steigt der intrakranielle Druck parallel zum Anstieg der Hirndurchblutung. Anstiege sind aber erst bei einem Abfall des p_aO_2 unter 50 mm Hg zu erwarten. Dann können erhebliche Druckanstiege mit nachfolgendem Hirnödem auftreten.

Besonders gefährlich ist die Kombination von **Hypoxie und Hyperkapnie:** Sie führt zu Störungen der Blut-Hirn-Schranke, Hirnödem und langanhaltendem intrakraniellem Druckanstieg.

Blutdruck

Ein Blutdruckabfall hat nur geringen Einfluß auf den intrakraniellen Druck. Erst wenn der arterielle Blutdruck unter die Autoregulationsgrenze fällt, sinkt auch der intrakranielle Druck, weil die Hirndurchblutung abnimmt. Eine kontrollierte Hypotension kann daher *nicht* angewandt werden, um den Hirndruck zu senken. Blutdruckanstiege steigern den Hirndruck nur, wenn die obere Autoregulationsgrenze überschritten wird oder die Autoregulation aufgehoben ist.

Zentraler Venendruck

Anstieg des zentralen Venendrucks oder des intrathorakalen Drucks kann den Hirndruck steigern, wenn hierdurch der Abfluß des hirnvenösen Blutes über die Jugularvenen behindert wird. Praktisch wichtig sind vor allem Husten und Pressen, Kopf-tief-Lagerung, Beatmung mit PEEP und/oder hohen Atemvolumina.

Hypothermie

Abfall der Körpertemperatur senkt den Hirnstoffwechsel, die Hirndurchblutung und den Hirndruck.

Gesteigerter intrakranieller Druck

Ein anhaltender Anstieg des intrakraniellen Druckes auf über 50 mm Hg gilt als sicher pathologisch. Kurzfristige Anstiege auf über 30 mm Hg beim Husten und Pressen sind hingegen normal. Als behandlungsbedürftig gelten intrakranielle Drucke, die anhaltend auf über 20 mm Hg erhöht sind.

Hirndruckanstiege entstehen durch raumfordernde intrakranielle Prozesse wie Hirntumor, Hirnabszeß, Hirnödem, intrakranielle Blutungen oder durch Störungen der Liquorbildung, -absorption oder -zirkulation. Sie können durch falsche Anästhesietechniken u. U. lebensbedrohlich verstärkt werden. Hierzu gehören vor allem:

- Husten und Pressen bei der Intubation
- schlechte Einstellung des Beatmungsgerätes
- hirndurchblutungssteigernde Anästhetika
- falsche Lagerung mit Abflußbehinderung des Hirnvenenblutes
- zu flache Narkose (Schmerzreize, Blutdruckspitzen)
- unsachgemäße Infusionstherapie (hypotone Lösungen, Überwässerung)

Auswirkungen des Hirndruckanstieges

Steigt der intrakranielle Druck an, so drohen vor allem drei Gefahren:

1. Der zerebrale Perfusionsdruck fällt ab, wenn der arterielle Blutdruck nicht kompensatorisch ansteigt. Kompensatorische Blutdruckanstiege sind aber nur begrenzt möglich. Sie sind außerdem in Narkose häufig abgeschwächt oder sogar aufgehoben. Schließlich nimmt die Hirndurchblutung ab: Es entsteht eine zerebrale Ischämie.
2. Die Hirndurchblutung kann regional abnehmen, obwohl die Gesamtdurchblutung gleich geblieben ist. Hierdurch können umschriebene Hirnschädigungen entstehen.
3. Hirnteile können eingeklemmt werden (Herniation; s. **Abb. 23-2**). Diese Komplikation kann akut auftreten und rasch zum Tod führen. Besonders gefährlich ist die Einklemmung der Kleinhirntonsillen im Foramen magnum; hierdurch wird der untere Hirnstamm mit den Kreislauf- und

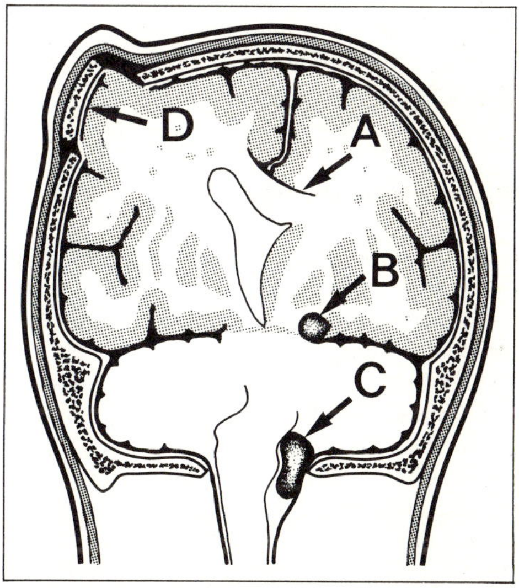

Abb. 23-2. Möglichkeiten der Einklemmung von Hirnteilen durch intrakranielle Massenverschiebungen

Atemzentren komprimiert. Der obere Hirnstamm kann ebenfalls komprimiert werden, wenn Hirnteile im Tentoriumschlitz eingeklemmt werden. (Das Tentorium ist eine Duraplatte, die sich zeltförmig über das in der hinteren Schädelgrube liegende Kleinhirn spannt.)

Wie ein erhöhter Hirndruck erkannt und behandelt wird, ist im Kapitel 53 „Neurochirurgische Intensivbehandlung" besprochen.

Wirkungen der Anästhetika und Adjuvanzien

Anästhetika, Sedativa und Hypnotika können die Hirndurchblutung direkt oder indirekt beeinflussen. Die direkte Wirkung besteht in einer Konstriktion oder Dilatation der Hirngefäße; indirekte Einflüsse entstehen durch Wirkungen auf den Hirnstoffwechsel und die Atmung. Auswirkungen auf den intrakraniellen Druck entstehen sekundär durch Veränderungen der Hirndurchblutung:

- Steigt die Hirndurchblutung, so nimmt der Hirndruck zu.
- Nimmt die Hirndurchblutung ab, so sinkt der Hirndruck.

Diese wichtigen Beziehungen müssen bei der Auswahl von Anästhetika und Sedativhypnotika für neurochirurgische Patienten genau beachtet werden.

Inhalationsanästhetika

Alle Inhalationsanästhetika dilatieren die Hirngefäße und vermehren hierdurch das intrakranielle Blutvolumen: Der intrakranielle Druck steigt an!

Die Wirkungen sind ausgeprägter, wenn der intrakranielle Druck bereits vorher pathologisch erhöht ist.

Lachgas hat die geringsten Wirkungen auf die Hirndurchblutung; sie können zumeist durch vorangehende Hyperventilation verhindert werden. Halothan gehört zu den stärksten zerebralen Vasodilatatoren unter den Inhalationsanästhetika. Die hirndrucksteigernde Wirkung soll durch vorangehende Hyperventilation verhindert werden. Aus Vorsichtsgründen gilt aber:

Halothan, Eufluran und Isofluran sollten nicht bei Patienten mit erhöhtem Hirndruck eingesetzt werden!

Intravenöse Anästhetika

Intravenöse Anästhetika vermindern in unterschiedlichem Ausmaß die Hirndurchblutung und das intrakranielle Blutvolumen: Der intrakranielle Druck fällt ab! Diese Wirkung ist besonders ausgeprägt bei den **Barbituraten,** hingegen gering bei den Opiaten (z. B. Fentanyl).

Ketamin steigert die Hirndurchblutung; hierdurch kann der intrakranielle Druck sehr stark zunehmen. Darum gilt:

Ketanest darf nicht bei Patienten mit erhöhtem Hirndruck eingesetzt werden!

In **Tabelle 23-1** sind die Wirkungen von Anästhetika und Adjuvanzien auf die Hirndurchblutung und den intrakraniellen Druck zusammengefaßt.

Muskelrelaxanzien wie Succinylcholin und Pancuronium beeinflussen die Hirndurchblutung und den intrakraniellen Druck nicht. Das gilt in gleicher Weise für Katecholamine wie Adrenalin, Noradrenalin und Dopamin, so lange die Autoregulation der Hirndurchblutung erhalten ist.

Tabelle 23-1. Wirkungen der Anästhetika und Adjuvanzien auf Hirndurchblutung und Hirndruck

Substanz	Hirndurchblutung	Hirndruck
Barbiturate	↓↓	↓↓
Etomidat	↓↓	↓↓
Opiate	↓oder↔	↓oder↔
Diazepam	↓	↓
Ketamin	↑↑	↑↑
Lachgas	↔o.↑	↔o.↑
Halothan	↑↑	↑↑

Praxis der Neuroanästhesie

Spezielle Einschätzung

Bei der präoperativen Visite muß sich der Anästhesist sorgfältig über den **neurologischen Status** des Patienten informieren. Besonderes Augenmerk gilt hierbei

- der Bewußtseinslage,
- den Zeichen des erhöhten Hirndrucks,
- umschriebenen neurologischen Ausfällen.

Eingeschränktes Bewußtsein und/oder neuroradiologisch nachgewiesene intrakranielle Raumforderung weisen auf einen erhöhten Hirndruck hin. Weitere Zeichen s. S. 620. Eine kurze mini-neurologische Untersuchung schließt sich an. Das Ergebnis wird schriftlich festgehalten und kann am nächsten Tag im Einleitungsraum erneut überprüft werden.

Für Bandscheibenoperationen oder Eingriffe an peripheren Nerven genügt z. B. eine kurze Untersuchung, die sich auf die der Operation zugehörigen Körperfunktionen beschränkt.

Besonders beachtet werden muß der **Wasser- und Elektrolyt-Haushalt.** Neurochirurgische Patienten sind aus verschiedenen Gründen oftmals dehydriert; nicht selten treten Elektrolytstörungen hinzu. Diese Störungen sollten möglichst präoperativ korrigiert werden, um kardiovaskuläre Komplikationen bei der Narkoseeinleitung und während der Operation zu vermeiden.

Prämedikation

Neurochirurgische Patienten können besonders empfindlich auf zentral dämpfende Medikamente reagieren. Darum muß die präoperative Gabe von Sedativa und Opioiden kritisch bedacht werden. Meist reicht eine geringe Sedierung, z. B. mit Diazepam.

Bewußtseinsgetrübte oder komatöse Patienten erhalten präoperativ keine Sedativa oder morphinartigen Analgetika. Diese Substanzen führen zu Atemdepression, CO_2-Anstieg, Zunahme der Hirndurchblutung und gefährlichem Anstieg des intrakraniellen Drukkes.

Patienten mit schmerzhaften Erkrankungen der Wirbelsäule oder intrakraniellen Erkrankungen, die ohne gesteigerten Hirndruck einhergehen, können gewöhnlich in üblicher Weise prämediziert werden.

Auswahl der Narkosemittel

Es gibt gegenwärtig keine idealen Narkosemittel für den neurochirurgischen Patienten! Starres Festhalten an einer bestimmten Narkosetechnik ist falsch. Das Vorgehen muß vielmehr flexibel sein und jeweils individuell auf den Patienten abgestimmt werden.

Für die Narkoseeinleitung eignen sich vor allem Barbiturate wie **Thiopental (Trapanal),** aber auch Etomidat. Denn diese Substanzen senken Hirnstoffwechsel, Hirndurchblutung und intrakraniellen Druck.

Zur Aufrechterhaltung der Narkose werden zumeist die Substanzen der Neuroleptanästhesie - Fentanyl und DHB - verwendet.

Als Methode der Wahl für intrakranielle Eingriffe gilt die balancierte Anästhesie: Fentanyl/Lachgas/Sauerstoff, ergänzt durch Barbiturate (Trapanal, Luminal) oder Benzodiazepine (Valium, Rohypnol) bzw. DHB; Muskelrelaxierung mit Pancuronium.

Beatmungstechnik

Kontrollierte Hyperventilation auf einen arteriellen pCO_2 von etwa 30 mm Hg gilt als Beatmungsmethode der Wahl bei allen intrakraniellen Eingriffen. Hierdurch nimmt das Hirnvolumen ab und das operative Vorgehen wird erleichtert.

p_aCO_2-Werte von 25 mm Hg sollten keinesfalls unterschritten werden, weil sonst eine Mangeldurchblutung des Gehirns auftreten kann.

Bei der kontrollierten Hyperventilation sollten relativ lange Exspirationszeiten angewandt werden, damit der mittlere Atemwegsdruck möglichst niedrig ist.

Gesicherte Atemwege

Die Atemwege des Patienten sind bei neurochirurgischen Operationen besonders gefährdet. Lagerung und Abdecken verhindern meist den Zugang zum Tubus; außerdem ist eine Verlegung der Atemwege leicht möglich. Darum sollten die Patienten mit einem flexiblen, nicht abknickbaren **Spiraltubus** intubiert werden. An alle Tuben muß ein ausreichend langes Verbindungsstück angeschlossen werden. Vor dem Abdecken müssen der Tubus und die Verbindungen sicher verklebt und in ihrer Position fixiert werden.

Vorsicht ist bei Operationen geboten, in deren Verlauf der Kopf bewegt werden muß. Hier kann der Tubus - vor allem bei Kindern - in einen *Bronchus* gelangen. Aus Sicherheitsgründen sollte darum der Tubus bei der Intubation nicht weiter als bis zum Jugulum vorgeschoben werden (vorher außen abschätzen!).
Husten und Pressen gegen den Tubus, sowie schlechte Synchronisation des Respirators durch ungenügende Muskelrelaxierung können den intrakraniellen Druck steigern. Sie müssen daher unbedingt vermieden werden.

Überwachung während der Narkose

Die Überwachungsmaßnahmen bei intrakraniellen Eingriffen entsprechen im wesentlichen denen für andere große Eingriffe. Es gibt jedoch einige Besonderheiten, weil der neurochirurgische Patient durch folgende typische Komplikationen gefährdet ist:
- Luftembolie,
- Herzrhythmusstörungen,
- Blutdruckschwankungen,
- exzessive Urinausscheidung,
- starke Blutverluste.

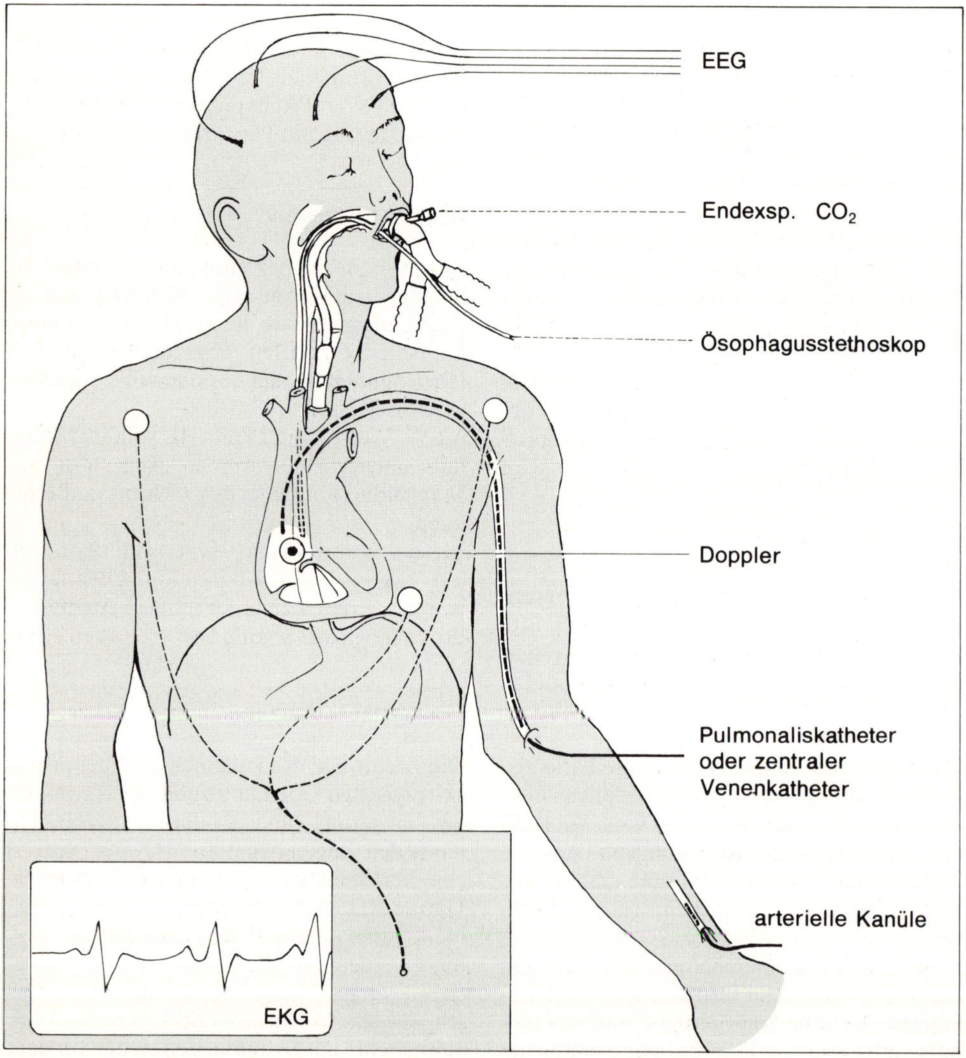

Abb. 23-3. Überwachungsmaßnahmen während der Kraniotomie

Darum ist eine besonders sorgfältige und aufmerksame Überwachung erforderlich. Folgende Überwachungsmaßnahmen werden (soweit möglich bereits vor der Narkoseeinleitung) eingesetzt (vgl. **Abb. 23-3**):

Überwachung bei Kraniotomien:
1. Ösophagusstethoskop
2. EKG-Monitor
3. Intraarterielle Druckmessung
4. Zentrale Venendruckmessung
5. Präkordialer Ultraschall-Doppler
6. Pulmonaliskatheter (Op. in sitzender Position)
7. Temperatursonde
8. Blasenkatheter
9. Endexspiratorischer CO_2-Analysator
10. Inspiratorischer Sauerstoffanalysator
11. Arterielle Blutgase, Hämatokrit, Serum-Elektrolyte (Kalium!), Osmolarität

Herz-Kreislauf-System

Mit dem **Ösophagusstethoskop** werden die Herztöne und Atemgeräusche überwacht. Hören der Atemgeräusche ist besonders wichtig, weil Kopf und Oberkörper vollständig abgedeckt und dadurch die Anschlüsse der Beatmungsgeräte nicht mehr sichtbar sind.
Eine **blutige Druckmessung** ist vor allem bei Operationen gefäßreicher Tumoren in kontrollierter Hypotension sowie bei Eingriffen in der hinteren Schädelgrube erforderlich. Bei Eingriffen in der hinteren Schädelgrube entstehen Herz-Kreislauf-Veränderungen durch die sitzende Position und durch Manipulationen an Hirnstamm und Hirnnerven.
Für die arterielle Kanülierung sollten Arterien ausgewählt werden, die intraoperativ leicht zugänglich sind. Hierzu gehört vor allem die A. femoralis.
Zentrale Venenkatheter dienen vor allem zur Messung des zentralen Venendrucks sowie zur Diagnostik und Behandlung einer Luftembolie (s. S. 297). Die Venenkatheter werden von der Ellenbeuge über die V. basilica oder vom Hals über die Jugularvenen in den *rechten Vorhof* eingeführt. Intrakranielle Eingriffe sind keine Kontraindikation für eine Katheterisierung von den Halsvenen aus. Die V. subclavia sollte unmittelbar präoperativ nur in Ausnahmefällen (und dann nur vom Geübten) katheterisiert werden.

Ein **EKG-Monitor** ist obligatorisch! Veränderungen der Herzfrequenz und des -rhythmus sind meist Zeichen für eine Störung der Hirnstamm- oder Hirnnervenfunktion. Operative Manipulationen müssen dann unterbrochen werden.
Bei Operationen in sitzender Position können diese Zeichen Hinweise für eine Luftembolie sein.
Ein **Pulmonaliskatheter** dient zur Entdeckung von Luftembolien und zur Aspiration von Luft.
Der **präkordiale Ultraschall-Doppler** ist das wichtigste Instrument, um eine Luftembolie festzustellen.

Atmung

Die kontrollierte Beatmung wird in regelmäßigen Abständen durch arterielle Blutgasanalysen überwacht. Außerdem werden bestimmt: inspiratorische Sauerstoffkonzentration, endexspiratorische CO_2-Konzentration, Atemfrequenz und Beatmungsdruck. Der CO_2-Analysator kann auch ergänzend eingesetzt werden, um eine Luftembolie festzustellen (s. S. 261).

Körpertemperatur

Die Körpertemperatur fällt gewöhnlich während des intrakraniellen Eingriffes ab. Wichtigste Ursache ist die zu kalte Umgebungstemperatur. Kleine Kinder sind hierbei besonders gefährdet. Hypothermie hat nicht nur Vorteile: peripherer Widerstand und Herzarbeit können zunehmen. Zittern ist in der postoperativen Phase ebenfalls besonders unerwünscht (Gefahr des Hirndruckanstiegs).
Die Temperatur kann aber auch ansteigen. Wichtigste Gründe: zu warmer OP und zu starkes Abdecken, zerebrale Störung.

Urinausscheidung

Die Überwachung der Urinausscheidung ist besonders wichtig bei der kontrollierten Hypotension, aber auch wenn Diuretika oder Osmotherapeutika (z. B. Osmofundin) eingesetzt werden, um den intrakraniellen Druck zu senken, außerdem bei Diabetes insipidus.

Intrakranielle Druckmessung

Bei Patienten mit stark erhöhtem Hirndruck ist es sinnvoll, die Narkose unter kontinuierlicher Hirndruckmessung einzuleiten und fortzuführen.

Muskelrelaxierung

Für die meisten intrakraniellen Eingriffe ist eine gute Muskelrelaxierung erforderlich. Vor allem darf sich der Patient nicht bewegen, husten oder pressen, damit der intrakranielle Druck nicht ansteigt. Aus diesem Grund empfiehlt sich die Überwachung der Muskelrelaxierung mit einem Nervenstimulator.

Lagerung des Patienten

4 Lagerungsarten werden bei neurochirurgischen Patienten angewandt: Rückenlage, sitzende Position, Bauchlage und Seitenlage. Bei allen intrakraniellen Eingriffen wird der Kopf immer etwas erhöht gelagert, um den venösen Abfluß zu erleichtern und die Blutung im Operationsgebiet sowie den intrakraniellen Druck zu vermindern.

Rückenlage

Die meisten Kraniotomien werden in Rükkenlage durchgeführt. Der Kopf wird um 10-15° erhöht, um den venösen Abfluß zu fördern. Bei tempero-parieto-okzipitalen Inzisionen wird der Kopf auf die betreffende Seite gedreht, ohne den Abfluß über die Halsvenen zu behindern. Bei bifrontaler Kraniotomie oder transsphenoidaler Hypophysenoperation liegt der Kopf erhöht in Neutralposition.

Die Rückenlage wird auch bei vorderem Zugang zu Operationen an der Halswirbelsäule gewählt.

Die Beine des Patienten müssen gewickelt werden.

Die Rückenlage ist dem Anästhesisten am liebsten: hier treten die wenigsten Komplikationen auf.

Sitzende Position

Für die sitzende Position gilt: „Des einen Freud', des andern Leid". Für den Neurochirurgen hat die sitzende Position folgende Vorteile: besserer operativer Zugang zum Gehirn, gute Abflußbedingungen für das Hirnvenenblut und erleichterte Blutstillung. Dem Anästhesisten bereitet die sitzende Position nur Sorge, weil vermehrt Komplikationen auftreten.

Die sitzende Position wird vor allem angewandt bei Operationen in der hinteren Schädelgrube, an der Halswirbelsäule, am Ganglion Gasseri und bei der Ventrikulographie.

Luftembolie und Blutdruckabfall sind die am meisten gefürchteten Komplikationen der sitzenden Position.

Außerdem können **Druckschäden** von Haut und peripheren Nerven (Ischiadikus!) sowie Verlegung der Atemwege auftreten. Vor der Lagerung muß das intravasale Volumen aufgefüllt werden, um einen Blutdruckabfall zu verhindern. Außerdem müssen die Beine von den Zehen bis zur Hüfte bandagiert werden, damit das Blut nicht in den unteren Extremitäten versackt.

Der Patient wird wie in **Abb. 23-4** gezeigt gelagert. Die Beine müssen so hoch wie möglich liegen, um den venösen Rückstrom zu fördern und den Venendruck anzuheben. Hierdurch wird die Luftemboliegefahr herabgesetzt.

Die sitzende Position wird nach der Narkoseeinleitung *schrittweise und langsam* unter ständiger Kontrolle von Blutdruck und Herzfrequenz eingenommen. Der Oberkörper wird um 60° von der Horizontalen angehoben, die Knie in Herzhöhe gebeugt und der Kopf in einer Krone fixiert.

Extreme Beugung des Halses muß vermieden werden, weil hierdurch der hirnvenöse Abstrom behindert und nachfolgend der intrakranielle Druck erhöht wird. Außerdem kann eine Mangeldurchblutung des Rückenmarks auftreten (Querschnittslähmung!). Der Tubus und die Verbindungsschläuche zum Respirator müssen sicher fixiert werden.

Bauchlage

Die Bauchlage **(Abb. 23-5)** wird bei Bandscheibenoperationen, gelegentlich auch bei Eingriffen in der hinteren Schädelgrube angewandt. Sie wird immer unter **kontrollierter Beatmung** durchgeführt. Spontanatmung führt zur Hypoventilation!

Der anästhesierte Patient muß sehr vorsichtig aus der Rückenlage in die Bauchlage gedreht werden. Arme und Hals dürfen hierbei nicht überstreckt werden. Der Kopf sollte in neutraler Position gelagert werden. Der Rumpf wird so auf Rollen gelagert, daß sich Thorax

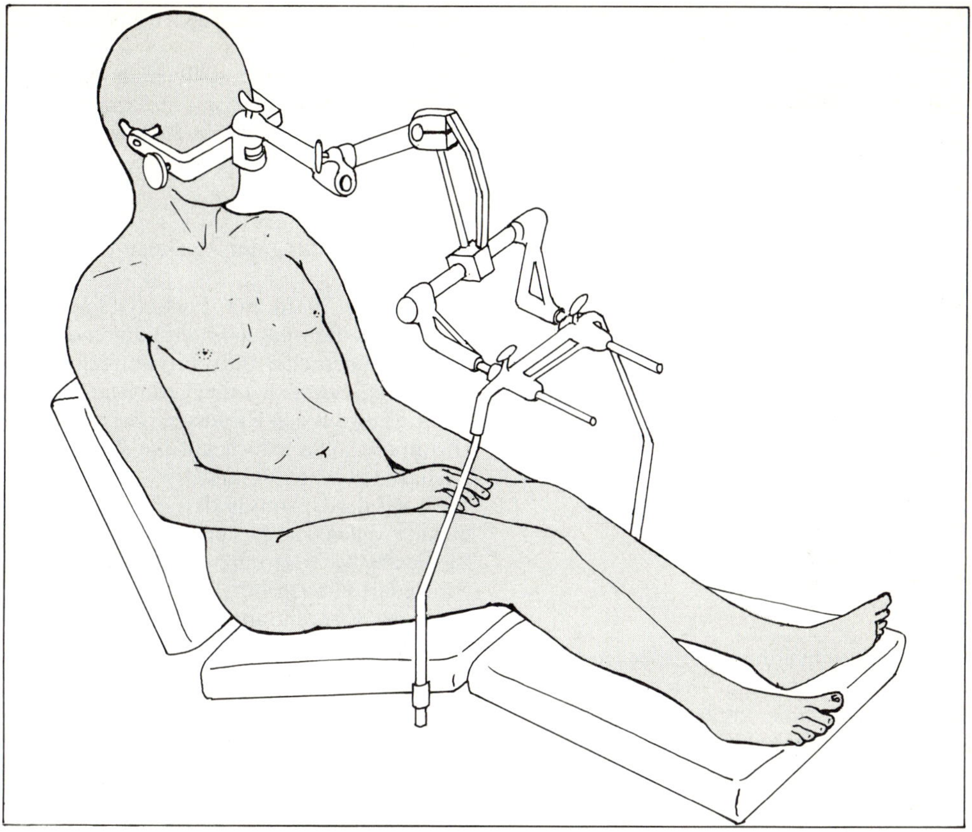

Abb. 23-4. Sitzende Position bei Eingriffen in der hinteren Schädelgrube

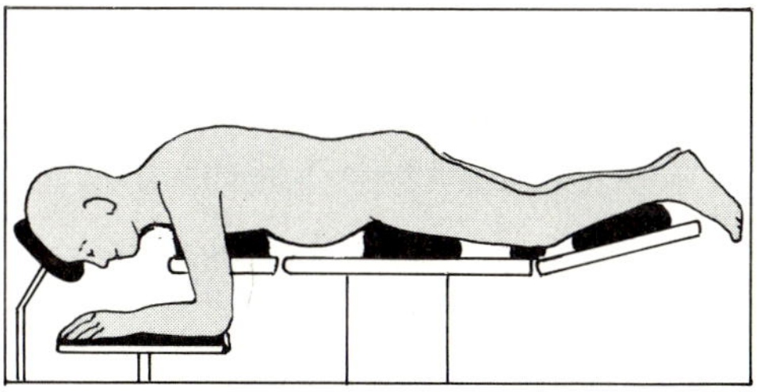

Abb. 23-5. Bauchlagerung für Bandscheibenoperationen

und Bauch frei bewegen können. Ein **freier Bauch** ist besonders wichtig, um eine Kompression der unteren Vena cava zu verhindern.

Druck auf die Orbita muß unbedingt vermieden werden. Andere Druckpunkte, die besonders geschützt werden müssen, sind: Stirn, Achsel, Beckenschaufel, Knie und Penis.

Der Tubus muß so fixiert werden, daß eine versehentliche Extubation ausgeschlossen ist. Eine Reintubation in Bauchlage des Patienten ist nämlich unmöglich!

Die Narkose darf erst ausgeleitet werden, wenn der Patient auf den *Rücken* zurückgedreht worden ist.

Seitenlage

Die Seitenlage **(Abb. 23-6)** wird angewandt bei Eingriffen in der hinteren Schädelgrube und bei tempero-parietalen intrakraniellen Eingriffen sowie bei Bandscheibenoperationen. Der Plexus brachialis der unten liegenden Seite wird durch ein zusammengerolltes Handtuch in der Achsel geschützt. Der Kopf muß in ausreichendem Abstand zur unten liegenden Schulter gelagert werden, damit der venöse Abfluß über die Vena jugularis interna nicht behindert wird.

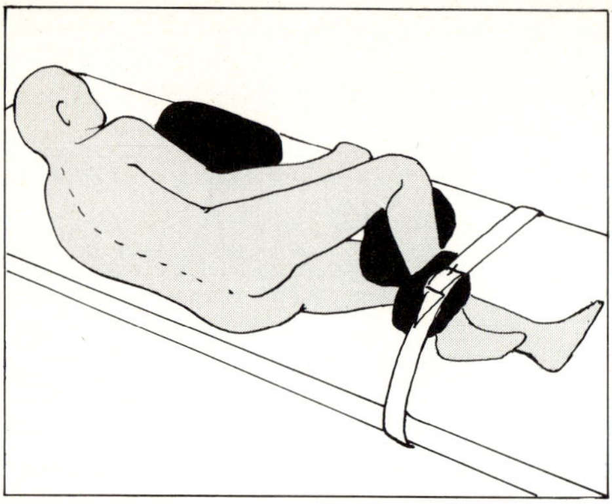

Abb. 23-6. Seitenlagerung für Bandscheibenoperationen, Operationen in der hinteren Schädelgrube und tempero-parietale Kraniotomien

Narkoseeinleitung

Die Narkoseeinleitung ist eine besonders kritische Phase. Nicht selten treten hierbei durch fehlerhafte Technik intrakranielle Druckanstiege auf. Die wichtigsten Faktoren sind:

- Angst beim Aufsetzen der Gesichtsmaske,
- ungenügende Muskelrelaxierung bei der Intubation,
- zu flache Narkose für die Intubation,
- CO_2-Anstieg während der Intubation,
- Hypoxie durch zu kurze Sauerstoffvoratmung,
- falsche Lagerung des Kopfes.

> Es darf nur dann intubiert werden, wenn die Narkose ausreichend tief und die Muskelrelaxierung vollständig ist.

Die Narkoseeinleitung muß glatt und rasch erfolgen. Hierzu werden Substanzen verwendet, die den intrakraniellen Druck senken. Mittel der Wahl ist gegenwärtig *Thiopental (Trapanal)*. Die Muskelrelaxierung erfolgt mit einer Intubationsdosis eines nichtdepolarisierenden Muskelrelaxans (z. B. 0,1 mg/kg Pancuronium i. v.). Succinylcholin kann ebenfalls verwendet werden, so lange Muskelfaszikulationen sicher vermieden werden (Hirndruckanstieg!). Nach der Relaxierung wird einige Minuten über die Maske hyperventiliert und anschließend intubiert. Soll eine Inhalationsnarkose durchgeführt werden, so muß mit der der Hyperventilation 10 min vor Zufuhr des Inhalationsanästhetikums begonnen werden.

Die zuvor beschriebene Technik ist nicht möglich bei Patienten mit präoperativ bekannter Atemwegsobstruktion oder in Notfallsituationen bei vollem Magen.

Aufrechterhaltung der Narkose

Die Narkose wird mit Fentanyl/Lachgas/Sauerstoff + Barbiturat (intermittierend oder per kontinuierlicher Infusion) aufrechterhalten. Diese Technik hat den geringsten negativen Einfluß auf den Hirndruck; bei erhöhtem Hirndruck sollte jedoch auf die Zufuhr von Lachgas verzichtet werden.

Während der Operation darf der Patient sich nicht bewegen oder husten oder pressen.

Zu flache Narkose muß vermieden werden. Bei Bedarf können Inhalationsanästhetika in niedriger Konzentration zugesetzt werden, um unerwünschte Blutdruckanstiege zu verhindern. Spezielle Reize, die eine tiefere Narkose erfordern, sind: Laryngoskopie, Lagerung, Einspannen des Kopfes in die Krone, Inzision, Eröffnen des Periostes bzw. der Dura.

Intraoperative Flüssigkeitszufuhr

Falsche Flüssigkeitstherapie kann ein Hirnödem verstärken und dadurch den intrakraniellen Druck erhöhen. Reine Glukoselösungen dürfen nicht infundiert werden, weil sie nach dem Abbau der Glukose hypoton werden und nachfolgend die Hirnschwellung begünstigen.

Bilanzierte Elektrolytlösungen gelten als Mittel der Wahl für den Volumenersatz bei intrakraniellen Eingriffen. Einige Anästhesisten bevorzugen leicht hypertone Lösungen wie Glukose 5% in Ringer-Lösung; hierdurch wird anfangs das Hirnwasser vermindert.

Blutverluste sollten mit Blut und/oder kolloidalen Lösungen ersetzt werden; hingegen nicht mit großen Mengen von Elektrolytlösungen, weil hierdurch der intrakranielle Druck ansteigen kann. In jedem Fall darf bei intrakraniellen Eingriffen nicht überinfundiert werden.

Intraoperative Komplikationen

Luftembolie und Blutdruckabfall sind die wichtigsten lagerungsbedingten Komplikationen bei neurochirurgischen Operationen.

Luftembolie

Die Luftembolie tritt am häufigsten in *sitzender* Position auf (25-40%), wird jedoch auch bei Seiten-, Rücken- und Bauchlage beobachtet.
Die Luftembolie kann auftreten, wenn ein Druckgradient von mehr als 5 cm H_2O zwischen dem rechten Herzen und dem oberen Pol der Wunde besteht. Luft gelangt in eröffnete Venen, in denen ein subatmosphärischer („negativer") Druck herrscht. Bei neurochirurgischen Operationen bleiben zahlreiche Venensinus offen, über die Luft vom rechten Herzen angesaugt werden kann. Niedriger zentraler Venendruck und mangelhafte chirurgische Technik begünstigen die Luftembolie.
Die Luft gelangt in das rechte Herz, vermischt sich dort mit dem Blut und behindert den Blutausstrom aus dem rechten Herzen. Dieses Luft-Blut-Gemisch verursacht ein charakteristisches *„Mühlradgeräusch"* (Spätzeichen!). Die Luft gelangt über die Pulmonalarterien in den Lungenkreislauf, der verstopft wird. Die Schwere der Komplikation hängt vor allem von der angesaugten Luftmenge ab (über 50 ml) und von der Geschwindigkeit, mit der die Luft angesaugt wurde. Kleinere Luftmengen sind meist ohne Bedeutung; sie werden ohne Folgen nach einiger Zeit ausgeatmet. Größere Mengen können hingegen *tödlich* sein, weil sie durch Verlegung der Lungenstrombahn ein akutes Cor pulmonale hervorrufen.
10% aller neurochirurgischen Patienten haben ein offenes Foramen ovale, über das die Luft direkt in das Gehirn oder die Koronararterien gelangen und tödliche Embolien auslösen kann.

Die wichtigsten Zeichen der Luftembolie sind:
- Blutdruckabfall,
- Tachykardie,
- Herzrhythmusstörungen,
- gestaute Halsvenen,
- Zyanose.

Diese Zeichen gehen dem Kreislaufkollaps voran. Treten sie auf, so sind bereits größere Mengen Luft in das Herz bzw. den Lungenkreislauf gelangt.
Erfolgreiche Behandlung der Luftembolie setzt daher frühzeitiges Erkennen voraus. Hierzu dürfen nicht die oben beschriebenen Spätzeichen abgewartet werden.

Diagnose der Luftembolie
Für das frühzeitige Erkennen der Luftembolie müssen intraoperativ besondere Überwachungsmaßnahmen durchgeführt werden. Hierzu gehören: CO_2-Analysator, Ultraschall-Doppler und Pulmonaliskatheter.
CO_2-Analysator (Uras): plötzlicher Abfall der endexspiratorischen CO_2-Konzentration unter kontrollierter Beatmung ist ein Frühzeichen der Luftembolie. Der CO_2-Abfall tritt auf, weil die Lungen durch die Embolie vermindert durchblutet werden. Dadurch kann weniger CO_2 ausgeschieden werden.
Es gibt aber auch andere Gründe für einen CO_2-Abfall: Herzrhythmusstörungen, Hypovolämie, Schock (hier entsteht der Abfall aber nicht so abrupt).
Der Abfall der CO_2-Konzentration ist aber als Zeichen der Luftembolie nur zuverlässig, wenn nicht gleichzeitig der Blutdruck abfällt.
Pulmonaliskatheter: Anstieg des Pulmonalarteriendrucks kann Hinweis auf eine Luftembolie sein. Bei mäßig großen Luftmengen steigt der Druck an, bevor Blutdruck und HZV abfallen.
Ultraschall-Doppler: Dies ist die empfindlichste Methode, um Luftansammlungen im Herzen nachzuweisen. Weil auch geringe Mengen Luft erfaßt werden, kann die Diagnose bereits gestellt werden, bevor pathophysiologische Veränderungen eingetreten sind. Dann können auch rechtzeitig therapeutische Maßnahmen eingeleitet werden.
Zur Überwachung wird der Doppler-Transducer an der Brust über dem rechten Herzen befestigt, und zwar rechts vom Sternum zwischen dem 3. und 6. Interkostalraum **(Abb. 23-7)**. Die richtige Lage wird überprüft durch Injektion weniger ml Kochsalzlösung in den rechten Vorhofkatheter: Hierbei entsteht ein Geräusch, ähnlich wie bei der Luftembolie. Gelangt Luft in das Ultraschallfeld, so tritt ein röhrendes Geräusch auf. Je lauter das Geräusch, desto größer die eingedrungene Luftmenge.

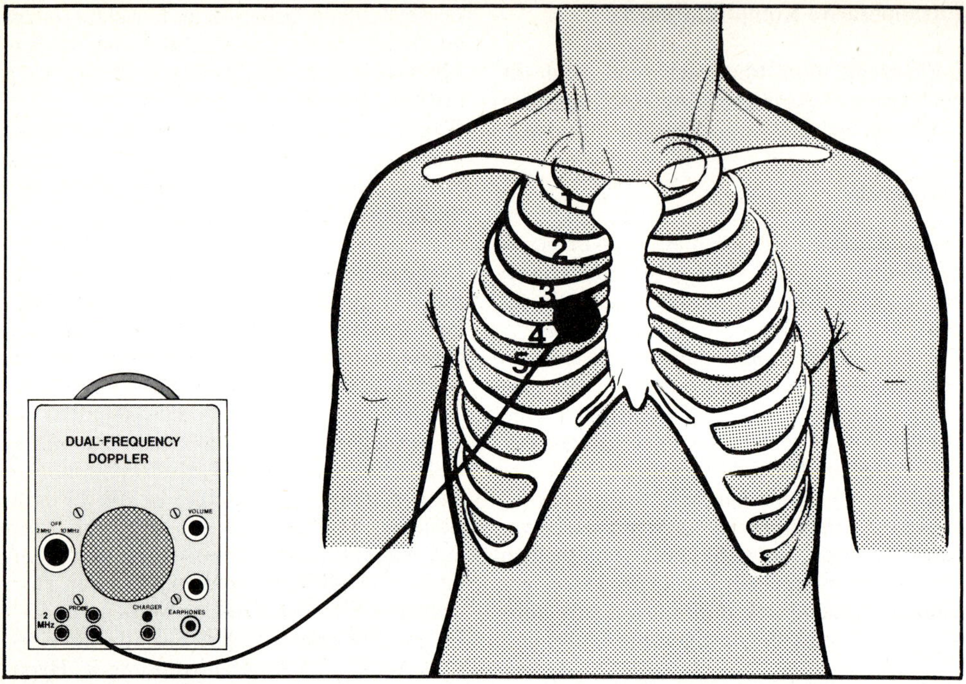

Abb. 23-7. Ultraschall-Doppler zur Erkennung der Luftembolie. Plazierung der Sonde zwischen dem 3. und 6. Interkostalraum rechts neben dem Brustbein. *Links* im Bild der Verstärker mit Lautsprecher

Behandlung der Luftembolie
Sobald die Dopplersignale auf eine Luftembolie hinweisen, wird die Luft über den rechten Vorhofkatheter abgesaugt. Der Chirurg wird sofort über die Luftembolie informiert. Er identifiziert und verschließt die Eintrittsstelle durch Spülflüssigkeit, Gelschaum oder Knochenwachs.
Lachgas wird sofort *abgestellt,* damit sich die Luftblasen im Herzen durch Diffusion von Lachgas nicht noch vergrößern. Beatmung mit 100% Sauerstoff; zusätzlich kann ein PEEP angewandt werden, um den intrathorakalen Druck zu erhöhen. Prophylaktische Beatmung mit PEEP ist nutzlos.

Blutdruckabfall

Bei der sitzenden Position ist die Gefahr des Blutdruckabfalls in den ersten 30 Minuten besonders groß. Er entsteht dadurch, daß die Kompensationsmechanismen des Herz-Kreislauf-Systems durch Anästhetika, Sedativa, Muskelrelaxierung usw. beeinträchtigt sind. Der Vasomotorentonus ist ebenfalls vermindert. Blutdruckabfälle werden zunächst durch rasche Volumenzufuhr behandelt. Spricht der Patient hierauf nicht an, so werden Vasopressoren injiziert bzw. infundiert.
Zur **Prophylaxe** des Blutdruckabfalls werden folgende Maßnahmen durchgeführt: Beine wickeln, Blutvolumen vor der Narkoseeinleitung normalisieren bzw. anheben; sitzende Position schrittweise einnehmen.

Hirndrucksenkende Maßnahmen

Bei einigen Patienten ist der Hirndruck so stark erhöht, daß bereits unmittelbar vor der Narkoseeinleitung oder auch intraoperativ spezielle hirndrucksenkende Maßnahmen durchgeführt werden müssen, um das operative Vorgehen zu erleichtern. Hierzu gehören vor allem: Osmotherapeutika (z. B. Osmofundin), Diuretika (z. B. Lasix), Liquordrainage aus den Seitenventrikeln. Diese Techniken sind ausführlich im Kapitel 53 „Neurochirurgische Intensivmedizin" dargestellt.

Narkoseausleitung

Rasches unkontrolliertes Erwachen nach der Kraniotomie ist zumeist unerwünscht. Die Narkoseausleitung muß vielmehr so glatt wie nur möglich erfolgen. Auf keinen Fall darf der Patient husten oder gegen den Tubus ankämpfen. Dies gilt besonders, wenn beim Verbandanlegen der Kopf des Patienten hin und her bewegt wird. Erst wenn der Anästhesist freien Zugang zum Kopf des Patienten hat, wird entschieden, ob die Muskelrelaxanzien und/oder Narkotika antagonisiert werden. Im OP dürfen nur solche Patienten extubiert werden, die folgende Kriterien erfüllen: ansprechbar, klinisch stabiler Zustand, ausreichende Spontanatmung. Hierbei gilt:

Hyperkapnie, Hypoxie oder Verlegung der Atemwege müssen in jedem Fall vermieden werden, weil sonst eine lebensbedrohliche Hirnschwellung auftreten kann.

- Patienten, die wegen eines Schädel-Hirn-Traumas oder schlechten präoperativen Zustands postoperativ weiterbeatmet werden müssen, bleiben narkotisiert und relaxiert.
- Patienten mit Bewußtseinsstörungen, Schädigungen von Hirnnerven mit Gefährdung der Atemwege, Störungen der Autoregulation der Hirndurchblutung oder Gefährdung durch postoperative Hirnschwellung bleiben intubiert und werden, wenn erforderlich, weiterbeatmet.
  Nach der Operation werden die Patienten unter kontinuierlicher EKG-Kontrolle und intraarterieller Druckmessung auf die neurochirurgische Intensivstation gebracht.
  Postoperative Intensivbehandlung: s. Kap. 53

Praktisches Vorgehen bei der Kraniotomie

Kraniotomie oder Trepanation ist die operative Eröffnung des Schädels. Sie erfolgt entweder *osteoplastisch:* Der Knochendeckel wird nach der Operation wieder eingesetzt. Oder *osteoklastisch:* Der Knochendeckel wird herausgelöst und in einer späteren Operation durch eine Plastik ersetzt.

Vor der Narkoseeinleitung

1. Sofort nach Ankunft des Patienten:
   - Bewußtseinslage einschätzen,
   - auf Zeichen des gesteigerten Hirndrucks achten,
   - Blutdruckmanschette anlegen, EKG-Monitor anschließen,
   - Blutdruck und Herzfrequenz bestimmen, Werte ins Narkoseprotokoll eintragen.
2. Danach großlumige Venenkanüle legen und Elektrolytinfusionslösung anschließen.
3. Zwei lange Venenkatheter von den Kubitalvenen aus einführen, davon einer in den rechten Vorhof; Lokalanästhesie der Punktionsstelle.
   Alternative Zugangswege (nur für den Geübten, wenn andere Zugänge nicht möglich): V. jugularis interna und externa, V. subclavia.
4. Arterielle Kanüle 18 oder 20 G, bei Kindern 20–24 G, in die A. femoralis (A. dorsalis pedis), A. radialis (Allen-Test!).
5. Bei Eingriffen in sitzender Position: Doppler-Ultraschall präkordial, Pulmonaliskatheter mit Seldinger-Technik unter kontinuierlicher Druckkontrolle (Druckaufnehmer).

Narkoseeinleitung

- Sauerstoffvoratmung 3–5 min über Maske; Patienten hyperventilieren lassen („Tief durchatmen!").
- Injektion von Fentanyl 7–10 μg/kg i. v. und Pancuronium 0,1 mg/kg.
- Wenn Atmung etwas langsamer wird: Einschlafdosis Thiopental (Trapanal) ca. 4 mg/kg i. v. + manuelle Hyperventilation mit Atembeutel und Maske.
- Nach vollständiger Relaxierung in tiefer Narkose: Laryngoskopie und Einsprühen von Larynx und Trachea mit Xylocain 4%.
- Kurz einwirken lassen; dabei weiterbeatmen.
- Intubation der Trachea mit einem flexiblen Spiraltubus.
- Tubus ausreichend blocken; Atemgeräusche beiderseits überprüfen. Tubus sicher mit wasserdichtem Pflaster fixieren.
- Lachgas zusetzen, Hyperventilation fortsetzen.
- Ösophagusstethoskop so weit einführen,

bis Herztöne und Atemgeräusche gut hörbar sind.

- Weitere großlumige Venenkanülen für den akuten Volumenersatz legen. Gut zugängliche Punktionsstellen wählen, z. B. Füße.
- Blasenkatheter legen, Urinmenge notieren.
- Thermosonde rektal oder ösophageal einführen.
- Augensalbe instillieren; Augen vorsichtig verkleben.
- Patienten rasieren.
- Anschließend Patienten in den OP fahren und lagern.
- Verbindungen zwischen Tubus und Narkosegerät sicher verkleben.

Narkoseführung

- Die Narkose wird mit Fentanyl in einer Dosierung von etwa 7-10 μg/kg/h + Lachgas/Sauerstoff aufrechterhalten.
- Zusätzlich erhält der Patient intermittierend oder im Dauertropf Thiopental.
- Je nach Bedarf können ergänzend weitere Sedativa wie Diazepam (Valium) oder Flunitrazepam (Rohypnol) o. ä. zugeführt werden.
- Die Muskelrelaxierung wird mit Pancuronium fortgesetzt; am besten unter Kontrolle eines Nervenstimulators.
- Erhaltungsbedarf an Volumen ca. 2 ml/kg/h (z. B. Eufusol, Sterofundin, Ionosteril o. ä.).
- Verluste mit Kolloiden bzw. Blut und Blutderivaten ersetzen.
- Einstellung des Respirators durch arterielle Blutgasanalysen kontrollieren.
- Überwachungsmaßnahmen: s. S. 293 ff.

Narkoseausleitung

- Narkoseausleitung erst, wenn Kopfverband angelegt worden ist.
- Extubation nur, wenn Patient wach, Atmung sicher ausreichend und Herzkreislauffunktion stabil. Narkotika und Relaxanzien ggf. antagonisieren.
- Ist Nachbeatmung oder Langzeitintubation vorgesehen: Patienten nasotracheal umintubieren (Sedierung oder Kurznarkose).
- Vor dem Transport: Anschluß an einen Herz-Kreislauf-Monitor.
- Auf dem Transport: sorgfältige Überwachung. Beatmete Patienten nicht hypoventilieren.
- Auf der Intensivstation: Patienten dem Arzt übergeben; dabei über Verlauf und Besonderheiten während der Operation berichten.

Spezielle Neuroanästhesie

Eingriffe in der hinteren Schädelgrube

Die hintere Schädelgrube wird eröffnet zur Operation von Hirntumoren und Aneurysmen sowie zur Mikrochirurgie von Hirnnerven und zur Implantation von Elektroden für die Stimulation des Kleinhirns. Nicht selten besteht präoperativ ein Hydrozephalus mit gesteigertem Hirndruck. Darum wird oft vor der Operation eine Ventrikeldrainage eingelegt, die den Hydrozephalus entlastet und den intrakraniellen Druck senkt.

Die Eingriffe werden zumeist in sitzender Position des Patienten durchgeführt. Seitenlage oder Bauchlage ist aber ebenfalls möglich. Anästhesiologische Besonderheiten ergeben sich vor allem durch:

- die Lagerung des Patienten,
- operative Manipulationen in Nähe der Herz- und Kreislaufzentren.

1. Sitzende Position: Luftembolie und Blutdruckabfall sind die Hauptkomplikationen der sitzenden Position. Prophylaxe, Diagnostik und Therapie sind zuvor beschrieben worden.

2. Stimulation des Hirnstamms und der Hirnnerven: Herzrhythmusstörungen und Blutdruckschwankungen sind die wichtigsten Komplikationen, die durch Stimulation bzw. Schädigung des Hirnstamms und der Hirnnerven entstehen. Sie müssen dem Operateur sofort mitgeteilt werden. Störungen der Atmung treten ebenfalls auf, können jedoch beim kontrolliert beatmeten Patienten nicht festgestellt werden.

EKG und Blutdruck müssen kontinuierlich überwacht werden!

3. Schädigung des Hirnstamms: Intraoperativ kann der Hirnstamm durch eine Kompressionsischämie geschädigt werden: Die Patienten erwachen nicht mehr. Auch können Hirnnerven oder ihre Kerne geschädigt werden, so daß z. B. der Schluckreflex beeinträchtigt wird. Dann ist bei der Extubation mit Schwierigkeiten zu rechnen: Atemstörungen und Aspirationsgefahr!

4. Postoperative Frühkomplikationen: Ödem, Hämatom, Infarkt von Hirnstamm und Kleinhirn. Zeichen: vorher ansprechbare Patienten werden plötzlich bewußtlos. Arterielle Hypertonie, Bradykardie und unregelmäßige oder fehlende Atmung. Behandlung: sofort Reintubation und Beatmung. Operative Reexploration.

Intrakranielle Aneurysmen

Aneurysmen sind umschriebene Erweiterungen der Hirnarterien. Häufigste Ursache ist eine angeborene Wandschwäche. Die Aneurysmen sind zumeist sack- oder spindelförmig. Bei einer Ruptur des Aneurysmas tritt eine **Subarachnoidalblutung** mit Anstieg des intrakraniellen Drucks und Gefäßspasmus auf. Außer in lebensbedrohlichen Notfällen wird die Operation so lange hinausgeschoben, bis der neurologische Zustand sich gebessert hat. In dieser Phase kommt es vor allem darauf an, den Gefäßspasmus zu durchbrechen sowie eine erneute Ruptur zu verhindern. Die Operation erfolgt meist als mikrochirurgischer Eingriff, bei dem der Hals des Aneurysmas mit einem Clip abgeklemmt wird.

Praktische Grundsätze für die Anästhesie:

1. Erneute Ruptur des Aneurysmas vermeiden!
   Damit das Aneurysma nicht erneut rupturiert, muß die Wandspannung im Aneurysmasack niedrig sein. Aus diesem Grund dürfen keine abrupten Blutdruckanstiege während der Narkose und Operation auftreten. Hierzu muß die Narkose ausreichend tief sein.
   Außerdem darf der intrakranielle Druck nicht zu rasch gesenkt werden. Darum: vor Eröffnung des Schädels nicht hyperventilieren, keine Osmotherapeutika geben, keine rasche Liquordrainage.
2. Nach Eröffnung des Schädels können Osmotherapeutika zugeführt werden, damit das Gehirn „zusammenschrumpft". Hierdurch wird das operative Vorgehen erleichtert und die Ischämie durch die Retraktoren vermindert.
3. Während der Clipping-Phase kann eine *kontrollierte Blutdrucksenkung* (Technik s. Kap. 28) auf einen mittleren arteriellen Blutdruck von etwa 50 mm Hg durchgeführt werden. Hierdurch wird die Rupturgefahr vermindert und das operative Vorgehen erleichtert.
4. Reißt das Aneurysma während der Operation ein, so kann eine lebensbedrohliche Blutung auftreten. Dann muß der Blutdruck extrem tief gesenkt werden, damit der Chirurg das Operationsfeld einsehen kann. Bei supratentoriellen Aneurysmen kann die zerebrale Blutung auch durch mäßige Hypotension zusammen mit intermittierender einseitiger oder beidseitiger Kompression der Karotiden drastisch vermindert werden.

Schädel-Hirn-Trauma

Zu den sekundären Komplikationen eines Schädel-Hirn-Traumas, die operativ behandelt werden müssen, gehören vor allem die **intrakraniellen Hämatome.** Hierbei ist eine besonders enge Zusammenarbeit von Anästhesist und Neurochirurg erforderlich, um eine weitere Schädigung des Gehirns durch sekundäre Komplikationen wie Hypoxie, Hyperkapnie und Blutdruckabfall zu verhindern (vgl. hierzu auch Intensivbehandlung des Schädel-Hirn-Traumas in Kap. 53).

Praktische Grundsätze:

1. Sofort nach Aufnahme des Patienten im Notfallbehandlungsraum die initialen Basismaßnahmen einleiten:
   - Atemwege und Atmung sichern. Bewußtlose frühzeitig intubieren.
   - Herz-Kreislauf-Funktion stabilisieren. Blutdruckabfall verhindern.
2. Frühzeitig zerebrale Computertomographie durchführen und dann das weitere Vorgehen festlegen.
3. Bei intrakraniellen Blutungen ist die Operation zumeist dringlich, darum darf nicht unnötig Zeit vertan werden.
   Liegen allerdings mehrere lebensbedrohliche Verletzungen vor, die operativ versorgt werden müssen, so haben **kreislaufstabilisierende Eingriffe** den Vorrang. Bei Kombinationsverletzungen wie Leberruptur und epiduralem Hämatom ist gleichzeitiges Operieren zweier Teams zweckmäßig.
4. Schädel-Hirn-Traumen sind häufig mit **Begleitverletzungen** verbunden, die akut lebensbedrohlich sein können. Diese Verletzungen müssen möglichst vor dem intra-

kraniellen Eingriff festgestellt und ggf. behandelt werden.
5. Blutdruckabfall, Tachykardie und Blässe sind Hinweise auf eine Blutung in den Thorax oder das Abdomen, wenn keine äußeren Verletzungen erkennbar sind.
6. Blutverluste bei isoliertem Schädel-Hirn-Trauma sind meist unbedeutend. Bei der Kraniotomie hingegen können erhebliche Blutverluste auftreten. Darum immer ausreichend Blutkonserven bereitstellen!
7. Die Narkose entspricht den auf S. 299 ff. dargelegten Grundsätzen. Inhalationsanästhetika sind beim Schädel-Hirn-Trauma kontraindiziert!

Neuroradiologische Untersuchungen

Die für den Anästhesisten wichtigsten Untersuchungsmethoden sind:
- Computertomographie,
- zerebrale Angiographie,
- Ventrikulographie,
- Pneumenzephalographie.

Bei sehr vielen Patienten können diese Untersuchungen in Lokalanästhesie und Sedierung durchgeführt werden. Bei Kindern und unkooperativen Patienten ist jedoch so gut wie immer eine **Allgemeinnarkose** erforderlich, damit die radiologischen Aufnahmen nicht durch Bewegungen des Patienten unbrauchbar werden.
Häufig wird für die Allgemeinnarkose eine balancierte Anästhesietechnik mit Fentanyl/N_2O/O_2-Muskelrelaxans gewählt. Ist der intrakranielle Druck nicht erhöht, so können auch Inhalationsanästhetika wie Halothan angewandt werden.
Lachgas ist bei Pneumenzephalographie kontraindiziert.

Operationen an der Wirbelsäule

Neurchirurgische Eingriffe an der Wirbelsäule werden vor allem bei degenerativen Erkrankungen der Bandscheiben und bei Tumoren durchgeführt, viel seltener hingegen bei akuten Traumen. Die Operationen erfolgen in Bauch- oder Seitenlage oder aber in sitzender Position (s. hierzu S. 288).

Bandscheibenvorfall

Beim Bandscheibenvorfall „fällt" eine Bandscheibe in den seitlichen Anteil des Spinalkanals vor und komprimiert die Nervenwurzel

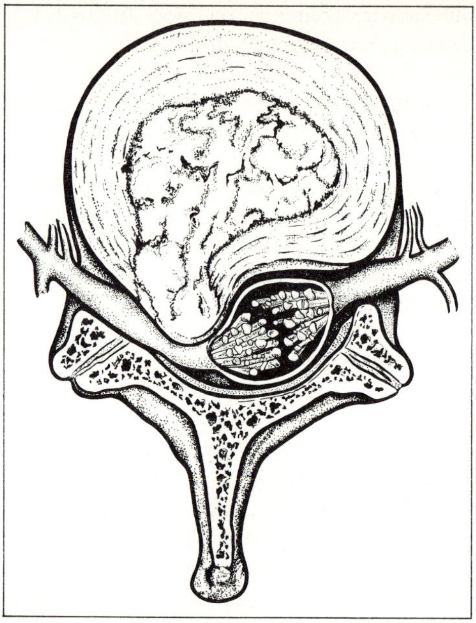

Abb. 23-8. Bandscheibenvorfall mit Kompression der linken Spinalnervenwurzel

(Abb. 23-8). Schmerzen und neurologische Funktionsstörungen in dem von der betroffenen Nervenwurzel versorgten Gebiet sind die Folge. Beim *zentralen* Bandscheibenvorfall wird die Cauda equina des Rückenmarks komprimiert – eine Indikation zur dringlichen Operation. Operativ wird beim Bandscheibenvorfall eine sog. **Laminektomie** durchgeführt: Resektion des Wirbelbogens und Ausräumung des vorgefallenen Bandscheibenanteils beseitigt die Kompression der Nervenwurzel.
Anästhesie-Besonderheiten: Lumbale Bandscheibenoperationen werden in Bauch- oder Seitenlage durchgeführt, Operationen im Bereich der Halswirbelsäule oft in sitzender Position. Rückenlagerung beschränkt sich meist auf die **Cloward-Operation,** eine vordere Verblockungsoperation im Bereich der Halswirbelsäule, z. B. bei lokaler Spondolyse oder degenerativen Bandscheibenerkrankungen mit Einengung des Spinalkanals und Kompression des Rückenmarks. Anästhesie-Besonderheiten ergeben sich im wesentlichen aus der Lagerung (Einzelheiten s. S. 288). Bei sonst gesunden Patienten können die üblichen Verfahren der Allgemeinnarkose (Inhalationsanästhesie, balancierte Anästhesie) zusammen

mit *kontrollierter Beatmung* und Muskelrelaxierung eingesetzt werden.

Tumoren und Abszesse
Tumoren der Wirbelsäule sind zumeist Metastasen eines entfernt befindlichen Primärtumors (Bronchial-, Mamma-, Prostata- oder Nierenkarzinom), die gewöhnlich im Wirbelkörper wachsen und zur Kompression des Rückenmarks führen. Andere Tumoren entwickeln sich entweder im Rückenmark selbst oder entstehen innerhalb des Spinalkanals und komprimieren dann ebenfalls das Rükkenmark.
Epidurale Abszesse entwickeln sich meist rasch und führen zur Kompression des Rükkenmarks mit nachfolgendem Infarkt.
Die **Anästhesie-Besonderheiten** entsprechen im wesentlichen dem für Bandscheibenoperationen beschriebenen Vorgehen.

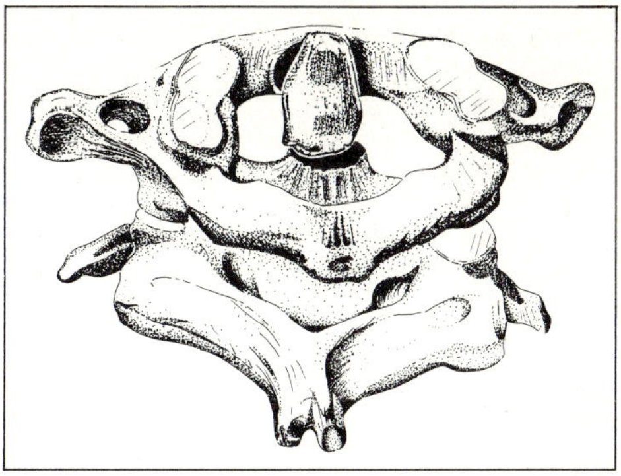

Abb. 23-9. Densfraktur. Der Zapfen des 2. Halswirbelkörpers, um den sich der erste Halswirbel normalerweise dreht, ist komplett durchgebrochen; Eindringen des Zapfens in das Rückenmark führt sofort zum Tod. Die Behandlung erfolgt operativ durch Fixierung

Verletzungen der Wirbelsäule (Abb. 23-9)
Sie können zu neurologischen Funktionsstörungen bis hin zum Querschnittssyndrom führen (Einzelheiten s. Kap. 53). Häufig werden die Verletzungen konservativ behandelt, jedoch ist bei einigen dislozierten Frakturen eine Fixierung durch Verdrahtung und evtl. Spongiosa- bzw. Palakosplastik erforderlich.
Anästhesie-Besonderheiten: Bei allen instabilen Frakturen mit geringen oder fehlenden neurologischen Ausfällen besteht die Gefahr einer irreversiblen Rückenmarksschädigung. Darum gilt:

> Bei allen instabilen Frakturen der Wirbelsäule ohne oder mit nur geringen neurologischen Funktionsstörungen müssen alle unsachgemäßen Bewegungen des Kopfes und des Halses vermieden werden!

- Bei der endotrachealen Intubation von Patienten mit instabilen Frakturen im Bereich der Halswirbelsäule darf der Kopf nur wenig gebeugt oder gestreckt werden.
- Intubiert wird in Mittelposition des Kopfes, meist *ohne* Intubationskissen, wenn erforderlich im Wachzustand des Patienten unter Sedierung - in jedem Fall eine Aufgabe für den *erfahrenen* Anästhesisten. Alternativ: Einleitung per Inhalation oder intravenöse Einleitung + depolarisierendes Muskelrelaxans.

In Absprache mit dem Chirurgen muß geklärt werden, ob für die Narkoseeinleitung eine evtl. vorhandene Extension entfernt werden darf oder Zug durch eine Hilfsperson per Hand ausgeübt werden soll. Hilfreich ist bei vielen Patienten auch die Lagerung auf einer Vakuummatratze.

- Die Lagerung des Patienten auf dem Operationstisch ist ebenfalls eine besonders kritische Phase, bei der mit großer Umsicht unter minimaler Bewegung von Kopf, Wirbelsäule und Extremitäten vorgegangen werden muß. Für das Umlagern sind immer mehrere Helfer erforderlich. Praktisches Vorgehen s. Kap. 5.
- Bei akuter traumatischer Querschnittslähmung muß, abhängig von der Höhe der Verletzung, mit **Störungen der Atem- und Herz-Kreislauf-Funktion** gerechnet werden. Akute Querschnittslähmung geht mit motorischer Lähmung, Reflexlosigkeit, Empfindungslosigkeit sowie Urin- und Stuhlretention einher. Hohe Querschnittslähmung führt zu respiratorischen Störungen, und, wenn der Bereich des thorakalen Sympathikus betroffen ist, Blutdruckabfall und Bradykardie. Es gilt:

> Die Minderfunktion des sympathischen Nervensystems bei akuter hoher Querschnittslähmung prädisponiert zu schwerem Blutdruckabfall und Brady-

kardie während der Narkoseeinleitung. Außerdem besteht eine gesteigerte Empfindlichkeit gegenüber akuten Blutverlusten!

- In späteren Stadien ist die Funktion des autonomen Nervensystems gewöhnlich gesteigert. Dann ist nach der Narkoseeinleitung eher mit erheblichen **Blutdruckanstiegen** zu rechnen, gelegentlich auch mit ventrikulären Herzrhythmusstörungen. Auf die Zufuhr von Succinylcholin sollte in dieser Phase verzichtet werden.

Kapitel 24. Anästhesie für Operationen an Kopf und Hals

Anästhesie für Augenoperationen

Spezielle Gesichtspunkte

Augeninnendruck

Im Augeninnern herrscht unter physiologischen Bedingungen ein Druck von 16 ± 5 mm Hg. Ein normaler Augeninnendruck ist Voraussetzung für einen ungestörten Sehvorgang. Zu hoher Augeninnendruck führt zu Hornhauttrübung und Netzhautschädigung; zu niedriger Druck kann eine Netzhautablösung oder Glaskörperblutung begünstigen. Darum sollte der Augeninnendruck während der Narkose im Normbereich gehalten werden.

Zahlreiche Faktoren können den Augeninnendruck erhöhen:

- Husten, Pressen, Erbrechen, Atemanhalten während Narkoseein- und -ausleitung.
- Hyperkapnie, Hypoxie,
- Atropin, Succinylcholin, Ketanest.

Hingegen vermindern die meisten Allgemeinanästhetika und nichtdepolarisierenden Muskelrelaxanzien den Augeninnendruck um mehrere mm Hg.

Kontrolle des Augeninnendrucks:

- Atropin kann gefahrlos bei Patienten mit Glaukom intramuskulär injiziert werden.
- Die Narkose muß sanft aus- und eingeleitet werden. Während der Operation darf sich der Patient nicht bewegen.
- Succinylcholin kann für die endotracheale Intubation zugeführt werden; hingegen darf während eines Eingriffes im Augeninnern kein Succinyl injiziert werden.

Okulokardialer Reflex

Der okulokardiale Reflex wird ausgelöst durch Zug an den äußeren Augenmuskeln, Manipulationen am Auge oder Kompression des Bulbus. Der Reflex kann sich in folgender Weise manifestieren:

- Bradykardie,
- Bigeminus,
- Knotenrhythmen,
- AV-Block,
- Herzstillstand.

Der okulokardiale Reflex kann somit lebensbedrohlich sein; er muß darum sofort erkannt und behandelt werden.

Praktische Schlußfolgerungen:

- ▸ Für jede Augenoperation wird der Patient an einen EKG-Monitor angeschlossen.
- ▸ Tritt der Reflex auf, so muß jede Stimulation durch den Augenarzt sofort unterbrochen werden.
- ▸ Zur Behandlung wird 1 mg Atropin i. v. injiziert.

Praktische Grundsätze für die Narkose

1. Augenoperationen werden, je nach Indikation, in Lokalanästhesie oder in Allgemeinnarkose durchgeführt. Bei Kindern und unkooperativen Patienten wird die Allgemeinanästhesie vorgezogen.
2. Allgemeinnarkosen für Augenoperationen sind immer Intubationsnarkosen. Die Auswahl des Narkosemittels richtet sich vor allem nach dem Zustand des Patienten.
3. Narkoseeinleitung und -ausleitung müssen schonend erfolgen. Husten, Pressen, Atemanhalten, Erbrechen sind zu vermeiden.
4. Bei Hornhautoperationen müssen bei der Extubation und in der postoperativen Phase Hypoxie, Erbrechen und Unruhe vermieden werden.
5. Bei Kataraktoperationen darf der Patient während der Narkose sowie bei der Extubation und in den ersten 24 h nach der Operation nicht husten, pressen oder erbrechen.
6. Bei der operativen Versorgung von Netzhautablösungen darf der Patient intraoperativ nicht husten, pressen oder die Augen bewegen.

7. Bei Schieloperationen tritt der okulokardiale Reflex besonders häufig auf. Erkennen und Behandlung s. oben.
8. Bei penetrierenden Augenverletzungen sollte kein Succinylcholin ohne Vorinjektion einer kleinen Dosis Pancuronium gegeben werden. Die Narkoseausleitung muß schonend erfolgen, ohne Husten oder Pressen.

Anästhesie für Hals-Nasen-Ohren-Operationen

Spezielle Gesichtspunkte

Atemwege

Zahlreiche Operationen und diagnostische Eingriffe finden im Bereich der Atemwege statt. Die Gefahr einer Verlegung der Atemwege durch Blut, Sekret und Instrumente ist dann besonders groß. Darum werden diese Eingriffe meist in Allgemeinnarkose mit endotrachealer Intubation durchgeführt. Hierbei werden nicht abknickbare *Spiraltuben* bevorzugt. Außerdem wird oft der Rachen austampiert, damit kein Blut am Tubus entlang in Kehlkopf und Luftröhre gelangen kann. Besondere Vorsicht ist bei der Extubation geboten, wenn der Patient im Bereich der Atemwege blutet: Es sollte erst extubiert werden, wenn die Schutzreflexe zurückgekehrt sind. Nach der Extubation muß der Patient auf die Seite gelagert werden, damit keine Aspiration auftritt.

Schwierige Intubation

Bei Erkrankungen im Mund- und Halsbereich ist besonders häufig mit Intubationsschwierigkeiten zu rechnen. Darum muß sich der Anästhesist vor der Intubation sorgfältig über den mutmaßlichen Zustand der Luftwege und über vorangegangene Intubationen (Tubusgröße, spezielle Schwierigkeiten) informieren. Besondere Aufmerksamkeit gilt hier folgenden Faktoren: Beweglichkeit des Unterkiefers, Zustand des Gebisses, Beweglichkeit des Halses, Durchgängigkeit der Nasenwege, Verlauf und Durchmesser der Trachea (Röntgenbild), Stridor, Ausmaß des Tumors. Bei manchen Patienten ist es zweckmäßig, vor der Intubation in Lokalanästhesie und leichter Sedierung die oberen Atemwege mit Hilfe des Laryngoskops zu inspizieren.

Sind Schwierigkeiten zu erwarten, so sollte der Patient entweder im Wachzustand unter leichter Sedierung und Lokalanästhesie bei erhaltener Spontanatmung oder in Inhalationsanästhesie, ebenfalls mit erhaltener Spontanatmung, intubiert werden. Oft gelingt die besonders schwierige Intubation mit Hilfe eines Glasfiberlaryngoskops oder -bronchoskops.

Schwierige Intubationen sollten in Tracheotomiebereitschaft durchgeführt werden.

Nottracheotomie

Ist bei einer Verlegung der oberen Luftwege mit schwerster respiratorischer Insuffizienz die endotracheale Intubation nicht möglich, so wird in Lokalanästhesie eine Nottracheotomie durchgeführt. Während der Operation erhält der Patient 100% O_2 über eine Maske zugeführt; wenn erforderlich, wird die Atmung durch Kompression des Atembeutels unterstützt. Sedativa dürfen in dieser Phase nur mit allergrößter Vorsicht und nur in niedrigen Dosen angewandt werden.

Jet-Ventilation

Dieses Beatmungsverfahren wird vor allem bei Eingriffen im Bereich des Kehlkopfs angewandt. Der Patient ist apnoisch; Atembewegungen und Bewegungen der Stimmbänder sind ausgeschaltet. Sauerstoff strömt über eine Öffnung im Laryngoskop oder Bronchoskop oder über einen speziellen Tubus unter hohem Fluß in die Lungen ein; durch einen Venturi-Effekt wird Raumluft angesogen. Die inspiratorische Sauerstoffkonzentration ist nicht kontrollierbar.

Anästhesie für Kiefer- und Gesichtsoperationen

Spezielle Gesichtspunkte

Atemwege

Bei schwerem Gesichtsschädeltrauma sind die Atemwege nicht selten durch starke Blutungen gefährdet, besonders wenn der Patient aufgrund eines Schädel-Hirn-Traumas bewußtlos ist. Liegt eine starke Blutung im Mund vor, so sollte der Patient im Wachzustand intubiert werden. Bei schwerem Mittelgesichtstrauma darf nicht nasal intubiert werden. Ist hierbei zusätzlich die Beweglichkeit im Kiefergelenk erheblich eingeschränkt, so muß eine Nottracheotomie in Lokalanästhesie durchgeführt werden.

Kapitel 25. Anästhesie für urologische Eingriffe

Transurethrale Resektion (TUR)

Steinschnittlagerung

Für transurethrale Eingriffe an Prostata oder Blase wird der Patient in die Steinschnittlagerung gebracht. Bei der Standardsteinschnittlagerung liegt der Patient auf dem Rücken, Hüften und Knie sind gebeugt, die Oberschenkel abgespreizt und leicht nach außen rotiert **(Abb. 25-1)**.

Diese Lagerung hat folgende Auswirkungen:

- Die Beweglichkeit des Zwerchfells wird eingeschränkt, die Vitalkapazität nimmt ab. Hierdurch besteht vor allem bei Patienten mit Übergewicht oder chronisch obstruktiven Lungenerkrankungen die Gefahr der respiratorischen Insuffizienz.
- Anheben der Beine führt zu vermehrtem venösem Rückstrom. Diese Verschiebung von Blut aus den Beinen wird im allgemeinen gut toleriert; Vorsicht ist jedoch geboten bei Patienten mit Herzinsuffizienz. Kritisch ist hingegen die Rückverlagerung der Beine. Sie muß langsam erfolgen, damit kein Kreislaufkollaps eintritt. Dies gilt besonders für Regionalanästhesien, bei denen wegen der Sympathikusblockade die Kreislaufregulation eingeschränkt ist.

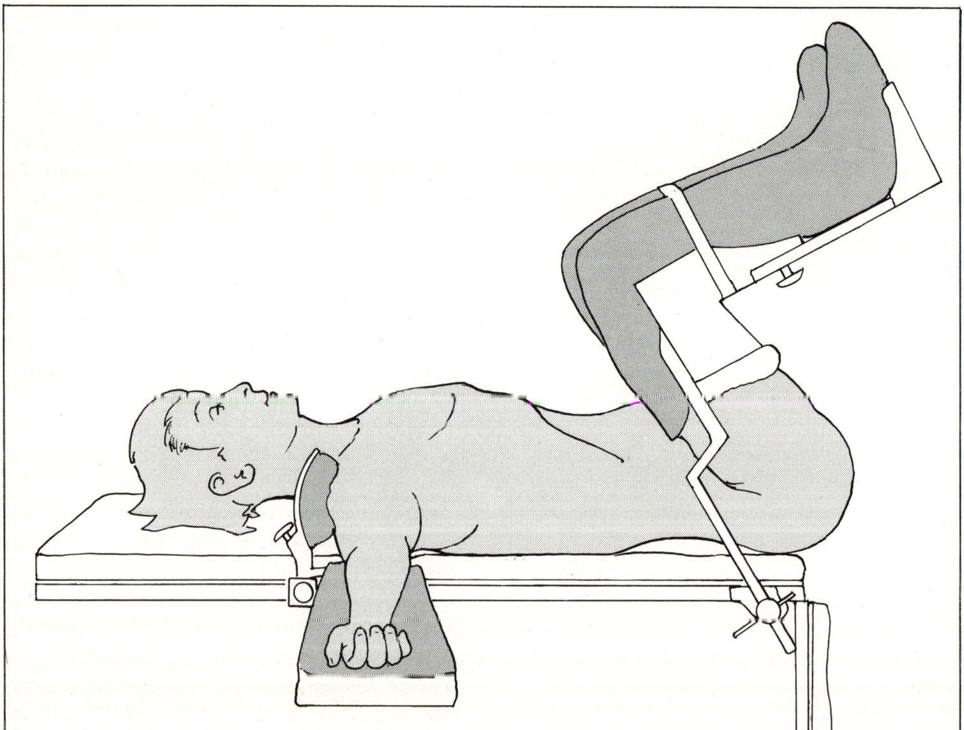

Abb. 25-1. Steinschnittlagerung

Bei der Steinschnittlagerung müssen Drucknekrosen und Verletzungen von peripheren Nerven vermieden werden. Hierzu gilt der Grundsatz von Goldstein: Die Ausrüstung wird dem Patienten angepaßt und nicht der Patient der Ausrüstung. Bei Steinschnittlagerung muß das Fibulaköpfchen sorgfältig geschützt werden.

Spülflüssigkeit

Während der transurethralen Resektion werden große Mengen Flüssigkeit instilliert, um die Blase zu dehnen und Blut und Gewebe herauszuspülen. Die Flüssigkeit sollte den elektrischen Strom nicht leiten; sie enthält darum keine Elektrolyte. Die Spülflüssigkeit besteht meist aus destilliertem Wasser mit hochmolekularem Zuckerzusatz (z. B. Sorbit, Mannit). Der Zusatz von Zucker dient dazu, die Resorption von hypotoner Aqua dest.-Lösung in das Blut zu verhindern. Spülflüssigkeit kann dennoch in das Blut gelangen, wenn bei der Resektion von Gewebe venöse Sinus eröffnet werden, weil der Druck der Flüssigkeit höher ist als der Venendruck. Hierdurch drohen drei Komplikationen:

1. Kreislaufüberlastung mit Linksherzinsuffizienz,
2. Verdünnungshyponatriämie mit zerebralen Störungen,
3. Hämolyse bei Verwendung hypotoner Spülflüssigkeit.

Narkose

Für transurethrale Resektionen werden Regionalanästhesien oder Allgemeinnarkosen mit gleichem Erfolg eingesetzt.

Regionalanästhesie: Viele Anästhesisten bevorzugen die Spinal- oder Periduralanästhesie. Hierbei ist eine Anästhesieausdehnung bis Th 10 erforderlich. Störende Erektionen lassen sich jedoch durch die regionalen Anästhesieverfahren nicht sicher verhindern. Bei längerdauernden Eingriffen wird die unbequeme Lage vom Patienten trotz Sedierung manchmal nicht mehr toleriert. Dann sollte nicht mit einer Allgemeinnarkose gezögert werden.

Allgemeinnarkose: Bei transurethralen Resektionen wird die Allgemeinnarkose als Intubationsnarkose durchgeführt, um respiratorische Störungen sicher zu vermeiden. Die Auswahl des Narkosemittels richtet sich vor allem nach dem Allgemeinzustand und Alter des Patienten.

Blasenperforation

Die Perforation der Blase oder der Prostatakapsel ist eine schwerwiegende Komplikation, die frühzeitig erkannt werden muß. Wird der Eingriff in Regionalanästhesie durchgeführt, so können folgende **Zeichen** auftreten:

- plötzlicher, heftiger Schmerz im Unterbauch,
- gespanntes Abdomen,
- Präkordialer Schmerz, Schulterschmerz, Übelkeit und Erbrechen bei Perforation in die freie Bauchhöhle. Oft auch Blutdruckanstieg und Tachykardie; manchmal Blutdruckabfall.

Beim narkotisierten Patienten ist die Diagnose nicht leicht zu stellen.

Nierenoperationen

Seitliche Taschenmesserlagerung

Die „Nierenlagerung" ist ein Härtetest für den Patienten; sie wird erst nach Einleitung der Allgemeinnarkose durchgeführt. Zunächst wird der narkotisierte Patient auf die Seite gelagert; das untere Bein wird gebeugt, das obere bleibt gestreckt. Dann werden Kopf- und Fußteil des Operationstisches *langsam* heruntergedreht, bis die Flanke des Patienten der am höchsten liegende Körperteil ist **(Abb. 25-2)**. Anschließend wird die richtige Höhe der Flanke durch ein „Nierenbänkchen" hergestellt. Die Taschenmesserlagerung ist der Schrecken des Anästhesisten, weil sie Atmung und Herz-Kreislauf-Funktion beeinträchtigen kann.

Atmung: Das Verhältnis zwischen Belüftung und Durchblutung der Lungen ist gestört: die untere Lunge wird vermehrt durchblutet, aber weniger belüftet; die obere Lunge ist vermehrt belüftet, aber weniger durchblutet. Hierdurch kann, besonders bei vorbestehen-

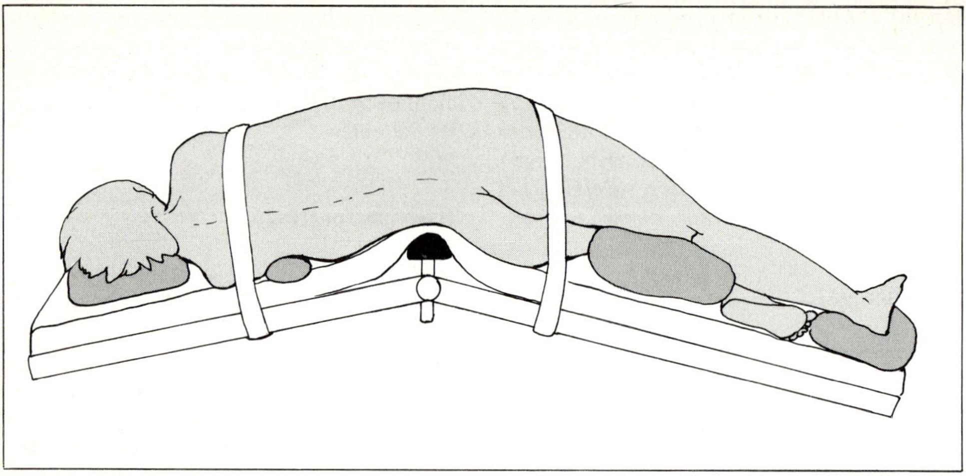

Abb. 25-2. Nierenlagerung

den Lungenerkrankungen, eine Hypoxämie auftreten.

Herz-Kreislauf-Funktion: Durch die Lagerung versackt das Blut in den beiden unten liegenden Körperteilen. Außerdem wird durch eine Kompression der unteren Vena cava der Rückstrom des Blutes aus Bauch und unteren Extremitäten vermindert, so daß Blutdruck und Herzzeitvolumen abfallen können. Darum muß eine extreme Taschenmesserposition unbedingt vermieden werden.

Narkose

Alle Operationen in Taschenmesserlagerung werden in Intubationsnarkose mit kontrollierter Beatmung durchgeführt. Regionalanästhesien sind nicht indiziert.

Typische **Komplikationen** während der Operation sind:

- Starke, schwer beherrschbare Blutungen aus dem Nierenstiel und der Vena cava inferior. Darum: auf rasche Transfusionen vorbereitet sein.
- Pneumothorax: Frühzeitig erkennen (s. S. 582) und drainieren.
- Thrombosen durch Behinderung des venösen Rückstromes. Prophylaxe: Beide Beine wickeln: extreme Abknickung des OP-Tisches vermeiden; Patienten früh mobilisieren.

Kapitel 26. Schock und Anästhesie

Definition

Schock ist eine akute oder subakute kritische Abnahme der Organdurchblutung mit nachfolgender Störung der Zellfunktion, die unbehandelt meist zum Tod des Patienten führt. Der Schock ist keine Krankheitseinheit, sondern eine Gruppe von Syndromen unterschiedlicher Ursache und mit wechselnden Auswirkungen auf die Herz-Kreislauf-Funktion. Auslösende Mechanismen sind:

- schwere Hypovolämie durch Blutverluste oder Entwässerung,
- primäres Versagen der Pumpleistung des Herzens,
- funktionelle Hypovolämie durch Vasodilatation.

Einteilung

Für die klinische Praxis hat sich die in **Tabelle 26-1** angegebene Einteilung der Schocksyndrome bewährt.

Tabelle 26-1. Einteilung der Schocksyndrome

Hypovolämischer Schock
- Blutverlust
- Plasmaverlust
- Wasserverlust

Kardiogener Schock
- Herzinfarkt
- Herzrhythmusstörungen
- Herztamponade
- Lungenembolie

Septisch-toxischer Schock
- Veränderungen des peripheren Widerstandes
- Veränderungen der venösen Gefäßkapazität
- Periphere arteriovenöse Shunts

Anaphylaktischer Schock
- Fremdeiweiße, Polysaccharide
- Medikamente, Kontrastmittel

Neurogener Schock
- Spinal- oder Periduralanästhese
- Neurogene Reflexe, z. B. durch Schmerz
- Barbituratintoxikation
- Hirnstamm- oder Rückenmarkstrauma

Pathophysiologie

Die verschiedenen Schocksyndrome verlaufen nicht einheitlich. Es treten aber im weiteren Verlauf meist gleichartige Reaktionen und Störungen der Organfunktionen auf; und letztendlich führen alle unbehandelten schweren Schockformen aufgrund der Gewebshypoxie zum Tod.

Allgemeine Pathophysiologie

Normalerweise reagiert der Körper anfangs auf das lebensbedrohliche Schockgeschehen mit einer Reihe von **Kompensationsmechanismen,** die zum großen Teil auf einer Aktivierung des sympathischen Nervensystems beruhen. Hierdurch werden Atmung und Herz-Kreislauf-Funktion stimuliert. Durch Anstieg der Herzfrequenz und Zunahme der Kontraktionskraft des Herzens wird das Herzminutenvolumen gesteigert. Gleichzeitig kontrahieren sich die afferenten Arteriolen der weniger lebenswichtigen Gefäßgebiete: Peripherer Widerstand und arterieller Blutdruck steigen an. Diese neurohumorale Reaktion wird als **Zentralisation** bezeichnet. Durch die Zentralisation wird das Herzminutenvolumen zu den lebenswichtigen Organen (Herz und Gehirn) umverteilt, so daß vorübergehend die Durchblutung dieser Vitalorgane aufrechterhalten werden kann. Zusätzlich kontrahieren sich kompensatorisch die venösen Gefäße. Hierdurch wird, ebenfalls vorübergehend, der venöse Rückstrom zum Her-

zen gesteigert. Außerdem strömt interstitielle Flüssigkeit in das Gefäßsystem ein und vermehrt das intravaskuläre Volumen.
Durch die beschriebenen Kompensationsmechanismen können unter günstigen Bedingungen Volumenverluste bis zu 30% aufgefangen werden. Kompensationsreaktionen sind besonders wirkungsvoll beim hypovolämischen Schock; hingegen sind sie bei anderen Schockformen häufig unwirksam oder fehlen ganz.

Allgemeine hämodynamische Störungen

Bei den meisten Schockformen fällt bereits frühzeitig das **Herzminutenvolumen** ab (Ausnahme: septischer Schock). Ursache hierfür ist ein Versagen der Pumpleistung des Herzens oder eine kritische Abnahme des venösen Rückstroms zum Herzen. Zusätzlich kann im weiteren Schockverlauf eine akute Myokardinsuffizienz auftreten und das Schockgeschehen weiter verstärken.

Makro- und Mikrozirkulation

Bleibt die zunächst sinnvoll erscheinende Zentralisation längere Zeit bestehen, so treten unweigerlich Störungen auf, die den Schockzustand vertiefen. Eine Zentralisation ist „fixiert", wenn sie sich trotz aller Behandlungsmaßnahmen nicht mehr durchbrechen läßt. Bei allen Schockformen spielt sich das Schockgeschehen letztendlich im Bereich der **Mikrozirkulation** ab. Im frühen Schockzustand kontrahieren sich die Widerstandsgefäße beiderseits des Kapillarbetts; der Einstrom extrazellulärer Flüssigkeit ins Gefäßsystem wird begünstigt. Später ändert sich die Reaktivität der Gefäße: Trotz anhaltender Katecholaminausschüttung kommt es, verstärkt durch saure Stoffwechselprodukte, zur arteriolären Dilatation, während die postkapilläre Vasokonstriktion bestehen bleibt. Der Kapillardruck steigt an und Flüssigkeit tritt aus dem Plasma ins Gewebe über. Zirkulierende vasoaktive Substanzen (Histamin, Kinine) erhöhen die Durchlässigkeit der Kapillaren und begünstigen so die Flüssigkeitsverluste aus dem Gefäßsystem. Nachfolgend tritt eine Hämokonzentration auf, schließlich eine generalisierte Aggregation von Erythrozyten und Thrombozyten im Bereich der Mikrozirkulation. Diese Aggregate verlegen die Strombahn mechanisch und verlangsamen den Blutstrom: Die Gewebsdurchblutung wird vermindert. Gewebshypoxie und schließlich irreversible Schädigung der Zellfunktion und -struktur sind die Folge.

Lunge

Zu Beginn des Schocks ist das Atemminutenvolumen gesteigert. Der p_aCO_2 ist kompensatorisch erniedrigt, während der p_aO_2 zunächst meist unverändert bleibt. Fällt das Herzminutenvolumen ab, so wird auch die Lungendurchblutung vermindert. Das Verhältnis von Ventilation zu Perfusion ist erheblich gestört, so daß der *pulmonale Gasaustausch* beeinträchtigt wird (V_D/V_T steigt an; s. S. 502). Bereits im Frühstadium verändert sich die Lunge funktionell und strukturell. Im weiteren Verlauf können schwerwiegende Störungen der Atemfunktion auftreten (Akutes Lungenversagen, s. S. 568).

Niere

Im schweren Schock kontrahieren sich die Nierengefäße; die Nierendurchblutung nimmt ab. Hierdurch tritt eine *Oligurie oder Anurie* auf. Diese Reaktion dient zunächst dazu, das Blutvolumen aufrechtzuerhalten. Bei Normothermie tolerieren gesunde Nieren eine Ischämie für 15–30 min (Niere im Schock); danach treten auch strukturelle Schäden auf.

Blutgerinnung

Im Schock können lebensbedrohliche Störungen der Blutgerinnung auftreten. Eine wichtige Rolle spielt hierbei die *disseminierte intravasale Gerinnung* mit exzessivem Verbrauch von Gerinnungsfaktoren und Thrombozyten. Hierbei wird die Mikrozirkulation durch Thrombozytenaggregate und Fibrinniederschläge verlegt (DIC, Verbrauchskoagulopathie, s. S. 215).

Säure-Basen-Haushalt

Bei allen Schockformen tritt eine *metabolische Azidose* auf. Sie entsteht durch die verminderte Kapillardurchblutung und den beeinträchtigten Sauerstofftransport zu den Organen. Hierdurch läuft der Stoffwechsel anaerob ab, so daß vermehrt Laktat angehäuft wird.

Spezielle Pathophysiologie

Hypovolämischer Schock

Diese Schockform ist wegen ihrer Häufigkeit für die Anästhesie von besonderer Bedeutung.

Charakteristisch ist die *Verminderung des zirkulierenden Blutvolumens* durch Verlust von Blut, Plasma oder Wasser nach innen oder außen. Wichtige **Ursachen** sind:

- akute Blutungen durch schwere Traumen,
- Verbrennungen,
- akutes Abdomen mit Sequestration großer Flüssigkeitsmengen.

Ab welchen Flüssigkeitsverlusten sich ein Schockzustand entwickelt, ist großen individuellen Schwankungen unterworfen. Entscheidend ist neben der verlorenen *Menge* vor allem die *Geschwindigkeit* des Flüssigkeitsverlustes sowie das *Alter* und der *Gesundheitszustand* des Patienten vor dem Trauma. Ein akuter Blutverlust von 1000-1500 ml innerhalb von 30-60 min wird jedoch bei den meisten Patienten zu einem deutlichen Schockzustand führen. Die Frühphase ist gekennzeichnet durch:

- Tachykardie,
- niedrigen arteriellen Druck,
- vermindertes Herzzeitvolumen,
- niedrigen zentralen Venendruck.

Das zentrale Blutvolumen ist vermindert. Die Sauerstoffextraktion im Gewebe und die arteriovenöse Sauerstoffgehaltsdifferenz nehmen zu. Es tritt eine *Zentralisation* ein. Bleibt der Schockzustand bestehen, so wird die Sauerstoffversorgung der Gewebe schwer beeinträchtigt und es entwickeln sich bedrohliche Störungen der Organfunktion, später eine Myokardinsuffizienz.

Therapie: Blutstillung und Blut- bzw. Volumenersatz.

Kardiogener Schock

Bei dieser Schockform beruht die ungenügende Durchblutung der Organe auf einem Versagen der Pumpleistung des Herzens. Die Ursachen können vielfältig sein und müssen nicht unbedingt im Herzen selbst begründet liegen. Typisch für den kardiogenen Schock ist der Abfall des Herzzeitvolumens. Bereits früh ist der arterielle Blutdruck erniedrigt; Herzfrequenz, zentraler Venendruck und peripherer Gefäßwiderstand sind erhöht. Die Durchblutung von Hirn, Nieren und Lungen ist vermindert. Die *Therapie* richtet sich nach den zugrundeliegenden Ursachen.

Septischer Schock (bakterieller Schock)

Die Mangeldurchblutung der Organe beruht beim septischen Schock auf der Einschwemmung vasoaktiver bakterieller Endo- oder Exotoxine im Zusammenhang mit einer Infektion, z. B. von Lunge, Gallenwegen, Urogenitaltrakt, Herzklappen, Tonsillen oder nach bauchchirurgischen Eingriffen. Die Erreger sind meist gramnegative Bakterien, z. B. E. coli, Pseudomonas, Klebsiellen, Proteus; manchmal auch grampositive Bakterien: Staphylokokken, Streptokokken, Klostridien. Zwei Formen des septischen Schocks können unterschieden werden: hyperdynamer septischer Schock und hypodynamer septischer Schock. Beim **hyperdynamen Schock** besteht in der Frühphase ein hyperdynamer Kreislaufzustand: Herzzeitvolumen und Herzfrequenz sind erhöht, der periphere Widerstand ist niedrig, der arterielle Blutdruck ebenfalls („warme Hypotension"). Hierbei fließt das Blut durch arteriovenöse Anastomosen an den Geweben vorbei, so daß die Gewebe ungenügend mit Blut versorgt werden. Später steigt der periphere Widerstand an; das Herzzeitvolumen nimmt durch eine direkte Störung der Myokardfunktion ab.

Beim **hypodynamen** Schock besteht von Anfang an das Bild des hypovolämischen Schocks. Zeichen der disseminierten intravasalen Gerinnung mit Verbrauchskoagulopathie sind fast immer nachweisbar.

Wichtigste *Behandlungsmaßnahmen:* Volumenzufuhr, kardiovaskuläre Medikamente, Antibiotika, evtl. chirurgische Maßnahmen zur Beseitigung des Sepsisherdes.

Anaphylaktischer Schock

Die anaphylaktische Reaktion entsteht durch eine Interaktion von Antigenen und zirkulierenden Antikörpern. Hierdurch werden *Mediatorsubstanzen* (Histamin, Serotonin, SRS-A) freigesetzt oder gebildet. Diese Substanzen wirken primär auf glatte Muskeln und Gefäßmembranen. Die Permeabilität der Kapillaren wird gesteigert, so daß große Mengen intravasaler Flüssigkeit nach extrazellulär verlorengehen. Akute Erstickungsgefahr droht durch ein sofort auftretendes Ödem von Hy-

Tabelle 26-2. Pathophysiologische Kennzeichen verschiedener Schockformen

Kennzeichen	Hypovolämischer Schock	Kardiogener Schock	Septischer Schock
• Arterieller Blutdruck	↓	↓	↓
• Herzzeitvolumen	↓	↓	↑ o. ↓
• Nachlast bzw. Gefäßwiderstand	↑	↑	↓ o. ↑
• Vorlast bzw. Wedge-Druck	↓	↑	↓

popharynx oder Larynx. SRS-A (Slow reacting substance of anaphylaxis) führt vermutlich zu Bronchokonstriktion und evtl. tödlichem Status asthmaticus. Durch die erheblichen Plasmaverluste fallen Herzzeitvolumen und arterieller Blutdruck ab. Der anaphylaktische Schock kann als Sonderform des nichtkompensierten hypovolämischen Schocks angesehen werden. *Therapie:* Adrenalin, Volumenzufuhr, Kortikosteroide.

Neurogener Schock

Dieses Syndrom ist sehr selten. Es entsteht durch funktionelle oder organische Störungen im zentralen Nervensystem. Volumenverluste liegen nicht vor. Vielmehr ist die nervale Kontrolle der Kreislaufregulation so sehr gestört, daß venöser Rückstrom, Herzzeitvolumen und Kontraktilität des Herzens abnehmen. Diese Störung kann z.B. bei einer Peridural- oder Spinalanästhesie auftreten.

In **Tabelle 26-2** sind die pathophysiologischen Kennzeichen verschiedener Schockformen zusammengestellt.

Klinisches Bild und präoperative Einschätzung

Als **typische Zeichen** des ausgeprägten Schocksyndroms gelten:

- Tachykardie,
- niedriger Blutdruck,
- Schockindex über 1,
- fadenförmiger Puls,
- blasse Haut,
- Schwitzen,
- periphere Zyanose,
- schnelle Atmung,
- Bewußtseinsstörungen,
- verminderte Urinausscheidung.

Hierbei ist zu beachten, daß die Diagnose „Schock" klinisch meist erst dann gestellt wird, wenn die *hypotensive Phase* des Schocks eingetreten ist. Zu diesem Zeitpunkt sind jedoch die wesentlichen pathophysiologischen Reaktionen bereits in Gang gekommen. Außerdem ist auch im ausgeprägten Schockzustand das klinische Bild der verschiedenen Schockformen keineswegs immer gleich; vielmehr gibt es nicht selten geradezu typische Unterschiede, die diagnostisch verwertbar sind:

- **Hyperdynamer septischer Schock:** ausgeprägte Hypotension mit warmen, trockenen und rosigen Extremitäten.
- **Schockformen mit venösem Pooling,** z.B. Cavakompressionssyndrom, ausgedehnte Spinalanästhesie: häufig *Bradykardie* mit stark erniedrigtem Blutdruck.
- **Traumatischer Schock:** Es können bereits erhebliche Blutverluste vorliegen, bevor der arterielle Blutdruck abfällt, weil die anfängliche Vasokonstriktion den wahren Zustand verschleiert.

Wartet man in dieser Situation mit der Therapie, bis Blutdruckabfall, kalt-schweißige Haut und Zyanose auftreten, so hat man sich die Möglichkeit der meist erfolgreichen Sofortbehandlung genommen und muß im weiteren Verlauf mit erheblichen therapeutischen Schwierigkeiten rechnen.

Tabelle 26-3 zeigt die Beziehung zwischen Volumenverlust und klinischem Bild des hypovolämischen Schocks bei einem jungen, kräftigen und sonst gesunden Patienten. Die Reaktion ist erheblichen individuellen Schwankungen unterworfen, jedoch gilt:

> Kinder und alte Menschen reagieren schneller und empfindlicher auf Volumenverluste als junge und kräftige Patienten.

Zur Einschätzung des **Schweregrades** werden folgende Messungen durchgeführt.

Tabelle 26-3. Volumenverlust und klinisches Bild beim hämorrhagischen Schock

Volumenverlust [ml]	Abnahme des Blutvolumens [%]	Schweregrad	Zeichen
0- 500	0-10	kein Schock	keine
500-1200	10-25	leicht (kompensiert)	leichte Tachykardie geringer Blutdruckabfall leichte periphere Vasokonstriktion
1200-1800	25-35	mäßig	fadenförmiger Puls Herzfrequenz 100-120/min systolischer Blutdruck 90-100 mm Hg Schwitzen Angst/Unruhe verminderte Urinausscheidung
1800-2500	35-50	schwer	Puls fadenförmig Herzfrequenz >120/min systol. Blutdruck <60 mm Hg ausgeprägte Vasokonstriktion starkes Schwitzen Verwirrtheit keine Urinausscheidung

1. Herzfrequenz: Beim hypovolämischen Schock besteht im allgemeinen eine positive Beziehung zwischen Blutverlust und Herzfrequenz: je größer der Blutverlust, desto höher die Herzfrequenz. Im Schock wird die Herzfrequenz am besten kontinuierlich überwacht.

2. Arterieller Druck: Ein systolischer Blutdruck unter 80 mm Hg, bzw. ein arterieller Mitteldruck unter 50 mm Hg gilt im allgemeinen als Indikator für einen Schockzustand. Allerdings ist der Blutdruck für sich allein genommen ein Parameter von begrenzter Aussage:

- Der Blutdruck sagt nichts über den *Blutfluß* aus.
- Das Schocksyndrom beginnt bereits, bevor der Blutdruck auf nicht mehr akzeptable Werte abfällt.
- Im Schock kann der Blutdruck in einer zentralen Arterie viel höher sein als in einer kontrahierten peripheren Arterie.

Für die Überwachung des klinischen Zustandes und den Erfolg der Therapie ist es sinnvoll, den Druck direkt und kontinuierlich in einer Arterie zu messen.

Von begrenzter Aussage ist der sog. **Schockindex;** dies ist das Verhältnis von Puls : Blutdruck. Bei Werten unter und um 0,5 besteht kein Schock; um 1,0 liegt ein mäßiger Schock vor, über 1,5 ein schwerer Schock. Der Schockindex ermöglicht lediglich eine grobe Orientierung.

3. Zentraler Venendruck: Der zentrale Venendruck hängt u.a. vom Füllungszustand des venösen Systems ab. Werte unter 5 cm H_2O weisen auf Volumenmangel, Werte über 12 cm H_2O auf Volumenüberlastung hin. Im hypovolämischen Schock ist der zentrale Venendruck erniedrigt, im kardiogenen Schock hingegen erhöht.

4. Pulmonaler Wedge-Druck: Der Lungenkapillarenverschlußdruck wird über einen Pulmonaliskatheter gemessen (s. S. 436). Seine Bestimmung ermöglicht Aussagen über den Funktionszustand des linken Herzens und erlaubt eine bessere Kontrolle von Schockverlauf und Therapieerfolg.

5. Herzzeitvolumen: Das Herzzeitvolumen gibt den Blutfluß im Körper an; dies ist die wichtigste Größe beim Schockzustand. Im Frühstadium des Schocks liegt das Herzzeitvolumen durch die Kompensationsreaktionen meist im Normbereich. Die Messung erfolgt über einen Pulmonaliskatheter mit der Thermodilutionsmethode.

Tabelle 26-4. Klinisches Bild verschiedener Schockformen

	Hypovolämischer Schock	Kardiogener Schock	Septischer Schock
• Peripherer Kreislauf	kalt, Vasokonstriktion	kalt, Vasokonstriktion	warm, Vasodilatation
• Periphere Zyanose	häufig	häufig	meist nicht
• Puls	schwach, fadenförmig	schwach, fadenförmig	gespannt
• Zentraler Venendruck	erniedrigt	erhöht	nicht erhöht
• Auskultation des Herzens	unauffällig	Galopp, Geräusche, Reiben	unauffällig

6. Urinausscheidung: Bei jedem Patienten im Schock wird die Urinausscheidung kontinuierlich mit Hilfe eines Blasenkatheters überwacht. Urinausscheidung von mindestens 0,5-1 ml/kg/h weist auf eine ausreichende Organdurchblutung und damit Herzleistung hin. Im schweren Schock hört die Urinausscheidung auf: Oligurie bzw. Anurie.

Die wichtigsten **Laboruntersuchungen** bei Patienten im Schock umfassen:

- Blutgruppenbestimmung und Kreuzprobe,
- Hämoglobin und Hämatokrit,
- Blutgasanalyse u. Säure-Basen-Parameter,
- Serumelektrolyte,
- Harnstoff, Kreatinin,
- Gerinnungsstatus u. Thrombozyten,
- arterieller Laktatgehalt,
- Amylasen.

Aus den ermittelten Daten können folgende Schlußfolgerungen über Schockform, Schweregrad und Ursache gezogen werden:

1. Sind bei einem Patienten im Schock die zentralen Füllungsdrucke (zentraler Venendruck, Pulmonalarteriendruck, Wedge-Druck) erniedrigt und bestehen gleichzeitig die Zeichen der Vasokonstriktion, so liegt mit großer Wahrscheinlichkeit ein **hypovolämischer** Schock vor. Differentialdiagnostisch muß an die Spätphase eines septischen Schocks gedacht werden.
2. Sind bei einem Patienten im Schock die zentralen Füllungsdrucke hoch und bestehen gleichzeitig die Zeichen der Vasodilatation, so liegt mit großer Wahrscheinlichkeit eine funktionelle Vergrößerung des Gefäßbettes durch Abfall des peripheren Widerstandes und des Venentonus vor, wie sie für den **neurogenen** Schock typisch ist.
   Differentialdiagnose: hyperdyname Phase des septischen Schocks, anaphylaktischer Schock.
3. Sind bei einem Patienten im Schock die zentralen Füllungsdrucke hoch und besteht gleichzeitig eine Vasokonstriktion, so liegt mit großer Wahrscheinlichkeit ein **kardiogener** Schock vor. Meist bestehen hierbei noch zusätzlich die Zeichen der venösen Stauung.

In **Tabelle 26-4** ist das klinische Bild verschiedener Schockformen zusammengestellt.

Präoperative Behandlung

Die Schockbehandlung wird nur dann erfolgreich sein, wenn das Syndrom frühzeitig erkannt und auch behandelt wird. Vorrangiges Ziel ist die Wiederherstellung einer ausreichenden Herz-Kreislauf-Funktion und Blutversorgung der Organe.

Häufig sind therapeutische Maßnahmen nur dann wirksam, wenn rasch auch die Ursache des Schocks beseitigt wird. Dies gilt vor allem für schwere Traumen, bei denen Blutungen so stark sind, daß die Volumenzufuhr mit den Verlusten nicht Schritt halten kann. Hier muß umgehend operiert werden, auch wenn der Schockzustand noch anhält.

1. Sicherung des pulmonalen Gasaustausches: Jeder Patient im Schock erhält *Sauerstoff*. Reicht die Spontanatmung nicht aus, so wird ohne Verzögerung endotracheal intubiert und kontrolliert beatmet.

2. Venöse Zugänge: Je nach Art und Ausmaß des Schocks werden 1-2 zentrale Venenkatheter und mehrere großkalibrige Verweilkanülen aus Kunststoff eingeführt. Sie dienen dem raschen Volumenersatz, der Zufuhr von Medikamenten sowie der Entnahme von Blut und zur Messung des zentralen Venendrucks.

3. Flüssigkeitszufuhr: Im Mittelpunkt der Behandlung des hypovolämischen Schocks steht die rasche Wiederherstellung des zirkulierenden Blutvolumens durch Bluttransfusion und/oder andere Flüssigkeiten wie Kolloide und Kristalloide. Der Volumenersatz muß rasch und in ausreichender Menge unter Kontrolle der Herz-Kreislauf-Funktion und metabolischer Parameter erfolgen, bis systolische Blutdrucke über 100 mm Hg (arterieller Mitteldruck um 80 mm Hg) bei sonst normotensiven Patienten sowie ein normaler zentraler Venendruck erreicht und aufrechterhalten werden. Volumenzufuhr ist auch bei anderen Schockformen, die mit Hypovolämie und Dehydratation einhergehen, erforderlich.

4. Azidosetherapie: Die Behandlung der metabolischen Azidose erfolgt vorrangig durch Wiederherstellung der normalen Gewebsdurchblutung. Anhaltende metabolische Azidose ist fast immer ein Zeichen für ungenügenden Volumenersatz. Bei andauernder peripherer Kreislaufinsuffizienz nimmt jedoch die Azidose zu und muß durch Zufuhr von Natriumbikarbonat ausgeglichen werden.

5. Vasopressoren wie z. B. Noradrenalin (Arterenol) können nützlich sein, wenn ein schwerer Blutdruckabfall durch Medikamente oder Anästhetika hervorgerufen wurde. Für die Primärtherapie des hypovolämischen Schocks sind Vasopressoren hingegen nicht geeignet. In sehr seltenen Fällen können Vasopressoren in niedriger Dosierung gegeben werden, um bis zum Beginn der Volumensubstitution vorübergehend die Durchblutung von Herz und Gehirn zu unterstützen.
Bei kardiogenem Schock gilt Dopamin als Mittel der Wahl zur Unterstützung der Herzfunktion

6. Vasodilatatoren können im Schock die periphere Durchblutung nach Volumensubstitution u. U. wesentlich verbessern, indem sie die prä- oder postkapilläre Gefäßkonstriktion aufheben und die Herzleistung durch Verminderung der Vor- und Nachbelastung (s. S. 259) steigern. Gebräuchliche Medikamente sind: Natriumnitroprussid (Nipruss, Nipride), Nitroglycerin, Phentolamin (Regitin).

7. Steroide: Die Verwendung von Kortikosteroiden im hämorrhagischen Schock ist umstritten. Bei anaphylaktischem Schock wirken sie zu spät. Hingegen scheinen sie beim septischem Schock den Behandlungserfolg zu verbessern.

Narkose beim Patienten im Schock

Als Grundregel gilt:

> Beim Patienten im Schock darf eine Narkose erst eingeleitet werden, wenn durch die Initialbehandlung die Herz-Kreislauf-Funktion ausreichend stabilisert worden ist.

Eine übereilte Narkoseeinleitung ohne ausreichende Primärbehandlung verschlechtert die Überlebenschancen des Patienten. Zeichen ausreichender **Stabilisierung** nach der Initialbehandlung des hypovolämischen Schocks sind:
- anhaltender systolischer Blutdruck von 80-100 mm Hg,
- bleibender Abfall der Herzfrequenz,
- normaler zentraler Venendruck.

Bei bestimmten Patienten sind sofort operative Maßnahmen erforderlich, um die Schockursache zu beseitigen und eine erfolgreiche Behandlung zu ermöglichen, ohne daß vorher eine ausreichende Stabilisierung des Patienten erreicht werden kann. Hierbei ist die narkosebezogene präoperative Untersuchung begrenzt; schwerwiegende Begleitverletzungen sind u. U. noch gar nicht festgestellt worden; die Funktion der Vitalorgane ist meist erheblich eingeschränkt. Zusätzlich muß davon ausgegangen werden, daß der Patient einen vollen Magen hat. In dieser Situation konzentriert sich das anästhesiologische Vorgehen zunächst auf folgende Maßnahmen:
- Sicherung der Atemwege durch endotracheale Intubation.
- Aufrechterhaltung des Gasaustausches durch kontrollierte Beatmung.

- Überwachung der Herz-Kreislauf-Funktion mit einfachen Hilfsmitteln: Pulsfühlen, Blutdruckmanschette, präkordiales Stethoskop, EKG.
- Anlegen venöser Zugänge in ausreichender Zahl zur Volumensubstitution und Blutentnahme.

  Invasive Methoden zur Überwachung der Vitalfunktionen sollten erst angewandt werden, wenn sich die Herz-Kreislauf-Funktion stabilisiert hat.

Narkoseeinleitung

Die Narkoseeinleitung ist bei Patienten im Schock eine *besonders kritische Phase,* in der bereits geringe Dosen potenter Anästhetika einen vollständigen und irreversiblen Zusammenbruch der Herz-Kreislauf-Funktion hervorrufen können. Die endotracheale Intubation sollte möglichst im Wachzustand, wenn nötig unter leichter Sedierung, erfolgen. Hierdurch wird das Risiko der Aspiration von Mageninhalt und eine zusätzliche Beeinträchtigung der Herz-Kreislauf-Funktion durch die Anästhetika vermieden. Im allgemeinen gelingt die Intubation des wachen Patienten ohne größere Schwierigkeiten, weil im schweren Schockzustand die Schmerzempfindlichkeit und auch die Reflexaktivität der Atemwege meist erheblich eingeschränkt sind. Ist eine Intubation im Wachzustand nicht möglich, so wird die Narkose mit einem kurz wirksamen i.v.-Anästhetikum mit geringen kardiovaskulären Nebenwirkungen (z.B. *Hypnomidate*) eingeleitet.

Aufrechterhaltung der Narkose

Die Aufrechterhaltung der Narkose hängt ganz wesentlich vom Zustand des Patienten ab. Die Wahl des Anästhetikums ist von sekundärer Bedeutung, weil beim Patienten im Schock alle Anästhetika die Herz-Kreislauf-Funktion beeinträchtigen. Volatile Inhalationsanästhetika wie Halothan, Eufluran oder Isofluran sollten jedoch möglichst nicht eingesetzt werden.

Der bewußtlose Patient im Schock benötigt sehr wenig Narkosemittel; meist genügt die Gabe niedriger Fentanyldosen.

Die Beatmung wird mit Sauerstoff durchgeführt; die Muskelrelaxierung kann mit einem nichtdepolarisierenden Relaxans (z.B. Pancuronium) erfolgen.

Ist der Patient präoperativ bei Bewußtsein gewesen, so kann Fentanyl mit Lachgas ergänzt werden, um eine Amnesie und Hypnose zu erreichen. Allerdings wird bei Patienten im Schock die sonst minimale kardiodepressive Wirkung von Lachgas verstärkt, so daß Vorsicht auch bei der Zufuhr niedriger Konzentrationen geboten ist. Auch bei Patienten im kompensierten Schockzustand scheint eine balancierte Narkosetechnik (Opiat/Lachgas/Sauerstoff/Muskelrelaxans) günstiger zu sein als andere Narkoseverfahren. Die für die Narkose benötigten Medikamentendosen liegen hierbei erheblich niedriger als bei Patienten, die sich nicht im Schock befinden.

Postoperativ müssen alle Patienten nach einem Schockzustand auf einer Intensivbehandlungsstation weiterversorgt werden.

Kapitel 27. Polytrauma

Einführung

Polytraumatisierte sind Patienten mit Verletzungen mehrerer Körperregionen, z. B. Schädel und Abdomen, Schädel und Thorax, Thorax und verschiedene Extremitäten.
Am häufigsten sind folgende Kombinationsverletzungen:

- Schädel + Thorax,
- Schädel + Abdomen + Extremitätenfrakturen + Weichteilverletzungen.

Beim Polytraumatisierten sind die Vitalfunktionen, je nach Ausmaß der Verletzung, gestört. Kombinierte Störungen verstärken sich gegenseitig. Wird zu spät mit der Behandlung begonnen, so muß mit schweren sekundären Störungen von Organsystemen gerechnet werden.
Die Erstbehandlung des Polytraumatisierten muß bereits *am Unfallort* beginnen; hierdurch können die Überlebenschancen wesentlich verbessert werden.
In der Klinik ist jedoch der Patient keineswegs in Sicherheit. Besonders in den ersten 6 Stunden nach der Aufnahme ist die Mortalität sehr hoch. Hauptursache ist eine unzulängliche Behandlung in der Frühphase.

Notfallabteilung und Notfallteam

Das unmittelbare Überleben des Polytraumatisierten im Krankenhaus hängt in hohem Maße von einem sorgfältig geplanten und gut koordinierten Vorgehen bei der Diagnostik und Behandlung ab. Die Akutbehandlung erfolgt am besten durch ein sofort verfügbares **Notfallteam,** das die Techniken der Wiederbelebung beherrscht, mit den Schwierigkeiten der Diagnostik von Schwerverletzten vertraut ist und die richtigen Prioritäten der Notfallbehandlung festlegt. Jedes Team benötigt einen *Leiter oder Koordinator.* Er lenkt die Maßnahmen zur Wiederherstellung und Sicherung der Vitalfunktionen, ruft Spezialisten zuhilfe und koordiniert die Prioritäten der Diagnostik und Behandlung im Einvernehmen mit den Konsiliarien. In den meisten Krankenhäusern ist dieser Leiter ein *Allgemeinchirurg.* Eine weitere Schlüsselrolle nimmt der *Anästhesist* ein. Wichtige Gründe sprechen dafür, daß er von Anfang an aktiv an der Erstbehandlung beteiligt ist. Er kann aufgrund seiner Ausbildung Wiederbelebungsmaßnahmen leiten sowie respiratorische und kardiovaskuläre Störungen behandeln. Zusätzlich ist die frühzeitige und genaue Kenntnis des Patientenstatus für die Narkose bei sich anschließenden Notfalloperationen von großer Wichtigkeit. Denn nicht selten manifestieren sich bisher unentdeckt gebliebene Verletzungen während der Operation oder sie werden durch die Narkose in verhängnisvoller Weise verschleiert.
Die Anzahl der Teammitglieder sollte auf etwa 5 beschränkt bleiben. Denn auch hier gilt: Viele Köche verderben den Brei.

Notfallbehandlungsraum

Nofallbereitschaft ist eine wichtige Voraussetzung für wirkungsvolle Behandlung, ganz gleich ob der Patient angemeldet war oder überraschend eingeliefert wurde.
Die Erstversorgung erfolgt am besten in einem speziell ausgerüsteten Notfallbehandlungsraum, in dem entweder selbst operiert werden kann, oder der in unmittelbarer Nachbarschaft des Notfall-OP und einer Notfallröntgendiagnostik liegt. Im *Notfallbehandlungsraum* müssen sämtliche Ausrüstungsgegenstände, Medikamente, Monitore, Respiratoren usw. gebrauchsfertig aufgestellt sein. Ein verantwortlicher Pfleger überprüft

täglich Funktionsfähigkeit und Vollständigkeit der Notfallausrüstung.

Initiale Basismaßnahmen

Sofort nach der Aufnahme des Patienten in den Notfallbehandlungsraum werden die initialen Basismaßnahmen eingeleitet. Hierzu gehören:

- Wiederherstellung und Sicherung der Vitalfunktionen,
- allgemeine Einschätzung und Diagnostik,
- spezielle Behandlung.

Das Nahziel der Basismaßnahmen besteht darin, die Körperfunktionen zu stabilisieren und eine unmittelbare Bedrohung des Lebens abzuwenden.
In **Tabelle 27-1** sind die initialen Maßnahmen zusammengefaßt

Für den Polytraumatisierten gilt:

- ▸ Anfangs müssen lebensrettende Maßnahmen durchgeführt werden, bevor die zugrundeliegenden Störungen vollständig erkannt worden sind. Behandlung geht vor Diagnosestellung!
- ▸ In den ersten Minuten nach der Aufnahme haben die Wiederbelebungsmaßnahmen immer absolute Priorität vor allen anderen Maßnahmen.

In diesem Frühstadium muß die Gesamteinschätzung rasch und oberflächlich sein; sie dient noch nicht dazu, detailliert alle Diagnosen zu stellen.
Nach dem **Prinzip der Triage** (frz. sortieren) werden folgende Fragen beantwortet:

- Sind Atmung und Herz-Kreislauf-Funktion instabil?
- Liegt eine akut lebensbedrohliche Verletzung vor, die sofort behandelt werden muß (z. B. Spannungspneumothorax)?
- Ist das Rückenmark beteiligt oder gefährdet.

Die weitere Behandlung erfolgt am besten nach einem **vorausgeplanten Ablauf.** Hierbei müssen die einzelnen Teammitglieder flexibel und mit Verständnis für die jeweiligen Probleme zusammenarbeiten, damit verschiedene Behandlungsphasen, wenn erforderlich, gleichzeitig durchgeführt werden können.

Tabelle 27-1. Initialbehandlung beim Polytrauma

- Schwerste Verletzung rasch einschätzen
- Atemwege freimachen und sichern
- Für ausreichende Atmung sorgen
- Zirkulierendes Blutvolumen wiederherstellen
- Körper vollständig untersuchen
- Frakturen schienen
- Kopf, Rücken und Extremitäten nicht unnötig bewegen
- Richtigen Konsiliar rufen
- Prioritäten der Behandlung festlegen

Zugang zu lebenswichtigen Organsystemen

Wirksame Notfallbehandlung von Polytraumatisierten ist ohne direkte Zugänge zum Kreislaufsystem und zu den Atemwegen in der Regel nicht möglich.

Venöse Zugänge

Der erste venöse Zugang muß so rasch wie möglich angelegt werden. Dieser Zugang soll ein zentraler Venenkatheter sein. Er darf nur vom Geübten eingeführt werden, damit der Zeitverlust so gering wie möglich ist. Zögerndes Nachdenken über mögliche Komplikationen dieser Kathetertechnik sind in der Notsituation nicht angebracht.
Der zentrale Venenkatheter dient der

- raschen Volumenzufuhr,
- Injektion von Medikamenten,
- Entnahme von Blut für Laboruntersuchungen,
- Messung des zentralen Venendruckes.

Parallel hierzu können von den anderen Teammitgliedern *kurze und weitlumige* Venenkanülen (z. B. 12 oder 14 G) für den raschen Volumenersatz eingeführt werden.

> Zur Notfallbehandlung sollen mindestens 4 Venenzugänge angelegt werden.

Punktionsstellen für Venenzugänge:

Zentral:	V. subclavia
	V. jugularis interna (externa).
Peripher:	V. basilica
	V. cephalica
	V. saphena in der Leiste
	V. saphena in der Knöchelgegend.

Tabelle 27-2. Laborwerte hoher Priorität

- Blutgruppe und Kreuzprobe
- Hämoglobin, Hämatokrit, Leukozyten
- Gerinnungsstatus: Fibrinogen
  Thrombinzeit
  partielle Thrombinzeit
  Quick-Test
  Thrombozyten
- Elektrolyte: Na, K, Cl, Ca
- Gesamteiweiß
- Glukose
- Harnstoff u. Kreatinin
- Arterielle Blutgasanalyse

Die **arterielle Kanülierung** gehört nicht zu den Initialmaßnahmen, weil sie in der Regel zeitraubend ist. Dennoch sollte sie frühzeitig durchgeführt werden, weil
- der Druck blutig gemessen werden kann (Vorteil bei Zentralisation),
- die Blutgase lückenlos überwacht werden können.

Zu diesem Zeitpunkt werden ca. 100 ml Blut aus dem zentralen Venenkatheter für Laboruntersuchungen entnommen.

Auch die **Laborwerte** müssen *prioritätenorientiert* bestimmt werden. Werte hoher Priorität sind in **Tabelle 27-2** aufgeführt.
Zusammen mit Venenkanülierung und Blutentnahme werden folgende Maßnahmen rasch durchgeführt:
- ▸ EKG-Monitor anschließen,
- ▸ Herzfrequenz bestimmen,
- ▸ Blutdruck messen,
- ▸ Blasenkatheter legen,
- ▸ Magensonde einführen.

Endotracheale Intubation

Die Indikation zur Intubation wird vom Anfänger häufig nicht richtig eingeschätzt. Insbesondere läßt er sich durch den ansprechbaren Patienten im kompensierten Schock leicht dazu verleiten, den Atemwegen und der Atmung geringe Aufmerksamkeit zu schenken.
Bei Polytraumatisierten muß die Indikation zur Intubation großzügig gestellt werden! Die Intubation ist *obligatorisch* bei:
- Bewußtlosen,
- Patienten im hypovolämischen Schock,
- schweren Thoraxtraumen,
- schweren Gesichts- und Halsverletzungen.

Polytraumatisierte, die nicht intubiert werden müssen, erhalten *Sauerstoff* über eine Gesichtsmaske.
Oropharyngeale Tuben sollen beim Polytraumatisierten nicht eingeführt werden.

Kontrolle lebenswichtiger Organsysteme

In dieser Phase werden lebenswichtige Behandlungsmaßnahmen durchgeführt, die folgende Nahziele haben:
- Wiederherstellung des zirkulierenden Blutvolumens,
- Normalisierung des Hämoglobingehaltes (Sauerstoffträger!),
- Stützung der Herz-Kreislauf-Funktion,
- Sicherung des pulmonalen Gasaustausches.

Volumenersatz: Die rasche Korrektur schwerer Blutverluste bereits am Notfallort kann für den Patienten lebensrettend sein. Hierfür stehen unter Notfallbedingungen in der Praxis meist nur kolloidale oder kristalloide Lösungen (s. S. 191) zur Verfügung. Erst in der Klinik ist die Therapie mit Blut und Blutkomponenten möglich. Sie erfolgt nach den im Kap. 16 angegebenen Richtlinien. Zeichen und Behandlung des hämorrhagischen Schocks s. Kap. 26.

Sicherung des pulmonalen Gasaustausches: Die Atemfunktion des Polytraumatisierten kann durch die Verletzungen in vielfältiger Weise akut gestört werden. Zusätzlich besteht für den weiteren Verlauf die Gefahr eines akuten Lungenversagens (s. S. 568). Darum wird beim Polytraumatisierten die Indikation zur frühzeitigen Beatmung mit PEEP großzügig gestellt; sie sollte bereits im Notfallbehandlungsraum begonnen werden.

Analgesie und Sedierung

Die meisten Polytraumatisierten leiden unter beträchtlichen Schmerzen und sind ängstlich und aufgeregt.
Akute Schmerzen führen reflektorisch zu charakteristischen vegetativen Sofortreaktionen, die das physiologische Gleichgewicht des Organismus aufrechterhalten sollen:
- Kontraktionen oder Spasmen der Skelettmuskulatur

- Überaktivität von Drüsen und Vasomotoren
- Veränderungen von Atmung, Herz-Kreislauf-, endokrinen und viszeralen Funktionen.

Gleichzeitig empfindet der Patient in individuell unterschiedlicher Intensität den Schmerz und reagiert darauf affektiv mit Angst und Furcht sowie typischen Schmerzäußerungen. Hierbei reflektiert die Intensität des subjektiven Schmerzerlebnisses nicht in jedem Fall den Grad der ZNS-Stimulierung, das Ausmaß der Gewebszerstörung oder die Gefährdung des Körpers. So besteht kein Zweifel, daß z. B. *Angst* die Schmerztoleranz erheblich vermindert.

Aus welchen Gründen müssen die Schmerzen gelindert werden?

- Humanität und Mitleid,
- Beseitigung der vegetativen Begleitreaktionen, die zusätzlich die Vitalfunktionen gefährden können,
- Wiederherstellung der Kooperation mit dem Patienten.

> Analgesie und Sedierung sind essentieller Bestandteil der Sofortbehandlung des Notfallpatienten.

Womit sollen Schmerz und Angst pharmakologisch behandelt werden?

Hierzu werden im wesentlichen Pharmaka folgender Substanzgruppen angewendet:

- morphinartige Analgetika,
- Sedativa-Anxiolytika vom Benzodiazepin-Typ.

Diese Substanzen sind beim Notfallpatienten nicht ungefährlich, da sie alle die Funktionen von Atmung, Herzkreislaufsystem und ZNS beeinträchtigen können.

Für eine sichere praktische Handhabung müssen daher bestimmte Regeln beachtet werden:

- ▸ Nur *intravenös* zuführen, da schnelle und sichere Wirkung erwünscht.
  Niemals i. m. oder s. c., da periphere Zirkulation häufig ungenügend und Wirkungseintritt zu langsam.
- ▸ Mit *kleinen* Dosen beginnen, Zusatzdosen nach Wirkung titrieren; Patienten ständig beobachten.
- ▸ Dosis so wählen, daß *Nebenwirkungen* gering sind. Je kranker, je älter, je schwächer der Patient, desto geringer die Dosis.
  Bei Volumenmangel, Elektrolyt- und Säure-Basen-Störungen und Unterkühlungen können bereits kleinste Dosen starke Reaktionen auslösen.
- ▸ Keine Kombinationspräparate geben.
- ▸ Vollständige Schmerzfreiheit kann meist nur durch Narkose erreicht werden.

Analgetika

Starke Schmerzzustände können nur mit potenten Analgetika beseitigt werden. Gut geeignet sind hierfür lediglich die **morphinartigen Analgetika,** die analgetisch und sedierend wirken **(Tabelle 27-3)**.

Am Notfallort injiziert man am besten nur kurz wirkende Analgetika, um die weitere Diagnostik im Krankenhaus nicht zu erschweren. Nachteile der morphinartigen Analgetika: Bereits geringe Dosen können beim Notfallpatienten laryngeale Schutzreflexe (Aspiration!), Atmung (Hypoventilation!) und Kreislauf-Funktion (Blutdruckabfall!) beeinträchtigen. Im allgemeinen sind jedoch bei starken Schmerzzuständen die dämpfenden Wirkungen weniger ausgeprägt. Pupillenverengung und evtl. Beeinträchtigung des Bewußtseins können die Diagnostik bei Patienten mit Schädel-Hirn-Trauma erschweren.

Übelkeit und Erbrechen als typische Nebenwirkungen der morphinartigen Analgetika sind nicht nur störend für das Befinden des Patienten, sie können auch zur lebensbedrohlichen Aspiration führen, wenn die Schutzreflexe abgeschwächt sind.

Sedativa-Anxiolytika

In der Notfallmedizin hat sich die Verwendung der Benzodiazepine (z. B. Valium, Dormicum) bewährt. Diese Substanzen besitzen

Tabelle 27-3. Morphinartige Analgetika in der Notfallmedizin

Freiname	Handelsname	Dosis i. v.	Wirkungsdauer
Piritramid	Dipidolor	7,5-30 mg	6 h
Fentanyl	Fentanyl-Janssen	0,05-0,1 mg	20-40 min
Pethidin	Dolantin	25-50-100 mg	2-4 h
Pentazocin	Fortral	15-30 mg	3-5 h

eine gute sedierende und angstlösende Wirkung; analgetische Wirkungen fehlen, jedoch potenziert die Substanz die Wirkungen der morphinartigen Analgetika.
Die therapeutische Breite von Valium ist relativ groß; die Vitalfunktionen werden im allgemeinen nur geringfügig beeinträchtigt. Die effektive Dosis beträgt etwa 5–10 mg i.v.; sie muß aber jeweils individuell dem Patienten angepaßt werden.
In hohen Dosen kann Valium zur Bewußtlosigkeit und den damit verbundenen Gefahren führen.
Nachteile: lange Wirkungsdauer – Diagnostik im Krankenhaus evtl. erschwert.
Bei zu rascher Injektion: Atemstillstand!
Möglicherweise bietet das kürzer wirkende Dormicum eine Alternative zu Valium.

Prioritäten bei der Diagnostik und Behandlung

Parallel zu den Initialmaßnahmen wird die genaue Diagnostik der Mehrfachverletzungen durchgeführt, sofern der Zustand des Patienten ausreichend stabilisiert worden ist. Hierbei müssen die Verletzungen in einem prioritätenorientierten Vorgehen erwogen werden (bedrohliche Verletzungen zuerst!). Danach werden die festgestellten Verletzungen nach einem System der Prioritäten eingestuft und entsprechend behandelt **(Tabelle 27-4).**
Über die Diagnose von Thoraxverletzungen s. S. 582f., von Schädel-Hirn-Taumen s. S. 615ff. Die Frühdiagnose von lebensgefährlichen intraabdominellen Verletzungen kann sehr schwierig sein, besonders wenn andere Verletzungen mit ihren Symptomen ganz im Vordergrund stehen. Diagnostisch hilfreich ist bei Verdacht auf intraabdominelle Blutungen das Anlegen eines *Lavage-Katheters.* Als absolute Indikationen zur sofortigen diagnostischen **Laparotomie** gelten:

- Schock nach erfolgreicher Reanimation bei Verdacht auf intraabdominelle Blutung,
- freie Luft im Abdomen (Röntgenbild),
- Milzruptursyndrom: anhaltende Spannung unter dem linken Rippenbogen, Schmerzen in der linken Schulter, Frakturen der unteren linken Rippen,
- Zunahme des Bauchumfangs,
- zunehmender Abdominalschmerz, zunehmende Bauchdeckenspannung.

Tabelle 27-4. Prioritätensystem beim Traumapatienten

1. Basisprioritäten
- Leben
- Gliedmaßen
- Funktion
- Aussehen

2. Höchste Priorität
- Atmung
- Herz-Kreislauf-System
- schwerste Blutungen

3. Sehr hohe Priorität
- Schock
- Intraabdominelle Blutung
- Retroperitoneale Blutung

4. Hohe Priorität
- Gehirn
- Rückenmark
- Verbrennungen

5. Niedrige Priorität
- Unterer Genitourethraltrakt
- Periphere Nerven, Muskeln
- Weichteile (wenn Blutung unter Kontrolle)
- Frakturen (wenn geschient)

Nachdem die Vitalfunktionen stabilisiert und die Prioritäten des chirurgischen Vorgehens festgelegt worden sind, beginnt der Anästhesist mit den Vorbereitungen für die Narkose von Notoperationen.

Narkose bei lebensbedrohlichen Verletzungen

Der Zustand nach Polytrauma ist so gut wie immer durch ein **Schocksyndrom** unterschiedlichen Ausmaßes gekennzeichnet. Hier gilt als Grundregel:

▸ Beim Patienten im Schock darf eine Narkose erst eingeleitet werden, wenn durch die Initialbehandlung die Herz-Kreislauf-Funktion ausreichend stabilisiert worden ist (s. S. 317).

Außerdem muß noch folgendes bedacht werden:

- Eine narkosebezogene präoperative Untersuchung ist nur sehr begrenzt durchführbar.
- Schwerwiegende Begleitverletzungen sind unter Umständen noch gar nicht festgestellt worden.

- Die Funktion der anderen Vitalorgane ist oft bereits erheblich gestört.
- Der Patient hat einen vollen Magen.

Transport des Patienten

Schwierigkeiten ergeben sich nicht selten bereits beim Transport des Patienten in den Operationssaal, besonders wenn der Weg von einem weiter entfernt gelegenen Diagnostikbereich zurückgelegt werden muß. Für den Transport sind transportable Beatmungsgeräte, Monitore für EKG und arteriellen Druck, Absauggeräte, Notfallmedikamente, Infusionsständer usw. erforderlich.

Narkoseprobleme

Wichtige Voraussetzung für eine erfolgreiche Narkose ist eine apparative Mindestüberwachung. Die Geräte sollten möglichst vor der Narkoseeinleitung angeschlossen werden. Die Narkoseeinleitung ist beim Polytraumatisierten meist eine besonders kritische Phase (Einzelheiten s. Kap. 26).

1. Massive Blutverluste sind gewöhnlich das Hauptproblem während der Narkose. Das transfundierte Blut muß blutgruppengleich sein und sollte auf Unverträglichkeit getestet werden (wenn genügend Zeit zur Verfügung steht). Nur in extremen Notsituationen darf 0 Rh-negatives Blut transfundiert werden. Die zugeführte Menge sollte mit den Verlusten Schritt halten. Dicke kurze Venenkanülen erlauben eine höhere Flußgeschwindigkeit als lange dünne Katheter. Durch Verwendung von Druckmanschetten für Transfusionsbeutel kann die Blutzufuhr erheblich gesteigert werden. Transfusionszwischenfälle sind in der allgemeinen Hektik sehr leicht möglich und bleiben in der Narkose häufig zunächst unentdeckt. Folgende Zeichen sollten den Verdacht auf einen **hämolytischen Transfusionszwischenfall** wecken (s. a. S. 206):

- Hämaturie,
- plötzlicher Blutdruckabfall,
- Lungenödem,
- Gerinnungsstörung.

Therapie s. S. 207.

2. Beatmung während der Narkose: Sie sollte mit hohen Atemzugvolumina (12-15 ml/kg), niedriger Freuquenz (8-10/min) und niedrigem Flow erfolgen, um die Entwicklung von Mikroatelektasen zu verhindern. Sobald die Herz-Kreislauf-Funktion es erlaubt, wird ein PEEP von 5 cm H_2O angewendet. Ein PEEP von 5 cm H_2O kann auch bei Patienten mit schwerem Schädel-Hirn-Trauma gefahrlos eingesetzt werden.

3. Laboruntersuchungen: Während der Narkose dürfen bestimmte Laboruntersuchungen nicht vergessen werden. Von besonderer Bedeutung ist das Serumkalium, da eine Hypokaliämie die häufigste Elektrolytstörung beim Polytraumatisierten ist.

4. Anhaltend niedriger Blutdruck trotz scheinbar angemessener Volumenzufuhr ist immer verdächtig auf eine nicht entdeckte Blutungsquelle. Hier ist rasches Handeln erforderlich.

5. Herzrhythmusstörungen: Gefährlich sind vor allem ventrikuläre Herzrhythmusstörungen. Medikamentös kann *Xylocain* eingesetzt werden. Gleichzeitig muß jedoch immer nach der Ursache gesucht werden. Wichtige Ursachen sind: Hypoxie, Hyperkapnie, Mangeldurchblutung des Herzens, Elektrolytstörungen.

Nach der Operation

Nach der Notoperation beginnt zunächst die *Stabilisierungsphase*. In dieser Phase werden auf der Intensivstation die Organfunktionen stabilisiert, so daß die Voraussetzungen für erfolgreiche weitere Operationen geschaffen werden können. Nur selten ist es möglich, die Stabilisierungsphase bereits im OP abzuschließen, so daß sofort mit weiteren Operationen begonnen werden kann. Die wichtigsten Schritte der Stabilisierungsphase sind:

- Normalisierung des intravasalen Volumens und der Mikrozirkulation,
- Korrektur von Störungen im Säure-Basen-Wasser- und Elektrolythaushalt,
- Prophylaxe des akuten Lungenversagens (?),
- Prophylaxe des akuten Nierenversagens,
- Normalisierung der Gerinnungsfunktion.

Kapitel 28. Kontrollierte Hypotension

Definition

Die kontrollierte Hypotension ist eine durch Medikamente absichtlich herbeigeführte Blutdrucksenkung auf einen mittleren arteriellen Blutdruck zwischen 50 und 60 mm Hg beim anästhesierten und kontrolliert beatmeten Patienten. Das Verfahren wird meist durch Lagerungsmaßnahmen unterstützt, die das Operationsgebiet über die Herzebene anheben und damit zusätzlich die Wirkung der Schwerkraft ausnutzen.

Ziele, Indikationen und Kontraindikation

1. Ziele: Die kontrollierte Hypotension wird von ihren Befürwortern eingesetzt, um Blutungen im Operationsgebiet zu vermeiden und hierdurch dem Chirurgen das operative Vorgehen zu erleichtern. Zusätzlich sollen intraoperative Blutverluste auf ein Minimum reduziert und damit die Indikationen zur Transfusion von Blut eingeschränkt werden. In der Neurochirurgie soll die kontrollierte Hypotension bei Operationen von Aneurysmen der Hirngefäße die Wandspannung im Aneurysma herabsetzen und dadurch die Rupturgefahr vermindern.

2. Indikationen: Die Indikationen zur kontrollierten Hypotension sind umstritten und in den letzten Jahren mehr und mehr eingeengt worden. Durchgeführt wird die kontrollierte Hypotension, je nach Einstellung des Anästhesisten, bei:
- besonders blutreichen Eingriffen,
- plastischer Chirurgie,
- HNO-Operationen,
- neurochirurgischen Operationen: Aneurysmen, gefäßreiche Hirntumoren

3. Kontraindikationen: Die kontrollierte Hypotension ist nicht ungefährlich. Vor allem droht eine Mangeldurchblutung lebenswichtiger Organe; besonders gefährdet sind Patienten mit Gefäßerkrankungen. Bei folgenden Krankheiten darf keine kontrollierte Hypotension durchgeführt werden:
- Herzinsuffizienz,
- Hypertonie,
- zerebrale Durchblutungsstörungen,
- Koronare Herzkrankheit,
- schwere Lungenfunktionsstörungen,
- ausgeprägte Anämie

Substanzen zur Blutdrucksenkung

Das methodische Vorgehen bei kontrollierter Hypotension ist weitgehend vereinheitlicht worden. Techniken wie Arteriotomie, Staubinden sowie Spinal- und Periduralanästhesie gehören wegen ihrer schwierigen Handhabung und schlechten Steuerbarkeit der Vergangenheit an. Heutzutage wird die Hypotension mit gut steuerbaren Pharmaka induziert und aufrechterhalten. Gebräuchliche Substanzen sind Nitroprussid, Nitroglyzerin und neuerdings auch Isofluran. Der Ganglienblocker Trimethaphan (Arfonad) ist in Deutschland nicht mehr im Handel.

Nitroprussid

Nitroprussid hat andere Hypotensionstechniken weitgehend verdrängt. Die Substanz senkt den Blutdruck durch *direkte* Wirkung auf die Gefäßmuskelzelle, unabhängig von der autonomen Innervation. Die Wirkung ist außerordentlich flüchtig: Der Blutdruck fällt innerhalb von Sekunden während der Infusion ab und steigt nahezu ebenso schnell nach Abstellen der Infusion wieder an.

Nitroprussid (Nipruss, Nipride) kann als 0,01%ige-Lösung infundiert werden (Infusionspumpe verwenden). Die Lösung muß kurz vor der Verwendung nach den Angaben des Herstellers frisch zubereitet werden; die Stammlösung wird in Glukose 5% gelöst. Die Infusionslösung muß vor Lichteinfall geschützt werden (Infusionsbeutel und System mit Alufolie umwickeln). Die Haltbarkeit der Lösung beträgt nur etwa 4 h.

Dosierung: Nitroprussid ist *toxisch*. Darum darf eine Dosis von 0,5 mg/kg/h oder von 1,5 mg/kg in 1-3 Stunden nicht überschritten werden. Bei zu hoher Zufuhr von Nitroprussid entsteht eine *Zyanidvergiftung;* hierdurch wird die Sauerstoffverwertung im Gewebe blockiert. Eine Gewebshypoxie ist die Folge. Durch Zusatz von *Thiosulfat* zur Infusionslösung kann die Toxität vermindert werden.

> Durchschnittlich liegt der Dosisbedarf für die kontrollierte Hypotension bei 0,5-10 μg/kg/min Nitroprussid. Beginn mit 1 μg/kg/min, dann Anpassung an den Grad der Blutdruckreaktion. Tritt bei Dosierung von 10 μg/kg/min innerhalb von 10 min kein ausreichender Blutdruckabfall ein, so sollte die Zufuhr der Substanz abgebrochen werden.

Klinisch ist wichtig: Inhalationsanästhetika oder *β*-Blocker senken den Dosisbedarf von Nitroprussid und vermindern auf diese Weise die Vergiftungsgefahr.

Zyanidvergiftung: Überdosierung von Nitroprussid führt zu einer lebensbedrohlichen Zyanidvergiftung. Die Zeichen sind:
- Tachykardie,
- zunehmende metabolische Azidose,
- abnehmende arteriovenöse Sauerstoffgehaltsdifferenz,
- Schock.

Die Diagnose kann durch Bestimmung der Zyanidspiegel im Serum gesichert werden.

> **Behandlung der Zyanidintoxikation:**
> - 150 mg/kg Natrium-Thiosulfat i.v. in 15 min,
> - 0,1 mg/kg Hydroxycobalamin,
> - 5 mg/kg Natriumnitrat i.v. in 5 min.

Unerwünschte Wirkungen von Nitroprussid

Tachykardie: Ein Anstieg der Herzfrequenz wird nicht selten während der Nitroprussidinfusion beobachtet. Die Tachykardie ist eine *Reflexreaktion* des Körpers auf den Blutdruckabfall. Zur Verhinderung oder Beseitigung der Tachykardie wird die Zufuhr von Halothan oder *β*-Blockern empfohlen.

Tachyphylaxie: Bei einigen Patienten muß die Dosis ständig gesteigert werden, um den gewünschten niedrigen Blutdruck aufrechtzuerhalten, so daß sehr leicht toxische Nitroprussidspiegel erreicht werden können. Die Ursache der Tachyphylaxie ist bisher noch unbekannt.

Anstieg des intrakraniellen Druckes: Nitroprussid kann die Hirndurchblutung und nachfolgend den intrakraniellen Druck steigern. Darum sollte die Substanz bei Patienten mit erhöhtem Hirndruck nicht vor Eröffnung der Dura eingesetzt werden.

Rebound-Blutdruckanstieg: Bei abrupter Unterbrechung der Nitroprussidinfusion kann der Blutdruck sehr stark ansteigen. Dieser Effekt ist vor allem nach intrakraniellen Eingriffen unerwünscht. Er beruht vielleicht auf einer Reninfreisetzung durch die Hypotension. Um den Blutdruckanstieg zu vermeiden, sollte die Nitroprussidzufuhr ausschleichend beendet werden.

Nitroglyzerin

Nitroglyzerin dilatiert die Blutgefäße direkt, vor allem die Venen (jedoch auch die Arteriolen); hierdurch nimmt der venöse Rückstrom zum Herzen ab. Die Substanz ist nicht toxisch.
Meist kann mit Nitroglyzerin nur eine *mäßig tiefe* Hypotension erreicht werden.

Anwendung: Zunächst Herstellen einer Infusionslösung mit 25 oder 50 mg Nitroglyzerin auf 250 ml Elektrolytlösung. Danach Zufuhr über eine Infusionspumpe. Dosierung nach Wirkung; initial meist 1-2 μg/min.

Inhalationsanästhetika

Halothan beeinträchtigt dosisabhängig die Myokardfunktion. Hierdurch fallen Herzzeitvolumen und Aortendruck ab. Die Herzfrequenz bleibt unverändert oder nimmt ebenfalls ab. Der Blutdruckabfall beruht auf der direkt negativ inotropen Wirkung des Halothans. Gewöhnlich kann mit Konzentrationen zwischen 1-3,5 Vol.-% jeder gewünschte Blutdruckwert zuverlässig eingestellt werden. Eine Tachyphylaxie tritt nicht auf. Halothan wird nur noch selten als alleinige Substanz zur Blutdrucksenkung eingesetzt, sondern meist mit Nitroprussid kombiniert.
Halothan kann ebenfalls die Hirndurchblutung und den intrakraniellen Druck steigern.
Isofluran wirkt direkt gefäßerweiternd. Für die Hypotension erforderliche Konzentrationen: ca. 2,5-3 Vol.-%.

Praktische Hinweise zur kontrollierten Hypotension

- Die medikamentös induzierte Blutdrucksenkung kann durch Lagerungsmaßnahmen, β-Blocker und Beatmung mit PEEP unterstützt werden.
- Während der kontrollierten Hypotension sind folgende Überwachungsverfahren unabdingbar:
  - EKG-Monitor,
  - direkte arterielle Druckmessung,
  - zentraler Venendruck,
  - Urinausscheidung,
  - Körpertemperatur,
  - arterielle Blutgasanalysen und Säure-Basen-Parameter,
  - Hämoglobin und Hämatokrit.
- *Blutverluste* müssen umgehend ersetzt werden, denn Hypovolämie während der Hypotension kann zu schwerstem Blutdruckabfall führen.
- Das *Beatmungsgemisch* muß mindestens 50% O_2 enthalten, da während der Hypotension Störungen des pulmonalen Gasaustausches auftreten.
- Die hypotensive Phase sollte so kurz wie möglich gehalten werden.

Kapitel 29. Aufwachraum

Einführung

In der unmittelbaren postoperativen Phase ist der Patient durch zahlreiche narkose- und operationsbedingte Komplikationen gefährdet. Darum ist während dieses Zeitraums eine lückenlose Überwachung durch geschultes Personal in einer speziellen Aufwachzone erforderlich.

Aufbau und Personal

Die Aufwachzone muß in die operative Zone integriert sein, damit Anästhesist und Chirurg unmittelbaren Zugang haben und der Patient, wenn erforderlich, rasch in den Operationssaal zurückgebracht werden kann.
Die Größe der Aufwachzone hängt vor allem von der chirurgischen Kapazität des Krankenhauses ab. Für jeden Operationssaal wird durchschnittlich 1 Aufwachbett benötigt. Wünschenswert ist außerdem ein „septischer Bereich".

Der Bettplatz sollte in folgender Weise ausgerüstet sein:
- Sauerstoff- und Druckluftanschluß
- Beatmungsgerät, Beatmungsbeutel
- Vakuum zum Absaugen von Drainagen
- Absauggerät und Absaugkatheter
- Monitor für EKG, Blutdruck, Atmung und Temperatur
- Blutdruckmanschette
- Infusionsständer, Infusionspumpe
- Sauerstoffmasken
- Kanülen, Spritzen, Handschuhe, Absaugkatheter
- Schreibunterlage für Narkoseprotokoll

Weiterhin müssen in der Aufwachzone ein Narkosewagen mit Notfallzubehör sowie ein Defibrillator für den Sofortgebrauch bereitstehen, außerdem noch Thoraxdrainagen sowie Freilegungs- und Tracheotomiebestecke. Ein Medikamentenschrank mit den wichtigsten Medikamenten sollte ebenfalls vorhanden sein.
Für die personelle Besetzung gilt Folgendes: 1 Anästhesieschwester versorgt 3 Patienten; sind die Patienten schwer krank, so betreut sie 2 Patienten.
Die Leitung der Aufwachzone liegt beim *Anästhesisten*. Er übernimmt die Behandlung der Patienten und entscheidet über ihre Verlegung auf die Allgemeinstation oder Intensivstation.

Einschätzung und Protokollierung

Bei jedem Patienten müssen während seines Aufenthaltes in der Aufwachzone die **Vitalfunktionen** systematisch und regelmäßig beobachtet und klinisch eingeschätzt werden; die Ergebnisse werden, ähnlich wie bei der Narkose, protokolliert. Die Einschätzung dient vor allem dazu, folgende Fragen zu beantworten:
- Stabilisiert sich der Zustand des Patienten zunehmend?
- Entwickeln sich Komplikationen, die behandelt werden müssen?
- Muß der Patient auf eine Intensivstation, weil schwere Komplikationen zu befürchten sind?

Hilfreich ist die systematische Einschätzung des Patienten mit dem postoperativen Aufwach-Score von J. Aldrete **(Tabelle 29-1),** der 5 Merkmale umfaßt: Atmung, Kreislauf, Aktivität, Bewußtsein und Hautfarbe. Jedes Merkmal wird, ähnlich wie beim Apgar-Score, mit 0, 1 oder 2 benotet. Die maximale Punktzahl ist 10, die niedrigste 0.

Tabelle 29-1. Postoperativer Aufwach-Score

Merkmal-Benotung	Befund
Aktivität	
2	Bewegt 4 Extremitäten spontan oder nach Aufforderung
1	Bewegt 2 Extremitäten spontan oder nach Aufforderung
0	Bewegt sich weder spontan noch nach Aufforderung
Atmung	
2	Atmet tief durch, hustet gut
1	Luftnot oder eingeschränkte Atmung
0	Atemstillstand
Kreislauf	
2	Blutdruck ± 20% vom Ausgangswert vor Narkose
1	Blutdruck ± 20–50% vom Ausgangswert vor Narkose
0	Blutdruck ± 50% vom Ausgangswert vor Narkose
Bewußtsein	
2	Vollkommen wach
1	Auf Anruf erweckbar
0	Reagiert nicht
Hautfarbe	
2	Rosa
1	Blaß, fleckig, ikterisch
0	Zyanotisch

Übernahme des Patienten

Im Aufwachraum wird der Patient vom Anästhesisten der Anästhesieschwester oder dem Anästhesiepfleger übergeben. Hierbei wird über folgende Einzelheiten berichtet:

- Name und Alter des Patienten,
- durchgeführte Operation,
- Name des Operateurs,
- Anzahl und Art der Drainagen, Katheter und Sonden,
- operative Komplikationen,
- vorbestehende Erkrankungen, Medikationen, Allergien,
- Narkoseverfahren und -verlauf,
- Anästhesiekomplikationen,
- Flüssigkeits- und Blutersatz,
- Blutverluste,
- Urinausscheidung,
- Verluste über Drainagen,
- aktuelle Vitalfunktionen.

Routineüberwachung

Der ideale Patient ist bei der Aufnahme in den Aufwachraum wach und extubiert, Atmung und Herzkreislauffunktion sind stabil. Er erhält **Sauerstoff** über eine Maske (gewöhnlich in niedriger Konzentration) und wird regelmäßig zum **Durchatmen und Abhusten** ermuntert. Seine Vitalfunktionen werden in den ersten Stunden mindestens alle 15 min eingeschätzt und protokolliert.
Für viele Patienten sieht jedoch die Wirklichkeit postoperativ ganz anders aus: Das Bewußtsein ist noch nicht zurückgekehrt, der Tubus nicht entfernt, die Atmung unzureichend, die Herz-Kreislauf-Funktion instabil, das Leben durch typische Komplikationen bedroht. Diese Patienten benötigen eine besonders intensive Überwachung und postoperative Behandlung.

Komplikationen in der frühen postoperativen Phase

Gefährdet ist der Patient in der frühen Phase vor allem durch die in **Tabelle 29-2** zusammengefaßten Komplikationen:

Tabelle 29-2. Typische postoperative Frühkomplikationen

- Atemstörungen
- Störungen der Herz-Kreislauf-Funktion
- Flüssigkeits- und Elektrolytstörungen
- Nachblutungen
- Unterkühlung
- Muskelzittern
- Übelkeit und Erbrechen
- Temperaturanstieg

Atemstörungen

Die wichtigsten Atemstörungen in der frühen postoperativen Phase sind:

- Hypoxämie,
- verlängerter Atemstillstand,
- Hypoventilation,
- Verlegung der Atemwege.

Hypoxämie

Hypoxämie, d.h. Abfall des arteriellen pO_2 unter 70–75 mm Hg, tritt bei vielen Patienten in der frühen postoperativen Phase auf. Die Ursachen sind vielschichtig. Gefährdet sind vor allem Patienten mit:
- Oberbaucheingriffen,
- Thoraxoperationen,
- chronischen Lungenerkrankungen,
- Übergewicht.

Zur Prophylaxe der Hypoxämie erhalten zunächst alle Patienten *Sauerstoff* über die Maske und werden regelmäßig zum Durchatmen und, wenn erforderlich, Abhusten ermuntert.

Verlängerter Atemstillstand und Hypoventilation

Hierbei handelt es sich meist um ein typisches Anästhesieproblem. Die Hauptursachen sind:

- Zentrale Atemdepression durch Anästhetika, vor allem Opioide
- Periphere Ateminsuffizienz durch Muskelrelaxanzien
- Apnoe durch verlängerte Hyperventilation während der Narkose
- Verlegung der Atemwege
- Beeinträchtigung der Atmung durch Schmerzen, Übergewicht, Pneumothorax, Hämatothorax, zu straffe Verbände

Je nach Anästhesist können diese Faktoren kombiniert auftreten.

Zentrale Atemdepression: Ist die Muskelkraft normal und liegt keine Hypokapnie vor, so ist die Atemdepression bzw. Apnoe wahrscheinlich durch Opioide bedingt, vor allem nach Zufuhr hoher Dosen. In diesem Fall wird die Atemdepression mit *Narcanti* oder Lorfan antagonisiert.

Muskelrelaxierung: Ist die Wirkung von Muskelrelaxanzien die Ursache der Ateminsuffizienz (Zeichen s. S. 99), so wird der Patient entweder weiter beatmet oder mit *Prostigmin* antagonisiert. Hilfreich ist die Überprüfung der Muskelfunktion mit einem Nervenstimulator.

Hyperventilation: Sind die Muskelrelaxianzien oder Opioide nicht die Ursache eines verlängerten Atemstillstandes, so kommt am ehesten eine Hypokapnie durch Hyperventilation während der Narkose in Frage. Die Diagnose wird durch eine arterielle *Blutgasanalyse* gestellt. Steht die Diagnose fest, wird das Atemminutenvolumen am Respirator so lange vermindert, bis der $paCO_2$ normal ist; der Patient sollte dann seine Spontanatmung wieder aufnehmen. Hierbei muß beachtet werden: Bei komplettem Atemstillstand steigt der pCO_2 etwa um 3–5 mm Hg pro Minute an.

Verlegung der Atemwege: Häufigste Ursache der postoperativen Atemwegsobstruktion ist das *Zurücksinken der Zunge* beim bewußtlosen oder noch erheblich anrelaxierten Patienten. Sofortmaßnahme: Esmarch-Handgriff (s. S. 344), danach Naso- oder Oropharyngealtubus einführen; wenn erforderlich, endotracheal intubieren. Andere Ursachen s. S. 339.

Beeinträchtigung der Atemmechanik: Vor allem nach Oberbaucheingriffen und Thoraxoperationen kann die Atmung durch Störungen der Atemmechanik beeinträchtigt sein.

Störungen der Herz-Kreislauf-Funktion

Die wichtigsten postoperativen Komplikationen sind:
- Blutdruckabfall,
- Blutdruckanstieg,
- Herzrhythmusstörungen,
- Herzinsuffizienz.

Blutdruckabfall

Niedriger arterieller Blutdruck ist eine sehr häufige Komplikation in der unmittelbaren postoperativen Phase. Wichtigste Ursachen sind Volumenmangel und Herzinsuffizienz.

1. Volumenmangel beruht auf ungenügender Flüssigkeitszufuhr während der Narkose oder anhaltenden Blutverlusten. Zeichen: niedriger Blutdruck, Tachykardie, niedriger zentraler Venendruck, verminderte Urinausscheidung. Therapie: Volumenzufuhr unter Kontrolle des zentralen Venendrucks

2. Herzinsuffizienz entsteht meist auf der Grundlage einer vorbestehenden Herzerkrankung. Zeichen: niedriger Blutdruck, hoher Venendruck, Tachykardie, verminderte Urinausscheidung, niedriges Herzzeitvolumen. Therapie: inotrope Substanzen.

Hypertonie

Häufigste Ursachen für einen Blutdruckanstieg in der postoperativen Phase sind: Schmerzen, Hypoxämie, Hyperkapnie, Hypervolämie durch Übertransfusion bzw. Überinfusion. Daneben treten Blutdruckanstiege besonders häufig beim *Hypertoniker* auf. Therapie: zunächst Ursache beseitigen; symptomatisch: blutdrucksenkende Substanzen, z. B. Nitroglyzerin, Nepresol, Catapresan usw.

Herzrhythmusstörungen

Die wichtigsten Ursachen für Herzrhythmusstörungen in der frühen postoperativen Phase sind: Elektrolytstörungen, besonders *Hypokaliämie (!);* Hypoxie; Hyperkapnie; Hypokapnie; Digitalisintoxikation; vorbestehende Herzerkrankungen. Therapie: zunächst, soweit möglich, Ursache beseitigen; symptomatisch: Antiarrhythmika. Siehe hierzu auch Kap. 40.

Herzinsuffizienz

Siehe hierzu unter „Blutdruckabfall" in diesem Kapitel.

Flüssigkeits- und Elektrolytstörungen

Einzelheiten hierzu s. Kap. 16 und 51. Auf Hypokaliämie muß gezielt geachtet werden!

Nachblutungen

Postoperative Blutungen sind nicht selten eine Konfliktquelle zwischen Anästhesist und Operateur: Ist die Blutung chirurgisch bedingt oder liegt eine Gerinnungsstörung vor? Ein Gerinnungsstatus ist diagnostisch hilfreich und überzeugt oft auch hartgesottene Chirurgen. Grundsätzlich gilt: Nachblutungen sind *fast immer* chirurgisch bedingt und müssen entsprechend behandelt werden! Über Gerinnungsstörungen nach Massivtransfusionen s. S. 210.

Abfall der Körpertemperatur

Unterkühlung des Patienten ist die typische Folge modernster Operationsräume mit Klimaanlage. Besonders gefährdet sind Patienten mit langdauernden Operationen im *Thorax oder Bauch*. Nicht selten sind die Patienten bis auf etwa 30 °C rektal abgekühlt und bieten folgende **Zeichen der Hypothermie:** Schläfrigkeit und Verlangsamung, Bradykardie, niedriger Blutdruck und verminderte Atmung. Alle diese Zeichen sind Folgen des erniedrigten Stoffwechsels und bedürfen gewöhnlich keiner Behandlung.
Kältezittern in der Aufwärmphase muß hingegen behandelt werden, weil hierdurch der Sauerstoffverbrauch um ein Mehrfaches ansteigen kann. Postoperatives Kältezittern wird vor allem nach Inhalationsnarkosen mit Halothan, Enfluran oder Isofluran beobachtet. Der genaue Mechanismus dieser für den Patienten unangenehmen Wirkung ist unbekannt. Sauerstoffzufuhr, Wärmeschutz, evt. Sedativum oder Neuroleptikum. Verlegt werden sollte der Patient erst dann, wenn seine Temperatur auf über 35 °C angestiegen ist.

Anstieg der Körpertemperatur

Die wichtigsten Ursachen für einen Anstieg der Körpertemperatur in der frühen postoperativen Phase sind:
- akute oder vorbestehende Infektionen, z. B. nach Darmoperationen oder urologischen Eingriffen,
- Überdosierung von Atropin bei Kindern,
- verminderte Wärmeabgabe bei Zentralisation,
- Pyrogene, z. B. aus Blutkonserven oder Infusionslösungen,
- maligne Hyperthermie (extrem selten, aber immer zu bedenken!).

Therapie: Meist symptomatisch: physikalische Maßnahmen, fiebersenkende Medikamente bei Rektaltemperaturen über 39 °C.

Schmerzen

Postoperative Schmerzen hängen von vielerlei Faktoren ab. Sehr junge und sehr alte Patienten benötigen meist wenig Schmerzmittel. Opioide in der Prämedikation schieben den postoperativen Bedarf an Schmerzmitteln

hinaus; ebenso die Narkose mit einem Opioid. Eine wichtige Rolle spielt auch die Art der Operation: *Thorax- und Oberbaucheingriffe* sind besonders schmerzhaft.
Behandlung: Postoperativer Schmerz kann meist gut mit kleinen intravenösen Dosen von Opioiden (z. B. Dipidolor) behandelt werden. Hierbei muß aber mit Atemdepression gerechnet werden. Darum wiederholt zum Durchatmen auffordern! Weniger starke Schmerzen können oft auch mit Acetylsalicylsäure (z. B. Aspisol) beseitigt werden. Hilfreich sind auch regionale Anästhesiemethoden zur postoperativen Schmerzbehandlung (z. B. Periduralanästhesie, Plexusanästhesie).

Agitiertheit

Gelegentlich treten Unruhe und Agitiertheit in der postoperativen Phase auf. Ursachen können u. a. sein: Hypoxämie, Hyperkapnie, Harnverhalten, Schmerzen, Medikamentenentzug (z. B. Psychopharmaka). Therapie: Erst Ursache beseitigen, nicht gleich sedieren!

Übelkeit und Erbrechen

Übelkeit und Brechreiz bis hin zum Erbrechen treten postoperativ vor allem nach Baucheingriffen auf, häufiger auch bei starken Schmerzen oder Blutdruckabfall sowie Narkose mit Opioiden.
Therapie: Wirksam sind oft bereits geringe Dosen von Neuroleptika, z. B. 1,25–2,5 mg Dehydrobenzperidol oder Atosil. Ist Erbrechen in der postoperativen Phase besonders unerwünscht (z. B. nach Augenoperationen), so können Antiemetika bereits prophylaktisch zugeführt werden.

Verzögertes Erwachen

Die meisten Patienten erwachen innerhalb von 15–20 min nach der Narkose. Bleiben die Patienten über längere Zeit bewußtlos, so entsteht oft Ratlosigkeit; es sollte jedoch in jedem Fall nach den möglichen Ursachen gesucht werden, wie z. B.:
- Überdosierung von Anästhetika und Sedativhypnotika,
- exzessive Hyperventilation, besonders bei alten Patienten mit Störungen der Hirndurchblutung,
- schwere Hypoglykämie,
- ausgeprägte Hyperkapnie (CO_2-Narkose),
- zerebrale Störungen wie Schlaganfall, Hirnblutung.

Verlegung des Patienten

Die Verlegung des Patienten auf die Allgemeinstation erfolgt durch den für den Aufwachraum verantwortlichen Anästhesisten.

Der Patient darf nur dann verlegt werden, wenn folgende Voraussetzungen erfüllt sind:
- ausreichende Spontanatmung,
- stabile Herzkreislauffunktion,
- keine wesentliche Nachblutung,
- ausreichende Schutzreflexe,
- keine Bewußtlosigkeit.

Im Zweifelsfall sollte der Patient auf eine Intensivstation verlegt werden.

Kapitel 30. Lebensbedrohliche Narkosekomplikationen

Einführung

Zwar kann eine Vielzahl von Komplikationen während einer Narkose auftreten, lebensbedrohliche Komplikationen sind jedoch selten und meist vermeidbar oder durch rasches Handeln zu beseitigen. Die wichtigsten lebensbedrohlichen Komplikationen während einer Narkose sind:

- Laryngospasmus,
- Bronchospasmus,
- pulmonale Aspiration,
- maligne Hyperthermie,
- Herzstillstand (s. Kap. 31).

Laryngospasmus

Definition

Laryngospasmus: Der echte Laryngospasmus ist ein akuter Verschluß des Kehlkopfs durch einen anhaltenden Spasmus der *falschen* Stimmbänder, durch den keine Luft mehr strömen kann.

Glottisverschlußreflex: Hierbei handelt es sich, im Gegensatz zum Laryngospasmus, nur um einen *kurzdauernden* Verschluß der Stimmbänder bis zur Unterbrechung des auslösenden Reizes.

Laryngealer Stridor: Hierbei legen sich die *echten* Stimmbänder während der *Inspiration* aneinander und behindern die Einatmung.

Auslösende Mechanismen

Der Laryngospasmus entsteht vor allem durch einen irritierenden Reiz in den Atemwegen bei zu flacher Narkose (vor allem Inhalationsnarkose). Die wichtigsten auslösenden Faktoren sind:

- Sekrete, Blut oder Erbrochenes im oberen Atemtrakt,
- Intubationsversuche bei nicht ausreichender Narkosetiefe,
- Einführen oraler oder nasopharyngealer Tuben bei zu flacher Narkose,
- chirurgische Reize bei zu flacher Narkose am nichtintubierten Patienten (Maskennarkose),
- Extubation im Exzitationsstadium der Narkose bei der Ausleitung.

Klinisches Bild

Bei *unvollständigem* Verschluß treten Stridor bzw. krächzende oder juchzende Atmung auf, bei *totalem Verschluß* hingegen ruckartige paradoxe Atembewegungen („schlingerndes Schiff"); Atemgeräusche sind nicht mehr vorhanden.
Beachte:

> Bei komplettem Laryngospasmus kann der Patient nicht über die Maske beatmet werden

Unbehandelt führt der Laryngospasmus zu Hypoxämie und Hyperkapnie mit folgenden **Zeichen:**

- Zyanose,
- Tachykardie,
- Blutdruckanstieg;

bei anhaltendem Laryngospasmus:

- Bradykardie, Herzrhythmusstörungen,
- Blutdruckabfall,
- Tod durch Ersticken.

Behandlung

Der Laryngospasmus ist ein lebensbedrohliches Ereignis, das sofort behandelt werden muß, vor allem bei kleinen Kindern. Die wichtigsten Maßnahmen sind:

- ▸ Rasche Beseitigung der auslösenden Ursache, z. B. durch Absaugen des Rachens, Herausziehen pharyngealer Tuben, Unterbrechung schmerzhafter Stimuli.
- ▸ Vertiefung der Narkose durch ein rasch und kurz wirkendes i. v.-Anästhetikum.
- ▸ Zufuhr von 100%igem Sauerstoff über eine dicht sitzende Maske, Kopf in Schnüffelposition; Esmarch-Handgriff.
- ▸ Bei Mißerfolg dieser Maßnahmen: positiven Druck über eine dicht schließende Maske ausüben (bewirkt manchmal jedoch einen noch festeren Verschluß der Stimmbänder).
- ▸ Wenn immer noch kein Erfolg: *Relaxierung* mit 10–20 mg Succinylcholin i. v. und vorübergehende Beatmung mit 100%igem Sauerstoff über die Atemmaske.

Prophylaxe

Der Laryngospasmus ist meist vermeidbar, wenn folgende Grundsätze beachtet werden:

- keine Stimulation der oberen Luftwege bei zu flacher Narkose,
- anästhesiologische Manipulationen in den oberen Atemwegen nur bei ausreichend tiefer Narkose und/oder Verwendung von Muskelrelaxanzien bzw. Lokalanästhesie der oberen Luftwege,
- Extubation entweder in tiefer Narkose oder beim wachen Patienten, niemals jedoch während des Exzitationsstadiums.

Bronchospasmus

Definition

Der Bronchospasmus ist eine pathologische anfallsartige Verengung der Bronchien, hervorgerufen durch eine Kontraktion der Bronchialmuskulatur (s. auch S. 528).

Auslösende Mechanismen

Die wichtigsten Auslöser eines Bronchospasmus während der Narkose sind:

- pulmonale Aspiration von Magensaft oder Fremdmaterial,
- Blut, Sekret oder Erbrochenes in Larynx oder Trachea,
- Tubus als Fremdkörper in den Atemwegen anfälliger Patienten, z. B. Asthmatiker,
- Stimuli bei zu flacher Narkose,
- allergische Reaktion auf bestimmte Medikamente,
- Wirkung von Medikamenten bei anfälligen Patienten (Prostigmin, Barbiturate).

Klinische Zeichen

Kardinalsymptom des Bronchospasmus ist das pfeifende bzw. giemende Atemgeräusch, vor allem in Exspiration. Weitere Zeichen:

- Tachypnoe,
- angestrengte Atmung, beim wachen Patienten Dyspnoe,
- Anstieg des Beatmungsdrucks,
- Tachykardie und Hypertonie,
- Zyanose.

Ein schwerer Bronchospasmus führt zu bedrohlicher Hypoxämie und Hyperkapnie; ein Status asthmaticus ist lebensgefährlich.

Behandlung

Die wichtigsten Maßnahmen sind (vgl. auch S. 529):

- ▸ Vertiefung der Narkose mit dampfförmigen Inhalationsanästhetika wie z. B. Halothan;
- ▸ Injektion von Bronchodilatatoren: Aminophyllin (Euphyllin), Terbutalin (Bricanyl), Adrenalin (Suprarenin), Kortikosteroide bei therapieresistentem Bronchospasmus.

Prophylaxe

Die Prophylaxe ist insbesondere bei prädisponierten Patienten, z. B. Asthmatikern, wichtig:

- ▸ ausreichende und rechtzeitige präoperative Sedierung,
- ▸ nicht zu flache Narkose unter der Wirkung von Stimuli,
- ▸ Vermeiden von Irritationen der Atemwege durch Blut, Sekrete, Tuben usw.
- ▸ Beim Asthmatiker keine Barbiturate anwenden, Narkose mit Etomidat oder Ketamin einleiten und mit Inhalationsanästhetikum (z. B. Halothan) aufrechterhalten. Lange Exspirationszeit am Beatmungsgerät einstellen; Muskelrelaxanzien sparsam verwenden, um frühzeitige Extubation zu ermöglichen. Extubation möglichst in tiefer Narkose, um Reaktion auf den Tubus zu vermeiden; kein Prostigmin und keine β-Blocker einsetzen.

Tabelle 30-1. Wichtige Ursachen des vollen Magens

• Kurz vorangegangene Nahrungsaufnahme
• Störungen der Magenentleerung
• Dünndarmileus
• Gastrointestinale Blutungen
• Hohe Nüchternsekretion des Magensaftes
• Rückfluß von Galle

Pulmonale Aspiration

Einführung

Die pulmonale Aspiration ist eine gefürchtete Komplikation jeder Narkose. Aspirationsgefahr besteht bei allen Patienten mit vollem Magen.

Wegen der Aspirationsgefahr ist vor jeder Narkose eine Nahrungskarzen von mindestens 6-8 h erforderlich.

Es muß jedoch beachtet werden, daß auch nach Ablauf dieser Frist noch Nahrungsreste im Magen vorhanden sein können. Darum ist bei *jeder* Narkose entsprechende Vorsicht geboten.

Voller Magen: Allgemein wird eine normale Entleerungszeit des Magens von 4-6 h angenommen; diese Zeit wird jedoch durch zahlreiche Faktoren wie Verdaubarkeit der Nahrung und aufgenommene Menge, beeinflußt. Hinzu kommen bestimmte Faktoren, die zu einer Verzögerung der Magenentleerung führen können, z. B.

- Unfälle und andere Traumen,
- Medikamente, vor allem Opioide und Sedativhypnotika,
- mechanische Entleerungshindernisse.

Die wichtigsten Ursachen des vollen Magens sind in **Tabelle 30-1** zusammengestellt.

Mechanismen der pulmonalen Aspiration

Beim *narkotisierten* Patienten können 2 Mechanismen eine pulmonale Aspiration von Mageninhalt auslösen:

- Erbrechen (= aktiv),
- Regurgitation (= passiv).

In beiden Fällen ist die Aspiration nur möglich, weil beim anästhesierten Patienten die Schutzreflexe des oberen Respirationstrakts beeinträchtigt oder aufgehoben sind.
Die Regurgitation entsteht beim anästhesierten Patienten durch Erhöhung des Mageninnendrucks und/oder Erschlaffung des Ösophagussphinkters, z. B. durch Succinylcholin-Muskelfaszikulationen, Anästhetika, Sedativhypnotika, Opioide, Atropin, Droperidol.

Aspiration von saurem Magensaft
Die Aspiration größerer Mengen (ca. 0,4 ml/kg) sauren Magensaftes (kritischer Bereich pH 1,7-2,4) führt zum Mendelson-Syndrom mit einer ausgedehnten chemischen Pneumonitis (s. S. 570). Auch kleinere Mengen Magensaft können bereits lebensbedrohliche Komplikationen hervorrufen. Die Sofortreaktion und klinischen **Zeichen** sind:

- Bronchospasmus,
- Rasselgeräusche,
- Zyanose,
- pulmonale Gefäßkonstriktion,
- Hypoxämie.

Aspiration von festem Mageninhalt
Die Aspiration von festem Material führt zur partiellen oder kompletten Verlegung der Atemwege mit Atelektasen und Reflexbronchospasmus. Die **Zeichen** sind:

- Tachykardie,
- Atemnot (wenn wach),
- paradoxe Atmung (bei kompletter Verlegung),
- Dazwischenatmen bei kontrollierter Beatmung (wenn unrelaxiert),
- Zyanose,
- vermindertes oder aufgehobenes Atemgeräusch.

Prophylaxe der Aspiration

Wichtigste Maßnahme der Aspirationsprophylaxe ist die *Nahrungskarenz vor jeder Narkose.*

Bei nicht nüchternen Patienten dürfen Narkosen nur für Notfalleingriffe durchgeführt werden! Wahleingriffe müssen verschoben werden.

Eine Aspirationsprophylaxe ist besonders bei folgenden Patienten bzw. Eingriffen erforderlich:

- nicht nüchternen Notfallpatienten,
- intraabdominellen Eingriffen bei Ileus, Peritonitis, gastrointestinaler Blutung,
- geburtshilflichen Eingriffen, Refluxkrankheit, Ösophagusdivertikel, Pylorospasmus, Kardiaspasmus.

Zur Prophylaxe werden folgende, zum Teil umstrittene Maßnahmen eingesetzt:

- präoperative Magenentleerung durch induziertes Erbrechen,
- präoperatives Einführen einer Magensonde mit Absaugen des flüssigen Mageninhaltes,
- präoperative Zufuhr von Antiemetika und Antazida,
- keine Maskennarkosen, keine Beatmung über die Maske,
- spezielles Vorgehen bei der Narkoseeinleitung.

Präoperative Entleerung des Magens durch Auslösen von Erbrechen mit Apomorphin oder durch Einführen eines Magenschlauches ist eine zwar wirkungsvolle, aber außerordentlich unbeliebte Methode, die zumeist nicht eingesetzt wird.

Magensonde: Das präoperative Legen einer Magensonde mit Absaugen des flüssigen Mageninhalts ist vor allem indiziert bei Ileus, Peritonitis, gastrointestinalen Blutungen und Pylorospasmus. Festes Material kann jedoch hiermit nicht abgesaugt werden. Auch kann die Sonde bei der Narkoseeinleitung als Schiene wirken und die Regurgitation von Magensaft begünstigen: sie sollte daher für die Narkoseeinleitung wieder entfernt werden.

Antiemetika und Antazida: Die Wirksamkeit der präoperativen Zufuhr von Antiemetika (z.B. Paspertin) und Domperidon (Motilium) oder von Histamin-Rezeptoren-Antagonisten (Tagamet, Sostril) ist bisher nicht bewiesen worden.

Auswahl des Narkoseverfahrens bei vollem Magen

Kleinere Eingriffe sollten beim nicht nüchternen Patienten, wenn immer möglich, in *Lokalanästhesie* erfolgen. Ist eine Allgemeinnarkose erforderlich, so sollte immer endotracheal intubiert werden. Beachte:

> Keine Maskennarkosen und keine Beatmung über die Maske beim nicht nüchternen Patienten!

Aspirationsgefahr besteht vor allem während der Einleitung der Narkose und bei der Extubation. Darum sind entsprechende Vorsichtsmaßnahmen erforderlich.

Narkoseeinleitung bei vollem Magen

Wegen der großen Aspirationsgefahr sind folgende Grundsätze zu beachten:

- ▸ Absauggerät mit kurzen, dicken und langen, dünnen Kathetern bereitstellen,
- ▸ spezielle Lagerung für die Einleitung durchführen,
- ▸ Patienten evtl. wach, unter leichter Sedierung und Lokalanästhesie intubieren,
- ▸ aktives Erbrechen verhindern,
- ▸ Exzitationsphase vermeiden,
- ▸ rasch wirkende Narkosemittel verwenden,
- ▸ intraabdominelle Drucksteigerungen verhindern,
- ▸ Blitzintubation der Trachea unter Anwendung des Sellick-Handgriffs.

Lagerung zur Narkoseeinleitung: Angegeben werden Kopf-Tief- und Oberkörper-Hochlagerung ebenso wie Seitenlagerung. Eine echte Prävention ist nur durch 90°-Seitenlagerung in Kombination mit 40°-Kopf-Tieflagerung möglich, eine Lagerung, die manchem Anästhesisten Kopfzerbrechen bei der Intubation bereiten würde. Am häufigsten wird anscheinend die Oberkörper-Hochlagerung bei der endotrachealen Intubation angewandt.

Narkoseeinleitung: Vor der Narkoseeinleitung ist eine ausreichende Präoxygenierung erforderlich, damit für die Intubation ausreichend Zeit zur Verfügung steht.
Eingeleitet wird immer *intravenös,* niemals per Inhalation. Vor der Injektion von Succinylcholin sollte mit einem nichtdepolarisierenden Relaxans präkurarisiert werden. Hierbei gilt:

Zu keinem Zeitpunkt der Narkoseeinleitung darf der Patient über die Maske beatmet werden, weil hierdurch eine Aufblähung des Magens mit Regurgitation hervorgerufen werden kann.

Sellick-Handgriff: Nach der Injektion des Narkosemittels sollte bis zum Abschluß der endotrachealen Intubation der Sellick-Handgriff angewandt werden: Verschieben des Kehlkopfs nach hinten durch Druck auf den Ringknorpel mit Verschluß des Ösophagus durch den Kehlkopf. Diese Maßnahme darf nur bei Regurgitationsgefahr durchgeführt werden, nicht hingegen bei Erbrechen (Gefahr der Ösophagusruptur!).

Praktisches Vorgehen bei der Narkoseeinleitung

- ▸ Funktionierendes Absauggerät mit entsprechendem Zubehör bereitstellen.
- ▸ Patienten mit erhöhtem Oberkörper auf dem Operationstisch lagern.
- ▸ Mehrere Minuten Sauerstoff voratmen lassen.
- ▸ Nichtdepolarisierendes Relaxans in niedriger Dosis vorinjizieren.
- ▸ Einleitungsanästhetikum i. v. injizieren.
- ▸ Nach dem Einschlafen Sellick-Handgriff durch Helfer anwenden lassen.
- ▸ Succinylcholin in Intubationsdosis i. v. injizieren.
- ▸ Dann rasche Intubation per os und Blokkung der Manschette.
- ▸ Patienten auf den Rücken legen und Narkose vertiefen.
- ▸ Extubation erst, wenn Schutzreflexe ausreichen funktionsfähig.

Maßnahmen bei Regurgitation oder Erbrechen

Tritt trotz prophylaktischer Maßnahmen eine Regurgitation oder Erbrechen auf, so muß der Mageninhalt so rasch wie möglich abgesaugt werden, um eine Aspiration zu verhindern. Hierzu leistungsstarkes Absauggerät mit dickem Absaugkatheter einsetzen.

Behandlung der Aspiration

Die Behandlung richtet sich vor allem nach der Art des aspirierten Materials. Einzelheiten s. S. 570.

Maligne Hyperthermie

Definition und Häufigkeit

Die maligne Hyperthermie ist eine lebensbedrohliche Störung der Skelettmuskelfunktion, die durch verschiedene Anästhetika und durch Succinylcholin ausgelöst wird und mit einem exzessiven Anstieg der Körpertemperatur einhergeht. Die Häufigkeit wird mit 1:14000 bei Kindern und mit 1:52000 bei Erwachsenen angegeben. Die Sterblichkeit liegt gegenwärtig bei 53%.

Auslöser

Die maligne Hyperthermie kann durch folgende Medikamente und Einflüsse ausgelöst werden:
- alle dampfförmigen Inhalationsanästhetika: Halothan, Enfluran, Isofluran, Methoxyfluran,
- Succinylcholin,
- Lokalanästhetika vom Amidtyp, z. B. Lidocain, Mepivacain, Bupivacain, Etidocain,
- Ketamin (wahrscheinlich),
- „Streß".

Klinisches Bild

Fieber ist das Kardinalzeichen der malignen Hyperthermie. Oft steigt hierbei die Temperatur innerhalb weniger Minuten um mehrere Grad an. Je höher der Temperaturanstieg, desto bedrohlicher die Erkrankung!
Nach Succinylcholin tritt der Temperaturanstieg gewöhnlich sofort auf, bei Inhalationsanästhetika eher verzögert.
Muskelsteife (Rigor) unmittelbar nach der Injektion von Succinylcholin ist ebenfalls ein typisches Zeichen der malignen Hyperthermie, das auch durch Nachinjektionen von Succinylcholin nicht beseitigt wird.
Bei schleichendem Beginn sind folgende **Frühzeichen** der malignen Hyperthermie zu beobachten:
- warme Haut,
- Tachykardie,
- ventrikuläre Herzrhythmusstörungen,
- Tachypnoe (bei Spontanatmung),
- Blutdruckschwankungen,
- Zyanose,
- fleckförmige Hautveränderungen,
- ausgeprägtes Schwitzen,
- Herzstillstand.

Der arterielle pO_2 kann normal sein, während der arterielle pCO_2 wegen der starken Steigerung des Stoffwechsels stark erhöht ist. Außerdem besteht immer eine schwere metabolische Azidose. Die CPK im Serum ist erhöht, das Serumkalzium steigt nur vorübergehend an, das Serumkalium ist oft erheblich gesteigert. Im weiteren Verlauf kann eine Myoglobinurie mit akutem Nierenversagen auftreten.

Behandlung

Wegen des akuten lebensbedrohlichen Charakters der Erkrankung ist ein rasches und wohlüberlegtes Vorgehen erforderlich:

- Narkose *sofort* abbrechen, neues Beatmungsgerät einsetzen und Patienten mit 100% Sauerstoff beatmen.
- **Dantrolene,** 3 mg/kg i.v. injizieren, wenn erforderlich Injektion alle 5-10 min wiederholen bis zu einer Gesamtdosis von 10 mg/kg KG. Die Therapie sollte so lange fortgesetzt werden, bis alle Symptome verschwunden sind. Außerdem Rezidivprophylaxe für weitere 3 Tage mit 1-2 mg/kg/Tag.
- Operation ebenfalls so rasch wie möglich beenden.
- Natriumbikarbonat zum Ausgleich der Azidose infundieren.
- Bei Hyperkaliämie: Kalzium oder Kalzium-Glukose-Insulin i.v.
- Kühlung des Patienten, je nach Körpertemperatur durch Oberflächenkühlung oder extrakorporale Zirkulation.
- Förderung der Diurese zur Prophylaxe des akuten Nierenversagens.

Kapitel 31. Kardiopulmonale Wiederbelebung

Einführung

Herz-Kreislauf-Atem-Stillstand ist das plötzliche und unerwartete Aufhören der Atem- und Herz-Kreislauf-Funktion eines Menschen. Stillstand der Atmung und des Herzens sind untrennbar miteinander verbunden: Hört die Atmung auf, so bleibt das Herz spätestens nach etwa 6–10 min stehen; tritt der Herzstillstand zuerst ein, so folgt innerhalb von 1 min der Atemstillstand. Herz- und/oder Atemstillstand führen rasch zum Funktionsausfall der Organe und schließlich zur irreversiblen Schädigung.

Wiederbelebungszeit

Die Zeitspanne zwischen Herz-Kreislauf-Atem-Stillstand und irreversibler Schädigung der Organe wird als Wiederbelebungszeit bezeichnet. Innerhalb dieser Zeit können Atmung und Herz-Kreislauf-Funktion wiederbelebt werden, *ohne* daß bleibende Schäden der Organe eintreten. Die Wiederbelebungszeit der einzelnen Organe ist unterschiedlich lang. Besonders empfindlich reagieren Gehirn und Herz auf den Sauerstoffmangel; entsprechend kurz ist ihre Wiederbelebungszeit. Sie beträgt für das *Gehirn* unter Normothermie etwa 4–6 min und für das *Herz* etwa 15–30 min. Die Wiederbelebungszeit kann jedoch durch zahlreiche Faktoren verkürzt oder verlängert werden. Hierzu gehören Körpertemperatur, Stoffwechselintensität, Alter und Vorschädigung des Organs.

Wird innerhalb der Wiederbelebungszeit erfolgreich reanimiert, so nehmen die einzelnen Organe nach einer gewissen *Erholungszeit* ihre normale Funktion wieder auf. Wird jedoch mit der Reanimation erst nach Ablauf der Wiederbelebungszeit des Gehirns begonnen, so muß nach erfolgreicher Reanimation des Herzens und der Atmung mit schweren bleibenden **Hirnschäden** gerechnet werden.

Folgerungen für die Praxis

Wiederbelebung kann nur erfolgreich sein, wenn rasch gehandelt wird. Darum muß die Reanimation **innerhalb der Wiederbelebungszeit** eingeleitet werden. Unterkühlte, Säuglinge und Kleinkinder haben eine größere Hypoxietoleranz. Darum darf bei ihnen die Reanimation nicht vorschnell abgebrochen werden. Ist hingegen die Situation eindeutig aussichtslos oder sind die sicheren Zeichen des biologischen Todes vorhanden, so wird nicht reanimiert.

Ursachen

Am Notfallort muß die Wiederbelebung immer **innerhalb von Sekunden** eingeleitet werden, bevor die zugrundeliegenden Ursachen vollständig erkannt worden sind. Das gilt gewöhnlich auch unter den kontrollierten Bedingungen von Operationssaal und Intensivstation. Allerdings sollte hier parallel zu den Reanimationsmaßnahmen umgehend nach den Ursachen gesucht werden, damit eine *spezifische* Therapie begonnen werden kann.

Ateminsuffizienz, Atemstillstand

Ateminsuffizienz oder Atemstillstand führen zu Hypoxie und Hyperkapnie. Bereits nach kurzer Zeit können hierdurch irreversible Hirnschäden hervorgerufen werden. Die wichtigsten Ursachen sind:

1. Verlegung der Atemwege (Obstruktion) durch zurückgesunkene Zunge, Erbrochenes, Fremdkörper, Blutkoagel, Schleim, Zahnprothesen, Laryngospasmus. Bronchospasmus, Tubus-Ballonhernie.

2. Zentrale Atemdepression durch Anästhetika, Opiate, Sedativa, Hypnotika, Schädel-Hirn-Trauma.

3. Periphere Ateminsuffizienz durch Muskelrelaxanzien, Thoraxtrauma.

Herzstillstand

Ein Herzstillstand kann bei der Narkoseeinleitung, während der Operation, in der postoperativen Phase und im Verlauf der Intensivbehandlung auftreten. Besonders gefährdet sind alte Patienten und Säuglinge sowie Patienten mit Herzerkrankungen, Elektrolytstörungen oder schwerem Volumenmangel. Die wichtigsten **Ursachen** sind: Hypoxie, Hyperkapnie, Wirkungen von Pharmaka wie Lokalanästhetika, Allgemeinanästhetika, Katecholamine; Hyperkaliämie, Hypo- und Hyperthermie, Azidose, Elektrokauter, vagale Reflexreaktion durch Zug an den Eingeweiden oder äußeren Augenmuskeln, Irritation des Herzens durch Venenkatheter, Pulmonaliskatheter und andere Herzkatheter sowie Schrittmachersonden.

Erkennen

Atemstillstand

Der Atemstillstand wird durch *Sehen, Hören und Fühlen* erkannt. Die Hauptzeichen sind:

- keine sichtbaren Atembewegungen,
- keine hör- oder fühlbare Luftströmung an Mund oder Nase.

Bei **kompletter Verlegung der Atemwege** und noch erhaltenen Atembewegungen bestehen folgende Zeichen:

- sichtbare Einziehungen supraklavikulär und interkostal,
- keine hör- oder fühlbare Luftströmung an Mund und Nase.

Bei kompletter Verlegung der Atemwege und Atemstillstand kann der Patient nicht beatmet werden.

Partielle Verlegung der Atemwege wird erkannt an geräuschvoller Luftströmung, häufig verbunden mit Einziehungen:

- Schnarchen: Obstruktion des Hypopharynx durch die Zunge,
- Krächzen oder Stridor: Laryngospasmus, Glottisödem, Epiglottitis
- Gurgeln: Fremdkörper,
- Giemen: Bronchusobstruktion bzw. Bronchospasmus

Herzstillstand

Jeder Reanimation geht die Sofortdiagnose „Herzstillstand“ voraus. Niemand darf den Gefahren der Reanimation ausgesetzt werden, ohne daß ein funktioneller Herzstillstand vorliegt. Die Sofortdiagnose wird aufgrund folgender Hauptsymptome gestellt:

Hauptsymptome des Herzstillstandes:
- Pulslosigkeit - A. carotis, A. femoralis
- Bewußtlosigkeit - nach 6-12 s
- Atemstillstand oder Schnappatmung - innerhalb 60 s
- Weite, lichtstarre Pupillen - nach 60 s
- Totenähnliches Aussehen: Zyanose oder Blässe

Weitere, jedoch unsichere Zeichen: Herztöne nicht zu hören, Blutdruck nicht meßbar.

Erläuterungen der Zeichen

1. Pulslosigkeit der großen Arterien ist das wichtigste Zeichen des Herzstillstandes. Darum muß die Pulsdiagnostik sicher beherrscht werden. Pulslosigkeit wird durch Fühlen des **Karotispulses** festgestellt. Die Karotiden liegen beiderseits zwischen dem Schildknorpel des Kehlkopfes und dem Vorderrand des M. sternocleidomastoideus. Für die Diagnostik wird der Kopf des Patienten mit der einen Hand überstreckt, die Zeige- und Mittelfinger der anderen Hand suchen die Karotis auf. Hierzu werden diese Finger auf den Adams-Apfel gelegt und dann sanft *zur Seite* des Halses und nach hinten geführt. Bei Krankenhauspatienten kann auch die **A. femoralis** getastet werden; sie verläuft in der Leistenbeuge dicht unterhalb des Leistenbandes. Periphere Pulsdiagnostik wie z. B. an der A. radialis ist unzuverlässig. Diese Pulse können fehlen, obwohl der Karotispuls gut tastbar ist;

2. Bewußtlosigkeit ist nicht verwertbar bei Narkose, Vergiftungen, schwerem Schädel-Hirn-Trauma, Koma anderer Ursachen.

3. Atemstillstand ist nicht erkennbar bei primär beatmeten Patienten.

4. Pupillenerweiterung ist ein Hilfszeichen, auf dessen Eintreten nicht gewartet werden darf; kostbare Zeit ginge hierdurch verloren. Bei manchen Patienten tritt keine Pupillendilatation auf (z. B. E 605-Vergiftung), bei anderen sind die Pupillen weit und lichtstarr, weil ein Schädel-Hirn-Trauma oder eine Vergiftung vorliegt. Bei der Pupillendiagnostik müssen immer beide Augen überprüft werden (Glasauge!). Wichtig ist die Beobachtung der Pupillenreaktion im Verlauf der Reanimation: Werden die Pupillen hierbei wieder eng, so ist dies ein Beweis dafür, daß Blut und damit Sauerstoff in das Gehirn gelangen.

5. Veränderungen der Hautfarbe sind ein unsicheres Zeichen, vor allem bei Anämie, Ikterus, schwarzer Hautfarbe, schwerer Verbrennung und bestimmten Vergiftungen (z. B. CO, Arsen).

6. Herztöne nicht hörbar: Unsicheres Zeichen, besonders bei schwerem Lungenemphysem. Setzt außerdem Übung voraus.

7. Blutdruck nicht meßbar: Zeitraubende und unsichere Methode. Bei Zentralisation kann Blutdruck evtl. nicht meßbar sein, obwohl normale Herzaktion vorhanden ist. Blutdruckmessen darf nicht zur Sofortdiagnostik des Herzstillstandes eingesetzt werden.

8. EKG: Zuverlässig, aber zeitraubend; darf die Basismaßnahmen nicht verzögern.

Praxis der kardiopulmonalen Wiederbelebung

Die Reanimation läßt sich nach Safar in drei Stadien unterteilen:

1. Soforttherapie: Basismaßnahmen,
2. weiterführende Maßnahmen: Wiederherstellung des Spontankreislaufs,
3. Unmittelbare Behandlung nach Reanimation.

Soforttherapie

Die Soforttherapie umfaßt die Basismaßnahmen der Reanimation (ABC der Wiederbelebung). Sie ist primär darauf ausgerichtet, das Gehirn mit Sauerstoff zu versorgen, um **irreversible Hirnschäden zu verhindern.** Erst nachdem die Basismaßnahmen der Reanimation in Sekundenschnelle eingeleitet worden sind, darf mit den fortgeschrittenen Maßnahmen (Intubation, Medikamente, Defibrillation) begonnen werden. Anders hingegen im Operationssaal und auf der Intensivstation: Steht das Notfallinstrumentarium funktionsbereit, so werden die fortgeschrittenen Maßnahmen so rasch wie möglich eingeleitet. In **Abb. 31-1** sind die Reanimationsmaßnahmen zusammengefaßt.

A = Atemwege freimachen

Vor Beginn der Beatmung müssen die Atemwege freigemacht werden; es sei denn, der Patient ist bereits intubiert.

a) Reinigen der Mundhöhle und des Rachens:
Erbrochenes, Blut, Fremdkörper usw. werden durch Auswischen der Mundhöhle mit dem Finger entfernt. Wenn vorhanden, können zusätzlich Absauggerät und Extraktionszange verwendet werden **(Abb. 31-2).**

b) Öffnen der Atemwege:
Sind die Atemwege durch die zurückgesunkene Zunge verlegt, so wird der Kopf so weit wie möglich *überstreckt* **(Abb. 31-3).** Genügt die Überstreckung nicht, so wird zusätzlich der Unterkiefer am Kinn oder an den Kieferwinkeln nach vorne gezogen **(Abb. 31-4).** Überstrecken des Kopfes mit Vorziehen des Unterkiefers werden als **Esmarch-Handgriff** bezeichnet. Dieses Manöver wird immer in Rückenlage des Patienten durchgeführt. Häufig genügt der Handgriff schon, um die Atemwegsobstruktion beim Bewußtlosen zu beheben. Bei Verdacht auf Halswirbelverletzung darf der Kopf nicht überstreckt, sondern muß in Mittelposition ruhiggestellt werden.

B = Beatmung

Mit der künstlichen Beatmung wird sofort begonnen, wenn durch Freimachen der Atem-

Wenn bewußtlos

Atemwege freimachen
Kopf überstrecken

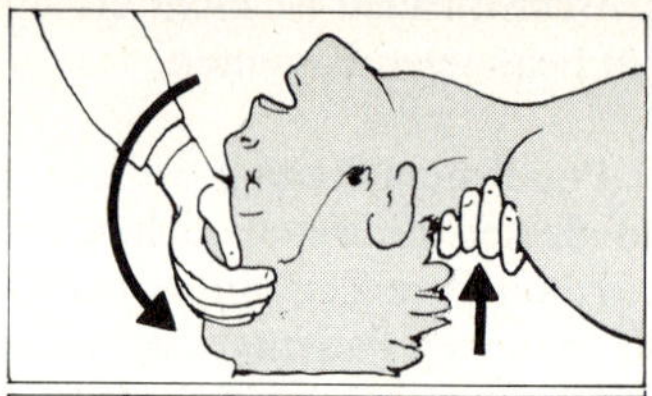

Wenn keine Atmung

Beatmen

2 × langsam beatmen
Mund-zu-Mund, Mund-zu-Nase,
Beutel-Maske, Tubus

Kopf überstreckt halten

- Karotispuls fühlen
- wenn Puls vorhanden
  12 × /min weiterbeatmen

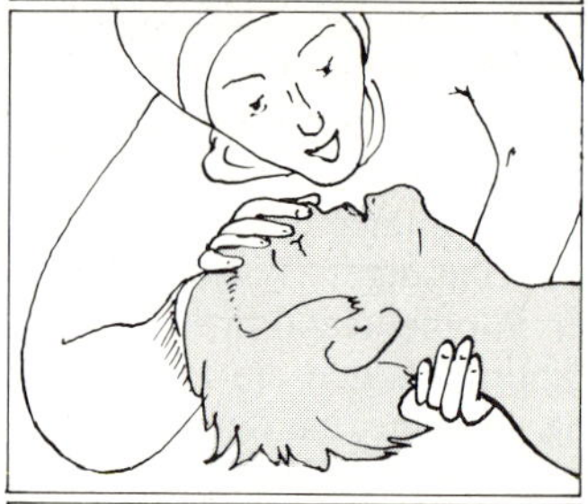

Wenn kein Puls

Compression

Ein Helfer:
2 langsame Beatmungen
im Wechsel mit
15 Compressionen

Zwei Helfer:
eine interponierte
Beatmung nach jeder 5. Compression,
Kompressionsfrequenz 80–100/min

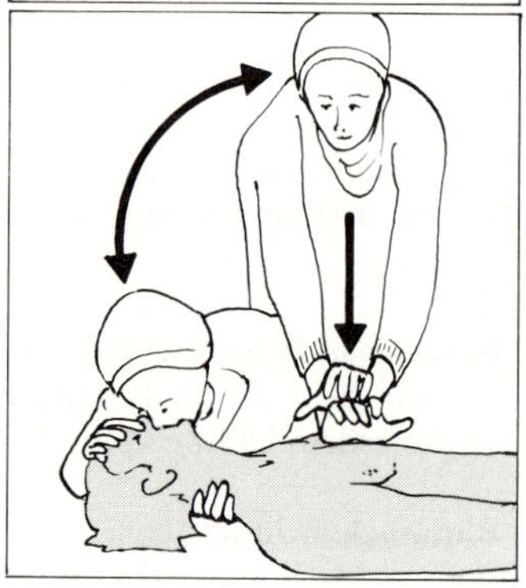

Herzmassage + Beatmung
nicht unterbrechen,
Trachea möglichst intubieren

Drogen und Infusion

Adrenalin 0.5–1mg i. v.,
nach Bedarf wiederholen

Nach 10 min: Natriumbikarbonat 1 mmol/kg
i. v. (fakultativ),

Dosis alle 10 min wiederholen bis Puls vorhanden
½ der Anfangsdosis

pH messen und normalisieren

**Ekg: Kammerflimmern,
Asystolie, Entkopplung**

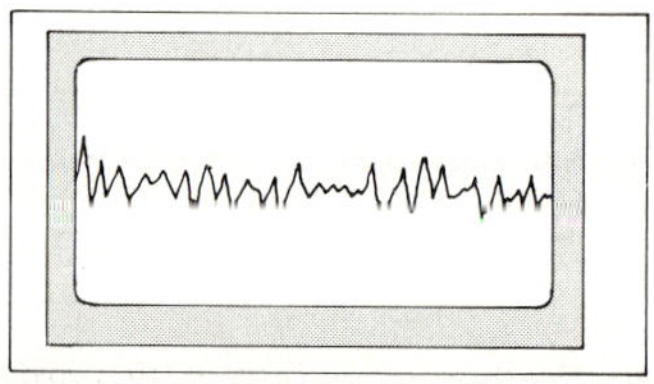

Flimmern

Externe Defibrillation
100–400 Wsec,
bei Bedarf Elektroschock wiederholen.
Lidocain 1–2 mg/kg i. v.

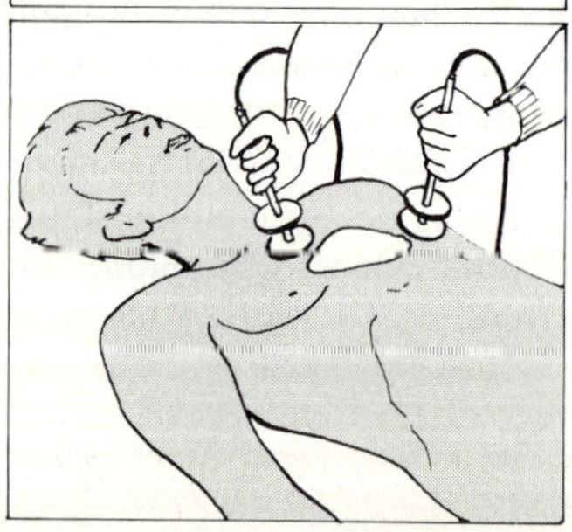

Wenn Asystolie:

Schritt D wiederholen;
Kalzium und Vasopressoren
nach Bedarf

Reanimation fortsetzen
bis kräftiger
Puls aufrechterhalten wird.

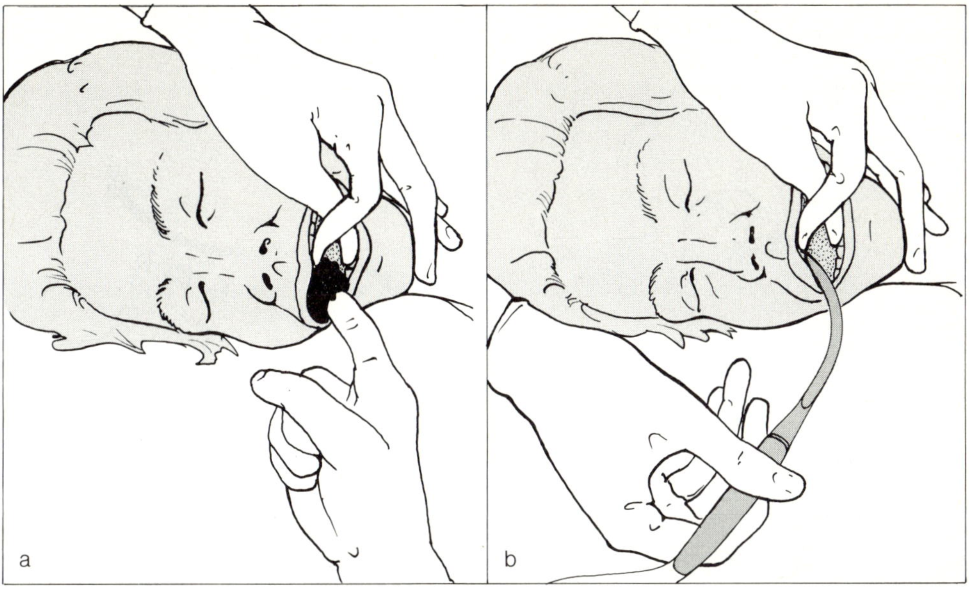

Abb. 31-2 a, b. Reinigen der Mundhöhle und des Rachens. **a** mit dem Finger. **b** mit dem Absauggerät

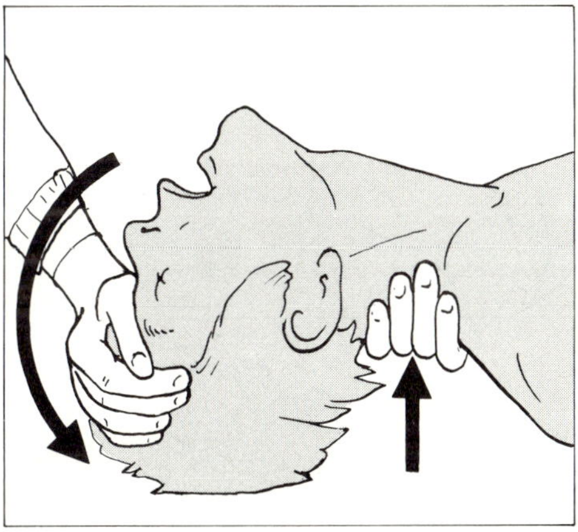

Abb. 31-3. Überstrecken des Kopfes zum Freimachen der Atemwege

wege keine Spontanatmung auftritt. Hierzu wird der Patient auf den Rücken gelegt.
Zwei Techniken der künstlichen Beatmung ohne Hilfsmittel können angewandt werden:
1. Mund-zu-Mund-Beatmung,
2. Mund-zu-Nase-Beatmung.

◄

Abb. 31-1. Basismaßnahmen (ABC) und fortgeschrittene Maßnahmen (DEF) der Reanimation

Diese Beatmungstechniken sind wirksam, wenn der Helfer mit hohen Atemvolumina (ca. 800 ml/Atemzug) beatmet. Die inspiratorische Sauerstoffkonzentration beträgt hierbei 16 Vol.%.

Mund-zu-Mund-Beatmung (Abb. 31-5)
Zunächst wird der Kopf des Patienten überstreckt. Dann verschließt der Helfer die Nase des Patienten mit Daumen und Zeigefinger oder seiner Wange, atmet tief ein, zieht die Unterlippe des Patienten herunter und umschließt mit seinen Lippen fest den Mund des Patienten (Bild-Zeitung: „Lebenskuß") und bläst seine Luft in die Lungen des Patienten. Dann nimmt er seinen Mund zurück und läßt den Patienten ausatmen.
Die Atemfrequenz soll 10-12/min betragen.
Mit jedem Beatmungszug überprüft der Helfer die *Wirksamkeit der Beatmung:*
- der Brustkorb hebt und senkt sich
- bei der Exspiration entweicht die Luft fühl- und hörbar.

Mund-zu-Nase-Beatmung (Abb. 31-6)
Zunächst wird der Kopf überstreckt und der Mund durch die unter das Kinn gelegte Hand verschlossen. Dann atmet der Helfer tief ein und bläst seine Exspirationsluft in die Nase des Patienten. Manchmal muß der Mund des

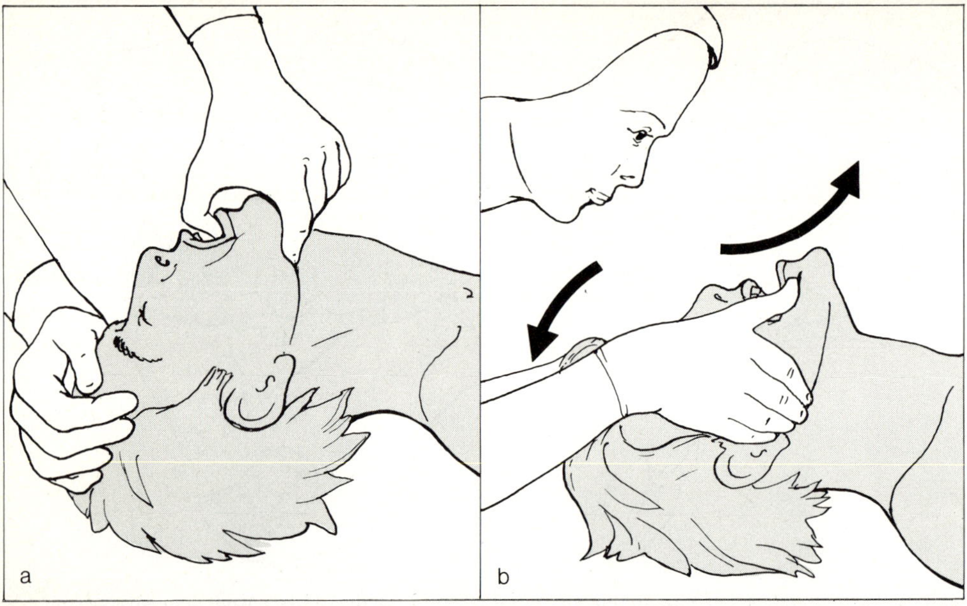

Abb. 31-4a, b. Esmarch-Handgriff: Überstrecken des Kopfes mit Vorziehen des Unterkiefers am Kinn (**a**) oder an den Kieferwinkeln (**b**)

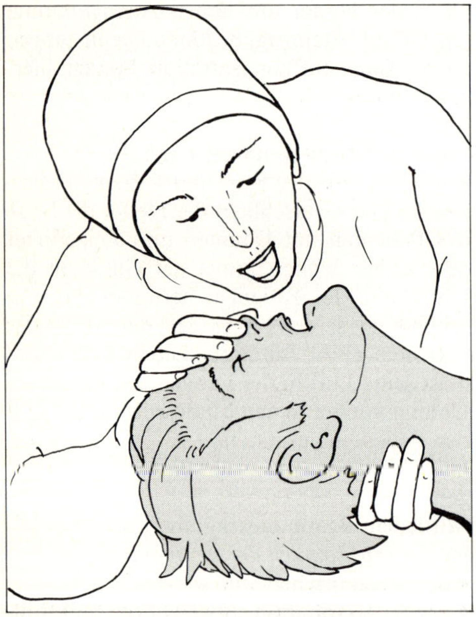

Abb. 31-5. Mund-zu-Mund-Beatmung

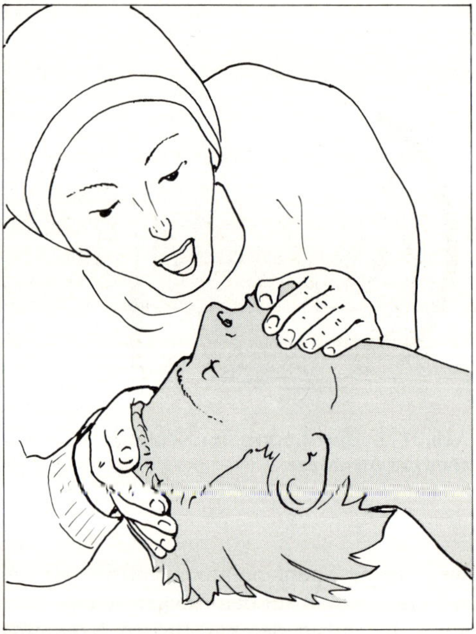

Abb. 31-6. Mund-zu-Nase-Beatmung

Patienten für die Exspiration geöffnet werden, damit die Luft entweichen kann.

Beatmung von Säuglingen und Kleinkindern
Freimachen der Atemwege und Beatmung wie bei Erwachsenen. Zur Beatmung umschließt der Helfer mit seinem Mund jedoch *Nase und Mund* des Kindes. Die Atemstöße müssen vorsichtig dosiert werden. Die Frequenz beträgt etwa 18–20/min. Häufig bläht

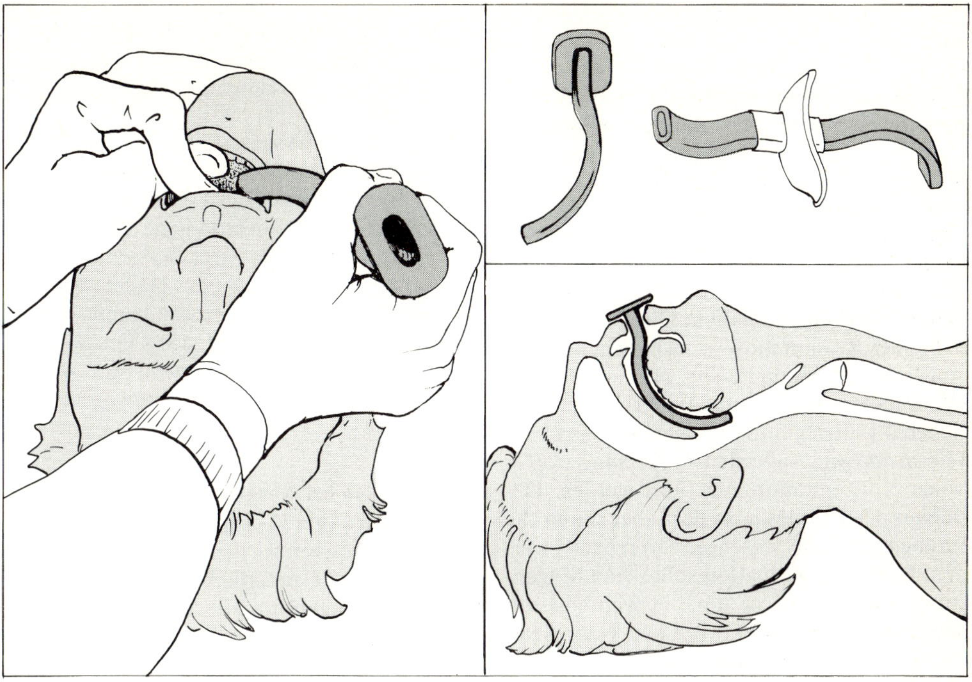

Abb. 31-7. Einführen eines Guedel-Tubus; *links* Guedel-Tubus, *oben rechts* Safar-Tubus; *unten rechts:* richtige Lage des Tubus im Rachen

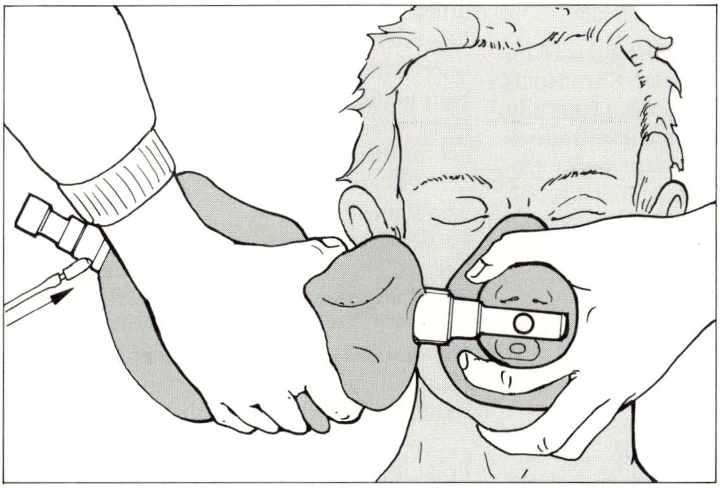

Abb. 31-8. Beatmung mit Beutel und Maske

sich bei der Beatmung der *Magen* auf. Dann: Seitwärtslagerung von Kopf und Schultern, danach leichter Druck auf die Magengegend, damit die Luft entweichen kann.

Beatmung mit Hilfsmitteln
Hilfsmittel sind für die Soforttherapie des Atemstillstandes nicht essentiell. Darum darf auch niemals mit dem Beginn der Reanimation gewartet werden, bis Hilfsmittel herangeschafft worden sind. Hilfsmittel dürfen nur von geschulten Personen verwendet werden.

1. Oropharyngeale Tuben (z. B. Guedel-Tuben **Abb. 31-7**) sollten immer eingesetzt werden, wenn mit einem Atembeutel beatmet wird.

2. Beatmungsbeutel mit Maske (z. B. Ambu-Beutel, Ruben-Beutel) können verwendet werden, wenn keine Endotrachealtuben vorhanden sind oder die endotracheale Intubation nicht möglich ist. Die Beutel können an eine Sauerstoffquelle angeschlossen werden **(Abb. 31-8).**

3. Endotracheale Intubation: Die Trachea sollte bei der Reanimation so rasch wie möglich von einer geschulten Person intubiert werden. Die endotracheale Intubation schafft einen sicheren Luftweg und ermöglicht eine *effektivere Beatmung*. Außerdem kann *Sauerstoff* in hoher Konzentration zugeführt werden. Der Beginn der Reanimation darf aber durch die Intubation nicht wesentlich verzögert werden. Nach der Intubation sollte eine Magensonde gelegt werden, um die während der Mund-zu-Mund- bzw. Mund-zu-Nase-Beatmung in den Magen gelangte Luft abzusaugen. Die externe Herzmassage darf hierbei nicht unterbrochen werden.

C = Circulation, Kompression

Bei Verdacht auf einen Herzstillstand wird innerhalb von höchstens 10 s der Karotispuls überprüft. Steht die Diagnose „Herzstillstand" fest, so wird sofort mit der externen („extrathorakalen") Herzmassage begonnen. Durch die externe Herzmassage sollen vor allem das Gehirn und das Herz mit sauerstoffreichem Blut versorgt werden, bis ein ausreichender Spontankreislauf wieder in Gang gekommen ist. Hierzu wird das Herz rhythmisch zwischen dem Brustbein und der Wirbelsäule komprimiert. Dabei gelten folgende praktische Grundsätze:

- Für die Herzmassage wird der Patient immer auf den Rücken gelagert. Die Unterlage muß flach und hart sein, sonst weicht die Wirbelsäule während der Kompression zurück. Im Bett: Brett unter den Rücken; wenn nicht vorhanden: Patient aus dem Bett ziehen und auf den Fußboden legen.
- Während der Herzmassage muß der Patient immer beatmet werden. Herzmassage ohne Beatmung ist sinnlos.
- Kompressionspunkt für die Herzmassage ist das untere Brustbeindrittel **(Abb. 31-9).** Hierauf werden die Handballen der übereinander gelegten Hände gesetzt.
- Für eine wirksame Kompression muß das Brustbein beim Erwachsenen der Wirbelsäule etwa um 4–5 cm angenähert werden. Der erforderliche Kompressionsdruck wird erreicht, indem das ganze Körpergewicht des Helfers bei *gestreckten* Armen auf dessen Hände übertragen wird **(Abb. 31-13).** Durch die Kompression werden etwa 30% eines normalen Herzminutenvolumens ausgeworfen.

Kompression bei Neugeborenen und Säuglingen (Abb. 31-10)

Die Kompression wird auf dem Brustbein eine Fingerbreite unterhalb der Intermammillarlinie durchgeführt. Hierzu drückt der Helfer das Brustbein 2,5 cm mit dem Daumen herunter und benutzt die restlichen Finger der Hand als Wiederlager im Rücken. Die Technik kann auch in folgender Weise durchgeführt werden: Zeigefinger und Mittelfinger drücken das Brustbein gegen den im Rücken liegenden Daumen. Beim Kleinkind erfolgt die Herzmassage durch Druck auf das untere Sternumdrittel mit dem Handballen der einen Hand, während die andere Hand als Widerlager im Rücken dient **(Abb. 31-11).**

Alte Patienten

Ist der Thorax starr, so läßt er sich nur im Ganzen bewegen; dementsprechend hoch muß der Kompressionsdruck sein. Wird bei der normalen Technik kein Puls tastbar, so üben die nebeneinander gelegten Hände des Helfers Druck auf die ganze vordere Thoraxwand aus (Gefahr: Rippenbrüche).

Präkordialer Faustschlag

Ist der Herzstillstand vom Helfer beobachtet worden, so kann die Reanimation *innerhalb der ersten Minute* durch einen präkordialen Faustschlag **(Abb. 31-12)** eingeleitet werden. Manchmal beginnt hierdurch wieder eine spontane Herzaktion. Der Schlag wird mit der Unterkante der Hand aus 20–30 cm Höhe auf die Mitte des Brustbeins ausgeführt und zwar nur einmal. Kommt die Herzaktion nicht in Gang, so wird sofort mit der externen Herzmassage begonnen.

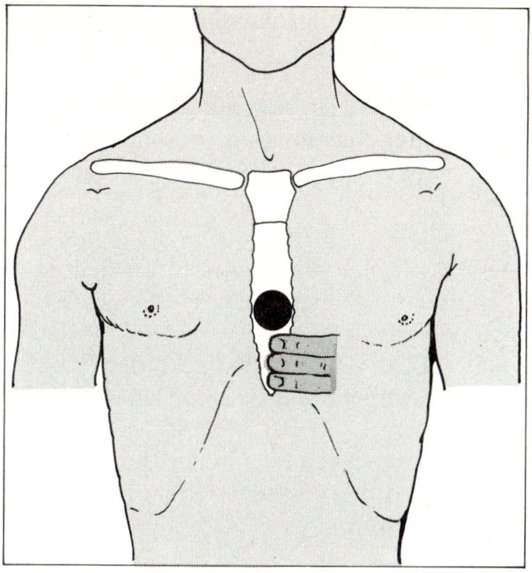

Abb. 31-9. Kompressionspunkt für die Herzmassage: unteres Brustbeindrittel

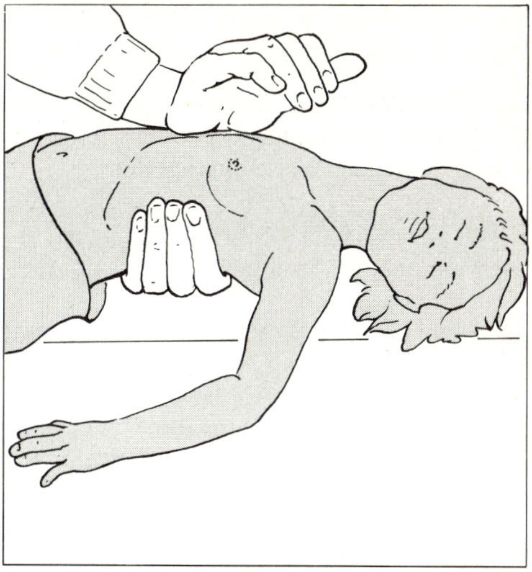

Abb. 31-11. Herzmassage beim Kind Kompression des unteren Sternumdrittels mit dem Handballen einer Hand. Die andere Hand dient als Widerlager im Rücken

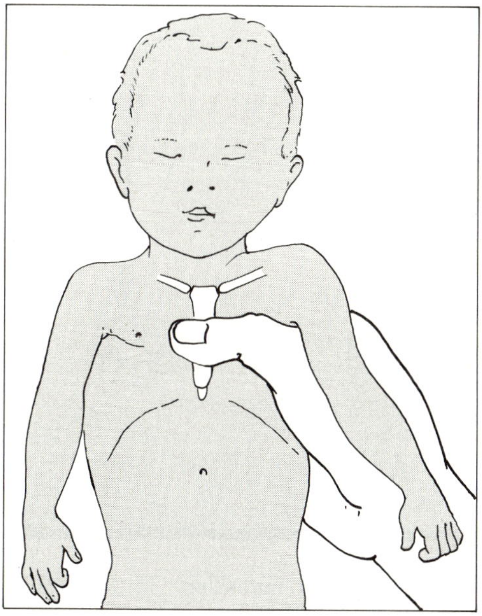

Abb. 31-10. Herzmassage bei Neugeborenen und Säuglingen. Die Kompression erfolgt auf dem Sternum eine Fingerbreite unterhalb der Intermamillarlinie

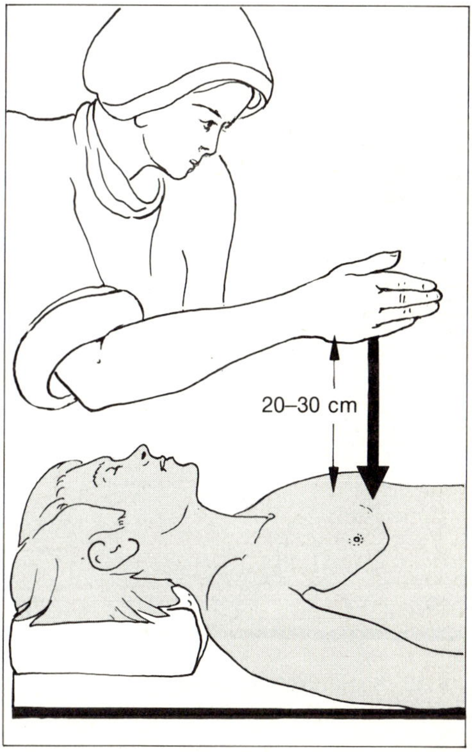

Abb. 31-12. Präkordialer Faustschlag beim beobachteten Herzstillstand

Kardiopulmonale Reanimation durch einen Helfer (s. Abb. 31-13)

Die kardiopulmonale Reanimation durch einen Helfer ist anstrengend und schwierig. Sie wird in folgender Weise durchgeführt:

- Wenn bewußtlos: Kopf überstrecken.
- Wenn keine Atmung: 2 × langsam (je 1-1,5 s) beatmen.
- Danach innerhalb von 5-10 s Puls fühlen.
- Wenn kein Puls: 15 Herzkompressionen, danach 2mal beatmen.
- Herzmassage 80-100 × /min fortführen. Sequenz: 15 Kompressionen im Wechsel mit 2 langsamen Beatmungen; hierbei vollständige Ausatmung abwarten.
- Alle 1-2 min kontrollieren, ob Spontanpuls zurückgekehrt ist.

Kardiopulmonale Reanimation durch zwei Helfer (Abb. 31-14)

Diese Methode ist wesentlich effektiver als die 1-Helfer-Reanimation, besonders wenn beide Helfer gut aufeinander eingespielt sind.

- Beide Helfer plazieren sich an den gegenüberliegenden Seiten des Patienten.
- Der Beatmende überstreckt den Kopf und beatmet anfangs 2 ×. Danach Puls fühlen.
- Bei Pulslosigkeit Beginn der Herzmassage durch den zweiten Helfer; Frequenz 80-100/min.

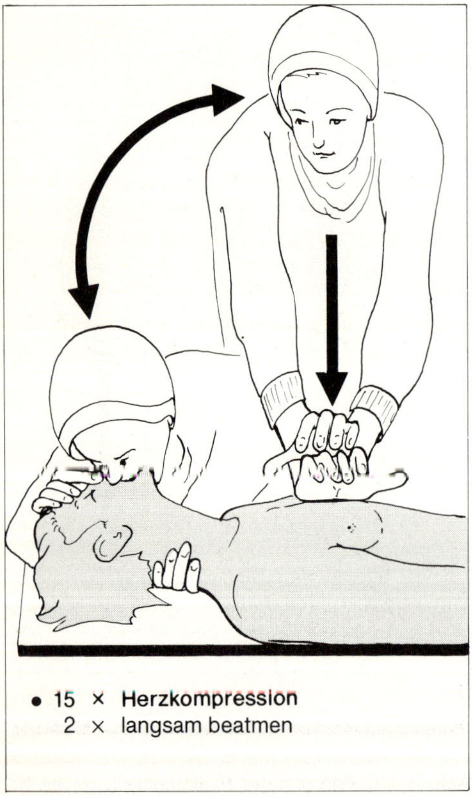

Abb. 31-13. Kardiopulmonale Reanimation durch 1 Helfer

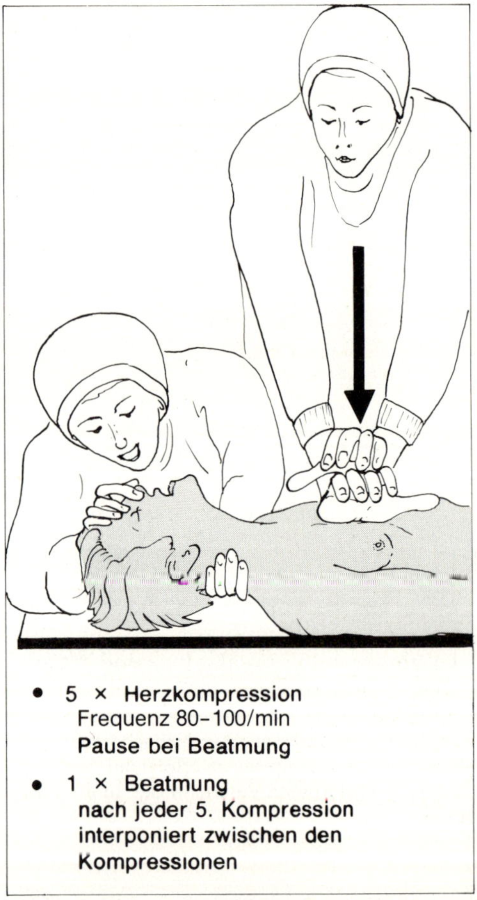

Abb. 31-14. Kardiopulmonale Reanimation durch 2 Helfer

- Nach jeder 5. Kompression interponiert (d.h. ohne Unterbrechung der Kompression) einen Beatmungszug.
- Alle 1-2 min kontrollieren, ob Spontanpuls zurückgekehrt ist.

Gelingt die *interponierte* Beatmung nicht, so wird die Herzmassage nach jeder fünften Kompression für die Beatmung unterbrochen. Ist der Patient intubiert, so bereitet die interponierte Beatmung gewöhnlich keine Schwierigkeiten.

Neue Wiederbelebungsverfahren
Hierbei wird die Herzmassage synchron mit der Überdruckbeatmung durchgeführt. Die Kompressionsfrequenz beträgt weiterhin 60/min, die synchrone Beatmungsfrequenz jedoch 40/min (!); zusätzlich kann das Abdomen komprimiert werden, um den Blutfluß zu steigern. Mit diesem Verfahren soll die Hirndurchblutung höher sein, als mit konventioneller Technik. Allerdings muß der Patient hierzu intubiert werden; außerdem sind Beatmungshilfen erforderlich, so daß dieses Verfahren nicht zu den Soforttechniken ohne Hilfsmittel gehört.

Kardiopulmonale Reanimation beim Säugling (Abb. 31-15)

Reanimation durch 1 Helfer! Kompression: 100mal/min, 1 × Beatmung (1-1,5 s) nach jeder 5. Kompression.

Kontrolle der Wirksamkeit

Die kardiopulmonale Wiederbelebung ist wirksam, wenn folgende Zeichen zu beobachten sind:

- Thorax hebt und senkt sich mit der Beatmung.
- Karotis- und Femoralispulse sind mit jeder Kompression tastbar.
- Die Hautfarbe wird rosiger.
- Die Pupillen werden wieder enger.
- Manchmal tritt Schnappatmung auf, bevor das Herz wieder spontan schlägt.

In seltenen Fällen erlangt der Patient unter der Reanimation das Bewußtsein zurück

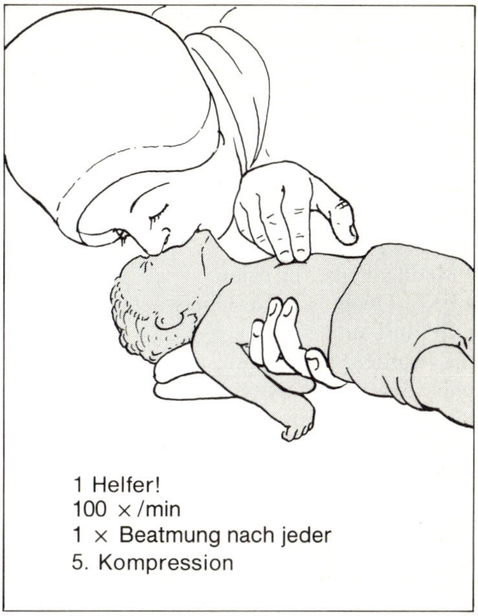

Abb. 31-15. Kardiopulmonale Reanimation beim Säugling

Fehler bei der Kompression

1. Die Wiederbelebungsmaßnahmen werden länger als 5 s unterbrochen! Ausnahme: zur endotrachealen Intubation (innerhalb von 15 s); bei der Bergung vom Notfallort.
2. Die Brustbeinspitze wird komprimiert.
3. Die Handballen werden links vom Sternum aufgesetzt. Folge: Rippenbrüche, unwirksame Massage.
4. Die Handballen werden nach der Kompression vom Thorax hochgenommen.
5. Die Finger des Helfers berühren bei der Kompression die Rippen. Folge: Rippenbrüche.
6. Die Wirksamkeit der Reanimation wird nicht überprüft.

Weiterführende Reanimationsmaßnahmen

Die weiterführenden Reanimationsmaßnahmen sollten so früh wie möglich eingeleitet werden, denn durch die externe Herzmassage wird nur 10–40% des normalen Blutflusses in den Karotiden erreicht. Die weiterführenden Reanimationsmaßnahmen sind darauf ausgerichtet, umgehend einen *ausreichenden Spontankreislauf* wiederherzustellen. Die wichtigsten weiterführenden Maßnahmen sind nachfolgend zusammengefaßt.

- Intubation
- Venöser Zugang
- Medikamente, Infusion
- EKG-Diagnose und -Überwachung
- Defibrillation

Sie werden angewandt, wenn unmittelbar nach Beginn der externen Herzmassage und künstlichen Beatmung die Herzaktion nicht wieder spontan in Gang kommt.

Endotracheale Intubation

Für die kardiopulmonale Wiederbelebung sollte der Patient so früh wie möglich und ohne wesentlichen Zeitverlust intubiert werden. Vorteile: erleichtert die Beatmung und ermöglicht die Zufuhr hoher Sauerstoffkonzentrationen. Ist außerdem Voraussetzung für die neuen Reanimationstechniken.

Venöser Zugang

Ein Venenzugang, vorzugsweise ein zentraler Venenkatheter, sollte so früh wie möglich während der Reanimation angelegt werden, damit herzkreislaufwirksame Medikamente, Puffersubstanzen und Infusionslösungen zugeführt werden können.

> Kardiovaskuläre Medikamente dürfen während der Reanimation auf keinen Fall intramuskulär oder subkutan injiziert werden!

Zufuhr von Medikamenten über den Tubus: Ist es nicht möglich, umgehend einen Venenzugang zu schaffen, so können bestimmte Medikamente auch über den Endotrachealtubus in die Lunge instilliert werden, z. B.

- Adrenalin,
- Lidocain,
- Atropin.

Zugeführt wird das 1- bis 2fache der intravenösen Dosis, mit Aqua dest. auf 10 ml verdünnt. Die Injektion über einen langen Absaugkatheter beschleunigt den Wirkungseintritt. *Natriumbikarbonat* schädigt das Gewebe und darf daher nicht intratracheal gegeben werden!

Intrakardiale Injektion: Die direkte Injektion von Medikamenten durch den geschlossenen Thorax in das Herz ist komplikationsreich und damit seltenen Ausnahmen vorbehalten: kein Venenzugang; endotracheale Intubation nicht möglich.

Die intrakardiale Injektion erfolgt im *5. Interkostalraum links* neben dem Brustbein mit einer langen dünnen 22G-Kanüle in den linken Ventrikel. Eine Punktion von unterhalb des Brustbein-Schwertfortsatzes ist ebenfalls möglich. Die wichtigsten **Risiken und Gefahren** der intrakardialen Injektion sind:

- Pneumothorax,
- Verletzung einer Koronararterie,
- zu lange Unterbrechung der externen Herzmassage,
- tödliche Herzrhythmusstörungen durch Injektion in den Herzmuskel.

Bei der *offenen Herzmassage* ist hingegen die intrakardiale Injektion von Medikamenten meist gefahrlos möglich.

Arterielle Punktion oder Kanülierung

Die Kanülierung einer Arterie wird gewöhnlich erst *nach* Wiederherstellung einer ausreichenden spontanen Herzaktion durchgeführt. Zur Bestimmung der Blutgase und Säure-Basen-Parameter unter der Reanimation reicht die *Punktion* der Arterie durch einen dritten Helfer aus.

Medikamente (D = Drogen)

Zur medikamentösen Behandlung des Herzkreislaufstillstandes werden unterschiedliche Pharmaka eingesetzt. Die wichtigsten sind:

- Sauerstoff
- Natriumbikarbonat
- Adrenalin
- Xylocain

1. Sauerstoff: Bei jeder externen Herzmassage tritt unweigerlich eine *Hypoxämie* auf. Deshalb sollte während der Reanimation zum frühest möglichen Zeitpunkt Sauerstoff zugeführt werden, vor allem, um das Sauerstoffangebot für Gehirn und Herz zu verbessern. Hierbei wird immer 100%iger Sauerstoff gegeben.

2. Adrenalin (Suprarenin) ist das Katecholamin der Wahl bei der Reanimation. Die Substanz sollte so rasch wie möglich intravenös zugeführt werden. Adrenalin stimuliert den Sinusknoten und erhöht den peripheren Widerstand. Initial können 0,5–1 mg 1:10000 verdünnt i.v. injiziert werden. Wenn nötig, werden alle 2–5 min weitere 0,5–1 mg injiziert. Eine EKG-Diagnose ist für die Injektion von Adrenalin nicht erforderlich.
Adrenalin ist nicht indiziert, wenn Kammerflimmern festgestellt (EKG-Monitor) und durch umgehende Defibrillation beseitigt wird.

3. Natriumbikarbonat: Nach dem Herzstillstand tritt immer innerhalb weniger Minuten eine *metabolische Azidose* auf. Schwere Azidose steigert die Erregbarkeit des Herzens und erniedrigt die Flimmerschwelle; sie vermindert die Kontraktilität des Herzens und die Ansprechbarkeit auf die elektrische Defibrillation und auf Katecholamine. Nach Ablauf von 10 min kann Bikarbonat in einer Dosis von 1 mval/kg über 10 min infundiert werden, um die Azidose auszugleichen. Wird kein Spontankreislauf wiederhergestellt, so kann alle 10 min jeweils die Hälfte der Ausgangsdosis zugeführt werden. Ist der Kreislauf wiederhergestellt, so erfolgt die weitere Zufuhr nur anhand der Säure-Basen-Parameter. Für die Pufferung gilt: Blinder Eifer schadet nur. Übereifrige Infusion von Natriumbikarbonat führt zu metabolischer Alkalose und Hyperosmolarität des Serums (Na^+!). *Trispuffer* ist indiziert, wenn aufgrund einer Hypernatriämie bzw. Hyperosmolarität kein Natriumbikarbonat zugeführt werden kann.
Die respiratorische Azidose wird durch *Beatmung* beseitigt.

Nützliche Medikamente
Zu den nützlichen Medikamenten der kardialen Reanimation gehören:
- Lidocain
- Atropin
- Orciprenalin
- Dopamin
- Noradrenalin
- Propranolol
- Kalzium

Lidocain (Xylocain) erhöht die Flimmerschwelle des Herzens und setzt die Erregbarkeit der Kammern herab. Die Substanz wird eingesetzt bei *Kammertachykardie* (wenn Puls tastbar), *Kammerflimmern* und *ventrikulären Extrasystolen.* Initial wird ein Bolus von 1 mg/kg injiziert; anschließend Dauerinfusion von 1–4 mg/min, evtl. ergänzt durch weitere Bolusinjektionen.
Bei Kammertachykardie ohne tastbaren Puls ist Kardioversion die Methode der Wahl.

Atropin vermindert den Vagotonus, verbessert die atrioventrikuläre Überleitung und beschleunigt die Herzfrequenz bei Sinusbradykardie durch vagale Stimulation. Dosierung: anfangs 0,5 mg i.v., kann alle 5 min wiederholt werden bis zu einer Gesamtdosis von 2 mg.

Orciprenalin (Alupent) ist *nicht* das Medikament der Wahl bei Asystolie, weil die Substanz den peripheren Widerstand erniedrigt und dadurch den Blutdruck senkt! Alupent wird eingesetzt zur Behandlung von Bradyarrhythmien. Dosierung 2–20 μg/min per infusion.

Dopamin steigert die Kontraktionskraft des Herzens und den arteriellen Blutdruck. Indikation: niedriges HZV (low output). Dosierung: ca. 5–10 μg/kg/min.

Noradrenalin (Arterenol) steigert den arteriellen Blutdruck. Indikation: Schock und Hypotension nach erfolgreicher Reanimation. Dosierung: ca. 4 μg/min. Dosis vorsichtig steigern, bis systolischer Blutdruck 90–100 mm Hg.

Propranolol (Dociton): β-Blocker; vermindert die Sympathikusaktivität am Herzen. Indikationen: Kammertachykardie; Kammerflimmern, das auf die Standardtherapie anspricht, jedoch ständig wiederkehrt. Dosierung: 0,5 mg–1 mg i.v.; maximal 2 mg. Nicht mehr als 1 mg/5 min. EKG kontinuierlich überwachen.

Kalzium erhöht die Kontraktionskraft des Herzens und steigert die ventrikuläre Erregbarkeit. Essentielle Substanz nur beim hyperkaliämischen Herzstillstand. Vorsicht bei Digitalisierten und bei Azidose! Dosierung: 10 ml Kalziumglukonat 10% (= 1 g) oder 2,5–5 ml Kalziumchlorid 10%.

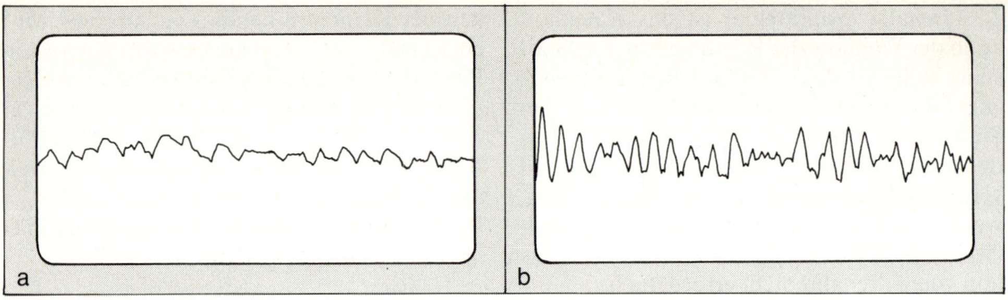

Abb. 31-16 a, b. Kammerflimmern. **a** feinschlägiges Flimmern **b** grobschlägiges Flimmern

Bei *elektromechanischer Entkoppelung* sollte Adrenalin vorgezogen werden.

EKG

Nach Einleitung der Basis-Reanimationsmaßnahmen sollte der Patient so rasch wie möglich an einen EKG-Monitor angeschlossen werden. Mit dem EKG wird die *Art* des Herzstillstandes erkannt, so daß eine gezielte Therapie eingeleitet werden kann.
Folgende Formen des Herzstillstandes lassen sich unterscheiden:

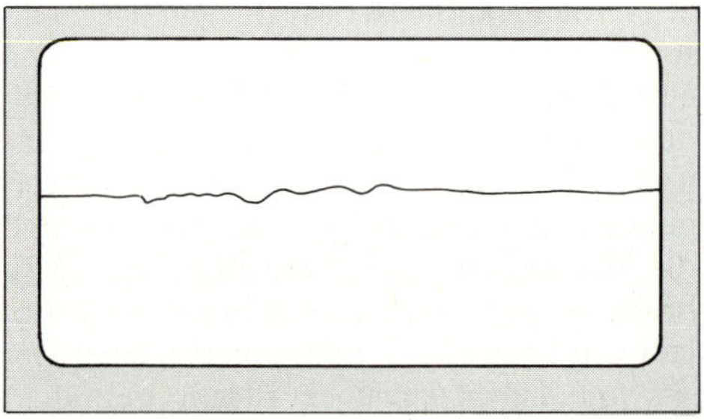

Abb. 31-17. Asystolie

1. Kammerflimmern
Im EKG-Monitor erkennbar als vollkommen unkoordinierte elektrische Aktivität **(Abb. 31-16).** P-Zacken und Kammerkomplexe sind nicht vorhanden. Die Grundlinie ist durch unregelmäßige Ausschläge verschiedener Höhe deformiert. Anfangs ist das Flimmern grobschlägig, später feinschlägig. Die Kammern kontrahieren sich nicht mehr synchron; *hämodynamisch* bzw. funktionell liegt ein Herz-Kreislauf-Stillstand vor; klinisch ist der Patient tot. Kammerflimmern ist die häufigste Form des Herzstillstandes. Therapie der Wahl ist hierbei die sofortige *Defibrillation.*

2. Asystolie
Im EKG-Monitor erkennbar als leicht wellenförmig verlaufende Grundlinie **(Abb. 31-17);** elektrische Aktivität ist nicht vorhanden. (Eine vollkommen gerade Grundlinie wird durch *lose Elektroden* verursacht). Feinschlägiges Kammerflimmern kann eine Asystolie vortäuschen.
Der Asystolie geht gewöhnlich eine elektrische Blockierung (AV-Block) und/oder Bradykardie voraus. Medikament der Wahl ist *Adrenalin* (s. S. 351). Tritt danach Kammerflimmern auf, so wird defibrilliert. Wenn möglich transösophageale oder transvenöse Schrittmachersonde legen; hierbei Basismaßnahmen der Reanimation fortsetzen.

Defibrillation

Tritt unter den Augen des Helfers ein Kammerflimmern auf und ist ein Defibrillator griffbereit, so wird sofort vor allen anderen Maßnahmen defibrilliert (z. B. Patient unter kontinuierlicher EKG-Überwachung auf der Intensivstation oder im OP). Sind hingegen bereits einige Minuten vergangen, bevor der Patient pulslos gefunden wurde, so liegt eine ausgeprägte Azidose vor. Dann müssen vor der Defibrillation die Basisreanimationsmaßnahmen eingeleitet und evtl. die Azidose mit *Natriumbikarbonat* korrigiert werden.
Spricht der Patient auf die Defibrillation nicht an, so kann Natriumbikarbonat gegeben und erneut defibrilliert werden. Besteht

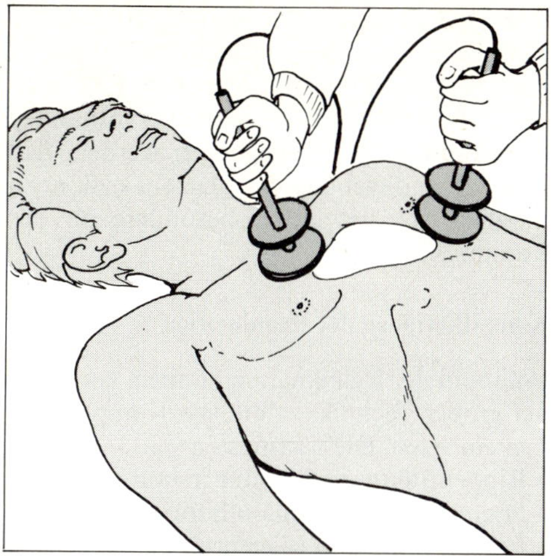

Abb. 31-18. Elektrische Defibrillation des Herzens

die Flimmerbereitschaft nach erfolgreicher Defibrillation weiter, so wird *Lidocain* zugeführt (Dosis s. S. 351).

Für die externe Defibrillation werden folgende Energiemengen empfohlen:
- Erwachsene 200-400 Joule,
- Kinder 100-200 Joule,
- Säuglinge 50-100 Joule.

Als Faustregel gilt: 3 Joule/kg KG beim Erwachsenen, 2 Joule/kg KG beim Kind; maximale Stromstärke: 5 Joule/kg KG.
Bei *Asystolie* oder *elektromechanischer Entkoppelung* ist die Defibrillation unwirksam.

Technik der Defibrillation (Abb. 31-18)
- ▸ Schalter „synchron" des Defibrillators ausschalten.
- ▸ Hauptschalter einschalten; gewünschte Energiemenge einstellen: anfangs 200-330 Joule (beim Erwachsenen).
- ▸ Die angeschlossenen Elektroden mit Elektrodengel bzw. -paste bestreichen.
- ▸ Elektroden auf den Brustkorb setzen: negative Elektrode unterhalb des rechten Schlüsselbeins, positive Elektrode unterhalb und links von der Brustwarze.
- ▸ Elektroden fest andrücken, Patienten nicht direkt berühren. Elektroden durch Knopfdruck laden, wenn Ladungszustand erreicht: durch erneuten Knopfdruck defibrillieren; anschließend Herzrhythmus auf dem EKG-Monitor feststellen.
- ▸ Wenn kein Puls tastbar: externe Herzmassage und Beatmung sofort fortsetzen.
- ▸ Bei anhaltendem Flimmern nach ca. 1 min Defibrillation mit ansteigenden Energiemengen wiederholen; wenn erforderlich Azidose ausgleichen.
- ▸ Bei wiederholt erfolglosen Defibrillationsversuchen: Elektroschocks in rascher Folge verabreichen; zwischen den Aufladungen des Gerät externe Herzkompression und Beatmung fortsetzen.
- ▸ Bei fortbestehendem Kammerflimmern: zusätzlich *Lidocain (Xylocain)* zuführen.

Kardioversion

Die **Kammertachykardie** ist eine lebensbedrohliche Herzrhytmusstörung, bei der die *synchronisierte,* R-Zacken-gesteuerte Kardioversion indiziert ist. Hierzu den „Synchronschalter" des Defibrillators eindrücken, weiteres Vorgehen wie oben beschrieben. Es sind jedoch geringere Energiemengen erforderlich als bei der Defibrillation: *20-200 Joule.*
Der Stromstoß wird bei Drücken des Elektrodenknopfes automatisch etwa 10 ms nach der R-Zacke ausgelöst.

Innere (offene) Herzmassage

Die Herzmassage bei eröffnetem Thorax ist wegen des Zeitaufwandes und der großen Verletzungsgefahr Ausnahmen vorbehalten, d.h. wenn nur mit dieser Methode eine ausreichender Spontankreislauf wiederhergestellt werden kann, z.B. bei:
- Verdacht auf massive intrathorakale Blutung mit Herzstillstand,
- intraoperativem Hezstillstand bei Oberbauch- oder Thoraxeingriffen mit unmittelbarem manuellem Zugang zum Herzen,
- Patienten mit Brustkorb- und Wirbelsäulendeformitäten oder starrem Emphysemthorax, bei denen durch externe Kompressionen keine tastbaren Karotis- oder Femoralispulse erreicht werden können,
- Herzstillstand durch massive Lungenembolie oder Unterkühlung,
- bestimmten herzchirurgischen Patienten.

Praktisches Vorgehen bei interner Herzmassage:
- ▸ Voraussetzungen: endotracheale Intubation und kontrollierte Beatmung; Eröff-

nung des Thorax nur durch mit der Technik vertrautem Arzt.

- ► Eröffnen des Thorax im 4. oder 5. Interkostalraum links und Einsetzen eines Thoraxsperrers.
- ► Sofortige Kompression des Herzens, zunächst ohne Eröffnung des Perikards.
- ► Bei Asystolie: direkte intrakardiale Injektion von Medikamenten möglich.
- ► Bei Kammerflimmern: interne Defibrillation mit speziellen Elektroden, 20–50 Joule.

Geräte zur Herz-Lungen-Wiederbelebung

Hierbei handelt es sich um Automaten, mit denen der Patient beatmet und sein Thorax rhythmisch komprimiert wird. Der komprimierende Stempel wird über eine Sauerstoffflasche angetrieben, Anschluß an eine zentrale Gasversorgung ist jedoch ebenfalls möglich:

Indikationen:
- Langdauernde Reanimation,
- bei zwingend erforderlichem Transport, wenn vorher kein ausreichender Spontankreislauf hergestellt werden konnte.

Beendigung der Reanimation

> Grundsätzlich wird die kardiopulmonale Wiederbelebung so lange durchgeführt, bis der Spontankreislauf zurückkehrt oder aber die Zeichen des irreversiblen Herzstillstandes bzw. Herztodes eintreten.

Mit Eintritt des irreversiblen Hirn- oder Herztodes werden jedoch alle weiteren Wiederbelebungsmaßnahmen sinnlos.

Hirntod: Die Zeichen des Hirntodes: tiefe Bewußtlosigkeit, fehlende Spontanatmung, weite und lichtstarre Pupillen, können während und unmittelbar nach erfolgreicher Reanimation nicht mit hinreichender Sicherheit festgestellt werden. Darum sollte die Reanimation nicht allein aufgrund neurologischer Zeichen eingestellt werden. Dies gilt insbesondere für den anästhesierten und relaxierten, evtl. hypothermen Patienten.

Herztod: Ein irreversibler Herzstillstand liegt vor, wenn trotz optimaler Reanimationsmaßnahmen und medikamentöser Therapie auf dem EKG-Monitor für mehr als 30 min eine elektrische Asystolie (flache Grundlinie) nachweisbar ist. Solange jedoch im EKG Zeichen der elektrischen Aktivität vorhanden sind, muß davon ausgegangen werden, daß eine Wiederbelebung des Herzens evtl. noch möglich ist; dies gilt insbesondere für das Kammerflimmern.

Komplikationen der Reanimation

Während der Reanimation können, vor allem bei grober Technik, zahlreiche Komplikationen eintreten. Die wichtigsten sind:
- Rippenfrakturen, Sternumfraktur,
- Pneumothorax, Hämatothorax,
- Leber-, Milz- und Magenruptur,
- Zwerchfellruptur,
- Aspiration (beim Nichtintubierten).

Behandlung nach erfolgreicher Reanimation

Jeder erfolgreich reanimierte Patient muß zunächst in eine Intensivstation aufgenommen und dort entsprechend überwacht und behandelt werden. Hierfür gibt es vor allem zwei Gründe:
- Nicht selten treten erneut lebensbedrohliche Herz-Kreislauf-Störungen auf, insbesondere beim Herzkranken.
- Der Herzstillstand hat evtl. zu Hirnschäden geführt, die im weiteren Verlauf nach erfolgreicher Reanimation sogar noch zunehmen können.

Hirnschäden

Mit Hirnschäden ist sehr häufig nach erfolgreicher Reanimation zu rechnen: mehr als 50% aller außerhalb eines Krankenhauses wiederbelebten Patienten erleiden bleibende neurologische Funktionsstörungen. Der Schweregrad der Hirnschädigung hängt vor allem von der Dauer des Herzstillstandes, der Qualität der Reanimationsmaßnahmen und evtl. von der weiteren Behandlung nach der Reanimation ab.

Hirnischämie

Der Herzstillstand führt zu einer schlagartigen Unterbrechung der Blut- und Sauerstoff-

zufuhr zum Gehirn: globale Hirnischämie. Die globale Hirnischämie kann reversibel oder irreversibel sein; hierüber bestimmen vor allem folgende Faktoren:
- Dauer des Herzstillstandes: mit schweren irreversiblen Hirnschäden ist zu rechnen, wenn die Durchblutung des Gehirns länger als 4-6 min unterbrochen war;
- Körpertemperatur bei Eintritt des Herzstillstandes;
- Alter des Patienten;
- intrakranieller Druck;
- arterieller Blutdruck bzw. zerebraler Perfusionsdruck nach der Reanimation.

In der unmittelbaren Postreanimationsphase können sekundäre Veränderungen auftreten, die zu einer weiteren Schädigung des Gehirns führen: Ausbleiben der Durchblutung in umschriebenen Hirnarealen (No-reflow-Phänomen), frühe und verzögerte postischämische Mangeldurchblutung (Hypoperfusion), postischämische Stoffwechselsteigerung, Hirnödem.

Hirnschützende Maßnahmen („Hirnprotektion") nach Reanimation

Mit den üblichen Reanimationsmaßnahmen kann der Eintritt irreversibler Hirnschädigungen nur hinausgezögert werden. Gelingt es nicht, die Reanimationsmaßnahmen innerhalb von etwa 15 min durch Wiederherstellung eines ausreichenden Spontankreislaufs abzuschließen, so ist die zerebrale Prognose meist schlecht. Die weitere Behandlung nach Reanimation kann die durch den Herzstillstand und die Reanimationsmaßnahmen hervorgerufenen Hirnschäden nicht beseitigen, sondern muß sich im wesentlichen darauf beschränken, neurologische Folgeschäden zu verhindern bzw. zu lindern. Folgeschäden nach Reanimation können insbesondere durch folgende Faktoren ausgelöst werden:
- Blutdruckabfall bzw. zu niedriger Blutdruck in der Postreanimationsphase,
- Hypoxämie,
- Hyperkapnie,
- schwere Hypertonie,
- Hyperthermie,
- Hirnödem mit Anstieg des intrakraniellen Drucks.

Hirnorientierte Maßnahmen

- ▸ Kontrolle des arteriellen Mitteldrucks und Normalisierung des Blutvolumens:
  - arterieller Mitteldruck 90 mm Hg oder leicht darüber,
  - Plasmaexpander, etwa 10 ml/kg,
  - kardiovaskuläre Medikamente, je nach Indikation.
- ▸ Immobilisierung des Patienten, evtl. Muskelrelaxierung für die kontrollierte Beatmung.
- ▸ „Deafferenzierung" (Analgesie-Anästhesie) sowie Prophylaxe bzw. Kontrolle von Krämpfen: Barbiturate, Benzodiazepine, Diphenylhydantoin (Epanutin).
- ▸ Kontrollierte Beatmung des Bewußtlosen: p_aCO_2 ca. 30 mm Hg; p_aO_2 100 mm Hg.
- ▸ pH-Wert 7,3-7,6.
- ▸ Kortikosteroide für 2-5 Tage, fakultativ, da Wirksamkeit umstritten.
- ▸ Blutparameter:
  - Hämatokrit 30-35%,
  - normale Serumelektrolyte,
  - Serumalbumin über 3 g% bzw. normaler kolloidosmotischer Druck,
  - Blutzucker 100-maximal 300 mg%.
- ▸ Normothermie (vor allem Hyperthermie vermeiden).

Behandlung des Hirnödems s. Kap. 53.

Verlauf nach Reanimation

Für die Einstufung des zerebralen Schädigung nach Reanimation eignet sich die Glasgow-Pittsburgh-Skala:
- **Gute Hirnfunktion (I):** wach, rege, kann arbeiten; evtl. leichte neurologische oder psychische Störungen.
- **Mäßige zerebrale Beeinträchtigung (II):** wach, Hirnfunktion ausreichend, um die Verrichtungen des Alltagslebens unabhängig durchführen zu können; Arbeiten in beschützender Umgebung möglich.
- **Schwere zerebrale Beeinträchtigung (III):** wach, benötigt die Hilfe anderer für die Verrichtung des Alltagslebens. Der Zustand reicht von gewisser Beweglichkeit bis zu schwerer Demenz oder Paralyse.
- **Koma oder vegetativer Zustand (IV):** Koma jeden Grades ohne die vollständigen Zeichen des Hirntodes; apallisches Syndrom, ohne Beziehung zur Umwelt; spontanes Augenöffnen ohne Schlaf-Wach-Zyklen möglich; nicht ansprechbar.
- **Hirntod (V):** Apnoe, Areflexie, Nullinien-EEG.

Bei der Kategorisierung müssen immer die Wirkungen von Anästhetika, Sedativa und Muskelrelaxanzien berücksichtigt werden!

Beendigung der Langzeit-Wiederbelebungsmaßnahmen

Tritt der Hirntod des Patienten ein, so werden alle weiteren Behandlungsmaßnahmen eingestellt (s. Kap. 53).

Teil II
Intensivmedizin

Kapitel 32. Einführung in die Intensivmedizin

Definitionen

Intensivmedizin ist die Versorgung schwerst bis lebensbedrohlich erkrankter Patienten in speziellen Einrichtungen, den *Intensivstationen,* mit einem über das sonstige Maß weit hinausgehenden medizinischen und pflegerischen Aufwand.
Sie setzt sich zusammen aus Intensivüberwachung, Intensivtherapie und Intensivpflege.

Intensivüberwachung ist die weit über das übliche Maß hinausgehende klinische Beobachtung und apparative Überwachung von Patienten.

Intensivtherapie bezeichnet die mit erhöhtem Aufwand betriebene Intensivüberwachung und Behandlung von schwer erkrankten Patienten, meist mit Störungen der Atmung, Herz-Kreislauf-Funktion, des Stoffwechsels, zentralen Nervensystems, des Wasser-Elektrolyt- und Säure-Basen-Gleichgewichts, der Nierenfunktion oder der Temperaturregulation, wobei diese Störungen häufig mit einer vitalen Bedrohung des Patienten verbunden sind oder zu einer Bedrohung werden können.

Intensivpflege kennzeichnet die *spezifische* Pflege des Intensivpatienten im Gegensatz zur üblichen Krankenpflege.

Arten von Intensivstationen

Grundsätzlich können interdisziplinäre, also fächerübergreifende, von fachspezifischen Intensivstationen unterschieden werden, daneben ist auch eine Einteilung nach Organsystemen (z. B. Herz, Lunge, Niere), der Art der Erkrankung bzw. des Eingriffs (z. B. Verbrennung, Transplantation) oder der Patientenkategorie (z. B. Neugeborene, Geburtshilfe) möglich.

Gemischte Intensivstationen

Hierbei handelt es sich um anästhesiologisch-operative (chirurgische) und internistische Intensivstationen.

Anästhesiologisch-operative (chirurgische) Intensivstation: Auf dieser Station werden vor allem postoperative Patienten verschiedener chirurgischer Disziplinen sowie schwere Traumen oder Polytraumen behandelt, weiterhin auch Patienten nach Reanimation, Vergiftungen, Tetanus, Eklampsie, Verbrennungen, Langzeitbeatmete.
Die Leitung erfolgt durch Anästhesiologen oder Chirurgen in enger Kooperation mit den beteiligten chirurgischen Fachdisziplinen.

Internistische Intensivstation: Hier werden mit konservativen Methoden vor allem Patienten mit Herz-Kreislauf-Erkrankungen, akutem Nierenversagen, schweren Stoffwechselstörungen, endokrinen Krisen, dekompensierten chronisch-obstruktiven Lungenerkrankungen, Vergiftungen und schwere Thromboembolien behandelt.

Interdisziplinäre Intensivstation: Auf dieser Station werden operative und auch nichtoperative, einschließlich internistischer Patienten behandelt. Solche Stationen sind vor allem für kleinere und mittlere Krankenhäuser (bis etwa 400) Betten vorgesehen.

Fachspezifische Intensivstationen

Hier werden, jeweils der betreffenden Fachabteilung angegliedert, Patienten mit einheitlichen Erkrankungen behandelt.

Neurochirurgische Intensivstation: Befaßt sich mit der Versorgung von Patienten mit akutem Schädel-Hirn-Trauma und der postoperativen Behandlung nach neurochirurgischen (vor allem intrakraniellen) Eingriffen (s. Kap. 53).

Herzchirurgische Intensivstation: Hier erfolgt die postoperative Betreuung herzchirurgischer Patienten mit dem Schwerpunkt der Intensivtherapie von Störungen der Herz-Kreislauf-Funktion, daneben von entsprechenden postoperativen Komplikationen wie respiratorische Insuffizienz, Nierenversagen usw. (s. Kap. 54).

Pädiatrische Intensivstation: Befaßt sich vor allem mit der Behandlung von schweren Erkrankungen des Neugeborenen. Die Betreuung anderer Kinder kann zumeist auf interdisziplinären Intensivstationen erfolgen (s. S. Kap. 56).

Neurologische Intensivstation: Behandelt verschiedenartige Erkrankungen des zentralen Nervensystems und der Muskulatur, die mit einer vitalen Bedrohung des Patienten einhergehen.

Intensiv-Kreißsaal: Hier erfolgt die Überwachung von Patientinnen mit Risikoschwangerschaften während der Geburtsperiode mit Wehenregistrierung, Überwachung der fetalen Herzaktion und des Säure-Basen-Haushalts sowie der Blutgase und Überwachung der mütterlichen Herz-Kreislauf-Funktion. Die Behandlung von Schwangerschaftskomplikationen wie Eklampsie, Fruchtwasserembolie usw. wird hingegen auf gemischten Intensivstationen durchgeführt.

Organ- oder erkrankungsspezifische Intensivstationen

Beatmungsstation: Befaßt sich in erster Linie mit der Behandlung der respiratorischen Insuffizienz, unabhängig von der Ursache. Reine Beatmungsstationen sind selten, weil heutzutage jede Intensivstation über die Möglichkeit zur Beatmung verfügen muß. In einigen Kliniken ist die Beatmungsstation als Einheit in ein Intensivzentrum integriert.

Kardiologische Intensiveinheit: Hier werden vor allem Patienten nach Herzinfarkt oder bei drohendem Infarkt sowie kardiogenem Schock behandelt. Die zentrale Aufgabe besteht darin, Myokardischämien und Herzrhythmusstörungen zu verhindern oder zu behandeln. Die Möglichkeit zur maschinellen Beatmung muß wegen der nicht selten schweren Krankheitsbilder gegeben sein.

Verbrennungseinheit: Hier wird die schwere Verbrennungskrankheit behandelt. Meist ist die Verbrennungseinheit in eine gemischte Intensivstation integriert.

Transplantationseinheit: Hier erfolgt die kurzfristige Nachbehandlung von Patienten mit Organtransplantationen. Die Notwendigkeit einer speziellen Einheit ergibt sich aus der besonderen Infektgefährdung dieser Patienten (s. Kap. 55).

Vergiftungseinheit: Die Entgiftungsstation befaßt sich mit der Behandlung exogener Vergiftungen; sie ist häufig einer gemischten Intensivstation angegliedert und sollte in engem Kontakt mit einer Vergiftungsinformationszentrale stehen. Das Behandlungsrepertoire unterscheidet sich nicht von dem einer gemischten Intensivstation.

Dialyseeinheit: Hier werden in erster Linie Patienten mit *chronischer* Niereninsuffizienz behandelt, während bei akutem Nierenversagen die Dialyse häufig auf der Intensivstation erfolgt, in die der Patient wegen seiner Grunderkrankung aufgenommen worden ist.

Postoperative Einheiten

Hierbei können zwei Formen unterschieden werden: der Aufwachraum und die postoperative Überwachungsstation (Frischoperiertenstation).

Aufwachraum: Der Aufwachraum ist räumlich dem Operationstrakt angegliedert und befaßt sich mit der wenige Stunden dauernden Überwachung von Patienten im unmittelbaren Anschluß an den operativen Eingriff (Einzelheiten s. Kap. 29).

Postoperative Überwachungsstation: Auf dieser Station werden Patienten nach lang dauernden bzw. ausgedehnten Eingriffen oder Störungen des postoperativen Verlaufs intensiv überwacht und, bei Bedarf, behandelt.

Struktur von Intensivstationen

Lage: Gemischte Intensivstationen sollten in unmittelbarer Nähe von Operationstrakt, Notfallaufnahme und Diagnostikabteilung gelegen sein.

Größe und Aufbau: Die Anzahl erforderlicher Intensivbetten eines Krankenhauses wird mit 5% der Gesamtbettenzahl angegeben. Einzelne Intensivstationen sollten von überschaubarer Größe sein: die untere Grenze sollte bei 4–6, die obere bei 12 Betten liegen. Baulich bestehen Intensivstationen aus einer Patientenzone und einer Funktionszone mit Betriebs-, Schleusen- und Zentralräumen. Der einzelne Bettplatz sollte eine Größe von 25 m^2 aufweisen. Die Versorgung erfolgt in offenen Plätzen oder in Einzelboxen.
Offene Plätze mit mehreren Patienten bieten bessere Überwachungsmöglichkeiten und kürzere Wege, haben jedoch den Nachteil höherer Lärmpegel, größerer Gefahren der Kreuzinfektion und des Mangels an Intimsphäre für den Patienten.
Einzelboxen bieten größeren Schutz vor Kreuzinfektionen, eine ausreichende Intimsphäre und niedrigen Lärmpegel, jedoch sind die Wege lang und die Überwachungsmöglichkeiten schlechter.

Personal

Eine ausreichende Besetzung mit qualifiziertem Personal ist die Grundvoraussetzung jeder effektiven Intensivmedizin; dies gilt für den pflegerischen Bereich ebenso wie für den ärztlichen.

Stellenplan

Pflegepersonal: Der Bedarf an Pflegepersonal richtet sich in erster Linie nach der Art der Intensivstation und ihren Aufgaben bzw. der Zusammensetzung der Intensivpatienten.

Als *Richtwerte* werden von Steinbereithner und Bergmann, unter Berücksichtigung einer Abwesenheit von 20%, angegeben:
- für gemischte anästhesiologisch-operative Intensivstationen: 3,9 Pflegepersonen pro Bett;
- für gemischte internistische Intensivstationen: 2,7 Pflegepersonen pro Bett;
- für herzchirurgische Intensivstationen: 4,9 Pflegepersonen pro Bett;
- für neurochirurgische Intensivstationen: 4,2 Pflegepersonen pro Bett;
- für kardiologische Intensivstationen: 2,6 Pflegepersonen pro Bett;
- für postoperative Überwachungsstationen: 2,7 Pflegepersonen pro Bett.

Ärztliches Personal: Hier werden, neben dem Leiter und 2 Oberärzten, als Richtwerte 1 Stationsarzt auf 2–3 Betten angegeben.

Aufgaben

Ärzte

Zu den wichtigsten Aufgaben der Stationsärzte gehören:
- diagnostische und behandelnde Maßnahmen am Patienten,
- Aufstellung eines Verordnungsplans,
- Überwachung des klinischen Zustandes des Patienten durch Beobachtung und mit Hilfe von Überwachungsgeräten,
- Überwachung der Ausführung ärztlicher Verordnungen, Verordnungen durch das Pflegepersonal,
- Teilnahme an Visiten und Organisationsbesprechungen,
- Durchführung organisatorischer Maßnahmen.

Pflegepersonal

Keine Krankenhausgruppe ist wahrscheinlich höheren Anforderungen ausgesetzt, als das Pflegepersonal von Intensivstationen (s. Kap. 33). Gefordert werden insbesondere maximale Einsatzbereitschaft, Leistung, Können und Kompetenz für die Erfüllung der vielfältigen Aufgaben in der Behandlungssituation. Die wichtigsten Aufgaben sind hierbei:
- allgemeine und spezielle Pflege des Intensivpatienten,
- Beobachtung und Überwachung des Patienten,

- Kontrolle der Überwachungsgeräte,
- Vorbereitung, Funktionsprüfung und Bereitstellung von Geräten,
- Bedienen von Geräten mit Erkennen und Beseitigen von Funktionsstörungen,
- Beherrschung der kardiopulmonalen Wiederbelebung einschließlich Defibrillation,
- Interpretation der häufigsten Herzrhythmusstörungen auf dem EKG-Monitor,
- arterielle und venöse Blutentnahmen,
- praktische Durchführung von enteraler und parenteraler Ernährung, Inhalationstherapie, Lagerungsdrainagen,
- Legen von Magensonden und Blasenkathetern.

Für die pflegerische Betreuung der Intensivpatienten gilt gegenwärtig die **Gruppenpflege** als optimale Organisationsform. Hierbei betreut eine Gruppe von Pflegepersonen unter der verantwortlichen Leitung einer Gruppenschwester eine bestimmte Anzahl von Patienten, während die Stationsschwester im wesentlichen nur noch organisatorische und administrative Aufgaben erfüllt. Die Gruppenpflege wird als patientenzentriert (patientennah) und ganzheitlich angesehen.
Im Gegensatz hierzu wird bei der **Funktionspflege** die gesamte Pflege von einer Stationsschwester geleitet, die alle Aufgaben an die ihr nachgeordneten Schwestern delegiert, wobei diese Schwestern jeweils nur bestimmte Aufgaben (Funktionen) erfüllen, die ganzheitliche Patientenbetreuung somit verloren geht.

Ausbildung des Pflegepersonals

Zur Erfüllung der vielfältigen Aufgaben ist eine spezielle Ausbildung des Pflegepersonals erforderlich. Sie erfolgt gegenwärtig in den meisten Bundesländern in Form einer zweijährigen berufsbegleitenden Weiterbildung im Anschluß an die normale Krankenpflegeausbildung. Anzustreben ist jedoch auch hier eine bundeseinheitliche Ausbildungsregelung.

Das Behandlungsteam

Eine strikte Trennung der beiden Berufsgruppen – Ärzte und Pflegepersonal – ist wegen der vielfachen Wechselbeziehungen und des Aufeinander-angewiesen-Seins nicht möglich und auch nicht wünschenswert. Vielmehr reicht der Tätigkeits- und Verantwortungsbereich des Pflegepersonals weit in den ärztlichen Bereich hinein, d.h. Schwestern und Pfleger haben in zunehmendem Maße Aufgaben übernommen, die bis vor kurzem noch den Ärzten zugeordnet waren. Hieraus allein schon ergibt sich die Notwendigkeit eines partnerschaftlichen Führungs- bzw. Leitungsstils durch die verantwortlichen Ärzte. Über Störungen der Kommunikation und Zusammenarbeit s. Kap. 33.

Risiken und Komplikationen der Intensivmedizin

Trotz hohem medizinisch-technischem Standard und gestiegener Qualifikation des ärztlichen und pflegerischen Personals bedeutet die Intensivmedizin nach wie vor einen schweren Eingriff in den Organismus, der, über die eigentliche Erkrankung des Patienten hinaus, mit entsprechenden Gefahren und Komplikationen verbunden ist, also Folgen hat, die durch die angewandten Methoden und Verfahren selbst hervorgerufen werden. Die typischen Komplikationen der Intensivmedizin entstehen nach Lawin und Mitarbeitern durch technische Pannen, menschliches Versagen und die eigentlichen Intensivbehandlungsmaßnahmen.
Beispiele:
- Technische Pannen: Ausfall von Geräten, Störungen der Strom- und Gasversorgung.
- Menschliches Versagen: Bedienungsfehler an Geräten, Verwechslungen, Übertragen von Aufgaben an ungenügend qualifizierte Mitarbeiter.
- Folgen des Grundleidens: Streßulzera, Nierenversagen.
- Folgen der Behandlung: Sepsis, Trachealstenose, Gefäßschäden, Überwässerung, Nebenwirkungen von Medikamenten.
- Psychische Schäden: Psychosyndrome, reaktive psychische Störungen.
- Körperliche Spätfolgen: Behinderungen, Berufsunfähigkeit, vielfältige Beschwerden.

Grenzen der Intensivtherapie

Trotz ihrer unbestreitbaren und allgemein anerkannten Erfolge sieht sich die Intensivmedizin zunehmend dem Vorwurf ausgesetzt, in einer seelenlosen Maschinenwelt der „Verführung durch das Machbare“ zu erliegen und ihre Grenzen in einem Maße zu erweitern, das den Patienten das Recht auf einen würdigen Tod nehme und sie zu bloßen Objekten medizinischen Handelns erniedrige. Diese Vorwürfe wiegen schwer und dürfen nicht beiseitegeschoben werden; sie erfordern vielmehr eine Auseinandersetzung und Neubesinnung aller an der Intensivbehandlung beteiligten Personen mit den Vertretern der Öffentlichkeit.

Medizinische Grenzen

Ist der Hirntod des Patienten bei noch weiter schlagendem Herzen eingetreten, so wird die weitere Behandlung des Patienten abgebrochen. Dieses Vorgehen ist auch juristisch abgesichert.
Weitgehende Einigkeit besteht auch darüber, die Intensivbehandlung bzw. Wiederbelebungsmaßnahmen zu unterlassen oder abzubrechen, wenn eine fortgeschrittene unheilbare Erkrankung vorliegt. Umstritten ist hingegen der Einsatz von Wiederbelebungsmaßnahmen, die zwar eine kurzfristige „Verbesserung“ erbringen, jedoch den Patienten nicht retten können. Die meisten Juristen sind der Ansicht, daß für einen Arzt keine unbegrenzte Behandlungspflicht (hier vor allem beim Sterbenden) bestehe. Die Entscheidung müsse sich vielmehr vor allem am aktuellen medizinischen Wissensstand orientieren.
Gerechtfertigt ist auch ein schrittweiser Abbau von intensivmedizinischen Behandlungsmaßnahmen, wenn klar erkennbar ist, daß diese Maßnahmen den Patienten nicht mehr retten können. Der Arzt ist somit aufgefordert, nicht um jeden Preis an die äußersten Grenzen des medizinisch Möglichen zu gehen, sondern dem unheilbar Kranken einen würdigen Tod zu ermöglichen. Maßnahmen des schrittweisen Abbaus der Behandlung sind z. B.

- Absetzen von Antibiotika oder kardiovaskulären Medikamenten,
- Verzicht auf Bluttransfusionen und Zufuhr von Plasmaersatzmitteln,
- Abschalten des Beatmungsgerätes,
- Verzicht auf Reanimationsmaßnahmen.

Auf folgende Basistherapie darf nicht verzichtet werden:

- allgemeine Pflege,
- Freihalten der Atemwege,
- Zufuhr von Flüssigkeit mit Glukose als Basisnährstoff.

Ethische Grenzen

Weitgehende Einigkeit besteht darüber, daß es nicht Aufgabe des Arztes ist, den unabwendbaren Tod des Patienten mit allen zur Verfügung stehenden medizinischen Mitteln hinauszuzögern. Er soll vielmehr jedem Patienten sein ihm zustehendes Recht auf einen würdigen Tod gewähren. Jeder Kenner der intensivmedizinischen Behandlungssituation weiß, wie weit wir von dieser Forderung häufig entfernt sind und uns vor einer klaren Entscheidung zugunsten der Würde des Patienten zurückziehen, sei es aus Angst vor der Verantwortung für diese Entscheidung, sei es aufgrund einer unreflektierten Faszination durch das technisch-medizinisch Machbare, das den Menschen aus den Augen verloren hat.

Kapitel 33. Psychosoziale Intensivmedizin

Einführung

Die Intensivmedizin ist grundsätzlich der Gefahr ausgesetzt, die *körperlichen* Aspekte der Behandlung ganz in den Vordergrund zu stellen und die *seelischen* Bedürfnisse des Patienten zu vernachlässigen oder gar zu ignorieren. Dabei kann gerade beim Intensivpatienten davon ausgegangen werden, daß seine oft lebensbedrohliche Erkrankung häufig mit psychischen Störungen einhergeht, die der besonderen Aufmerksamkeit und Zuwendung durch das Pflegepersonal und die behandelnden Ärzte bedürfen. Warum vielfach vom Personal der Intensivstation gerade die *technischen* Verrichtungen als bevorzugte Umgangsform mit dem Patienten gewählt werden, liegt vermutlich zum Teil an der großen psychischen Belastung des Pflegepersonals selbst durch die Arbeitssituation auf der Intensivstation.

Weitgehende Beschränkung auf technische Verrichtungen ermöglicht eine Distanzierung von den psychischen Bedürfnissen des Patienten und den teilweise als bedrohlich erlebten Behandlungssituationen der Intensivstation und bewirkt eine gefühlsmäßige Entlastung des Pflegepersonals. Arbeit am kranken Menschen ist jedoch immer auch *„Gefühlsarbeit"*, deren Vernachlässigung oder Verleugnung durch das Pflegepersonal und die Ärzte den Patienten zu einem *bloßen Objekt* erniedrigt und das Vorurteil von der „seelenlosen Apparatemedizin" verstärkt. Psychosoziale Intensivmedizin muß sich daher nicht nur mit den seelischen Bedürfnissen und psychischen Störungen von Intensivpatienten auseinandersetzen, sondern auch das Spannungsfeld zwischen Pflegepersonal, Ärzten und Angehörigen untersuchen und Wege zu einer *menschlichen* Intensivmedizin aufzeigen.

Psychische Störungen beim Intensivpatienten

Einteilung

Psychische Störungen beim Intensivpatienten können in zwei Kategorien eingeteilt werden:
1. Durchgangssyndrome,
2. reaktive psychische Störungen.

Durchgangssyndrome

Hierbei handelt es sich um reversible präpsychotische oder psychotische Störungen, die in engem zeitlichen Zusammenhang mit der körperlichen Erkrankung des Intensivpatienten auftreten und sich in folgender Weise manifestieren können:
- Bewußtseinseinschränkungen und Bewußtseinsveränderungen,
- Dämmerzustände,
- Delir (Bewußtseinstrübung mit Desorientiertheit über Zeit und Raum, illusionäre Verkennung der Umgebung, Halluzinationen, Suggestibilität, Bewegungsdrang, Tremor, Schwitzen, Störungen der Herz-Kreislauf-Funktion),
- Halluzinationen,
- Wahnvorstellungen,
- Erregungszustände.

Durchgangssyndrome können zwar bei allen Intensivpatienten auftreten, werden jedoch gehäuft bei (älteren) postoperativen Patienten beobachtet. Sie gelten nach psychiatrischer Lehrmeinung nicht als psychoreaktiv. Leitsymptom ist die *Bewußtseinsstörung.*

Reaktive psychische Störungen

Dies sind psychische Störungen, die als Reaktion auf bestimmte Belastungssituationen („Stress") auftreten und sich in folgender Weise äußern:
- Angst, Gefühle der Ohnmacht, Depression,

- Störungen des Selbstwertgefühls, Abhängigkeitswünsche,
- Infantilisierung (Verkindlichung) mit Gefühlen extremer Hilflosigkeit und Abhängigkeit, kindlich-gläubiger Zuwendung zu Ärzten und Pflegepersonal und Abnahme der Kritikfähigkeit,
- starke Abwehr eigener Aggressionswünsche aus Angst vor Verlust von Zuwendung durch Pflegepersonal und Ärzte,
- Neigung zur Selbstbeobachtung des erkrankten Körpers (Hypochondrie),
- Verleugnung unangenehmer Gefühle und Vorstellungen im Zusammenhang mit der Schwere der Erkrankung einschließlich zugehöriger Ängste und der Abhängigkeit von Pflegepersonen und Ärzten.

Risikofaktoren psychischer Störungen beim Intensivpatienten

Abgesehen von der individuellen *Persönlichkeitsstruktur* des Intensivpatienten wird die Entstehung psychischer Störungen durch bestimmte Risikofaktoren begünstigt. Hierzu gehören vor allem:
- die *Erkrankung* selbst,
- bestimmte *Behandlungsverfahren,*
- *Wechselwirkungen* aus den Beziehungen zwischen Patient, Pflegepersonal und Ärzten im Zusammenhang mit der Behandlungssituation.

Psychische Belastung durch die Erkrankung

Intensivpatienten sind (per Definition) schwer oder sogar akut lebensbedrohlich erkrankt und befinden sich somit objektiv in einer *Extremsituation,* die ein besonderes Abwehr- und Anpassungsverhalten erfordert. Durch die Erkrankung wird ihr körperliches Befinden beeinträchtigt oder sogar schwer gestört; die gewohnte Verfügbarkeit über den eigenen Körper geht verloren; die bisherigen Lebensbeziehungen und sozialen Verflechtungen werden weitgehend unterbrochen und es entwickelt sich eine weitreichende Abhängigkeit von Schwestern, Pflegern und Ärzten.

Während zahlreiche Patienten überraschend gut mit ihrer Erkrankung „fertig werden", treten bei anderen die oben beschriebenen, reaktiven psychischen Störungen auf, durch die der Krankheits- und Behandlungsverlauf ganz erheblich beeinträchtigt werden kann.

Belastung durch Behandlungsverfahren und -techniken

Ohne Zweifel stellen zahlreiche Pflege- und Behandlungsmaßnahmen wie auch die Behandlungssituation für den Intensivpatienten eine Belastung dar, die zu psychoreaktiven Störungen führen kann. Durch Behandlungsmaßnahmen ausgelöste Störungen sind jedoch seltener, als nach dem Bild der Intensivstation in der Öffentlichkeit als eine „seelenlose Maschinenwelt" zu erwarten wäre. Hier besteht offensichtlich eine erhebliche Diskrepanz zwischen der Meinung Außenstehender und dem tatsächlichen Erleben des betroffenen Patienten. So haben zahlreiche Untersuchungen gezeigt, daß von vielen Intensivpatienten die Intensivbehandlung keineswegs als „seelisch krank machend", sondern als *Sicherheit und Halt gebend* empfunden wurde. Auch hier hängt wiederum die Reaktion mit den Anpassungs- und Abwehrstrategien des individuellen Patienten zusammen, so daß es schwierig ist, bestimmten Pflege- und Behandlungsmaßnahmen generell einen schädigenden Einfluß zuzuweisen.

Allgemein werden besonders folgende Faktoren als belastend angesehen, ohne daß hier im Einzelfall entsprechende Untersuchungsergebnisse vorgelegt wurden:
- Ängstigung durch Schläuche, Tuben, Beatmungsgeräte, Kabel, Sauerstoffmasken, Überwachungsgeräte usw.,
- Unruhe und Lärm auf der Station,
- fehlender Tag-Nacht-Rhythmus, Dauerlicht,
- reizarme bzw. monotone Umgebung einerseits, Überstimulierung durch vielfältige Reize andererseits,
- fehlendes Tageslicht,
- häufige Pflege- und Überwachungsmaßnahmen,
- Verlust der Blasen- und Darmkontrolle,
- Mangel an Intimsphäre,
- Erleben der Reanimation von Mitpatienten.

Die Zusammenstellung macht deutlich, daß letztlich alle Maßnahmen der Intensivbehandlung potentiell belastend wirken können und hieran bei der Pflege des Patienten gedacht werden muß, d.h. auch hier gilt es wieder, die Bedürfnisse des einzelnen Patienten herauszufinden und sich so weit wie möglich darauf einzustellen.

Belastung durch das Beziehungsgeflecht auf der Intensivstation

Intensivpatienten bedürfen, wie andere Kranke auch, des Gefühls der **Sicherheit und Geborgenheit** in ihren Beziehungen zu Schwestern, Pflegern und Ärzten. Eine wichtige Rolle spielen hierbei für einen großen Teil der Patienten auch die Angehörigen, die gewissermaßen die einzige Verbindung zur Außenwelt innerhalb der nahezu „totalen Institution“ Intensivstation darstellen.
Kontaktangebote und Zuwendung durch Pflegepersonal, Ärzte und Angehörige dienen dazu, dem Patienten das Gefühl der Isoliertheit und Ohnmächtigkeit zu nehmen oder zu lindern und Sicherheit und Geborgenheit zu vermitteln, um auf diese Weise potentielle psychische Störungen zu verhindern. Ständige Anwesenheit und Kontinuität der Pflegepersonen wirken als potentiell *entlastende* Faktoren für den Intensivpatienten.

> Einfühlende Zuwendung, häufige Kontaktangebote und ausreichende Informationen über Pflege- und Behandlungsmaßnahmen sind der Schlüssel für eine menschenwürdige Beziehung des Personals zum Patienten.

Wegen des starken Abhängigkeitsgefälles vom Personal „herunter“ zum Patienten und dessen objektiver Ohnmacht in der Behandlungssituation („sich nicht wehren können“), dürfen die Schwestern, Pfleger und Ärzte ihre überlegene Position nicht dazu ausnutzen, den Patienten zum bloßen *Objekt ihres Handelns* zu erniedrigen, anstatt ihn als leidenden, hilfebedürftigen Menschen anzunehmen.

Verlegung des Patienten: Die Verlegung des Langzeit-Intensivpatienten kann ein besonderes *Trennungstrauma* darstellen, das zumeist durch rechtzeitige und behutsame Aufklärung verhindert oder gemildert werden kann. Abrupte Verlegungen sollten unbedingt vermieden werden. Einige Patienten reagieren auf die Verlegung mit akuten psychischen Störungen.
Entsprechend großzügig sollte im Einzelfall auch mit der *Besucherregelung* verfahren werden (s. S.373), wenn vom Patienten entsprechende Bedürfnisse geäußert werden. Keineswegs sollten hygienische Argumente, Störungen des Behandlungsablaufs oder Belastung des Personals vorgeschoben werden, um Angehörigen den Zugang zu verweigern. Hierdurch isoliert das Personal nicht nur den Patienten, sondern auch sich selbst.

Krankheitsverhalten des Intensivpatienten

Die schwere Erkrankungssituation des Intensivpatienten ist objektiv gekennzeichnet durch:
- körperliche und seelische Beeinträchtigung bis hin zur akuten Lebensbedrohung,
- Einschränkung der Bewegungsmöglichkeit und -fähigkeit (Immobilisation),
- Verlust an Individualität und persönlicher Freiheit,
- Unterbrechung der bisherigen zwischenmenschlichen Beziehungen,
- Ausgesetztsein in einer fremden Umgebung und deren häufig unangenehmen oder schmerzhaften Maßnahmen,
- Eingriffe in seine biologischen Rhythmen.

Hinzu kommen als mehr *subjektive*, individuell unterschiedlich empfundene Faktoren
- die mit der Erkrankung bzw. Behandlung in Zusammenhang stehenden Beschwerden, Störungen des Selbstwertgefühls, Ängste über körperliche Beschädigungen, Phantasien über das Körpergeschehen bzw. die Bedeutung der Krankheit, Zukunftsängste;
- das durch den Verlust der bisherigen zwischenmenschlichen Beziehungen ausgelöste *Trennungstrauma*, mit dem Gefühl des Abgeschnittenseins und des Verlustes sozialen Ansehens;
- das Gefühl der Isolierung und Vereinsamung durch sensorische Verarmung (Deprivation) bei steriler, unpersönlicher Atmosphäre mit Mangel an Orientierungshilfen und durch die monotone Reizüberflutung mit Licht, Lärm, Entblößung, Aufhebung der Persönlichkeitsgrenzen;
- das *affektive Klima* der Intensivstation und die gefühlsmäßigen Beziehungen des Patienten zum Behandlungsteam.

Hierauf reagiert der Intensivpatient mit einem teilweise überindividuell typischen *krankheitsabhängigen Verhalten*, das jedoch von der *primären* Ausgangspersönlichkeit (Persönlichkeitsstruktur), der Krankheitssituation selbst und dem affektivem Klima auf der Intensivstation beeinflußt wird.

Das krankheitsabhängige, gefühlsmäßige Verhalten des Intensivpatienten ist unter dem Druck der psychologischen Streßfaktoren (Frustration, Gefühl der Verletztheit und realer oder phantasierter Verlust von Objektbeziehungen) zunächst vor allem durch **Angst** (bis hin zur Todesangst oder dem Gefühl des Vernichtetwerdens) oder eine **gefühlsmäßige Schockreaktion** und eine tiefgreifende Erschütterung des Selbstwertgefühls gekennzeichnet. Im weiteren Verlauf entwickeln die Patienten bestimmte krankheitsabhängige Verhaltensweisen, die darauf abzielen, die Situation der vitalen Bedrohung zu bewältigen. Hierzu gehören vor allem zwei grundlegende Mechanismen:

- Anpassung an die Erkrankung und die Behandlungssituation,
- Entwicklung von Abwehrmechanismen.

Die **Anpassungsreaktionen** sind gekennzeichnet durch gefühlsmäßige, erkenntnismäßige und motorische Aktivitäten des Patienten, seine körperliche Unversehrtheit und sein seelisches Gleichgewicht zu erhalten oder wiederherzustellen; d.h. der Patient erkennt die vitale Bedrohung und setzt sich mit ihr realistisch auseinander.

Die **Abwehrreaktionen** sind hingegen gekennzeichnet durch teilweise oder vollständige Abwehr und Verleugnung der Wirklichkeit bzw. Bedeutung der Erkrankung für den Patienten und Rückzug auf unreife („kindliche"), starre Verhaltensweisen. Dieser Rückzug wird auch als **Regression** bezeichnet.

Naturgemäß finden sich beide Formen - Anpassung und Abwehr - bei jedem Intensivpatienten, allerdings in unterschiedlicher Ausprägung, je nach individueller Wirkung der oben genannten Einflußfaktoren (Ausgangspersönlichkeit, Krankheit, Behandlungssituation, affektives Klima der Intensivstation). Zudem muß beachtet werden, daß die dem Patienten häufig zugeführten **Psychopharmaka** (Sedativa, Opioide, Neuroleptika) sein krankheitsabhängiges Verhalten stark modifizieren können. Zwar werden diese Substanzen primär eingesetzt, um die Anpassung des Patienten an die vital bedrohliche Behandlungssituation zu erleichtern; sie können jedoch durchaus, insbesondere in der ausklingenden Phase der Intensivbehandlung, eine die Bewältigungsmechanismen *schwächende* Wirkung hervorrufen.

Daneben gibt es noch weitere Techniken der seelischen Bewältigung bzw. Angstabwehr von Krankheit, die neben der bewußten und akzeptierten, vorübergehenden Regression dazu beitragen, daß viele Patienten die Intensivbehandlung ohne wesentliche psychische Störungen und unbeschadet überstehen:

- **Verschiebung:** Der Patient nimmt seine vitale Bedrohung an, verkleinert sie jedoch, indem er sie nur auf das erkrankte Organ, z.B. die Lunge, verschiebt.
- **Isolierung:** Auch hier wird die Bedrohung akzeptiert, der normalerweise damit verbundene Gefühlsgehalt jedoch vor dem Erleben vorhangartig abgeschirmt.
- **Schicksalsergebenheit:** Die Patienten fügen sich scheinbar ergeben in ihr Schicksal, wirken dabei vielfach tapfer, bei näherem Eingehen auf ihre Situation jedoch eher gequält.
- **Magisches Denken und Allmachtsphantasien:** Die Patienten glauben, ihr Schicksal durch magisches Denken bzw. sich Unterwerfen beeinflussen zu können; ihr Vertrauen in die Kunst der Ärzte und ihre Möglichkeiten ist oft nahezu grenzenlos. Das Behandlungsteam wird in ihrem Denken mit einer „Allmacht" ausgestattet, der sie sich vollständig hingeben können; die Intensivbehandlung wird zumeist unkritisch idealisiert.

Zeichen der zunehmenden *Dekompensation* der Bewältigungsmechanismen sind *Projektionen* (Verlagerung unerträglicher eigener Phantasien nach außen), *Depressionen* und *massive Verleugnungen.*

Verhalten des idealen Patienten

Der ideale Patient erträgt seine Krankheit und die damit verbundenen Behandlungsverfahren, akzeptiert die vorübergehende Abhängigkeit vom Behandlungsteam, regrediert teilweise und in für die Behandlung notwendigem Maße auf kindliches Niveau, bleibt hierbei jedoch flexibel und ändert sein Verhalten mit zunehmender Genesung in Richtung Selbständigkeit und Autonomie, verfällt nicht in Resignation, Depression und Hoffnungslosigkeit, sondern sieht mit Optimismus dem Ende der Krankheit entgegen.

Diesen Patienten gibt es nicht!

Der ablehnende Patient

Dieser Patient fühlt sich in der Beziehung zum Behandlungsteam bedroht; selbst für die Behandlung notwendige Regressionen auf „kindliche" Verhaltensweisen lösen Ängste aus, das Gefühl der Abhängigkeit wird heftig verleugnet bzw. abgewehrt. Der Patient ist mißtrauisch und möchte das Behandlungsteam beherrschen, zeigt sich entsprechend uneinsichtig, besserwissend und stark kontrollierend.

> Der ablehnende Patient erlebt das Behandlungsteam als Bedrohung

Er ist nicht leicht zu führen und bereitet dem Behandlungsteam entsprechende Schwierigkeiten. Hierbei muß beachtet werden, daß ein bestimmendes, dominierendes und starkes Verhalten des Personals die ablehnende Haltung und den Widerstand wie auch die Ängste und das Mißtrauen des Patienten eher noch verstärken.

Der überangepaßte Patient

Auch dieser Patient kann seine Krankheit und die damit verbundene Patientenrolle innerlich nicht annehmen, reagiert jedoch mit Verleugnung von Ängsten und traurigen Gefühlen, gibt sich nach außen hin ruhig und zuversichtlich oder in sein Schicksal ergeben und entwickelt eine besondere Gefügigkeit gegenüber der Behandlungssituation und den Mitgliedern des Behandlungsteams. Er überspielt seine gefühlsmäßige Hilflosigkeit und täuscht das Behandlungsteam (zumeist leicht) über seine wirkliche innere Befindlichkeit und Not hinweg; er schützt damit sich selbst und das Behandlungsteam vor seinen seelischen Konflikten und erweckt den falschen Eindruck eines „idealen Patienten", zumal er das Pflegepersonal und die Ärzte mit Lob und Anerkennung bedenkt und deren eigene Unsicherheiten und Ängste verdeckt.
Insgesamt verbirgt sich somit hinter der Überangepaßtheit des Patienten eine geheime Ablehnung der Behandlungssituation und des Behandlungsteams, nur kann sie sich nicht offen äußern.

Der infantil regredierte Patient

Dieser Patient ist weitgehend auf infantile Verhaltensweisen zurückgefallen, von Angst überwältigt und emotional vollständig vom Behandlungsteam abhängig, das er als allmächtig erlebt. Typisch sind anklammernde Verhaltensweisen bis hin zur Verschmelzung mit dem Behandlungsteam sowie Hypochondrie und Verleugnung von Behandlungsfortschritten. Entsprechend schwierig gestaltet sich häufig die Rehabilitationsphase, da der Patient nicht bereit ist, seine infantilen Verhaltensweisen aufzugeben und sich stattdessen weiter an das Personal klammert und seine Unsicherheit und Unselbständigkeit aufrechterhält. Gerade bei diesen Patienten kann sich z. B. die Entwöhnung vom Respirator als sehr schwierig gestalten.
Die Beziehung zwischen dem Behandlungsteam und dem Patienten ist zumeist schwierig: während anfangs seine offen bekannte Bedürftigkeit und Schutzsuche vom Personal angenommen wird, lösen später seine Verhaltensweisen Verärgerung und das Gefühl der Unfähigkeit aus, weil er ein Abgehen von der Intensivbehandlung verweigert. Neben dieser anfänglichen Verkennung der psychischen Schwächen des Patienten wird das Verhalten noch durch Überfürsorglichkeit und übertriebene Aktivität des Pflegepersonals verstärkt. Am Schluß steht dann nicht selten ein schlagartiges, gefühlsmäßiges sich Abwenden des Behandlungsteams; hierdurch werden die reaktiven Störungen jedoch meist noch verstärkt.

Spezielle Belastungssituationen

Maschinelle Beatmung

Kaum ein Behandlungsverfahren beim Intensivpatienten stellt gegenwärtig eine größere Belastung des seelischen Gleichgewichtes dar als die maschinelle Beatmung. Die Behandlungssituation bei der *kontrollierten* Beatmung ist objektiv gekennzeichnet durch:

- vollständige Abhängigkeit und Hilflosigkeit,
- Behinderung der Kommunikation bzw. des Sich-mitteilen-Könnens,
- Gefährdung durch Funktionsstörungen.

Vor allem aufgrund dieser vorgegebenen, vom Patienten kaum beeinflußbaren Struktur der Behandlungssituation treten gehäuft seelische Beeinträchtigungen und reaktive Störungen auf, die sich vor allem in folgender Weise manifestieren:

- Gefühle der Hilflosigkeit und totalen Abhängigkeit vom Behandlungsteam mit dem starken Wunsch nach ständiger Präsenz der Pflegepersonen in unmittelbarer Nähe des Bettes und Auftreten von Angst beim Alleingelassenwerden,
- teilweise massiver Rückzug auf unreife (infantile) Verhaltensweisen aus dem Gefühl der völligen Abhängigkeit und Ohnmacht heraus,
- Verstärkung des Gefühls der Hilflosigkeit und Ohnmacht durch die eingeschränkte Fähigkeit, seine Wünsche und Beschwerden mitzuteilen und seine Gefühle durch Worte abzureagieren,
- Angst, die Sprache verloren zu haben, weil der Zusammenhang zwischen Intubation bzw. Tracheotomie und vorübergehendem Unvermögen zu sprechen nicht ausreichend erklärt worden ist oder nicht verstanden wird,
- Störungen des Schlaf-Wach-Rhythmus durch die beim Beatmungspatienten häufiger erforderlichen pflegerischen Maßnahmen mit nachfolgenden Verstimmungszuständen oder Depressionen.

Prophylaktische und therapeutische Maßnahmen

Beim beatmeten Patienten bedarf das seelische Befinden der ganz besonderen Aufmerksamkeit des Behandlungsteams. Wegen der totalen Abhängigkeit und Hilflosigkeit des kontrolliert beatmeten Patienten muß das Behandlungsteam ein besonders angenehmes affektives Klima für den Patienten schaffen, und zwar durch *Stützung, Ermunterung, Ermutigung, Hilfsbereitschaft, Verständnis und Geduld.*

- ▸ Häufiges Ansprechen auch des sedierten Patienten, Erklären der Maßnahmen mit einfachen Worten und Ermunterung, die noch vorhandenen Möglichkeiten des Sich-Mitteilens anzuwenden; hierzu auch Hilfsmittel einsetzen (z. B. Buchstabiertafel).
- ▸ Berücksichtigen, daß auch geringe technische Pannen (insbesondere, wenn sie mit lautstarkem Alarm verbunden sind) beim Patienten Todesängste auslösen können.
- ▸ Dem Patienten ermöglichen, jederzeit auf sich aufmerksam machen zu können.
- ▸ Den Patienten zu Handlungen und Verrichtungen ermuntern, die seine Selbständigkeit wiederherstellen und das Gefühl der Abhängigkeit mindern.
- ▸ Die Trennung vom Beatmungsgerät nach Langzeitbeatmung mit Geschick und Einfühlungsvermögen vorbereiten (s. auch S. 563).

Intensivbehandlung nach Herzoperationen

Nach Operationen mit der Herz-Lungen-Maschine treten beim Erwachsenen häufiger psychische Störungen auf als nach anderen Operationen. Sie manifestieren sich vor allem in folgender Weise:

- delirantes Syndrom,
- Depressionen,
- Wahn,
- Verstimmungszustände,
- ▸ Zerfahrenheit,
- Koma.

Die Ursachen sind weitgehend unbekannt, als begünstigende Faktoren werden jedoch angesehen: vorbestehende zerebrale oder neurologische Erkrankungen bzw. Störungen; präoperativ beeinträchtigte Herz-Kreislauf-Funktion; lange extrakoporale Zirkulationszeit; präoperative psychische Störungen. Postoperative psychische Störungen sollen einen ungünstigen Einfluß auf die Langzeitprognose des herzoperierten Patienten aufweisen. Durch einfühlsame psychologische Betreuung läßt sich die Häufigkeit postoperativer psychischer Störungen beim Herzpatienten vermindern.

Verbrennungskrankheit

Die schwere Verbrennung wird gewöhnlich zusätzlich als heftiges *seelisches* Trauma erlebt, zum einen durch die Beschädigung des Körpers selbst, zum anderen jedoch durch die sehr unangenehmen pflegerischen Maßnahmen, die zum Teil nur in Allgemeinnarkose durchführbar sind. Erschwerend treten Befürchtungen um ein entstelltes Aussehen und eine gesteigerte Schmerzempfindlichkeit hinzu.

Das Behandlungsteam

Das Personal der Intensivstation ist besonderen Belastungen und hohen Anforderungen ausgesetzt, die nicht selten zu Spannungen und Konflikten führen. Erwartet werden insbesondere maximale pflegerische und ärztliche Leistung, hohes Können und Kompetenz sowie unbedingte Einsatzbereitschaft - Forderungen letztlich des „Unmöglichen", die von keinem Mitglied des Teams auf Dauer erfüllt werden können.

Als **besondere Belastungen** für das Behandlungsteam gelten:

- Die ständige Konfrontation mit schwerstkranken Patienten,
- die relativ hohe Sterblichkeitsrate trotz maximalem Einsatz, die zu Gefühlen von Schuld, Versagen, Enttäuschung und Trauer führen kann,
- der häufige Wechsel von Patienten bei der Akutversorgung,
- der Mangel oder das vollständige Fehlen von Kontakten bei bewußtlosen oder bewußtseinsgetrübten Patienten, die vielfach nur als Objekte des Handelns wahrgenommen werden,
- der hohe Grad von Technisierung bei der Behandlung und Überwachung („totale Verkabelung des Patienten"),
- die Konfrontation mit den Todesängsten des Patienten, die oft zu Abwehrreaktionen in Form von Hyperaktivität oder Distanzierung führt und damit das emotionale Erleben des Behandlungsteams veröden läßt,
- die Aktivierung eigener Probleme beim Umgang mit Suizidpatienten und die entsprechende Auslösung von Abwehrmechanismen,
- der Umgang mit den häufig beunruhigten und verunsicherten Angehörigen.

Schwestern und Pfleger

Schwestern und Pfleger sind aufgrund ihrer Aufgabe und der ständigen Präsenz am Patientenbett die **zentralen Bezugspersonen** der Patienten. Sie gelten den Psychologen als *Schlüsselfiguren* der Intensivbehandlung und treten, sich dieser Einschätzung häufig bewußt, mit einem gewissen *elitären* Anspruch auf, der ihnen zumeist von den anderen Krankenabteilungen und auch von außen zugestanden wird. Dabei wirken jedoch zahlreiche Streßfaktoren auf Schwestern und Pfleger ein, die dazu führen können, daß sie sich öfter als „hilflose Helfer" empfinden, die selbst der Unterstützung von außen bedürfen. Hierbei entstehen die *Selbstkonflikte* des Pflegepersonals vor allem aus zwei Quellen:

- Gefühle, die in den Pflegepersonen aus dem Umgang mit dem Patienten aktiviert werden sowie Gefühle, die von den Pflegepersonen auf den Patienten übertragen werden. Hierzu gehört auch das Aufrühren eigener, unbewältigter Konflikte in den Pflegepersonen durch die Konfrontation mit den Patienten.
- Spannungen und Rollenkonflikte zwischen Ärzten und Pflegepersonen und innerhalb der Pflegegruppe selbst. Dies gilt insbesondere für den Elitestatus des Pflegepersonals, der einerseits Ansehen und Befriedigung schafft, andererseits aufgrund der großen Belastungen zu Gefühlen der Überforderung, Arbeitsstörungen und Verstimmungen führen kann.

Emotionale Reaktionen und Bewältigungsstrategien des Pflegepersonals

Die Grundreaktion des Pflegepersonals auf die Hilflosigkeit und totale Abhängigkeit des Patienten besteht zunächst in einer Art *„Bemutterung"* mit den entsprechenden Gefühlen. Während diese Reaktion wegen ihrer positiven Auswirkungen erwünscht ist, muß eine zu enge, verschmelzende (symbiotische) Beziehung zum Patienten unbedingt vermieden werden. Zu enge Verwicklung mit dem Patienten geht meist mit starken *Gegenübertragungen* einher, wobei eigene Gefühle, Wünsche und Vorstellungen in den Patienten hineinprojiziert werden, obwohl sie dort gar nicht vorhanden sind. Dieser Gefahr erliegen vor allem *selbstunsichere, depressive und ängstliche* Schwestern und Pfleger.

> Die emotionalen Beziehungen vom Personal zum Patienten müssen auf Einfühlung beruhen und das Gefühl von Wärme, Sicherheit und Vertrauen auslösen

Gefühle des Pflegepersonals wie Angst, Ärger, Schuld und Überwältigtsein stören ein empathisches Eingehen auf den Patienten und sollten nicht ausagiert werden.

Rollenkonflikte

Die Rollen zwischen Pflegepersonen und Ärzten sind auf Intensivstationen nicht so scharf definiert wie auf Allgemeinstationen und überschneiden sich häufig, d.h. nirgendwo wird die Wandlung des traditionellen

Schwesternbildes deutlicher als im Bereich der Intensivmedizin. Dieser Wandel ist noch nicht abgeschlossen, ein klar umrissenes Berufsbild der Intensivpflegepersonen damit noch nicht vorhanden, so daß sich teilweise erhebliche Spannungen zwischen den verschiedenen Berufsgruppen ergeben. Als Ursache von Spannungen zwischen Pflegepersonal und Ärzten werden vom Pflegepersonal meist Mangel an Anerkennung und direkter Verständigung, Kompetenzstreitigkeiten, hierarchische Führung und Arbeitsstreß angegeben, von den Ärzten hingegen Kompetenzüberschreitungen von Schwestern und Pflegern sowie Fehlverhalten anderer Ärzte. Konflikte innerhalb der Pflegegruppe ergeben sich im wesentlichen aus folgenden Faktoren:

- ungenügende Absprachen bzw. Kooperation,
- dominierendes Verhalten einzelner Teammitglieder,
- hierarchischer Führungsstil,
- Konkurrenzdenken,
- mangelnde Solidarität,
- Rivalität,
- ungenügende gegenseitige Anerkennung.

Abwehrreaktionen beim Behandlungsteam

Für die Bewältigung der verschiedenen Belastungssituationen auf der Intensivstation werden vom Behandlungsteam zahlreiche Abwehrreaktionen bzw. -mechanismen eingesetzt:

- gesteigerte Aktivität,
- Vermeidung,
- Verleugnung,
- Verschiebung und Projektion.

Gesteigerte Aktivität: Hierbei handelt es sich um ein häufiger auf Intensivstationen zu beobachtendes Geschehen, das besonders in sehr ruhigen Phasen (z. B. bei geringer Belegung) entsteht und sich in Unruhe, Unzufriedenheit, Gereiztheit und Spannungen äußert. Äußerlich werden Langeweile und Unterforderung vom Personal als Ursache des Aktivismus angegeben. Psychologisch muß jedoch dieses Verhalten als Abwehrreaktion gedeutet werden, mit der deprimierte und traurige Stimmungen, die sich aus der Wahrnehmung eigener Konflikte und Gefühle sowie der des Patienten ergeben würden, unterdrückt werden sollen. Als Abwehrreaktion läßt sich zum Teil sicher auch der *besondere Arbeitsenthusiasmus* auf manchen Intensivstation erklären. Der Aktivismus ist eine unerwünschte Reaktion, weil sich hierbei das Pflegepersonal gefühlsmäßig vom Patienten zurückzieht.

Vermeidung und Rückzug: Hierbei zieht sich das Pflegepersonal gefühlsmäßig vom Patienten zurück und wendet sich bevorzugt den Apparaten und Überwachungsgeräten, also den technischen Verrichtungen zu.

Verleugnung: Häufig sind insbesondere Außenstehende über den rauhen, polternden, schnoddrigen Ton und burschikoses, exaltiert fröhliches oder albernes Verhalten des Pflegepersonals auf einigen Intensivstationen verblüfft oder schockiert. Dieses Verhalten muß als Abwehr einer gefühlsmäßig überwältigenden Situation gedeutet werden, das eine *Verleugnung* eigener Gefühle und innerer Betroffenheit zum Ziel hat.

Verschiebung und Projektion: Im übermäßigen Streben nach fachlicher und technischer Kompetenz und den damit nicht selten verbundenen Kompetenzstreitigkeiten und Konkurrenzgefühlen verbirgt sich häufig ein Mechanismus der *Angstabwehr* beim Pflegepersonal, ebenso bei der Schaffung von *Sündenböcken* im Behandlungsteam.

Gesteigerte Gruppenkontakte

Schwestern und Pfleger von Intensivstationen pflegen untereinander, auch außerhalb der Klinik, häufiger Kontakte als Angehörige der Normalpflegegruppe. Nach Ansicht einiger Psychologen bildet das Team hierbei für einige Mitglieder eine Art *Familienersatz* mit starken Gruppenzwängen und gefühlsmäßiger Unterstützung für das einzelne Mitglied. Viele Intensivbehandlungsteams sollen (unbewußt) nach Art einer Familie strukturiert sein, wobei der ärztliche Leiter als „Vater" und die Stationsschwester als „Mutter" fungieren.

Die Auswirkungen des Gruppenzusammenhalts sind nicht nur positiv zu sehen: häufig findet sich eine gemeinsame Unterdrückung und Abwehr von Trennungsängsten, Minderwertigkeits- und Versagens- sowie Schuldgefühlen, die dazu führt, daß eigene Gefühle nicht mehr wahrgenommen und erlebt werden können.

Ärzte

Die Ärzte sind im wesentlichen den gleichen Belastungssituationen ausgesetzt wie das Pflegepersonal, jedoch gibt es einige spezifische Faktoren, die eng an ihre Rolle geknüpft sind und teilweise auch mit ihrer medizinischen Ausbildung zusammenhängen.
Ärzte werden traditionell so ausgebildet, daß sich ihr Denken auf die *körperliche* Seite einer Erkrankung zentriert; psychische Faktoren werden sehr häufig distanzierend beiseitegeschoben. Ebenso haben viele Ärzte nicht gelernt, mit eigenen Gefühlen und seelischen Konflikten und denen von Patienten, Pflegepersonen und Angehörigen angemessen umzugehen. Insbesondere sind die meisten Ärzte nicht in der Lage, die Rollenerwartung des Pflegepersonals als *Leitfigur* (sog. „mütterlicher Vater") des Behandlungsteams zu erfüllen.
Hieraus ergeben sich sehr leicht Spannungen und Konflikte, die zu einer Belastung der Behandlungssituation führen und letztlich auf den Patienten rückwirken können.

Wenig vorbereitet sind die Ärzte auch auf den **Umgang mit dem sterbenden Patienten.** Gewohnt, ihre anerzogene Rolle als Lebensretter zu spielen und zu erleben, verzichten sie häufig darauf, dem Patienten ein *menschenwürdiges Sterben* zu ermöglichen und sind stattdessen eher geneigt, auch in völlig aussichtslosen Situationen das ganze Repertoire des intensivmedizinisch Machbaren einzusetzen, ja, sich ihm teilweise zu unterwerfen, weil sie ihre Rolle als *Helfer beim Sterben* des todkranken Patienten nicht akzeptieren können oder wollen und sich auch scheuen, eine klare persönliche Position zu beziehen, es vielmehr vorziehen, sich hinter formal-juristischen Argumenten zu verstecken. Auch hierdurch entstehen nicht selten Spannungen und Konflikte mit dem Pflegepersonal, daß häufig eher bereit ist, die Aussichtslosigkeit der Lage eines Patienten zu akzeptieren und die Behandlung einzustellen.

Intensität der Belastung: Insgesamt scheint die seelische Belastung von Ärzten auf Intensivstationen geringer zu sein als die des Pflegepersonals, u.a. weil ihre Beziehungen sich auf viele Patienten erstrecken, der Kontakt nicht so eng und anhaltend ist, sie sich leichter aus der Behandlungssituation zurückziehen können, ihre Anwesenheit auf der Intensivstation zumeist von eng begrenzter Dauer ist und ihnen vielfach die Möglichkeit gegeben ist, sich durch andere Aufgaben „abzureagieren".

Kritik des Pflegepersonals: Nach Meinung vieler Schwestern und Pfleger sind die meisten Ärzte nicht in der Lage, die emotionalen Belastungen des Pflegepersonals wahrzunehmen, weil es ihnen an Intuition und Einfühlungsvermögen mangele und sie gefühlsmäßig verkümmert seien. Auch seien viele Ärzte aufgrund ihrer traditionell verstandesbetonten Sicht nicht imstande, das gefühlsmäßige Befinden des Patienten wahrzunehmen, geschweige denn ausreichend einzuschätzen.
Mögen diese Vorwürfe vielleicht ein wenig übertrieben sein, den Kern der Sache treffen sie doch, besonders, wenn man die *Konfliktbewältigungsstrategien* von Ärzten analysiert:

Distanzierung: Ärzte auf Intensivstationen neigen dazu, ihre emotionale Beteiligung am Behandlungsgeschehen durch den Mechanismus der Distanzierung zu verdecken oder einzudämmen, um sich vor einer als bedrohlich empfundenen Gefühlsüberschwemmung zu schützen. Distanzierung manifestiert sich als betont vernünftige Sicht der Dinge, Herauskehrung der Kompetenz und geschäftsmäßig-routinierter Umgang mit dem Patienten.

Weiterleitung von Aufgaben: Viele Ärzte neigen dazu, neben zahlreichen körperlichen (auch eigentlich ärztlichen) Maßnahmen gerade die gefühlsmäßige Versorgung („Bemutterung") der Patienten dem Pflegepersonal zu übertragen und sich dieser Aufgabe zu entziehen, obwohl sie deren Bedeutung für das Wohl des Patienten meist durchaus anerkennen.

Projektion: Insbesondere jüngere und unerfahrene Ärzte auf Intensivstationen fühlen sich unsicher und leiden unter Versagensängsten, die sie sich nicht eingestehen wollen. Ein häufig eingesetzter Abwehrmechanismus ist hierbei die Projektion, d.h. das Ausstatten von Personen der Außenwelt, hier des Pflegepersonals, mit Wünschen, Gefühlen und Eigenschaften, die man bei sich selbst nicht

wahrhaben will und zur Entlastung in andere Personen hineinprojiziert. Hieraus ergeben sich oft vielfältige Spannungen und Konflikte im Behandlungsteam und die Zuweisung von Schuld in unbewältigten Krisensituationen („Auswählen eines *Sündenbocks*").
Es darf jedoch nicht verkannt werden, daß gerade der unerfahrene Arzt in der Einarbeitungszeit einer gefühlsmäßigen Unterstützung durch seine Kollegen und das Pflegepersonal bedarf. Wahrscheinlich gelingt es ihm dann auch leichter, sein Fehlverhalten zu korrigieren und die zwischenmenschlichen Kontakte sowie das Verständnis füreinander zu verbessern.

Angehörige

Die Angehörigen des Patienten können eine Belastung oder aber eine Hilfe in der Behandlungssituation sein.
Insgesamt überwiegt gegenwärtig die positive Beurteilung der Angehörigenbeziehung, so daß zumeist großzügige Besucherregelungen auf progressiv eingestellten Intensivstationen gewährt werden.

Angehörige als Belastung

Gerade in der Anfangsphase der Intensivbehandlung können die Kontakte der Angehörigen für den Patienten und auch das Pflegepersonal eher belastend als hilfreich sein. Umgekehrt stellt natürlich die Erkrankung des Patienten und die Umwelt der Intensivstation für die meisten Angehörigen ebenfalls eine oft hochgradige Belastung dar, mit der sie zunächst einmal umzugehen lernen müssen. Hierzu ist die *Unterstützung* des Pflegepersonals und der Ärzte in Form von Beruhigung, Aufklärung und Durchsprechen der Unsicherheiten und Ängste erforderlich. Gerade diese unterstützende Funktion wird vom Behandlungsteam jedoch oft als besondere Belastung erlebt und nicht selten abgewehrt. Belastend sind die Angehörigenkontakte für den Patienten dann, wenn sie zu Verunsicherung und Ängstigung statt zu Sicherheit, Trost, Ermutigung und wohltuender Nähe führen. Ursachen für ungünstige Angehörigenkontakte sind z.B. vorbestehende Konflikte und Spannungen zwischen Patient und Angehörigen, übermäßige Ängste der Angehörigen sowie Unsicherheit.

Angehörige als Hilfe

Die Einbeziehung der Angehörigen in das Behandlungskonzept kann eine große Hilfe für den Patienten, aber auch für die Pflegepersonen und Ärzte sein. Im günstigen Fall erfährt der Patient Stützung und Ermutigung sowie eine Abschwächung seiner Trennungsängste, während das Behandlungsteam durch Gespräche mit den Angehörigen Informationen über die Persönlichkeit des Patienten erlangt, die in das Behandlungskonzept integriert werden können.
Da die *individuelle Reaktion* des Patienten auf Angehörigenkontakte nicht pauschal eingeschätzt werden kann, ist jeweils eine am Patienten orientierte Entscheidung über Art, Umfang und Dauer der Kontakte erforderlich. Eine für alle Patienten gleiche Regelung kann den individuellen Erfordernissen nicht gerecht werden. Grundsätzlich ist es wünschenswert, daß die Betreuung der Angehörigen und ihre Aufklärung über den klinischen Zustand des Patienten durch den Arzt erfolgt (möglichst immer den gleichen, um einander widersprechende Aussagen zu vermeiden). Dennoch werden die Pflegepersonen zwangsläufig am Krankenbett in die Problematik der Angehörigenkontakte einbezogen, weil sie entsprechenden Fragen, Ängsten und Befürchtungen der Angehörigen nicht ausweichen können.

Professionelle psychotherapeutische Hilfe

Es hat sich gezeigt, daß die meisten Behandlungsteams, insbesondere die Pflegepersonen, *intuitiv* eine Art „Psychotherapie des täglichen Lebens" beim Intensivpatienten anwenden, durch die es gelingt, dem Patienten Sicherheit, Geborgenheit und Vertrauen zu vermitteln. Dieser Vorgang spielt sich sehr häufig auf *nichtverbaler* Ebene ab und vollzieht sich u.a. in Gestik, Mimik, Bewegungen und Stimme sowie im körperlichen Kontakt mit dem Patienten. Ebenso gelingt es bei entsprechendem Einfühlungsvermögen dem Pflegepersonal, auch die seelische Befindlichkeit sowie Ängste und Abwehrreaktionen von Patienten, die nicht sprechen können, richtig einzuschätzen. Erst in späteren Phasen, wenn der Patient extubiert ist, kann auch die Sprache wieder als Kommunikationsmittel eingesetzt werden, so daß es möglich wird, tiefer gehende Konflikte, Gefühle und Befürchtungen offen durchzusprechen und hierdurch eine sog. kathartische Abfuhr, d.h. Spannungsentlastung zu erreichen. Hierzu sollte der Patient durchaus ermuntert werden, zumal seine Bereitschaft, sich anderen mitzuteilen, in der besonderen Intensivbehandlungssituation viel größer als sonst ist. Leider fehlt bisher eine entsprechende psychologische Schulung des Pflegepersonals und der Ärzte, durch die mehr Sicherheit im Umgang mit der emotionalen Befindlichkeit des Patienten und deren Störungen erreicht werden könnte.

Nur sehr selten sind die psychischen Störungen von Intensivpatienten so stark ausgeprägt, daß die professionelle Hilfe eines *Psychotherapeuten* in Anspruch genommen werden muß.

Öfter ergeben sich hierbei zu Anfang neue Konflikte, weil der von außen in das Behandlungsteam kommende Psychotherapeut häufig mißtrauisch und kritisch geprüft wird.

Kapitel 34. Dienstübergabe

Einführung

Im Dreischichten-Dienst einer Intensivstation findet 3mal in 24 h eine Dienstübergabe bzw. Dienstübernahme statt. Hierbei berichten die abzulösenden Schwestern und Pfleger den Ablösenden umfassend über den aktuellen Stand von Pflege, Therapie, Diagnostik und Verlauf, während die ablösenden Schwestern und Pfleger sich aufgrund dieses Berichtes und ihrer eigenen unmittelbaren Patientenbeobachtung einen Überblick über die Ausgangslage verschaffen.

Erwartungen

Die abzulösenden Schwestern und Pfleger haben bestimmte *Erwartungen* an die Ablösenden, deren Erfüllung meist Voraussetzung für eine reibungslose und wirkungsvolle Dienstübergabe ist. Hierzu gehören:

- Pünktlichkeit,
- Bereitschaft zur Zusammenarbeit,
- Kollegialität,
- Hilfsbereitschaft,
- Toleranz,
- Einordnung,
- Freundlichkeit.

Auch der *Patient* hat bestimmte Erwartungen an die ablösende Schwester. Diese Erwartungen sind großenteils von der Gesellschaft vorgegeben und als allgemeingültige Normen akzeptiert. Insbesondere sollen Schwestern und Pfleger

- eine positive innere Einstellung zu ihrem Beruf besitzen,
- ihre eigenen Bedürfnisse hinter die durch die Krankheit bedingten Patientenbedürfnisse zurückstellen,
- qualifizierte Fachkenntnisse besitzen und anwenden,
- Zeit für den Kranken haben,
- seinen Problemen offen gegenüberstehen,
- ausgeschlafen den Dienst antreten,
- herzlich sein,
- sowie höflich, geduldig, aufmerksam, gewissenhaft, umsichtig, selbstbeherrscht, ehrlich und sauber und vieles andere mehr.

Grundsätzlich besitzen die abzulösenden Schwestern und Pfleger genau die gleichen Eigenschaften wie die Ablösenden.

Sie haben sich gewissenhaft und genau auf die Übergabe vorbereitet und über Besonderheiten und erforderliche Materialauffüllung Notizen angefertigt. Sie drängen nicht auf eine rasche und flüchtige Ablösung („Ist alles o. k.“; „ist nichts weiter zu machen“), sondern nehmen sich geduldig die für eine *patientenorientierte* Übergabe erforderliche Zeit.

Kommunikation

Den aufgabenbezogenen Austausch von Informationen und von mitmenschlichen Beziehungen nennt man Kommunikation. Es hat sich gezeigt, daß im Krankenhaus die Kommunikation des Personals untereinander nicht so offen ist, wie sie sein sollte. Dies gilt für Übergabeberichte ebenso wie für den übrigen Arbeitsablauf.

Immer noch spricht der „Statushöhere“ (z. B. Stationsschwester, Arzt) den im Status unter ihm Stehenden häufiger an als umgekehrt. Status und Berufsrolle bestimmen auch wesentlich den Inhalt der Gespräche. Der *Informationsaustausch* auf der Schwestern- und Pflegerebene ist ebenfalls häufig gering.

Botschaften

Durch bestimmte Botschaften entstehen **Kommunikationsschwierigkeiten.** Sie stören die zwischenmenschlichen Beziehungen und den weiteren Informationsfluß, besonders während der Dienstübergabe. Betroffen ist hierbei jeweils der *Empfänger* dieser Botschaften; das kann einmal der abzulösende Pfleger sein; in gleicher Weise jedoch auch die ablösende Schwester - je nachdem wer die Botschaften aussendet.

Bei der Übergabe sollten folgende Botschaften nicht ausgesandt werden:

- Anordnung, Befehl, Kommando,
- Warnung, Ermahnung, Drohung,
- Zureden, Predigen, Moralisieren,
- Raten, Vorschläge machen, Lösungen anbieten,
- Urteil, Kritik, Beschuldigung,
- Beschimpfung, Verhöhnung, Beschämung,
- Belehrung, Anleitung, Interpretation.

Störungen der Kommunikation können jedoch auch durch mangelndes Verständnis der ausgesandten Informationen und Signale entstehen.

Häufig liegen folgende **Ursachen** zugrunde:

- der andere ist mir unsympathisch,
- ich verstehe sie nicht,
- sie will mich nicht verstehen,
- was erwartet er eigentlich von mir?
- ich erwarte zuviel von ihr,
- ich kann ihm nicht mitteilen, was ich von ihm erwarte.

Beseitigung von Kommunikationsstörungen

Kommunikationsschwierigkeiten lassen sich weitgehend beseitigen, wenn sie zunächst erst einmal erkannt werden und anschließend aktiv an ihrer Lösung gearbeitet wird.

Bestimmte **„Interaktionstechniken“** sind geeignet, entstandene Konflikte aufzulösen oder zu verhindern. Sie sind leider nicht so einfach zu erfüllen, sollen aber dennoch hier erwähnt werden:

- erfahre dich selbst,
- akzeptiere den anderen,
- schärfe die Wahrnehmungsfähigkeit für eigene und fremde Gefühle und Wünsche,
- lerne eigene Gefühle und Wünsche mitzuteilen,
- höre dem Anderen aktiv zu,
- sprich glaubwürdig und ehrlich,
- überprüfe, ob deine Informationen vom anderen so verstanden worden sind, wie sie gemeint waren,
- vermeide Mißverständnisse durch Rückversicherung des Gehörten beim Gegenüber.

Praktische Dienstübergabe und -übernahme

Grundregeln

1. Die Dienstübergabe erfolgt am Patientenbett von Angesicht zu Angesicht. Übermittlungen durch Dritte sind nicht erlaubt.
2. Die Übergabe stützt sich auf:
   - Verlaufskurve,
   - Verordnungsplan,
   - zusätzliche schriftliche Notizen,
   - Patientenbeobachtung.
3. Der Bericht erfolgt mit Worten. Gesten und Zeichen wie bedeutungsvolle Blicke, Augenverdrehen, Schultern zucken, sollten unterbleiben, besonders wenn der Patient wach ist.
4. Der Bericht sei klar und umfassend und beziehe sich ausschließlich auf Informationen, die mit der Dienstübergabe zu tun haben:
   - ▸ In Reihenfolge der Dringlichkeit berichten: Wichtiges zuerst, Unwichtiges überhaupt nicht.
   - ▸ An Tatsachen halten; subjektive Beurteilungen und Vorurteile vermeiden.
   - ▸ Nicht über Privatangelegenheiten am Patientenbett sprechen.
   - ▸ Ist der Patient wach, so wird er ermuntert und bekräftigt, z. B. so: „Sie sehen heute aber viel besser aus als gestern“. Oder: „Die Spontanatmung klappt ja prima“. Dem Patienten keine Hiobsbotschaften über seinen Zustand verkünden.
   - ▸ Ist der Patient sediert, so muß bedacht werden, daß er vielleicht doch hört, was über ihn gesprochen wird.

Vorgehen

Ist der Patient bisher unbekannt, so informiert sich die Schwester zunächst über folgende Basisfakten:

- Name und Vorname des Patienten,
- Alter, Größe und Gewicht,
- Nationalität (Sprachschwierigkeiten?),
- Jetzige Erkrankungen.
- Seit wann Intensivbehandlung?
- Warum Intensivbehandlung?
- Bisher durchgeführte Maßnahmen, Operationen usw.
- Bisheriger Verlauf, mutmaßliche Prognose.
- Angehörige, Wohnort, sozialer Hintergrund.
- Körperliche Behinderungen, z. B. Lähmungen.
- Geistige und seelische Erkrankungen.
- Schwerhörig? Brillenträger? Zahnprothese? Glasauge?

Sind der Patient und die mit ihm zusammenhängenden Basisinformationen bereits bekannt, so orientieren sich die Ablösenden in einem *prioritätenorientierten* System (erst das Allerwichtigste, dann das Wichtigste, das Unwichtige überhaupt nicht!) über die Vitalfunktionen. Das sind: Atmung, Herz-Kreislauf- u. Hirnfunktion.

Atmung

Spontanatmung
- Atmet der Patient spontan? Ohne oder mit O_2-Maske? Über den Tubus mit Anfeuchtung der Atemluft? Wieviel $\%O_2$ und wielange schon?
- Wie hoch ist die Atemfrequenz?
- Hat sie sich während der vorangegangenen Schicht verändert?
- Sieht der Patient zyanotisch aus?
- Strengt er sich bei der Atmung an?
- Sind die Thoraxbewegungen seitengleich?
- Flügelt er mit der Nase?

Atemwege und Pflege der Atemwege
- Ist der Patient intubiert oder tracheotomiert?
- Warum? seit wann?
- Tubus-Typ und Größe, Kanülen-Typ und Größe.
- Wie ist der Tubus geblockt?
- Liegt der Tubus richtig? Ist er entsprechend markiert?
- Ist der Tubus kürzlich gewechselt worden?
- Wie oft muß abgesaugt werden?
- Gibt es Schwierigkeiten beim Absaugen? Ist der Tubus gut durchgängig? Wird der Patient beim Absaugen zyanotisch? Oder gar bradykard?
- Wie oft wird physikalische Atemtherapie durchgeführt? Welche: Abklopfen, Vibrax, Lagerung, Atemübungen?

Beatmung
- Wie wird der Patient beatmet: assistiert, kontrolliert, mit PEEP, mit welchem Respirator?
- Oder atmet er CPAP? oder IMV?
- Seit wann und warum wird er beatmet?
- Wie ist das Beatmungsgerät eingestellt? Seit wann ist es so eingestellt? Sind Neueinstellungen geplant?
- Stimmen die Einstellungen des Respirators mit den entsprechenden Eintragungen in der Kurve oder auf dem Beatmungsbogen überein?
- Ist eine Inhalationstherapie angeordnet? Welche Medikamente? Mit welchem Gerät? Wie oft? Wie hat der Patient die bisherige Therapie vertragen?
- Muß der Patient relaxiert werden? Womit wird relaxiert?

Die Wirksamkeit der Beatmung wird anhand der Blutgaswerte p_aO_2 und p_aCO_2 kontrolliert.
- Bessern sich die arteriellen Blutgaswerte unter der Beatmung oder ist alles unverändert geblieben?
- Wie lange soll der Patient voraussichtlich noch beatmet werden?
- Wird auch Spontanatmung geübt? Wenn ja, wie lange? Mit wieviel % O_2? Wie verträgt der Patient das Spontanatmungstraining?
- Wie stark ist der Hustenstoß und die Sekretproduktion?
- Wie ist der Auskultationsbefund des Thorax?

Herz-Kreislauf-Funktion

Isolierte Betrachtungen eines Organsystems sind falsch! Vor allem die Atemfunktion muß immer mit der Herz-Kreislauf-Funktion zusammen beurteilt werden. Beide bilden eine funktionelle Einheit. Die wichtigsten Daten bei der Übergabe sind:
- arterieller Blutdruck,
- Herzfrequenz und Herzrhythmus,
- zentraler Venendruck,
- Urinausscheidung als Hinweis auf ein ausreichendes HZV,

- evtl. Pulmonalisdruck und HZV;
- Haben sich diese Parameter während der vorangegangenen Schicht verändert? wenn ja, warum?
- Erhält der Patient Katecholamine wie Dopamin, Suprarenin, Arterenol? Antiarrhythmika? Vasodilatatoren?

Hirnfunktion

Für die routinemäßige Überwachung der Hirnfunktion genügt zunächst die Koma-Skala (s. S. 616): Augenöffnen; verbale Reaktion; motorische Reaktion. Bei Bewußtlosen werden auch die Pupillen beurteilt: eng, mittelweit, weit? Lichtreaktion normal, träge, keine?

- Haben sich diese Parameter im Verlauf der vorangegangenen Schicht verändert?
- Ist ein neurochirurgischer oder neurologischer Konsiliar gerufen worden?
- Liegen weitere neurologische Störungen vor, z. B. Krämpfe, Lähmungen? Nackensteife?

Laborwerte

Nach den Vitalfunktionen informiert sich der Ablösende über die allerwichtigsten Laborwerte:

- arterielle Blutgase, O_2-Sättigung, Hb, (bei welchem F_IO_2?),
- Säure-Basen-Parameter,
- Elektrolyte,
- Blutzucker,
- Gerinnungsteste und Thrombozyten.

Verordnungsplan

Anhand des Verordnungsplanes informiert sich der Ablösende über

- die Infusionstherapie; Zusammensetzung der Infusionen, Infusionsgeschwindigkeit,
- die enterale Ernährung; Sondennahrung und Tee? Wird diese Nahrung gut vertragen? Hat der Patient abgeführt?
- die verordneten Medikamente,
- geplante diagnostische und therapeutische Eingriffe, z. B.: Röntgen, CT, EEG, EKG, Ultraschall, Gastroskopie, Rektoskopie, Verbandswechsel, Operationen usw.,
- die durchzuführenden Laboruntersuchungen,
- Beatmungstherapie,
- Spontanatmungstraining,
- Inhalationstherapie,
- Behandlungspflege.

Mit Hilfe des Infusionsplanes und der Verlaufskurve werden die **Ein- und Ausfuhrbilanzen** überprüft:

- Liegt eine positive oder negative Bilanz vor?
- Ist der Arzt informiert?
- Hat er bestimmte Anweisungen gegeben?

Ist die Übergabe in der beschriebenen Weise erfolgt, so kann der Ablösende

- die Ausgangslage des Patienten beurteilen,
- Fortschritte in Pflege und Behandlung einschätzen,
- die Qualität der Pflege erkennen.

Kapitel 35. Pflege des Intensivpatienten

Einführung

Körperpflege scheint ein Grundbedürfnis des Menschen zu sein, das er mit vielen anderen Säugern gemeinsam hat. Bestimmte Verhaltensweisen lösen beim Artgenossen Betreuungshandlungen aus, die ein soziales Band stiften und dem Zusammenhalt der Gruppe dienen. Da der Mensch dazu neigt, seine natürliche Herkunft zu verleugnen, treten bei ihm Pflegeverhaltensweisen zumeist in maskierter Form auf: Umarmen, Streicheln, zärtliches Beknabbern und Küssen (= Mund-zu-Mund-Fütterung) sind solche umgewandelten Betreuungshandlungen. Beim Intensivpatienten rückt dieser wichtige emotionale Bedürfnisaspekt zugunsten medizinischer Ziele in den Hintergrund.
In der Intensivmedizin dient die Köperpflege vor allem dazu

- die Haut zu reinigen,
- ihre Schutzfunktion zu erhalten,
- das Infektionsrisiko zu vermindern.

Wichtigstes Ziel der Körperpflege ist die Verhütung von nosokomialen Infektionskrankheiten!

Alle mit der Körperpflege zusammenhängenden Maßnahmen der Grundpflege werden von Schwestern und Pflegern selbständig und eigenverantwortlich durchgeführt. Spezielle pflegerische Maßnahmen erfolgen auf Anweisung oder unter Anleitung des Arztes.

Körperpflege

Praktische Regeln vor Beginn der Körperpflege

1. Schwestern und Pfleger sollten die speziellen *Bedürfnisse des Patienten* herausfinden und bei der Körperpflege weitgehend berücksichtigen.
2. Vor Beginn jeder Maßnahme muß das erforderliche Zubehör vollständig bereitgestellt und systematisch geordnet sein, damit die Pflege zügig und wirkungsvoll durchgeführt werden kann.
3. Der Patient wird vor jeder Maßnahme ausreichend informiert. Hierbei müssen Worte gewählt werden, die der Patient auch versteht; Fachausdrücke sollten vermieden werden.
4. Patient und Bett werden in die für den Pflegevorgang richtige Lage gebracht werden. Hierbei dürfen dem Patienten keine Schmerzen zugefügt werden.
5. Vor jeder Verrichtung werden die Hände desinfiziert; außerdem sollten keimarme oder sterile Einmalhandschuhe getragen werden (s. Kap. 36).

Beobachtung des Patienten

Vor und während des Pflegevorganges wird der Patient sorgfältig beobachtet. Gesichtsausdruck und körperliches Aussehen können wichtige Informationen über Erkrankungen sowie den Allgemeinzustand und den speziellen Pflegezustand liefern. Ist der Patient nicht zu stark sediert oder relaxiert, so sind häufig auch Rückschlüsse auf sein seelisches Befinden möglich. Beispiele:

1. Gesichtsausdruck:

- Ist das Gesicht schmerzerfüllt oder schmerzverzerrt?

- Sieht der Patient traurig aus? Wendet er beim Ansehen den Blick ab?
- Blickt er mißtrauisch, hoffnungsvoll, erfreut, vertrauensvoll?
- Sieht er verfallen aus?

2. Zustand der Haut: Gesunde Haut ist gut durchblutet, geschmeidig, trocken, elastisch und unversehrt.

- *Blässe.* Häufige Ursachen: Anämie, Schock, Arterenolzufuhr, Angst.
- *Ikterus:* Lebererkrankungen, Gallenwegserkrankungen, Hämolyse (z. B. Transfusionsreaktion, Hämatomabbau).
- *Zyanose:* Sauerstoffmangel im Blut, z. B. bei respiratorischen Störungen. Rechts-links-Shunt bei Herzfehlern. Zyanose wird am besten erkannt an Lippen, Fingernägeln, Ohren, Schleimhäuten. Bei Zyanose sofort Arzt benachrichtigen!
- *Rötung:* bei Fieber generalisiert. Bei Allergien häufig fleckig. Punktförmig bei Gerinnungsstörungen (Petechien).
- *Runzlig, geschrumpft:* Altershaut, Exsikkose.
- *Gespannt:* Hämatome, Ödeme, Entzündungen.
- *Ödeme* = Wasseransammlung im subkutanen Gewebe. Häufige Ursachen: PEEP-Beatmung mit Wassereinlagerung; Herz- oder Niereninsuffizienz; Überwässerung. Beachte: Es gibt auch Organödeme, z. B. Hirnödem.
- *Schwitzen:* ungenügende Spontanatmung oder Beatmung mit p_aCO_2-Anstieg. Fieber; nach Gabe von Antipyretika. Ungenügende Sedierung, Schock.

Körperwäsche und Hautpflege

Körperwäsche und Hautpflege gehören zur Grundpflege; sie sind in den Lehrbüchern der allgemeinen Krankenpflege beschrieben. Hier sollen daher nur einige Grundregeln sowie die Besonderheiten beim Intensivpatienten dargestellt werden.

Grundregeln

1. Jeder Intensivpatient wird mindestens 2 × in 24 h vollständig gewaschen.
2. Auf die Ruhebedürftigkeit nicht sedierter Patienten muß Rücksicht genommen werden. Sie sollten nicht extra für das Waschen geweckt werden; vielmehr ist es günstiger zu warten, bis sie von selbst aufwachen.
3. Der Patient darf durch die Pflegemaßnahmen nicht gefährdet werden, z. B. wenn er kreislaufinstabil ist oder eine Wirbelfraktur besteht.
4. Die Regeln der Sterilität sind zu beachten, wenn die Sonden und Katheter für den Waschvorgang abgeklemmt werden.
5. Vor der Körperpflege müssen die Hände gründlich desinfiziert werden, denn sie sind eine der Hauptinfektionsquellen für den Patienten.
6. Endotrachealtubus oder Trachealkanüle sowie alle Sonden und Drainagen vor den Lagerungsmaßnahmen ausreichend sichern.
7. Patienten in Rückenlage bringen. Lagerungskissen und Bettuch ablegen, alle störenden Gegenstände aus dem Arbeitsbereich entfernen.
8. Starke Verunreinigungen zuerst beseitigen; hierfür Handschuhe anziehen.
9. Bei der Körperwäsche müssen noch folgende Einzelheiten beachtet werden:
   - ▸ bei Fieber mit kaltem Wasser waschen,
   - ▸ Haut und besonders Hautfalten immer gut frottieren und trocknen,
   - ▸ für das Waschen hautfreundliche Waschlotion verwenden, keine Seife,
   - ▸ gefährdete Stellen besonders beachten und pflegen,
   - ▸ Haut nicht auf Haut lagern,
   - ▸ trockene Haut nach der Wäsche mit Hautöl behandeln,
   - ▸ bei jeder Umlagerung den Rücken mit Franzbranntwein einreiben,
   - ▸ feuchte Verbände immer sofort erneuern,
   - ▸ Kot und Urin ebenfalls immer sofort entfernen; dabei den Patienten jeweils sorgfältig reinigen,
   - ▸ das Gleiche gilt für andere Verunreinigungen wie Blut, Sekret usw.

Ungenügende Pflege begünstigt:
- Entzündungen der Haut,
- Dekubitus,
- sekundäre Infektionskrankheiten.

Schlechter Allgemeinzustand ist kein hinreichender Grund, auf eine sorgfältige Körperwäsche zu verzichten.

Gefahren der Körperwäsche

Die Körperwäsche muß umsichtig erfolgen, denn bei den Lagerungsmaßnahmen drohen typische Gefahren:

- versehentliche Extubation,
- Herausziehen von Sonden, Wunddrainagen, Blasenkathetern, Venen- und Arterienkathetern,
- Sturz des Patienten aus dem Bett.

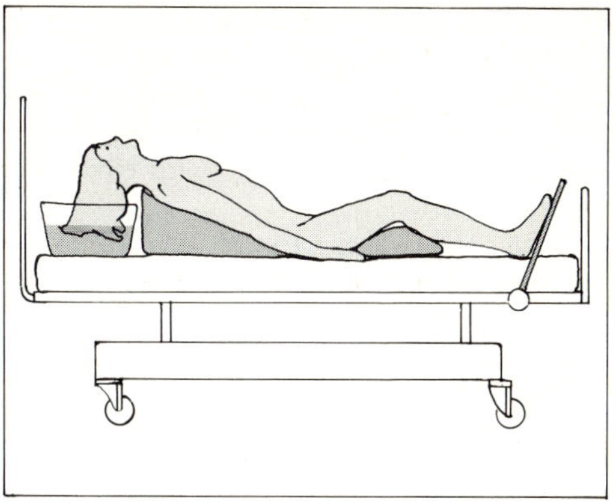

Abb. 35-1. Lagerung zur Haarwäsche

Kopf- und Haarpflege

Die Kopf- und Haarpflege dient zur Reinigung und zur Förderung der Durchblutung.

1. Tägliche Haarpflege: Sie umfaßt das Bürsten und Kämmen der Haare, außerdem die Inspektion der Kopfhaut auf Dekubiti. Lange Haare dürfen nicht aufgesteckt werden, weil Kämme Druckstellen verursachen können. Am besten: Haare scheiteln und seitlich zusammenbinden oder zu Zöpfen flechten.

2. Spezielle Haarpflege: Hierzu gehört das Waschen der Haare. Die Haarwäsche sollte mindestens *1× in 14 Tagen* durchgeführt werden; die erste Haarwäsche erfolgt am besten zu Beginn der Behandlung.
Für die Haarwäsche wird der Patient entweder speziell gelagert oder es wird eine besondere Haarwaschvorrichtung benutzt.

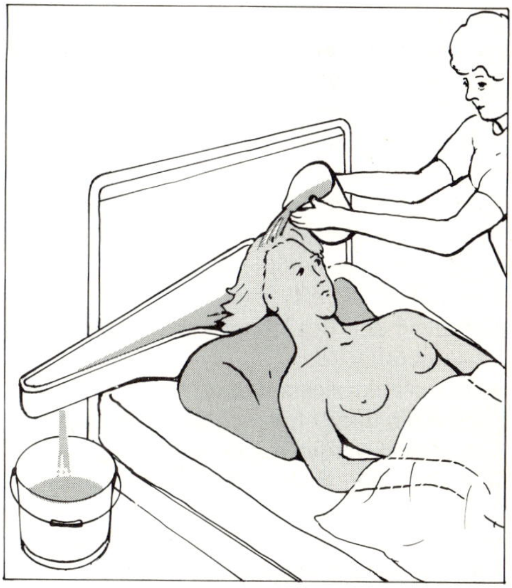

Abb. 35-2. Spezielle Haarwaschvorrichtung

Haarwäsche mit besonderer Lagerung

Zubehör:
- Schrägkissen
- Behälter mit warmen Wasser
- Gefäß zur Wasserspülung
- Auffangbehälter
- Gummituch oder Plastiksack
- Waschlotion
- Handtücher
- Fön
- Kamm und Bürste

- ▸ Patienten, wie in **Abb. 35-1** gezeigt, auf dem Schrägkissen lagern. Der Kopf schwebt über dem Auffangbecken.
  Augen des Patienten schützen und alle Zuleitungen wie z.B. Venenkatheter, Beatmungsschläuche usw. sichern.
- ▸ Gummituch unter den Auffangbehälter legen.
- ▸ Steht kein Schrägkissen zur Verfügung, Kopf des Patienten auf einem Gummituch oder Plastiksack lagern; auf der einen Kopfseite aus dem Gummituch eine Ablaufrinne formen, durch die das Wasser in einen Auffangeimer geleitet wird.
  Auf der anderen Kopfseite einen Wall formen, damit das Wasser nicht ins Bett fließen kann.
- ▸ Nach dem Waschen die feuchten Haare gut durchkämmen und danach trocken fönen. Anschließend erneut gut durchbürsten und -kämmen.

Beachte: für den Waschvorgang werden 2 Pflegekräfte benötigt.

Haarwäsche mit Haarwaschvorrichtung
Hierfür wird der Patient, wie in **Abb. 35-2** gezeigt, auf dem verbreiterten Auflagerand der Kunststoffwanne gelagert. Unter den Ablaßschlauch der Auffangwanne wird ein Eimer gestellt.
Beachte: Haarwäsche fördert das subjektive Wohlbefinden des Patienten. Schlechte Haarpflege begünstigt:
- Dekubiti,
- Infektionen,
- verfilzte Haare.

Augenpflege

Sedierte, relaxierte oder komatöse Patienten benötigen eine spezielle Augenpflege, weil bei ihnen der normale „Scheibenwaschanlagemechanismus" nicht ausreichend funktioniert: Beim Gesunden werden die Hornhaut und der Bindehautsack durch Tränenflüssigkeit fortwährend mechanisch gereinigt. Die Tränen stammen aus den Tränendrüsen, vorwiegend aus der temporal unter dem oberen Rand der Augenhöhle liegenden orbitalen Tränendrüse. Die Tränen
- reinigen den Bindehautsack und die Hornhautoberfläche,
- wirken bakteriostatisch,
- ernähren und entquellen die Hornhaut.

Die Tränen werden durch den Lidschlag über das Auge zum inneren Lidwinkel hingespült und dort vom oberen und unteren Tränenpünktchen aufgenommen und über die Tränengänge in die Nase geleitet.
Durch den Lidschlag wird die Hornhaut ständig feucht gehalten. Zusätzlich schützt der Blinzelreflex das Auge vor eindringenden Fremdkörpern.
Beim sedierten, relaxierten oder komatösen Patienten fehlen Lidschlag und Blinzelreflex; häufig sind die Lider auch nicht vollständig geschlossen.

Die Augen des Intensivpatienten sind bedroht durch:
- Austrocknung
- Hornhautulzerationen
- Infektionen

Die spezielle Augenpflege soll das Auge reinigen und vor Infektionen, Austrocknung und Verlust des Sehvermögens schützen.

Die Reinigung der Augen erfolgt 1× pro Schicht.

Zubehör:
- Sterile Tupfer
- Angewärmte 0,9% NaCl-Lösung zur Spülung
- Augensalbe ohne Antibiotikazusatz (z. B. Bepanthen)
- Handschuhe

Durchführung:
1. Augenlider mit Daumen und Zeigefinger der einen Hand spreizen; kochsalzgetränkten Tupfer mit der anderen Hand unmittelbar über dem geöffneten Auge vorsichtig ausdrücken, dabei Auge nicht mit Tupfer berühren.
2. Augenlider schließen und das Auge vorsichtig vom äußeren zum inneren Augenwinkel hin auswischen. Dabei alte Augensalbe vollständig entfernen.

Merke: Augenauswischen immer von außen nach innen!

3. Nach Abschluß der Reinigung Augensalbe in beide Augen bringen. Hierzu das untere Augenlid herunterziehen, die Salbe vorsichtig in den Bindehautsack einstreichen. Ein Salbenstrang von 0,5–1 cm Länge reicht gewöhnlich aus.
4. Nicht vollständig geschlossene Augenlider mit einem schmalen Pflasterstreifen (schwach klebendes Pflaster!) verschließen. Augenkompressen und Uhrglasverbände begünstigen als feuchte Kammern die Infektion des Auges; sie dürfen daher nur auf besondere Anordnung verwendet werden.
5. Den Arzt über alle auffälligen Veränderungen des Auges informieren. Hierbei vor allem auf Rötung, Schwellung, gesteigerte Sekretion, Hornhautschädigung und Infektion achten. Schäden werden nach Anweisungen des Augenarztes behandelt.
6. Spezielle Glasaugenpflege: Glasaugen und Augenhöhle werden 1× pro 24 h mit physiologischer Kochsalzlösung gereinigt: Unterlid des Patienten herunterziehen, Prothesenrand mit den Fingernägeln fassen, Glasauge herausnehmen. Nach der Reinigung von Auge und Augenhöhle Oberlid hochziehen und Glasauge wieder einsetzen.

Mundpflege

Mangelhafte Mundpflege führt beim Intensivpatienten vor allem zu entzündlichen Erkrankungen der Mundschleimhaut.
Die Schwester/der Pfleger sollen die wichtigsten Entzündungen erkennen:

Soor: Infektion durch Candida (Pilze); entsteht vor allem bei geschwächter Abwehrkraft. Erkennbar an grauweißen, festhaftenden, fleckigen Belegen.

Stomatitis: Entzündungen der Mundschleimhaut. Schleimhaut gerötet und geschwollen, Mundgeruch, brennende Schmerzen.

Aphthen: Schleimhautdefekte. Kleine, ovale Erosionen, einzeln oder gehäuft an Zunge, Zahnfleisch, Gaumen, Wangen. Sehr *schmerzhaft.*

Daneben neigen Intensivpatienten zu Entzündungen der Ohrspeicheldrüse **(Parotitis)**, weil bei ihnen die Kautätigkeit und damit der normale Speichelfluß fehlen. Die Parotitis ist erkennbar an einer Schwellung vor dem Ohr, evtl. Kieferklemme, starken Schmerzen.
Von besonderer Bedeutung ist auch der *verminderte Speichelfluß* (Hyposalivation): er führt zur Austrocknung der Mundschleimhaut und begünstigt Erosionen, Ulzerationen und Infektionen.
Die Mundpflege hat beim Intensivpatienten folgende **Ziele:**

- saubere, feuchte und unversehrte Mundschleimhaut,
- belagfreie Zunge,
- sekret- und borkenfreier Rachen,
- geschmeidige, nicht aufgesprungene Lippen,
- nicht entzündete Parotis.

Diese Ziele werden durch folgende regelmäßigen Maßnahmen erreicht:

- Absaugen der Sekrete aus dem Rachen,
- Spülen und Auswischen der Mundhöhle,
- Mobilisierung des Kiefergelenks.

Die Mundpflege wird mehrmals pro Tag durchgeführt.

Absaugen von Rachensekret

Wie oft der Rachen abgesaugt werden muß, hängt jeweils vom Patienten ab. Werden Patienten mit *Imbretil* relaxiert, so ist die Speichelsekretion gewöhnlich gesteigert. Hierbei muß vermieden werden, daß der Mund überläuft und der Speichel sich über das Gesicht ausbreitet.

Folgende Regeln sind zu beachten:

1. Für jeden Absaugvorgang muß ein frischer Katheter genommen werden.
2. Der Katheter darf sich nicht an der Mundschleimhaut festsaugen (Verletzungsgefahr).
3. Vor der Tubusentblockung und der Extubation muß der Rachen besonders sorgfältig abgesaugt werden.

Zubehör:

- Absauggerät
- Absaugkatheter für Rachen: kurz, dick und gerade
- Einmalhandschuhe

Durchführung:

- ▸ Katheter mit der einen Hand steril aus der vorher geöffneten Verpackung entnehmen und an den Absaugschlauch anschließen.
- ▸ Absauggerät einschalten.
- ▸ Mund des Patienten mit der andern Hand durch Herunterdrücken des Unterkiefers öffnen.
- ▸ Mit der einen Hand den Katheter in den Rachenraum einführen und gründlich, aber vorsichtig absaugen.
- ▸ Handschuh über den Katheter ziehen und beides zusammen in den Abwurfbehälter werfen.
- ▸ Absaugschlauch gut durchspülen. Absauggerät ausschalten. Hände waschen.

Zusatzfrage: Was soll ich tun, wenn der Mund nicht aufgeht? Antwort: Ganz einfach! Katheter vorsichtig durch den unteren Nasengang in den Rachenraum einführen.

Spülen und Auswischen der Mundhöhle

Beachte folgende Regeln:

1. Die Mundhöhle wird mindestens 1× pro Schicht mit Spatel und Lampe vorsichtig inspiziert. Verletzungen sind zu vermeiden.
2. Mundpflege wird mehrmals pro Schicht durchgeführt. Bei geringer Speichelsekretion öfter.
3. Trockene Lippen und Zunge müssen wiederholt eingefettet werden.
4. Bei sehr trockener Mundhöhle kann künst-

licher Speichel (z. B. Glandosan) eingesetzt werden.

Zubehör:
- Péan
- sterile Tuper
- sterile Watteträger
- Becher
- evtl. Pinzette
- Reinigungslösung, z. B. Hexetidin, Kamillosan, Odol
- Zungenspatel aus Holz
- Lampe
- Lippenfettstift, z. B. Labello oder Bepanthen-Salbe
- evtl. Gummikeil

Durchführung:
- ▸ Zunächst Mundhöhle wie oben beschrieben absaugen.
- ▸ Getränkten Tupfer so in den Péan einklemmen, daß der Tupfer das Instrument gut überragt (s. **Abb. 35-3**).
- ▸ Mundhöhle gründlich aber vorsichtig auswischen: Zunge, unter der Zunge, Wangeninnenfläche, Wangentaschen, harter und weicher Gaumen, Zähne. Diese Maßnahmen dienen nicht nur der Reinigung, sondern auch zur Massage und Durchblutungsförderung.
  Hierbei Schleimhaut nicht verletzen.
  Läßt sich der Kiefer nicht öffnen: Gummikeil verwenden.
- ▸ Anschließend Watteträger mit fettiger Lösung tränken (z. B. Glycero-Merfen; Lippen und Mundhöhle gut einfetten. Für die Lippen kann auch ein Fettstift (z. B. Labello) oder Bepanthen-Salbe verwendet werden.

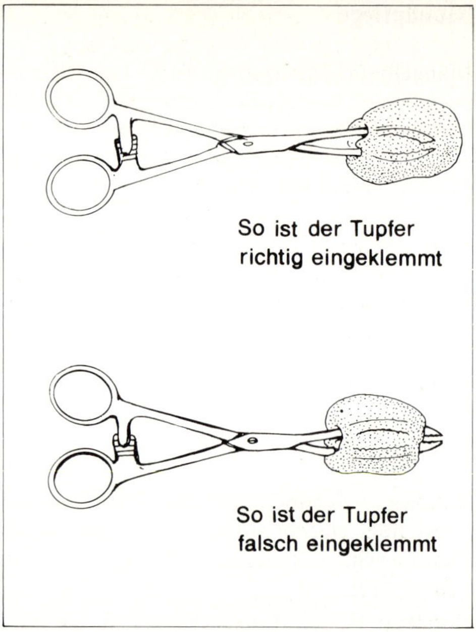

Abb. 35-3. Pean mit Tupfer zur Mundreinigung

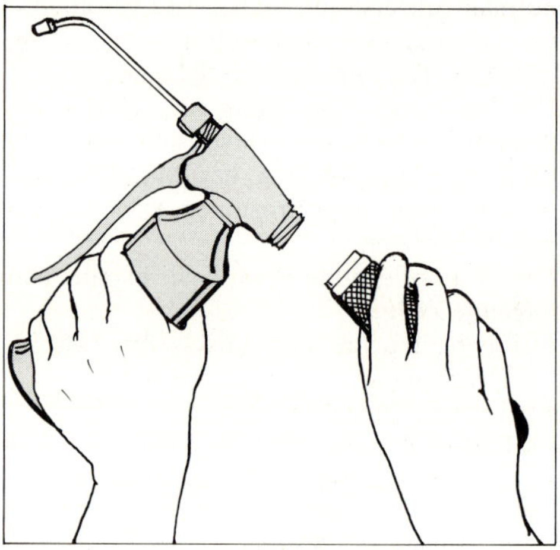

Abb. 35-4. Atomiseur zur Zahnreinigung

Spezielle Zahnpflege

Die Zähne können außerdem 1 × pro Schicht mit einer Einmalzahnbürste + Paste oder einer elektrischen Zahnbürste gereinigt werden (Jedem Patienten seine eigene Zahnbürste!).
Ist das Zähneputzen erschwert oder läßt sich der Kiefer nicht öffnen, so kann ein Atomiseur eingesetzt werden **(Abb. 35-4).** Hiermit werden die Zähne gereinigt, das Zahnfleisch massiert und gefestigt sowie die Zahnsteinbildung gehemmt. Nach der Munddusche den Mund absaugen!

Mundkrankheiten bedürfen einer besonderen Behandlung, am besten nach Anweisung des Hautarztes.

Nasenpflege

Bei nasal intubierten Patienten ist die natürliche Reinigung der Nase beeinträchtigt; zusätzlich drohen **Druckschäden** durch den Tu-

bus und die Magensonde sowie Entzündungen der äußeren Nase an den Befestigungsstellen von Magensonde und Tubus.
Aus diesem Grunde ist eine spezielle Nasenpflege beim Intensivpatienten erforderlich.
Mit der Nasenpflege soll erreicht werden, daß

- die Nase gereinigt wird,
- sich keine Borken bilden,
- keine Druckulzerationen entstehen,
- die Haut an den Befestigungsstellen von Tubus und Magensonde nicht geschädigt wird.

Die Nasenpflege wird mindestens 1× pro Schicht durchgeführt.

Zubehör:
- Absauggerät
- Absaugkatheter für die Nase: dünn,
- 0,9%ige-Kochsalzlösung
- Watteträger, dünn und steril
- hautfreundliches Heftpflaster
- Merfen-Glyzerin oder Öl
- sterile Tupfer
- Benzin
- Einmalhandschuhe

Durchführung:
- ▸ Dünnen Absaugkatheter steril entnehmen und durch den unteren Nasengang tief einführen. Vorsichtig absaugen.
- ▸ Handschuh über den Katheter streifen und beides abwerfen.
- ▸ Watteträger mit Kochsalzlösung oder Öl tränken und damit beide Nasengänge reinigen. Für jeden Naseneingang wird jeweils ein frischer Watteträger verwendet.
- ▸ Pflaster vorsichtig von Magensonde und Endotrachealtubus lösen (evtl. zum Lösen Wundbenzin verwenden); beides mit frischem Pflaster fixieren; hierbei möglichst Befestigungsstelle wechseln.
- ▸ Folgendes sollte noch beachtet werden:
  - nicht zu dicke Absaugkatheter verwenden: Sie verletzen die Schleimhaut.
  - Absaugkatheter immer durch den unteren Naseneingang einführen.
  - Borkenbildung und Sekreteindickung vermeiden.
  - Nase in regelmäßigen Abständen auf Druckstellen im Bereich von Magensonde und Tubus überprüfen. Auf Hautschäden an den Pflasterbefestigungsstellen achten.

Ohrenpflege

Die Ohrenpflege umfaßt beim Intensivpatienten die Reinigung der Ohrmuschel und des äußeren Gehörganges. Sie wird im allgemeinen bei Verunreinigung mit Blut, Sekret usw. durchgeführt.

Zubehör:
- Mehrere Watteträger
- Hautöl

Durchführung:
- ▸ Ohrmuschel nach hinten oben ziehen. Den mit Öl getränkten Watteträger unter drehender Bewegung in den äußeren Gehörgang einführen und anschließend drehend wieder herausziehen. Dieser Vorgang wird jeweils mit einem frischen Watteträger wiederholt, bis die Watte sauber bleibt.
- ▸ Watteträger niemals zu tief einführen, sonst wird das Trommelfell verletzt! Verhärtetes Ohrenschmalz nicht gewaltsam entfernen, sondern über den Stationsarzt einen HNO-Arzt benachrichtigen.

Das Intensivpflegebett

Das ideale Intensivpflegebett soll dem Patienten ein Höchstmaß an Komfort bieten, dem Personal die optimale Pflege ermöglichen und dem Arzt diagnostische und therapeutische Maßnahmen erleichtern.
Dieses Bett gibt es nicht.
Das Intensivpflegebett ist ein Spezialbett. Es soll folgende **Verstellungsmöglichkeiten (Abb. 35-5)** besitzen:

- Kopf-tief-Lagerung (Trendelenburg),
- Kopf-hoch-Lagerung (Anti-Trendelenburg),
- getrennte Kopf-tief-Lagerung,
- rechts- und linksseitige Kipplagerung,
- Herz-Lagerung,
- Verstellbarkeit in der Höhe.

Die Verstellbarkeit des Intensivpflegebettes wird erreicht durch:

- manuelle Betätigung (z. B. Kurbel),
- Hydraulik,
- Gasdruckfeder,
- Elektrobett: Hydraulik + Elektrizität.

Die Bedienung der Spezialbetten muß vor der

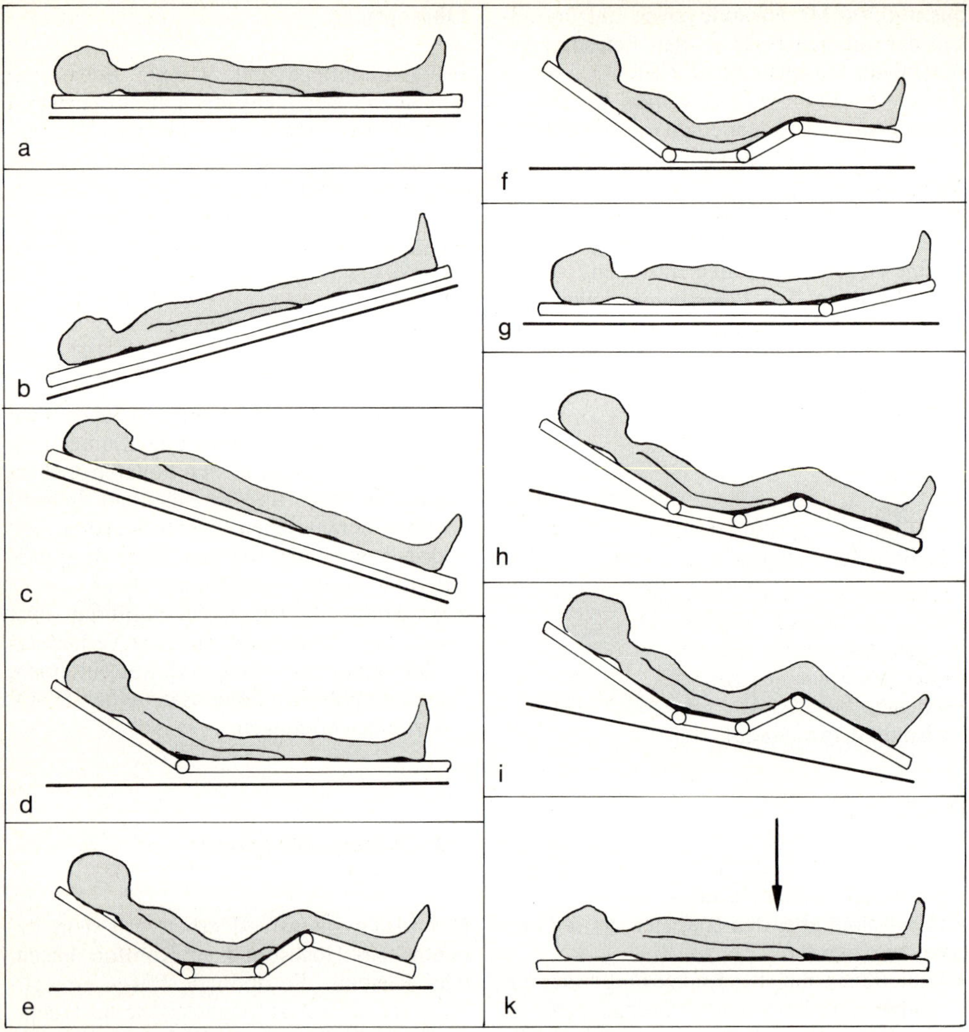

Abb. 35-5 a-k. Verstellmöglichkeiten des Intensivbettes. **a** Grundstellung **b** Trendelenburg-Lage; **c** Anti-Trendelenburg-Lage; **d** sitzende Lagerung mit gestreckten Knien; **e** sitzende Lagerung mit gebeugten Knien; **f** sitzende Lagerung mit Unterschenkel-Hochlagerung; **g** Beinhochlagerung; **h** Beintieflagerung, sitzend; **i** Beckentieflagerung; **k** Lagerung zur Herzmassage (nach Juchli)

Arbeit am Patienten gelernt werden. Sie darf nicht nach dem „Prinzip des Versuchs und Irrtums“ erfolgen. Die Spezialbetten sind sehr empfindlich; darum müssen alle Einstellungen behutsam und sachkundig durchgeführt werden.

Daneben werden noch Spezialbetten für bestimmte Indikationen, z.B. Verbrennungen, Querschnittslähmung, eingesetzt (**Abb. 35-6** und **35-7**). Diese Betten erleichtern die Lagerung und dienen vor allem der Dekubitusprophylaxe (s. S. 396).

Bettenzubehör

1. Matratze. In der Intensivpflege werden meist Matratzen mit Schaumstoffkern oder Drilchfassung verwendet. Diese Matratzen haben ein geringes Gewicht, sind sehr elastisch und gut zu desinfizieren.
2. Anti-Dekubitusmatratze. Diese Matratze soll Druckschäden der Haut verhindern (Einzelheiten s. S. 389).
3. Kopfkissen.
4. Flachdecke mit Bezug.

5. Bettuch aus Baumwolle.
6. Unterlage (Quertuch).
7. synthetisches Fell.

Wäschewechsel

Beim Intensivpatienten wird nach jeder Ganzkörperwaschung die Bettwäsche vollständig gewechselt. Der Wäschewechsel ist immer mit prophylaktischen Maßnahmen verbunden:
- Dekubitusprophylaxe,
- spezielle Körperpflege,
- Pneumonieprophylaxe.

Merke: Wäschewechsel mindestens 1 × in 24 Stunden. Komplett!

Zubehör:
- Stuhl zur Ablage von Kissen
- Bettwäsche
- Windeln (z. B. Moltex)
- Fell
- Vibrax und Franzbranntwein
- Hautpflegemittel
- Abwurfbehälter für Schmutzwäsche
- Einmalhandschuhe

Durchführung:
- ▸ Alle „Lebensleitungen" des Patienten sichern: Tubus, Beatmungsschläuche, Infusionsschläuche, Magensonden, Blasenkatheter, arterielle Kanülen und ihre Zuleitungen, Drainagen in Thorax, Kopf und Abdomen oder Extremitäten.
  Meist ist es zweckmäßig, die nicht akut lebensnotwendigen Zuleitungen für die Zeit des Wäschewechsels abzuklemmen bzw. abzustöpseln.
- ▸ Mögliche **Komplikationen** beim Wäschewechsel:
  - Extubation,
  - Herausreißen des zentralen Venenkatheters,
  - übermäßige Dehnung des Blasenkatheters,
  - Sturz des Patienten aus dem Bett.
- ▸ Patienten für den Wäschewechsel so flach wie möglich lagern.
- ▸ Bettlaken ringsum lösen, auch das Stecklaken. Beides bis an den Körper heranrollen.
- ▸ Jetzt das frische Bettlaken + Stecklaken oder Fell zur Hälfte zusammenrollen und auf einer Seite des Bettes einspannen.
- ▸ Dann den Patienten zusammen mit einem freundlichen Helfer, der auf der anderen Seite des Bettes steht, auf die Seite drehen und die schmutzige und frische Rolle unter den Rücken rollen.
- ▸ Nun den Patienten zur eigenen Seite drehen. Die schmutzige Rolle insgesamt herausziehen und in den Schmutzwäscheabwurf werfen. Die frische Wäsche entrollen und faltenfrei einspannen, zuerst oben, dann unten.
- ▸ Patienten in die verordnete Körperposition zurückbringen.
- ▸ Alle Zu- und Ableitungen wieder richtig anschließen.

Wäschewechsel zu zweit durchführen, damit der Patient nicht aus dem Bett fallen kann!

Lagerung des Intensivpatienten

Intensivpatienten können sich gewöhnlich nicht selbst in die für sie richtige und angenehme Körperlage bringen, weil sie sediert und relaxiert, komatös oder durch schwere Verletzungen immobilisiert sind.
Wird bei diesen Patienten die Rückenlage über längere Zeit aufrechterhalten, so können sich schwerwiegende **Lagerungsschäden** und respiratorische Störungen entwickeln.
Immobilität oder falsche Lagerungspositionen, unphysiologische Bewegungen oder Haltungen schädigen Knochen, Gelenke, Muskeln, Haut und andere Organe.
Falsche Lagerungen führen zu Störungen der Atmung, weil ständig dieselben Lungenpartien abhängig bleiben, d.h. aufgrund der Schwerkraftwirkung zwar vermehrt durchblutet aber weniger belüftet werden. Hierdurch entwickelt sich sehr rasch hypostatische **Atelektasen** und nachfolgend **Pneumonien.**
Diese Schäden können im allgemeinen vermieden werden, wenn der Patient in regelmä-

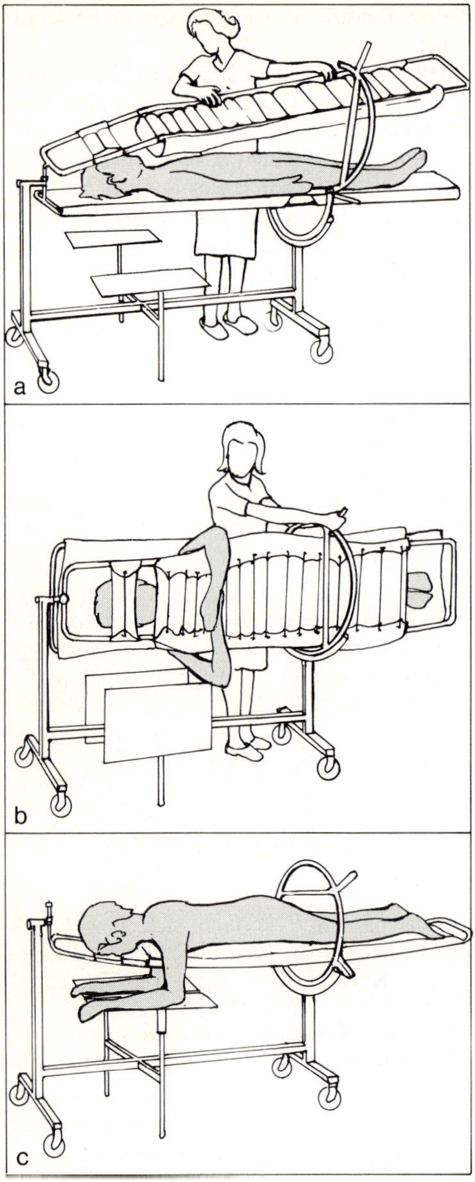

Abb. 35-6 a-c. Schwenkbett. **a** Befestigen der Liegefläche; **b** Drehen des Patienten; **c** Patient befindet sich jetzt in Bauchlage

ßigen Abständen - am besten stündlich - in eine andere Körperlage gebracht wird.

Die wichtigsten **Grundlagerungsarten** beim Intensivpatienten sind:

- Rückenlage,
- Seitenlagerung links,
- Seitenlagerung rechts,
- Bauchlage (Schwenkbett).

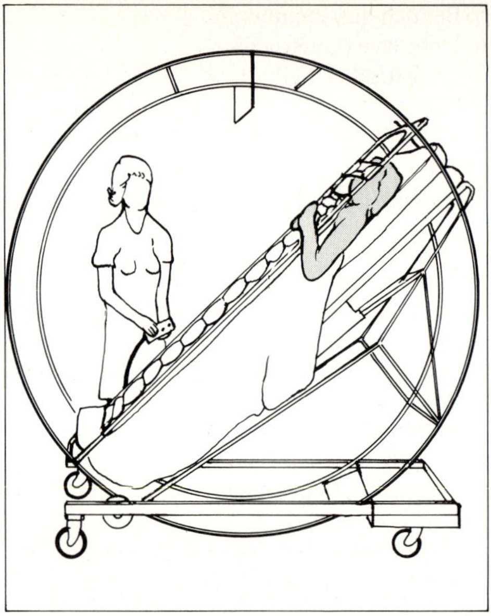

Abb. 35-7. Drehbett

Insbesondere die stündlichen bis zweistündlichen Seitenlagerungen begünstigen die **Schwerkraftdrainage** der Sekrete von der Lungenperipherie zu den größeren Bronchien; von hier können sie ausgehustet oder mit einem sterilen Katheter abgesaugt werden.

Durch häufigen Lagewechsel des Körpers wird weiterhin die *Verteilung der Atemluft* in der Lunge verbessert - und damit auch der pulmonale Gasaustausch.

Spezielle **Lagerungsdrainagen** werden zusätzlich durchgeführt, wenn gezielt bestimmte erkrankte Lungenpartien drainiert werden sollen.

Die Lagerungsdrainagen gehen dann der Thoraxphysiotherapie voran. Einzelheiten s. Kapitel „Physikalische Atemtherapie".

Ein **Schwenk- oder Drehbett** wird eingesetzt, wenn die Seitenlagerungen nur schwierig oder gar nicht durchführbar sind, z.B. bei multiplen Frakturen oder Wirbelsäulenfrakturen. Hierbei wird der Patient in regelmäßigen Abständen von der Rücken- in die Bauchlage geschwenkt **(Abb. 35-6** und **35-7).** Voraussetzung ist aber, daß seine Herz-Kreislauf-Funktion stabil ist.

2- bis 3mal am Tag sollte der Patient, wenn möglich, in die **sitzende Position** gebracht werden: hierdurch wird die obere Lunge drainiert, der Eingeweidedruck auf das Zwerch-

fell vermindert (besonders bei geblähtem Abdomen oder bei dicken Patienten) und dem Patienten ein Blick auf seine Umgebung ermöglicht.
Sondennahrung wird möglichst bei erhöhtem Oberteil des Bettes zugeführt.

Praktische Grundsätze für die Lagerung

- Die *Mittelstellung* ist die physiologische Lagerung. Sie belastet den Körper am wenigsten und wird vom Gesunden als angenehm empfunden.
- Die Lagerung muß regelmäßig alle 1-2 Stunden durchgeführt werden, um respiratorische Störungen und Druckschäden zu verhindern.
- Hohllagerung ist günstiger als Weichlagerung.
- Hilfsmittel zur Lagerung nur sparsam einsetzen.

Allerdings ist eine richtige Lagerung des Intensivpatienten ohne bestimmte Hilfsmittel nicht möglich. Diese Hilfsmittel dienen vor allem dazu, den Körper von Druck zu entlasten und bestimmte Körperpartien ruhigzustellen.

Druckschäden des Körpers sind beim Schwerkranken nicht selten; sie können den gesamten Heilungsverlauf schwerwiegend beeinträchtigen und müssen daher unter allen Umständen vermieden werden.

> Druckentlastung ist das wichtigste Mittel, um Druckschäden zu vermeiden! Sie erfolgt durch Lagerung.

Als Hilfsmittel für die Lagerung werden eingesetzt:
- Felle,
- Kissen,
- Luftringe,
- Wasserkissen,
- Antidekubitusmatratze.

Felle: Durch den Einsatz von synthetischen oder tierischen Fellen (Schafsfell) wird eine sehr gute Dekubitusprophylaxe erreicht. Die Felle gleichen den Druck aus, nehmen die Feuchtigkeit des Körpers auf, wirken temperaturausgleichend und ermöglichen die Luftzufuhr zur Haut. Für die Dekubitusprophylaxe muß der Patient jedoch immer *direkt* auf das Fell gelagert werden.
Synthetische Felle sind billiger und außerdem leichter zu waschen als Schafsfelle. Sie verfilzen nicht. Nachteil: sehr warm.

Kissen: Meist werden Kissen verwendet, die mit synthetischem Material gefüllt sind. Sie dienen zur Hohl- und Weichlagerung. Kleine Kissen werden z. B. für Kopf und Unterarm verwendet, große hingegen für Unterschenkel und Rücken.
Schaumstoffkissen sind weniger günstig; sie wirken wärmestauend und dekubitusfördernd. Darum sollten sie nicht als Lagerungshilfen verwendet werden.

Luftringe: Sie bestehen aus Gummi und sind aufblasbar. Die Ringe dürfen nicht zu prall aufgeblasen werden. Die Füllung ist ausreichend, wenn beim festen Eindrücken des Ringes die Unterlage gerade noch erreicht wird. Luftringe haben sich vor allem bei Operationswunden im Bereich des Anus und der Genitalien bewährt. Das Ventil sollte sich seitlich oder zwischen den Beinen des Patienten befinden. Der Luftring wird mit einem Laken bedeckt. Nachteile: ringförmige Druckstellen, Wärmestau, nicht anwendbar z. B. bei Beckenfrakturen.

Fersenkissen und -ringe: Diese Hilfsmittel werden eingesetzt, um die Fersen *hohl* zu lagern. Kissen eignen sich hierzu nicht. Fersenringe sind aus Schaumstoff; sie werden meist nur bei immobilen Patienten verwendet, weil sie sich durch Bewegungen verschieben. Fersenkissen können auf einfache Weise auch selbst aus Watte hergestellt werden.

Wasserkissen: Das Wasserkissen besteht aus Gummi; es wird direkt unter die Stoffunterlage geschoben. Die druckausgleichende Wirkung ist gut. Wasserkissen sollten vor allem vermehrt bei Patienten eingesetzt werden, die nicht umgelagert werden dürfen.

Antidekubitusmatratze: Hierbei handelt es sich um eine spezielle Matratze, mit deren Hilfe die Köperpartien automatisch und kontinuierlich im Wechsel druckentlastet werden **(Abb. 35-8).** Die Matratze besteht aus zwei Systemen mit je 10 Luftkammern, die in Längsrichtung angeordnet sind. Die beiden

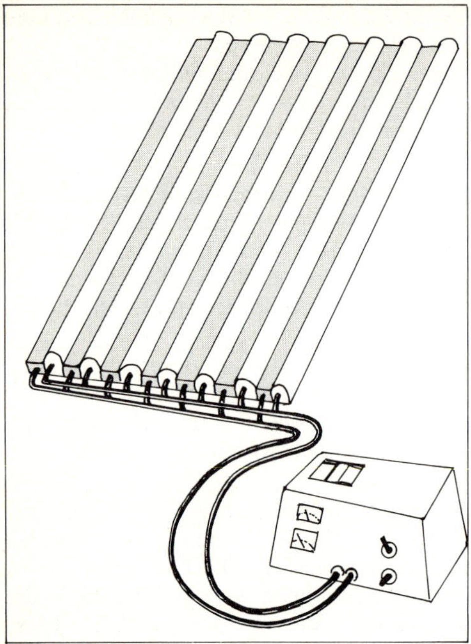

Abb. 35-8. Anti-Dekubitusmatratze

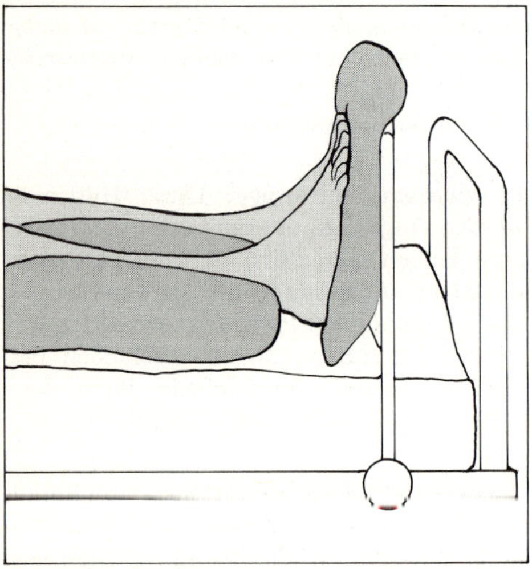

Abb. 35-9. Fußstütze im Intensivbett

Luftsysteme enthalten jeweils 5 Kammern, und zwar in folgender Anordnung:

- System I: Kammer 2, 4, 6, 8, 10,
- System II: Kammer 1, 3, 5, 7, 9.

Jedes System ist am Fußende getrennt an ein Stromaggregat angeschlossen; die Kammern werden im Wechsel aufgeblasen und abgelassen, so daß jede Körperpartie innerhalb von 24 h insgesamt 12 h von jeglichem Auflagedruck befreit ist.

Die Luftkammern werden allmählich gefüllt; der Vorgang dauert ca. 10 min.

Der Patient darf erst dann auf die Matratze gelegt werden, wenn die Kammern vollständig mit Luft gefüllt sind.

Die Matratze wird lediglich mit einem Laken bespannt; Gummiunterlagen dürfen nicht verwendet werden.

Beachte: Kanülen etc. durchstechen die Matratze und setzen sie außer Funktion!

Auf vielen Intensivstationen werden Antidekubitusmatratzen nicht mehr eingesetzt, weil die Temperaturregulation im Auflagebereich deutlich beeinträchtigt wird. Felle sind besser!

Fußstützen (Abb. 35-9): dienen nicht nur zur Ruhigstellung, sondern auch zur *Spitzfußprophylaxe.* Geeignet sind:

- verstellbare Fußstützen,
- Holzkistchen, Holzbretter,
- Spreusäcke.

Merke: Nicht verwenden bei spastischen Lähmungen!

Bei Spastik und in der Rehabilitationsphase können dem Patienten auch knöchelhohe Turnschuhe angezogen werden.

Wie der Intensivpatient gelagert wird

Rückenlage (Abb. 35-10)

- *Patient lag bisher auf der Seite:* Lagerungsmittel der Arme und Hände und anschließend die der Beine und Füße vorsichtig entfernen.
- Lagerungsmittel des Oberkörpers wegziehen, Kopf und Oberkörper vorsichtig in die Rückenlage bringen; der ganze Körper muß in Bettmitte liegen.
- Kissen unter den Kopf legen; Kopf hierbei leicht erhöht, d.h. höher als die Schultern lagern; Nacken unterstützen.
- Arme in folgender Weise lagern: Schultern vorsichtig durch Zug am Unterarm nach unten ziehen. Dann den Arm leicht vom Oberkörper abspreizen (Abduktion); nun den Arm im Ellbogengelenk beugen und die Arme auf dem anmodellierten Kissen lagern. Rolle in die Hände des Patienten legen **(Abb. 35-11)** und abwechselnd Finger strecken und das Handgelenk in Mittelstellung lagern (Funktionsstellung). Diese

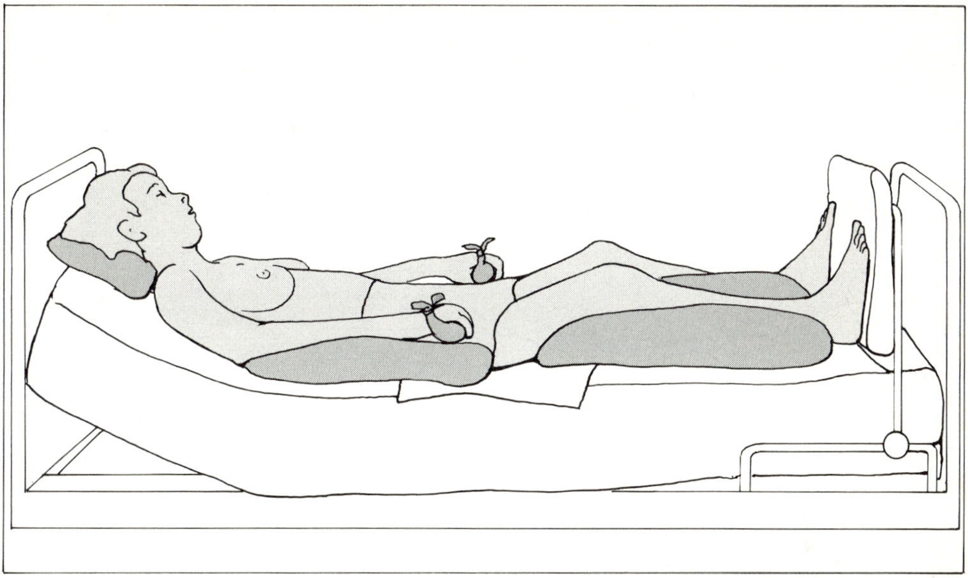

Abb. 35-10. Rückenlagerung des Intensivpatienten

Maßnahme nicht bei *spastischer Lähmung* durchführen.
Beachte: Den ganzen Unterarm leicht angehoben auf dem Kissen lagern, um den venösen Abström zu fördern. Die Ellenbogen dürfen nicht aufliegen (Dekubitusgefahr!).

- Beine in folgender Weise lagern: Jeden Unterschenkel auf ein gut anmodelliertes Kissen legen, hierbei die Knie des Patienten leicht beugen.
  Ferse und Knie bleiben frei! Nun das Fußbrett so verschieben, daß die Füße in einem Winkel von 90°, also rechtwinklig, zur Unterlage stehen (s. **Abb. 35-9**). Zwischen Füßen und Brett ein flaches Kissen legen.
  Beachte noch folgendes: Der ganze Unterschenkel muß sich auf der Kissenunterlage befinden, damit der Druck gut verteilt wird. Die Füße dürfen nicht nach den Seiten hin abkippen, evtl. abstützen!
- Hoden, wenn erforderlich, hochlagern, weil durch starken Zug nach unten Entzündungen des Hodens und der Samenleiter entstehen können.

Seitenlage (Abb. 35-12)

- *Patient lag bisher auf dem Rücken:* Lagerungsmittel vorsichtig von den Armen und Händen und dann von Beinen und Füßen entfernen.

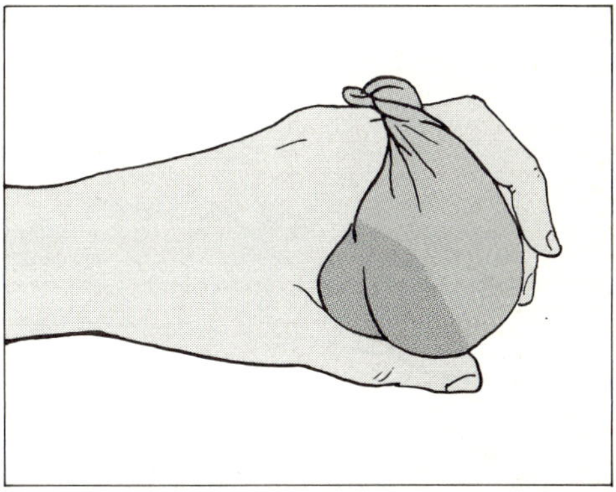

Abb. 35-11. Lagerung der Hände

- Körper des Patienten von der Bettmitte etwas zur Seite hin verschieben, und zwar zu der Seite, auf die der Patient anschließend *nicht* gelagert werden soll.
- Ein Bein über das andere legen, dann Oberkörper in Seitenlage bringen, indem Schultern und Hüften zur Pflegeperson herübergedreht werden. Den gesamten Rücken von den Schultern bis zum Kreuzbein mit Lagerungskissen abstützen; nur das Gesäß bleibt frei.
- Die Arme können auf folgende Weise gelagert werden: Zunächst unten liegende Schulter nach vorn und unten ziehen. Dann den unten liegenden Arm leicht vom Kör-

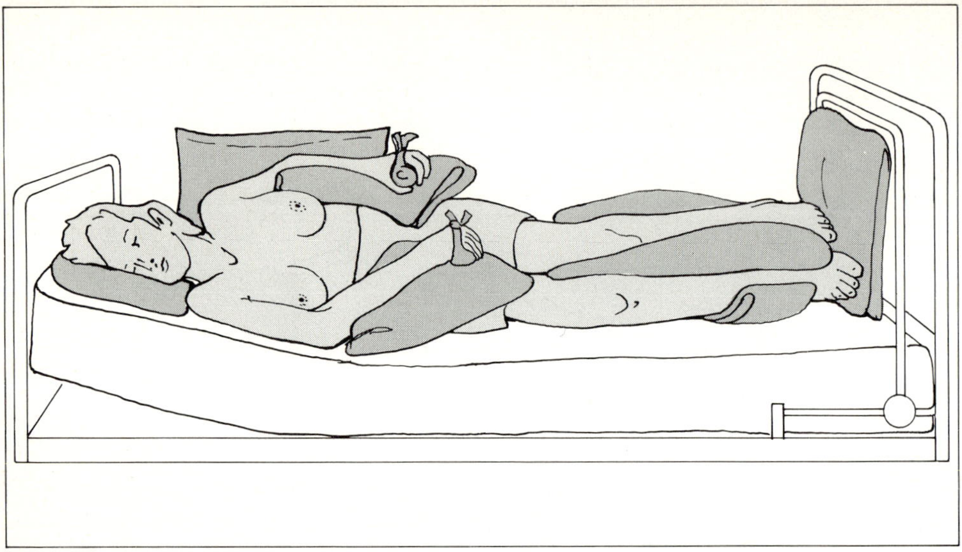

Abb. 35-12. Seitenlagerung des Intensivpatienten

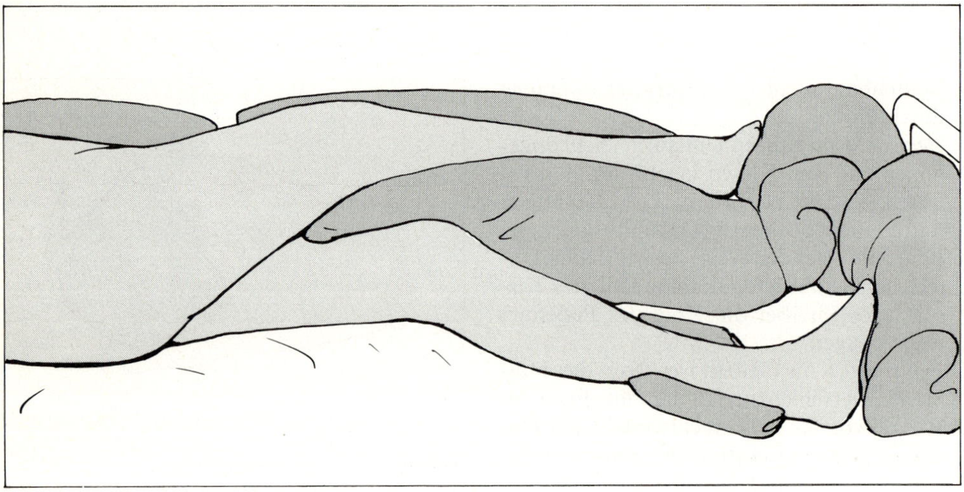

Abb. 35-13. Lagerung der Beine während der Seitenlage

per abduzieren, etwas im Ellbogengelenk beugen und auf ein anmodelliertes Kissen lagern. Rolle in die unten liegende Hand legen und das Handgelenk in Funktionsstellung bringen. Den Ellenbogen des oben liegenden Armes leicht nach hinten ziehen, eine Rolle in die Hand legen und den Unterarm auf ein Kissen lagern. Hierbei die Atmung durch den aufliegenden Arm nicht behindern.

- Die Beine können in folgender Weise gelagert werden **(Abb. 35-13)**: Das untere Bein in Streckstellung leicht nach hinten und das obere Bein darüber in Beugestellung nach vorn auf dem Lagerungskissen lagern. Der Patient kann dann nicht nach vorn oder hinten abkippen.

Beachte hierbei:

- oberes Bein etwa in Höhe der Hüfte lagern,
- Knie dürfen sich auf keinen Fall berühren!
- die Fußknöchel des unteren Beines mit Lagerungskissen frei lagern,
- Füße wiederum rechtwinklig abstützen, damit kein Spitzfuß entsteht.

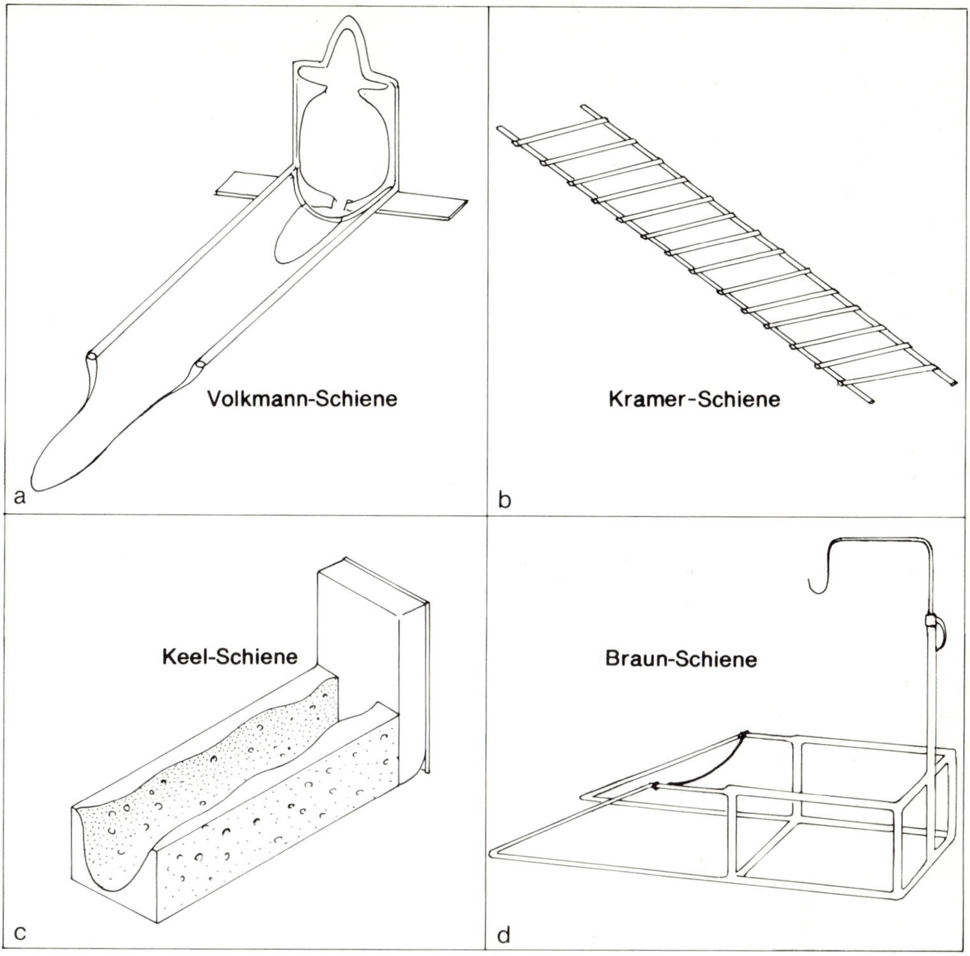

Abb. 35-14 a-d. Schienen zur Ruhigstellung von Frakturen

Goldene Lagerungsregeln

1. Patienten alle 1-2 h lagern.
2. Kaum ein Patient ist so schwer krank, daß er überhaupt nicht gelagert werden darf. Im Zweifelsfall den Arzt fragen.
3. Beim Lagerungsvorgang lauern die gleichen Gefahren, die für die Körperwäsche beschrieben worden sind (s. S. 387). Alle diese Komplikationen sind vermeidbar, wenn umsichtig vorgegangen wird.
4. Niemals Haut auf Haut lagern: Dekubitusgefahr!
5. Alle Gelenke in Funktionsstellung lagern, Handrolle nicht vergessen.
6. Extremitäten leicht erhöht lagern, damit das venöse Blut besser zum Herzen zurückströmen kann.
7. Darauf achten, daß Ellenbogen, Fersen, Knöchel und andere Knochenvorsprünge frei liegen. Gelenke jedoch teilweise unterstützen!
8. Keine wasserdichten Unterlagen verwenden.
9. Haut niemals direkt auf Gummi, Holz, Plastik o. ä. lagern.

Spezielle Lagerungsmittel zur Ruhigstellung

Hierbei handelt es sich vor allem um Schienen und Züge.

Schienen

Sie werden eingesetzt, um frakturierte Extremitäten vollkommen ruhigzustellen. Sie können auch bei anderen Verletzungen (Verbrennungen) oder bei Venenentzündungen verwendet werden.

Wichtige Schienen-Typen sind **(Abb. 35-14):**
- Kramer-Schiene,
- Volkmann-Schiene,
- Braun-Schiene,
- Keel-Schaumstoffschiene.

Züge (Abb. 35-15 bis 35-18)

Sie werden eingesetzt, um Zugkräfte auf eine Extremität oder Körperpartie einwirken zu lassen. Die Ziele sind:
- Immobilisierung einer Fraktur,
- Schmerzerleichterung,
- Beseitigung von Muskelspasmen.

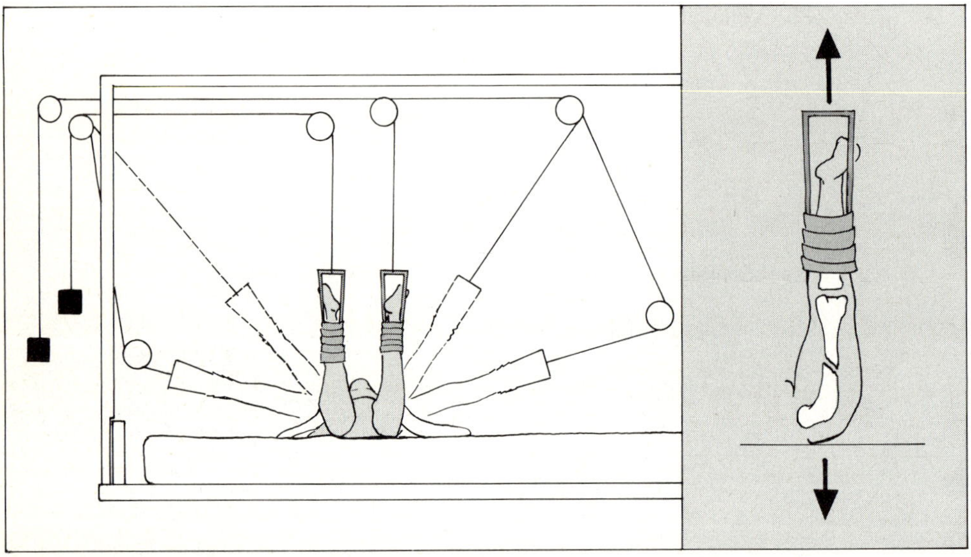

Abb. 35-15. Hautzug bei Oberschenkelfraktur

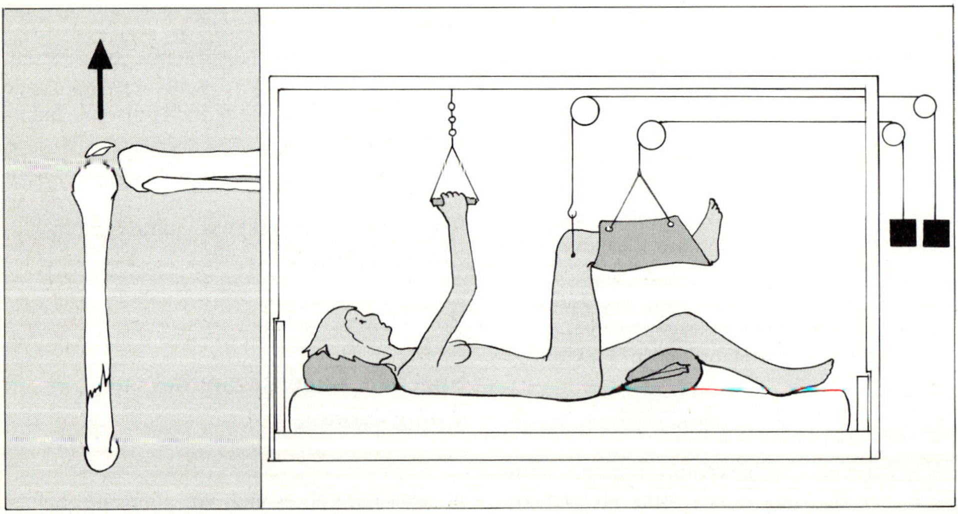

Abb. 35-16. Skelettzug bei Oberschenkelfraktur

Damit ein Zug wirksam ist, muß ein Gegenzug erzeugt werden. Fehlt der Gegenzug, so wird der Patient in Richtung der ziehenden Kraft verschoben; dadurch wird die Wirksamkeit des Zuges eingeschränkt. Als Gegenzug dient häufig der Körper selbst; Gegenzug wird auch erzeugt, wenn der Zug auf einen festen Punkt einwirkt.

Hautzug wird mit elastischem Pflaster hergestellt und bei Kindern mit Frakturen eingesetzt, weil hier geringere Kräfte für die Reposition erforderlich sind. Pflasterzüge dürfen nicht über Hautabschürfungen, schlecht durchblutete Hautgebiete oder Knochenvorsprünge geführt werden.

Skelettzug wirkt direkt auf den Knochen. Hierzu wird ein Metall, z.B. Draht, in den Knochen oder ins Gewebe eingeführt und mit Gewichten zwischen 9-14 kg verbunden. Diese Extensionen können mehrere Monate einwirken. Beispiele: Kirschner-Draht, Steinmann-Nagel, Crutchfield-Klemme. Der Skelettzug wirkt in Längsrichtung, Rotationen sind möglich. Behandelt werden auf diese Weise:

- Frakturen langer Knochen,
- Beckenfrakturen,
- Halswirbelfrakturen.

Soll der Zug wirksam sein, so ist eine lange Liegedauer erforderlich. Die Immobilisierung ist mit den Extensionen nicht vollständig.

Praktische Regeln für die Extensionen:

- ▸ Patienten auf eine straffe, nicht einsinkende Matratze lagern.
- ▸ Die Zugvorrichtung muß immer frei hängen, sonst ist sie unwirksam. Gewichte nicht auf dem Fußboden lagern.

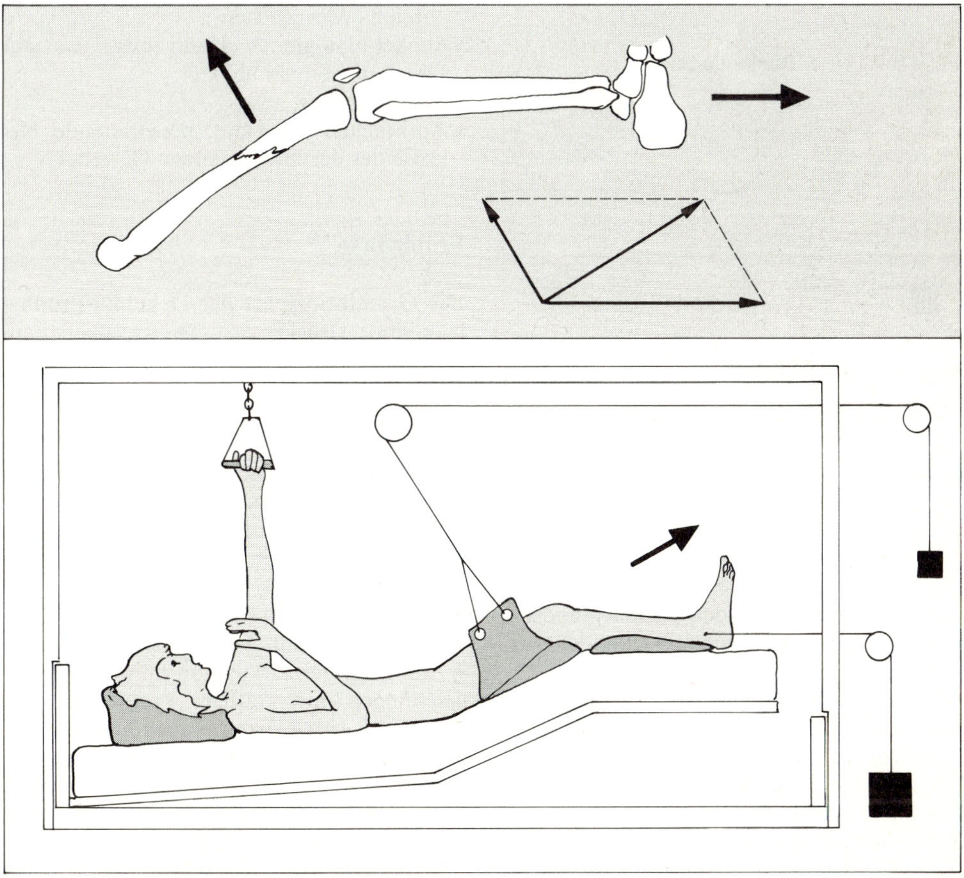

Abb. 35-17. Skelettzug bei Oberschenkelfraktur

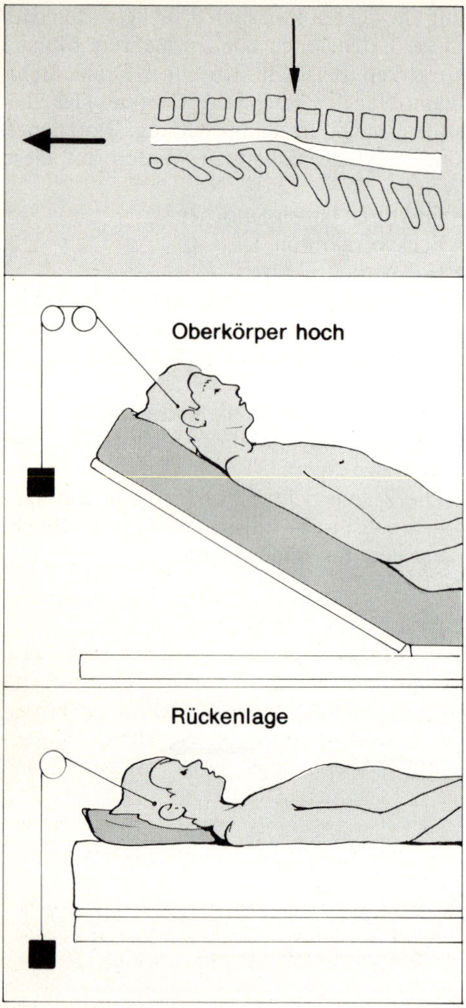

Abb. 35-18. Crutchfield-Klemme bei HWS-Fraktur

- ▸ Extremität mit Extension in neutraler Position lagern oder in leichter Innenrotation. Position, wenn erforderlich, mit Sandsäkken stabilisieren. Spitzfußstellungen vermeiden.
- ▸ Druck auf den Körper verhindern.
- ▸ Die unter Zug stehende Extremität regelmäßig kontrollieren:

Schmerzen? Parästhesien? Schwellungen? Blässe? Zyanose? Pulslosigkeit? Finger oder Zehen beweglich?

Dekubitusprophylaxe und -behandlung

Dekubiti sind umschriebene Nekrosen der Haut und des Unterhautgewebes, die durch Druck entstehen. Druck komprimiert die kleinen ernährenden Gefäße der Haut und Unterhaut. Minderdurchblutung und Gewebsschäden sind die Folge. Begünstigend wirken beim Intensivpatienten Immobilisierung, schlechte Durchblutung, Ernährungsstörungen.

Bevorzugte Stellen:
- Kreuzbein und Sitzbein,
- Fersen und Fußknöchel,
- Ellenbogen,
- Ränder von Gipsverbänden,
- Hinterkopf.

Zeichen:
- Umschriebene Hautrötung, die auf Druck abblaßt (Warnzeichen!),
- dunkel-blau-graues Hautgebiet, das auf Druck nicht mehr abblaßt,
- Blasenbildung,
- Aufbrechen der Haut, penetrierende Nekrose des darunterliegenden Gewebes.

Prophylaxe

Die Grundprinzipien der Dekubitusprophylaxe sind: Druckentlastung, Kreislaufstimulierung, Hauttrockenheit.
Folgende Maßnahmen dienen der Prophylaxe:
- ▸ Regelmäßige und sorgfältige Beobachtung des Patienten: Druckgeschwüre können innerhalb weniger Stunden entstehen!
- ▸ Druckentlastung aller gefährdeten Stellen durch Lagerungsmaßnahmen, Kissen, Polster usw., häufigen Lagewechsel.
- ▸ Haut trocken und sauber halten.
- ▸ Luftzutritt für alle Hautpartien.
- ▸ Anregung der Zirkulation durch kalte Waschungen und kräftiges Frottieren sowie häufiges Abreiben mit Franzbranntwein.
- ▸ Abklatschen und tiefe Bindegewebsmassage.
- ▸ Antidekubitusmatratze, Felle.
- ▸ Ausreichende Ernährung.

Behandlung

Die Grundprinzipien der Behandlung sind: Druckentlastung des betroffenen Gebietes, Verstärkung der prophylaktischen Maßnahmen, Anregung der Zirkulation und des Gewebsstoffwechsels. Die Behandlung muß bereits bei der geringsten Hautrötung einsetzen, um ein weiteres Fortschreiten zu verhindern.

Die wichtigsten Maßnahmen sind:

- spröde oder trockene Haut mit Öl oder Fettcreme massieren,
- weiche oder fettige Haut mit Alkohol abreiben,
- Dekubitus mit Wasserstoffsuperoxyd und anschließend mit steriler Kochsalzlösung spülen, um zerstörtes Gewebe zu beseitigen. Wundränder mit Öl behandeln,
- anschließend Hautgebiet um Dekubitus mit Eis einreiben, danach mit Föhn trocknen,
- nach ärztlicher Anordnung granulationsfördernde und gewebsernährende Medikamente bzw. Salben auf den Dekubitus auftragen,
- tiefe Nekrosen unter sterilen Bedingungen mit Pinzette und Schere entfernen. Anschließend steriler Wundverband,
- Wunde, Wundränder und umgebendes Gebiet vor ätzenden Einwirkungen wie z. B. Stuhl, Urin usw. schützen. Dünnen Stuhlgang über ein Darmrohr in einen Plastikbeutel leiten.

Magensonde

Die Magensonde wird beim Intensivpatienten zu folgenden Zwecken eingeführt:

- enterale Ernährung mit Sondennahrung, Zufuhr von Flüssigkeit, z. B. Tee,
- Dekompression des Magens bei Magenatonie,
- Drainage des Magens bei akuter Pankreatitis, Ileus, Peritonitis, gastroduodenalen Blutungen.

Verwendet werden doppellumige, steril verpackte Einmalsonden (am besten aus Polyurethan oder Silikon) mit Röntgenkontraststreifen. Doppelläufigkeit verhindert das Ansaugen der Magenschleimhaut und führt zum Druckausgleich.

Technik des Einführens (Abb. 35-19)

- Wenn möglich, Oberkörper hoch lagern; bei Beatmungspatienten Kopf um 10-20 cm anheben.
- Nasen-Rachen-Raum vorsichtig absaugen.
- Einmalhandschuhe anziehen, Sonde der sterilen Verpackung entnehmen, Entfernung zwischen Naseneingang und Magen von außen abmessen **(Abb. 35-19 a)**.
- Etwa 15 cm des distalen Endes der Sonde mit Gleitmittel (z. B. Xylocain Gel) einschmieren.
- Sonde durch den unteren Nasengang der größeren Nasenöffnung vorsichtig horizontal in den Rachen vorschieben **(Abb. 35-19 b)**, vorher etwas Gleitmittel direkt in die Nase einbringen.
- Beim wachen Patienten Sonde in den Ösophagus vorschieben, hierbei den Patienten zum Schlucken auffordern.
- Beim intubierten und sedierten bzw. bewußtlosen Patienten: blindes Vorschieben oder, wenn erfolglos, Zeigefinger der einen Hand tief in den Rachen einführen, mit der anderen Hand Sonde vorschieben und mit dem Zeigefinger führen. Federnder Widerstand beim Vorschieben weist auf Fehllage im Kehlkopfbereich hin, Husten auf intratracheale Lage.
- Gelingt es nicht, die Magensonde vorzuschieben, so wird ein Laryngoskop eingeführt und die Sonde mit Hilfe einer Magill-Zange vorgeschoben.
- Die Lagekontrolle kann durch Absaugen von Magensaft (klar, im Gegensatz zur grünen oder goldgelben Galle; außerdem saurer pH-Wert) oder Einspritzen einiger ml Luft mit einer Spritze und auskultatorischer Kontrolle über der Magengegend **(Abb. 35-19 c)** erfolgen. Ein gurgelndes Geräusch beim Spritzen weist auf richtige Lage der Sonde hin (Luft wieder absaugen!). Außerdem kann die Sondenlage noch röntgenologisch kontrolliert werden.
- Anschließend Fixierung der Sonde auf dem Nasenrücken **(Abb. 35-19 d)**.

Pflege

- Tägliche Reinigung der Fixationsstelle und des Naseneingangs sowie Kontrolle auf Druckschädigung.

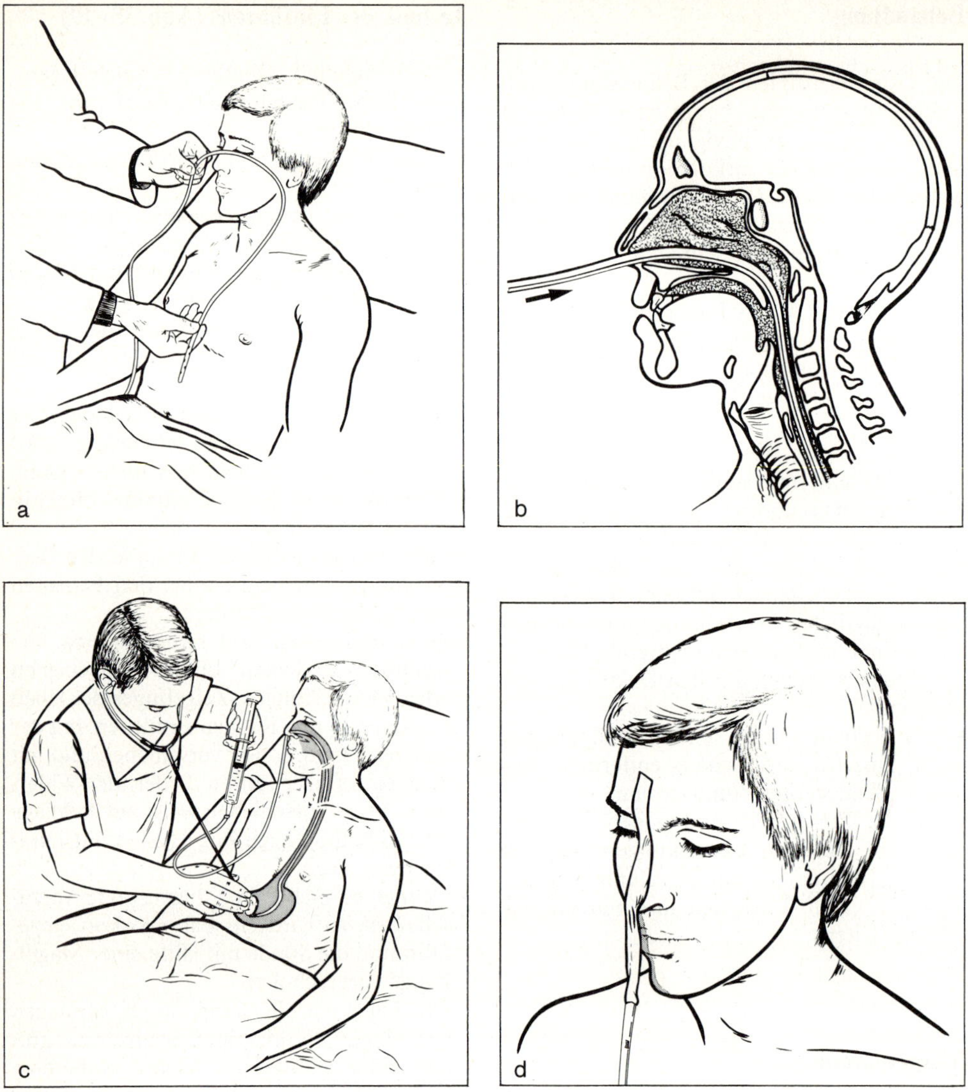

Abb. 35-19 a-d. Einführen einer Magensonde. **a** Äußeres Abschätzen der Einführtiefe vom Naseneingang bis zur Magengegend; **b** Passage der Sonde durch den *unteren* Nasengang in den Rachen und Ösophagus; **c** Überprüfung der richtigen Lage im Magen durch Einspritzen weniger ml Luft unter gleichzeitiger Auskultation über der Magengegend; **d** Fixierung der Magensonde

- ▸ Bei Druckstellen Salbe anwenden, wenn erforderlich Nasenloch wechseln.
- ▸ Regelmäßiger Wechsel von PVC-Sonden, da nach längerer Liegezeit die Weichmacher austreten und die Sonde verhärtet wird (Gefahr von Ulzerationen und Perforationen).
- ▸ Magensonde nur so lange wie nötig belassen.

Komplikationen

- Versehentliches Vorschieben in die Trachea (kann beim relaxierten oder tief bewußtlosen Patienten wegen fehlender Hustenmechanismen zunächst unbemerkt bleiben!) mit Instillation der Sondennahrung in die Lunge.
- Zu tiefe Lage der Sonde (im Darm) mit un-

genügender Vorverdauung der Sondennahrung und nachfolgenden Durchfällen.

- Druckschäden im Bereich der Fixierungsstelle.
- Ulzerationen in Magen und Ösophagus.
- Perforationen von Magen und Ösophagus.

Blasenkatheter

Der Blasenkatheter dient beim Intensivpatienten der genauen Bilanzierung der Flüssigkeitsein- und -ausfuhr; er ist außerdem bei Blasenentleerungsstörungen und für die Ruhigstellung der Blase nach operativen Eingriffen indiziert.
Zwei Wege stehen für die Katheterisierung der Harnblase zur Verfügung:

- durch die Harnröhre (transurethral),
- durch suprapubische Punktion.

Die Infektionsgefahr durch Harnblasenkatheter ist beim Intensivpatienten besonders hoch: Harnwegsinfekte gehören zu den häufigsten nosokomialen Infektionen (s. S. 406) des Intensivpatienten und sind nicht selten Ausgangspunkt einer generalisierten Sepsis. Diese Gefahr ist bei der transurethralen Blasenkatheterisierung wesentlich höher als bei der suprapubischen. Darum wird als Alternative zur traditionellen transurethralen Katheterisierung beim Intensivpatienten auch die suprapubische Katheterdrainage eingesetzt. Die **Vorteile** dieses Verfahrens sind:

- keine Gefahr der Harnröhrenstriktur (beim Mann),
- keine Urethritis,
- keine Entzündung von Hoden, Nebenhoden und Prostata,
- geringeres Risiko einer Blaseninfektion.

Es bestehen jedoch folgende **Nachteile:** Punktion nur durch den Arzt; Verletzungsgefahr intraperitonealer Organe.

Urinableitung: Die Ableitung des Urins muß über *geschlossene Drainagesysteme* erfolgen; offene Systeme sind nicht mehr zeitgemäß. Bei geschlossenem System stehen Flüssigkeit in der Sammelkammer und Drainageleitung nicht mehr in direktem Kontakt miteinander, sondern sind durch eine *Tropfkammer* und ein *Anti-Rückflußventil* getrennt. Keime aus kontaminiertem Urin können nicht mehr nach oben aufsteigen. Um den Urin abzulassen, braucht das Drainagesystem nicht mehr geöffnet zu werden, so daß die Infektionsgefahr vermindert wird. Eine Belüftung der Tropfkammer ist ebenso erforderlich, damit sich keine stehenden Urinsäulen in den Drainageschläuchen bilden können; Belüftungsmöglichkeiten für den Urinbeutel sind ebenfalls von Vorteil. Die Urinsammelkammer muß *immer* tiefer als die Harnblase angebracht sein, um einen Reflux sicher zu verhindern.

Transurethrale Katheterisierung

Die transurethrale Katheterisierung darf wegen der großen Infektionsgefahr nur vom Geübten durchgeführt werden. Hierbei ist ein **streng aseptisches Vorgehen** erforderlich.

Praktisches Vorgehen

Zubehör:

- Steril verpacktes Katheterisierungsset mit
  - wasserdichtem Unterlagetuch,
  - Schlitztuch,
  - Handschuhen,
  - mehreren Tupfern,
  - Wännchen für Desinfektionsmittel,
  - 2 Pinzetten.
- Blasenkatheter mit Ballon, Größe 16–18 Ch. für Männer, 14–16 Ch. für Frauen, altersangepaßte Größe bei Kindern.
- Desinfektionsmittel, z. B. Polyvidon.
- Gleitmittel, z. B. Instillagel.
- Sterile 10-ml-Spritze zum Blocken des Katheterballons mit NaCl-Lösung 0,9%.
- Sterile Handschuhe.
- Geschlossenes Urin-Drainagesystem.

▸ Patienten wenn möglich auf den Rücken lagern; wenn wach, über das geplante Vorgehen und die damit verbundenen Mißempfindungen aufklären; Intimsphäre durch Abschirmung wahren!
▸ Hygienische Händedesinfektion.
▸ Unterlagetuch unter das Gesäß legen.
▸ Sterile Handschuhe anziehen, einen zweiten sterilen Handschuh über die desinfizierende Hand streifen.
▸ Genitalbereich mit dem Schlitztuch abdecken.

- Blasenkatheter mit innerer Hülle sowie Gleitmittel und sterile 10-ml-Spritze durch Helfer anreichen lassen, Kochsalzlösung in sterile 10-ml-Spritze aufziehen; Wännchen mit Desinfektionsmittel auffüllen lassen. Blasenkatheter aus der inneren Hülle nehmen und mit dem Drainagesystem verbinden
- Desinfektion beim *Mann:* Vorhaut zurückziehen, desinfektionsmittelgetränkte Tupfer mit Pinzette auf die Harnröhrenöffnung setzen und von dort nach außen vorgehend Glans penis 3mal desinfizieren.
- Desinfektion bei der *Frau:* mit Tupferpinzette zunächst große Schamlippen, dann kleine Schamlippen, zuletzt Urethraeingang desinfizieren.
- Gleitmittel instillieren.
- Zweiten Handschuh ausziehen und den Katheter mit der Pinzette oder der Hand behutsam und ohne Widerstand einführen; hierbei Penis anheben, um die Krümmung der Harnröhre auszugleichen.
- Danach Ballon mit den auf dem Katheter angegebenen ml NaCl-Lösung blocken und langsam bis zum Anschlag zurückziehen.
- Vorhaut wieder über die Eichel streifen, damit keine *Paraphimose* entsteht.
- Drainageschlauch auf dem Oberschenkel mit Pflaster *zugfrei* fixieren und zum Sammelsystem leiten

Pflege des transurethralen Blasenkatheters

Wegen der großen Infektionsgefahr bedarf der Blasenkatheter einer besonders sorgfältigen (hygieneorientierten) Pflege:

- Mindestens 2mal täglich Harnröhreneingang und Kathetereintrittsstelle mit Polyvidon-Jod-Seife reinigen, um Verkrustung zu verhindern; bei Bedarf zusätzliche Reinigungen (z. B. nach dem Stuhlgang).
- Bei geschlossenen Drainagesystemen *keine* routinemäßigen Blasenspülungen durchführen.
- Diskonnektionen des Blasenkatheters vom Drainagesystem unbedingt vermeiden; bei versehentlichen und beabsichtigten Diskonnektionen: Anschlußstelle sorgfältig desinfizieren und *neues* Urinsammelsystem anschließen.
- Bei allen Lagerungs- und Waschmaßnahmen am Patienten Drainageleitungen ausreichend sichern.
- Vor Transport oder Herausnehmen des Patienten aus dem Bett den Urinsammelbeutel entleeren.
- Nach dem Entleeren von Urin die Harnablaßvorrichtung desinfizieren.
- Urinproben für bakteriologische Untersuchungen (s. S. 411) nur aus der vorgesehenen Punktionsstelle im Drainagesystem entnehmen; vorher desinfizieren; sterile Kanüle und Spritze verwenden.

Komplikationen der Harnblasenkatheterisierung

Häufigste Komplikation ist der *Harnwegsinfekt,* hinzu kommen:

- Verletzungen der Harnröhrenschleimhaut,
- Bohren eines falschen Weges beim Mann, evtl. mit Perforation im Prostataanteil der Harnröhre,
- Abflußstörungen,
- Paraphimose,
- Harnröhrenverengung (Striktur) als Spätfolge.

Harnwegsinfektionen entstehen, abgesehen vom unsachgemäßen Vorgehen bei der Katheterisierung, in erster Linie durch bestimmte hygienische Gefahrenstellen im Bereich des Drainagesystems. Dies sind:

- die Harnröhre selbst, in der sich zwischen Katheter und Schleimhaut durch das Trauma des Katheters eine schleimig-eitrige Sekretspalte bildet, die zur *Keimstraße* wird;
- die Verbindungsstelle zwischen Blasenkatheter und Drainagesystem;
- die Verbindungsstelle zwischen Drainageschlauch und Beutel, an der bei Bewegungen des Drainagesystems ein Rückfluß von (kontaminiertem) Urin erfolgen kann.

Suprapubische Katheterisierung

Hierbei wird der Blasenkatheter suprapubisch perkutan **(Abb. 35-20)** mit einem Einmalpunktionsbesteck eingeführt.

Zubehör:

- Steriles suprapubisches Einmal-Blasenpunktionsbesteck (z. B. Cystofix-System)
- Desinfektionsmittel
- Lokalanästhetikum, wenn erforderlich + Kanüle u. Spritze

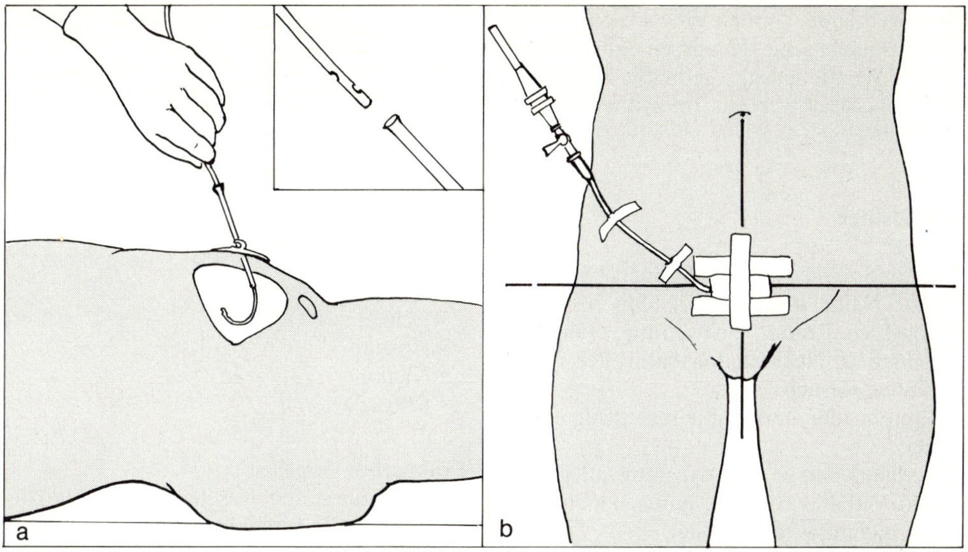

Abb. 35-20 a-b. Suprapubische Harnblasen-Katheterisierung. **a** Punktion der Harnblase und Einführen des Katheters durch die Punktionskanüle; **b** Fixierung des Blasenkatheters

- Sterile Handschuhe
- Steriler Kittel, Mundschutz
- Steriles Abdecktuch
- Sterile Kompressen
- Einmalskalpell
- Geschlossenes Urindrainagesystem
- Adhäsivverband

Vorgehen:
1. Patienten auf den Rücken legen,
2. Blase über einen transurethralen Katheter mit 300-500 ml steriler Kochsalzlösung füllen (Katheter anschließend wieder entfernen),
3. suprapubisches Hautgebiet desinfizieren,
4. Blase punktieren und Katheter durch die Punktionskanüle einführen,
5. Katheter sicher fixieren (Pflaster oder Naht).

Pflege des suprapubischen Drainagesystems

- ▸ Verband 1mal pro Tag unter aseptischem Vorgehen wechseln; Adhäsivverband nach mehreren Tagen. Dabei Reinigung und Desinfektion der Punktionsstelle.
- ▸ Bei Verstopfung des Katheters: Spülung mit physiologischer Kochsalzlösung.
- ▸ Behandlung des Drainagesystems s. unter transurethraler Katheterisierung.

Komplikationen der suprapubischen Drainage

- Verletzungen von Bauchorganen und Gefäßen,
- Abflußstörungen,
- Blasentamponade,
- Infektionen,
- Herausgleiten des Katheters.

Wundverbände

Alle offenen sowie infizierten („septischen") Wunden müssen beim Intensivpatienten durch einen Verband abgedeckt werden.
Der Wundverband dient bei offenen und infizierten („septischen") Wunden folgenden **Zielen:**
- Schutz der Wunde vor Kontamination und mechanischer Reizung,
- Ableitung von Sekret,
- Schutz der Umgebung vor Verunreinigung und Kontamination.

Primär versorgte Wunden und Operationswunden können bereits wenige Stunden nach dem Eingriff nicht mehr infiziert werden, so daß häufig eine offene Wundbehandlung nach Ablauf dieser Zeit möglich ist, z B. durch Anstrich mit *Mercurochrom.*

Wundverbände können eine besondere Infektionsquelle sein; sie müssen daher, ebenso wie die Wunde selbst, regelmäßig kontrolliert und gewechselt werden. *Trockenheit* ist oberstes Gebot!

Grundsätze

1. Wunde *täglich* auf Infektionen kontrollieren; Nähte und Tamponaden besonders beachten. Rötung, Schwellung, Hämatom, Sekretion, Nekrose, Verschluß der Wundränder, Geruch.
2. Tamponaden und Nähte rechtzeitig entfernen.
3. Verbände nur so groß wie nötig anlegen, jeden Verband fixieren; hautschonende Fixierung mit wenig Pflaster.
4. Jeden feuchten Verband umgehend erneuern. Hierbei sterile Verbandsets benutzen. *Nicht* eingesetzt werden dürfen: Verbandswagen, Verbandstrommel, Standgefäße mit Kornzangen, Großpackungen von Verbandsmaterial.
5. Bei Verbandswechsel Zugluft vermeiden, keine Reinigungsarbeiten durchführen, Nachbarpatienten nicht betten oder lagern.

Wechsel von Verbänden

Zubehör:
- Einmalschürze
- Einmalhandschuhe
- Einmalschalen
- Polyvidon-Lösung
- Abwurfschale
- Mundschutz und Haube bei großflächigen Wunden

Steril:
- Handschuhe
- Kompressen
- Gaze, salbenhaltig
- NaCl-Lösung 0,9% oder
- Wasserstoffsuperoxyd
- Einmalabdecktücher
- Pinzette
- Klemme
- Schere

Praktisches Vorgehen
- ▸ Hände sorgfältig waschen und desinfizieren, unsterile Einmalhandschuhe anziehen. Alte Verbände schonend entfernen und in Plastikbeutel abwerfen.
- ▸ Sterile Einmalhandschuhe anziehen.
- ▸ Wunde mit Einmallochtuch abdecken.
- ▸ Verkrustete Wundränder mit NaCl-Lösung 0,9% oder Wasserstoffsuperoxyd reinigen, danach die Wunde selbst: saubere Wunden von innen nach außen, infizierte Wunden von außen nach innen, anschließend Desinfektion der Wunde mit Polyvidon.
- ▸ Danach sterile Gaze bzw. Kompresse auflegen und fixieren.
- ▸ Verunreinigtes Material in Plastiksack abwerfen.
- ▸ Pinzetten, Klemmen und Scheren in reinigende Desinfektionslösung einlegen.
- ▸ Hände hygienisch desinfizieren.

Kapitel 36. Hygiene in der Intensivmedizin

Einführung

Nosokomiale d.h. krankenhauserworbene Infektionen sind eine häufige Komplikation beim Intensivpatienten, durch die der Krankheitsverlauf verlängert und die Sterblichkeitsrate erhöht wird. Die Häufigkeit von im Krankenhaus erworbenen Infektionen durch Mikroorganismen beträgt in der Bundesrepublik etwa 10%, in Risikobereichen wie der Intensivstation bis zu 30%. Die Sterblichkeit der nosokomialen Infektion ist hoch: mehr als 30000 Patienten sterben pro Jahr direkt an den Folgen einer nosokomialen Infektion. Um diese erschreckend hohe Zahl zu senken, sind bestimmte hygienische Regeln und Maßnahmen, die sorgfältig beachtet und durchgeführt werden müssen, unerläßlich. Diese *hygienischen Maßnahmen* dienen der primären Prävention, d.h. *Verhütung* nosokomialer Infektionskrankheiten und sind Aufgabe aller in einer Intensivstation tätigen Personen.

Erreger nosokomialer Infektionen

Die Erreger nosokomialer Infektionen sind klinikgebunden (jedoch verschleppbar), breiten sich außerhalb des Körpers an zahlreichen Stellen des Krankenhauses aus, können sich auf Haut und Schleimhäuten des Personals ansiedeln und vermehren, ohne bei den Trägern Krankheiten hervorzurufen (unverdächtige Keimüberträger!) und weisen eine mehrfache Resistenz gegenüber Antibiotika sowie eine hohe Infektiosität auf.

In den letzten Jahren hat sich im Bereich der nosokomialen Infektionen ein *Erregerwandel* vollzogen: waren früher vor allem *grampositive* Bakterien die Ursache von Infektionen des Intensivpatienten, so stehen jetzt die *gramnegativen* Bakterien im Vordergrund **(Tabelle 36-1)**; dies gilt auch für die Erreger der *Sepsis*. Wichtig ist, daß die meisten gramnegativen Sepsiserreger zur physiologischen Darmflora gehören und damit nur *fakultativ* pathogen sind.

Tabelle 36-1. Häufigste Erreger nosokomialer Infektionen

Gramnegative Bakterien
- Escherichia coli
- Proteus
- Klebsiellen
- Pseudomonas
- Enterobacter

Grampositive Bakterien
- Staphylococcus aureus
- Enterokokken
- Staphylococcus epidermidis
- Streptokokken
- Pneumokokken

Resistenz: Eine wichtige Besonderheit nosokomialer Erreger ist ihre Resistenz (Widerstandsfähigkeit) und Mehrfach-Resistenz gegen Antibiotika, durch die insbesondere der schwer kranke Intensivpatient gefährdet wird. Eine Resistenz des Erregers liegt vor, wenn er sich bei einer mittleren Konzentration des Antibiotikums im Körper noch vermehren kann.

Die Resistenzentwicklung ist Folge der (oft leichtfertigen) Anwendung von Antibiotika, die zu einer Selektion besonders widerstandsfähiger Erreger geführt hat.

Neben den Bakterien gehören auch noch *Pilze* (besonders *Candida albicans*) und *Viren* (u.a. respiratorische Viren, Influenza-Viren, Viren der Hepatitis A und B) zu den nosokomialen Krankheitserregern.

Tabelle 36-2. Häufigste nosokomiale Infektionsquellen auf Intensivstationen

- Patient
- Personal
- Besucher
- Blut- und Organspender
- Instrumente und Geräte
- Medikamente und Infusionen
- Luft

Infektionsquellen

Die wichtigsten Infektionsquellen auf Intensivstationen sind ihrer Häufigkeit nach in **Tabelle 36-2** zusammengestellt.

Patient
Häufigste und wichtigste Infektionsquelle ist der Patient selbst: bei 50-80% der nosokomialen Infektionen stammen die Erreger aus dem Gastrointestinaltrakt oder von der Haut des Patienten. Ein Teil dieser Erreger gehört zur physiologischen Flora des Darmtrakts und ist nur fakultativ pathogen, z. B. bei geschwächter Abwehrlage, ein weiterer Teil stammt aus einer unphysiologischen Besiedlung von Haut und Schleimhäuten während der Intensivbehandlungszeit **(Kolonisation).** Der Vorgang der Infektion mit eigenen Bakterien wird als **Autoinfektion** bezeichnet, die Übertragung der Erreger von einem Patienten zum anderen mit nachfolgender Infektion als **Kreuzinfektion.** Wichtigstes Transportmittel sind hierbei die Hände des Pflegepersonals und der Ärzte. Die Ausscheidung der Erreger erfolgt vor allem mit Kot, Sekreten und Exkreten.

Personal
Die Infektion des Patienten durch Pflegepersonen und Ärzte als gesunde Keimträger spielt in der Intensivmedizin eine untergeordnete Rolle; dennoch müssen Ausscheider pathogener Bakterien (Personal, Besucher) von der Intensivstation ferngehalten werden, ebenso alle Personen, bei denen der Verdacht auf eine Infektionskrankheit besteht (Keimausscheidung während der Inkubationszeit).

Kontamination
Die Besiedlung von Kathetern, Tuben, Drainagen, Geräten, Instrumenten, Infusionslösungen, Medikamenten, Wasser, Arbeitsflächen, Fußböden usw. durch Anflug- bzw. Kontaktkeime wird als Kontamination bezeichnet. *Feuchtigkeit* als begünstigender Faktor ist hierbei von großer Bedeutung, denn übertragen werden überwiegend *Naßkeime,* das sind gramnegative Bakterien wie E. coli, Pseudomonas und Klebsiellen. Grundsätzlich sind die Kontaminationsmöglichkeiten nahezu unbegrenzt, jedoch sollte die Infektion des Intensivpatienten durch kontaminierte Quellen bei entsprechender Qualität der Hygienekontrolle auf ein Mindestmaß reduziert werden können.

Übertragungswege nosokomialer Infektionen

Für die Übertragung nosokomialer Erreger stehen folgende Wege zur Verfügung:
- Kontaktinfektion,
- aerogene Infektion,
- Nahrungsmittelinfektion,
- transmissive Infektion.

Hiervon spielt die nosokomiale Kontaktinfektion eine herausragende Rolle.

Kontakt- oder Schmierinfektion: Über 90% aller nosokomialen Infektionskrankheiten werden durch Kontakt übertragen, und zwar in folgender Weise:
- *direkter* Kontakt mit der Infektionsquelle; dies können Patient, Personal oder Besucher sein;
- direkte Übertragung durch eine kontaminierte Quelle, z. B. Instrumente, Geräte, Infusionslösungen, Medikamente usw.;
- *indirekt* über eine kontaminierte Quelle, die nicht in unmittelbarem Kontakt mit dem Patienten steht, sondern ein Transportmittel benötigt.

> Die Kreuzinfektion erfolgt vor allem durch die ungeschützten Hände des Personals. Ihre Verhütung ist von allergrößter Bedeutung für den Intensivpatienten.

Aerogene Infektion: Der Übertragung von nosokomialen Erregern durch die Luft (aerogen) ist mit ca. 10% aller Erkrankungen relativ selten. Übertragungswege: defekte Klimaanlage, Zuluft, Tröpfcheninfektion durch Staub.

Nahrungsmittelinfektion: Sie wird durch Nahrungsmittel und Trinkwasser übertragen, Eintrittspforte ist der Mund. Beruht auf schlechter Krankenhaushygiene!

Transmissive Infektion: Übertragung z. B. durch Fliegen und Kakerlaken. In der Intensivmedizin von außerordentlich geringer Bedeutung, jedoch möglich.

Eintrittsstellen nosokomialer Erreger

Grundsätzlich können die Erreger über die natürlichen Körperöffnungen in den Organismus eintreten; beim Intensivpatienten spielen darüber hinaus alle künstlich geschaffenen Zugänge in den Körper eine wichtige Rolle. Hierzu gehören z. B.:
- Blasenkatheter,
- Endotrachealtubus und Trachealkanüle,
- zentraler Venenkatheter,
- arterielle Kanüle oder Katheter,
- Drainagen und Sonden.

Blasenkatheter: Die Infektionsrate durch Blasenkatheter ist hoch; im allgemeinen tritt bereits innerhalb von 3 Tagen eine bakterielle Kontamination des Urins auf. Nicht selten wird hierdurch eine generalisierte *Sepsis* ausgelöst.

Endotrachealtubus und Trachealkanüle: Tubus und Kanüle erhöhen das Infektionsrisiko, insbesondere, wenn die Schleimhaut geschädigt ist oder, wie bei der Tracheotomie, ein größeres Trauma entstanden ist. Zusätzlich wird das Infektionsrisiko durch das *endotracheale Absaugen* erhöht.

> Je länger die endotracheale Intubationszeit, desto größer die Gefahr der Schleimhautschädigung und desto höher die Wahrscheinlichkeit einer Infektion!

Venenkatheter (und auch Infusionslösungen) werden nicht selten als Eintrittspforten für nosokomiale Erreger angesehen, jedoch liegen keine verläßlichen Angaben über die Häufigkeit katheterbedingter Infektionen bzw. Sepsis vor, zumal bei Verdacht auf Sepsis der Venenkatheter gewöhnlich frühzeitig ausgewechselt wird, so daß ein ursächlicher Zusammenhang meist nicht gesichert werden kann. Hinweise ergibt eine bakteriologische Untersuchung der abgeschnittenen Katheterspitze.
Zur Infketionsprophylaxe wird der Einsatz von *Bakterienfiltern* im Infusionssystem empfohlen.

Begünstigende Faktoren nosokomialer Infektionen

Intensivpatienten sind bereits durch ihre Grunderkrankung, die zur Aufnahme führte, besonders infektionsgefährdet, vermutlich bedingt durch eine Schwächung ihrer *Abwehrkräfte* sowie die künstlich geschaffenen (invasiven) Eintrittspforten und die Verwendung von Antibiotika. Warum die Abwehrkräfte des Patienten vermindert sind, ist nicht vollständig geklärt, jedoch sind zahlreiche begünstigende **Risikofaktoren** bekannt. Hierzu gehören u. a.:
- extreme Altersgruppen: Frühgeborene, alte Patienten,
- schweres Trauma oder Polytrauma,
- große chirurgische Eingriffe,
- Verbrennungen,
- unzureichende Ernährung,
- schlechter Allgemeinzustand bzw. Kachexie bei Aufnahme, vor der Aufnahme,
- chronisches Nierenversagen,
- Diabetes mellitus,
- Therapie mit Immunsupressiva (Organtransplantationen), Zytostatika, Kortikosteroiden,
- bösartige Erkrankungen,
- Bestrahlungstherapie.

Schwere Traumen wie z. B. Polytrauma, ausgedehnte operative Eingriffe und Verbrennungen beeinträchtigen die Immunreaktion des Organismus und bewirken eine verminderte Bildung von Antikörpern. Die Funktion der *Leukozyten* wird gleichermaßen gestört.

Mangelernährung ist ebenfalls ein wichtiger Faktor für gesteigerte Infektanfälligkeit des Intensivpatienten. Darum muß sorgfältig auf ausreichende Nährstoffzufuhr, auch bei übergewichtigen Patienten, geachtet werden. Keineswegs darf die Intensivtherapie mit einer „Abmagerungskur" kombiniert werden.

Dialysepatienten mit chronischem Nierenversagen weisen ein sehr hohes Infektionsrisiko auf, einmal bedingt durch die Grunderkrankung und zum andern durch die künstlichen Zugänge zum Körper, wie arteriovenöse Shunts, Peritonealdialyse usw.

Nosokomiale Infektionen

Die häufigsten nosokomialen Infektionen beim Intensivpatienten sind:
- Harnwegsinfektionen,
- Atemwegsinfektionen,
- Wundinfektionen,
- Sepsis.

Harnwegsinfektionen: Bei nahezu allen Intensivpatienten mit Blasenkathetern treten innerhalb weniger Tage nach der Katheterisierung Bakterien im Urin auf, am häufigsten E. coli, Klebsiellen, Enterobakter, Serratia, Proteus und Pseudomonas, außerdem nicht selten Pilze (Candida albicans). Sie gelangen beim Vorschieben des Katheters in die Harnblase, können jedoch auch am Katheter entlang in die Harnblase wandern. Ein vermeidbarer Infektionsweg ist der Rückstrom von Urin aus dem Sammelgefäß in die Harnblase.

Atemwegsinfektionen treten besonders während der Beatmungs- und Inhalationstherapie auf. Eine bakterielle Besiedlung des unteren Respirationstrakts ist bei länger dauernder Intubation kaum zu verhindern. Die häufigsten Keime sind: Staphylokokken, Pseudomonas, Klebsiellen und andere Enterobakterien, Candida. Sie stammen meist vom Patienten selbst, aber auch aus den Sekreten von intubierten Nachbarpatienten.
Die Häufigkeit von Infektionen des unteren Respirationstrakts auf gemischten Intensivstationen wird mit etwa 20% angegeben.

Wundinfektionen treten bei 1-4% der Patienten nach chirurgischen Eingriffen auf, abhängig von zahlreichen Faktoren. Häufigste Erreger: Staphylokokkus aureus, Enterokokken, E. coli, Klebsiellen, Enterobacter, Pseudomonas aeruginosa, Serration, Proteus. Infektionen durch Anaerobier werden ebenfalls beobachtet.

Sepsis. Erreger im Blut (Septikämien) treten bei 16-22% der Patienten einer gemischten Intensivstation auf. Eine Vielzahl von Ursachen kommt für die relative Häufigkeit in Frage. Wichtigste Erreger sind Staphylococcus aureus und Enterobakterien, bei Neugeborenen Streptokokken.

Prävention nosokomialer Infektionen

Die Intensivstation gehört zum **Risikobereich,** in dem ein erhöhtes Infektionsrisiko für den Patienten besteht und daher hohe bis besonders hohe Anforderungen an die Keimarmut *(Asepsis)* gestellt werden.

> Asepsis, d.h. Keimarmut ist eine Grundvoraussetzung für die Prävention nosokomialer Infektionen auf Intensivstationen.

Asepsis allein kann jedoch eine Infektion des Intensivpatienten nicht sicher verhindern. Sie muß vielmehr durch eine **hygienebewußte Intensivpflege** (Hartenauer) und andere infektionsverhütende Maßnahmen ergänzt werden, um *vermeidbare* Auto- und Kreuzinfektionen auszuschalten.

> Hygienebewußtes Verhalten von Pflegepersonen und Ärzten bei der Behandlung von Intensivpatienten ist eine weitere Grundvoraussetzung für die Verhütung nosokomialer Infektionen.

„Vertrauen ist gut, Kontrolle ist besser": dieser Grundsatz gilt in ganz besonderem Maße für die Hygiene auf Intensivstationen. Die Kontrolle erfolgt am besten in enger Zusammenarbeit von ärztlicher und pflegerischer Stationsleitung, Krankenhaushygieniker und Hygienefachkraft (Hygiene-Fachschwester bzw. -pfleger).

Bauliche Maßnahmen

Hygiene ist ohne bestimmte bauliche Maßnahmen und Raumgestaltung von Intensivstationen nicht möglich.

Die baulichen Maßnahmen richten sich vor allem danach, ob hohe oder besonders hohe Anforderungen an die Asepsis gestellt werden müssen. Diese Anforderungen wiederum hängen vor allem vom Gefährdungsgrad der Intensivpatienten ab. So sind Patienten nach Transplantationen oder Verbrennungen in wesentlich höherem Maße infektionsgefährdet, als Patienten einer gemischten Intensivstation. Weiterhin ist von großer Bedeutung, ob der Patient bereits infiziert *(„septisch“)* oder frei von Infektionen *(„aseptisch“)* ist.

Standort und Zugang der Intensivstation
Aus hygienischen Gründen darf die Intensivstation nicht als Zugangsweg für andere Krankenhausabteilungen dienen. Der Eingang in die Station erfolgt über geschlossene Türen, die entsprechend deutlich gekennzeichnet sein müssen (Eintritt nur nach Anmeldung, z.B. über eine Sprechanlage). Ein Schleusensystem mit Umkleidemöglichkeiten sollte vorgeschaltet sein.

Klimaanlage
Grundsätzlich sollte die gesamte Intensivstation mit einer Klimaanlage ausgestattet sein:
- Temperatur in den Patientenzimmern: 24–26 °C,
- Luftfeuchtigkeit 35–60%,
- Filterung der Luft,
- Möglichkeit der Kühlung von einzelnen Räumen.

Die Wirksamkeit von Laminar-air-flow-Systemen bei der Infektionskontrolle ist nicht gesichert.

Raumgestaltung
Der Behandlungsraum muß ausreichend groß sein, die direkte Größe des Bettplatzes 14,6 m^2 betragen. Für 2 Patientenbetten müssen folgende **hygienischen Installationen** vorhanden sein:
- Waschbecken mit Ellenbogen- oder Fußbedienung oder berührungslos funktionierenden Armaturen,
- Spender mit Waschlotion (Ellbogenbedienung),
- Spender mit Händedesinfektionsmittel (Ellbogenbedienung),
- Spender mit Einmalhandtüchern,
- Abwurfbehälter.

Außerdem sollte zu jedem Patientenbett 1 Spender mit alkoholischem Händedesinfektionsmittel gehören, zu 4 Patientenbetten je 1 primärer Entsorgungsraum für unreine Materialien.
Weiterhin empfiehlt sich die funktionelle Trennung des direkten Pflegebereichs am Patientenbett in eine „reine“ Seite (Standort des Respirators und der Infusionssysteme) und eine „unreine“ Seite (Urinsammelgefäß, Sonden und Drainagen, Absaugvorrichtung, Abfallbehälter).

Isolierung septischer Patienten
Ebensowenig wie alle Intensivpatienten in Einzelzimmern untergebracht werden können, ist die strenge räumliche Isolierung septischer von aseptischen Patienten immer möglich. Vielmehr müssen infizierte Patienten häufig zusammen mit nichtinfizierten Patienten behandelt werden. Hierdurch wird die Gefahr einer *Kreuzinfektion* über das Pflegepersonal erhöht. Um dieser Gefahr wirksam zu begegnen, erfolgt die Pflege des septischen Patienten jeweils isoliert durch nur eine bestimmte Pflegekraft.
Eine strenge räumliche, apparative und personelle Isolierung ist jedoch erforderlich bei:
- Patienten mit therapieresistenten Infektionen,
- Organtransplantationen,
- schwerer Verbrennungskrankheit,
- Patienten unter Chemotherapie oder Immunsuppressiva,
- Patienten mit Zusammenbruch der Abwehrlage,
- Ausscheidung bestimmter Erreger.

Bei der strikten Isolierung von Patienten sind folgende **Grundsätze** zu beachten:
- ▸ Isolierung in eigenem Zimmer oder Box, möglichst mit vorgeschalteter Schleuse.
- ▸ Pflege nur durch fest zugeordnete Schwestern oder Pfleger, die nicht an der Pflege der anderen Patienten beteiligt werden dürfen.
- ▸ Eigene Geräte, Instrumente und Zubehör für den isolierten Patienten.
- ▸ Strenge Trennung von reinem und unreinem Bereich (sichere Entsorgung von infektiösen Ausscheidungen und verunreinigtem Zubehör), Kleiderwechsel vor und nach Betreten des Isolierzimmers, Händehygiene bzw. Einmalhandschuhe bei Kontakt, Gesichtsmasken für Pflegekräfte.

Organisatorische und pflegerische Maßnahmen

Die hygienischen Anforderungen an Intensivstationen sind besonders hoch, so daß entsprechende organisatorische und pflegerische Maßnahmen erforderlich sind, um den Patienten wirksam vor einer nosokomialen Auto- oder Kreuzinfektion zu schützen.

> Organisatorische und pflegerische Hygienemaßnahmen dienen dem Schutz des Patienten und dürfen nicht als Behinderungen der täglichen Arbeit angesehen werden!

Für die Organisation und Überwachung hygienischer Maßnahmen auf Intensivstationen sind vor allem folgende Personen verantwortlich:
- ärztlicher Leiter,
- Hygienebeauftragter,
- Hygienefachschwester bzw. -pfleger.

Ärztlicher Leiter: Er trägt die Verantwortung für die Hygiene auf der Intensivstation und hat die Aufgabe, alle für die Hygienemaßnahmen erforderlichen Informationen an die beteiligten Mitarbeiter weiterzuleiten.

Hygienebeauftragter: Ein Hygieniker oder medizinischer Mikrobiologe (Krankenhaushygieniker oder Hygieniker der Intensivstationen), der hygienischen Problemen nachgeht und die Koordination der hygienischen Maßnahmen auf der Intensivstation durchführt.

Hygienefachschwester oder -pfleger: Eine Fachkraft mit spezieller Weiterbildung *nach* Ablegung des Krankenpflegeexamens und mit praktischer Berufserfahrung. Aufgaben: praktische Durchführung der im Hygieneplan aufgestellten Hygienemaßnahmen für die Intensivstation in selbständiger Tätigkeit ohne zusätzliche Dienstverpflichtungen. Die Hygienefachkraft ist entweder dem Hygienebeauftragten oder dem ärztlichen Leiter der Intensivstation unterstellt.

Personal

Das Personal der Intensivstation nimmt eine *Schlüsselstellung* bei der Prävention nosokomialer Infektionen ein. Von besonderer Bedeutung ist hierbei die Hände- und Kleidungshygiene.

Händehygiene
Wie bereits dargelegt, sind die Hände des Pflegepersonals und der Ärzte das wichtigste Transportmittel für Kreuzinfektionen, ein Transportmittel, das bei mangelhafter Hygiene weitreichende Spuren mit schlimmen Folgen für *zahlreiche* Intensivpatienten hinterlassen kann. Hände übertragen jedoch nicht nur die Keime von Patient zu Patient, sondern *kontaminieren* Geräte und Zubehör und schaffen damit neue Infektionsquellen.

> Die wiederholte, hygienische Händedesinfektion ist ein wesentlicher Faktor zur Verhütung von Kreuzinfektionen und Kontaminationen.

Praktisches Vorgehen:
- ▸ Die Desinfektion der Hände erfolgt mit *hygienischen* alkoholischen Händedesinfektionsmitteln; Seife reicht nicht aus und führt bei häufiger Anwendung zu vermehrtem Keimbefall.
- ▸ Die hygienische Händedesinfektion ist erforderlich
  - vor jedem Betreten und nach jedem Verlassen der Intensivstation,
  - nach jeder Manipulation, die zur Kontamination führte oder mit Kontaminationsgefahr verbunden war.
- ▸ Auf ausreichende Einwirkzeit (½–1 min) des Desinfektionsmittels muß geachtet werden.
- ▸ Bei Kontamination erfolgt die hygienische Händedesinfektion vor der Reinigung der Hände, um die Erreger abzutöten.
- ▸ Zum Trocknen der Hände nach dem Waschen dürfen nur Einmalhandtücher verwendet werden.
- ▸ Ergänzend zur hygienischen Händedesinfektion ist eine tägliche Handpflege mit Creme erforderlich, um Schädigungen der Haut durch das Desinfektionsmittel auszugleichen.

Neben der hygienischen Händedesinfektion spielt das Tragen von *Handschuhen* bei bestimmten Maßnahmen eine ganz wesentliche Rolle.

Unsterile Einmalhandschuhe werden angewendet bei:

- Körperreinigung des Intensivpatienten,
- Verbandswechsel,
- Pflege von Patienten mit schweren Infektionen (z. B. Sepsis),
- Dekubituspflege,
- Einführung von Suppositorien und rektalen Sonden,
- Maßnahmen an kontaminiertem Zubehör wie z. B. Sonden, Drainagen, Bettwäsche.

Sterile Handschuhe werden getragen bei:

- Einführen von Venen- und Blasenkathetern,
- endotrachealem Absaugen,
- Punktionen,
- chirurgischen Eingriffen.

Kleidungshygiene

Die Arbeitskleidung von Pflegepersonen und Ärzten ist eine wichtige Keimquelle. Darum wird die Berufskleidung an jedem Arbeitstag gewechselt, bei entsprechender Verunreinigung auch öfter. Der Kleiderwechsel erfolgt jeweils bei Betreten und Verlassen der Station. Keineswegs darf die Station in der Arbeitskleidung verlassen werden, um andere Stationen oder den OP-Bereich aufzusuchen.

Bei allen pflegerischen Maßnahmen, wie z. B. Waschen des Patienten, Reinigung von Kot, Urin und anderen Ausscheidungen sollten zusätzlich *Einmalschürzen* getragen werden.

Für die Schuhbekleidung werden *Arbeitsschuhe* gewählt, die auf der Station verbleiben und vor und nach Betreten gewechselt werden.

Diese Schuhe sollten täglich vom Reinigungspersonal desinfiziert werden. Das Tragen von *Plastiküberschuhen* hat sich als wirkungslos erwiesen, so daß darauf verzichtet werden kann.

Schutzhauben und Masken sind für die Routine-Intensivpflege nicht erforderlich, sondern bestimmten Umständen vorbehalten, z. B. bei strenger Isolierpflege, Lungentuberkulose, Einführen von Kathetern und Thoraxdrainagen.

Persönliche Hygiene

Die persönliche Hygiene des Personals dient dazu, die Übertragung *eigener* Erreger auf den Patienten zu verhindern. Folgende Pflegepersonen und Ärzte dürfen, vorübergehend oder auf Dauer, nicht im Intensivbehandlungsbereich eingesetzt werden:

- Dauerausscheider pathogener Erreger, z. B. Hepatitis-Viren, Salmonellen,
- akut an Enteritis oder Erkältung erkrankte Personen,
- Personen mit entzündlichen Hauterkrankungen, z. B. Pyodermien, Herpes.

Nach den Richtlinien der Berufsgenossenschaften dürfen während der Arbeit keine Ringe und andere Schmuckstücke sowie Uhren getragen werden.

Schutz des Personals

Das auf den Intensivstationen tätige Personal muß ausreichend vor einer Infektion durch den Patienten oder kontaminierte Quellen geschützt werden. Hierzu sind bestimmte eigene Verhaltensweisen sowie eine Unterweisung über hygienische Maßnahmen im Umgang mit Patienten, Geräten und Material im Rahmen einer Fortbildung erforderlich. Sie werden durch Kontrolluntersuchungen und Immunisierungen, z. B. gegen Hepatitis ergänzt.

Bei Patienten mit **AIDS** muß sich das Personal vor Blut und Sekreten und am besten auch vor kontaminierten Geräten und Instrumenten schützen. Eine besondere Ansteckungsgefahr besteht nach den bisherigen Erkenntnissen jedoch nicht, so daß es keinen Grund für das Personal gibt, in phobische Verhaltensweisen zu verfallen und dem Patienten die notwendige Behandlung und Pflege zu verweigern. Eine Isolierung des Patienten im Einzelzimmer ist ebenfalls nicht erforderlich. Händedesinfektion sowie das Tragen von Handschuhen, Hauben und Gesichtsmasken erfolgen entsprechend den oben angeführten Richtlinien; Abweichen hiervon nur aufgrund der AIDS-Erkrankung ist nicht gerechtfertigt.

Patienten

Alle Maßnahmen am Patienten müssen den Gesichtspunkt der *Infektionsverhütung* berücksichtigen. Eine besondere Gefährdung geht hierbei, wie bereits dargelegt, von allen invasiven bzw. künstlichen Zugängen zum Körper, aber auch den patienteneigenen Körperöffnungen aus. Von besonderer Bedeutung sind:

- Harnblasenkatheter,
- endotracheales Absaugen,
- Infusionstherapie und Ernährung,
- Gefäßkatheter, Thoraxdrainagen, Sonden,

- Wunddrainage,
- Antibiotikazufuhr.

Besucher: Die Besuchsregelung für die nächsten Angehörigen des Patienten sollte, wenn eine Kontaktaufnahme möglich ist, großzügig gestaltet werden, um den Genesungsprozeß zu fördern. Bestimmte hygienische Gesichtspunkte müssen hierbei berücksichtigt werden. Sie entsprechen im wesentlichen den oben genannten Forderungen beim Kontakt mit dem Patienten. Eine entsprechende Unterweisung des Besuchers durch das Personal ist daher erforderlich. Grundsätzlich sollten Besucher beim Aufenthalt in der Intensivstation *Schutzkittel* tragen und keine Nahrungsmittel und Getränke o. ä. mitbringen.

Geräte, Instrumente und Gebrauchsgegenstände

Eine besondere Gefährdung des Intensivpatienten entsteht, wenn Geräte, Instrumente und Gebrauchsgegenstände mit pathogenen Keimen kontaminiert worden sind, die anschließend übertragen werden. Darum sollte auf Intensivstationen so weit wie möglich *Einmalzubehör* verwendet werden (Nachteil: hohe Kosten, Verschwendungsgefahr).

> Einmalzubehör darf auf keinen Fall wiederverwendet werden.

Geräte und Instrumente, die weiter verwendet werden müssen, bedürfen einer besonderen **Wartung** bzw. der **Desinfektion** und **Reinigung.** Hierbei muß aus hygienischen Gründen in folgender Reihe vorgegangen werden:

- ▸ Zunächst Entsorgung, d.h. Dekontamination bzw. Desinfektion,
- ▸ danach Reinigung (manuell oder maschinell),
- ▸ dann Schlußdesinfektion und/oder Sterilisation.

Folgende Instrumente müssen *steril,* d.h. vollkommen frei von Erregern (vegetative Formen und Sporen) sein:

- Blasenkatheter,
- Gefäßkatheter und Kanülen,
- intrakranielle Druckaufnehmer,
- Thoraxdrainagen,
- intraabdominelle Drainagen,
- Periduralkatheter,
- chirurgische Instrumente, Prothesen.

Frei von vegetativen Keimen müssen sein:

- Endotrachealtubus, Trachealkanüle,
- Absaugkatheter,
- Zubehör des Beatmungsgerätes,
- Vibrationsmassage-Geräte,
- gastrointestinale Sonden,
- oropharyngeale Tuben,
- Ambu-Beutel,
- Blutdruckmanschetten,
- Monitore,
- Patientenbett.

Die Entsorgung und Wiederaufbereitung von Geräten und Instrumenten erfolgt entweder in zentralen Einrichtungen (sog. *Zentralsterilisation*) oder in einem stationseigenen Gerätewartungszentrum. Beide Verfahren haben Vor- und Nachteile.

Beatmungsgeräte: Von Beatmungsgeräten geht eine besondere Infektionsgefährdung aus. Sie müssen daher vor Gebrauch desinfiziert werden, und zwar, wegen der Vielfalt der Beatmungsgeräte, entsprechend den Vorschriften des Herstellers, entweder im Ganzen (z. B. im Aseptor) oder in einzelne Teile zerlegt (nach der Reinigung); häufig können ganze Systeme als Einmalartikel eingesetzt und entsprechend ausgetauscht werden.
Bei laufendem Betrieb müssen vor allem die *Anfeuchter* der Respiratoren sorgfältig überwacht und gewechselt werden, weil sie eine besondere Keimquelle darstellen. Die Atemschläuche werden einmal pro 24 h ausgewechselt.

Wäsche. Alle Wäscheteile des Patientenbettes gelten als kontaminiert, darum müssen beim Wäschewechsel Einmalhandschuhe getragen und alle ausgewechselten Wäschestücke sofort vorsichtig (Keimaufschüttung in die Umgebung) in keimdichte Säcke verpackt werden. Patientenwäsche muß besonders keimarm sein, bei Verbrannten sogar steril.

Flächen- und Raumreinigung bzw. -desinfektion

Reinigung und Desinfektion von Räumen

Von besonderer Bedeutung ist die tägliche *Scheuerdesinfektion* des Fußbodens der Intensivstation:

- ▸ Der Fußboden wird 2 mal pro Tag als Naß-Wisch-Desinfektion mit 0,5%iger Aldehydlösung gereinigt.
- ▸ Der Patientenplatz und das Waschbecken werden 1mal pro Tag in gleicher Weise wie oben angegeben gereinigt.

Eine *routinemäßige* Desinfektion des Raums durch Verdampfen oder Vernebeln von Formaldehyd ist nicht erforderlich, außer bei einigen meldepflichtigen Erkrankungen nach dem Bundesseuchengesetz, u.a. offener Lungentuberkulose.

Flächenreinigung und -desinfektion
Folgende Oberflächen sind besonders häufig kontaminiert:
- alle patientennahen Ablageflächen,
- oft berührte Gegenstände und Handgriffe,
- Bedienungsknöpfe und -schalter von Geräten,
- Feuchtstellen wie Waschbecken, Badewanne, Bodenabläufe.

Oberstes Prinzip zur Vermeidung der Kontamination ist das Unterlassen unnötiger Berührungen sowie der Ablage potentiell kontaminierter Gegenstände auf nichtkontaminierten Flächen; z.B. darf der Beatmungsbeutel nicht neben den Kopf des Patienten gelegt werden; verschmutzte Wäsche, benutzte Einmalartikel (z.B. Absaugkatheter) usw. müssen in Behältern untergebracht werden.
Zur Verhütung bzw. Beseitigung der Kontamination von Oberflächen ist eine häufige Wischdesinfektion mit Aldehydlösung erforderlich, ergänzt durch Beseitigung von Staub und Feuchtigkeit.

Fußmatten, meist mit Desinfektionsmitteln getränkt, besitzen keinerlei infektionsverhütende Wirkung und sind daher entbehrlich.

Infektionsüberwachung auf Intensivstationen

Zur Prävention nosokomialer Infektionen bei Intensivstationen ist eine Infektionsüberwachung und eine routinemäßige mikrobiologische Kontrolle der Patienten erforderlich. Hierzu gehört vor allem die regelmäßige Kontrolle des Urins bei Dauerkatheterisierung der Harnblase und des Trachealsekrets bei intubierten Patienten. Außerdem dient die Infektionskontrolle dem Erkennen von Keimquellen und Übertragungswegen sowie von Fehlern bei Pflege und Behandlung des Patienten. Hierzu gehören wiederum gezielte Untersuchungen der Umgebung, Überprüfung von Arbeitsabläufen und Pflegemaßnahmen sowie eine regelmäßige Kontrolle der Desinfektions- und Sterilisationsmaßnahmen.

Probenentnahme für bakteriologische Untersuchungen

Die mikrobiologische Untersuchung von Proben erfolgt im *Hygienelabor.* Für Probenentnahme und Verschickung müssen folgende **Grundsätze** beachtet werden:
- ▸ Bei jeder Entnahme Handschuhe anziehen.
- ▸ Untersuchungsmaterial kontaminationsfrei abnehmen. Vorher Haut reinigen und mit sterilem Alkohol desinfizieren.
- ▸ Die Probenentnahme sollte *vor* Beginn der Antibiotikatherapie erfolgen, damit der die Infektion verursachende Erreger identifiziert und gezielt behandelt werden kann.
- ▸ Den Laborbegleitschein sorgfältig ausfüllen.
- ▸ Die Proben so schnell wie möglich in das Labor transportieren.

Urin

Der Urin wird 2mal pro Woche bakteriologisch kontrolliert; die Entnahme erfolgt aus dem Drainagesystem des Blasenkatheters (s.S.400) oder durch suprapubische Blasenpunktion in eine sterile Monovette. Einzusendende Menge: 5ml. Aufbewahrungszeit im Kühlschrank bis zum Transport 4-6h. Nicht bei Raumtemperatur lagern!

Trachealsekret

Die bakteriologische Kontrolle des Trachealsekrets wird beim endotracheal intubierten Patienten 2mal *pro Woche* morgens durchgeführt (bei bronchopulmonaler Infektion täglich). Die Sekretentnahme erfolgt unter aseptischen Bedingungen (wie beim Routineabsaugen) durch Absaugen mit dem Hygieneabsaugset in ein angeschlossenes Auffangröhrchen.
Aufbewahrungszeit im Kühlschrank bis zum Transport: 4-6h.

Stuhl

Der Stuhl wird bei Durchfällen unklarer Genese untersucht. Entnommen wird eine erbsengroße Probe (am besten aus dem frisch eingesetzten Steckbecken), die in einem sterilen, mit Korken verschlossenen Glasröhrchen in einer Holzschachtel aufbewahrt wird. Lagerung bis zum Transport im Kühlschrank.

Wundabstrich

Der Wundabstrich wird 2 mal pro Woche durchgeführt, z. B. bei
- eiterndem Dekubitus,
- nässender Operationswunde,
- Tracheostoma,
- intraabdominellen Drainagen.

Die Entnahme erfolgt aus der Tiefe von Wunden nach erstem Wegwischen von Eiter mit einem Applikator, der anschließend in das Transportröhrchen eingeführt wird. Aufbewahrungszeit im Kühlschrank: maximal 2 Tage.

Blut

Die bakteriologische Untersuchung von Blut ist u. a. indiziert bei:
- Verdacht auf Sepsis, Meningitis, Pneumonie,
- unklarem Fieber,
- Antibiotikatherapie: vor Beginn, 24 h nach der letzten Gabe im freien Intervall, vor der nächsten Gabe.

Die Entnahme erfolgt nach Punktion einer peripheren Vene in spezielle Blutkulturflaschen mit 2 mal 10 ml aerober/anaerober Nährlösung unter aseptischen Bedingungen nach Reinigung und Desinfektion der Haut und des Gummistopfens der Flasche.
Aufbewahrung der Probe im Brutschrank bei 37 °C, sofortiger Transport in das Labor in einer Wärmebox.
Bei Verdacht werden die Blutentnahmen innerhalb von 24 h 3mal im Mindestabstand von 2 h durchgeführt; vor Beginn der Antibiotikazufuhr oder direkt vor der nächsten Gabe.

Liquor

Die bakteriologische Kontrolle des Liquors ist indiziert bei neurochirurgischen Patienten mit Liquordrainage (Häufigkeit je nach Krankheitsbild, sonst *2mal pro Woche*) und bei Verdacht auf Meningitis oder Enzephalitis.
Die Entnahme erfolgt über die Drainage oder durch Lumbalpunktion. Entnommen werden unter aseptischen Bedingungen 2 ml Liquor mit einer sterilen Monovette oder durch Abtropfen aus der Drainage in ein Röhrchen. Verschluß mit sterilem Stopfen.
Bei Lumbalpunktion: Hautdesinfektion; sterile Abdeckung, Handschuhe und Mundschutz.
Aufbewahrung im Brutschrank bei 37 °C. Nativliquor sofort ins Labor transportieren, sonst späterer Transport in Wärmebox.

Sekret aus Thoraxdrainagen

Die bakteriologische Kontrolle von Sekret aus Thoraxdrainagen erfolgt *2mal pro Woche*, bei Abszeß öfter. Die Entnahme erfolgt aus dem Thoraxschlauch (vorher desinfizieren!) durch Punktion mit einer sterilen Kanüle und aufgesetzter Spritze. Das entnommene Sekret wird in ein Bouillon-Röhrchen gespritzt und im Brutschrank bei 37 °C aufbewahrt.

Antibiotikatherapie und -prophylaxe

Der leichtfertige und unsachgemäße Einsatz von Antibiotika beim Intensivpatienten hat ganz wesentlich zur Entwicklung von therapieresistenten Erregern, insbesondere der nosokomialen Infektionskrankheiten, beigetragen. Hinzu kommen die Gefahren der Über- oder Unterdosierung durch fehlende Kontrolle der therapeutischen Wirkspiegel von Antibiotika. Aus diesen Gründen sollte die Antibiotikatherapie in enger Zusammenarbeit mit dem Hygieniker erfolgen. Im Vordergrund stehen hierbei folgende Maßnahmen:
- Identifizierung des pathogenen Erregers und seiner klinischen Bedeutung,
- Austestung der Empfindlichkeit des Erregers,
- Kontrolle von Wirksamkeit und Toxizität der Antibiotikabehandlung,
- Kostenanalyse der Behandlung und Vorschläge für ebenso wirksame, jedoch billigere Antibiotika.

Prophylaktische Zufuhr von Antibiotika. Hierunter versteht man den ungezielten Einsatz von Antibiotika (oft mit breitem Spektrum) *vor* einer möglichen Infektion bzw. unmittelbar vor der Operation mit dem Ziel, den Eintritt von Wundinfektionen zu verhindern. Nur für einige wenige Eingriffe ist die Wirksamkeit der **Kurzprophylaxe** gesichert (z.B. Hysterektomie, Kolon- und Gallenwegschirurgie). Die Zufuhr des Antibiotikums erfolgt hierbei 1 h vor dem Eingriff. Die Dauer der Prophylaxe sollte nach Daschner 24 h nicht überschreiten.

Beim Intensivpatienten ist eine prophylaktische Antibiotikazufuhr zum Schutz vor Infektionen nicht indiziert!

Kapitel 37. Zentraler Venenkatheter (Kavakatheter)

Definition

Zentrale Venenkatheter sind Katheter, deren Spitze in der oberen Hohlvene liegt. Als optimal gilt die Lage unmittelbar vor der Einmündung der Vena cava superior in den rechten Vorhof (s.a. **Abb.** 39-11). Hier befinden sich keine Venenklappen.

Indikationen

Zentrale Venenkatheter können schwerwiegende Komplikationen hervorrufen. Sie bedürfen daher einer strengen Indikationsstellung. Die wichtigsten Indikationen sind:

- Messung des zentralen Venendrucks,
- parenterale Ernährung,
- Zufuhr hochwirksamer Medikamente,
- sicherer venöser Zugang über längere Zeiträume,
- andere Venenzugänge nicht möglich.

Für die perioperative und postoperative Flüssigkeits- und Elektrolytzufuhr ist ein zentraler Venenkatheter nicht erforderlich. Müssen hingegen die Patienten über lange Zeit Infusionen und Medikamente erhalten, so sollte ein zentraler Venenkatheter gelegt werden, um dem Patienten den häufigen Wechsel peripherer Kanülen und Katheter (meist alle 2 Tage) zu ersparen. Der Kavakatheter schränkt außerdem die Beweglichkeit der Patienten weniger ein.

Bei der parenteralen Ernährung ist der Kavakatheter indiziert, weil Infusionslösungen mit hoher Osmolarität (über 1200 mosmol/l) wegen ihrer venenschädigenden Wirkung nicht in periphere Venen infundiert werden dürfen. Der Kavakatheter ermöglicht eine gute Mischung der hochprozentigen Lösungen in der großen oberen Hohlvene.

Für die Zufuhr hochwirksamer Medikamente, wie z. B. Katecholamine, Nitroprussid, Nitroglyzerin usw., sollte ebenfalls wegen der besseren Steuerbarkeit ein Kavakatheter bevorzugt werden. Zytostatika werden wegen ihrer gewebsschädigenden Wirkung in gleicher Weise über einen Kavakatheter zugeführt.

Kathetermaterial

Für die Katheterisierung der V. cava stehen fertige Punktionssets als geschlossenes System zur Verfügung; nur selten ist für die Plazierung des Katheters eine Venenfreilegung erforderlich. Das verwendete Kathetermaterial muß gewebefreundlich sein; am häufigsten wird silikonisiertes Polyäthylen und neuerdings auch Polyurethan eingesetzt. Diese Materialien besitzen die geringsten Nebenwirkungen.

Zugänge zur oberen Hohlvene

Für den Zugang zur oberen Hohlvene stehen verschiedene periphere und große körpernahe Venen zur Verfügung:

- V. basilica,
- V. cephalica,
- V. saphena magna,
- V. femoralis,
- V. jugularis externa,
- V. jugularis interna,
- V. subclavia,
- V. anonyma.

Grundsätzlich sollten alle zentralen Venenkatheter unter *aseptischen* Bedingungen eingeführt werden:

- Mundschutz,
- hygienische Händedesinfektion,

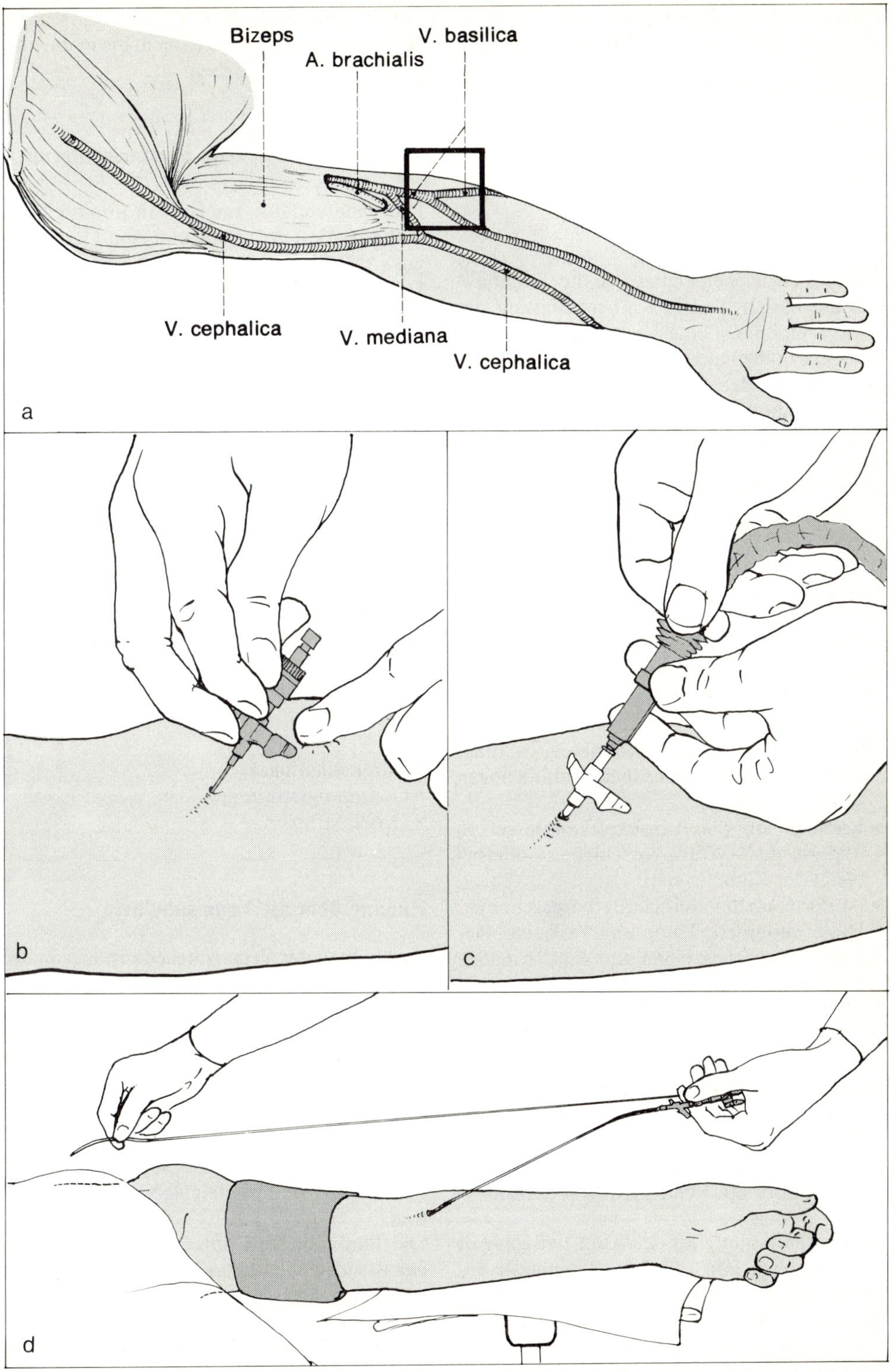

Abb. 37-1a-d. Katheterisierung der V. basilica in der Ellenbeuge. **a** Anatomie der großen Armvenen; **b** Kanülierung der V. basilica; **c** Vorschieben des Venenkatheters im geschlossenen System durch die Kunststoffkanüle; **d** Abschätzen der Katheterlage mit dem herausgezogenen Mandrin

- sterile Einmalhandschuhe,
- Hautdesinfektion mit alkoholischer Lösung,
- sterile Abdeckung der Punktionsstelle.

Bei *peripherer* Katheterisierung genügen Hände- und Hautdesinfektion.

Zugang von der Ellenbeuge aus

Von den Armvenen eignet sich die *Vena basilica* am besten für die Katheterisierung der V. cava superior. Diese Vene kann in der Ellenbeuge oder auch distal am Unterarm punktiert werden **(Abb. 37-1).** Die Vena cephalica hingegen weist große anatomische Unterschiede bei den einzelnen Patienten auf. Oft ist es nicht möglich, den Katheter bis in die V. subclavia vorzuschieben.

Technik

Am häufigsten wird ein geschlossenes Katheterpunktionsbesteck (z. B. Cavafix, Freka-Katheter) verwendet **(Abb. 37-1).**

- ▸ Vene stauen, Punktionsstelle desinfizieren. Desinfektionsmittel einwirken lassen, danach abwischen.
- ▸ Vene mit der Kanüle punktieren, Stahlkanüle zurückziehen, Kunststoffkanüle liegen lassen.
- ▸ Katheter auf die Kunststoffkanüle setzen und in das Gefäß vorschieben. Hierbei bleibt der Katheter steril.
- ▸ Ist der Katheter weit genug vorgeschoben: Hülle entfernen, Kupplung zerlegen, Plastikkanüle herausziehen und auf das distale Katheterende schrauben.
- ▸ Mandrin aus dem Katheter entfernen und Lage damit ungefähr abschätzen.
- ▸ Katheter mit Kochsalz spülen, Infusionen anschließen. Katheter sicher auf der Haut fixieren.

Zugang über die Vena jugularis externa

Für die Punktion wird der Kopf tief gelagert (Luftemboliegefahr!) und zur Gegenseite gedreht. Zur besseren Füllung wird die Vene fingerbreit über der Clavicula durch einen Helfer abgedrückt. Nach Lokalanästhesie erfolgt die Punktion mit einem Ruck durch die Gefäßwand; beim langsamen Vorschieben der Kanüle gelingt die Punktion wegen der großen Beweglichkeit der Vene häufig nicht. Oft läßt sich der Katheter nicht bis in die obere Hohlvene vorschieben.

Zugang über die Vena jugularis interna

Die Vene verläuft am Hals in unmittelbarer Nähe zur Arteria carotis und zum Nervus vagus **(Abb. 37-2).**

Die Punktion erfolgt unter sterilen Bedingungen (Desinfektion, Lochtuch, Handschuhe). Für die Punktion wird der Kopf tief gelagert und zur Gegenseite gedreht. Die Punktion der rechten V. jugularis interna wird wegen ihres geraden Verlaufs bevorzugt. Die Punktion erfolgt nach Lokalanästhesie mit aufgesetzter Kochsalzspritze unter ständiger Aspiration **(Abb. 37-2).**

Komplikationen:

- Punktion der A. carotis (Sofort Druckverband!)
- Pneumothorax, Hämatothorax (nur bei Verwendung zu langer Kanülen),
- Luftembolie (vermeidbar durch Kopf-tief-Lagerung).

Kontraindikationen:

- Gerinnungsstörungen,
- Große Strumen.

Zugang über die Vena subclavia

Das Lumen der Vena subclavia ist aus anatomischen Gründen immer offen; die Vene kann daher auch bei ausgeprägter Hypovolämie punktiert werden. Die Katheterisierung erfolgt unter sterilen Bedingungen. Eine gute Lokalanästhesie ist bei wachen Patienten erforderlich. Für die Punktion wird der Oberkörper tief gelagert, der Kopf leicht zur Gegenseite gedreht. Zug am Arm nach kaudal durch einen Helfer erleichtert u. U. die Punktion.

Die Punktion wird unterhalb der Klavikula etwa in der Medioklavikularlinie mit aufgesetzter Kochsalzspritze unter ständiger Aspiration durchgeführt **(Abb. 37-3).** Beim Vorschieben des Katheters sollte der Kopf des Patienten zur Punktionsseite gedreht werden, um ein Vordringen des Katheters in die Vena jugularis interna zu vermeiden.

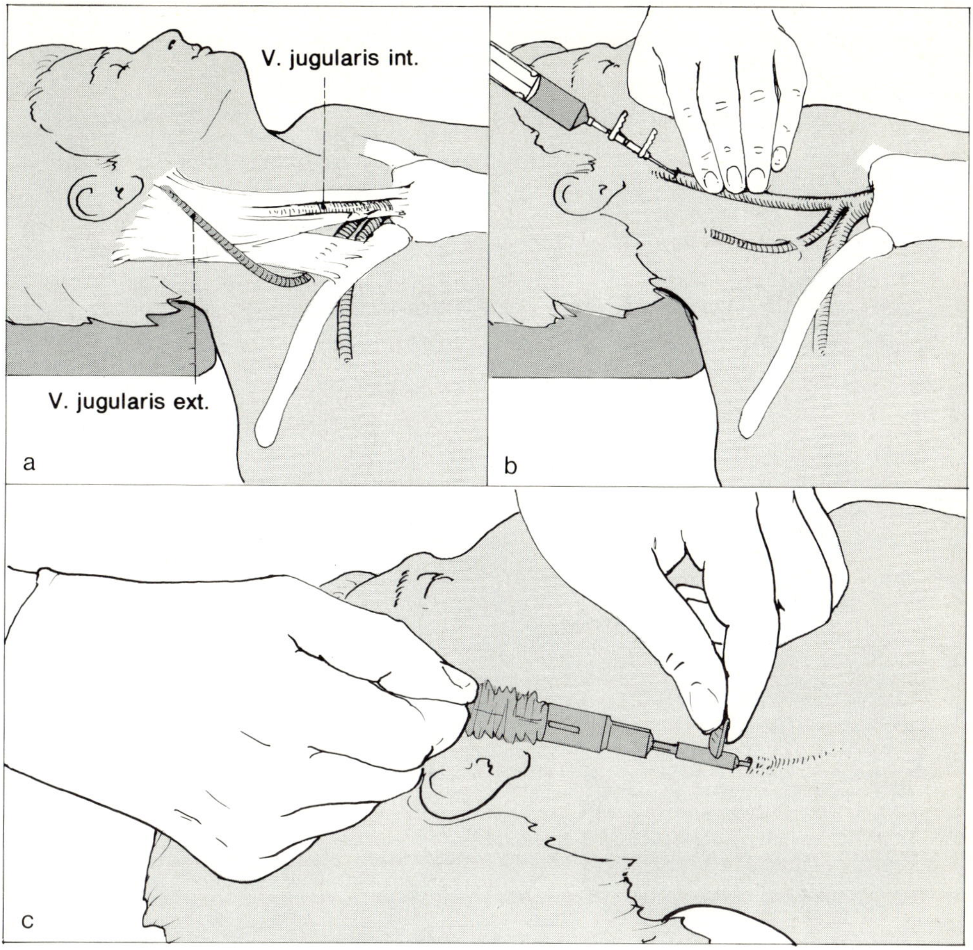

Abb. 37-2 a-c. Katheterisierung der Vena jugularis interna. **a** Verlauf der Vena jugularis interna; **b** Punktion der V. jugularis interna mit der Kunststoffkanüle; **c** Vorschieben des Venenkatheters durch die Kunststoffkanüle in die obere Hohlvene

Komplikationen:
- Pneumothorax (häufigste!), Hämatothorax, Infusionsthorax,
- Verletzung der A. subclavia,
- Schädigung des Plexus brachialis,
- Luftembolie.

Kontraindikationen:
- Gerinnungsstörungen,
- Frakturen im Bereich des Schultergürtels,
- Antikoagulanzientherapie (abhängig vom Gerinnungsstatus),
- extreme Adipositas (relativ),
- extreme Kachexie (relativ),
- ausgeprägtes Lungenemphysem,
- schwere Thoraxdeformitäten.

Zugang über die Vena femoralis

Die Punktion erfolgt unter sterilen Bedingungen unterhalb des Leistenbandes. Wegen der hohen Komplikationsrate (Thrombosierungen, aufsteigende Infektionen, Lungenembolie) wird die Katheterisierung nur noch dann durchgeführt, wenn alle anderen Punktionsstellen nicht verwendbar sind!

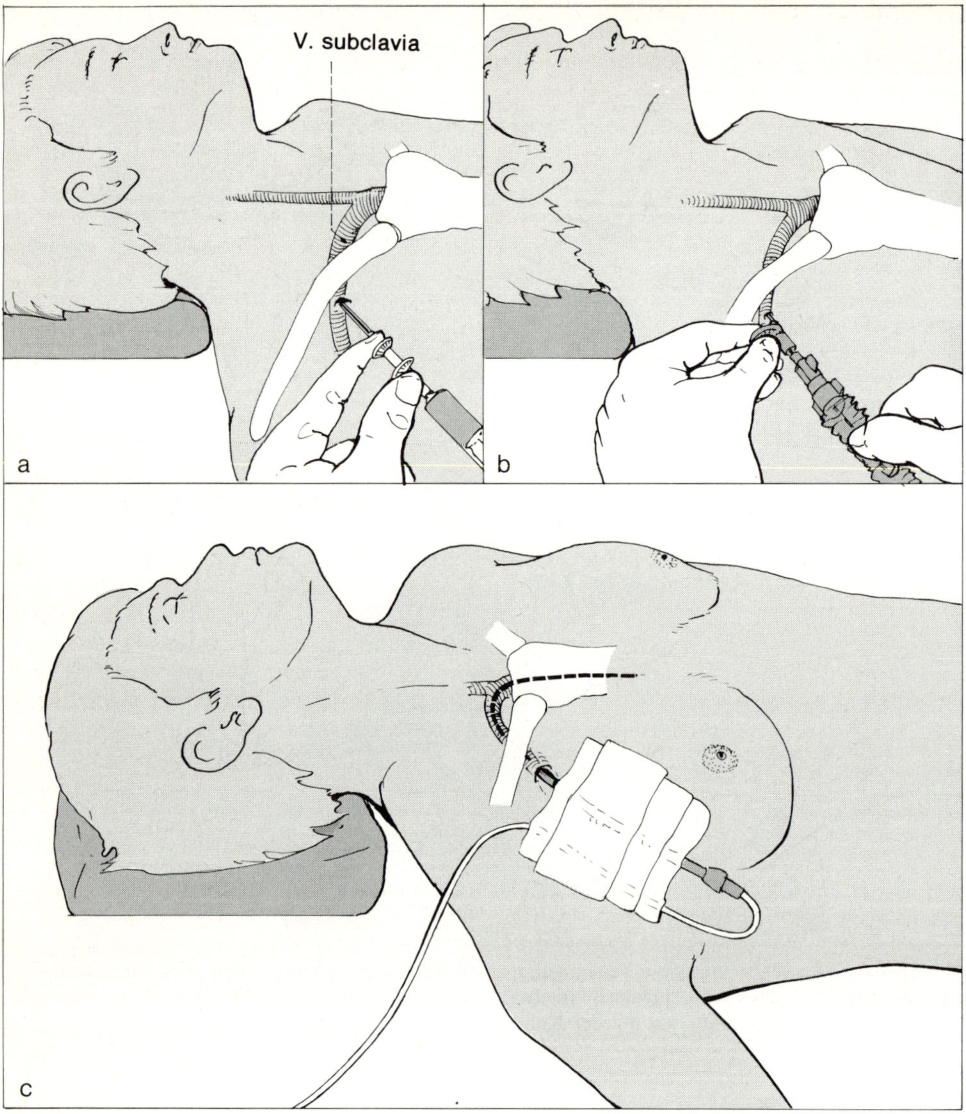

Abb. 37-3 a–c. Katheterisierung der Vena subclavia. **a** Punktion der V. subclavia mit der Kunststoffkanule; **b** Vorschieben des Katheters durch die Kunststoffkanüle in die obere Hohlvene; **c** Fixierung des Katheters auf der Haut

Allgemeine Komplikationen beim Kavakatheter

Die geringsten Komplikationen weist die Katheterisierung der Vena jugularis interna auf, gefolgt von der V. subclavia. Diese beiden Gefäße werden daher beim Intensivpatienten in erster Linie für die Katheterisierung der V. cava gewählt.

1. Thrombosen: Je enger das Gefäß, in dem der Katheter liegt, desto häufiger treten Thrombosierungen auf. Beim Subklaviakatheter muß in etwa ⅓ der Fälle mit thrombotischen Veränderungen gerechnet werden; sie sollen sogar bei 80% aller Kavakatheter auftreten, die länger als 24 Stunden liegen bleiben. Die lokale Thrombosierung im Katheterbereich kann durch eine systemische Antikoagulanzientherapie nicht beeinflußt werden.

2. Infektionen treten beim Kavakatheter relativ häufig auf. Sie können zu Sepsis, aber auch zum Tod des Patienten führen. Wichtig ist die Prophylaxe: Einlegen des Katheters unter sterilen Bedingungen und sorgfältige Pflege der Kathetereintrittsstelle.

3. Luftembolie: Die Gefahr der Luftembolie besteht vor allem während der Punktion mit der dicken Kanüle; durch den langen und relativ dünnen Katheter kann die Luft nicht so schnell einströmen. Die Luftembolie kann durch Tieflagerung des Patienten während der Katheterisierung verhindert werden.

4. Gefäßperforation: Perforationen der Vena subclavia oder V. jugularis interna können zu erheblichen Blutungen führen. Bei gleichzeitiger Pleuraverletzung tritt meist ein Hämatothorax auf. Perforationen der V. cava sind ebenfalls möglich. Zur Prophylaxe muß der Katheter immer vorsichtig ohne Kraftanwendung vorgeschoben werden.

5. Herzperforationen treten sehr selten auf; sie führen meist zum Tod des Patienten. Prophylaxe: Katheter nicht zu weit vorschieben (Röntgenkontrolle).

6. Katheterembolie: Tritt eine zentrale Katheterembolie auf, so muß das Fragment entfernt werden. Dies gelingt oft durch transvenöse Katheterisierung. Manchmal ist eine Thorakotomie und, je nach Lage des Katheters, eine Entfernung unter extrakorporaler Zirkulation erforderlich.

7. Katheterfehllagen sind relativ häufig, jedoch meist nicht schwerwiegend. Schlingenbildung wird durch zu weites Vorschieben und anschließendes Zurückziehen des Katheters begünstigt. Schlingenbildung führt häufig zu Katheterfehllagen. Zum Ausschluß einer Katheterfehllage wird immer ein Röntgenbild angefertigt.

Katheterpflege

Die Pflege der Gefäßkatheter dient vor allem zur Prophylaxe von Phlebitis und Infektion an der Kathetereintrittsstelle sowie der Kathetersepsis. Das Risiko der Thrombophlebitis und Infektion besteht bei allen Kathetern; jedoch ist das Infektionsrisiko nach Venae sectio wesentlich größer als bei perkutaner Katheterisierung. Bei entsprechendem Verdacht muß der Katheter umgehend entfernt und an anderer Stelle neu gelegt werden.
Die wichtigsten prophylaktischen Maßnahmen sind:

- aseptische Technik beim Einführen der Katheter und Kanülen,
- sichere Fixierung der Katheter (Abknicken vermeiden!),
- frühzeitige Entfernung der Katheter,
- tägliche Pflege der Kathetereintrittsstelle.

Über die Art der Pflege von Kathetern herrscht keine Einigkeit.

a) **Offene Pflege:** die Kathetereintrittsstelle wird täglich mit antiseptischer Lösung gereinigt und anschließend mit Mercurochromlösung eingepinselt oder mit Polyvidonjod bestrichen. Ein Verband wird nicht angelegt.

b) **Geschlossene Pflege:** Die Kathetereintrittsstelle wird täglich mit antiseptischer Lösung gereinigt, dann wird Polyvidonpaste aufgetragen und die Punktionsstelle mit sterilen Kompressen verbunden.

Wechsel der Infusionssysteme. Die Infusionssysteme sollten mindestens 1mal in 24 h gewechselt werden. Es empfiehlt sich, einen *Bakterienfilter* einzusetzen.

Kapitel 38. Ernährung des Intensivpatienten

Einführung

Der Ernährungs- und Stoffwechselzustand des schwerkranken Intensivpatienten beeinflußt ganz wesentlich den Verlauf seiner Erkrankung. Mangelernährung und Hypermetabolismus („Streßstoffwechsel“) verschlechtern die Prognose und tragen zu erhöhter Sterblichkeit bei. Darum muß prinzipiell der Ernährungsbedarf des Intensivpatienten in allen Phasen der Akutbehandlung gewährleistet sein. Diese Aufgabe ist schwierig und bei zahlreichen Intensivpatienten undurchführbar.

Energiegewinnung beim Gesunden

Der Gesunde kann grundsätzlich aus folgenden Substanzen Energie gewinnen:

- Glukose (und Fruktose),
- Fettsäuren,
- Ketonkörper,
- Aminosäuren,
- Laktat.

Allerdings können nicht alle Organe aus diesen Substanzen Energie gewinnen: Gehirn und Blutzellen sind auf Glukose als Energiequelle angewiesen, während das Herz und einige andere Organe aus mehreren dieser Stoffe Energie gewinnen. Die Energiegewinnung der Organe ist von verschiedenen Faktoren abhängig:

- Freisetzung der energetischen Substanzen aus Gewebespeicher,
- Konzentration der Substanzen im Plasma,
- Aufnahme der Substanzen in das Gewebe,
- Vorhandensein von Enzymen zum Abbau der Substanzen.

Die gesamte Energiegewinnung wird von zahlreichen Hormonen gesteuert. Die wichtigsten sind: Insulin, Adrenalin, Glukagon und Kortikosteroide.

Stoffwechsel des Intensivpatienten

Beim Intensivpatienten können 2 typische Stoffwechselveränderungen auftreten, die den Krankheitsverlauf wesentlich beeinflussen:

- Hungerzustand (Mangelernährung),
- Hypermetabolismus („Streßstoffwechsel“, Postaggressionsstoffwechsel, Katabolie).

Hungerstoffwechsel

Ein Hungerzustand entsteht durch langdauernde Nahrungskarenz oder durch ungenügende Zufuhr von Nährstoffen während der Intensivbehandlung.
Im Hungerzustand wird die Stoffwechselaktivität *vermindert*. Da innerhalb von 24 Stunden die Kohlenhydratvorräte des Körpers aufgebraucht sind, muß der Stoffwechsel auf den Abbau körpereigener Substanzen zurückgreifen, damit die Organe ihre Funktion aufrechterhalten können. So „verbrennt“ ein Gesunder im Hungerzustand bei einem Kalorienverbrauch von 1800 kcal/Tag innerhalb von 24 h:

- 75 g Eiweiß überwiegend aus der Muskulatur),
- 160 g Triglyzeride aus dem Fettgewebe.

Während des Hungerzustandes sinken Blutzucker- und Insulinspiegel ab.

Hypermetabolismus

Der Hypermetabolismus ist eine *gesteigerte* Stoffwechselaktivität beim Intensivpatienten, die mit dem Abbau von körpereigenen Eiweißen einhergeht. Hypermetabolismus tritt nach Traumen, „Streß“, Operationen, Sepsis und Verbrennungen auf. Wegen dieser Auslöser wird der Hypermetabolismus auch als

„Streßstoffwechsel“ oder „Postaggressionsstoffwechsel“ bezeichnet. Die Ursache des Hypermetabolismus ist unbekannt: Auf jeden Fall spielen zentrale und hormonelle Faktoren eine wesentliche Rolle.
Während des Hypermetabolismus werden sog. katabole („eiweißabbauende“) Hormone in vermehrtem Maße freigesetzt. Dies sind die Katecholamine (z. B. Adrenalin), Glukagon, Kortisol und Wachstumshormon. Gleichzeitig ist der Spiegel des anabolen („eiweißansetzenden“) Hormons Insulin erhöht. Allerdings besteht trotz erhöhter Insulinspiegel eine Hyperglykämie. Die Hyperglykämie beruht vor allem auf der gesteigerten Aktivität der Katecholamine und außerdem auf einer peripheren Insulinresistenz. Die Gewebe können wegen der Insulinresistenz die Glukose nicht mehr verwerten. Die Insulinresistenz begünstigt weiterhin den Abbau der körpereigenen Eiweiße. Betroffen sind nicht nur die Eiweiße der Muskulatur, sondern alle Proteine des Körpers.
Die Stickstoffausscheidung im Urin (Harnstickstoff) kann als Maß für den Abbau der Eiweiße herangezogen werden.
Beim Intensivpatienten bestehen nicht selten Hungerzustand und Hypermetabolismus gleichzeitig.

Ernährung des Intensivpatienten

Die Ernährung des Intensivpatienten kann in folgender Weise durchgeführt werden:
- enteral,
- parenteral,
- enteral und parenteral in Kombination.

Enterale Ernährung

Die enterale Ernährung des Intensivpatienten erfolgt über den Magen-Darm-Trakt. Sie ist physiologischer, billiger und komplikationsärmer als die parenterale Ernährung.
Bei ausreichender Magen-Darm-Funktion sollte sobald wie möglich mit der enteralen Ernährung begonnen werden. In der Akutphase ist meist eine Ernährung mit Sondennahrung erforderlich. Hierzu werden, je nach Indikation, verschiedene Sonden eingesetzt:

1. **Magensonden** sind aus Kunststoff. Sie werden über die Nase in den Magen vorgeschoben und dienen nicht nur zur Ernährung, sondern auch zur Drainage des Magens. Gebräuchliche Größen sind:
- Neugeborene 5 F,
- Kleinkinder 6–8 F,
- Kinder 8–12 F,
- Erwachsene 12–16 F.

Am häufigsten werden Salem- oder Levine-Sonden verwendet.
Technik des Einführens und Pflege s. S. 397.

2. **Dünndarmsonden** (Duodenal- und Jejunalsonde) sind indiziert, wenn im oberen Verdauungstrakt operiert worden ist oder wenn Regurgiations- und Aspirationsgefahr besteht. Die Plazierung der Sonden ist nicht einfach; manchmal ist die Rechtsseitenlage hilfreich; nützlich sind Sonden mit Führungsmandrin.

3. **Gastrostomiesonde:** Die Ernährung über eine intragastrale Fistel wird meist nur noch bei Obstruktionen im Bereich des Ösophagus bzw. nach Ösophagusoperationen durchgeführt.

Sondennahrung

In der Sondennahrung müssen die einzelnen Nährstoffe im richtigen Verhältnis zusammengesetzt sein. Bewährt hat sich die Zufuhr von industriell hergestellter keimfreier Sondennahrung. Sie vereinfacht die Arbeit und ermöglicht eine genaue Bilanzierung. Industriell gefertigte Sondennahrung besteht z. B. aus:
- Kohlenhydraten (Zucker, Dextrine, Stärke),
- Fetten (Pflanzenöle, Sahne, mittelkettige Triglyzeride = MCT),
- Proteinen (Eipulver oder Magermilchpulver).

Der Elektrolyt- und Vitamingehalt herkömmlicher Sondennahrungen reicht hingegen nicht aus und muß entsprechend substituiert werden.
Die meisten Sondennahrungen werden erst kurz vor der Zufuhr zubereitet. Neuerdings ist aber auch gebrauchsfertige flüssige Sondennahrung im Handel.
Bei Duodenal- und Jejunalsonden werden die Fette schlecht verwertet. Darum empfiehlt sich bei dieser Sondenlage die Zufuhr von *mittelkettigen Triglyzeriden;* sie werden

auch ohne Galle und Pankreaslipase aufgenommen. Die Zufuhr von MCT muß schrittweise erfolgen, um Bauchschmerzen und Durchfälle zu vermeiden.

Praktische Hinweise für die Sondenernährung

1. Bei der Zufuhr von Einzelportionen dürfen bestimmte Flüssigkeitsmengen nicht überschritten werden:
   - Magensonde ca. 250 ml,
   - Duodenalsonde ca. 100 ml,
   - Jejunalsonde ca. 50 ml.
2. Zu Beginn die Sondennahrung in häufigen kleinen Einzelportionen (z. B. 30-60 ml alle 2 Stunden) zuführen.
3. Sondennahrung auf Körpertemperatur erwärmen.
4. Vor der Zufuhr aspirieren. Sind noch Reste der vorangegangenen Sondennahrung vorhanden, so wird erst dann neue Nahrung zugeführt, wenn sich der Magen entleert hat. Bleiben die Restmengen erhöht, so wird die Sondenernährung vorübergehend unterbrochen.
5. Nach der Zufuhr: Sonde mit 20-50 ml Tee klarspülen und abklemmen. Bei Übelkeit sollte die Klemme geöffnet werden.

Komplikationen

Die wichtigsten Komplikationen der Sondenernährung sind:
- Durchfälle,
- Erbrechen,
- Bauchschmerzen.

Die häufigsten Ursachen für Durchfälle sind: Hyperosmolarität der Sondennahrung, bakterielle Verunreinigung der Sondennahrung, zu rasche Zufuhr, zu große Volumina, zu tiefe Sondenlage. Bei Durchfällen wird eine Teepause eingelegt. Liegt keine bakterielle Verunreinigung vor, so können die Durchfälle mit pektinhaltigen Präparaten meist unterbrochen werden.

Parenterale Ernährung

Bei dieser Form der Ernährung werden die Nährstoffe dem Körper intravenös unter Umgehung des Magen-Darm-Traktes zugeführt. Die parenterale Ernährung spielt beim schwerkranken Intensivpatienten eine ganz wesentliche Rolle. Sie ist immer indiziert, wenn eine enterale Ernährung nicht möglich ist. Das Ziel der parenteralen Ernährung besteht darin, den Ernährungs- und Stoffwechselzustand des Patienten aufrechtzuerhalten. Mit der Ernährung sollte spätestens 3-4 Tage nach einem schweren Trauma bzw. nach einer großen Operation begonnen werden. Ist der Patient bereits präoperativ in einem schlechten Ernährungszustand, so muß früher, am besten noch präoperativ, mit der Ernährung begonnen werden.

Als parenterale Nährstoffe werden eingesetzt:
- Kohlenhydrate,
- Fette,
- Aminosäuren.

Hinzu kommen: Flüssigkeit, Elektrolyte, Vitamine, Spurenelemente.

Kohlenhydrate

Die Kohlenhydrate dienen (neben den Fetten) als Energieträger bei der parenteralen Ernährung. Verwendet werden:
- Glukose,
- Fruktose,
- Sorbit,
- Xylit,
- Mischungen verschiedener Zucker und Polyalkohole.

1 g Kohlenhydrate liefert 3,75 kcal (15,7 kJ).

1. Glukose spielt als Energieträger eine herausragende Rolle in der parenteralen Ernährung. Bei vielen Patienten reicht die Zufuhr von Glukose als alleinigem Kohlenhydrat aus. Um eine genügende Menge an Glukose zu infundieren, sind hypertone (hochprozentige) Lösungen erforderlich. Diese Lösungen dürfen nur über einen zentralen Venenkatheter zugeführt werden. Bei zu rascher Infusion tritt eine unerwünschte diuretische Wirkung auf!

Glukose wird nur bei Anwesenheit von Insulin verwertet. Bei Glukoseverwertungsstörungen (Hyperkatabolismus) muß gleichzeitig Insulin per Dauerinfusion zugeführt werden, um den erhöhten Blutzucker zu senken. Als Alternative werden auch Zuckeraustauschstoffe, die z. T. insulinunabhängig verwertet werden, eingesetzt. Für die Zufuhr von Glukose gilt:

- maximale Zufuhr 0,5-0,75 g/kg/h,
- bei Hypermetabolismus maximal 0,5 g/kg/h,
- bei hoher Glukosezufuhr muß auch die Kaliumzufuhr erhöht werden, weil Glukose den Einstrom von Kalium in die Zelle fördert,
- im unbehandelten hyperosmolaren Koma darf keine Glukose zugeführt werden.

2. **Nichtglukosekohlenhydrate** („Zuckeraustauschstoffe"): Die Zuckeraustauschstoffe Fruktose, Sorbit und Xylit werden zum großen Teil in der Leber in Glukose umgewandelt. Allerdings wird die Glukose nur langsam aus der Leber in das Blut freigegeben, so daß der Blutzucker auch bei hochdosierter intravenöser Zufuhr nicht wesentlich ansteigt. Zuckeraustauschstoffe werden meist mit Glukose kombiniert zugeführt, z.B. Glukose: Fructose:Xylit = 1:1:1 oder Glukose:Fruktose:Xylit = 1:2:1.
Für die Zuckeraustauschstoffe gelten folgende Dosierungen:
- Fruktose maximal 0,5 g/kg/h,
- Sorbit maximal 0,25 g/kg/h,
- Xylit maximal 0,25 g/kg/h,
- Gemische aus Nichtkohlenhydraten und Glukose max. 0,5 g/kg/h.

Fette

Fette werden als Emulsionen intravenös zugeführt. Die Infusion von Fetten besitzt folgende Vorteile:
- Mit kleinen Flüssigkeitsmengen können große Kalorienmengen zugeführt werden. 1 g Fett liefert 9 kcal (37,7 kJ).
- Fette sind nicht wasserlöslich und damit osmotisch unwirksam. Sie können über periphere Venen zugeführt werden.
- Fettzufuhr verhindert einen Mangel an essentiellen Fettsäuren.

30-40% der Gesamtkalorien können als Fettkalorien zugeführt werden. Als Kontraindikationen für Fette gelten: Sepsis, Hyperlipoproteinämien, Diabetes mellitus, Fettembolie, Leberinsuffizienz, Pankreatitis, Gerinnungsstörungen, schwere Lungenerkrankungen, Störungen der Mikrozirkulation.

Praktische Grundsätze für die Fettzufuhr

1. Dosierung: 1-4 g/kg/24 h Infusionsgeschwindigkeit anfangs einige Tropfen pro Minute, bei guter Verträglichkeit maximal 0,1 g/kg/h.
2. Nach der Infusion von 500 g Fett: Infusionspause von 2-3 Tagen einschalten. Inzwischen folgende Laboruntersuchungen durchführen: Lipidämieprüfung des Serums, Leberfunktionsproben, Blutbild, Gerinnungsstatus.
3. Allgemein wird der Zusatz von 5000 E Heparin/500 ml Fettlösung empfohlen. Bei Blutungsneigung muß jedoch auf den Heparinzusatz verzichtet werden.
4. In regelmäßigen Abständen der Fettinfusion fettlösliche Vitamine zusetzen.

Aminosäuren

Das Ziel der Aminosäurenzufuhr besteht darin, den Abbau von körpereigenen Proteinen im Hungerzustand und den Hypermetabolismus zu verhindern bzw. zu unterbrechen. Blut, Plasma und Albumin sind für die Proteinzufuhr nicht geeignet. Denn die Eiweiße dieser Lösungen müssen für die Neusynthese von Proteinen zunächst in Aminosäuren gespalten werden, ein Vorgang, der mehrere Tage bis Wochen in Anspruch nimmt.
Aminosäurelösungen dürfen nicht als Energieträger infundiert werden.
Kontraindiziert sind Aminosäuren bei akuter Niereninsuffizienz (solange keine Nierenersatztherapie durchgeführt wird), schweren Leberschäden, Störungen des Aminosäurenstoffwechsels. Für die Zufuhr gelten folgende praktischen Grundsätze:
- ▸ Dosierung: 0,6 (minimal)-1 g/kg/24 h. Bei Katabolie 1,3-2 g/kg/24 h.
- ▸ Aminosäuren nicht zu schnell infundieren, sonst Verlust über die Nieren.
- ▸ Zusammen mit den Aminosäuren immer Kalorien zuführen, damit die Aminosäuren für die Eiweißsynthese verwertet werden können. Als optimal gelten 25-30 kcal (105-126 kJ) pro 1 g Aminosäuren. In der Praxis werden Aminosäuren immer zusammen mit Kohlenhydrat- oder Fettlösungen infundiert.

Täglicher Bedarf bei parenteraler Ernährung

1. *Energiebedarf.* Beim Intensivpatienten beträgt der Energiebedarf durchschnittlich 40-50 kcal/kg/Tag. Dieser Energiebedarf wird durch die Zufuhr von Kohlenhydraten und Fetten gedeckt. Dabei muß der Anteil der Kohlenhydrate mindestens 30% betragen.
2. *Stickstoffbedarf.* Der Bedarf an Stickstoff beträgt 0,2-0,24 g/kg/Tag. Die Zufuhr erfolgt in Form von Aminosäurelösungen.
3. Die *Kaliumzufuhr* beträgt mindestens 5-6 mmol pro g Stickstoff. Oft werden weitaus größere Kaliummengen benötigt, um den Bedarf zu decken.
4. Die *Fettzufuhr* sollte 3-4 g/kg/Tag nicht überschreiten. Die Fettemulsion sollte während der ersten 12 h des Tages gleichmäßig infundiert werden.
5. Wasserlösliche *Vitamine* sollten bereits mit Beginn der parenteralen Ernährung zugesetzt werden.

Überwachung der parenteralen Ernährung

Die wichtigsten Maßnahmen zur Überwachung der parenteralen Ernährung sind:

1. Alle 6 h Urin auf Glukose und Azeton.
2. Täglich, Häufigkeit nach Bedarf, evtl. ergänzt durch andere Parameter:
   - Serumelektrolyte,
   - Serumosmolarität,
   - Gesamteiweiß,
   - Harnstoff/Kreatinin,
   - Blutzucker,
   - Blutbild,
   - Gerinnungsstatus.

Komplikationen der parenteralen Ernährung

Die wichtigsten Komplikationen der parenteralen Ernährung sind:

- Gewichtszunahme durch Flüssigkeitsretention,
- Katheterkomplikationen (s. Kap. 37), insbesondere Candida- oder bakterielle Sepsis,
- Hyperglykämie und Glukosurie,
- Hypophosphatämie,
- Hypokalziämie.

Praktische Durchführung der parenteralen Ernährung

1. Die parenterale Ernährung erfolgt über einen zentralen Venenkatheter.
2. Die Infusionslösungen werden mit konstanter Geschwindigkeit über eine Infusionspumpe zugeführt, um Entgleisungen des Stoffwechsels zu verhindern.
3. Über den Alimentationskatheter sollten keine anderen Infusionslösungen infundiert werden.
4. Die Infusionssysteme, Bakterienfilter und Katheterverbände müssen täglich gewechselt werden.
5. Der Alimentationskatheter sollte nicht für Blutentnahmen verwendet werden.

Kapitel 39. Überwachung des Intensivpatienten

Einführung

Die Überwachung des Patienten gehört neben der Behandlung und Pflege zu den Grundlagen der Intensivmedizin. Überwachung umfaßt die Beobachtung, Messung und Registrierung veränderlicher Funktionen des Intensivpatienten. Sie ist darauf ausgerichtet, frühzeitig Störungen des physiologischen Gleichgewichtes zu erkennen. Überwachung muß systematisch und zielgerichtet erfolgen, nicht zufällig oder willkürlich. Ihre Ergebnisse müssen zuverlässig sein, denn sie bilden die Grundlage für therapeutische Maßnahmen.

Alle Überwachungsmaßnahmen müssen sinnvoll sein und auf den Bedarf abgestimmt werden. Stereotypes Ansammeln unzähliger Daten verwirrt das Behandlungsteam, lenkt von der klinischen Beobachtung ab und behindert den therapeutischen Entscheidungsprozeß.

Invasive Überwachungsmaßnahmen sind nicht ohne Gefahren für den Patienten. Ihr Nutzen muß besonders sorgfältig gegenüber dem Risiko abgewogen werden.

Stufen der Überwachung

In Kapitel 6 wurde dargelegt, daß die Überwachung in Stufen erfolgen soll, und zwar von der Routineüberwachung über die spezielle Überwachung bis zur umfassenden Überwachung aller größeren Organsysteme. Welches Vorgehen erforderlich ist, richtet sich jeweils nach dem Patienten und seiner Erkrankung.

Tabelle 39-1. Überwachung beim Intensivpatienten

• Herz und Kreislauf	• Stoffwechsel
• Atmung	• Niere
• Sauerstofftransport, Säure-Basen-Haushalt	• Leber
• Wasser und Elektrolyte	• Magen-Darm
• Blutgerinnung	• Neurologische Funktionen

Was überwacht werden soll

Beim kritisch kranken Intensivpatienten sind zumeist mehrere Organfunktionen gestört oder gefährdet. Entsprechend ist gewöhnlich ein umfangreiches Überwachungsprogramm erforderlich. Die wichtigsten zu überwachenden Funktionen und Systeme sind in **Tabelle 39-1** zusammengefaßt.

Überwachung der Herz-Kreislauf-Funktion

Die kontinuierliche Überwachung der Herz- und Kreislauf-Funktion ist für eine optimale Intensivbehandlung von grundlegender Bedeutung. Hierbei darf aber die Herz-Kreislauf-Funktion nicht isoliert für sich betrachtet werden, sondern immer zusammen mit der Atmung, denn beide Systeme sind funktionell eng miteinander verbunden. Die wichtigsten Überwachungsgrößen der Herz-Kreislauf-Funktion sind in **Tabelle 39-2** zusammengestellt.

Die einfache klinische Überwachung der Herz-Kreislauf-Funktion ist bereits auf S. 41 dargestellt worden. Darum sollen an dieser

Tabelle 39-2. Herz-Kreislauf-Überwachung beim Intensivpatienten

- Herzfrequenz und Herzrhythmus
- Peripherer Puls
- Herztöne
- Aterieller Blutdruck
- Zentraler Venendruck
- Pulmonalarteriendrucke
- Lungenkapillarenverschlußdruck
- Linker Vorhofdruck
- Herzzeitvolumen

Stelle nur die apparativen Methoden beschrieben werden.

EKG-Monitor

Der EKG-Monitor gehört zum Standardüberwachungsgerät für den Intensivpatienten. Jeder Intensivpatient wird an einen EKG-Monitor angeschlossen.

Mit dem EKG-Monitor können folgende Funktionen und Funktionsstörungen des Herzens festgestellt werden:
- Herzfrequenz und Herzrhythmus
- Störungen der Herzfrequenz: Bradykardie - Tachykardie
- Störungen des Herzrhythmus: supraventrikulär - ventrikulär
- Myokardischämie, Myokardinfarkt
- Herzblock
- Wirkungen von Medikamenten
- Elektrolytstörungen
- Herzstillstand: Asystolie, Kammerflimmern, elektromechanische Entkoppelung

Die Vorteile und Grenzen der kontinuierlichen EKG-Überwachung sind auf S. 41 dargestellt, die physiologischen Grundlagen des EKGs auf S. 450f.

1. Monitor: Moderne EKG-Monitore enthalten Speicheroszilloskope, auf denen das EKG während des Durchlaufens gespeichert wird; bei Erreichen des Bildrandes wird die Kurve gelöscht oder für kurze Zeit gespeichert; auf diese Weise können Arrhythmien kurz nach ihrem Auftreten erneut abgerufen werden. Das aktuelle EKG-Bild kann auch auf dem Schirm eingefroren („Freeze") und genauer betrachtet werden; bei 2-Kanal-Speicheroszilloskopen ist das Bild auf dem zweiten Kanal sogar beliebig lange speicherbar. Einige EKG-Monitore besitzen zusätzlich *Schreiber*, die sich zu vorgewählten Zeitpunkten oder durch einen Alarm ausgelöst, einschalten und das EKG-Bild registrieren. Daneben verfügen die Monitore noch über einen *Herzfrequenzzähler*, der die Herzfrequenz entweder digital oder analog anzeigt. Zum Zähler gehören Alarmsysteme, die durch eine zu hohe oder zu niedrige Herzfrequenz aktiviert werden.

Oft werden auf Intensivstationen Multifunktionsmonitore eingesetzt, mit denen mehrere Variable überwacht werden können, z. B. EKG, Herzfrequenz, Blutdrucke, Atemfrequenz, Temperatur, EEG usw. **(Abb. 39-1).**

2. Elektroden: In der Intensivmedizin werden am häufigsten *Hautelektroden* verwendet; Nadelelektroden sind speziellen Indikationen vorbehalten (z. B. bei schweren Verbrennungen). Hautelektroden sind meist Klebeelektroden zum Einmalgebrauch mit aufgetragenem Elektrodengel. Ein gutes Elektrodensystem ist erforderlich, damit der elektrische Impuls störungsfrei auf den Monitor übertragen wird. Insbesondere muß die Grundlinie stabil und artefaktfrei sein, der QRS-Komplex ausreichend hoch (damit der Herzfrequenzzähler und sein Alarmsystem richtig funktionieren) und die P-Wellen deutlich erkennbar.

3. Anbringen der Elektroden: Zunächst wird die Haut vorbereitet, damit die Elektroden gut haften: Hierdurch wird die Qualität der Ableitung verbessert. Knochenvorsprünge, Gelenke und Hautfalten sind für die Elektrodenapplikation ungeeignet. Haare über der Ableitungsstelle müssen entfernt werden, ebenso alle Rückstände auf der Haut (z. B. Fett, Blut oder andere Verunreinigungen). Es ist zweckmäßig, sich bei der Applikation der Elektroden auf der Haut nach den Anweisungen des Herstellers zu richten.

Wo die Elektroden plaziert werden, hängt im wesentlichen vom Patientenzustand und vom Überwachungszweck ab.

Am häufigsten werden auf Intensivstationen die II. Extremitätenableitung oder eine modifizierte Brustwandabteilung eingesetzt.

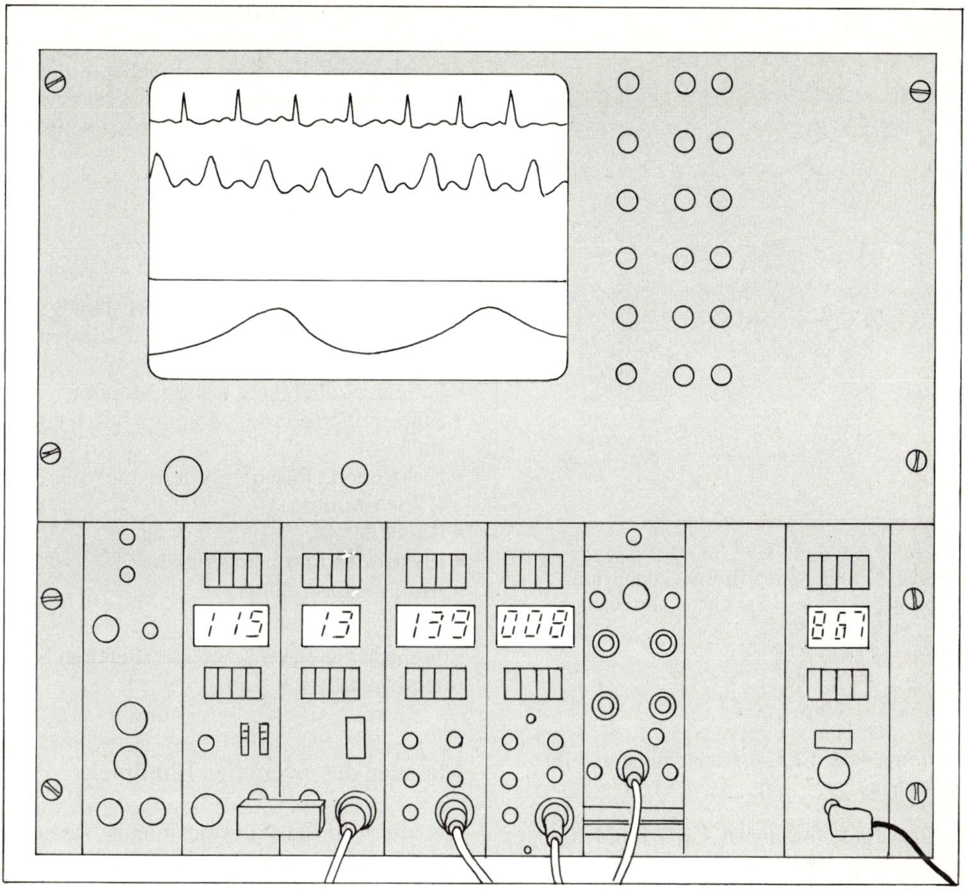

Abb. 39-1. Multifunktionsmonitor

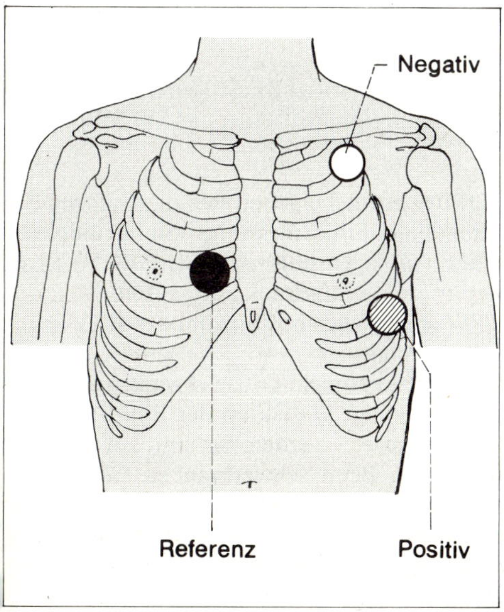

a) Extremitätenableitung: Für eine Extremitätenableitung sind mindestens 3 Elektroden erforderlich: eine positive, eine negative und eine Referenzelektrode **(Abb. 39-2)**

b) Modifizierte Brustwandableitungen: Mit diesen Ableitungen sind Erregungsstörungen des Herzens erkennbar (z. B. Schenkelblock), die von der Extremitätenableitung nicht erfaßt werden. Eine Ableitung mit 3 Elektroden ist in **Abb. 39-3** dargestellt.

←

Abb. 39-2. Simulierte Extremitätenableitung mit 3 Elektroden

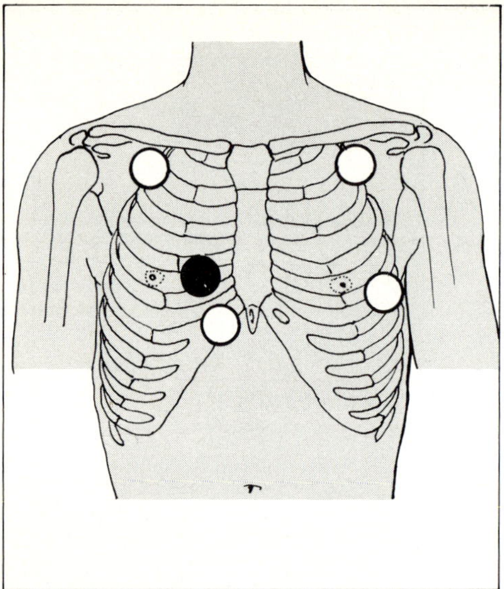

Abb. 39-3. Simulierte Brustwandableitung nach Marriott (Ableitung I am Gerät einstellen)

Störungen der EKG-Überwachung und ihre Ursachen

1. Grundlinie vorhanden, EKG Bild fehlt:
- Empfindlichkeit zu gering eingestellt,
- Patientenkabel nicht fest mit dem Gerät verbunden,
- Elektrodenkabel nicht richtig mit Patientenkabel verbunden,
- Elektrodenkabel nicht fest auf Elektroden aufgesetzt,
- Falsche Ableitung eingestellt,
- Patienten- oder Elektrodenkabel defekt.

2. Grundlinie wandert oder ist unregelmäßig:
- Patient bewegt sich
- Seine Muskeln zittern,
- Haut ist schlecht vorbereitet,
- Wechselstrom,
- Elektroden sind nicht mehr feucht,
- Elektroden sind an der falschen Stelle angebracht,
- Patientenkabel und Stromkabel berühren sich.

3. Die EKG-Amplitude ist zu klein:
- Größenkontrolle falsch eingestellt,
- Elektrodengel ausgetrocknet,
- Elektroden falsch angebracht.

4. EKG-Bild wird unterbrochen:
- Patientenkabel nicht fest im Monitor,
- Elektrodenkabel nicht ausreichend mit Patientenkabel verbunden,
- Elektroden nicht fest mit Elektrodenkabel verbunden,
- Elektrodendraht zerrissen,
- Elektroden falsch angebracht,
- Patientenkabel defekt.

5. Herzfrequenzmonitor alarmiert ständig:
- Frequenzalarm zu nahe an Patientenfrequenz eingestellt,
- Patientenkabel nicht fest im Monitor,
- Empfindlichkeit des Monitors falsch eingestellt,
- Elektroden falsch plaziert (zu niedrige QRS-Amplitude),
- Kabel defekt,
- Elektroden falsch angebracht,
- Instabile Grundlinie.

Störungen der elektrischen Herzfunktion beim Intensivpatienten s. S. 462

Messung des arteriellen Blutdrucks

Die arterielle Blutdruckmessung ist wesentlicher Bestandteil der Herz-Kreislauf-Überwachung beim Intensivpatienten. Der arterielle Blutdruck ist ein Indikator für die Durchblutung der Organe. Seine Größe hängt vom Herzzeitvolumen und vom peripheren Gesamtwiderstand ab:

> Arterieller Mitteldruck (MAP) = HZV × totaler peripherer Widerstand (TPW)

Aus der Formel ergeben sich die Grenzen der arteriellen Druckmessung: Sie ermöglicht keine Aussagen über den *Blutfluß*. So kann der arterielle Blutdruck normal sein (weil der TPW angestiegen ist), obwohl das HZV abgenommen hat.
Ist der Patient nicht kritisch krank, so können die indirekten Methoden der Blutdruckmessung eingesetzt werden. Sie sind auf S. 42 beschrieben. Beim schwerkranken Intensivpatienten sollte hingegen der arterielle Blutdruck direkt über eine arterielle Kanüle oder einen arteriellen Katheter gemessen werden. Die Vorteile sind:

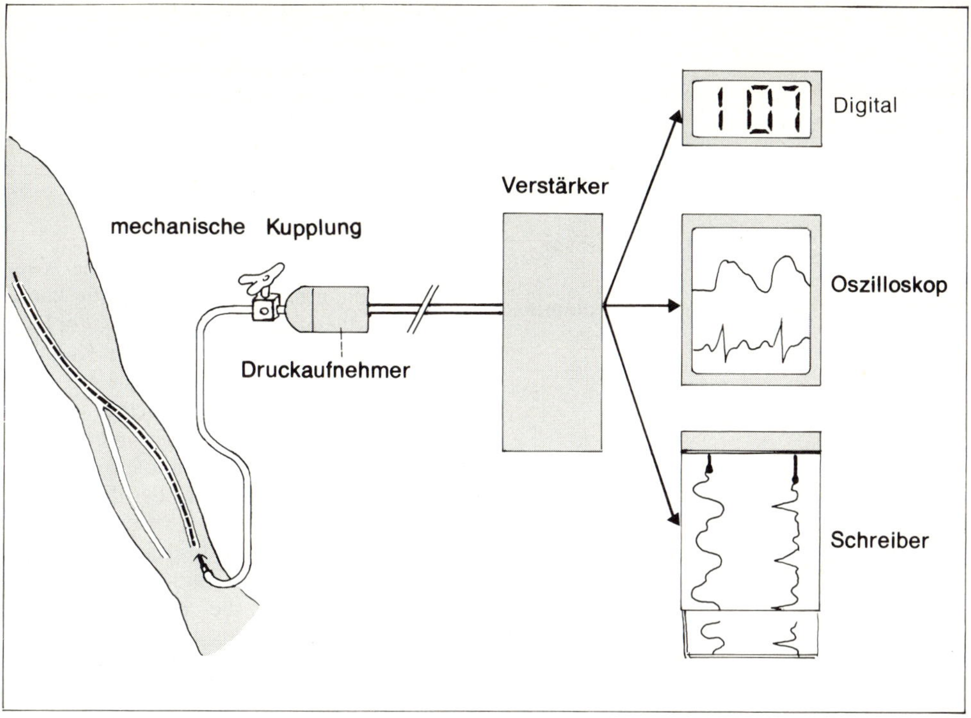

Abb. 39-4. Bestandteile eines Druckmeß-Systems

- kontinuierliche Schlag-für-Schlag-Druckregistrierung,
- rasches Erkennen hämodynamischer Störungen,
- dauerhafte Messgenauigkeit,
- Zugang für arterielle Blutproben.

Bestandteil einer Druckmeßvorrichtung

Die wichtigsten Bestandteile einer Druckmessvorrichtung sind **(Abb. 39-4)**:

- arterielle Kanüle,
- Druckaufnehmer (Transducer),
- Verstärker,
- Anzeige.

Arterielle Kanülen: Für die arterielle Druckmessung werden am häufigsten Teflon-Kanülen eingesetzt, selten Gefäßkatheter. Gebräuchliche Größen für Erwachsene: 18 oder 20 G; für Kinder 20 oder 22 G; bei Neugeborenen auch 24 G.

Druckaufnehmer wandeln mechanische Energie (Druck) in elektrische Energie um: Der im Gefäß durch die Kontraktion des Herzens entstehende Druck wird über die Kanüle auf die Membran des Druckwandlers (Transducer) übertragen, dann in ein elektrisches Signal umgewandelt und zum Verstärker geleitet **(Abb. 39-4)**.

Für eine genaue Druckmessung muß der Druckaufnehmer an einem Referenzpunkt plaziert werden, üblicherweise in Höhe der Thoraxmitte des Patienten. Vor der Messung sind 2 Maßnahmen erforderlich:

- **Nullabgleich:** Um den Nullpunkt festzulegen, wird der Druckaufnehmer zur Atmosphäre (Zimmer) hin geöffnet, zum Gefäß hin verschlossen. Der jetzt auf der Membran lastende Atmosphärendruck wird als 0-Druck (0 mmHg) bezeichnet; von diesem Basiswert aus wird gemessen. Für den Nullabgleich wird ein spezieller Knopf am Verstärker gedrückt.
- **Kalibrierung:** Hierbei wird festgelegt, welcher Ausschlag des elektrischen Signals (Höhe der Druckkurve) einem bestimmten Blutdruckwert in mmHg entspricht. Beispiel: 1 cm Amplitude der Druckkurve entspricht 20 mmHg. Für die Kalibrierung wird ein spezieller Knopf am Verstärker ge-

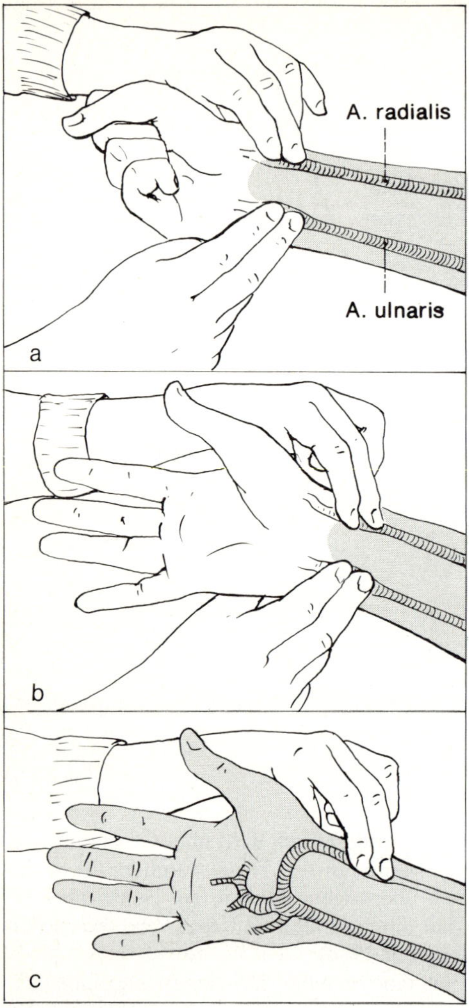

Abb. 39-5a–c. Allen-Test. **a** Hand zur Faust schließen, A. radialis und A. ulnaris solange fest abdrükken, bis Hand blaß wird. **b** Faust öffnen lassen und A. ulnaris freigeben, A. radialis weiterhin abdrükken. **c** bei intaktem Kollateralkreislauf wird die Hand innerhalb von 5 s wieder rosig.

drückt. Sollen niedrige Drucke gemessen werden (z. B. ZVD), so wird ein höherer Ausschlag des Kurvensignals gewählt und umgekehrt.

Verstärker (Druckmodul) und Anzeige: Der Verstärker nimmt das schwache elektrische Signal des Transducers auf und verstärkt es. Das verarbeitete Signal kann auf folgende Weise sichtbar gemacht werden **(s. Abb. 39-1)**:

- analog als Kurve auf dem Bildschirm und/oder Schreiber,
- digital als Druckwert in mmHg.

Die meisten Geräte besitzen kombinierte Anzeigen.

Praxis der arteriellen Druckmessung

Arterielle Kanülierung

1. A. radialis: Am häufigsten wird die A. radialis für die arterielle Druckmessung kanüliert. Grund: einfache Technik und guter Kollateralkreislauf der Hand. Vor der Kanülierung muß der Kollateralkreislauf mit dem Allen-Test überprüft werden; hierbei soll festgestellt werden, ob bei einer Thrombosierung der A. radialis durch die Kanüle ein ausreichender Kollateralkreislauf über die A. ulnaris erfolgt.

Allen-Test: Patient ballt die Hand zur Faust. Anschließend werden A. radialis und A. ulnaris abgedrückt, bis die Hand blaß wird **(Abb. 39-5)**. Danach die A. ulnaris freigeben und die Hautfarbe der geöffneten Hand beobachten: bei normalem Kollakteralkreislauf wird die Hand innerhalb von 5 s wieder rosig. Kehrt die normale Hautfarbe erst nach 10 s oder länger zurück, so sollte die A. radialis nicht kanüliert werden.

Kanülierung: Für die Kanülierung wird das Handgelenk stark überstreckt **(Abb. 39-6)**. Nach Desinfektion der Haut Lokalanästhesiequaddel setzen. Kanüle in einem Winkel unter 30° parallel zur Arterie einstechen und vorschieben. Beim Eintritt der Kanüle in das Gefäß fließt Blut aus der Nadel. Jetzt die Kanüle noch mehr senken und die äußere (Plastik-)Kanüle in das Gefäß vorschieben. Hinterwand des Gefäßes nicht durchstechen. Nach der Gefäßkanülierung die Überstrekkung im Handgelenk wieder aufheben, damit der N. medianus nicht geschädigt wird. Kanüle mit einer starren Zuleitung verbinden. Keinen 3-Wege-Hahn direkt auf die Kanüle setzen: Gefahr der Diskonnektion; außerdem traumatisieren ständige Manipulationen am 3-Wege-Hahn das Gefäß.

- Komplikationen: Thrombose der A. radialis; Embolie, Hämatom, Fingernekrosen, arteriovenöse Fistel.

2. A. ulnaris: Sie wird nur gelegentlich kanüliert, z. B. wenn der Allen-Test für die A. ulnaris nicht ausreichend ist, jedoch bei Freigabe der A. radialis eine normale Durchblutung

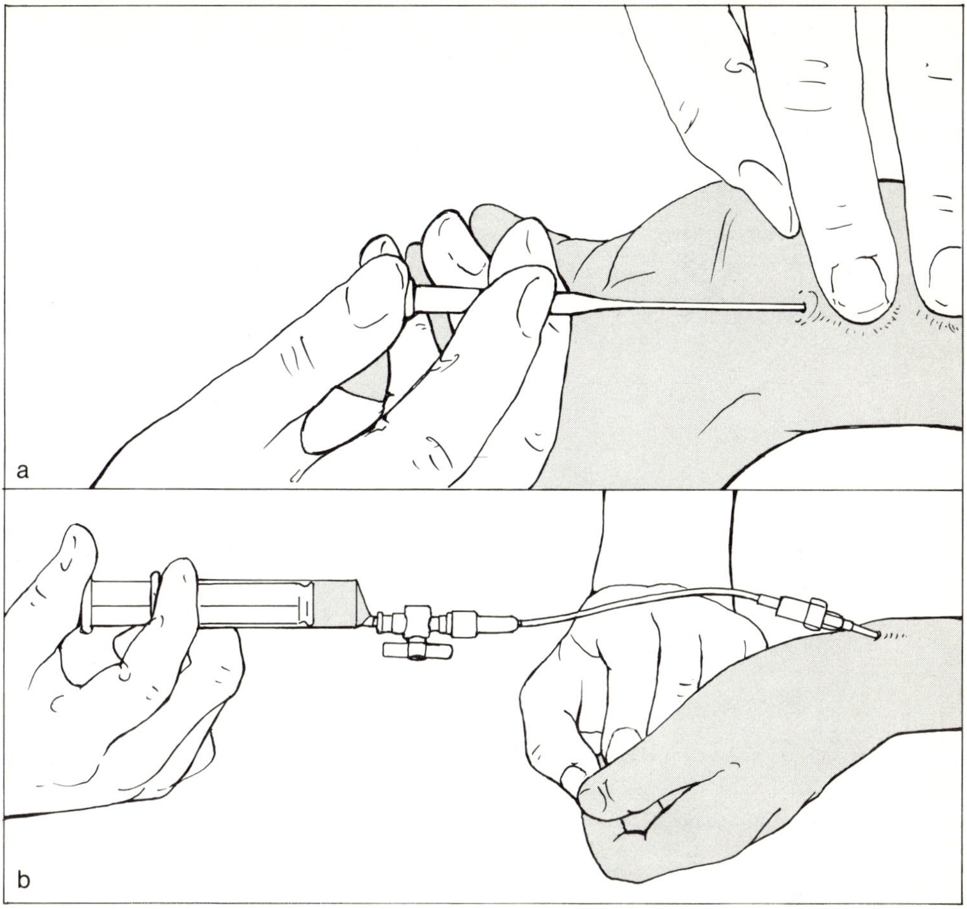

Abb. 39-6a, b. Kanülierung der A. radialis. **a** Überstrecken des Handgelenkes und Punktion der Arterie in einem Winkel von weniger als 30° zur Haut; **b** nach erfolgreicher Kanülierung Anschluß einer Verlängerung und Spülung der Kanüle mit 0,9%iger NaCl-Lösung

anzeigt. Dann liegt eine dominante A. radialis vor.

3. A. brachialis: Diese Arterie kann ebenfalls kanüliert oder katheterisiert werden, z. B. per Seldinger-Technik mit einem 18-G-Katheter. Die linke Arterie wird bevorzugt, um die Gefahr einer zerebralen Katheterembolie zu vermindern.

4. A. femoralis: Dieses Gefäß kann leicht per Seldinger-Technik mit einem 18-G-Katheter kanüliert werden; der Katheter ist für längere Liegezeiten beim Intensivpatienten geeignet. Die Komplikationsrate ist niedrig.

5. A. dorsalis pedis: Diese Arterie auf dem Fußrücken wird nur in seltenen Ausnahmen kanüliert. Vor der Kanülierung muß die Funktionsfähigkeit des Kollateralkreislaufs über die A. tibialis posterior geprüft werden. Die erhaltenen Druckkurven entsprechen nicht denen der zentralen Arterien; sie sind auseinandergezogen. Bei Patienten mit peripheren Durchblutungsstörungen oder Diabetes sollte das Gefäß nicht kanüliert werden.

Anschluß der Druckmeßeinrichtung

1. Zubehör:
- Druckmodul,
- Druckaufnehmer,
- Druckspülsystem (z. B. Intraflo),
- Druckbeutel,
- 500 ml Elektrolytlösung mit Heparinzusatz (1000 E.),

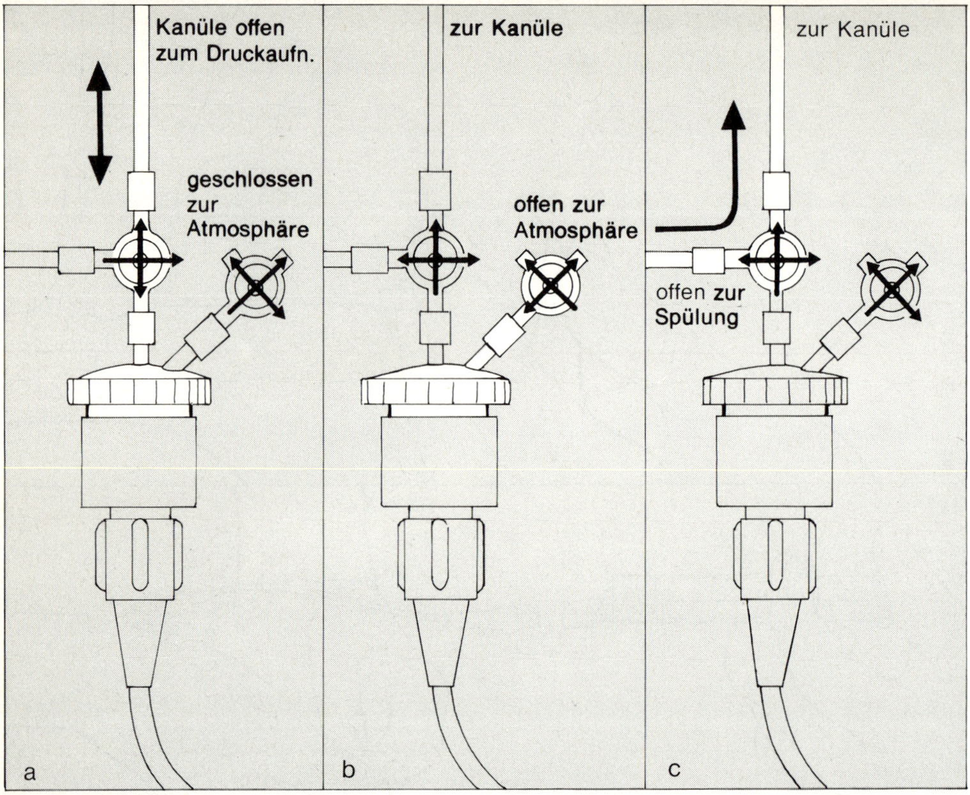

Abb. 39-7 a–c. Druckaufnehmer (Transducer) **a** Stellung „Druckmessung", **b** Stellung „Nullabgleich", **c** Stellung „Spülen"

- starre Zuleitung,
- 3-Wege-Hähne (3),
- Spritzen mit physiologischer Kochsalzlösung,
- Haltevorrichtung für Transducer.

2. Vorgehen: (Abb. 39-7 und 39-8):

- ▸ Membran des Druckaufnehmers mit NaCl-Lösung benetzen, dann Dom festschrauben. Kammer im Dom mit NaCl-Lösung blasenfrei füllen.
- ▸ Auf beide Öffnungen des Transducers 3-Wege-Hahn fest aufsetzen oder aufschrauben.
- ▸ Druckaufnehmer mit dem Verstärker verbinden; einige Minuten warmlaufen lassen.
- ▸ Spülflüssigkeit mit Heparinzusatz an Intraflo-Spülsystem anschließen. Druckbeutel auf 300 mmHg aufblasen. System mit Flüssigkeit füllen.
- ▸ Spülsystem mit einem 3-Wege-Hahn der Transduceröffnung verbinden; Transducerkammer blasenfrei durchspülen.
- ▸ Spülsystem mit der starren Druckleitung zur arteriellen Kanüle verbinden.
- ▸ Transducer in Höhe des Referenzpunktes befestigen.

Druckmessung:

- ▸ System mit der Spülflüssigkeit durchspülen.
- ▸ Einen 3-Wege-Hahn des Transducers zur Atmosphäre hin öffnen, den anderen 3-Wege-Hahn verschließen:
  - Nullabgleich des Transducers: Abgleichknopf des Verstärkers drücken.
  - Kalibrierung des Transducers: Kalibrierungsknopf des Verstärkers drücken.
- ▸ 3-Wege-Hahn zum Patienten hin öffnen, der andere 3-Wege-Hahn bleibt verschlossen.
- ▸ Druck kontinuierlich messen.

In **Abb. 39-9** ist eine typische arterielle Druckkurve der A. radialis zusammen mit dem EKG dargestellt.

Die meisten Druckmeßgeräte können folgen-

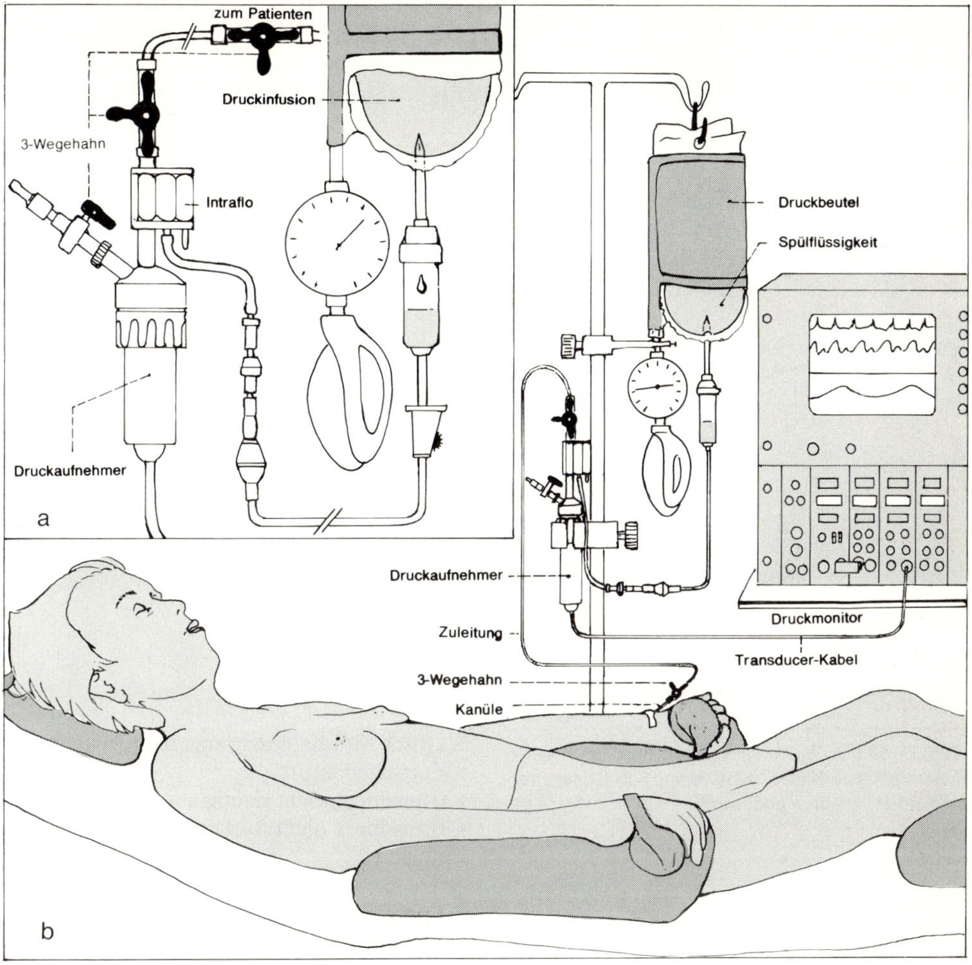

Abb. 39-8 a, b. Anschluß einer Druckmeßeinrichtung mit Spülvorrichtung

de Drucke elektronisch ermitteln und digital anzeigen:

- systolischer Druck,
- diastolischer Druck,
- Mitteldruck.

Störungen der Druckmessung
Die wichtigsten Störungen der arteriellen Druckmessung sind:

1. Schleuderzacken (Abb. 39-10 b): Sie entstehen meist, wenn eine überlange Zuleitung mit einer 18 G-Kanüle in der A. radialis verbunden wird. Durch eine kleine Luftblase in der Zuleitung kann eine Dämpfung der Kurve erreicht werden.

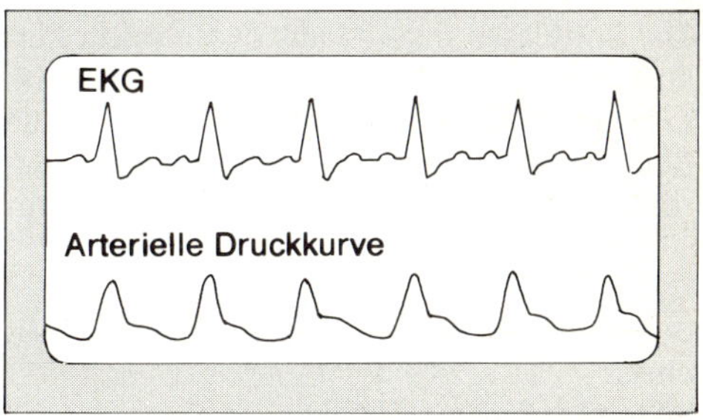

Abb. 39-9. Druckkurve in der A. radialis *(unten)* und EKG *(oben)*. Beachte die typische Inzisur der Druckkurve

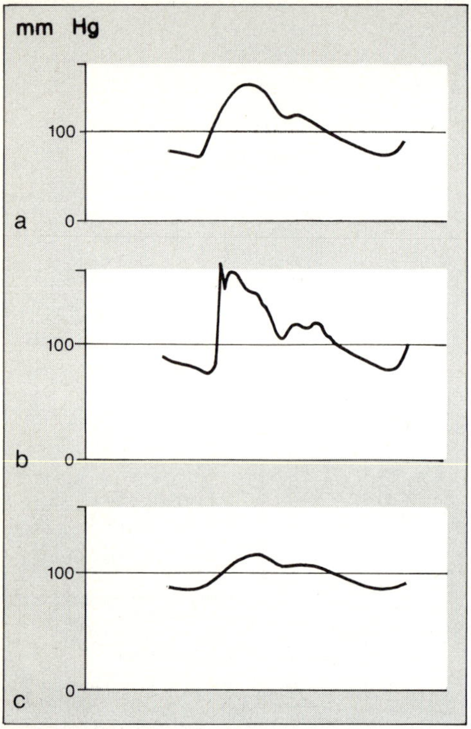

Abb. 39-10 a-c. Störungen der arteriellen Druckmessung. **a** normaler Kurvenlauf; **b** Kurve verschleudert; **c** Kurve gedämpft

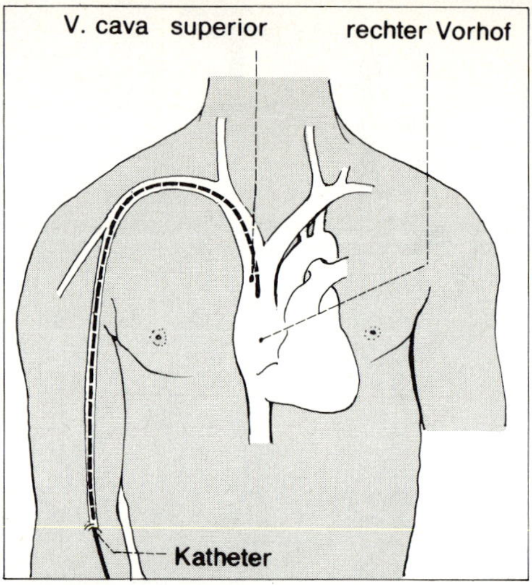

Abb. 39-11. Richtige Lage eines zentralen Venenkatheters in der oberen Hohlvene

2. Gedämpfte Kurve (Abb. 39-10c): Ist die Kurve gedämpft, so wird der systolische Blutdruck zu niedrig und der diastolische Druck zu hoch gemessen. Häufigste Ursachen sind:

- Luftblasen im System
- Blutgerinnsel in Kanüle oder System

Die Luftblasen müssen aus dem System herausgespült werden (nicht in den Patienten). Gerinnselbildung soll durch ausreichende Spülung verhindert werden. Vorhandene Gerinnsel sollten aspiriert werden (Blut nicht zurückspritzen).

3. Transducer läßt sich nicht abgleichen. Ursachen:

- Druckaufnehmer defekt
- Druckaufnehmer falsch angeschlossen
- Verstärker defekt

4. Druckkurve driftet. Ursachen:

- Warmlaufzeit zu kurz
- Kabel abgeknickt

5. Druck wird zu niedrig angezeigt. Ursachen:

- Kurve gedämpft
- Transducer nicht richtig abgeglichen
- Transducer nicht in richtiger Referenzhöhe plaziert

6. Druck wird zu hoch angezeigt. Ursachen:

- Transducer falsch plaziert
- Transducer nicht richtig abgeglichen

7. keine Kurve auf dem Monitor. Ursachen:

- Transducer falsch angeschlossen
- Transducer defekt
- Verstärker defekt

8. Direkte Druckmessung stimmt nicht mit Manschettendruck überein.

- Direkte Messung ist genauer, besonders bei Hypotension, niedrigem HZV und peripherer Gefäßkonstriktion.

Kanülenpflege

Die Hauptrisiken der arteriellen Druckmessung sind Thrombose und Embolie, Infektion, Rückfluß von Blut, Diskonnektion.

1. Thrombose und Embolie: Dieses Risiko kann durch eine kontinuierliche Druckspülung vermindert werden.

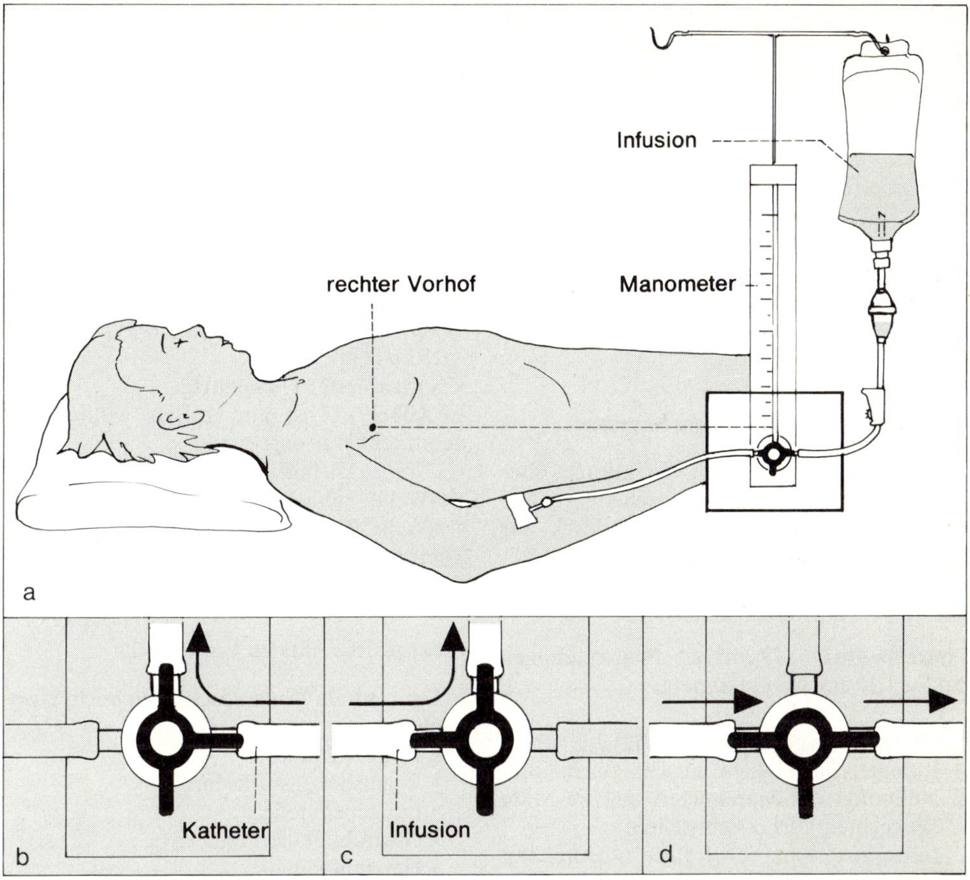

Abb. 39-12a-d. Venendruckmessung mit Wassersäule. **a** Meßvorrichtung: Manometer und zentraler Venenkatheter (von der Ellenbeuge aus eingeführt). **b** 3-Wege-Hahn zum Manometer geöffnet: Manometer füllt sich mit Flüssigkeit (z. B. 0,9% NaCl-Lösung); **c** 3-Wege-Hahn zum zentralen Venenkatheter hin geöffnet: Messung des zentralen Venendrucks; **d** 3-Wege-Hahn in Normalposition: Infusion fließt am Steigrohr vorbei in den Patienten

2. Rückfluß von Blut wird durch eine Druckspülung und richtige Bedienung der 3-Wegehähne und Zuleitungen verhindert.

3. Infektion: Infektionskontrolle wird erreicht durch sterile Technik bei der arteriellen Kanülierung und durch Sauberkeit bei der Bedienung der Zuleitungen, 3-Wegehähne und Transducer. Sterilisation des Druckaufnehmers: s. Angaben des Herstellers. Druckaufnehmer dürfen auf keinen Fall durch Dampf oder Heißluft sterilisiert werden.

Messung des zentralen Venendrucks

Die Messung des zentralen Venendrucks ermöglicht Aussagen über die Funktion des rechten Herzens sowie über das Blutvolumen und den Venentonus. Sie gehört zur Standardüberwachung beim Intensivpatienten. Die Messung ist nützlich, wenn ihre Grenzen beachtet werden: Der zentrale Venendruck wird durch Veränderungen des intrathorakalen Druckes (Beatmung) und durch Behinderung des zentralvenösen Blutstromes beeinflußt.

Die Messung kann intermittierend über eine Wassersäule (umständlich) oder kontinuierlich (wie die arterielle Druckmessung) mit ei-

nem Druckaufnehmer und Verstärker erfolgen. Die kontinuierliche Messung erlaubt eine bessere Verlaufsbeobachtung und sollte darum beim Intensivpatienten bevorzugt werden.
Die Messung muß in einer großen Vene des Thorax erfolgen. Hierzu wird ein Venenkatheter von peripher oder über die V. jugularis int. oder subclavia in die V. cava superior vorgeschoben **(Abb. 39-11)**. Die Lage der Katheterspitze muß röntgenologisch kontrolliert werden. Der Katheter soll nicht im rechten Vorhof liegen.

Messung mit vorkalibriertem Manometer

Die Messung des zentralen Venendrucks über eine Wassersäule liefert hinreichend genaue Werte, zumal der mittlere Venendruck nur langsam schwankt. Auch die Atem- oder Beatmungsschwankungen übertragen sich auf die Wassersäule und sind sichtbar.

Normalwerte: 6-12 cmH_2O (Umrechnungsfaktor 1,36 cmH_2O = 1 mmHg)

Technisches Vorgehen (Abb. 39-12)
1. Patienten flach lagern, einschließlich Kopf.
2. Nullpunkt des Manometers auf die Mitte des rechten Vorhofs einstellen.
3. Infusionssystem der Infusionslösung mit dem 3-Wege-Hahn am Ende des Manometerrohres verbinden. Infusion zunächst geschlossen halten.
4. Manometer vollständig und blasenfrei mit Flüssigkeit füllen.
5. 3-Wege-Hahn zum Patienten hin öffnen (Weg zur Infusionslösung verschlossen). Messen. Kann der Patient spontan atmen: Respirator abnehmen. Kann der Patient nicht spontan atmen: Messung unter Beatmung durchführen. Abgelesen wird jeweils am höchsten Punkt der Wassersäule im Steigrohr. Der Katheter liegt richtig, wenn die Säule mit der Atmung oder Beatmung schwankt: Abfall bei spontaner Inspiration, Anstieg bei Respirator-Inspiration.
   Schwankt die Wassersäule mit dem Herzschlag, so liegt der Katheter im rechten Ventrikel und muß zurückgezogen werden.
6. Nach der Messung 3-Wege-Hahn in Normalposition bringen, Infusion zum Offenhalten des Katheters laufen lassen.

Elektronische Messung

Die Vorbereitungen und Anschlüsse für die elektronische Venendruckmessung entsprechen weitgehend denen der arteriellen Druckmessung (s. dort).
- Referenzpunkt für den Transducer ist die Thoraxmitte,
- für die Messung den Patienten flach lagern,
- Beatmung für die Messung (wenn möglich) unterbrechen,
- Digitalanzeige des Verstärkers gibt den Mitteldruck an,
- **Normalwerte: 1-10 mmHg.**

In **Abb. 39-13** ist eine typische zentrale Venendruckkurve dargestellt.
- a-Welle: Vorhofsystole,
- c-Welle: Schluß der Trikuspidalklappe,
- v-Welle: Ventrikelsystole.

Zentraler Venendruck und rechter Vorhofdruck sind praktisch identisch.

Aussage des zentralen Venendrucks

1. Der zentrale Venendruck ist zu hoch. Ursachen:
   - Hypervolämie,
   - Rechtsherzinsuffizienz,
   - Lungenembolie,
   - Obstruktion der Vena cava,
   - Herztamponade.
2. Der Venendruck ist zu niedrig. Ursache:
   - Hypovolämie.

Pulmonalarterienkatheter

Mit Hilfe eines Pulmonalarterienkatheters (Swan-Ganz-Katheter, Pulmonaliskatheter) können die Pulmonalarteriendrücke und, indirekt, die Füllungsdrucke des linken Herzens bestimmt werden. Damit ermöglicht der Pulmonaliskatheter Aussagen über die Funktion des linken Herzens. Außerdem kann mit mehrlumigen Pulmonaliskathetern das HZV nach der Thermodilutionsmethode bestimmt werden.

Vierlumiger Pulmonaliskatheter

In **Abb. 39-14** ist ein vierlumiger Pulmonaliskatheter dargestellt.
Der Katheter besitzt 4 Anschlüsse:
- *Distal:* Verbindet den Druckaufnehmer mit der distalen Öffnung in der Katheterspitze.

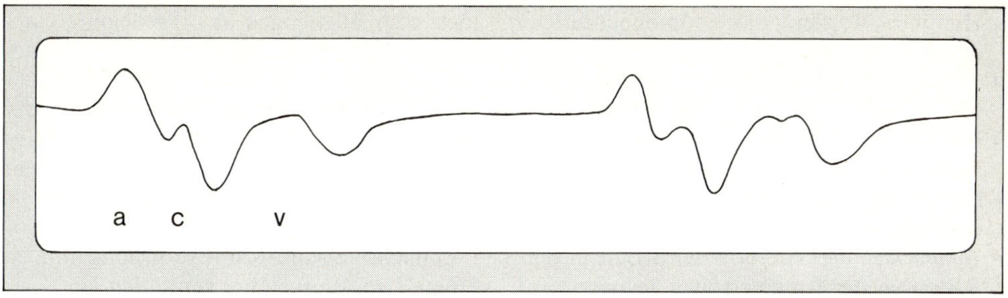

Abb. 39-13. Zentrale Venendruckkurve mit a-, c- und v-Wellen

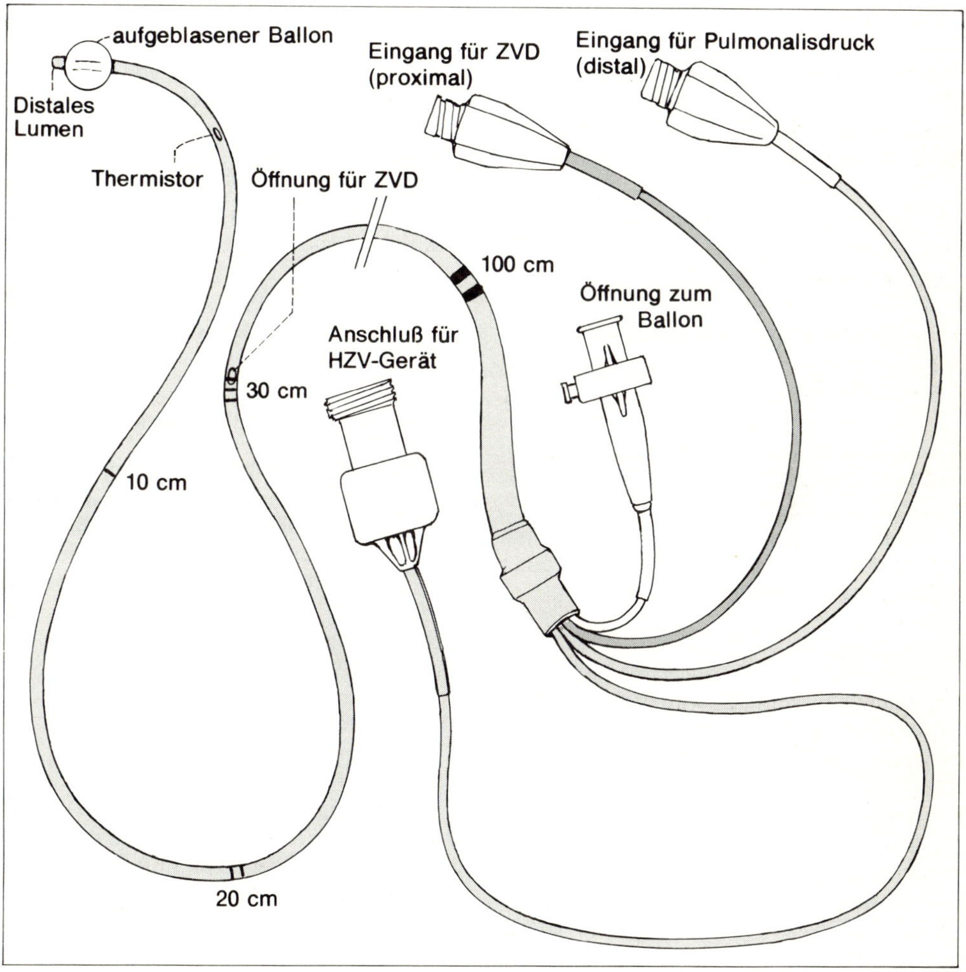

Abb. 39-14. Pulmonaliskatheter, 4-lumig

Hierüber werden die Pulmonalarteriendrucke gemessen.

- *Proximal:* Verbindet einen 2-Druckaufnehmer mit der Öffnung für den rechten Vorhof. Dient zur Messung des zentralen Venendrucks und zur Injektion von Eiswasser bei der HZV-Messung nach der Kälteverdünnungsmethode.
- *Ballonzuleitung:* Hierüber wird Luft in den Ballon an der Katheterspitze gespritzt. Bei geblocktem Ballon und richtiger Lage der Katheterspitze wird der Lungenkapillarenverschluß über das distale Lumen gemessen.
- *Thermistorverbindung:* An diese Verbindung zum Thermistor im Pulmonaliskatheter wird der HZV-Computer angeschlossen.

Mit dem vierlumigen Pulmonaliskatheter können somit folgende Messungen durchgeführt werden

Meßgrößen des Pulmonaliskatheters
- zentraler Venendruck
- Pulmonalarteriendrucke (systolisch, diastolisch, Mitteldruck)
- Lungenkapillarenverschlußdruck (Wedge-Druck)
- Herzzeitvolumen

Neben diesem Katheter sind auch doppel- und tripellumige Pulmonaliskatheter im Gebrauch.
Pulmonaliskatheter sind nicht ohne Risiko für den Patienten, darum bedürfen sie einer strengen Indikationsstellung.

Indikationen

Ein Pulmonaliskatheter wird meist nur zur Überwachung von kritisch kranken Intensivpatienten gelegt. Als Indikationen gelten z. B.:
- Schock,
- Schweres Polytrauma,
- Akutes Lungenversagen,
- Sepsis mit instabiler Herzkreislauffunktion,
- Überwachung der medikamentösen Therapie oder intraaortalen Ballongegenpulsation bei schwerster Herzinsuffizienz.

Einführen des Pulmonaliskatheters

Am häufigsten werden Pulmonaliskatheter mit der Seldinger-Technik über die rechte Vena jugularis interna eingeführt, gelegentlich auch vom Ellenbogen aus. Freilegung einer Vene ist sehr selten erforderlich. Der Pulmonaliskatheter wird unter kontinuierlicher Druckkontrolle vorgeschoben. Anhand der Druckkurven kann die jeweilige Lage der Katheterspitze zweifelsfrei bestimmt werden; Einführen unter Röntgenbildschirmkontrolle ist empfehlenswert.

1. Zunächst distale Katheteröffnung mit einem Druckaufnehmer verbinden.
2. Dann den Katheter langsam unter Druckkontrolle auf dem Monitor vorschieben. Bei Eintritt der Katheterspitze in die V. cava superior ca. 1 ml Luft in den Ballon injizieren, damit der Katheter über den rechten Vorhof durch die Trikuspidalklappe in den rechten Ventrikel und von dort durch die Pulmonalklappe in eine Lungenarterie eingeschwemmt werden kann („Einschwemmkatheter"). Hierbei sind die in **Abb. 39-15** gezeigten typischen Druckkurven nacheinander zu beobachten.
   Anschließend Ballon entblocken.
3. Jetzt proximale Katheteröffnung mit einer Infusionslösung oder einem 2. Druckaufnehmer zur Messung des zentralen Venendrucks verbinden.

Messungen mit dem Pulmonaliskatheter

1. Pulmonalarteriendrücke: Hierzu wird ein Druckaufnehmer in üblicher Weise an die distale Katheteröffnung angeschlossen. Nach Nullabgleich und Kalibrierung kann der Pulmonalarteriendruck kontinuierlich gemessen werden.
- Normalwerte:
  systolisch 15-28 mmHg (Mittel 24),
  diastolisch 5-16 mmHg (Mittel 10),
  Mitteldruck 10-22 mmHg (Mittel 16).
- Kurvenverlauf: s. **Abb. 39-15**.

2. Lungenkapillarenverschlußdruck (Wedge-Druck): Hierzu wird der Ballon an der Spitze des Katheters mit ca. 1,5 ml Luft oder CO_2 gefüllt. Innerhalb kurzer Zeit wird hierdurch der Katheter mit dem Blutstrom in die Wedge-Position geschwemmt: der Ballon klemmt sich gewissermaßen in eine Lungenarterie ein (s. **Abb. 39-15**), so daß kein Blut mehr durch dieses Gefäß strömen kann, solange der Ballon aufgeblasen ist. Der in dieser Position in der Spitze gemessene Druck wird darum als Verschlußdruck bezeichnet. Er entspricht bei gesundem Herzen dem

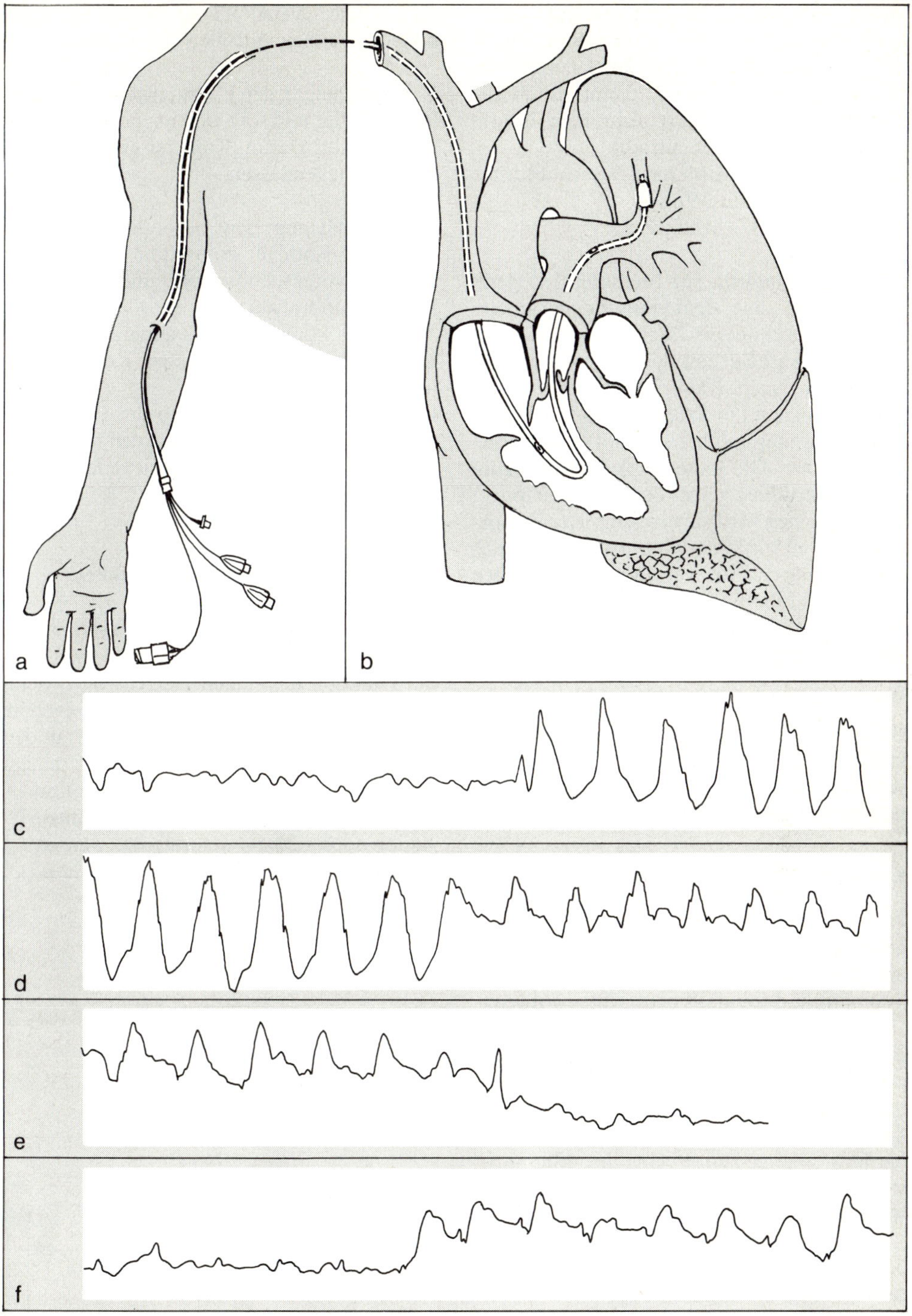

Abb. 39-15. **a** Weg des Pulmonaliskatheters. **b** Katheterspitze in Wedgeposition. In den folgenden Abbildungen Druckkurven beim Einführen des Pulmonaliskatheters: **c** rechter Vorhof in rechten Ventrikel; **d** rechter Ventrikel in Pulmonalarterie; **e** Pulmonalarterie zur Wedge-Position (Ballon geblockt); **f** Wedge-Position zur Pulmonalarterienposition (Ballon entblockt)

Druck im linken Vorhof und dem linksventrikulären enddiastolischen Druck. Sofort nach der Messung des Wedge-Drucks muß der Ballon entblockt werden, damit durch die Unterbrechung der Blutzufuhr kein Infarkt im betroffenen Gebiet entsteht.

- *Normalwerte:* Mittlerer Verschlußdruck 5-16 mmHg (Mittel 9),
- Kurvenverlauf: s. **Abb. 39-15**.

3. Herzzeitvolumen: Zur Messung des Herzzeitvolumens mit dem Pulmonaliskatheter wird der Anschluß des Temperaturfühlers im Pulmonaliskatheter mit dem HZV-Computer verbunden. Nach Kalibrierung des Gerätes werden einige ml eiskalte Lösung in die proximale Öffnung (rechter Vorhof) des Katheters gespritzt. Die kalte Lösung strömt zum Temperaturfühler nahe der Katheterspitze; auf ihrem Weg wird sie erwärmt. Der Temperaturwechsel wird vom Thermistor registriert; hieraus kann auf die Verdünnung der kalten Lösung und damit auf den Blutfluß rückgeschlossen werden. Der Computer errechnet aus der Verdünnung das Herzzeitvolumen.

Normalwert: 5-6 l/min

Neben den Messungen kann über den Pulmonaliskatheter zentralvenöses Blut zur Bestimmung der Blutgase und Säure-Basen-Parameter entnommen werden.

Komplikationen des Pulmonaliskatheters

1. Supraventrikuläre und ventrikuläre Arrhythmien: Treten beim Einführen des Katheters auf. Ventrikuläre Tachykardie und Kammerflimmern sind ebenfalls beobachtet worden.

2. Ballonruptur: Tritt meist nach einigen Tagen auf oder wenn der Ballon zu stark geblockt worden ist. Bei Ballonruptur dringt die Luft in das Blut ein. Die Komplikation ist harmlos, solange kein Rechts-links-Shunt besteht; dann sollte der Ballon mit CO_2 gefüllt werden.

3. Lungeninfarkt: Entsteht, wenn der Katheter zu lange in Wedge-Position liegt. Darum kontinuierliche Überwachung der Druckkurve! Katheter, wenn erforderlich, etwas zurückziehen.

4. Gefäßruptur: Übereifriges Blocken des Ballons kann zur Ruptur der Lungenaterie führen. Darum Ballon langsam und mit minimalem Volumen auffüllen (~1-1,5 ml).

5. Schädigungen der Herzklappen: Treten relativ häufig und oft bereits nach wenigen Stunden auf. Darum Katheter niemals unnötig lange liegen lassen.

6. Knotenbildung: Tritt besonders leicht auf, wenn der Katheter zu weit in den rechten Ventrikel vorgeschoben wird und nicht in die Pulmonalarterie gelangt.
Außerdem können die bei anderen zentralen Venenkathetern beobachteten Komplikationen auftreten (s. Kap. 37).
Die Ursachen für Störungen der Druckmessung entsprechen weitgehend den für die arterielle Druckmessung beschriebenen Faktoren.

Messung des linken Vorhofdruckes

Der linke Vorhofdruck wird praktisch nur bei herzchirurgischen Patienten gemessen, um die Funktion des linken Herzens nach herzchirurgischen Eingriffen zu überwachen. Hierzu wird intraoperativ ein Katheter in den linken Vorhof eingeführt und mit einem Druckaufnehmer verbunden. Die kontinuierliche Druckmessung kann auf der Intensivstation noch einige Zeit fortgesetzt werden.

- *Normalwert* (LAP): 4-12 mmHg (Mittel 7),
- Kurvenverlauf s. **Abb. 39-16**.

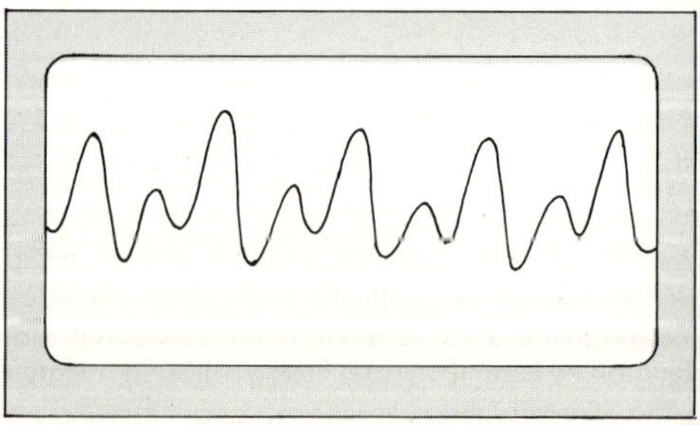

Abb. 39-16. Linker Vorhofdruck (LAP)

Überwachung der Atemfunktion

Ventilation und pulmonaler Gasaustausch gehören zu den Vitalfunktionen. Bereits ein kurzdauernder Ausfall dieser Funktionen ist mit dem Leben nicht vereinbar. Störungen der Atmung treten beim Intensivpatienten sehr häufig auf, und nicht selten sind Atemstörungen der primäre Grund für die Aufnahme des Patienten in die Intensivstation. Aus diesen Gründen spielt die Überwachung der Atemfunktion beim Intensivpatienten eine zentrale Rolle.
Die einfache klinische Überwachung der Atemfunktion ist bereits auf S. 40 dargestellt worden. An dieser Stelle sollen darum nur apparative Methoden zur Überwachung der Atmung beschrieben werden. Die wichtigsten Parameter sind:

Atemmechanik
- Atemfrequenz
- Atemzugvolumen
- Atemminutenvolumen
- Vitalkapazität
- Compliance des Respirators

Pulmonaler Gasaustausch
- Arterielle Blutgase
- Shunt-Durchblutung
- Alveolo-arterielle Gradienten

Monitore für die Spontanatmung

Die Spontanatmung kann mit Atem-Modulen überwacht werden. Bei diesen Geräten wird die Atemkurve auf einem Monitor dargestellt, die Atemfrequenz hingegen digital angezeigt. Die Meßgrößen werden mit verschiedenen Methoden erfaßt: z. B. Steuerung durch die Thoraxbewegung während der Atmung; Messung der Temperaturdifferenz zwischen In- und Exspirationsluft; Erfassung transthorakaler Widerstände während der Ein- und Ausatmung. Alle Geräte sind relativ störanfällig. Die Atemmonitore besitzen nicht die Bedeutung der Herz-Kreislauf-Monitore, weil sie keine Aussagen über den pulmonalen Gasaustausch ermöglichen. Sie dienen daher vor allem als *Apnoemonitor* bei Patienten, die durch einen Atemstillstand gefährdet sind: z. B. Patienten mit intrakraniellen Erkrankungen.

Überwachung der Respiratoren

Zwar gibt es auch für die Überwachung von Respiratoren Respiratormonitore, die an das Beatmungsgerät bzw. den Patienten angeschlossen werden. Die modernen Intensivrespiratoren (Bennett MA 1 und 2, Servoventilator 900 B und C usw.) verfügen jedoch über eigene, eingebaute Meßsysteme und Alarmeinrichtungen, die eine zuverlässige Überwachung der Respiratorfunktion ermöglichen. Respiratorüberwachung allein garantiert jedoch nicht eine ausreichende Beatmung, selbst wenn die vorgewählte Einstellung des Respirators konstant gehalten wird. Denn nicht selten ändert sich beim Intensivpatienten innerhalb kurzer Zeit der Ventilationsbedarf, ohne daß diese Größe vom Respirator erfaßt werden kann. Darum muß die Wirksamkeit der maschinellen Beatmung regelmäßig bzw. entsprechend dem Bedarf durch arterielle Blutgasanalysen kontrolliert werden.
Auch die Funktion des Respirators muß in regelmäßigen Abständen vom Behandlungsteam überprüft werden. Insbesondere kommt es darauf an, die vorgewählten Atemparameter mit den aktuellen Respiratorfunktionen zu vergleichen.
1. Inspirationsdruck: Er sollte stündlich am Respiratormanometer abgelesen und in den Überwachungsbogen eingetragen werden. Hierbei ist zu beachten: Volumengesteuerte Beatmungsgeräte sind druckvariabel. Plötzlicher Druckanstieg ist Hinweis für eine Obstruktion, z. B.
- Sekretverlegung der Atemwege,
- abgeknickter Tubus,
- Ballonhernie,
- Bronchospasmus,
- „Dagegenatmen“ des Patienten.

Plötzlicher Druckabfall ist Hinweis für ein Leck, z. B.
- Diskonnektion,
- undichte Tubusmanschette.

2. PEEP muß ebenfalls regelmäßig kontrolliert werden, zumal die vorgewählten Werte sich ändern können, so z. B. wenn die Empfindlichkeit des Respirators neu eingestellt wird.

3. Exspiratorisches Atemvolumen: Aus Sicherheitsgründen wird das Atemzugvolumen im Exspirationsschenkel mit einem Spirometer gemessen. Das eingestellte Inspirationsvolumen stimmt nie ganz genau mit dem ausgeatmeten Volumen überein.

4. Atemfrequenz: Die Respirationsfrequenz wird durch Auskultation des Brustkorbs überprüft. Abweichungen ergeben sich vor allem, wenn der Patient dazwischenatmet. Das Gegenatmen muß vermieden werden: Es vermindert das Inspirationsvolumen und erhöht den intrathorakalen Druck.

5. Inspiratorische Sauerstoffkonzentration: Sie wird mit einem Sauerstoffanalysator überprüft. Die regelmäßige Kontrolle ist wichtig, weil Mischer nicht selten defekt sind und dann die eingestellte Konzentration nicht mit der gelieferten Konzentration übereinstimmt.

6. Temperatur des Inspirationsgases: Sie wird mit einem Thermometer im Inspirationsschenkel nahe dem Tubus gemessen. Das Inspirationsgas sollte etwa Körpertemperatur haben. Zu kalte Atemluft ist ungenügend angefeuchtet; überhitzte Atemluft kann zu Verbrennungen führen.

7. Druckgesteuerte Beatmungsgeräte verfügen meist nur über geringe Überwachungs- und Kontrollmöglichkeiten. Die Exspirationsluft kann regelmäßig mit einem aufgesetzten Spirometer überprüft werden. Wenn möglich, sollten die gleichen Überwachungsmaßnahmen durchgeführt werden wie bei den volumen- oder zeitgesteuerten Respiratoren.

Arterielle Blutgasanalyse

Arterielle Blutgasanalysen sind die Grundlage für die Überwachung der Respiratortherapie. Nur durch die arterielle Blutgasanalyse kann festgestellt werden, ob der Respirator richtig eingestellt bzw. der pulmonale Gasaustausch ausreichend ist. Darum gilt:

> Jede Respiratortherapie muß durch arterielle Blutgasanalysen kontrolliert werden!

Wie oft eine Blutgasanalyse durchgeführt werden muß, hängt ganz wesentlich vom Zustand des Patienten ab. Jede größere Veränderung der Beatmungsmuster am Respirator sollte nach 10–15 min durch eine arterielle Blutgasanalyse überprüft werden.

Überwachung des Sauerstofftransports

Ein ausreichender pulmonaler Gasaustausch allein garantiert noch keine ausreichende Sauerstoffversorgung der Gewebe; er ist nur eine unabdingbare Voraussetzung. Vielmehr müssen auch die für den Sauerstofftransport zum Gewebe verantwortlichen Faktoren kontrolliert werden. Das sind insbesondere die Herz-Kreislauf-Funktion und der arterielle Sauerstoffgehalt; denn der Sauerstofftransport zu den Geweben ergibt sich aus folgender Formel:

Sauerstofftransport = Arterieller O_2-Gehalt × HZV

Folgende Variablen können zur Einschätzung des Sauerstofftransportes zu den Geweben herangezogen werden:
- arterielle Blutgase,
- arterieller Sauerstoffgehalt,
- gemischtvenöser Sauerstoffgehalt,
- arterio-venöse Sauerstoffgehaltsdifferenz,
- Sauerstoffextraktionsrate,
- Sauerstoffverbrauch,
- Sauerstoffverfügbarkeit,
- Sauerstoffsättigung bei einem p_aO_2 von 50 mmHg,
- Diphosphoglyzerat im Blut,
- Blutlaktatspiegel.

Überwachung der Körpertemperatur

Die Körpertemperatur wird bei allen kritisch kranken Intensivpatienten kontinuierlich überwacht. Die Messung erfolgt über Temperatursonden mit einem elektrischen Meßgerät. Die Sonden werden rektal, ösophageal oder in den äußeren Gehörgang eingeführt oder auf der Haut befestigt. Der Meßbereich liegt meist zwischen 20–42 °C. Für die rektale Temperaturmessung muß die Sonde mit einer dünnen Plastikhülle überzogen und etwa 8–10 cm tief ins Rektum eingeführt werden. Temperatursonden dürfen nicht mit Dampfer oder Heißluft sterilisiert werden.

Überwachung von Wasser- und Elektrolythaushalt

Der Wasser- und Elektrolyt-Haushalt des Patienten ist ein Indikator für die „innere Zusammensetzung des Körpers". Sorgfältige Überwachung des Wasser- und Elektrolyt-Haushalts ist erforderlich, um Störungen rasch erkennen und behandeln zu können. Die wichtigsten Überwachungsparameter sind:
- Körpergewicht,
- Gesamteinfuhr: alle 8 h,
- Gesamtausfuhr: alle 8 h,
- Serumelektrolyte: alle 12-24 h, bei Bedarf öfter,
- Blutzucker: 1 × /Tag; bei Diabetes oder totaler parenteraler Ernährung öfter,
- Serumosmolarität 1 × /Tag,
- Plasmavolumen,
- spezielle parenterale Zufuhr, Art und Volumen: 1-4stündlich,
- spezielle Ausfuhr; an welcher Stelle, Volumen, Elektrolytkonzentration: 1-4stündlich,
- Urinausscheidung: stündlich,
- Thoraxdrainagen: abhängig vom Zustand des Patienten und von der Geschwindigkeit der Verluste.

Überwachung der Blutgerinnung und hämatologischer Parameter

Einmal pro Tag sollten routinemäßig bestimmt werden:
- Hb, Ht,
- Erythrozyten,
- Leukozyten,
- Thrombozyten,

Wenn indiziert, sollten bestimmt werden:
- Quick-Test,
- Partielle Thromboplastinzeit,
- Thrombinzeit,
- Fibrinogen,
- Retikulozyten,
- Differentialblutbild.

Überwachung metabolischer Parameter

Mit Hilfe metabolischer Parameter soll vor allem ein kataboler Zustand eingeschätzt werden. Wichtige Parameter sind:
- Körpertemperatur: 4stündlich,
- Körpergewicht,
- Gesamteinfuhr/Gesamtausfuhr,
- Kalorienaufnahme,
- Blutzucker, Stickstoffausscheidung in 24 h,
- Kaliumausscheidung,
- Serumalbumin,
- Serumtriglyzeride,
- Sauerstoffverbrauch.

Die meisten dieser Parameter werden nicht routinemäßig bestimmt, sondern nur bei kritisch kranken Intensivpatienten, z. B. mit Sepsis.

Überwachung der Nierenfunktion

Wichtige Parameter sind:
- Urinausscheidung/Tag,
- Urinausscheidung/Stunde: Trend?
- Urinosmolarität,
- Urinbakteriologie,
- Serumharnstoff und -Kreatinin,
- Urinelektrolyte,
- freie Wasser-Clearance,
- Kreatinin-Clearance.

Wie oft die einzelnen Parameter bestimmt werden, hängt im wesentlichen vom Zustand des Patienten ab.

Überwachung von Leber- und Magen-Darm-Funktion

Wichtige Parameter:
- Bilirubin,
- alkalische Phosphatase,
- SGOT/SGPT,
- Serumproteine,
- Magensaft-pH,
- Darmsaft-pH,
- Hämotest auf okkultes Blut,
- Amylase,
- Lipase.

Die neurologische Überwachung des Intensivpatienten ist in Kap. 53 dargestellt.

Kapitel 40. Herz und Kreislauf: Normale und gestörte Funktion

Physiologische Grundlagen

Funktion des Herzens

Das Herz als Pumpe

Das Herz ist eine Pumpe, die aus 4 Kammern besteht: 2 Vorhöfen und 2 Ventrikeln. Über die Vorhöfe werden die beiden Ventrikel mit Blut gefüllt. Anschließend entleeren sich die beiden Ventrikel in die ihnen zugehörigen Kreisläufe: der rechte Ventrikel über die A. pulmonalis in den Lungenkreislauf und der linke Ventrikel über die Aorta in den Körperkreislauf.

Physiologie des Herzmuskels

Der Herzmuskel ist aus folgenden Geweben aufgebaut: Vorhofmuskulatur, Kammermuskulatur und spezielles Erregungsbildungs- und Leitungssystem. Vorhof- und Kammermuskulatur werden auch als *Arbeitsmuskulatur* bezeichnet.
Der Herzmuskel ist, wie der Skelettmuskel, *quergestreift,* bildet jedoch nicht, wie dieser, ein morphologisches Netzwerk. Vielmehr sind alle Muskelfasern jeweils durch Membranen voneinander getrennt **(Abb. 40-1)**. Die Muskelfasern bestehen aus vielen hintereinandergeschalteten Herzmuskelzellen, die nur durch dünne Membranen voneinander getrennt sind. Da die Erregung sich leicht von Muskelzelle zu Muskelzelle ausbreiten kann, verhält sich das Herzmuskelgewebe zumindest funktionell wie ein Netzwerk.
Herzmuskeln unterscheiden sich noch in anderer Hinsicht von quergestreiften Muskeln: sie besitzen eine *Automatie,* d. h. sie können spontan ohne humorale oder nervale Einflüsse ein Aktionspotential bilden und sich rhythmisch kontrahieren.

Wie andere Muskeln auch, sind die Herzmuskelzellen aus unzähligen kontraktilen Elementen aufgebaut, den Aktin- und Myosinfilamenten. Diese Filamente überlappen sich. Bei der Kontraktion des Herzmuskels gleiten die Aktin- und Myosinfilamente ineinander: Der Muskel verkürzt sich; anschließend kehren die Filamente in ihre Ausgangslage zurück: der Muskel erschlafft **(Abb. 40-2)**. Die Kontraktion kann nur unter Vermittlung von *Kalziumionen* ablaufen, außerdem wird dafür Energie benötigt.
Jeder Kontraktion geht ein Aktionspotential voran. Ohne Aktionspotential keine Kontraktion! Das Aktionspotential (Def. s. S. 9) entsteht normalerweise im *Sinusknoten* des rechten Vorhofs. Es breitet sich innerhalb ganz kurzer Zeit über dem gesamten Herzen aus und setzt Kalziumionen frei. Unter dem Einfluß der Kalziumionen kontrahiert sich einige msec später der Herzmuskel.

Herzzyklus

Die Zeit vom Ende einer Kontraktion des Herzmuskels bis zum Ende der nächsten Kontraktion wird als Herzzyklus bezeichnet. Dieser Zyklus wird jeweils durch ein spontanes Aktionspotential aus dem Sinusknoten (s. S. 449) ausgelöst. Der Herzzyklus besteht aus einer Erschlaffungsphase, der *Diastole,* und einer Kontraktionsphase, der *Systole.*

Funktion der Vorhöfe

Die Pumpleistung der beiden Vorhöfe ist gering. Normalerweise fließt das venöse Blut *kontinuierlich* in die Vorhöfe. Während der Kammerdiastole strömen etwa 70% des Vorhofblutes bereits in die Kammern, bevor die Vorhöfe sich kontrahieren. Nur 30% des Blutes werden durch eine aktive Kontraktion der Vorhöfe in die Ventrikel befördert. Darum kann unter Ruhebedingungen das Herz auf die aktive Kontraktion der Vorhöfe verzich-

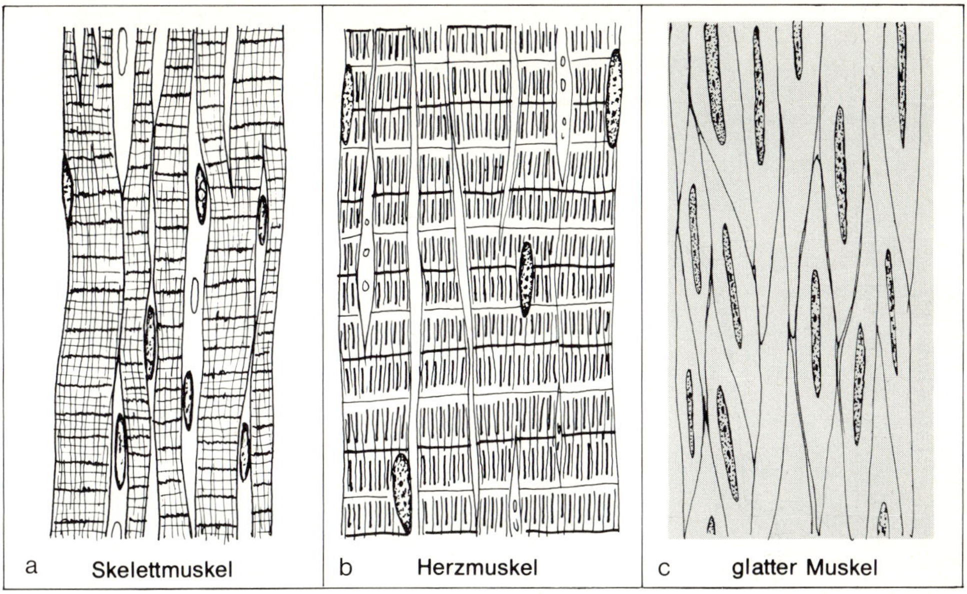

Abb. 40-1 a-c. Aufbau von Muskelgewebe. **a** Skelettmuskel; **b** Herzmuskel; **c** glatter Muskel

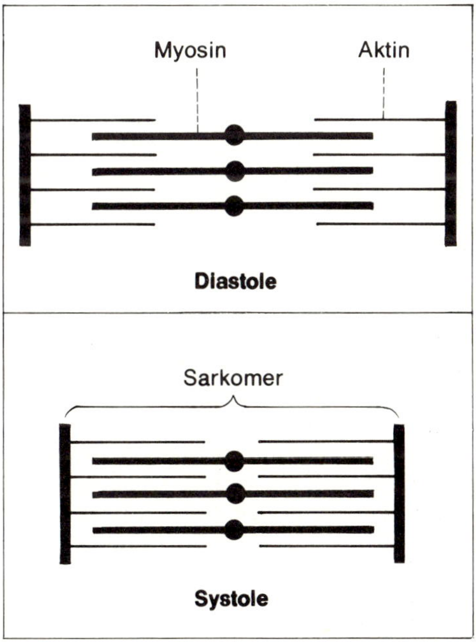

Abb. 40-2. Herzmuskel mit kontraktilen Elementen. Diastole: die Filamente sind auseinandergeglitten. Systole: die Filamente haben sich ineinander geschoben

ten. Bei Belastung oder bestimmten Herzfehlern (z. B. Mitralstenose) ist jedoch die Vorhofkontraktion ein wesentlicher Beitrag zur Füllung der Kammern. Während des Herzzyklus verändert sich die Druckkurve der Vorhöfe in charakteristischer Weise (s. **Abb. 39-13**, S. 437): Es treten a-, c- und v-Wellen auf.

- a-Wellen: Sie entstehen durch die Vorhofkontraktion. Im rechten Vorhof steigt der Druck hierbei auf 4-6 mm Hg an, im linken Vorhof hingegen auf 7-8 mm Hg.
- c-Welle: Sie tritt auf, wenn die Ventrikel sich kontrahieren.
- v-Welle: Sie entsteht am Ende der Ventrikelkontraktion.

Funktion der Ventrikel

Während der Systole werfen die Ventrikel ihr Blut in die zugehörigen Kreisläufe aus. Gleichzeitig sammeln sich große Mengen Blut in den durch die geschlossenen Klappen von den Ventrikeln getrennten Vorhöfen an. Darum kann sofort nach Erschlaffung der Ventrikel Blut aus den Vorhöfen in die Ventrikel einströmen. Die Ventrikel stülpen sich gewissermaßen über die vorhandene Blutmenge. Diese Phase wird als rasche *Füllungsphase* bezeichnet; sie dauert etwa ⅓ der Diastole. Im zweiten Drittel strömt nur eine geringe

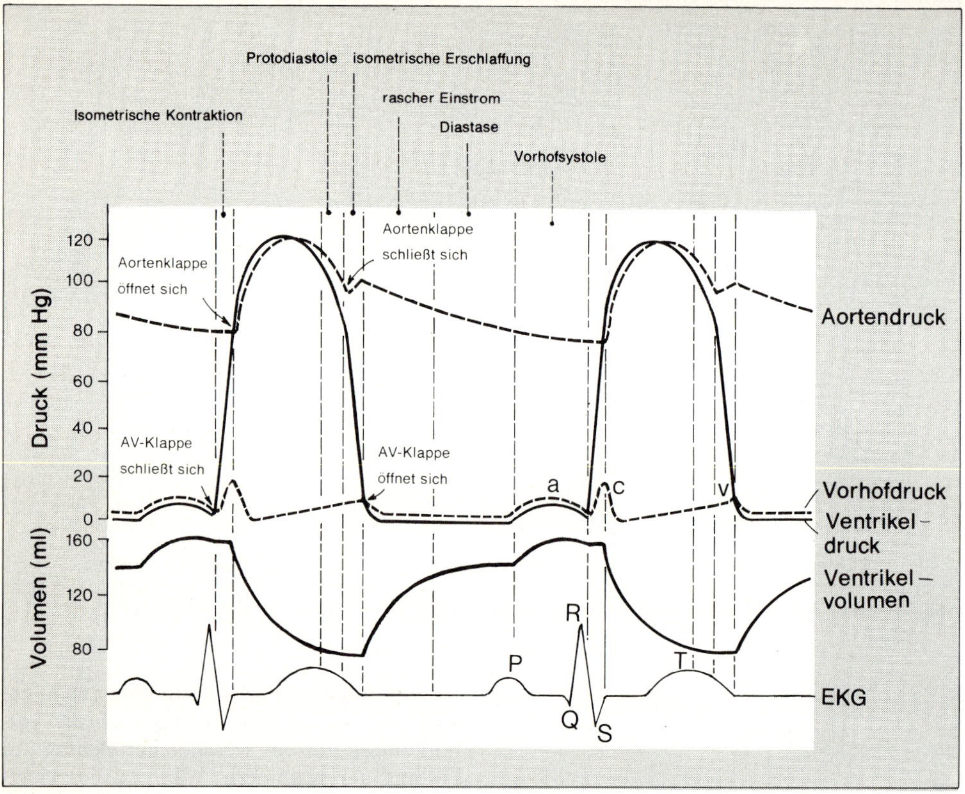

Abb. 40-3. Herzzyklus des linken Ventrikels. Druckveränderungen in linkem Vorhof, Ventrikel und Aorta. Volumenänderung im linken Ventrikel. EKG

Blutmenge über die Vorhöfe in die Ventrikel und im letzten Drittel fließen die restlichen 30% durch die Vorhofkontraktion in die Kammern.

Bei der Ventrikelsystole können verschiedene Phasen unterschieden werden **(Abb. 40-3)**:

1. Isometrische Kontraktion: Die Ventrikel kontrahieren sich; unmittelbar nach Beginn der Kontraktion steigt der Druck im Ventrikel steil an; die AV-Klappen (Trikuspidalis, Mitralis) schließen sich. In dieser Phase wird kein Blut ausgeworfen.

2. Auswurfphase (Ejektionsphase): Sobald der Druck im linken Ventrikel den Aortendruck (ca. 80 mm Hg) und der Druck im rechten Ventrikel den Pulmonalarteriendruck (ca. 8 mm Hg) geringfügig übarschreitet, öffnen sich Aorten- und Pulmonalisklappe und das Blut wird ausgeworfen davon 60% bereits innerhalb des ersten Viertels der Systole, der Rest in den folgenden beiden Vierteln.

3. Protodiastole: Dies ist das letzte Viertel der Systole. In dieser Zeit wird kein Blut mehr ausgeworfen; die Kammern bleiben jedoch noch kontrahiert. Während dieser Phase fällt der arterielle Druck ab, weil große Blutmengen über die Arterien in die peripheren Gefäße einströmen.

Am Ende der Systole erschlafft der Ventrikel schlagartig und die Drücke fallen rasch ab. Da die Drücke in den Arterien (Aorta, Pulmonalis) jetzt größer als die Ventrikeldrücke sind, fließt Blut zurück in Richtung Ventrikel. Hierdurch schließen sich Aorten- und Pulmonalisklappe, so daß kein Blut in die Ventrikel zurückströmen kann.

Herzvolumina

Während des Herzzyklus befinden sich jeweils unterschiedliche Blutmengen in den Herzkammern:

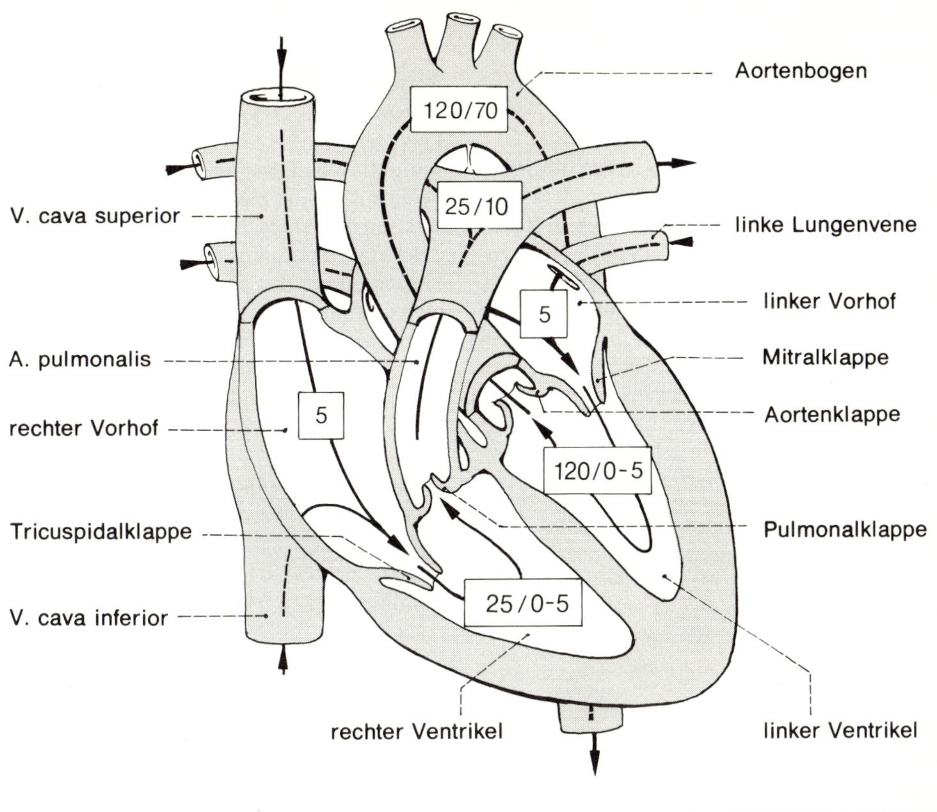

Abb. 40-4. Verlauf des Blutstromes durch die Herzkammern und Herzklappen und die zugehörigen Drukke

1. Enddiastolisches Volumen: Dies ist das Volumen in den Ventrikeln am Ende der Diastole. Es beträgt etwa 120-130 ml.

2. Endsystolisches Volumen: Während der Systole werfen die Ventrikel ein Schlagvolumen von ca. 80 ml aus. Zurück bleibt das endsystolische Volumen; das sind ca. 50-60 ml.
Bei starker Kontraktion des Ventrikels nimmt das endsystolische Volumen noch weiter ab und das Schlagvolumen damit zu.
Das Schlagvolumen kann weiterhin gesteigert werden, wenn das enddiastolische Volumen zunimmt, also mehr Blut in die Herzkammern einströmt.

Funktion der Herzklappen

Das Herz besitzt 4 Klappen: 2 atrioventrikuläre Klappen (Tricuspidalis und Mitralis) sowie 2 Semilunarklappen (Aortenklappe und Pulmonalklappe) **(Abb. 40-4)**. Die AV-Klappen verhindern den Rückstrom von Blut aus den Kammern in die Vorhöfe während der Systole. Die Semilunarklappen verhindern den Rückstrom von Blut aus Aorta und Pulmonalis in die Ventrikel während der Diastole. Alle 4 Klappen öffnen und schließen sich passiv aufgrund der entstehenden Druckgradienten. Die Kontraktion der Papillarmuskeln unterstützt lediglich das „Stellen“ der Klappen im Blutstrom.

Steuerung der Herzfunktion

Die Hauptfunktion des Herzens besteht darin, ein dem Bedarf der Gewebe bzw. Organe angepaßtes *Herzminutenvolumen* zu pumpen. In Ruhe beträgt das Herzminutenvolumen etwa 4-6 l/min; es nimmt jedoch bei Belastung entsprechend dem gesteigerten Bedarf um ein Vielfaches zu. Für die rasche Anpassung des Herzens an einen veränderten Bedarf stehen 2 grundlegende Steuermachanismen zur Verfügung: der Frank-Starling-Mechanismus (Autoregulation) und die Reflexkontrolle durch das autonome Nervensystem.

Frank-Starling-Mechanismus (Autoregulation)

Der venöse Rückstrom zum Herzen bestimmt ganz wesentlich, wieviel Blut das Herz jede Minute auswirft. Abhängig von diesem Rückfluß pumpt das Herz automatisch das zurückströmende Blut in den Körperkreislauf. Je mehr Blut zurückströmt, desto mehr Blut wird vom Herzen ausgeworfen und umgekehrt. Diese Fähigkeit des Herzens, sich an wechselnde Mengen zurückströmenden Blutes anzupassen, wird nach ihren beiden Entdeckern als Frank-Starling-Mechanismus bezeichnet. Das Frank-Starling-Gesetz sagt folgendes aus:

> Je stärker das Herz während der Diastole gefüllt wird, desto größer ist die in die Aorta ausgeworfene Blutmenge.

Das Herz kann somit höchst unterschiedliche Volumina pumpen, je nachdem, wie groß der venöse Rückstrom ist.
Worauf beruht der Frank-Starling-Mechanismus? Durch die vermehrte diastolische Füllung werden auch die Herzmuskelfasern stärker *gedehnt*. Aufgrund dieser stärkeren Vordehnung kann sich der Muskel stärker kontrahieren und damit mehr Blut auswerfen. Er hat sich auf diese Weise automatisch der erhöhten Blutmenge angepaßt. Umgekehrt gilt: wird das Herz während der Diastole weniger gefüllt, so ist auch die Vordehnung der Muskelfasern geringer und die Kontraktion entsprechend weniger stark. Dadurch wird auch weniger Blut ausgeworfen.
Zwei weitere Mechanismen unterstützen zusätzlich die Pumpfunktion des Herzens, wenn der venöse Rückstrom zunimmt: Durch die vermehrte Dehnung der Vorhöfe nimmt die *Herzfrequenz* zu; durch Veränderung im Herzstoffwechsel steigt die *Kontraktilität* an.
Wichtig ist noch folgende Beziehung: Innerhalb bestimmter Grenzen ist das Herzminutenvolumen unabhängig vom Aortendruck, gegen den der linke Ventrikel anpumpen muß. Auch wenn der Aortendruck ansteigt, bleibt der venöse Rückstrom der entscheidende Faktor für den Herzauswurf. Erst wenn der Aortendruck Werte um 170 mm Hg erreicht, beginnt das Herzzeitvolumen abzufallen.

Reflexkontrolle durch das autonome Nervensystem

Das Herz wird von sympathischen und parasympathischen Nerven versorgt. Die Nerven beeinflussen die Herzfrequenz und die Kontraktionskraft des Herzmuskels. Stimulation des Parasympathikus (Vagus) verlangsamt die Herzfrequenz (bis auf 20 Schläge bei maximaler Stimulation); Stimulation des Sympathikus steigert die Herzfrequenz maximal auf etwa 250 Schläge/min.
Die Pumpleistung des Herzens wird durch diese beiden Effekte ebenfalls beeinflußt.

1. Herzfrequenz und Pumpleistung: Innerhalb bestimmter Grenzen gilt.

> Je schneller das Herz schlägt, desto mehr Blut wird ausgeworfen und desto höher ist das Herzminutenvolumen.

Ab einer bestimmten Herzfrequenz nimmt jedoch das Herzzeitvolumen wieder ab, zum einen, weil die Diastole so stark verkürzt wird, daß die Vorhöfe sich nicht mehr ausreichend in die Ventrikel entleeren können; und zum andern, weil vermutlich die Energiereserven des Herzmuskels selbst erschöpft werden.
Als kritische obere Grenze gilt beim untrainierten Herzgesunden eine Herzfrequenz von 180, als untere Grenze etwa 48 Schläge/min.

2. Nervale Kontrolle der Kontraktilität: Während die beiden Vorhöfe mit zahlreichen parasympathischen und sympathischen Nerven versorgt sind, werden die Herzkammern ganz überwiegend von *sympathischen* Fasern innerviert.
Stimulation des Sympathikus steigert die Kontraktionskraft des Herzens, während Stimulation des Vagus die Kontraktionskraft vermindert. Bei maximaler Stimulation des Sympathikus kann die Kontraktionskraft um 100% zunehmen.
Zusammengefaßt ergibt sich: Die Pumpleistung des Herzens hängt ganz wesentlich vom venösen Rückstrom und damit dem rechten Vorhofdruck ab. Vermehrte Füllung des Herzens führt über den Frank-Starling-Mechanismus zu einem gesteigerten Herzauswurf. Daneben beeinflußt das autonome Nervensy-

stem über Veränderungen der Herzfrequenz und der Kontraktilität das Herzzeitvolumen.

Rhythmische Erregung des Herzens

Das Herz besitzt eine Automatie, d.h. es erregt sich selbst und leitet diese Erregung an seine Muskelzellen weiter, die sich nachfolgend kontrahieren. Erregungsbildung und Erregungsleitung des Herzens erfolgen in einem speziellen Gewebe.

Reizbildungs- und Erregungsleitungsgewebe

In **Abb. 40-5** ist das Reizbildungs- und Erregungsleitungssystems des Herzens dargestellt. Die *Selbsterregung* des Herzens beginnt im Sinusknoten und läuft von dort zum AV-Knoten, wo sie vor dem Übertritt auf die Kammern etwas verzögert wird. Vom AV-Knoten läuft die Erregung über das AV-Bündel (His-Bündel) auf die Kammern und von dort über den linken und rechten Tawara-Schenkel zum Purkinje-Fasernetz. Von hier aus wird der Impuls über die gesamten Ventrikel geleitet.

Sinusknoten

Der Sinusknoten ist ein kleiner spezialisierter Muskelbezirk an der Hinterwand des rechten Vorhofs nahe der Einmündung der oberen Hohlvene (s. **Abb. 40-5**). Der Sinusknoten ist der normale *Schrittmacher* des Herzens. Zwar besitzen die meisten Herzmuskelfasern die Fähigkeit der Selbsterregung mit nachfolgender Kontraktion. Der Sinusknoten ist jedoch der dominierende Schrittmacher für die Erregung und Kontraktion des Herzens, weil seine Erregbarkeit am größten ist und seine Impulse mit höherer Frequenz ausgesandt werden als die Impulse aus anderen Bezirken,

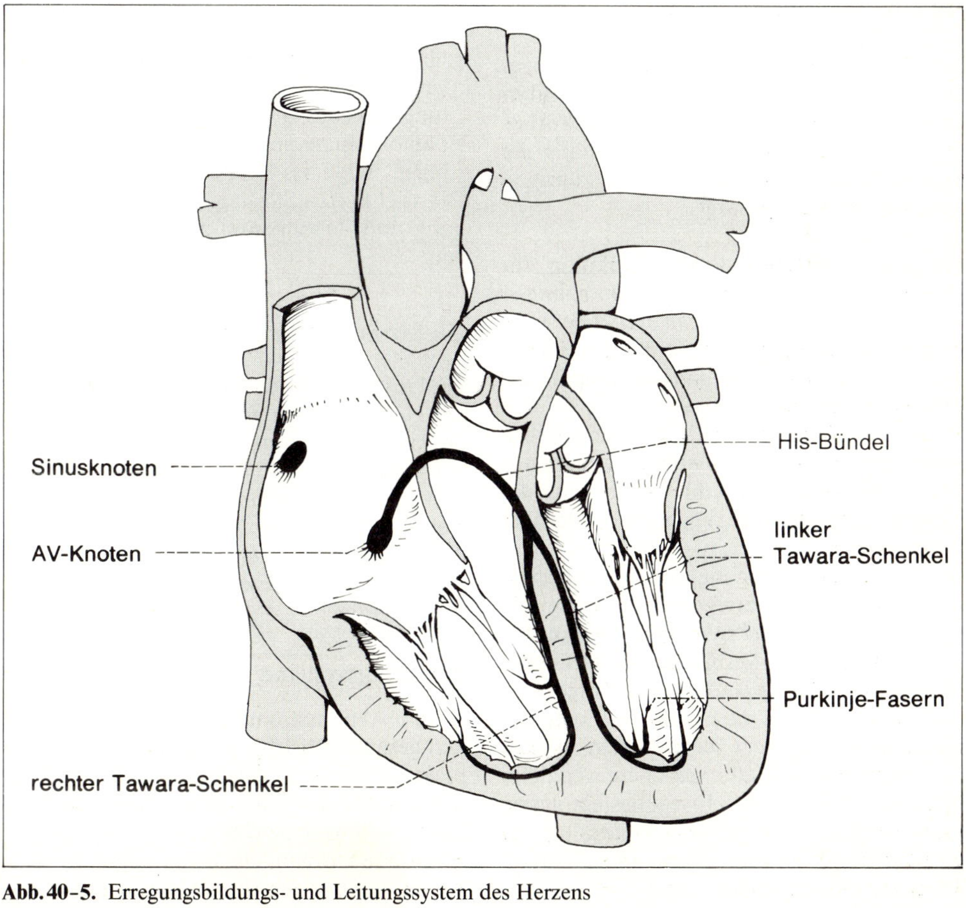

Abb. 40-5. Erregungsbildungs- und Leitungssystem des Herzens

z. B. aus dem AV-Knoten oder aus den Purkinje-Fasern.

AV-Knoten

Vom Sinusknoten wird die Erregung über sog. internodale Bahnen auf den AV-Knoten übertragen. Dieser Knoten liegt in der Wand des rechten Vorhofs zwischen der Mündung des Koronarsinus und dem Ansatz der Trikuspidalklappen. Die Hauptfunktion des AV-Knotens besteht darin, die Erregung zu verzögern, damit sie nicht zu schnell auf die Herzkammern übergeleitet wird. Dadurch können sich die Vorhöfe in die Ventrikel entleeren, bevor diese sich kontrahieren. Auch der AV-Knoten ist, wie der Sinusknoten, in der Lage, sich spontan zu erregen und diese Impulse weiterzuleiten. Seine Aktivität wird aber normalerweise von den Impulsen des Sinusknotens unterdrückt.

Nervale Kontrolle von Herzrhythmus und Erregungsleitung

Der Parasympathikus innerviert vor allem den Sinusknoten und den AV-Knoten und in geringerem Maße die Muskulatur der Vorhöfe, während der Sympathikus ebenfalls die beiden Knoten und außerdem die übrigen Teile des Herzens versorgt.

1. Vagale Stimulation: Eine Stimulation des Herzvagus setzt an den Nervenendigungen den Transmitter *Azetylcholin* frei. Die Substanz wirkt in folgender Weise auf das Herz:

- Die Frequenz der Erregungsbildung im Sinusknoten wird *vermindert.*
- Die Erregbarkeit der Verbindungsfasern zwischen Vorhofmuskulatur und AV-Knoten wird *herabgesetzt;* hierdurch wird die Übertragung der Erregung auf die Ventrikel *verlangsamt.*

Bei maximaler Erregung des Vagusnerven kann die spontane Erregungsbildung im Sinusknoten oder die Erregungsleitung in den atrioventrikulären Verbindungsfasern vollständig unterdrückt werden. Als Folge werden keine Impulse mehr auf die Ventrikel übertragen. Das Herz bleibt stehen, springt jedoch nach etwa 5-10 s wieder an, weil tiefer liegende Strukturen des Erregungsleitungssystems beginnen, Impulse auszusenden. Es entsteht ein *Kammerrhythmus* mit niedriger Frequenz (20-40 Schläge/min).

2. Sympathikusstimulation: Eine Stimulation des Sympathikus setzt an den Nervenendigungen des Herzens den Transmitter *Noradrenalin* frei, der in folgender Weise auf das Herz wirkt:

- Die Frequenz der Erregungsbildung im Sinusknoten wird *erhöht.*
- Die Erregbarkeit und die Erregungsleitung wird im gesamten Herzen *gesteigert.*
- Die Kontraktionskraft der gesamten Herzmuskulatur *nimmt* zu (positiv inotrope Wirkung). Maximale Stimulation des Sympathikus verdreifacht die Herzfrequenz und verdoppelt die Kontraktionskraft.

Störungen der Erregung

Störungen des Herzrhythmus können durch abnorme Erregungsbildungen oder durch Beeinträchtigung der Erregungsleitung entstehen, z. B.:

- abnormer Rhythmus des Schrittmachers,
- Ausfall des Sinusknoten als Schrittmacher und Übernahme der Schrittmacherfunktion durch andere Teile des Herzens,
- Unterbrechung der Erregungsleitung an verschiedenen Stellen des spezifischen Leitungsgewebes,
- pathologische Spontanerregungen in beliebigen Teilen des Herzens.

Die wichtigsten Störungen der Erregungsbildung und -leitung sind auf S. 462 beschrieben.

Elektrokardiogramm

Die zuvor dargestellten Erregungsvorgänge am Herzen führen zu elektrischen Strömen, die sich über den gesamten Körper ausbreiten. Ein geringer Teil der Ströme erscheint auch an der *Oberfläche* des Körpers und kann hier in Form von Spannungsdifferenzen über Elektroden mit einem Elektrokardiographen gemessen und als Elektrokardiogramm registriert werden.

Ableitungssysteme

Da die Aktionsströme des Herzens sich über den gesamten Körper ausbreiten, können sie praktisch an jeder beliebigen Stelle abgeleitet werden. Meist werden jedoch folgende Standardableitungen gewählt:

- bipolare Extremitätenableitungen,
- unipolare Extremitätenableitungen,

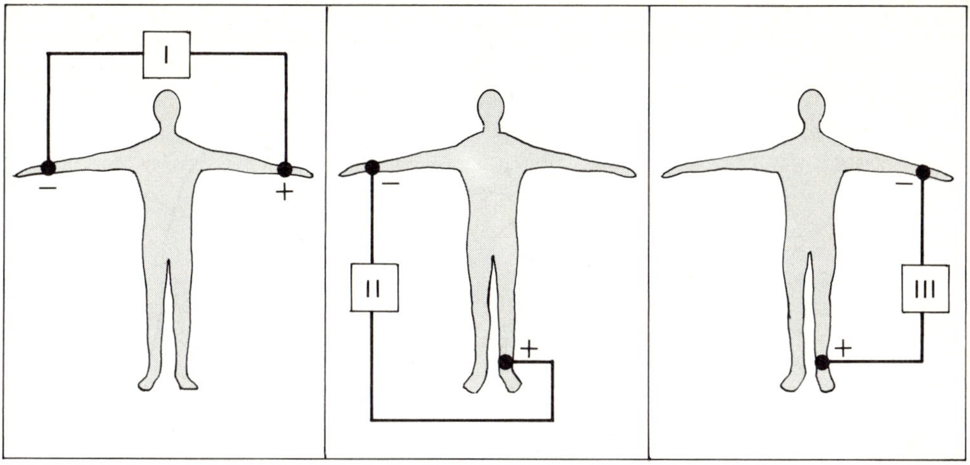

Abb. 40-6. Bipolare Extremitätenableitungen

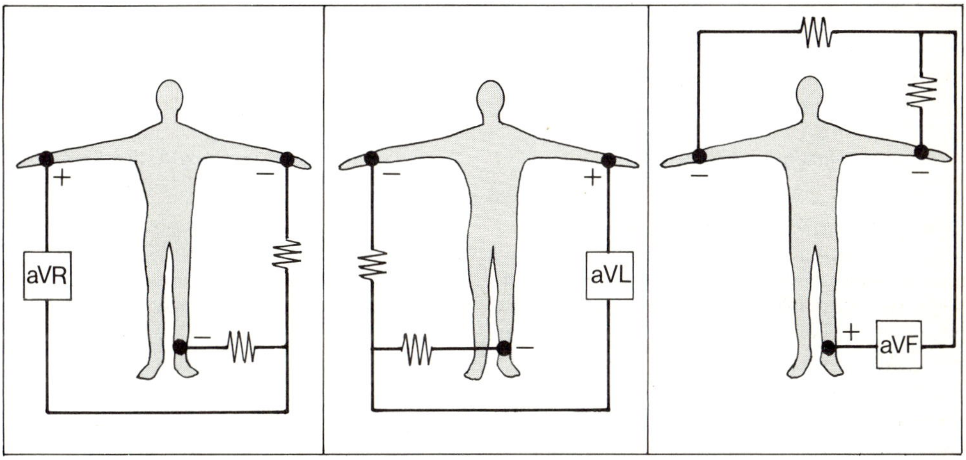

Abb. 40-7. Unipolare Goldberger-Ableitungen

- unipolare Thoraxableitungen,
- zusätzliche Thoraxableitungen.

Bipolare Extremitätenableitungen
Bei dieser Ableitung wird die Spannungsdifferenz (Potentialdifferenz) zwischen zwei Elektroden (bipolar) gemessen. Hierzu werden die Elektroden oberhalb des Hand- und Fußgelenkes angebracht und in folgender Weise miteinander verbunden **(Abb. 40-6)**:

- Ableitung I: linker Arm - rechter Arm,
- Ableitung II: rechter Arm - linkes Bein,
- Ableitung III: linkes Bein - linker Arm.

Diese drei Ableitungen bilden das sog. *Einthoven-Dreieck*, in dessen Mitte sich das Herz etwa befindet.

Unipolare Extremitätenableitungen (Goldberger-Ableitungen)
Diese Ableitungen werden unipolar durchgeführt, d.h. die Spannungsdifferenzen in jeder Extremität für sich registriert. Wie bei den Einthoven-Ableitungen werden die Elektroden an beiden Armen sowie am linken Bein angebracht: aVR, aVL und aVF (s. **Abb. 40-7**). Hierbei wird der Unterschied in der Spannung einer Extremität *(differente Elektrode)* mit der Spannung der beiden zusammengeschalteten übrigen Extremitäten *(indifferente oder Nullelektrode)* gemessen. Der Buchstabe a bei den Ableitungen bedeutet „augmented = verstärkt“.

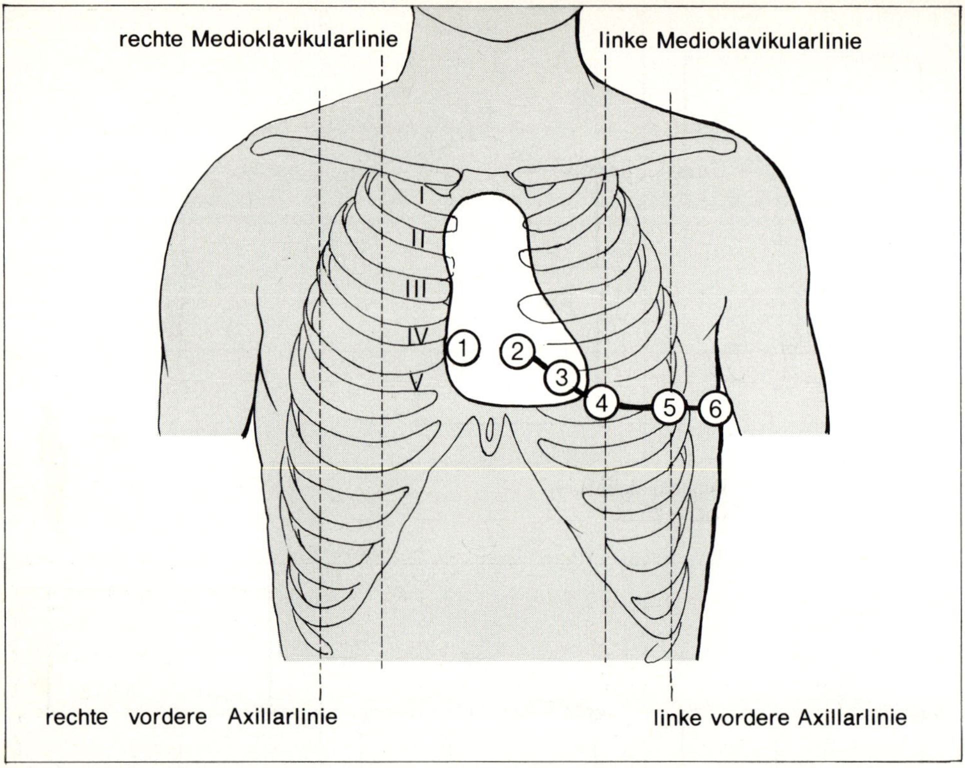

Abb. 40-8. Brustwandableitungen nach Wilson. V1 rechter Sternumrand im 4. ICR; V2 linker Sternumrand im 4. ICR; V3 Mitte zwischen V2 und V4; V4 Schnittpunkt der linken Medioklavicularlinie mit dem 5. ICR (etwa Herzspitze); V5 Schnittpunkt der vorderen Axillarlinie mit einer horizontal durch V4 gezogenen Linie (gleiche Höhe wie V4); V6 Schnittpunkt der linken mittleren Axillarlinie mit einer horizontalen Linie durch V4

Unipolare Thoraxableitungen (Wilson)
Auch hier wird unipolar abgeleitet. Die differenten Brustwandelektroden werden an genau bezeichneten 6 Stellen des Thorax (V1-V6) angelegt **(Abb. 40-8)**. Als indifferente (Null-)Elektrode dient die durch Zusammenschluß der drei Extremitätenableitungen entstehende Sammelelektrode. Durch die Kombination von Extremitäten- und Thoraxwandableitungen kann das Herz nicht nur flächenhaft, sondern auch *räumlich* erfaßt werden. Hierdurch wird die Diagnostik von Störungen der Erregung des Herzens wesentlich verbessert.

Zusätzliche Thoraxableitungen
Ist das Herz hypertrophiert, dilatiert oder verlagert, so müssen zusätzliche Ableitungen durchgeführt werden.
Neben den beschriebenen Standardableitungen gibt es noch einige andere speziellen Ableitungen, die internistischen Fragestellungen vorbehalten sind.

Normales Elektrokardiogramm

Das normale Elektrokardiogramm besteht aus folgenden Zacken und Wellen: P, Q, R, S, T und U **(Abb. 40-9)**. Außerdem gibt es eine isoelektrische Linie, die *Nullinie,* bei der keine elektrische Aktivität registriert wird. Diese Linie ist die Bezugslinie zur Vermessung des EKG.

1. P-Zacke: Die P-Zacke wird durch die elektrische Erregung der Vorhöfe verursacht. Sie geht der Kontraktion der Vorhöfe voran. *Amplitude* maximal 0,2 mV (Kinder 0,25); *Dauer* unter 0,11 s.

2. PQ-Intervall: Die PQ-Zeit entspricht der atrioventrikulären Überleitungszeit. Sie reicht

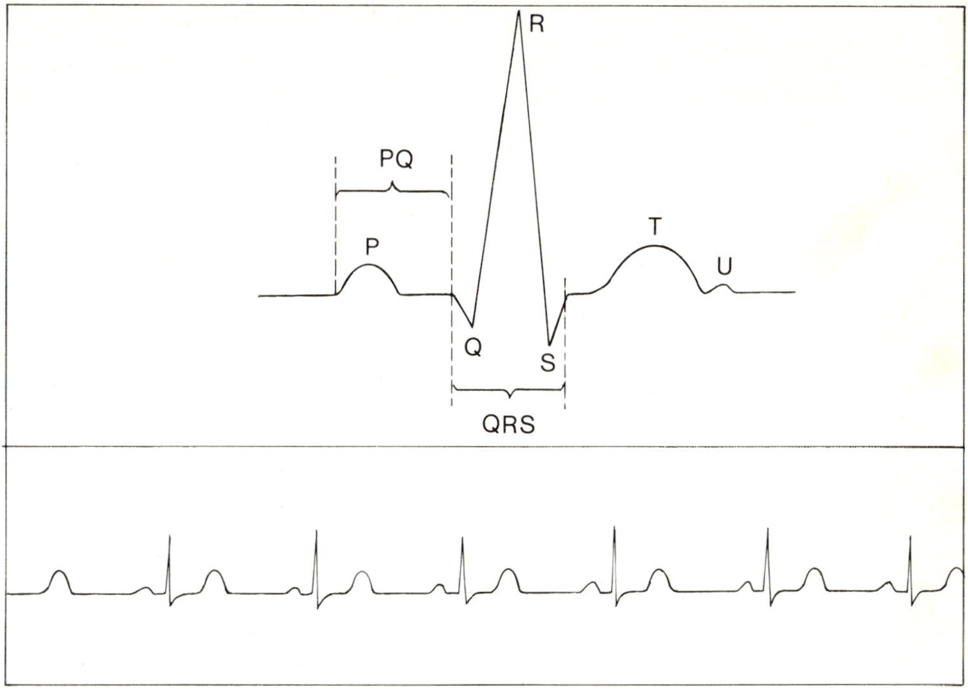

Abb. 40-9. Schema eines normalen Elektrokardiogramms. Erläuterungen im Text

vom Beginn der P-Zacke bis zum Beginn der Q-Zacke. Die PQ-Zeit ist frequenzabhängig: je höher die Herzfrequenz, desto kürzer die PQ-Zeit. *Dauer* unter 0,21 s.

3. QRS-Komplex: Er wird durch die elektrische Erregung der Ventrikel hervorgerufen und geht der Kontraktion der Kammern voran.
Breite 0,06-0,10 s. Die Q-Zacke ist die erste negative Zacke nach dem PQ-Intervall (Ausschlag nach unten). Sie sollte kleiner sein als die R-Zacke. Die R-Zacke ist die größte Zacke des normalen EKG. In den Thoraxableitungen sind die R-Zacken in V1 und V2 klein; sie nehmen nach V5 hin immer mehr zu.

4. ST-Strecke: Sie reicht vom Beginn der S-Zacke bis zum Beginn der T-Zacke. In diesem Zeitraum sind beide Kammern vollständig depolarisiert. Diese Strecke darf maximal 0,1 mV (1 mm) ober- oder unterhalb der isoelektrischen Linie verlaufen.

5. T-Zacke: Sie entspricht der Erregungsrückbildung in den Herzkammern *(Repolarisation).*

6. QT-Dauer: Die QT-Zeit reicht vom Beginn der Q-Zacke bis zum Ende der T-Zacke; sie entspricht der gesamten *elektrischen* Kammersystole (nicht der mechanischen Kontraktion!).

7. U-Welle: Die U-Welle tritt nach der T-Zacke auf. Ihre Bedeutung ist unklar.

Bei der Beurteilung des EKGs muß folgendes beachtet werden:
Das EKG erlaubt nur Aussagen über die elektrische Aktivität des Herzens, nicht hingegen über die mechanische Funktion des Herzens oder gar des Kreislaufs.

Kreislauf

Hämodynamik

Der Kreislauf besteht aus zwei Hauptteilen **(Abb. 40-10)**:
- Systemischer Kreislauf,
- Pulmonalkreislauf.

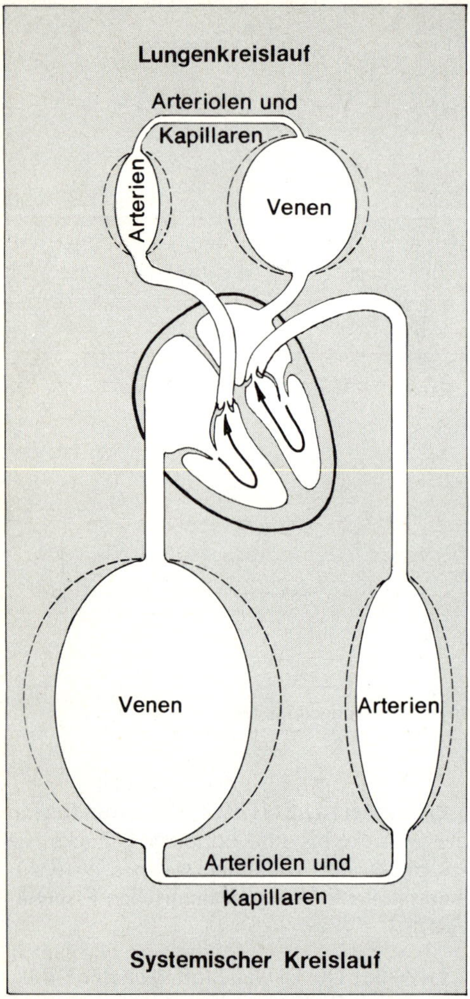

Abb. 40-10. Der Kreislauf und seine Unterteilungen. Die Arteriolen und Kapillaren setzen der Blutströmung den größten Widerstand entgegen

In diesem Kreislauf fließt, angetrieben durch die Herzpumpe, das Blut. Während das Blut in den großen Gefäßen nahezu ohne Widerstand fließt, setzen die *Arteriolen* und Kapillaren wegen ihres geringen Durchmessers dem Blutstrom den größten Widerstand entgegen. Um den Widerstand dieser kleinen Gefäße zu überwinden, muß das Herz das Blut unter hohem Druck in die Arterien pumpen: ca. 120 mm Hg systolisch im großen Kreislauf und ca. 20 mmHg im kleinen Kreislauf.

Physikalische Eigenschaften von Blut

Blut ist eine visköse Flüssigkeit, die aus Plasma und Zellen besteht. Die Zellen sind fast ausschließlich Erythrozyten.

Hämatokrit: Der Hämatokrit beschreibt den Anteil der Zellen im Blut in Prozent. Wird ein Hämatokrit von 40% gemessen, so beträgt der Zellanteil 40%, der Plasmaanteil hingegen 60%.
Blut ist viskös (zähflüssig) und diese Viskosität erschwert die Strömung des Blutes. Die Viskosität hängt direkt vom Hämatokrit ab: je höher der Hämatokrit, desto visköser das Blut. Steigt die Viskosität an, so muß das Herz einen höheren Druck erzeugen, damit das Blut ausreichend strömen kann.

Plasma: Das Plasma hat nahezu die gleiche Zusammensetzung wie die interstitielle Flüssigkeit, enthält jedoch mit 7% einen wesentlich höheren Anteil an Eiweißen (Proteinen) als die interstitielle Flüssigkeit (2%). Die Proteine können nur in geringem Maße durch die Poren der Kapillaren in das Interstitium abwandern und bleiben aus diesem Grund im Gefäßsystem.

Blutfluß, Blutdruck und Widerstand

Blutfluß: Der Blutstrom in einem Blutgefäß hängt von zwei Faktoren ab:
- der *Druckdifferenz* zwischen den beiden Enden des Gefäßes. Sie ist die treibende Kraft für die Blutströmung, nicht der absolute Druck im Gefäß,
- dem *Gefäßwiderstand,* der dem Blutfluß durch das Gefäß entgegengerichtet ist.

Blutfluß oder Blutstrom bezeichnet die Blutmenge in ml oder l, die innerhalb einer bestimmten Zeit durch einen bestimmten Abschnitt des Kreislaufs fließt. Der gesamte Blutfluß im Körper beträgt etwa 5000 ml/min (in Ruhe); er wird als *Herzminutenvolumen* bezeichnet.
Normalerweise strömt das Blut *laminar,* d.h. jede Blutschicht bleibt während der Strömung immer in gleicher Entfernung von der Gefäßwand, also der zentrale Blutstrom immer in Gefäßmitte. Als *turbulenter* Strom wird hingegen ein Blutfluß bezeichnet, der in alle Richtungen innerhalb des Gefäßes fließt und sich ständig innerhalb des Gefäßes mischt. Turbulenz tritt z. B. auf, wenn das Blut

zu schnell fließt oder scharf die Flußrichtung ändert. Bei Turbulenz steigt der Widerstand an.

Blutdruck: Der Blutdruck ist die Kraft, die das Blut auf einen beliebigen Abschnitt der Gefäßwand ausübt (Druck = Kraft/Fläche). Der Druck wird meist in mm Hg gemessen, manchmal auch in cm H_2O.

Widerstand: Der Widerstand ist die Behinderung des Blutflusses beim Durchströmen eines Blutgefäßes. Er kann nicht direkt gemessen, sondern muß aus dem Blutfluß und der Druckdifferenz im Gefäß errechnet werden.

- Widerstand (R) = $\frac{\text{Druckdifferenz}}{\text{Blutfluß}}$

Als *totaler peripherer Widerstand* wird der Gesamtwiderstand des systemischen Kreislaufs bezeichnet.
Der Widerstand eines Gefäßes hängt ganz wesentlich von seinem *Durchmesser* ab: je kleiner der Durchmesser, desto höher der Widerstand gegen die Blutströmung und umgekehrt.
Auch der *Blutdruck* beeinflußt den Gefäßwiderstand: Da die Gefäße dehnbar sind, nimmt ihr Durchmesser mit steigendem Blutdruck zu. Dadurch nimmt der Widerstand ab. Umgekehrt: Fällt der Druck, so nimmt der Widerstand zu. Wird der Druck zu niedrig, so hört die Blutströmung ganz auf. Dieser Druck, bei dem die Blutströmung aufhört, wird als *kritischer Verschlußdruck* bezeichnet. Er beträgt etwa 20 mm Hg.

Dehnbarkeit der Gefäße

Die verschiedenen Gefäße des Körpers unterscheiden sich erheblich in ihrer Dehnbarkeit und damit in ihrer *Kapazität*.
So sind die dünnwandigen Venen etwa 6- bis 10mal dehnbarer als die starkwandigen Arterien. Bei einem entsprechenden Druckanstieg können sie darum auch 6- bis 10mal mehr Blut aufnehmen als Arterien vergleichbarer Größe. Wegen ihrer hohen Dehnbarkeit können die Venen große Mengen Blut *speichern,* ohne daß der Druck im Gefäß wesentlich zunimmt. Darum werden die Venen auch als **Kapazitäts- oder Speichergefäße** bezeichnet. Die Venen stehen unter Kontrolle des sympathischen Nervensystems. Durch Zunahme des *Venentonus* über eine Sympathikusstimulation können große Blutmengen zum Herzen verschoben werden.

Mittlerer Kreislauffüllungsdruck

Der mittlere Kreislauffüllungsdruck ist ein Maß für den Füllungszustand des gesamten Kreislaufsystems. Dies ist der Druck, der unmittelbar nach einem Kreislaufstillstand im Gefäßsystem gemessen werden könnte. Der mittlere Kreislauffüllungsdruck bestimmt, wie schnell das Blut zum rechten Vorhof zurückfließt und hat damit maßgeblichen Einfluß auf die Größe des Herzzeitvolumens.

Systemischer Kreislauf

Der systemische Kreislauf wird auch als Großkreislauf oder peripherer Kreislauf bezeichnet. Seine wichtigsten funktionellen Bestandteile sind:

1. Arterien: Sie leiten das Blut unter hohem Druck zu den Geweben. Ihre Gefäßwand ist stark, die Blutströmung im Gefäß hoch.

2. Arteriolen: Dies sind die kleinsten Arterien. Ihre Gefäßwand ist muskelstark und kann das Gefäß komplett verschließen oder um das *7fache* erweitern. Auf diese Weise wirken die Arteriolen *(= Widerstandsgefäße)* als Regulierventile für den Blutstrom. Sie steuern den Einstrom des Blutes in die Kapillaren.

3. Kapillaren: Über die Kapillaren findet der Austausch von Flüssigkeit, Nährstoffen, Elektrolyten, Hormonen usw. mit den Geweben statt. Darum besitzen die Kapillaren eine sehr dünne Wand, die für niedermolekulare Stoffe durchgängig ist.

4. Venolen sammeln das Blut aus den Kapillaren und gehen in größere Venen über.

5. Venen dienen als Leitungen für den Rücktransport des Blutes von den Geweben zum Herzen. Ihre Wand ist zwar dünn, kann sich jedoch kontrahieren oder erweitern.

Verteilung des Blutvolumens

Das Blut im systemischen Kreislauf verteilt sich in folgender Weise:
- Arterien: 15%,

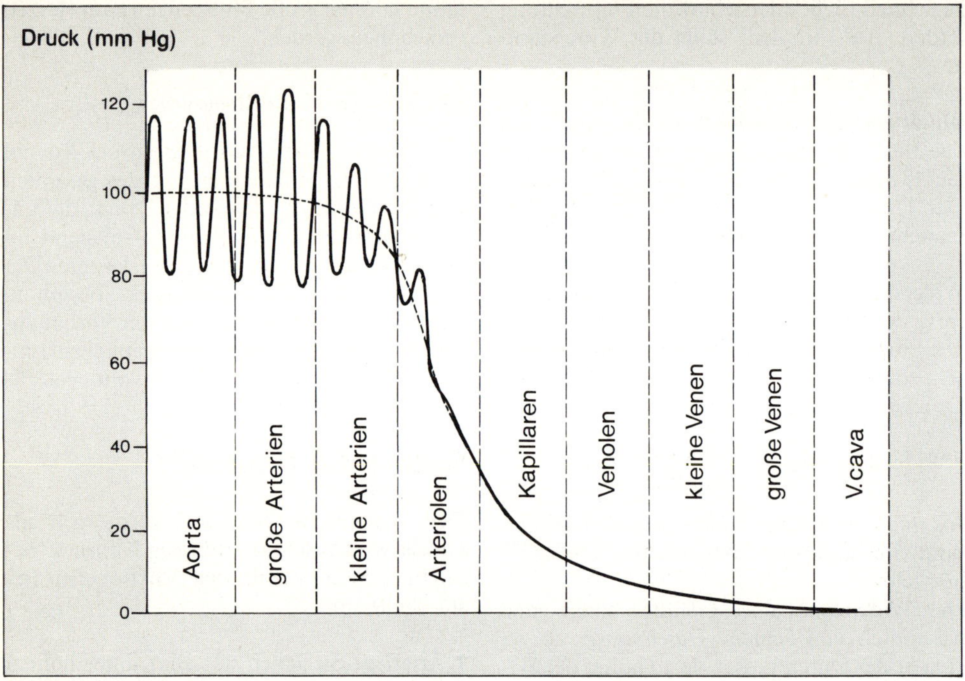

Abb. 40-11. Druckverlauf im systemischen Kreislauf

- Kapillaren: 5%,
- Venen: 64%.

Hieraus ergibt sich: ca. 84% des Blutvolumens befindet sich im systemischen Kreislauf, davon der allergrößte Teil in den Venen, der Rest im Herzen und im Lungenkreislauf.

Drucke im systemischen Kreislauf

In **Abb. 40-11** ist der Druckverlauf im systemischen Kreislauf dargestellt. Der arterielle Blutdruck ist am höchsten in der Aorta. Da das Herz einen *pulsatilen* Fluß erzeugt, schwankt der Blutdruck zwischen Systole und Diastole etwa um 40 mm Hg. Bei weiterem Einstrom in den Systemkreislauf fällt der Druck fast auf 0 ab.
Der Druckabfall in den verschiedenen Teilen des systemischen Kreislaufs hängt direkt vom Gefäßwiderstand ab; er ist in den Arteriolen am größten, weil diese Gefäße der Blutströmung den größten Widerstand entgegensetzen.

Arterieller Druckpuls

Das Herz erzeugt einen pulsierenden (pulsatilen) Blutfluß. Dadurch strömt das Blut nicht kontinuierlich, sondern rhythmisch in die Arterien ein, so daß ein Druckpuls entsteht. Der höchste Wert des Druckpulses entspricht dem systolischen Druck, der niedrigste hingegen dem diastolischen Druck. Die Differenz zwischen den beiden Drucken wird als Pulsdruck bezeichnet. Der Pulsdruck hängt vor allem vom Schlagvolumen und von der Dehnbarkeit des arteriellen Gefäßsystems ab. Im allgemeinen gilt: je höher das Schlagvolumen, desto größer der Pulsdruck.

Radialispuls

Der Griff an den Radialispuls gehört zu den typischen Handbewegungen der meisten Ärzte. Manchmal können hierbei folgende Veränderungen festgestellt werden:

1. Schwacher Puls: Häufigste Ursachen: niedriges Schlagvolumen oder Dämpfung der Pulswelle durch Gefäßspasmen (z. B. bei Zentralisation).

2. Paradoxer Puls: Der Pulsdruck wechselt mit der Atmung: schwach, stark, schwach usw. Diese Veränderungen enstehen durch die Schwankungen des HZV mit der Atmung.

3. Pulsdefizit: Hierzu muß der Puls gefühlt und gleichzeitig das Herz auskultiert werden.

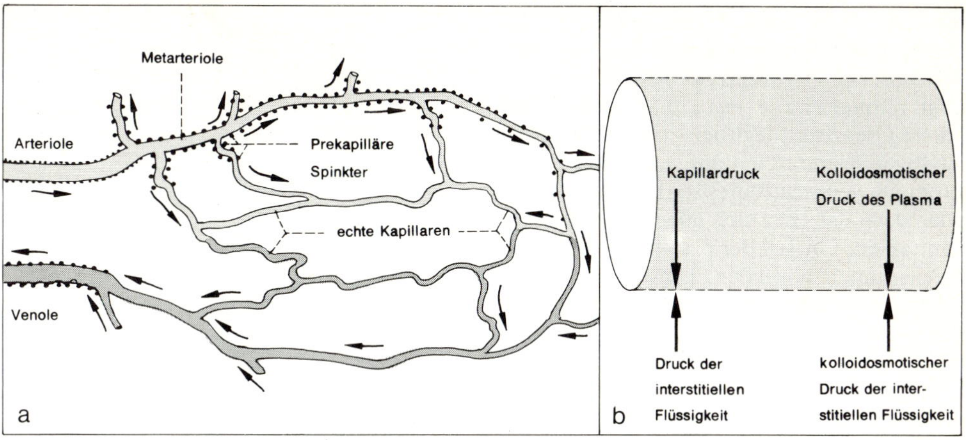

Abb. 40-12 a. Mikrozirkulation; **b** Kräfte, die im Bereich der Kapillarmembran den Ein- oder Ausstrom von Flüssigkeit bewirken

Bei Vorhofflimmern sind z. B. mehr Herztöne zu hören als Pulsschläge zu fühlen, d. h. nicht alle Herzschläge werfen genügend Blut aus, um eine Pulswelle zu erzeugen.

4. Alternierender Puls: Das Herz schlägt von Schlag zu Schlag unterschiedlich stark, entsprechend wechselt die Pulsstärke.

Funktion der Arteriolen und Kapillaren

Die Arteriolen kontrollieren durch Eng- oder Weitstellung den Blutfluß zu den einzelnen Organen, während über die Kapillaren die Austauschvorgänge zwischen Blut und Geweben ablaufen.
Die Arteriolen sind kurz und stark verzweigt; eine Arteriole versorgt 10–100 Kapillaren. In den peripheren Geweben gibt es über 50 Billionen Kapillaren mit einer Gesamtoberfläche von 500 m^2.
Die Kapillarmembran ist sehr dünn und stark durchlässig für Wasser und alle im Plasma und in den Geweben gelösten Substanzen, mit Ausnahme der Eiweiße.

Kolloidosmotischer Druck: Weil die Eiweiße das Gefäßsystem nicht verlassen können, üben sie einen Druck aus, den kolloidosmotischen Druck. Er spielt eine wichtige Rolle beim Flüssigkeitsaustausch an der Membran. Die Flüssigkeitsbewegung durch die Kapillarmembran hängt von zwei Druckgradienten ab **(Abb. 40-12)**:

- Hydrostatischer Druckgradient zwischen Innen- und Außenseite der Membran.
- Kolloidosmotischer Druckgradient zwischen den beiden Membranseiten.

Ist der hydrostatische Druck im Gefäß hoch im Vergleich zum hydrostatischen Druck im Gewebe, so strömt Wasser aus der Kapillare in das Gewebe. Diesem Ausstrom wirkt der kolloidosmotische Druck in der Kapillare entgegen; denn dieser Druck ist im Gefäß wesentlich höher als im Gewebe. Normalerweise stehen hydrostatischer und kolloidosmotischer Druck untereinander im Gleichgewicht, so daß der *Netto*austausch von Flüssigkeit zwischen Gefäß und Gewebe gering ist (sonst würden im Gewebe fortlaufend Ödeme entstehen).
Steigt jedoch unter pathologischen Verhältnissen der Druck in der Kapillare zu stark an, so wird Flüssigkeit aus dem Kreislauf ins Gewebe verloren: Es entsteht ein *Ödem.* Fällt hingegen der Druck in der Kapillare ab, so strömt die Flüssigkeit zurück ins Gefäß.

Funktion der Venen, Venendrücke

Das gesamte Blut des Körpers sammelt sich in den Venen und fließt über diese Gefäße in den rechten Vorhof. Der Druck im Vorhof wird als **zentraler Venendruck** bezeichnet. Der Druck in den peripheren Venen wird ganz wesentlich durch den zentralen Venendruck beeinflußt. Damit Blut zum Herzen zurückfließen kann, muß ein *Druckgefälle* zwischen den peripheren Venen und dem zentralen Venendruck bestehen, d. h. der zentrale Venendruck bzw. Druck im rechten Vorhof muß niedriger sein als der Druck in den peripheren Venen. Der Druck in den peripheren Venen liegt etwa 4–9 mm Hg über dem zentralen Venendruck. Der zentrale Venendruck beträgt normalerweise etwa 0–4 mm Hg. Der untere Grenzwert liegt bei −5 mm Hg; diese niedrigen Werte treten auf, wenn der Rückstrom des venösen Blutes stark vermindert ist oder wenn das Herz sich ungewöhnlich stark kontrahiert. Ein Teil der peripheren Venen ist bereits unter normalen Umständen kollabiert; so werden z. B. die Halsvenen im Stehen so stark durch den Luftdruck komprimiert, daß sie teilweise kollabieren. Hingegen kollabieren die Venen innerhalb des Thorax nicht, weil auf sie der negative Druck im Thorax erweiternd wirkt.

Hydrostatischer Druck

Das Blut besitzt als Flüssigkeit ein bestimmtes Gewicht und übt damit, auch wenn der Kreislauf steht, einen bestimmten Druck im Gefäßsystem aus, den hydrostatischen Druck. Den Einfluß des hydrostatischen Druckes auf die Venendrücke zeigt **Abb. 40-13**. Steht eine Person absolut still, so bleibt der Druck im rechten Vorhof etwa bei 0–4 mm Hg, weil das Blut ständig weggepumpt wird. In den Venen des Fußes steigt hingegen der Druck auf 85–90 mm Hg an, und zwar aufgrund des Gewichtes der Blutsäule und ihrer Entfernung zum Herzen. In den Halsvenen ist der Druck hingegen 0, weil die Venen durch den Umgebungsdruck kollabieren. Andererseits: Steigt der Druck in den Halsvenen an, so öffnen sie sich und der Druck fällt wieder ab. Die Venen innerhalb des Schädels können nicht kollabieren, darum ist der Druck in den Blutsinus der Dura im Stehen z. T. negativ. Der negative Druck entsteht durch den hydrostatischen Sog zwischen Schädeldach und Schädelbasis. Darum kann bei neurochirurgischen Operationen eine große Menge Luft angesaugt werden, wenn der Sinus oberhalb des Herzens liegt.

Damit nun aber der Venendruck, z. B. im Fuß, wegen des hydrostatischen Druckes nicht ständig 90 mm Hg beträgt, besitzen die Venen *Klappen*. Diese Klappen verhindern, daß Blut in den Venen rückwärts fließt. Außerdem werden die Venen mit jeder Bewegung durch die Muskeln komprimiert und ausgepreßt, ein Vorgang, der als *Muskelpumpe* bezeichnet wird. Muskelpumpe und Venenklappen bewirken, daß der Venendruck im Fuß normalerweise unter 25 mm Hg liegt.

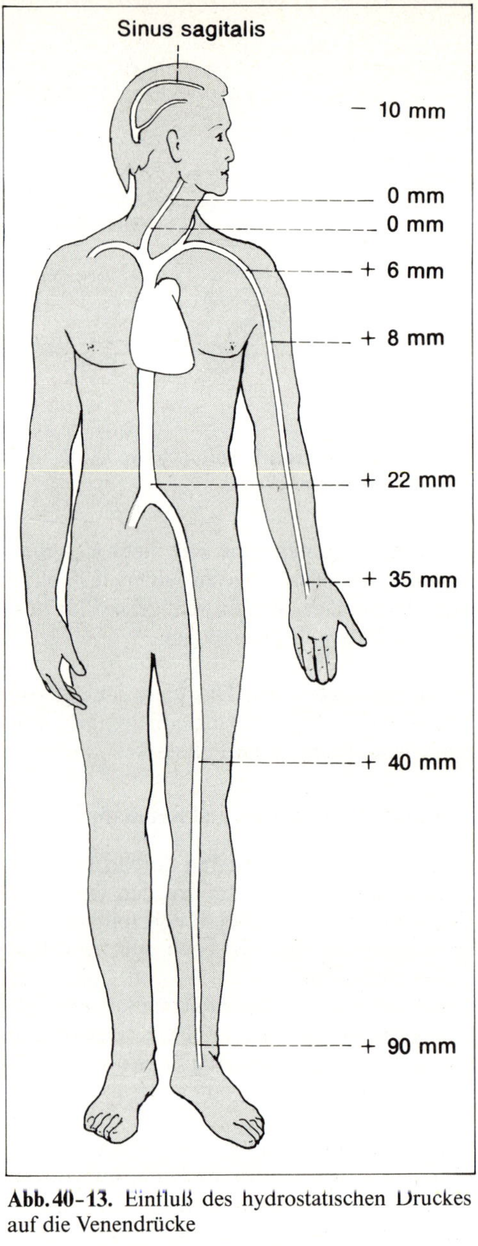

Abb. 40-13. Einfluß des hydrostatischen Druckes auf die Venendrücke

Steht jedoch der Mensch ganz still, so arbeitet die Muskelpumpe nicht und der Druck in den Venen kann auf den hydrostatischen Druck von 90 mm Hg ansteigen. Dann schwellen die Füße an, weil der Kapillardruck stark zunimmt. Das zirkulierende Blutvolumen nimmt ab: Es versackt in den unteren Extremitäten.

Referenzpunkt für Druckmessungen

Bei allen Druckmessungen im Herz-Kreislauf-System muß ein Punkt als hydrostatischer Referenzpunkt (0-Druck) gewählt werden. Dieser Punkt ist die Ebene der Trikuspidalklappe. An dieser Stelle liegt der hydrostatische Druck um Null; er wird hier auch durch Lageveränderungen des Körpers nicht mehr als 1 mm Hg beeinflußt. Darum beziehen sich alle gemessenen Druckwerte im Kreislauf auf diesen Referenzpunkt.

Venen als Blutreservoir

In den gesamten Venen des Körpers, einschließlich des Lungenkreislaufs, befindet sich eine große Blutmenge, die z. B. als funktionelles Reservoir angesehen werden kann. Wird Blut aus den Gefäßen verloren, so kontrahieren sich die Venen unter dem Einfluß des sympathischen Nervensystems. Hierdurch wird Blut aus den Venen zum Herzen verschoben und der Blutverlust innerhalb bestimmter Grenzen (etwa 20–25% Blutverlust) kompensiert.

Steuerung der Durchblutung

Die Durchblutung der einzelnen Organe unterscheidet sich voneinander. Sie wird durch lokale, nervale und humorale Faktoren gesteuert.

Lokale Steuerung

Die meisten Organe steuern ihren aktuellen Blutbedarf selbst, entsprechend ihrem Bedarf an Sauerstoff und Nährstoffen. Sie besitzen eine **Autoregulation:** Sinkt ihr Bedarf, so drosseln sie ihre Durchblutung, nimmt er zu, so steigern sie ihre Durchblutung. Eine wichtige regulatorische Rolle spielt hierbei die sog. Mikrozirkulation. Im Mittelpunkt der Mikrozirkulation steht das Kapillarbett, in dem der Stoff- und Flüssigkeitsaustausch zwischen Blut und Geweben stattfindet. Der Einstrom von Blut in das Kapillarbett erfolgt über die Arteriolen und Metarteriolen, der Ausstrom über Venolen. Arteriolen und Venolen stehen unter Kontrolle des sympathischen Nervensystems.

Nervale Kontrolle

Das *sympathische* Nervensystem (s. Kap. 3) besitzt vasodilatatorische, vor allem aber vasokonstriktorische Fasern. Diese vasokonstriktorischen Fasern sind praktisch über das gesamte Gefäßsystem verteilt. Das vasokonstriktorische System wird durch das Vasomotorenzentrum im Gehirn (Medulla oblongata) kontrolliert. Dieses Zentrum steht über das Rückenmark mit den konstriktorischen Fasern der Blutgefäße in direkter Verbindung.

Neben dem *Gefäßtonus* kontrolliert das Vasomotorenzentrum auch die *Aktivität des Herzens.*

Der Überträgerstoff an den Nervenendigungen der vasokonstriktorischen Fasern ist das *Noradrenalin.* Wird diese Substanz freigesetzt, so kontrahieren sich die Blutgefäße.

Neben den beschriebenen Mechanismen gibt es noch eine nervale *Reflexkontrolle* des Kreislaufs, die den Blutdruck, das Blutvolumen und die Körpertemperatur mitreguliert.

Humorale Kontrolle

Unter humoraler Kontrolle versteht man die Beeinflussung der Herzkreislauffunktion durch bestimmte körpereigene Substanzen, z. B. Hormone, Ionen.

1. *Vasokonstriktorische Substanzen:* Noradrenalin, Adrenalin, Angiotension, antidiuretisches Hormon (= Vasopression).
2. *Vasodilatatorische Substanzen:* Histamin, Serotonin, Bradykinin, Prostaglandine.

Auch Ionen können den Gefäßtonus beeinflussen: Kalziumionen führen zu Vasokonstriktion, Kaliumionen zu Vasodilatation, ebenso Magnesiumionen. Die Bedeutung dieser Wirkungen für die Gesamtregulation des Kreislaufs ist ungeklärt.

Arterieller Blutdruck

Der mittlere arterielle Blutdruck muß relativ konstant bleiben, damit die Organe ihre eigene Durchblutung selbst steuern können. Der mittlere arterielle Blutdruck ist der Durchschnittsdruck während des gesamten Herzzyklus. Er beträgt etwa 96 mm Hg. Dieser Druck ist dafür verantwortlich, daß die Blutsäule durch das Gefäßsystem getrieben wird.

Es gilt:

Arterieller Druck = HZV × totaler peripherer Widerstand.

Die Formel zeigt: Ändert sich das HZV oder der periphere Widerstand und bleibt die andere Größe konstant, so ändert sich auch der arterielle Blutdruck.
Der arterielle Blutdruck wird nicht durch ein einziges System, sondern durch zahlreiche Mechanismen reguliert. Hierbei können sofort wirkende Mechanismen von verzögert einsetzenden unterschieden werden.

Barorezeptorenreflexe

In den Wänden von *Aortenbogen* und *Karotissinus* liegen Dehnungsrezeptoren, die bei einem Druckanstieg im Gefäß gestreckt werden und auf diese Streckung hin Impulse zum zentralen Nervensystem aussenden. Diese Impulse hemmen das Vasokonstriktorenzentrum und erregen das Vaguszentrum: Die Aktivität des Sympathikus wird vermindert. Die Folgen sind:

- Vasodilatation im peripheren Kreislauf,
- Abnahme der Herzfrequenz,
- Verminderung der Kontraktionskraft des Herzens.

Es gilt: Erregung der Barorezeptoren durch Blutdruckanstieg senkt nachfolgend den erhöhten Blutdruck. Bei Blutdruckabfall senden die Rezeptoren weniger Impulse aus, weil ihre Dehnung geringer ist. Folglich nimmt die Aktivität des Vasokonstriktorentonus zu, der Blutdruck steigt wieder an.
Die Reflexreaktion durch die Barorezeptoren tritt praktisch sofort auf. Neben den Barorezeptorenreflexen gibt es noch zahlreiche andere Reflexmechanismen, durch die der Blutdruck sofort beeinflußt wird.

Hormonelle Kontrolle

Neben den nerval vermittelten Sofortreaktionen gibt es noch hormonelle Regulationsmechanismen für den arteriellen Blutdruck:

Noradrenalin-Adrenalin: Diese beiden Hormone werden im *Nebennierenmark* freigesetzt, gelangen mit dem Blutstrom zu den Blutgefäßen und wirken dort wie eine direkte Sympathikusstimulation. Die Wirkung tritt sofort ein.

Renin-Angiotensin: Wenn der Blutdruck abfällt, werden große Mengen Angiotensin II freigesetzt. Diese Substanz gehört zu den stärksten Vasokonstriktoren überhaupt. Die Bildung von Angiotensin wird über eine Freisetzung des Hormons *Renin* aus der Niere gesteuert. Die maximale Wirkung des System wird nach etwa 20 min erreicht.

Vasopressin (ADH): Fällt der Blutdruck ab, so wird aus dem Hypophysenhinterlappen Vasopressin (ADH) in großer Menge freigesetzt. Diese Substanz wirkt direkt konstriktorisch auf die Blutgefäße.
Die Langzeitkontrolle des Blutdrucks erfolgt vor allem durch renale Mechanismen.

Regulation des Herzzeitvolumens (HZV)

Herzzeitvolumen und venöser Rückstrom sind eng miteinander verbunden. Das Herzzeitvolumen ist die Blutmenge, die pro Minute vom Herzen in die Aorta gepumpt wird; der venöse Rückstrom ist die Blutmenge, die in jeder Minute aus dem Körper in den rechten Vorhof zurückfließt. Beide Größen, HZV und venöser Rückstrom, müssen gleich sein, wenn das Herzzeitvolumen aufrechterhalten werden soll; Abweichungen voneinander sind lediglich für einige wenige Herzschläge möglich. Nimmt also der venöse Rückstrom ab, so wird das HZV kleiner.
Die Hauptaufgabe des Herzkreislaufsystems besteht darin, ein ausreichendes Herzzeitvolumen aufrechtzuerhalten, damit die Organe ihre Funktion richtig erfüllen können.

- Normalwert des Herzzeitvolumens: ca. 5 l/min.
- Herzindex = HZV/m^2 Körperoberfläche, ca. 3 l/min/m^2.

HZV und peripherer Kreislauf

Der periphere Kreislauf bestimmt ganz entscheidend die Größe des Herzzeitvolumens, nicht das Herz selbst! Denn aufgrund des Frank-Starling-Mechanismus (s. S. 448) pumpt das Herz automatisch innerhalb bestimmter Grenzen jede Blutmenge, die aus dem Körper in den rechten Vorhof strömt, auch wieder heraus in den Körperkreislauf. Die Blutmenge, die automatisch, d.h. unabhängig vom autonomen Nervensystem durch das Herz gepumpt werden kann, beträgt 13-15 l/min und liegt damit weit über dem Ruhebedarf von 5 Litern/min. Es gilt somit:

> Innerhalb der Grenzen von maximal 13-15 l/min wird die Größe des Herzzeitvolumens vor allem vom venösen Rückstrom aus dem peripheren Kreislauf gesteuert.

Letztendlich hängt die Größe des HZV vom Stoffwechsel des Körpers ab. Je größer der Stoffwechsel, desto größer der Bedarf an Sauerstoff und Nährstoffen und desto größer auch das Herzzeitvolumen. Darum nimmt bei körperlicher Anstrengung oder Fieber das HZV zu. Bei körperlicher Anstrengung spielt das sympathische Nervensystem eine wichtige Rolle bei der Regulation des HZV.

HZV und sympathisches Nervensystem

Eine Sympathikusstimulation wirkt auf das Herz und den peripheren Kreislauf in folgender Weise: Das Herz pumpt stärker (weil die Kontraktionskraft zunimmt) und die peripheren Gefäße einschließlich der Venen kontrahieren sich. Abnahme des Sympathikotonus hat den umgekehrten Effekt.

Lungenkreislauf

Das Herzzeitvolumen des rechten Ventrikels ist genau so groß wie das Herzzeitvolumen des linken Ventrikels, d. h. durch den Lungenkreislauf fließt die gleiche Blutmenge wie durch den Körperkreislauf.

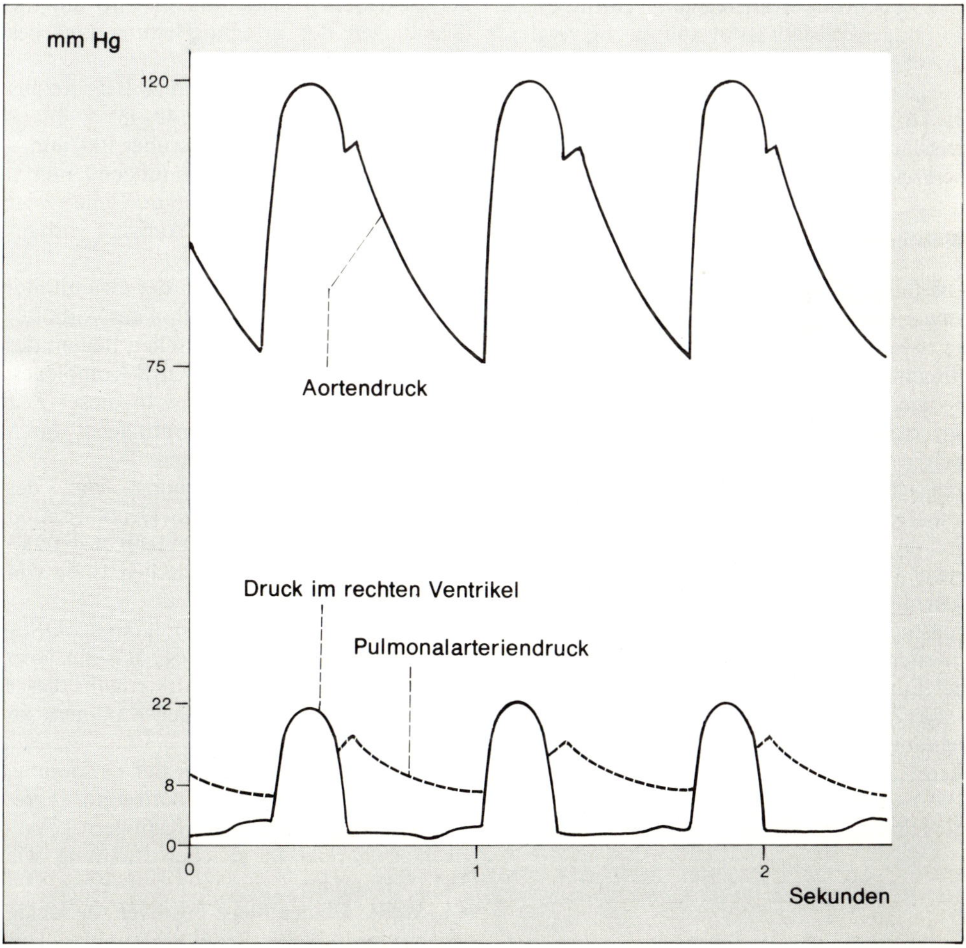

Abb. 40-14. Druckverlauf in rechtem Ventrikel, A. pulmonalis und Aorta

Die Durchblutung der Lunge erfolgt durch den rechten Ventrikel. Von hier strömt das venöse Blut durch die Pulmonalklappe in die A. pulmonalis und von dort über die Pulmonalarterien zu den Lungenkapillaren in den Alveolen. Hier findet der *pulmonale Gasaustausch* statt. Danach sammelt sich das arterialisierte Blut in den Lungenvenen und strömt über den linken Vorhof durch die Mitralklappe in den linken Ventrikel. Neben diesen Gefäßen gibt es noch Bronchialarterien, die das Lungengewebe mit *arteriellem* Blut aus dem Körperkreislauf versorgen. Dieses Blut entleert sich nach dem Stoffaustausch im Gewebe über Pulmonalvenen als venöses Blut in den linken Vorhof und vermischt sich dort mit dem arterialisierten Blut.

Drücke im Lungenkreislauf

Der Druckverlauf im rechten Ventrikel und im Lungenkreislauf ist in **Abb. 40-14**, vergleichend mit dem Druckverlauf im Körperkreislauf, dargestellt. Hieraus wird ersichtlich, daß die Drücke in rechtem Ventrikel und Lungenkreislauf erheblich niedriger sind als im Körperkreislauf.

Blutvolumen in der Lunge

Die Lunge ist eine Art Blutreservoir. Normalerweise beträgt das Blutvolumen in der Lunge etwa 450 ml; diese Menge kann unter bestimmten Bedingungen um rund 200% zunehmen. Die Lungengefäße verhalten sich wie passiv dehnbare Röhren: Sie erweitern sich, wenn der Druck ansteigt und sie verengen sich wieder, wenn der Druck abnimmt.
Die Durchblutung der Lunge ist aufgrund von hydrostatischen Druckgradienten nicht gleichmäßig. Es lassen sich 3 Zonen unterscheiden: Zone I liegt im Bereich der Lungenspitzen; hier ist die Durchblutung am geringsten; Zone II liegt in den mittleren Teilen der Lunge; hier ist die Durchblutung mittelstark; Zone III betrifft die unteren Lungenabschnitte; hier ist die Durchblutung am stärksten.
Die Koronardurchblutung ist auf S. 257 und die Hirndurchblutung auf S. 286 besprochen.

Störungen der Herz-Kreislauf-Funktion beim Intensivpatienten

Herzrhythmusstörungen

Herzrhythmusstörungen und Störungen der Erregungsleitung sind beim Intensivpatienten keine Seltenheit. Die Ursachen sind vielfältig und häufig nicht durch eine primäre Erkrankung des Herzens selbst bedingt. Die wichtigsten Störungen müssen von Schwestern und Pflegern frühzeitig erkannt werden, damit rechtzeitig die erforderlichen Behandlungsmaßnahmen eingeleitet werden können.
Für ein besseres Verständnis der Störungen der elektrischen Herzfunktion wird auf die Grundlagen der Erregungsleitung und des EKG verwiesen (s. S. 449 f.).
Zunächst zur Erinnerung einige Begriffe aus der EKG-Sprache (vgl. **Abb. 40-15**)

- Tachykardie: Herzfrequenz über 100/min.
- Bradykardie: Herzfrequenz unter 60/min.
- Isoelektrische Strecke: gerade Linie; zeigt an, daß keine elektrische Aktivität vorhanden ist.
- P-Welle: Abweichung von der Grundlinie; entsteht durch Depolarisation der Vorhöfe.
- P-R-Intervall: Strecke zwischen Beginn der P-Welle und Beginn des QRS-Komplexes. Normale Dauer 0,12-0,2 s. In dieser Zeit läuft der Impuls vom Schrittmacher durch die Vorhöfe zum AV-Knoten.
- QRS-Komplex: Abweichung von der Grundlinie; entsteht durch Depolarisation der Kammern. Normale Dauer 0,06-0,08 s.
- ST-Segment: Segment zwischen Ende von QRS und Beginn der T-Welle.
- Q-T-Intervall: Reicht vom Beginn des QRS-Komplexes bis zum Ende der T-Welle. Normale Dauer 0,32-0,4 s. Innerhalb dieser Zeit läuft die Erregung der Kammern ab und bildet sich zurück.
- T-Welle: Abweichung von der Grundlinie, entsteht durch die Repolarisation (Erregungsrückbildung) der Kammern. Ausschlag normal in gleicher Richtung wie QRS-Komplex.
- U-Welle: kleiner, meist positiver Ausschlag nach der T-Welle. Bedeutung unklar. Tritt bei Hypokaliämie auf.

Herzrhythmusstörungen treten auf als Störungen der Erregungsbildung und der Erregungsleitung.

Sinusbradykardie

Definition: Herzfrequenz unter 60/min. Die elektrischen Impulse stammen aus dem Sinusknoten. Der Rhythmus ist regelmäßig; die Diastolendauer ist verlängert **(Abb. 40-16)**.

Ursache: Tritt bei Gesunden (z. B. Sportlern) und Kranken auf (z. B. Herzinfarkt); auch durch Medikamentenwirkung (z. B. Digitalis). Die Sinusbradykardie entsteht durch einen extrem gesteigerten Vagotonus. Während der Gesunde niedrige Herzfrequenzen im allgemeinen gut toleriert, kann beim Herzkranken die Sinusbradykardie einen bedrohlichen Abfall des HZV hervorrufen.

Behandlung: Wenn erforderlich Atropin, Isoproterenol (Isuprel), Orciprenalin (Alupent) oder transvenösen Pacemaker.

Sinustachykardie

Definition: Herzfrequenz zwischen 100-180/min. Die elektrischen Impulse entstammen dem Sinusknoten, der Rhythmus ist regelmäßig, schwankt jedoch gewöhnlich von Minute zu Minute. Durch die hohe Frequenz wird die Diastole stärker als die Systole verkürzt **(Abb. 40-17)**.

Ursache: Als normale physiologische Reaktion auf Fieber, Anämie, Aufregung, körperliche Anstrengung, Hyperthyreose; bei Herzerkrankungen; durch Medikamente: Atropin, Adrenalin, Isoproterenol u. a. Die Sinustachykardie entsteht durch einen gesteigerten Sympathikotonus. Bei manchen Herzerkrankungen kann sich der Zustand durch eine Sinustachykardie verschlechtern.

Symptome: Meist als Herzrasen. Bei Herzkranken oft Zeichen der Herzinsuffizienz.

Behandlung: Sedierung, Digitalis (nur bei Herzerkrankungen), β-Blocker.

Sinusarrhythmie

Definition: Die Herzfrequenz wechselt ständig; alle Impulse entstammen jedoch dem Sinusknoten **(Abb. 40-18)**. Beispiel: respiratori-

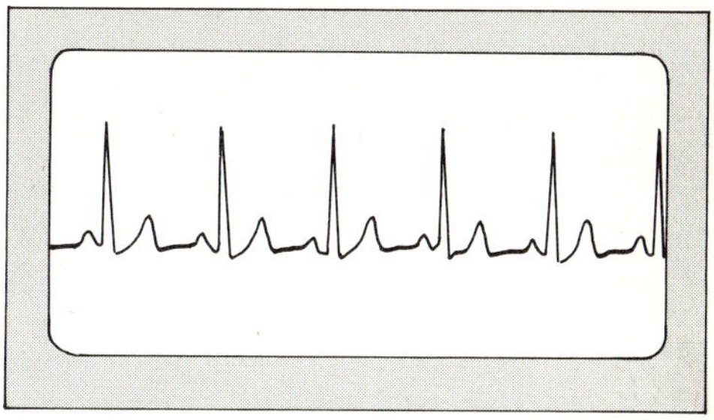

Abb. 40-15. Normales EKG. Erklärungen im Text

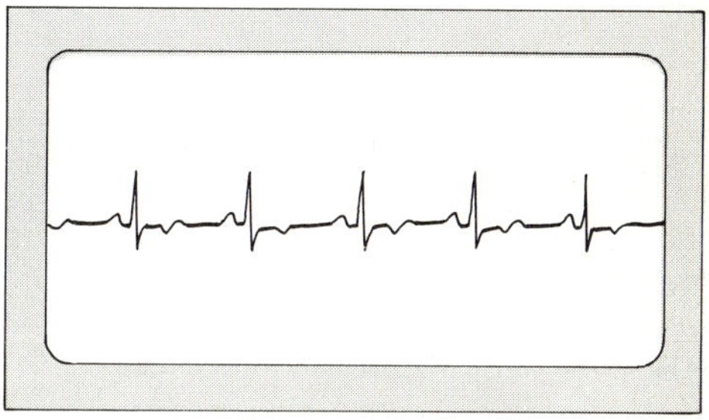

Abb. 40-16. Sinusbradykardie: <60/min

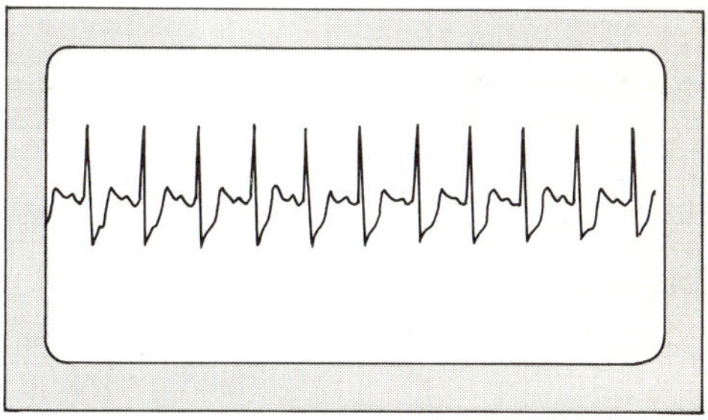

Abb. 40-17. Sinustachykardie: >100/min

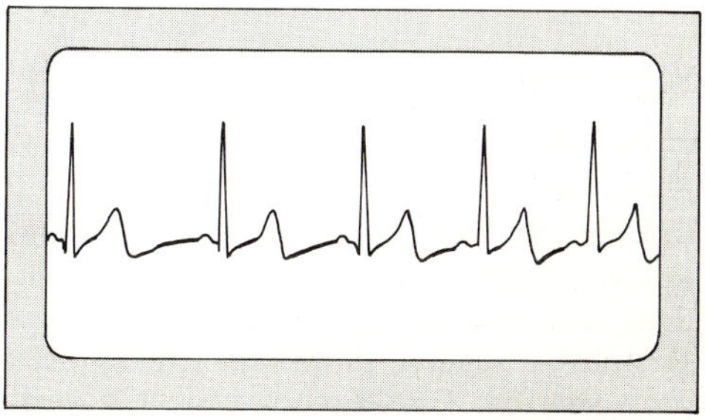

Abb. 40-18. Sinusarrhythmie

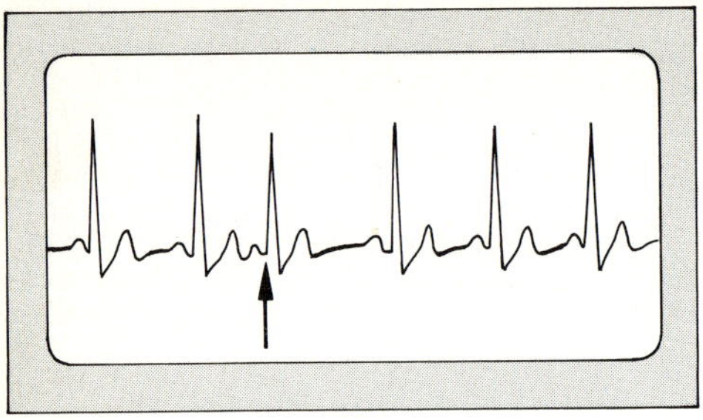

Abb. 40-19. Supraventrikuläre Extrasystolen

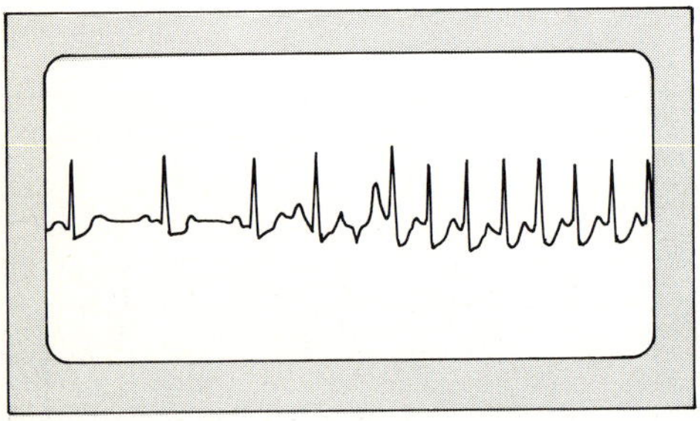

Abb. 40-20. Supraventrikuläre Tachykardie

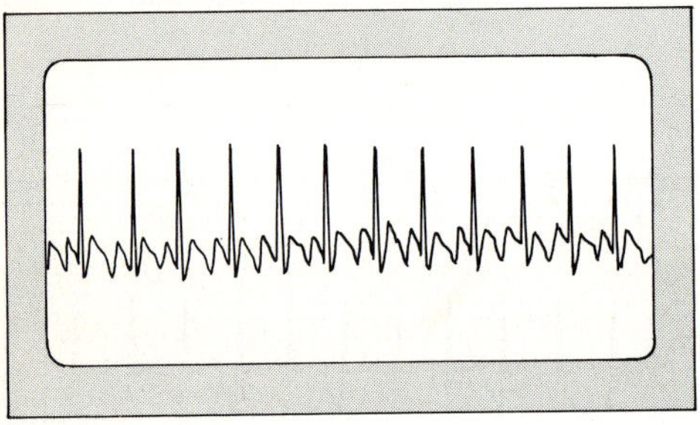

Abb. 40-21. Vorhofflattern

sche Arrhythmie (Zunahme der Frequenz bei Inspiration und Verlangsamung bei Exspiration).

Behandlung: Meist nicht erforderlich.

Supraventrikuläre Extrasystolen

Definition: Während des normalen Herzrhythmus tritt plötzlich eine frühzeitige Kontraktion auf. Der Impuls für diese Kontraktion entstammt nicht dem Sinusknoten, sondern einer anderen Stelle der Vorhöfe. Die P-Welle ist sichtbar, ihre Form jedoch meist verändert; der QRS-Komplex sieht normal aus, kann aber auch verzerrt sein oder ausfallen. Meist tritt danach eine kurze Pause auf **(Abb. 40-19)**.

Ursache: Tritt bei Gesunden oder bei Herzkranken auf. Wird von manchen Patienten als Herzstolpern empfunden.

Behandlung: Oft ist keine Behandlung erforderlich. Liegt eine Herzerkrankung zugrunde, so können bei Symptomen folgende Medikamente indiziert sein: Chinidin, Digitalis, β-Blocker.

Supraventrikuläre Tachykardie

Definition: Tachykardie mit hoher Frequenz und regelmäßigem Rhyhtmus. Der Impuls entstammt nicht dem Sinusknoten, sondern aus einer anderen Stelle des Vorhofs oder aus dem AV-Knoten **(Abb. 40-20)**.

EKG:
- Frequenz meist 140-220/min, regelmäßiger Rhythmus. Anfälle dauern Sekunden/Stunden/Tage.
- P-Welle: bei Vorhoftachykardie meist nach aufwärts gerichtet; bei Knotenrhythmus in Ableitung II, III und aVF nach abwärts. Bei sehr hohen Frequenzen kann die P-Welle mit dem QRS-Komplex verschmelzen.
- QRS-Komplex: meist normal geformt, gelegentlich verzerrt.

Ursache: Bei Gesunden und Herzkranken. Typischerweise gehen supraventrikuläre Extrasystolen voran.

Symptome: Herzklopfen und Benommenheit. Bei Herzkranken: Zeichen der Herzinsuffizienz, Luftnot, Angina pectoris.

Behandlung: Stimulation des Vagus: einseitiger Druck des Karotissinus, Valsalva-Manöver (Bauchpresse), blutdrucksteigernde Substanzen zum Auslösen einer Reflexbradykardie. Wenn diese Maßnahmen unwirksam sind, dann Medikamente: Chinidin, Digitalis, β-Blocker, Kalziumantagonisten (z.B. Isoptin). In Notsituation oder wenn Medikamente unwirksam: Kardioversion.

Vorhofflattern

Definition: Vorhofrhythmus mit einer Frequenz von 250-350/min. Nicht alle Impulse werden von den Vorhöfen auf die Kammern übertragen. Darum ist die Kammerfrequenz meist halb so hoch wie die Vorhoffrequenz. Die Vorhoferregungen (P-Wellen) sehen im EKG sägezahnartig aus; der QRS-Komplex ist gewöhnlich normal geformt **(Abb. 40-21)**.

Ursache: Meist liegt eine Herzerkrankung zugrunde.

Behandlung: Keine, wenn Vorhofflattern mit AV-Block einhergeht und dabei die Kammerfrequenz normal ist. Bei hoher Kammerfrequenz sollte sofort medikamentös behandelt werden: Digitalis ist das Mittel der Wahl. Durch Digitalis wird der AV-Block verstärkt, die Frequenz nimmt ab. In Notfallsituationen wird kardiovertiert.

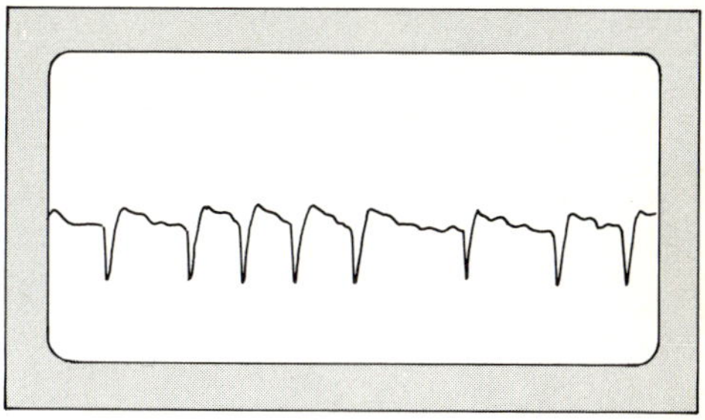

Abb. 40-22. Vorhofflimmern

Vorhofflimmern

Definition: Vorhofrhythmus mit einer Frequenz von 400-600/min ohne koordinierte Aktivität. Nicht alle Impulse werden auf die Kammern übergeleitet; darum ist die Kammerfrequenz langsamer, zu Beginn meist 140-170/min.

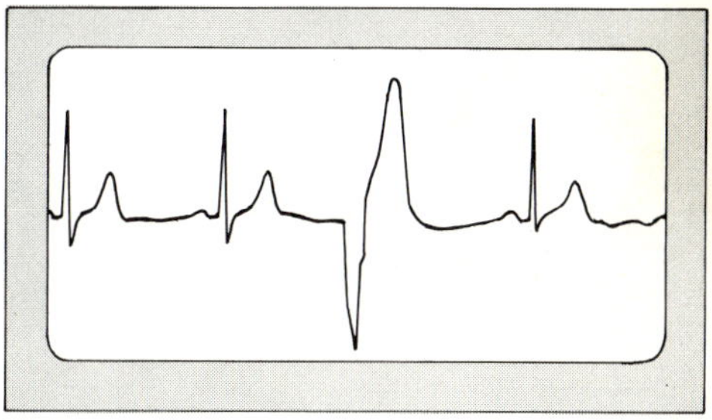

Abb. 40-23. Ventrikuläre Extrasystole: P-Welle fehlt, QRS bizarr verformt, kompensatorische Pause nach der Extrasystole

EKG (Abb. 40-22):
- P-Wellen: unregelmäßige Flimmerwellen,
- QRS-Komplex: normal oder verzerrt.

Ursache: Selten vorübergehend bei Gesunden. Anhaltendes Vorhofflimmern beruht so gut wie immer auf einer Herzerkrankung. Folge: das Herzzeitvolumen nimmt ab, weil sich die Kammern nicht richtig füllen können. Außerdem besteht Emboliegefahr.

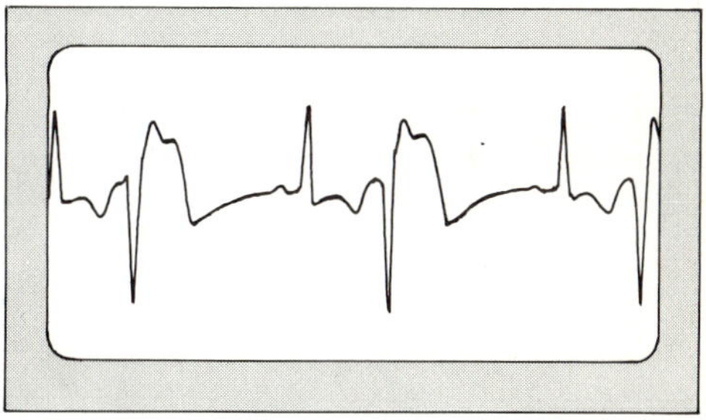

Abb. 40-24. Bigeminus

Behandlung: In Notsituationen Kardioversion. Sonst medikamentös: Digitalis, Chinidin.

Ventrikuläre Extrasystolen

Definition: Kontraktion der Ventrikel, ausgelöst durch einen Impuls, der nicht dem Sinusknoten, sondern dem Purkinje-Netzwerk der Kammern entstammt. Vor dem QRS-Komplex fehlt die P-Welle; der QRS-Komplex ist bizarr verformt. Nach der ventrikulären Extrasystole folgt eine kompensatorische Pause **(Abb. 40-23)**.

Ursache: Ventrikuläre Extrasystolen gehören zu den häufigsten Rhythmusstörungen. Sie treten bei Gesunden und bei Herzkranken (typischerweise mit einer Erkrankung des Myokards) auf.
- *Bigeminus:* die Extrasystole tritt nach jedem Sinusimpuls auf **(Abb. 40-24)**.
- *Trigeminus:* die Extrasystole tritt nach 2 aufeinanderfolgenden Sinusimpulsen auf.
- *Multifokale Extrasystolen:* entstehen aus verschiedenen Gebieten der Kammern.

Symptome: Oft keine; sonst: Herzstolpern.

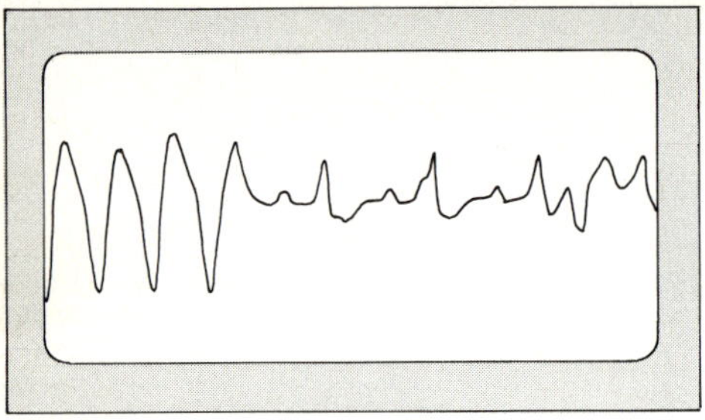

Abb. 40-25. Ventrikuläre Tachykardie

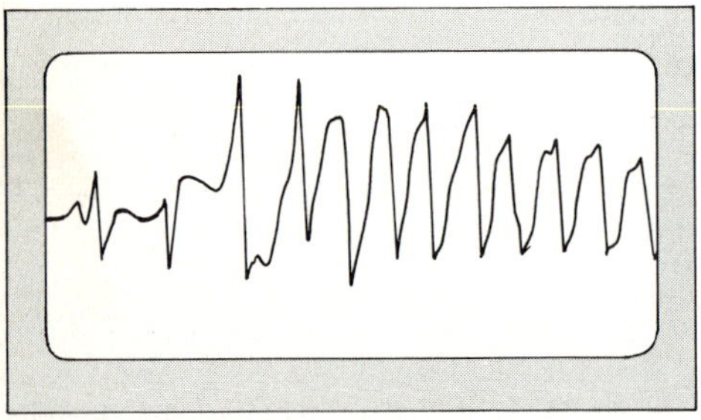

Abb. 40-26. Kammerflimmern

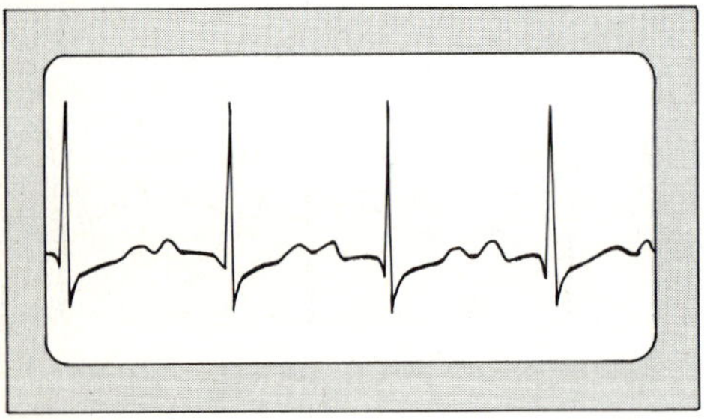

Abb. 40-27. AV-Block I. Grades. P-R-Intervall > 0,2 s

Behandlung: Vereinzelte Extrasystolen bedürfen keiner Behandlung. Sonst Antiarrhythmika: Lidocain, Procainamid, Chinidin, β-Blokker.

Ventrikuläre Tachykardie

Definition: Kammertachykardie zwischen 100–220/min. Die Impulse entstammen nicht dem Sinusknoten, sondern werden in schneller, regelmäßiger Folge von einem ektopischen Kammerfokus ausgesandt.
P-Wellen sind nicht vorhanden, der QRS-Komplex ist bizarr verformt **(Abb. 40-25)**.

Ursache: Sehr selten bei Gesunden. Häufig bei Herzkranken, z. B. nach Herzinfarkt; bei Digitalisintoxikation. Durch die ventrikuläre Tachykardie nimmt das HZV ab.

Symptome: Herzklopfen, Angina pectoris, Schwäche, Blutdruckabfall, Zeichen der Herzinsuffizienz.

Behandlung: Kardioversion ist fast immer wirksam. Sonst Antiarrhythmika: Lidocain, Procainamid, Chinidin, β-Blocker. Bei Digitalisintoxikation: Digitalis absetzen, Kalium zuführen.

Kammerflimmern

Definition: Rasche unregelmäßige Erregung der Kammern mit funktionellem Stillstand des Herzens. Die EKG-Grundlinie verläuft wellenförmig mit bizarren Ausschlägen **(Abb. 40-26)**.

Ursache: Vielfältig, z. B. Herzinfarkt, Digitalisintoxikation, Hypoxie, ventrikuläre Extrasystolen.

Symptome: Pulslosigkeit sofort, Bewußtlosigkeit nach 8–10 s. Zeichen des klinischen Todes, da kein Herzauswurf.

Behandlung: Am besten Prophylaxe. Gehäufte ventrikuläre Extrasystolen sind Warnzeichen des drohenden Kammerflimmerns; sie müssen darum frühzeitig mit Antiarrhythmika behandelt werden.
Sonst sofortige Reanimation bzw. Defibrillation (s. S. 352).

AV-Block I. Grades

Definition: Störung der Erregungsüberleitung durch den AV-Knoten. Das P-R-Intervall ist über 0,2 s hinaus verlängert **(Abb. 40-27)**.

Ursache: Tritt bei Gesunden und bei Herzkranken auf; auch durch Medikamente, z. B. Digitalis, Chinidin, Procainamid. Der Impuls stammt aus dem Sinusknoten. Seine Überleitung von den Vorhöfen auf die Kammer wird jedoch im AV-Knoten länger als normal verzögert.

Behandlung: Nicht erforderlich.

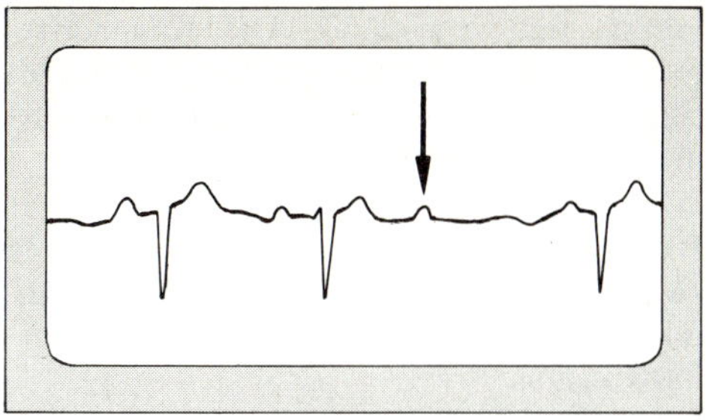

Abb. 40-28. AV-Block II. Grades, Typ Mobitz I. P-R-Intervall nimmt mit jedem Schlag zu, schließlich fällt ein Schlag aus (s. *Pfeil*)

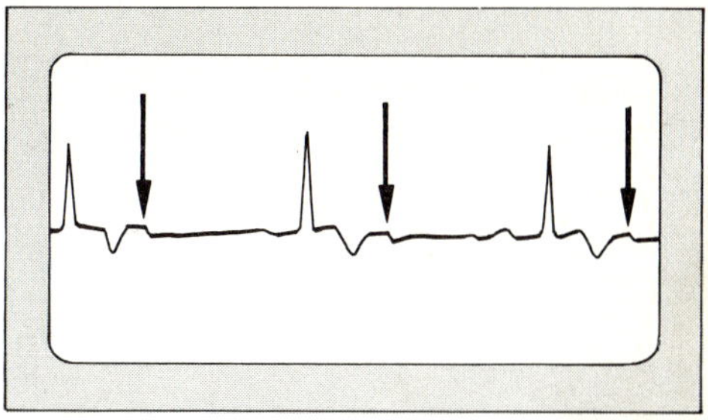

Abb. 40-29. AV-Block II. Grades, Typ Mobitz II. Die *Pfeile* markieren nicht übergeleitete P-Wellen

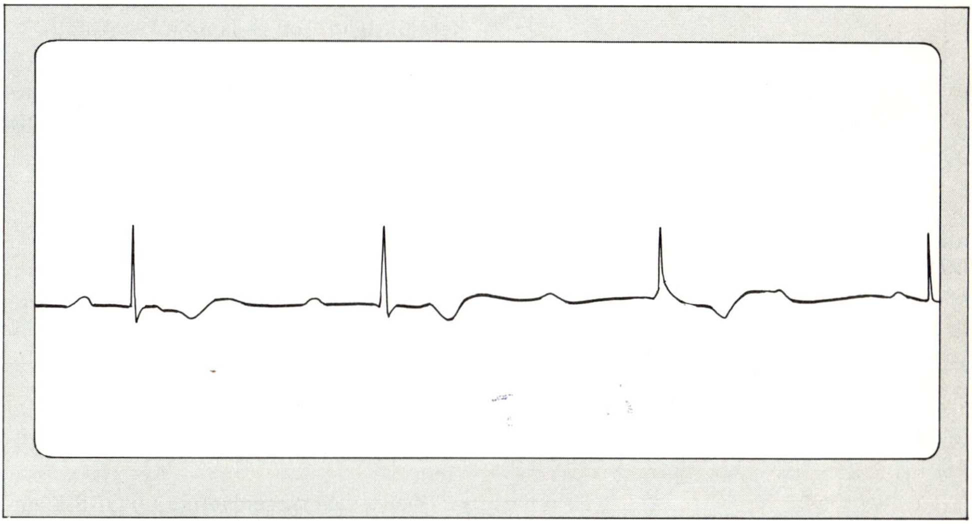

Abb. 40-30. AV-Block III. Grades: kompletter AV-Block

AV-Block II. Grades (Mobitz I oder Wenckebach-Periode)

Definition: Mit jedem Herzschlag nimmt die Dauer der Überleitung durch den AV-Knoten zu. Schließlich wird der nachfolgende Sinusimpuls geblockt. Es tritt kein QRS-Komplex auf **(Abb. 40-28)**.

EKG:
- P-R-Intervall: nimmt mit jedem Herzschlag immer mehr zu.
- QRS-Komplex: Normale Form; tritt mit zunehmender Verzögerung auf; fällt schließlich ganz aus.

AV-Block II. Grades (Mobitz II)

Definition: Bei dieser Störung werden einige Impulse aus dem Sinusknoten normal auf die Kammern übergeleitet, andere hingegen blockiert. Die Kammerfrequenz beträgt 1:2, 1:3, 1:4 usw. der Vorhoffrequenz; so kommen z. B. bei einem Verhältnis von 1:2 auf 80 Vorhofkontraktionen 40 Kammerkontraktionen **(Abb. 40-29)**.

Ursache: Tritt meist bei Erkrankungen des Reizleitungssystems auf, z. B. nach Vorderwandinfarkt.

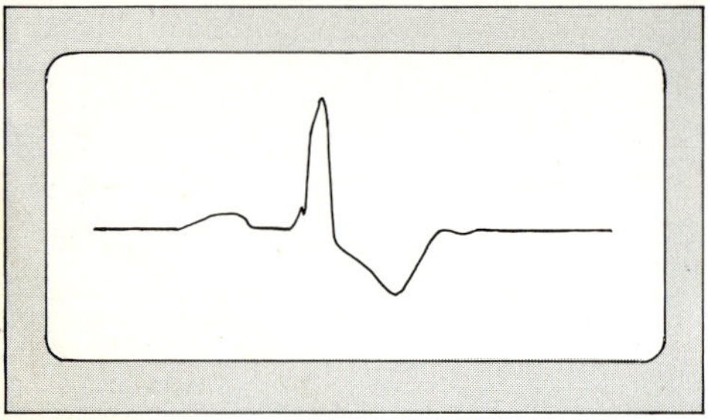

Abb. 40-31. Schenkelblock

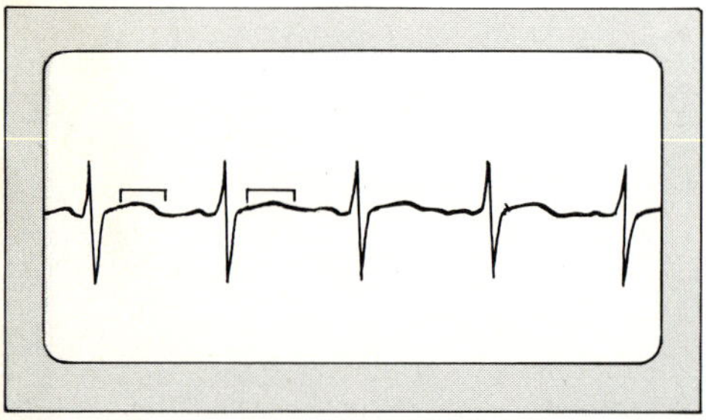

Abb. 40-32. EKG bei Hypokalämie. U-Welle. Abflachung der T-Welle, U-Welle mit T-Welle verschmolzen

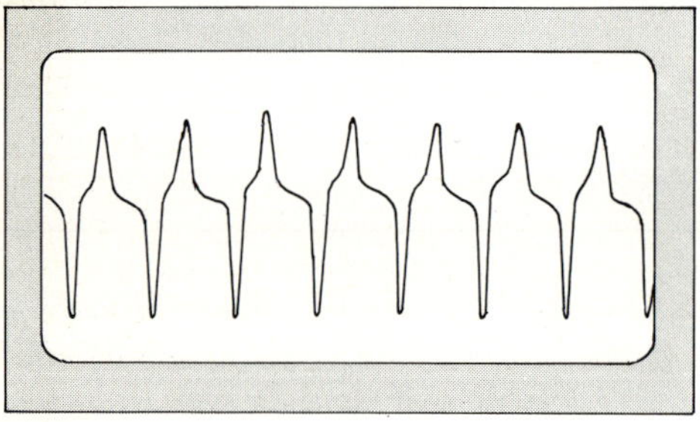

Abb. 40-33. EKG bei Hyperkaliämie

Symptome: Treten erst bei sehr niedrigen Kammerfrequenzen auf. Dann fällt das HZV ab.

Behandlung: Herzschrittmacher. Medikamentös Isoproteronol, Orciprenalin.

AV-Block III. Grades (Kompletter AV-Block)

Definition: Kein einziger Sinusimpuls wird mehr auf die Kammern übertragen. Vorhöfe und Kammern schlagen völlig unabhängig voneinander. Die Vorhoffrequenz ist meist normal und regelmäßig. Die Kammerfrequenz ist ebenfalls regelmäßig, aber erniedrigt: 30-45/min. Der QRS-Komplex ist normal geformt **(Abb. 40-30)**.

Ursache: Es liegt immer eine Herzerkrankung zugrunde, z. B. eine Degeneration des Reizleitungsgewebes, manchmal auch eine Digitalisintoxikation.

Symptome: Keine Symptome sind vorhanden, wenn das HZV trotz der niedrigen Frequenz normal bleibt. Ist hingegen die Kontraktion des Myokards beeinträchtigt, so fällt das HZV ab: Bewußtlosigkeit, Krämpfe, Herzstillstand, Tod (Adam-Stokes-Anfall).

Behandlung: Medikamentös sofort Isoproterenol (Isuprel) oder Orciprenalin (Alupent). Herzschrittmacher.

Schenkelblock

Definition: Eine Verzögerung der Erregungsleitung durch den rechten oder linken Ventrikel: Linksschenkelblock oder Rechtsschenkelblock **(Abb. 40-31)**.

EKG:
- QRS-Komplex: länger als 0,12 s; verbreitert,
- T-Welle: weit; gegenläufig zum QRS-Komplex.

Ursache: Herzerkrankungen (Infarkt, Kardiomyopathie), Hypertonie.

Symptome: Fehlen.

Behandlung: Je nach zugrundeliegender Erkrankung.

Hypokaliämie

EKG-Zeichen (Abb. 40-32):
- U-Welle (nach der T-Welle)
- Abflachung der T-Welle.

Gefahren: Herzrhythmusstörungen: Vorhoftachykardien, ventrikuläre Extrasystolen, ventrikuläre Tachykardie, Kammerflimmern.

Behandlung: Kalium substituieren.

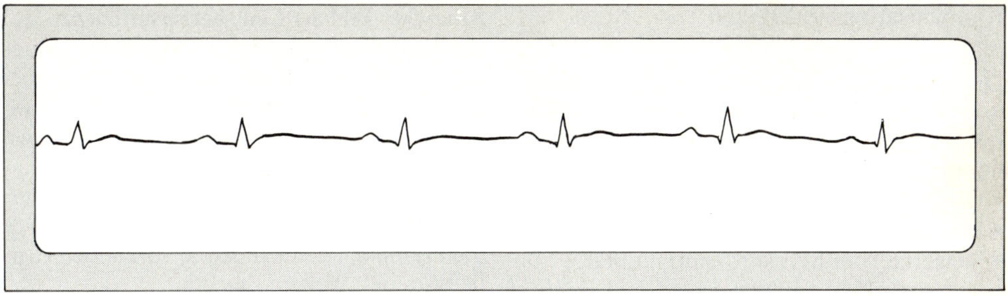

Abb. 40-34. EKG bei Hyperkalzämie. Q-T-Intervall verkürzt

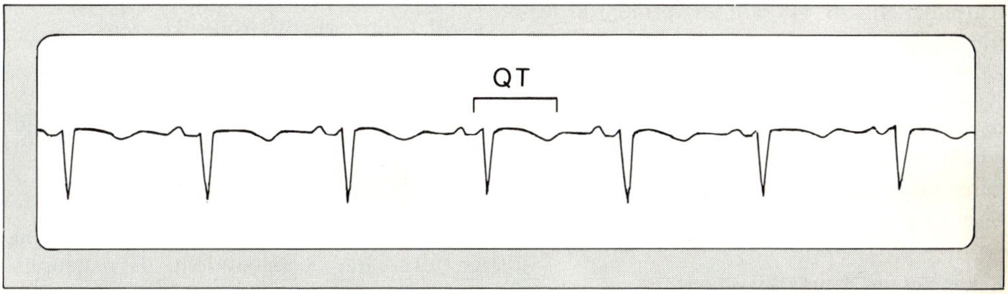

Abb. 40-35. EKG bei Hypokalzämie. Q-T-Intervall verlängert

Hyperkaliämie

EKG-Zeichen (Abb. 40-33):
- Hohe spitze T-Welle (ab 6-7 mmol/l),
- Abflachung und Verbreiterung der P-Welle,
- Verbreiterung des P-R-Intervalls,
- Verbreiterung des QRS-Komplexes, Schenkelblock (ab 8-9 mmol/l).

Gefahren: Kammerflimmern (etwa ab Serum-K^+ von 8-10 mmol/l)

Notfallbehandlung: s. S. 198.

Hyperkalzämie

EKG-Zeichen: Q-T-Intervall verkürzt **(Abb. 40-34).**

Hypokalzämie

EKG-Zeichen: Q-T-Intervall verlängert **(Abb. 40-35).**

Herzinsuffizienz

Definition

Vereinfacht definiert ist die Herzinsuffizienz ein Zustand, bei dem das Herz nicht mehr in der Lage ist, den Bedarf der Organe zu erfüllen. Hierbei kann die Insuffizienz den linken oder rechten Ventrikel betreffen oder aber beide Ventrikel zusammen.
Die Insuffizienz des *linken* Ventrikels führt zu den Zeichen der pulmonalen Stauung, die des *rechten* Ventrikels zu generalisierter venöser Stauung mit Ödemen.

Ursachen

Die Herzinsuffizienz kann durch eine Vielzahl unterschiedlicher Faktoren ausgelöst werden, jedoch spielen die koronare Herzkrankheit, Kardiomyopathie und Myokardinsuffizienz bei Herzklappenerkrankungen wegen ihrer Häufigkeit eine ganz wesentliche Rolle.

Kompensationsreaktionen

Die Insuffizienz des Herzmuskels wird gewöhnlich durch eine Reihe von Anpassungsreaktionen zunächst kompensiert. Hierzu gehören:
- Frank-Starling-Mechanismus,
- Erhöhung des Sympathikotonus,
- Steigerung der Myokardkontraktilität,
- Hypertrophie und Dilatation des Herzmuskels.

Frank-Starling-Mechanismus
Einzelheiten s. S. 448. Durch vermehrten venösen Rückstrom (Venokonstriktion!) bzw. Zunahme der Vorlast (Preload) steigt die Kontraktionskraft des Herzens an, außerdem wird die Geometrie des Ventrikels günstiger, so daß das gleiche Schlagvolumen mit geringerer kreisförmiger Verkürzung der Muskelfasern ausgeworfen werden kann.

Erhöhung des Sympathikotonus
Die Steigerung des Sympathikotonus entsteht vor allem als Reaktion auf die Hypotonie und führt zu:
- Anstieg der Herzfrequenz und Zunahme der Kontraktilität,
- Kontraktion der Arteriolen mit Anstieg des peripheren und pulmonalen Gefäßwiderstandes,
- Steigerung der Reninsekretion mit Retention von Salz und Wasser (über Aldosteronmechanismus).

Hypertrophie und Dilatation des Herzens
Die Hypertrophie des Herzens entsteht durch vermehrte intramyokardiale Wandspannung bei Volumen- und Drucküberlastung des Herzens. Hierdurch
- nimmt die Ventrikelwand an Dicke zu und an Dehnbarkeit ab,
- steigt die Zahl der Sarkomere und die Schlagarbeit des Herzens, so daß zunächst ein normales Schlagvolumen aufrecht erhalten wird.

Beachte:

> Die Kompensationsmechanismen können durch die während der Intensivbehandlung zugeführten Medikamente erheblich beeinträchtigt werden, bis hin zur kardialen Dekompensation.

Klinisches Bild der Linksherzinsuffizienz
Die Insuffizienz des *linken* Ventrikels manifestiert sich gewöhnlich zuerst als Dyspnoe, hervorgerufen durch ein interstitielles Lungenödem mit Abnahme der Compliance. Während anfangs die Dyspnoe nur bei Belastung auftritt (Belastungsdyspnoe), ist im Stadium der eingeschränkten kardialen Reserve die Dyspnoe bereits in Ruhe vorhanden (Ruhedyspnoe). Weitere Zeichen:
- Stauungsbronchitis,
- Tachykardie,
- basale Rasselgeräusche bei Auskultation des Thorax,
- evtl. Galopprhythmus des Herzens,
- evtl. prärenale Niereninsuffizienz,
- bei Dekompensation: Lungenödem (s. S. 573), Abfall des Herzzeitvolumens mit Blässe, niedrigem Blutdruck, Oligurie; später kardiogener Schock.

Röntgenbild: Interstitielles Lungenödem, später alveoläres Lungenödem, Hypertrophie und Dilatation des Herzens.

Klinisches Bild der Rechtsherzinsuffizienz
Das klinische Bild der Rechtsherzinsuffizienz ist durch venöse Stauung vor dem rechten Herzen gekennzeichnet:
- periphere Ödeme,
- Stauungsleber (schmerzhaft vergrößerte Leber), Stauungsgastritis,
- Aszites, Pleuraergüsse, Perikarderguß,
- Zeichen des Cor pulmonale (s. S. 580).

Diagnose

Die Diagnose der Herzinsuffizienz wird gestellt aus der Vorgeschichte und dem klinischen Bild sowie bestimmten Untersuchungen: Röntgenaufnahme des Thorax, EKG, Echokardiographie, Herzenzyme, Elektrolyte, Leberwerte.

Grundzüge der Behandlung

Wenn möglich sollten die auslösenden Ursachen der Herzinsuffizienz beseitigt werden; ansonsten ist eine symptomatische Therapie erforderlich, die darauf abzielt, das Herz zu entlasten und gleichzeitig die Herzleistung zu verbessern. Die wichtigsten Maßnahmen sind:

- Senkung der Vorlast des Herzens, z. B. durch Vasodilatatoren wie Nitroglyzerin und ausschwemmende Therapie mit Diuretika;
- Senkung der Vorlast des Herzens durch Vasodilatatoren, die primär auf die *Arteriolen* wirken, z. B. Nitroprussid, Nepresol, Regitin;
- Steigerung der Kontraktilität, z. B. durch Digitalis oder, beim Intensivpatienten durch Dopamin oder Dobutamin;
- Senkung des Sauerstoffverbrauchs des Organismus durch körperliche Schonung.

Angina pectoris und Myokardinfarkt

Klinisches Bild und zugrundeliegende Ursachen

Angina pectoris ist das führende Symptom der Myokardischämie (Mangeldurchblutung des Myokards) bei koronarer Herzkrankheit: ein anfallsweise auftretender Schmerz von kurzer Dauer, gewöhnlich substernal oder präkordial, häufig ausstrahlend in die Schultern, die Innenseite der Arme (meist links), gelegentlich in die Zähne, Kiefer oder Nacken.
Auslöser sind meist körperliche Anstrengung, Aufregung oder andere Umstände, die mit vermehrter Herzarbeit und damit erhöhtem Sauerstoffbedarf des Herzens einhergehen.

> Angina pectoris tritt auf, wenn der myokardiale Sauerstoffbedarf die myokardiale Sauerstoffzufuhr mit dem Koronarblut überschreitet.

Der Anfall verschwindet zumeist in Ruhe bzw. nach Zufuhr von Nitroglyzerin.
Häufigste *Ursache* der Angina pectoris ist eine arteriosklerotische Einengung in einer oder mehreren Koronararterien. Weitere Zeichen der Myokardischämie können sein:

- Dyspnoe,
- Herzrhythmusstörungen,
- Abfall des Herzzeitvolumens durch Linksherzinsuffizienz.

Herzinfarkt: Hierbei verspürt der Patient heftige Schmerzen im Thorax, oft als schwere Beklemmung oder Einschnürung empfunden, die auch durch Zufuhr von Nitroglyzerin nicht beeinflußt werden können. Weiterhin besteht bei vielen Patienten ein ausgeprägtes Vernichtungsgefühl.
Dem Herzinfarkt liegt fast immer der akute Verschluß einer Koronararterie durch einen Thrombus zugrunde. Hierdurch erhält der Myokardbezirk unterhalb des Verschlusses keinen Sauerstoff mehr und geht zugrunde. Es entwickelt sich eine Nekrose, später ein Narbengewebe, das sich nicht kontrahieren kann.

Diagnose

Die koronare Herzkrankheit ist unter Belastung oder während des Anfalls mit charakteristischen EKG-Veränderungen verbunden, die durch die akute Minderdurchblutung des Herzens (Myokardischämie) ausgelöst werden: horizontale oder abwärts gerichtete Senkung der ST-Strecke. Die Diagnose kann durch Koronarangiographie gesichert werden.
Beim *Herzinfarkt* treten ebenfalls typische EKG-Veränderungen auf: ST-Hebung, später (unter Rückbildung der ST-Veränderung) R-Verlust und negative Q-Zacke; weiterhin ein charakteristischer Anstieg der Herzenzyme: zunächst CK-MB, dann GOT und danach LDH, außerdem Anstieg des freien Myoglobins. Unspezifische Reaktionen: Leukozytose, Anstieg des Blutzuckers, erhöhte Blutkörperchen-Senkungsgeschwindigkeit.

Intensivbehandlung

Bei instabiler Angina pectoris, drohendem Infarkt und eingetretenem Infarkt ist eine Intensivbehandlung erforderlich, zum einen, um den Infarkt zu verhindern (instabile Angina, drohender Infarkt), zum anderen, um die möglichen Komplikationen des Infarkts zu verhindern oder rechtzeitig zu behandeln und die Ausdehnung des Infarktbezirks zu begrenzen.
Grundpfeiler der **Angina-pectoris-Behandlung** ist die Zufuhr von Nitroglyzerin (senkt die Nachlast, steigert die Koronardurchblutung und verteilt sie um) und von β-Blockern (vermindern den Sauerstoffbedarf des Herzens durch Senkung der Herzfrequenz und Verminderung der Myokardkontraktilität).

Die Grundzüge der *Behandlung des Herzinfarkts* sind:

- Sedierung und Analgesie,
- Senkung des Sauerstoffbedarfs durch β-Blocker oder Kalziumantagonisten und Nitroglyzerin,
- evtl. Auflösung des verschließenden Thrombus durch intrakoronare Streptokinase-Zufuhr („Lyse").

Wegen der möglichen Komplikationen durch den Infarkt ist in der Anfangsphase eine sorgfältige Intensivüberwachung erforderlich.

Komplikationen bei Myokardinfarkt

Im Zusammenhang mit dem Herzinfarkt können bestimmte, auch lebensbedrohliche Komplikationen auftreten:

Bradyarrhythmien entstehen durch AV-Blokkierungen oder reflektorisch durch Vagusreizung. Während beim Hinterwandinfarkt die Bradykardie wieder verschwindet, ist die Bradykardie beim Vorderwandinfarkt irreversibel. Behandlungsbedürftig sind die Bradykardien, wenn die Zeichen der ungenügenden Durchblutung der Peripherie auftreten: Einführen einer Schrittmachersonde.

Tachyarrhythmien, insbesondere ventrikuläre Tachyarrhythmien, sind in der Akutphase des Infarkts keine Seltenheit. Sie beruhen auf ischämischen Schäden des Myokards und können leicht in ein Kammerflimmern umschlagen. Darum ist die Prophylaxe mit Lidocain (Xylocain) indiziert.

Herzinsuffizienz: Ist der Infarktbezirk sehr ausgedehnt, so kann sich leicht eine Herzinsuffizienz entwickeln, weil der betroffene Bezirk nicht an der Kontraktion des Herzens teilnimmt.
Bei schweren Formen kann ein kardiogener Schock eintreten.

Perikarditis: Eine Entzündung des Herzbeutels kann sich in der ersten oder 2.–3. Woche nach dem Infarkt entwickeln.

Herzwandruptur, Papillarmuskelabriß oder Septumperforation können innerhalb des ersten Monats nach dem Infarkt auftreten. Diese Komplikationen entstehen durch die ischämische Schädigung des Myokards. Der Papillarmuskelabriß führt zur akuten Mitralinsuffizienz. Alle drei Komplikationen müssen notfallmäßig chirurgisch behandelt werden.

Kapitel 41. Störungen des Säure-Basen-Haushalts

Einführung

Die **Wasserstoffionenkonzentration (H^+)** der Körperflüssigkeiten wird innerhalb eines sehr engen Bereiches konstant gehalten. Nur auf diese Weise können die vielfältigen biochemischen Prozesse im Stoffwechsel der Gewebe und die elektrophysiologischen Vorgänge an den erregbaren Membranen des Körpers ihre normale Funktion aufrechterhalten.
Die Wasserstoffionenkonzentration der Extrazellulärflüssigkeit entspricht einem *pH-Wert zwischen 7,36 und 7,44*. Dieses Konzentrationsgleichgewicht wird durch die fortlaufend im Stoffwechsel entstehenden Säuren und Basen gefährdet. Hierbei droht entweder eine zu hohe Wasserstoffionenkonzentration *(Azidose)* oder eine zu niedrige Wasserstoffionenkonzentration *(Alkalose)*. Beide Störungen beeinträchtigen gleichermaßen die Funktion der Organe. Bestimmte Regulationssysteme sorgen jedoch dafür, daß die Wasserstoffionenkonzentration sich unter dem Einfluß von Säuren und Basen nur sehr wenig ändert. Dies sind die Puffersubstanzen, die Atmung und die Nieren.

Grundlagen

Säuren

Säuren sind Substanzen, die in wäßriger Lösung Wasserstoffionen abgeben; sie sind Wasserstoffionendonatoren. Da das Wasserstoffion mit einem Proton (s. S. 489) identisch ist, werden Säuren auch als *Protonendonatoren* bezeichnet:

$H_2CO_3 \rightarrow H^+ + HCO_3^-$.
Säure

Starke Säuren geben in wäßriger Lösung viele Wasserstoffionen ab, sie „dissoziieren" stark, während schwache Säuren nur wenig dissoziieren, also wenig Wasserstoffionen abgeben.

Basen

Basen sind Substanzen, die in wäßriger Lösung Wasserstoffionen aufnehmen; sie sind Wasserstoff- oder Protonenakzeptoren:

$HCO_3^- + H^+ \rightarrow H_2CO_3$.
Base

Basen werden auch als Alkali bezeichnet. Starke Basen nehmen viele Wasserstoffionen auf, schwache hingegen nur wenige.

pH-Wert

Die Wasserstoffionenkonzentration der Extrazellulärflüssigkeit beträgt 36–44 nanomol/l, eine extrem kleine Zahl, die sich dem Vorstellungsvermögen entzieht. Darum wird die H^+-Konzentration durch das Symbol pH ausgedrückt. Die pH-Zahlen sind sog. Logarithmen; der pH-Wert ist definiert als der **negative dekadische Logarithmus der Wasserstoffionenkonzentration.** Er gibt also an, wie hoch die Wasserstoffionenkonzentration einer Lösung ist. Hierbei gilt:

- Niedriger pH-Wert bedeutet hohe Wasserstoffionenkonzentration
- Hoher pH-Wert bedeutet niedrige Wasserstoffionenkonzentration

Puffer

Puffersubstanzen sind Lösungen, deren pH-Wert (Wasserstoffionenkonzentration) sich bei Zugabe einer Säure oder Base nicht wesentlich ändert. Puffer bestehen aus dem Ge-

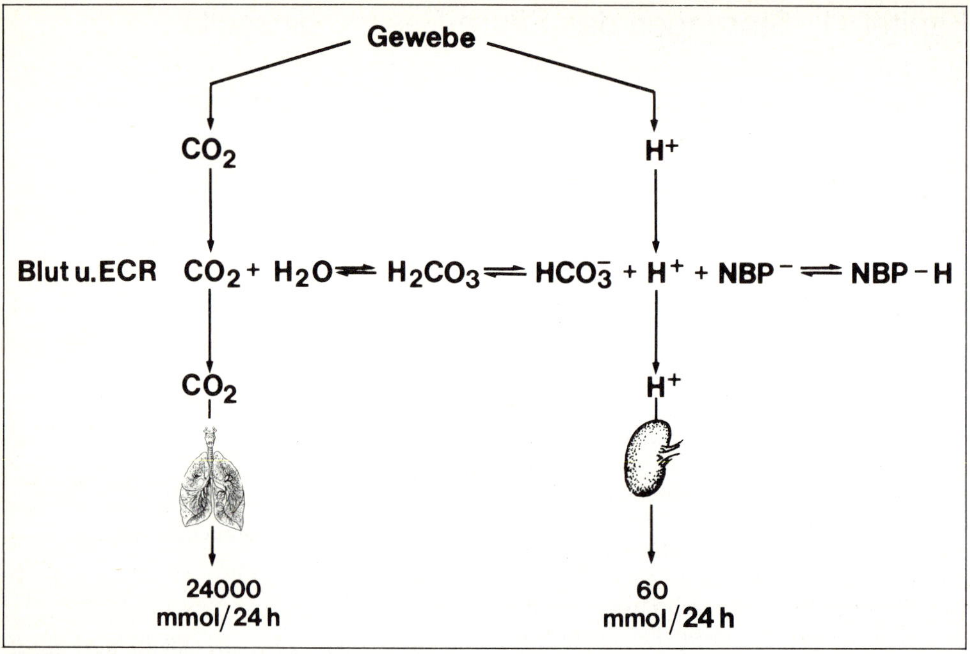

Abb. 41-1. Säure-Basen-Haushalt. Herkunft der Wasserstoffionen, ihre Ausscheidung über Lungen und Nieren sowie Verknüpfung der Systeme mit dem Kohlensäure-Bikarbonat-Puffer in Blut und Extrazellulärraum *(ECR)*. *NBP* = Nicht-Bikarbonatpuffer

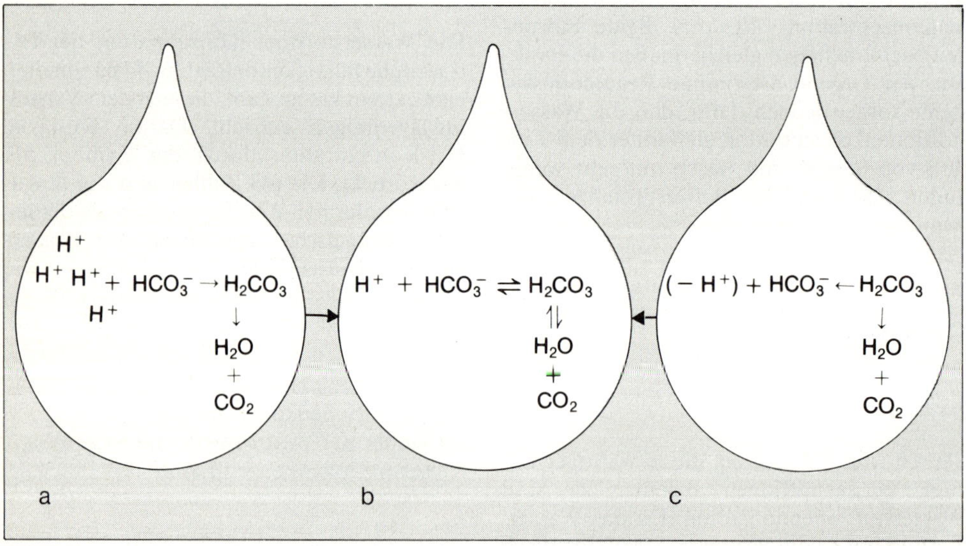

Abb. 41-2a-c. Regulation der Wasserstoffionen-Konzentration durch das Bikarbonatpuffer-System. **a** Zufuhr von H^+-Ionen führt zum Abfall des pH. Kompensatorisch werden die H^+-Ionen so lange von Bikarbonat (HCO_3^-) gebunden, bis das Gleichgewicht wiederhergestellt ist. Das Bikarbonat wandelt sich über Kohlensäure (H_2CO_3) in Wasser (H_2O) und CO_2 um. Das CO_2 wird ausgeatmet. Auf diese Weise ist das H^+-Ion über die Lungen ausgeschieden worden. **b** Gleichgewichtszustand zwischen H^+-Ionen und Bikarbonatpuffer. Der pH-Wert ist im Normbereich. **c** Wegnahme von H^+-Ionen führt zum Anstieg des pH. Kompensatorisch werden aus der Kohlensäure H^+-Ionen freigesetzt, bis das Gleichgewicht wiederhergestellt ist

misch einer schwachen Säure mit einem ihrer Salze oder aus dem Gemisch einer schwachen Base mit einem ihrer Salze. Werden dem Puffergemisch Wasserstoffionen (H^+-Ionen) zugefügt, so bindet der Puffer diese Ionen; werden hingegen Basen zugefügt, so setzt der Puffer H^+-Ionen frei. Auf diese Weise bleibt die H^+-Ionenkonzentration konstant.

Herkunft der Wasserstoffionen

Die meisten Säuren entstehen im Stoffwechsel, ein Teil stammt aus der Nahrung. Aus dem Abbau der Kohlenhydrate gehen große Mengen CO_2 hervor (ca. 24000 mmol/Tag). Diese flüchtige Säure wird über die Lungen ausgeatmet. Daneben entstehen geringere Mengen von nichtflüchtigen („fixen") Säuren, die über die Nieren ausgeschieden werden (ca. 60 mmol/Tag). Beide Ausscheidungssysteme, Niere und Lunge, sind über ein Puffersystem, den Kohlensäure-Bikarbonat-Puffer miteinander verbunden (s. **Abb. 41-1**).

Regulation des Säure-Basen-Haushalts

Die Wasserstoffionenkonzentration bzw. der Säure-Basen-Haushalt wird durch 3 Systeme, die sich gegenseitig beeinflussen, reguliert **(Abb. 40-2)**:

- Puffersubstanzen, vor allem das Kohlensäure-Bikarbonat-Puffersystem,
- Lunge,
- Niere.

Puffersysteme

Zahlreiche Puffersysteme stehen im Organismus zur Verfügung, um Veränderungen der Wasserstoffionenkonzentration entgegenzuwirken: Bikarbonatpuffer, Phosphatpuffer und Proteinpuffer. Der Bikarbonatpuffer besteht aus einem Gemisch von *Kohlensäure* *(H_2CO_3)* und *Natriumbikarbonat ($NaHCO_3$)* und macht 75% der gesamten Pufferkapazität des Organismus aus, die Nichtbikarbonatpuffer 25%. Die Wirkungsweise dieses Puffers ist in **Abb. 41-2** dargestellt.

Alle Pufferungsvorgänge laufen innerhalb sehr kurzer Zeit nach Beginn der Störung des Gleichgewichtes an.

Atmung

Steigt die CO_2-Konzentration im Körper an, so fällt der pH-Wert ab, d.h. die Wasserstoffionenkonzentration nimmt zu. Sinkt die CO_2-Konzentration hingegen ab, so steigt der pH-Wert an, die Wasserstoffionenkonzentration nimmt ab. Über diese Beziehung beeinflußt die Atmung das Säure-Basen-Gleichgewicht. Die Einzelheiten sind in **Abb. 41-3** dargestellt.

Die Atmung reagiert innerhalb weniger Minuten auf Veränderungen der Wasserstoffionenkonzentration.

Niere

Die Nieren regulieren die Wasserstoffionenkonzentration durch 2 Mechanismen:

- Erhöhung der Bikarbonatkonzentration im Blut,
- Erniedrigung der Bikarbonatkonzentration im Blut.

Hierbei gilt: Für jedes H^+-Ion, das die Niere ausscheidet, gewinnt der Körper ein Bikarbonation.

Die Regulationsmechanismen in der Niere sind komplex **(Abb. 41-4)**. Sie sind erst Stunden bis Tage nach Beginn der Störung voll ausgebildet.

Störungen des Säure-Basen-Gleichgewichtes

Störungen des Säure-Basen-Gleichgewichtes äußern sich vor allem als Veränderungen der Wasserstoffionenkonzentration bzw. des pH-Wertes im Blut:

- **Azidose:** Störung, die mit einer Zunahme der H^+-Ionen im Blut *(Azidämie)* einhergeht. Erkennbar am pH-Abfall $<7{,}36$.

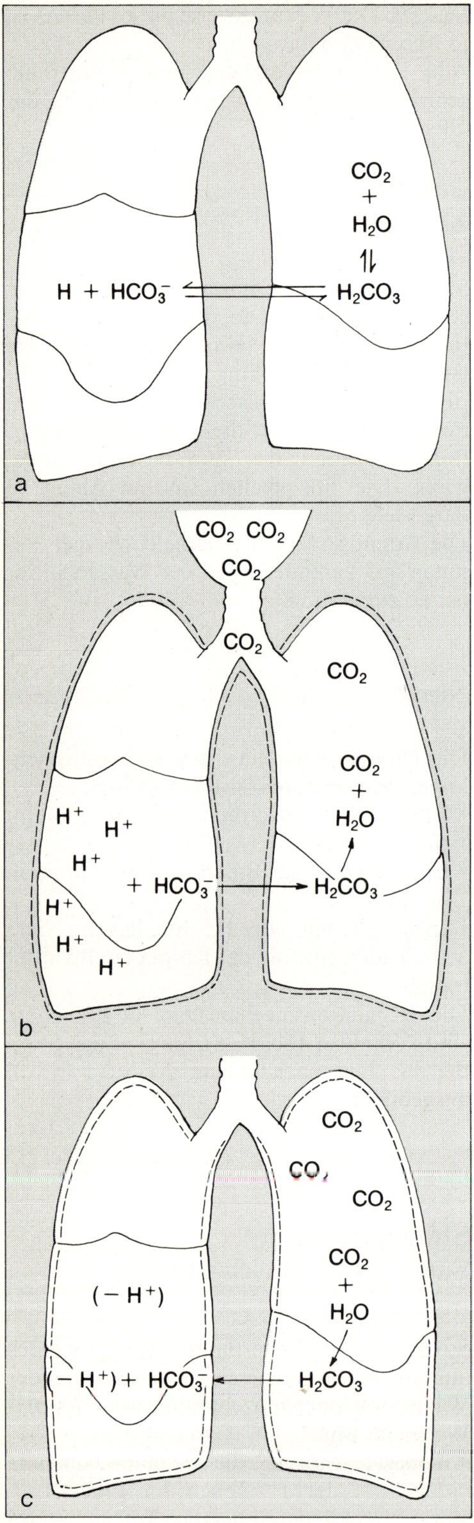

- **Alkalose:** Störung, die mit einer Abnahme der H^+-Ionen im Blut *(Alkaliämie)* einhergeht. Erkennbar am pH-Anstieg $>7{,}44$.

Je nach der zugrundeliegenden Ursache können respiratorische und nichtrespiratorische (metabolische) Störungen des Säure-Basen-Haushaltes unterschieden werden.

Störungen des Säure-Basen-Haushaltes
- Respiratorische Azidose
- Respiratorische Alkalose
- Metabolische Azidose
- Metabolische Alkalose

Außerdem können sich respiratorische und metabolische Störungen kombinieren.
Die Diagnose Alkalose oder Azidose wird durch Messung des pH-Wertes im Blut gestellt. Ob die zugrundeliegende Störung respiratorisch oder metabolisch bedingt ist, kann jedoch nur durch eine **arterielle Blutgasanalyse** schlüssig festgestellt werden.
Hierzu müssen die respiratorischen und metabolischen Komponenten des Säure-Basen-Haushalts im Blut ermittelt und analysiert werden:

- respiratorische Komponente: CO_2-Partialdruck (pCO_2),
- metabolische Komponenten: Standardbikarbonat, Plasmabikarbonat, Basenabweichung, Pufferbasen, Alkalireserve.

Das System kann mit Hilfe der **Gleichung von Henderson-Hasselbalch** verdeutlicht werden:

metabolischer Einfluß

$$pH = 6{,}1 + \log \frac{HCO_3^-}{0{,}03 \times pCO_2}$$

respiratorischer Einfluß

Abb. 41-3a-c. Regulation der Wasserstoffionen-Konzentration durch die Atmung. **a** Gleichgewichtszustand zwischen H^+-Ionen und CO_2-Ausscheidung. **b** Zunahme der H^+-Ionen führt zum pH-Abfall. Kompensatorisch wird die Atmung gesteigert. Die H^+-Ionen verbinden sich mit Bikarbonat zu Kohlensäure. Die Kohlensäure zerfällt in Wasser und CO_2. Das CO_2 wird abgeatmet; der pH-Wert normalisiert sich. **c** Wegnahme von H^+-Ionen führt zum pH-Anstieg. CO_2 verbindet sich in stärkerem Maße mit H_2O zu Kohlensäure (H_2CO_3). Die Kohlensäure zerfällt in Bicarbonat und H^+-Ionen. Es werden somit mehr H^+-Ionen zur Verfügung gestellt. Der pH-Wert fällt wieder ab in Richtung Normalisierung

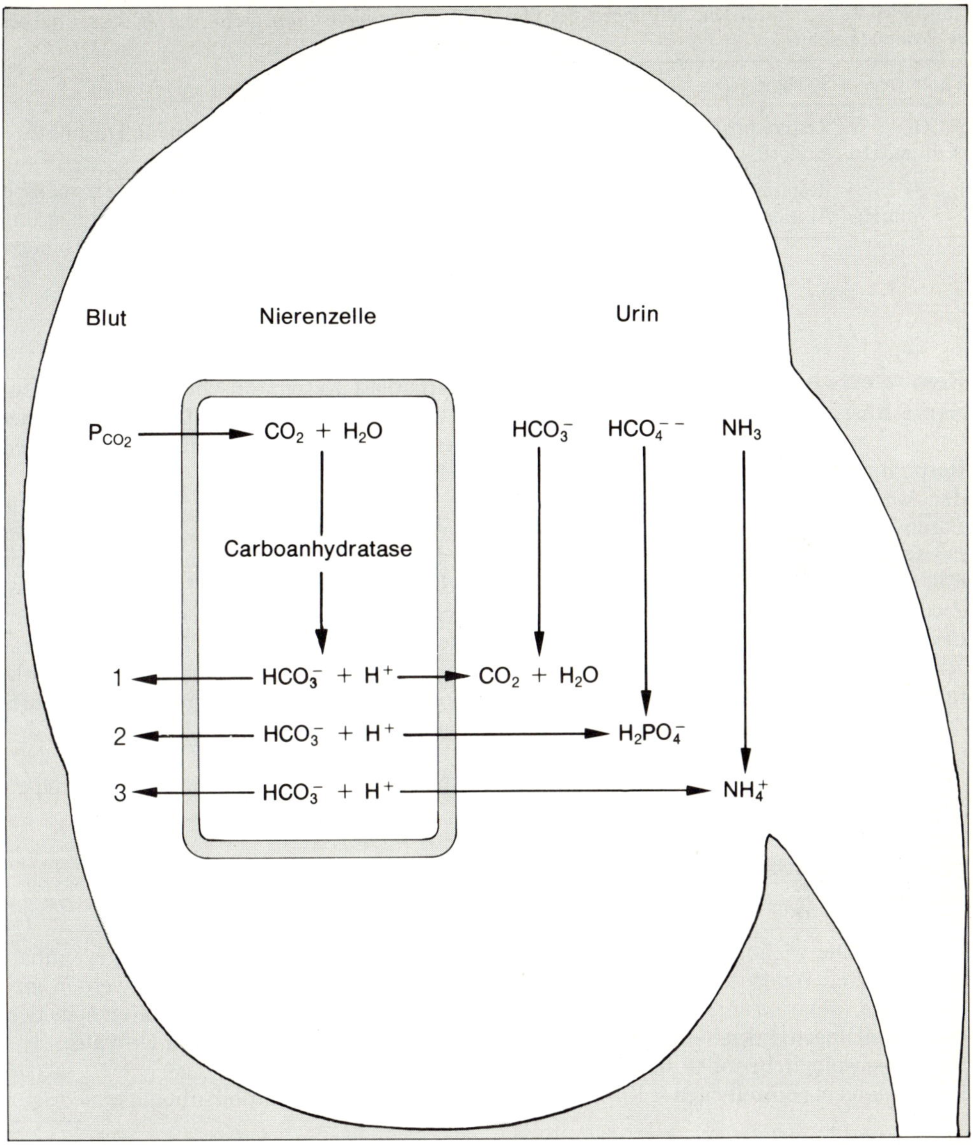

Abb. 41-4. Regulierung der Wasserstoffionen-Konzentration durch die Nieren. Die Bildung von Bikarbonat und H^+-Ionen wird durch das Enzym Carboanhydratase katalysiert

Der *respiratorische* Einfluß ist durch den pCO_2 im Nenner der Gleichung gegeben: Anstieg des pCO_2 vermindert den pH-Wert, die Wasserstoffionenkonzentration nimmt zu. Umgekehrt: wird der pCO_2 im Nenner kleiner, so nimmt der pH-Wert zu und die Wasserstoffionenkonzentration ab.

Der *metabolische* Einfluß wird durch das im Zähler der Gleichung stehende Bikarbonat charakterisiert. Anstieg des Bikarbonats erhöht den pH-Wert, die Wasserstoffionenkonzentration nimmt ab. Umgekehrt führt ein Abfall des Bikarbonats im Zähler der Gleichung zu einem Abfall des pH-Wertes, d.h. einer Zunahme der Wasserstoffionenkonzentration.

Tabelle 41-1. Respiratorische Störungen des Säure-Basen-Haushalts

Parameter	Störung	Mechanismus
p_aCO_2 > 45 mm Hg	Respiratorische Azidose	Hypoventilation
p_aCO_2 < 35 mm Hg	Respiratorische Alkalose	Hyperventilation

Respiratorisch bedingte Säure-Basen-Störungen

Respiratorisch, also durch Veränderungen der Atmung bedingte Störungen des Säure-Basen-Haushaltes können durch Messung des **CO_2-Partialdrucks** im arteriellen Blut erfaßt werden. Normalwerte: 35-45 mm Hg. Zwei Arten von respiratorischen Störungen des Säure-Basen-Haushalts werden unterschieden: respiratorische Azidose und respiratorische Alkalose **(Tabelle 41-1).**

Respiratorische Azidose

Definition: Respiratorische Azidose bedeutet einen erhöhten p_aCO_2 aufgrund einer verminderten CO_2-Ausscheidung der Lungen *(Hypoventilation).*

Ursachen: Die wichtigsten Ursachen der respiratorischen Azidose sind: Verlegung der Atemwege, zentrale Atemdepression, Lungenerkrankungen, Erkrankungen der Thoraxwand, neurologische oder neuromuskuläre Erkrankungen. (Einzelheiten s. Kap. 43).

Blutgasanalyse: Die Diagnose „respiratorische Azidose" wird durch eine arterielle Blutgasanalyse gestellt:
- pH < 7,36,
- p_aCO_2 > 45 mm Hg,
- Bikarbonat normal oder erhöht.

Kompensationsmechanismen: Respiratorische Störungen versucht der Körper *metabolisch* zu kompensieren. Hierbei spielt die Niere die wichtigste Rolle: Sie steigert die H^+-Ionen-Ausscheidung mit dem Urin und fördert die Bikarbonatbildung. Hierdurch wird der pH-Wert-Abfall kompensiert (allerdings nicht vollständig).

Bei *Kompensation* sieht die Blutgasanalyse folgendermaßen aus:
- pH fast normal,
- p_aCO_2 > 45 mm Hg,
- Standardbikarbonat > 25 mval/l (erhöht).

Therapie: Respiratorische Azidosen müssen respiratorisch behandelt werden: Steigerung der Ventilation, assistierte oder kontrollierte Beatmung.

Respiratorische Alkalose

Definition: Respiratorische Alkalose bedeutet einen erniedrigten p_aCO_2 aufgrund einer gesteigerten CO_2-Ausscheidung der Lungen (Hyperventilation).

Ursachen: Die wichtigsten Ursachen der respiratorischen Alkalose sind: kompensatorische Hyperventilation bei Lungenerkrankungen, kontrollierte Hyperventilation mit dem Respirator, falsche Einstellung des Respirators, Hyperventilationstetanie, Schädel-Hirn-Trauma, Angst und Aufregung, Salizylsäurevergiftung u. v. m.

Blutgasanalyse: Die Diagnose wird durch eine arterielle Blutgasanalyse gestellt:
- pH > 7,44,
- p_aCO_2 < 35 mm Hg,
- Standardbikarbonat < 21 mval/l.

Kompensationsmechanismen: Länger anhaltende respiratorische Alkalosen werden metabolisch kompensiert: Die Nieren scheiden vermehrt Bikarbonat mit dem Urin aus.
- pH fast normal,
- p_aCO_2 und Standardbikarbonat erniedrigt.

Therapie: Die Behandlung richtet sich nach der zugrundeliegenden Ursache. Falls erforderlich sedieren, CO_2 einatmen lassen.

Metabolisch bedingte Säure-Basen-Störungen

Alle nicht respiratorisch bedingten Abweichungen der Wasserstoffionenkonzentration vom Normalbereich werden als metabolische Störungen bezeichnet. Auch hier können wieder 2 Arten unterschieden werden: metabolische Azidose und metabolische Alkalose **(Tabelle 41-2).** Wiederum kann durch Messung

Tabelle 41-2. Metabolische Störungen des Säure-Basen-Haushalts

Parameter	Störung	Mechanismus
Basenabweichung ↓ Standardbikarbonat	metabolische Azidose	1. Zunahme fixer Säuren 2. Verlust von Bikarbonat
Basenabweichung ↑ Standardbikarbonat	metabolische Alkalose	1. Verlust fixer Säuren 2. Zunahme von Bikarbonat

des pH-Wertes im Blut allein nicht festgestellt werden, ob eine Störung metabolisch oder respiratorisch bedingt ist; vielmehr ist eine vollständige arterielle Blutgasanalyse erforderlich. Hierbei stehen zwei metabolische Parameter im Mittelpunkt: das Standardbikarbonat und die Basenabweichung (Base Excess, BE). Diese beiden Säure-Basen-Parameter werden primär nur metabolisch beeinflußt; sie dienen daher zusammen mit dem pH-Wert zur Diagnostik metabolischer Störungen.

Standardbikarbonat: Um den respiratorischen Einfluß (des p_aCO_2) auf die Bikarbonatkonzentration auszuschalten, wird das Plasmabikarbonat bei 37 °C und einem p_aCO_2 von 40 mm Hg bei Sauerstoff-Vollsättigung des Hämoglobins gemessen. Dieses Standardbikarbonat ist weitgehend unbeeinflußt vom p_aCO_2. Allerdings wird es doch bei respiratorischer Azidose etwas zu niedrig und bei respiratorischer Alkalose etwas zu hoch bestimmt.
Normalwert: 21-25 mmol/l.

Basenabweichung (Basenüberschuß = Base Excess, BE): Dieser Parameter beschreibt die Basenkonzentration im Vollblut bei einem p_aCO_2 von 40 mm Hg und 37 °C. Die Einheit ist mmol/l; der Normalwert beträgt ±0 mmol (millimol)/l. Die Basenabweichung wird überhaupt nicht vom p_aCO_2 beeinflußt und erlaubt damit zuverlässige Aussagen über die Art einer Säure-Basen-Störung.
Ein Überschuß an Basen wird als positive Basenabweichung bezeichnet und mit einem + gekennzeichnet (positiver Base Excess), ein Mangel an Basen als negative Basenabweichung (sprachlich falsch als negativer Base Excess), gekennzeichnet mit einem –.
Werden im Stoffwechsel nichtflüchtige Säuren angehäuft oder verliert der Körper Bikarbonat, so nehmen Standardbikarbonat und Basenabweichung ab. Umgekehrt: Verliert der Körper nichtflüchtige Säuren oder wird Bikarbonat angehäuft, so steigen Standardbikarbonat und Basenabweichung an.
Normalwert: ±2 mmol/l.

Tabelle 41-3. Ursachen metabolischer Azidosen. (Standardbikarbonat und Basenabweichung erniedrigt)

Zunahme fixer Säuren	Verlust von Bikarbonat
Nierenversagen	Durchfälle
Diabetische Ketoazidose	Pankreassaftdrainage
Hungerketoazidose	Dünndarmdrainage
Alkoholische Ketoazidose	Renale Tubulusazidose
Laktatazidose	Diamox-Therapie
Salizylsäurevergiftung	Ionenaustauschertherapie
Methanolvergiftung	Verdünnungsazidose
Alkoholvergiftung	Ureterosigmoideostomie

Metabolische Azidose

Definition: Eine metabolische Azidose bedeutet einen Mangel an Bikarbonat und eine negative Basenabweichung (–BE) im Blut.

Ursachen: Metabolische Azidosen können durch 2 Grundmechanismen entstehen:
- Anhäufung nichtflüchtiger (fixer) Säuren im Blut
- Verlust von Bikarbonat aus dem Körper

Die wichtigsten Ursachen sind in **Tabelle 41-3** zusammengefaßt.

Blutgasanalyse: Die Diagnose metabolische Azidose wird durch die Blutgasanalyse gestellt:
- pH < 7,36,
- Basenabweichung < –2 mmol/l,
- Standardbikarbonat < 21 mval/l.

Kompensationsmechanismen: Metabolische Störungen versucht der Körper nach anfänglicher (jedoch nicht ausreichender) Blutpufferung *respiratorisch* zu kompensieren: Es wird vermehrt CO_2 über die Lungen ausgeschieden, um das normale Verhältnis zwischen Bikarbonat und Kohlensäure (20:1) wiederherzustellen. Die Atemsteigerung beginnt praktisch sofort und ist nach 12–24 h maximal ausgeprägt. Vollkompensation gelingt allerdings nicht. Bei respiratorisch kompensierter metabolischer Azidose sieht die Blutgasanalyse folgendermaßen aus:

- pH fast normal,
- Standardbikarbonat und BE erniedrigt,
- p_aCO_2 erniedrigt (kompensatorische Hyperventilation).

Therapie: Metabolische Azidosen werden grundsätzlich metabolisch korrigiert, nicht respiratorisch. Hierzu dienen intravenös zugeführte **Puffersubstanzen.** Die wichtigsten sind: Natriumbikarbonat 8,4% (1 ml = 1 mmol), Natriumbikarbonat 4,2% (1 ml = 0,5 mmol) oder Trispuffer (1 ml = 0,3 mmol Base). Die Zufuhr von Puffersubstanzen ist, neben der Behandlung der auslösenden Ursache, ab pH-Werten von 7,2 und weniger erforderlich. Der Bedarf an Puffer (Basen) zur Korrektur der metabolischen Azidose kann nach folgenden Formeln errechnet werden:

- Bikarbonatbedarf (mmol) = negativer BE × 0,3 × kg Körpergewicht
- ml 0,3 m Tris-Lösung = negativer BE × kg Körpergewicht

Die Pufferung muß behutsam erfolgen, um eine Alkalose zu vermeiden. Hierbei darf die Azidose nicht komplett korrigiert werden. Es genügt zunächst, wenn der pH-Wert über 7,2 angehoben wird. Beachtet werden muß, daß die schwere Azidose mit **Hyperkaliämie** einhergeht (Ausstrom von Kalium aus der Zelle im Austausch gegen H^+-Ionen). Hierdurch können bedrohliche Herz-Kreislauf-Störungen, insbesondere Herzrhythmusstörungen, auftreten.

a) Natriumbikarbonat. Alle Säuren, die eine metabolische Azidose hervorrufen, werden durch Natriumbikarbonat gepuffert. Bei Azidosen durch Bikarbonatverlust bedeutet die Zufuhr von Natriumbikarbonat eine echte Ersatztherapie. Bei Hypernatriämie ist Natriumbikarbonat kontraindiziert, weil hiermit große Mengen Natrium zugeführt werden. Dann sollte Tris-Puffer eingesetzt werden.

b) Tris-Puffer (THAM, Trometamol). Dieser Puffer bindet die H^+-Ionen. Er ist natriumfrei und damit besonders indiziert, wenn kein Natrium zugeführt werden darf. Die Substanz führt zur Atemdepression. Die Atemdepression soll durch eine Abnahme der freien Kohlensäure bei gleichzeitiger Bikarbonatbildung entstehen. Bei respiratorischer Insuffizienz ohne maschinelle Beatmung darf Tris daher nicht zugeführt werden. Kontraindiziert ist die Substanz auch bei Oligurie oder Anurie (Kumulationsgefahr). Extravasal infundiert führt Tris, wie Bikarbonat, zu schweren Gewebsnekrosen!

Die Tagesdosis von Tris soll ca. 750 ml der 0,3 m-Lösung nicht überschreiten. Die Einlaufgeschwindigkeit liegt maximal bei 10 ml/min (0,3 molare Lösung).

Metabolische Alkalose

Definition: Eine metabolische Alkalose bedeutet einen Überschuß an Bikarbonat und eine positive Basenabweichung (+BE).

Ursachen: Metabolische Alkalosen entstehen in erster Linie durch Verlust von Wasserstoffionen aus dem Körper. Die wichtigsten Ursachen sind in **Tabelle 41-4** zusammengefaßt:

Blutgasanalyse: Die Diagnose metabolische Alkalose wird durch die Blutgasanalyse gestellt:

- pH > 7,44,
- Standardbikarbonat > 25 mmol/l,
- Basenabweichung > +2 mmol/l.

Kompensationsmechanismen: Auch bei der metabolischen Alkalose versucht der Orga-

Tabelle 41-4. Ursachen metabolischer Alkalosen (Standardbikarbonat und positive Basenabweichung erhöht)

Verlust von saurem Magensaft: Erbrechen, Magensonde.
Diuretikatherapie
Schwerer Kaliummangel
Übereifrige Pufferung
Kortikoidtherapie

nismus die Störung respiratorisch zu kompensieren. Es wird weniger CO_2 ausgeatmet (Hypoventilation), um das Verhältnis von Bikarbonat und Kohlensäure zu normalisieren. Vollkompensation wird gewöhnlich nicht erreicht. Bei respiratorisch kompensierter metabolischer Alkalose sieht die Blutgasanalyse folgendermaßen aus:
- pH fast normal,
- Standardbikarbonat und positiver BE erhöht,
- p_aCO_2 erhöht.

Therapie: Metabolische Alkalosen werden metabolisch behandelt, nicht respiratorisch. Erst sehr schwere metabolische Alkalosen müssen korrigiert werden. Diese Störungen entstehen meist durch Salzsäureverlust oder Kaliummangel (oder beides). Für die Therapie müssen auch die Serumelektrolyte bestimmt und entsprechend ersetzt werden. Dies gilt vor allem für **Chlorid und Kalium.**
Säure wird zugeführt, wenn der pH-Wert auf über 7,5 angestiegen ist. Der Säurebedarf kann nach folgender Formel ermittelt werden:

Säurebedarf (mmol) = positiver BE × 0,2 × kg Körpergewicht

Als Säuren werden zugeführt: **Salzsäure (0,1–0,2 molar)** über einen zentralen Venenkatheter; Argininhydrochlorid; Lysinhydrochlorid. Die Therapie mit Arginin- oder Lysinhydrochlorid ist neuerdings umstritten, weil beide Substanzen die *intrazelluläre* Alkalose verstärken sollen.
Das nachfolgende Schema zeigt das differentialdiagnostische Vorgehen bei Störungen des Säure-Basen-Haushaltes. Die dicken Pfeile kennzeichnen die jeweiligen für die metabolische oder respiratorische Störung typischen *primären* Abweichungen; die gestrichelten, aufwärts oder abwärts gerichteten Pfeile zeigen die Kompensationsreaktionen und das Verhalten des pH-Wertes. Durch die Kompensationsreaktionen verändert sich der pH-Wert immer in Richtung Normalbereich.

Auswirkungen von Azidose und Alkalose

Azidose

Die Hauptwirkung einer Azidose ist die **Dämpfung des zentralen Nervensystems.** Fällt der pH-Wert unter 7,0 ab, so treten folgende Zeichen auf:
- Verwirrtheit,
- Muskelschwäche,
- Koma.

Wichtig sind auch die **Herz-Kreislauf-Wirkungen** der Azidose:
- Blutdruckabfall,
- Herzrhythmusstörungen.

Bei metabolischer Azidose ist die Atmung gesteigert: Atemfrequenz und Atemtiefe nehmen zu. Hingegen fehlt bei respiratorischer Azidose die Atemsteigerung; denn Atemdepression ist gewöhnlich die Ursache der respiratorischen Azidose.
Aus den Zeichen der Azidose wird ersichtlich: Sie sind unspezifisch und können auch durch andere Störungen verursacht sein. Darum kann die Diagnose nur durch eine *Blutgasanalyse* gesichert werden.

Störung	Bicarbonat u. Basenabweichung	pH-Wert	pCO_2
Respiratorische Azidose	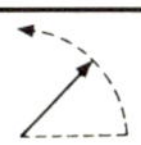	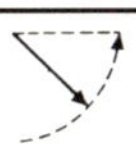	⬆
Respiratorische Alkalose	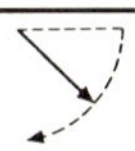	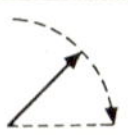	⬇
Metabolische Azidose	⬇	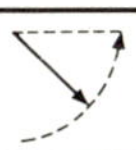	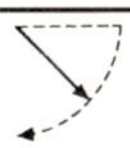
Metabolische Alkalose	⬆	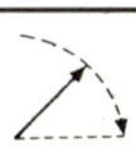	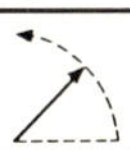

Alkalose

Hauptwirkung der Alkalose ist die Übererregbarkeit des peripheren Nervensystems. Typisches Symptom ist die **Tetanie,** das sind tonische Spasmen der Muskulatur. Die Spasmen beginnen meist am Unterarm, breiten sich dann über das Gesicht und schließlich über den ganzen Körper aus. Verwirrtheit kann ebenfalls auftreten. Die **Herz-Kreislauf-Wirkungen** sind ähnlich wie bei der Azidose:
- Blutdruckabfall,
- Herzrhythmusstörungen.

Die Diagnose wird durch eine Blutgasanalyse gesichert.

Blutgasanalyse: Arterielle Punktionen und Normalwerte

Einführung

Die arterielle Blutgasanalyse dient zur Beurteilung des *pulmonalen Gasaustausches* und des *Säure-Basen-Haushaltes.* Da beide Systeme eng miteinander verknüpft sind, werden zumeist alle grundlegenden Parameter der Blutgasanalyse bestimmt.

Parameter der Blutgasanalyse
- pO_2, Sauerstoffpartialdruck (mm Hg)
- pCO_2, Kohlendioxydpartialdruck (mm Hg)
- Hämoglobin (g/100 ml)
- $S\text{-}O_2$, Sauerstoffsättigung des Hämoglobins (%)
- pH, Wasserstoffionenkonzentration
- Standardbikarbonat (mmol/l)
- BE, Basenabweichung (Base Excess, mmol/l)
- Plasmabikarbonat
- Pufferbasen

Von diesen Werten sind lediglich pO_2 und pCO_2 Blutgase. *Gemessen* werden bei der Blutgasanalyse folgende Größen: pO_2, pCO_2, pH, Hämoglobinkonzentration und Sauerstoffsättigung. Hingegen werden Standardbikarbonat und Basenabweichung (BE) errechnet, bzw. aus Nomogrammen ermittelt.
Für die Messung von pCO_2, pO_2 und pH werden jeweils spezielle *Elektroden* eingesetzt; die Sauerstoffsättigung wird mit einem *Oximeter* bestimmt.
Grundsätzlich werden die Blutgase pO_2 und pCO_2 im *arteriellen* Blut bestimmt. Nur aufgrund arterieller Blutgasanalysen kann der pulmonale Gasaustausch beurteilt werden. Venöse Analysen sind speziellen Fragestellungen vorbehalten. Hingegen können die *metabolischen* Parameter des Säure-Basen-Haushaltes im venösen Blut bestimmt werden.

Vorbereitung der Proben

1. Spritzen: Das Blut kann mit Plastik- oder Glasspritzen entnommen werden. Glasspritzen sind leichter gängig; die Gefahr der Luftbläschenbeimischung ist geringer.

2. Gerinnungshemmung: Blutgasanalysen werden im Vollblut durchgeführt. Damit das Blut in der Spritze nicht gerinnt, wird Heparin (Liquemin) als Antikoagulans zugesetzt. Andere gerinnungshemmende Substanzen verfälschen die ermittelten Werte und dürfen daher nicht verwendet werden.
Der pH-Wert von Heparin ist sauer (7,0); darum darf nicht zuviel Heparin in der Spritze aufgezogen werden. Praktisch werden etwa 0,5-1 ml Heparin in die Spritze bis zum Stempelanschlag aufgezogen und anschließend wieder vollständig herausgespritzt. Der im Spritzentotraum verbleibende Anteil genügt zur Gerinnungshemmung.

Arterielle Punktionen

Die arteriellen Blutentnahmen werden gewöhnlich an einer der folgenden Stellen durchgeführt **(Abb. 41-5):**
- A. radialis,
- A. brachialis,
- A. femoralis.

Ausweichmöglichkeiten: A. ulnaris, A. dorsalis pedis, A. tibialis posterior, A. temporalis.

Punktion der A. radialis

Die A. radialis am Handgelenk ist die sicherste und am leichtesten zugängliche Punktionsstelle. Das Gefäß liegt oberflächlich, größere benachbarte Venen fehlen. Außer-

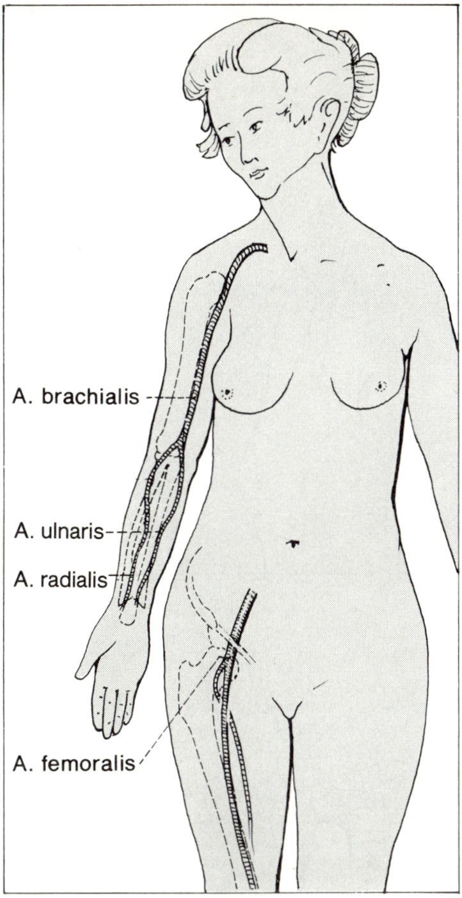

Abb. 41-5. Punktionsstellen für arterielle Blutentnahmen

dem besteht zumeist ein ausreichender Kollateralkreislauf über die A. ulnaris.

Vorgehen (Abb. 41-6):

1. Arm richtig lagern, Arterien sorgfältig palpieren, um ihre Lage festzustellen. Handgelenk strecken und unterstützen.
2. Punktionsstelle desinfizieren. Evtl. Lokalanästhesie der Einstichstelle.
3. Stahlkanüle Nr. 1 oder Nr. 2 mit aufgesetzter 2-ml-Spritze in flachem Winkel zwischen Arterie und Kanüle einführen. Beim Eintritt der Nadel in die Arterie läßt sich hellrotes Blut abziehen. Wird die Nadel ohne aufgesetzte Spritze eingeführt, so spritzt rhythmisch Blut aus der Kanülenöffnung. Dieses Pulsieren beweist, daß die Arterie und nicht eine Vene getroffen wurde.
4. Beim Abziehen des Blutes dürfen keine Luftbläschen mit aufgezogen werden. Nach dem Abziehen Spritze sofort luftdicht verschließen. Punktionsstelle mehrere Minuten sorgfältig komprimieren, damit kein Hämatom auftritt.

Punktion der A. brachialis

Die Punktionstechnik entspricht weitgehend der für die A. radialis beschriebenen Methode. Die Lagerung für die Punktion zeigt **Abb. 41-7**.

Punktion der A. femoralis

Die Punktionsstelle liegt unterhalb des Leistenbandes (s. **Abb. 41-5**). Das Gefäß befindet sich tief unter der Haut. Neben dem Gefäß verlaufen innen die V. femoralis und außen der N. femoralis (Verletzungsgefahr!). Der Kollateralkreislauf der A. femoralis ist begrenzt.
Vorbereitung und Vorgehen ähnlich wie bei A. radialis. Allerdings wird die Kanüle meist senkrecht zum Gefäß eingestochen; es kann jedoch auch schräg von unten nach oben eingestochen werden.

Komplikationen bei arteriellen Punktionen
Die wichtigsten Komplikationen sind:

- Gefäßspasmus,
- intravasale Gerinnselbildung,
- Hämatom.

Durch alle diese Komplikationen kann die Durchblutung beeinträchtigt oder sogar vollständig unterbrochen werden.

Arterialisiertes Kapillarblut

Bei Neugeborenen und Kleinkindern liefert die Analyse von arterialisiertem Kapillarblut ausreichend genaue Werte, wenn die Durchblutung im Punktionsbereich gut ist. Bei Zentralisation ist das Verfahren hingegen unzuverlässig.

Vorgehen:

1. Auswahl eines stark kapillarisierten Gefäßbettes: Ferse, Ohrläppchen, Fingerbeere, Großzehe.
2. Erwärmen des Gebietes, z. B. durch 10minütiges Anstrahlen mit einer Lampe.
3. Tiefer Einstich in das erwärmte Gebiet mit einer Lanzette. Blut muß frei austreten.

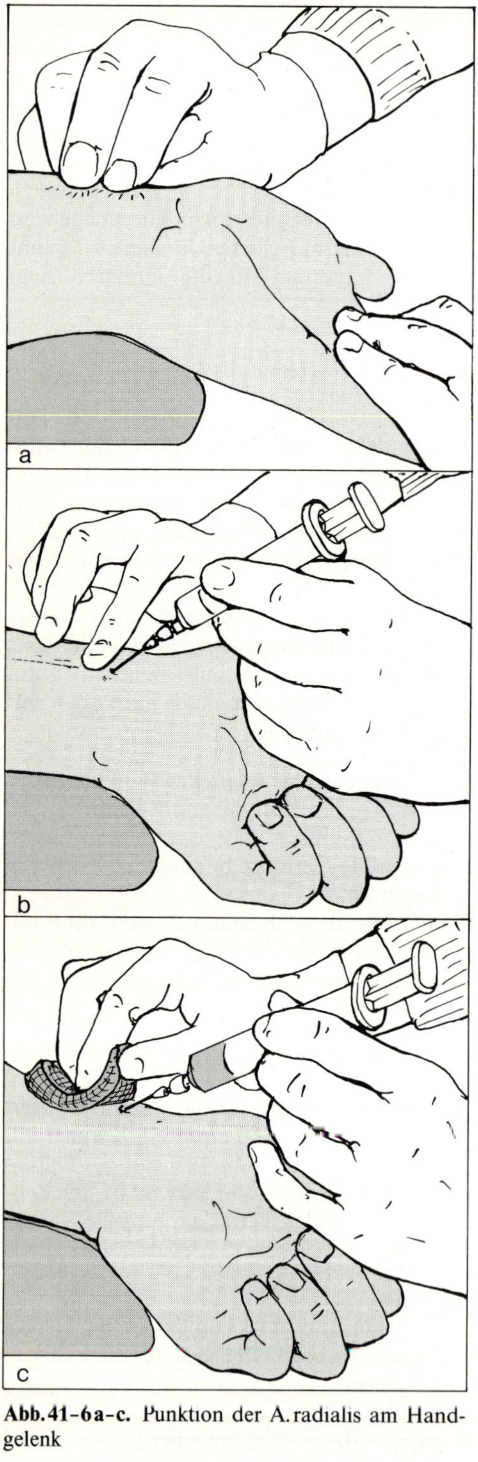

Abb. 41-6 a-c. Punktion der A. radialis am Handgelenk

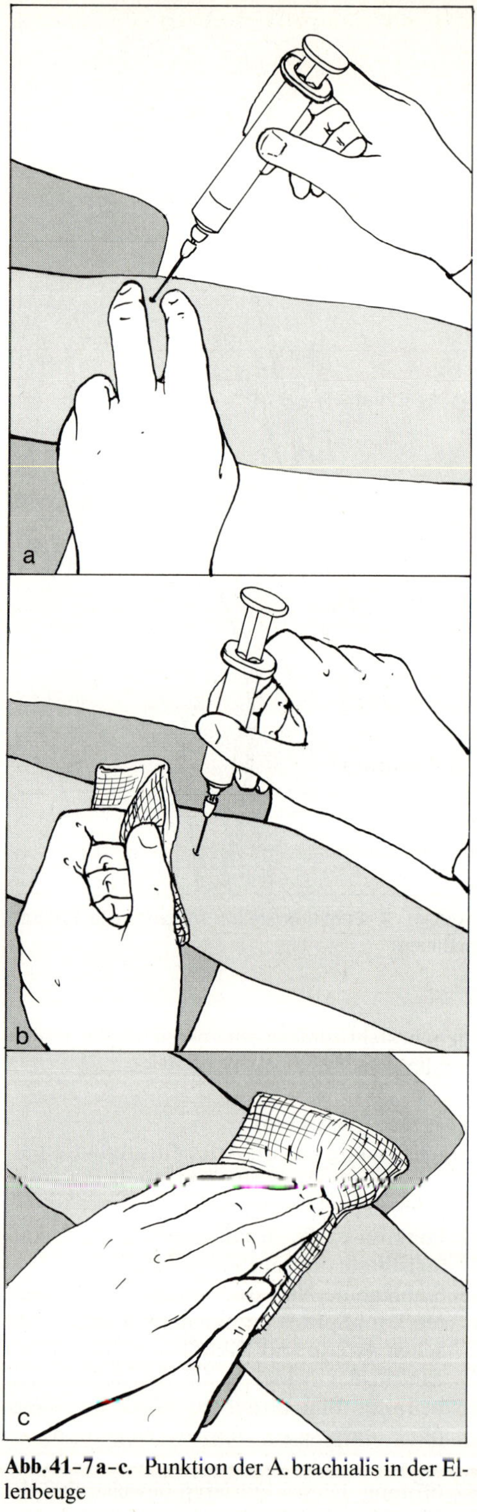

Abb. 41-7 a-c. Punktion der A. brachialis in der Ellenbeuge

Hierbei darf das Gewebe nicht gequetscht werden.
4. Eine mit Heparin benetzte Kapillare (10 cm lang, 60–100 μl Fassungsvermögen) tief in den Blutstropfen einführen. Das Blut muß leicht in der Kapillare aufsteigen.
5. Probe sofort luftdicht verschließen und bei 4 °C lagern.

Venöse Analysen

Venöse Analysen sind nicht geeignet, um die Sauerstoffsättigung des arteriellen Blutes zu beurteilen. Dies liegt an der unterschiedlichen Aufnahme von Sauerstoff durch die einzelnen Gewebe. Dadurch differieren die venösen Sauerstoffwerte in den einzelnen Gefäßgebieten.

Gemischtvenöse Analyse

Eine gemischtvenöse Blutgasanalyse ist nur aus dem Blut der A. pulmonalis möglich, denn hier befindet sich repräsentatives Mischblut aus dem gesamten Körper.
Zentralvenöses Blut ist hingegen Blut aus einer zentralen Vene oder aus dem rechten Vorhof. Im zentralvenösen Blut ist noch nicht das gesamte Körpervenenblut gemischt.

Aufbewahrung bzw. Verarbeitung der Proben

Das entnommene Blut ist nach wie vor ein lebendes Gewebe, das Sauerstoff verbraucht und Kohlendioxyd produziert. Darum muß die Blutentnahme unter anaeroben Bedingungen erfolgen, d.h. während und nach der Entnahme darf keine Luft in die Spitze eindringen, damit die Blutgaswerte nicht verfälscht werden. Nach der Entnahme sollte das Blut sofort analysiert werden. Ist das nicht möglich, so muß die Stoffwechselaktivität des entnommenen Blutes durch Lagerung bei 4 °C gesenkt werden. Bei dieser Temperatur kann das Blut ohne wesentliche Veränderungen ca. 1–2 Stunden aufbewahrt werden.

Einfluß der Temperatur auf die Blutgasanalyse

Blutgasanalysen werden im Gerät bei 37 °C durchgeführt. Da sich jedoch die Blutgase und der pH-Wert mit der Temperatur ändern, ist eine Korrektur der Werte erforderlich, wenn die Körpertemperatur des Patienten deutlich von 37 °C abweicht.

pH-Wert: Da die Temperatur das Meßergebnis beeinflußt, ist eine Standardisierung der Messung erforderlich. Aus diesem Grund werden alle pH-Messungen bei 37 °C durchgeführt.
Außerdem wird der pH-Wert noch durch die Körpertemperatur des Patienten beeinflußt: Mit abnehmender Temperatur steigt der pH-Wert an und umgekehrt. Für klinische Zwekke kann vereinfacht pro Grad Temperaturabfall 0,015 zum gemessenen pH-Wert hinzuaddiert und pro Grad Temperaturanstieg 0,015 abgezogen werden.

pCO_2: Die Löslichkeit von Gasen nimmt mit absinkender Temperatur zu und umgekehrt (Sprudelflasche!). Darum wird bei gleicher Anzahl von CO_2-Molekülen der pCO_2 bei Hypothermie niedriger sein als bei Normothermie; bei Hyperthermie entsprechend höher.
Da die Blutgase grundsätzlich bei 37 °C gemessen werden, ist eine entsprechende Temperatur der erhaltenen Werte auf die aktuelle Körpertemperatur erforderlich. Die Abweichung wird mit einer Formel berechnet.

pO_2: Für den pO_2 gilt das gleiche wie für den pCO_2: Abfall mit abnehmender Körpertemperatur und umgekehrt. Nur kommt hierbei die Sauerstoffsättigung hinzu, denn mit abnehmender Temperatur nimmt die Bindung des Sauerstoffs an das Hämoglobin zu. Diese Beziehung muß bei der Korrekturberechnung berücksichtigt werden.

Normwerte und Formeln

1. Blutgasanalyse

Parameter	arteriell	gemischtvenös
pH	7,4 (7,36-7,44)	7,38 (7,33-7,43)
pCO_2	35-45 mm Hg	41-51 mm Hg
pO_2	70-105 mm Hg	35-40 mm Hg
O_2-Sättigung	95-98%	70-75%
Standardbikarbonat	21-25 mmol/l	24-28 mmol/l
Basenabweichung (BE)	−2 bis +2 mmol/l	0 bis +4 mmol/l

2. Untere p_aO_2-Grenzwerte:
- Neugeborene 40 mm Hg,
- unter 50 Jahren 80 mm Hg,
- 50-65 Jahre 75 mm Hg,
- über 65 Jahre 70 mm Hg.

3. Sauerstoffgehalt im Blut: Summe aus chemisch gebundenem und physikalisch gelöstem Sauerstoff.

O_2-Gehalt $= O_2$-Sättigung $\times$ Hb $\times 1{,}39 + (pO_2 \times 0{,}003) =$ Vol.%.

Normal: arteriell ca. 21 ml O_2/100 ml Blut
venös ca. 16 ml O_2/100 ml Blut.

4. Beziehung zwischen inspiratorischer O_2-Konzentration (F_IO_2) und arteriellem pO_2 bei ungestörtem pulmonalen Gasaustausch:

F_IO_2	zu erwartender p_aO_2
30%	150 mm Hg
40%	200 mm Hg
50%	250 mm Hg
80%	400 mm Hg
100%	500 mm Hg

Regel: Multiplikation der inspiratorischen Sauerstoffkonzentration mit 5 ergibt den zu erwartenden p_aO_2-Anstieg in mm Hg. Bleibt der Anstieg aus, so liegt eine pulmonale Gasaustauschstörung vor.

Kapitel 42. Physiologie der Atmung

Einführung

Atmung ist **Gasaustausch** mit der Umgebung: Sauerstoff aus der Luft wird in der Lunge gegen CO_2 aus dem Stoffwechsel der Zellen ausgetauscht. An der Atmung sind zwei Systeme des Körpers beteiligt: Das *Herz-Kreislauf-System* transportiert die beiden Gase von der Lunge zu den Geweben (Sauerstoff) bzw. von den Geweben zur Lunge (Kohlendioxyd), und das *Atmungssystem* belädt das Blut mit Sauerstoff und atmet das CO_2 aus. Beide Systeme sind funktionell und anatomisch untrennbar miteinander verbunden; fällt ein System aus, so wird auch das andere wirkungslos.
Bei der Atmung können 4 Teilfunktionen unterschieden werden:

1. Ventilation: Dies ist der Ein- und Ausstrom von Luft zwischen der Umgebung (Atmosphäre) und den Alveolen der Lunge.
2. Pulmonaler Gasaustausch: Dies ist die Diffusion von Sauerstoff und CO_2 zwischen den Alveolen und dem Blut.
3. Transport von Sauerstoff und CO_2 im Blut und in den Körperflüssigkeiten zur Zelle hin und von der Zelle weg.
4. Regulation der Atmung.

Atmungsorgane

Zum Respirationstrakt gehören die *Atemwege,* in denen die Atemluft geleitet wird und die *Alveolen* der Lunge, in denen der pulmonale Gasaustausch stattfindet. Die Atemwege beginnen mit den beiden Nasenlöchern (und dem Mund) und enden in den Alveolen. Dazwischen sind die Leitungsröhren geschaltet: Nasenhöhle, Rachen, Kehlkopf, Trachea, rechter und linker Hauptbronchus, Bronchien und Bronchiolen. An den Enden der luftleitenden Wege befinden sich die Alveolen als geschlossene Bläschen. 300 Millionen solcher Bläschen gibt es etwa in den beiden Lungen; ihre Oberfläche ist ungeheuer groß: 70 m^2; das ist 40 × mehr als die Körperoberfläche.
Die Wand der Alveolen besteht aus der Alveolarmembran, einem Netzwerk von Lungenkapillaren und dem interstitiellen Gewebe.
Die Lungenkapillaren erhalten ihr Blut aus dem rechten Ventrikel über die Pulmonalarterien. Dieses zunächst *venöse* Blut fließt nach dem pulmonalen Gasaustausch *„arterialisiert“* über die Lungenvenen in den linken Vorhof, von dort in den linken Ventrikel und anschließend zu den Geweben.

Atemmechanik

Die Lunge ist eine Luftpumpe **(Abb. 42-1)**; sie bewegt die Atemluft zwischen der Umgebung und dem Thorax hin und her. Hierzu muß sie sich erweitern und wieder zusammenziehen. Die Pumpe arbeitet mit *negativem Druck (Sog),* damit Luft in sie einströmen kann (Inspiration) und mit positivem Druck, damit die Luft wieder herausströmt (Exspiration). Die Erweiterung der Lunge geschieht durch Abwärtsbewegung des Zwerchfells und Anhebung der Rippen, die Zusammenziehung durch Aufwärtsbewegung des Zwerchfells und Abwärtsbewegung der Rippen.
Bei normaler Atmung ist das *Zwerchfell* der Hauptmuskel der Inspiration: Durch seine Kontraktion wird die Lunge nach unten gezogen, der Druck in der Lunge sinkt unter den Umgebungsdruck (Atmosphärendruck) und die Luft kann entlang diesem Druckgefälle in die Lunge einströmen. Die Exspiration hingegen ist passiv: Das Zwerchfell erschlafft, die

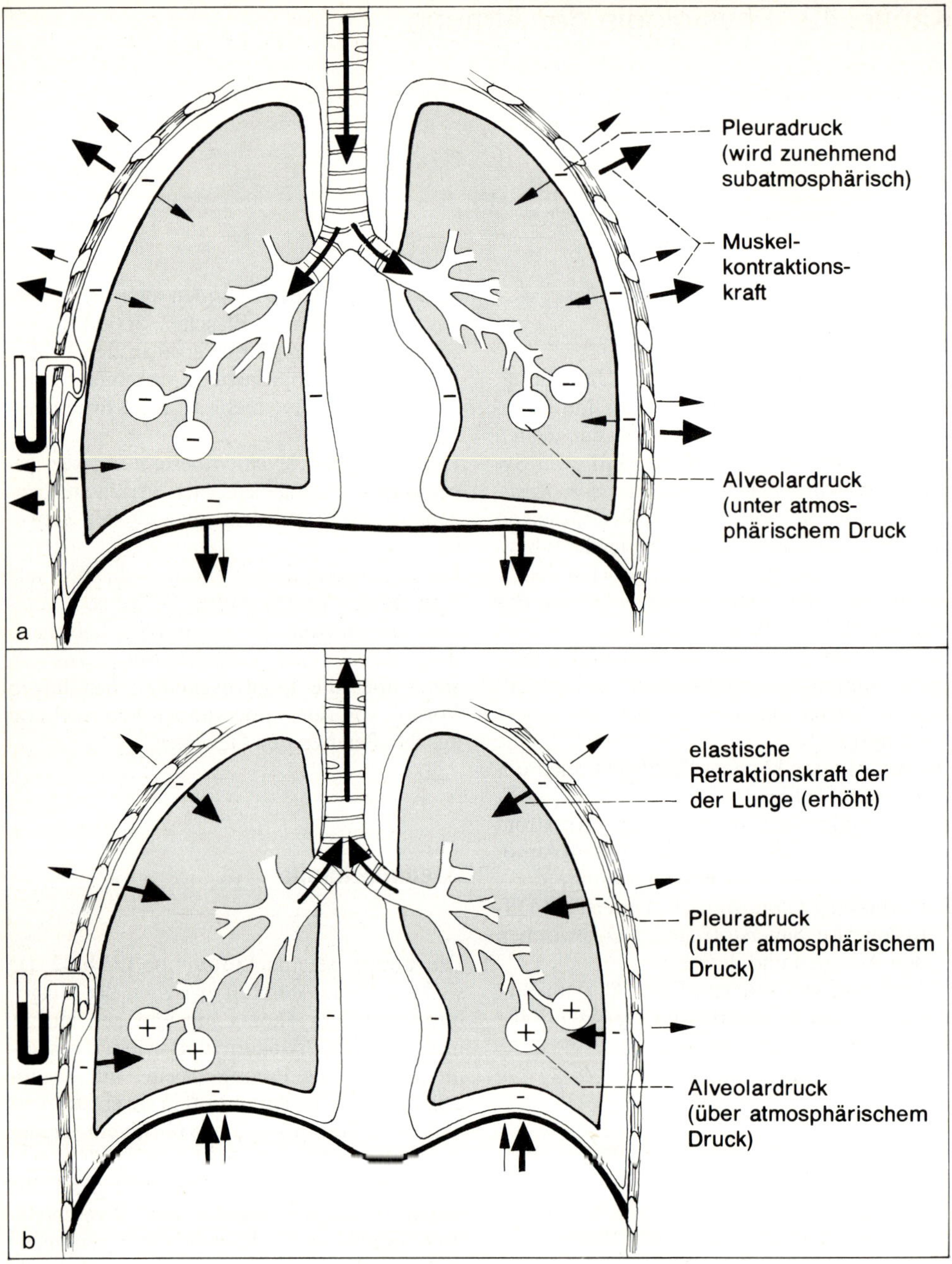

Abb. 42-1 a, b. Mechanik der Atmung. **a** Inspiration; **b** Exspiration. Erklärungen im Text

elastischen Fasern der Lunge ziehen sich zusammen, die Lunge wird komprimiert und die Luft strömt heraus. Bei körperlicher Anstrengung wird auch *aktiv* ausgeatmet, damit die Luft schneller herausgelangt. Hierzu kontrahieren sich die Bauchmuskeln, so daß die Eingeweide das Zwerchfell nach oben drängen.

Es gibt noch einen zweiten Mechanismus, mit dem die Lunge gedehnt werden kann: die *Erweiterung des knöchernen Thorax*. Inspirationsmuskeln (z. B. die äußeren Interkostalmuskeln) ziehen durch ihre Kontraktion die Rippen nach oben, der Thorax erweitert sich, die Lunge muß folgen, und die Luft kann einströmen. Umgekehrt werden durch Kontraktion der Exspirationsmuskeln (z. B. der inneren Interkostalmuskeln) die Rippen nach unten gezogen, der Thorax verkleinert sich, und die Lungen werden komprimiert, so daß die Luft aktiv ausgetrieben wird.

Intraalveolärer Druck

Durch die Kontraktion der Atemmuskeln wird die Lunge abwechselnd gedehnt und erweitert. Hierdurch steigt und fällt jeweils der Druck in den Alveolen. Während der Inspiration sinkt der Druck in den Alveolen 1-3 mm Hg unter den Umgebungsdruck (Atmosphärendruck), es entsteht ein *Sog* und die Luft strömt abwärts. Während der Exspiration steigt der Druck in den Alveolen 1-3 mm Hg über den Umgebungsdruck und die Luft strömt nach aufwärts und außen.
Für die normale ruhige Atmung sind somit außerordentlich *geringe Druckschwankungen* erforderlich, um die Luftbewegung (Ventilation) zu erzeugen. Allerdings kann beim Husten gegen die geschlossene Stimmritze ein intraalveolärer Druck von über 100 mm Hg erzeugt werden; ebenso kann der maximale Inspirationssog in der Lunge auf etwa − 80 mm Hg gesenkt werden.

Druck im Pleuraspalt

Die Lungen haben aufgrund ihrer großen Elastizität die Tendenz, sich von der Thoraxwand zu lösen und zu kollabieren. Bereits eine kleine Öffnung des Thorax, über die Luft in den Pleuraspalt eindringt, genügt, um die Lunge kollabieren zu lassen. Diese große Elastizität der Lungen beruht auf ihren elastischen Fasern, die während der Inspiration gedehnt werden und der großen Oberflächenspannung in den Alveolen, die ebenfalls die Tendenz haben zu kollabieren. Da die Lunge nicht an der Thoraxwand festgewachsen ist, muß im Pleuraspalt (Raum zwischen Pleura der Lungen und Pleura der Thoraxwand) ein *negativer Druck* herrschen, um den Kollaps der Lunge zu verhindern. Dieser negative intrapleurale Druck ist tatsächlich vorhanden; er beträgt etwa − 4 mm Hg. Damit die Lunge bei der Inspiration der Thoraxwand folgen muß, nimmt der intrapleurale Druck in dieser Phase noch mehr ab, z. B., je nach Größe des Atemzugvolumens, von − 4 auf − 12 mm Hg. Während der Exspiration nimmt der intrapleurale Druck wieder zu.

Surfactant

In bestimmten Zellen der Alveolen wird eine Substanz produziert, die verhindert, daß die Alveolen kollabieren. Diese Substanz setzt die **Oberflächenspannung** herab. Sie kleidet als dünner Film die innere Oberfläche der Alveolen aus. Gäbe es keinen Surfactant („das Pril der Alveolen“), so würden die Alveolen am Ende der Exspiration kollabieren. Für ihre Wiedereröffnung während der Inspiration wäre eine größere Kraft der Atemmuskulatur erforderlich als mit Surfactant: Der intrapleurale Druck müßte auf − 20 und mehr mm Hg gesenkt werden, um die gesteigerte Oberflächenspannung der Alveolen zu überwinden. Die Oberflächenspannung sei am Beispiel der Seifenblasen erläutert: Alle Seifenblasen kollabieren, weil sie eine hohe Oberflächenspannung besitzen. Dies ist eine Kraft, die von der Oberfläche der Seifenblase in das *Innere* der Blase gerichtet ist und zum Zerplatzen führt.
Klinisch spielt der Surfactant bei bestimmten Erkrankungen eine wichtige Rolle. So ist zum Beispiel beim *Atemnotsyndrom des Frühgeborenen (RDS)* ein Surfactantmangel die Ursache für die lebensbedrohliche Atemstörung.

Dehnbarkeit von Lunge und Thorax: Compliance

Lunge und Thorax sind elastisch: Wirkt eine Kraft auf sie ein, so ändern sie ihre Form; läßt die Kraft nach, so kehren sie zu ihrer Ausgangsform zurück. Diese Dehnbarkeit von Lunge und Thorax wird als *Compliance* bezeichnet. Sie ist definiert als Volumenzuwachs der Lunge pro Einheit des Druckanstiegs in den Alveolen:

- $$\text{Compliance } C = \frac{\text{Volumenänderung}}{\text{Druckänderung}} = \frac{\text{Liter}}{\text{cm } H_2O}.$$

Die Compliance von Lunge und Thorax beträgt zusammen 0,13 l/cm H_2O. Das bedeutet: Jedesmal, wenn der Druck in den Alveolen um 1 cm H_2O ansteigt, nimmt das Lungenvolumen um 130 ml (=0,13 l) zu. Bei bestimmten Erkrankungen kann die Compliance der Lunge vermindert sein, d. h. die Lunge und/oder der Thorax sind dann *steifer.* Dadurch ist eine größere Kraft erforderlich, um den gleichen Volumenzuwachs in der Lunge zu erreichen. Solche Erkrankungen sind z. B. Lungenemphysem, Lungenödem, Thoraxwanddeformitäten wie schwere Kyphoskoliose usw.

Neben der Compliance wird in der Atemphysiologie noch der Begriff *Resistance,* Widerstand, unterschieden. Die Resistance beschreibt die Beziehung zwischen Druck und Strömungsgeschwindigkeit der Atemluft:

- Resistance $R = \frac{\text{Druckänderung}}{\text{Volumenänderung/Zeit}} = \frac{\text{cm } H_2O}{1/s}.$

Die Resistance ist ein Maß des Widerstandes gegen die Luftströmung in der Lunge. Bei bestimmten Erkrankungen ist der Atemwiderstand erhöht: Asthma, Lungenemphysem, Sekreten in den Bronchien usw.

Atemarbeit

Die Inspiration ist ein aktiver Vorgang, der eine Atemarbeit erfordert. Diese Arbeit wird von den inspiratorischen Atemmuskeln geleistet. Die Atemmuskeln müssen folgende Widerstände überwinden:

- die elastischen Kräfte, die sich der Ausdehnung der Lunge widersetzen,
- die Viskosität des Lungen- und Thoraxgewebes,
- den Atemwegswiderstand während der Luftbewegung in den Atemwegen.

Die normale Atemarbeit verbraucht nur sehr wenig Energie, auch bei körperlicher Anstrengung nimmt der prozentuale Anteil am Gesamtenergieverbrauch des Körpers nur sehr gering zu. Anders hingegen bei Lungenerkrankungen, die mit einer Abnahme der Compliance oder einer Zunahme des Atemwegswiderstandes einhergehen: Hier kann die Atemarbeit bis zur völligen Erschöpfung, ja sogar bis zum Tod des Patienten zunehmen.

Lungenvolumina

Mit Hilfe eines Spirometers können die verschiedenen Lungenvolumina, **(Abb. 42-2)** zum Teil auf einfache Weise, bestimmt werden. Hierzu wird die ein- und ausgeatmete Luft gemessen:

1. Das **Atemzugvolumen** ist das Volumen der mit einem Atemzug ein- oder ausgeatmeten Luft. Es beträgt beim Erwachsenen etwa 500 ml (ca. 7 ml/kg).
2. Das **inspiratorische Reservevolumen** ist das Luftvolumen, das nach einer normalen Inspiration noch zusätzlich eingeatmet werden kann. Es liegt bei ungefähr 3000 ml.
3. Das **exspiratorische Reservevolumen** ist das Luftvolumen, das am Ende einer normalen Exspiration noch zusätzlich ausgeatmet werden kann; Größe etwa 1100 ml.
4. Das **Residualvolumen** ist das Luftvolumen, das auch nach einer maximalen Exspiration noch in der Lunge zurückbleibt. Es beträgt etwa 1200 ml und kann nicht mit einem Spirometer gemessen werden.
5. Die **funktionelle Residualkapazität** ist die Summe von Residualvolumen und exspiratorischem Reservevolumen. Dies ist die Luft, die nach einer normalen Exspiration in der Lunge zurückbleibt; Größe etwa 2300 ml.
6. Die **Inspirationskapazität** ist die Summe von Atemzugvolumen und inspiratorischem Reservevolumen. Das ist die Luftmenge, die nach einer normalen Exspiration maximal eingeatmet werden kann.
7. Die **Vitalkapazität** ist die Summe aus Atemzugvolumen + inspiratorischem Reservevolumen + exspiratorischem Reservevolumen. Das ist die Luftmenge, die nach einer maximalen Inspiration maximal ausgeatmet werden kann. Sie beträgt etwa 5000 ml.
8. Die **Totalkapazität** umfaßt das gesamte Luftvolumen, das sich nach einer maximalen Inspiration in der Lunge befindet. Größe etwa 6000 ml.

Alle angeführten Volumina und Kapazitäten liegen bei Frauen etwa 20–25% niedriger als bei Männern.

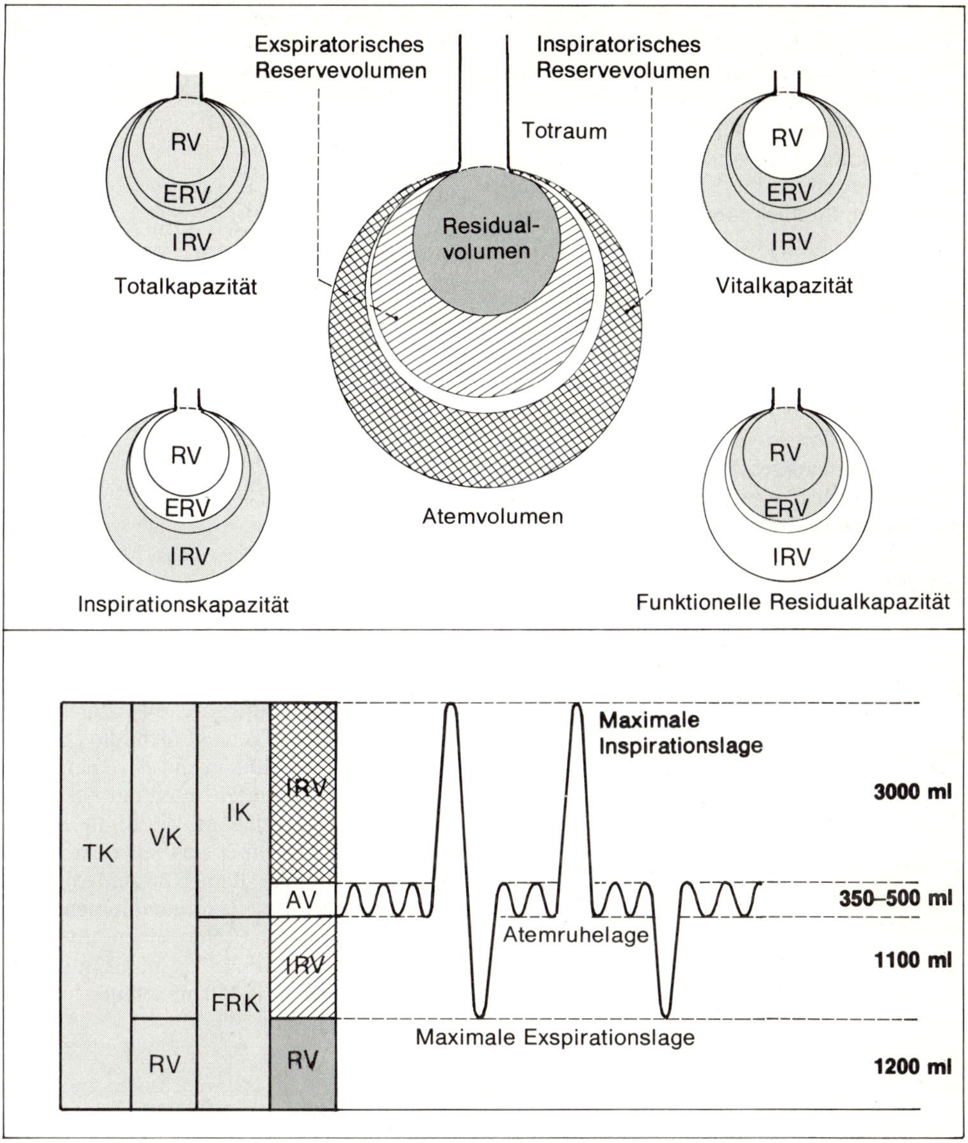

Abb. 42-2. Lungenvolumina. *RV* = Reservevolumen, *ERV* = exspiratorisches Reservevolumen, *IRV* = inspiratorisches Reservevolumen, *TK* = Totalkapazität, *VK* = Vitalkapazität, *IK* = Inspirationskapazität, *FRK* = funktionelle Residualkapazität, *AV* = Atemzugvolumen

Bedeutung der Lungenvolumina

Die Lungenvolumina hängen normalerweise von der *Körpergröße* und vom *Körperbau* ab; außerdem noch von der Körperlage. Sie sind anatomische Meßgrößen, die nichts über die Funktion der Lunge aussagen. Allerdings gehen zahlreiche Lungenerkrankungen mit Veränderungen der Lungenvolumina einher, so daß die Lungenvolumina zur Beurteilung der Erkrankung mit herangezogen werden können.

Residualvolumen

Das Residualvolumen ist die Luft, die auch nach einer maximalen Ausatmung noch in der Lunge zurückbleibt. Damit steht zwi-

schen den einzelnen Atemzügen weiterhin Luft in den Alveolen für den pulmonalen Gasaustausch zur Verfügung. Gäbe es das Residualvolumen nicht, d.h., wäre die Lunge nach jeder Exspiration luftleer, so würden die Blutkonzentrationen von Sauerstoff und CO_2 mit jedem Atemzug beträchtlich hin- und herschwanken. So aber sorgt das Residualvolumen dafür, daß die beiden Blutgase während des Atemzyklus relativ konstant bleiben.
Außerdem würde ohne das Residualvolumen die Lunge während der Exspiration kollabieren; jede erneute Inspiration müßte dann mit einem größeren Kraftaufwand erfolgen, als wenn die Alveolen durch das Residualvolumen bereits vorgedehnt wären. Beispiel: ein bereits etwas aufgeblasener Luftballon läßt sich leichter bis zu einer bestimmten Größe aufblasen als ein luftleerer Ballon. Mit zunehmender Größe nimmt allerdings die Dehnbarkeit des Ballons wieder ab, ebenso wie die der Lungenalveolen.

Vitalkapazität

Die Vitalkapazität eines Menschen hängt von zahlreichen Faktoren ab, so z. B. vom Körperbau, von der Körperlage während der Messung, von der Stärke der Atemmuskulatur und von der Compliance von Lunge und Thorax. Bei bestimmten Erkrankungen kann die Vitalkapazität abnehmen, z. B. bei Lähmungen der Atemmuskeln, bei herabgesetzter Dehnbarkeit (Compliance) der Lunge und beim Lungenödem.

Alveoläre Ventilation

Ventilation ist die Hin- und Herbewegung von Luft zwischen den Alveolen und der Umgebung. Die Ventilation ist gewissermaßen die Belüftung der Alveolen mit Frischgas (Sauerstoff) und ihre Entlüftung von verbrauchtem Gas (CO_2). Die Ventilation ist ein zyklischer Vorgang, der aus verschiedenen Phasen besteht:
- Inspiration,
- Wechsel von Inspiration zu Exspiration,
- Exspiration,
- Exspiratorische Pause,
- Wechsel von Exspiration zu Inspiration.

Das **Atemminutenvolumen** gibt die gesamte Frischluftmenge an, die in 1 min in die Lungen eingeatmet wird:

- Atemminutenvolumen $\dot{V}$ = Atemfrequenz f × Atemzugvolumen V_T

Normalwerte
- Atemfrequenz f = 12–20,
- Atemzugvolumen V_T = 500 ml (7 ml/kg),
- Atemminutenvolumen $\dot{V}$ = z. B. 12 (f) × 500 (V_T) = 6000 ml.

Das wichtigste an der gesamten Ventilation ist die *Belüftung der Alveolen,* denn nur hier findet der pulmonale Gasaustausch mit dem Blut statt; nicht hingegen in den zuleitenden Atemwegen. Diese Atemwege nehmen nicht am Gasaustausch teil. Sie werden deshalb auch als anatomischer Totraum bezeichnet.

Totraum

Bevor die Luft in die Alveolen gelangt, muß zunächst der Totraum aufgefüllt werden. Totraum sind die luftleitenden Wege Nase, Rachen, Kehlkopf, Luftröhre, Bronchien und Bronchiolen. Somit gelangt nicht die gesamte eingeatmete Frischluft in die Alveolen, sondern nur ein bestimmter Anteil des Atemzugvolumens. Die Luftmenge, die in die Alveolen einströmt, errechnet sich aus dem Atemzugvolumen minus dem Totraumvolumen. Hierbei beträgt das Totraumvolumen etwa 150 ml. Das bedeutet: Von einem Atemzug von 500 ml gelangen nur 350 ml bis in die Alveolen; und nur diese 350 ml nehmen am pulmonalen Gasaustausch teil.

Alveoläre Minutenventilation

Die alveoläre Minutenventilation umfaßt das gesamte Frischluftvolumen, das innerhalb von einer Minute in die *Alveolen* einströmt. Es errechnet sich aus der Atemfrequenz und dem alveolären Anteil des Atemzugvolumens:

- Alveoläre Minutenventilation = Atemfrequenz × (Atemzugvolumen – Totraumvolumen)

$V_A = f \times (V_T - V_D)$.

Werden die „normalen“ Atemwerte in diese Formel eingesetzt, so errechnet sich die alveoläre Minutenventilation in folgender Weise:

$\dot{V}_A = 12 \times (500-150) = 4200/\text{min}$.

Wenn man sich die Formel genau betrachtet, so erkennt man folgendes:

- Bei niedrigen Atemzugvolumina und hoher Atemfrequenz kann die *alveoläre* Ventilation ab- statt zunehmen.

  Beispiel: $\dot{V}_A = 30\ (f) \times (250-150)$ $= 3000\ \text{ml/min}$.

- Bei sehr hohen Atemzugvolumina spielt der Einfluß der Totraumventilation auf die alveoläre Ventilation hingegen keine wesentliche Rolle mehr.

Diese Beziehungen sind klinisch vor allem bei der maschinellen Beatmung wichtig.

Pulmonaler Gasaustausch

Nachdem Frischluft in die Alveolen eingeströmt ist, beginnt der pulmonale Gasaustausch: Sauerstoff aus der Alveolarluft diffundiert in das Lungenkapillarblut und CO_2 des Lungenkapillarblutes diffundiert in die Alveolarluft. Die Diffusion dieser beiden Gase in verschiedene Richtungen beruht auf ihren unterschiedlichen *Partialdrücken*. In der Alveolarluft ist der Sauerstoffpartialdruck (pO_2) höher als im Lungenkapillarblut: Sauerstoff strömt entlang diesem Druckgefälle in das Blut ein. Im Blut wiederum ist der Kohlendioxydpartialdruck größer als in der Alveolarluft: CO_2 strömt entlang dem Druckgefälle aus dem Blut in die Alveolen und wird mit der Alveolarluft ausgeatmet.

Was sind O_2- und CO_2-Partialdrücke?

Die eingeatmete Luft besteht nicht nur aus Sauerstoff, sie ist vielmehr ein *Gemisch* aus mehreren Gasen: Stickstoff, Sauerstoff, Wasser, Kohlendioxyd und Edelgase. Die einzelnen Gase liegen im Luftgemisch nicht nur in unterschiedlicher Konzentration vor, sondern üben auch jeweils einen spezifischen Druck aus, der als Teildruck oder Partialdruck bezeichnet wird. Werden diese Teildrücke addiert, so ergibt sich hieraus der *Gesamtdruck* des Luftgemisches: Er beträgt gewöhnlich 760 mm Hg. Dies ist der Druck der uns umgebenden Atmosphäre. Der Druck des Luftgemisches (und der aller anderen Gase) entsteht dadurch, daß die Gasmoleküle sich in ständiger Bewegung befinden und dabei miteinander kollidieren. Der Druck des Gases hängt u.a. von der Anzahl der Kollisionen ab.

In einem Gasgemisch verhält sich jedes Gas so, als ob es allein vorhanden wäre, d.h. die anderen Gase haben keinen Einfluß auf den Partialdruck des betreffenden Gases. Hierbei gilt: je höher die Konzentration eines Gases, desto größer der Partialdruck.

Die Partialdrücke der Gase werden als *p* bezeichnet.

Zurück zur Lunge: In den Alveolen sind die Gase des Luftgemisches durch *Membranen* vom Lungenkapillarblut getrennt. Sie diffundieren nun aufgrund des Partialdruckgefälles zwischen Alveolen und Blut durch die Membranen in das Blut und lösen sich hier solange, bis ein Gleichgewichtszustand zwischen dem Gas in der Alveolarluft und dem im Blut gelösten Gas eingetreten ist. Im Gleichgewichtszustand herrscht *Partialdruckgleichheit*, d.h. die Gase strömen solange vom Ort höheren Partialdruckes zum Ort niedrigeren Partialdruckes, bis an beiden Orten die Partialdrücke identisch sind.

Die *Konzentration* des im Blut gelösten Gases hängt nicht nur von der Höhe des Partialdruckes ab (je höher der Partialdruck, desto größer die Löslichkeit), sondern auch vom Löslichkeitskoeffizienten des bestimmten Gases. So gibt es gut lösliche und schlecht lösliche Gase.

Wasserdampfdruck, pH_2O

Alle Gase, die in den Körper gelangen, werden vom Körper mit Wasser angefeuchtet. Dieses Wasser verdampft in das Gasgemisch und übt einen bestimmten Druck aus, den Dampfdruck. Er beträgt bei 37 °C 47 mm Hg und muß bei allen Berechnungen mitberücksichtigt werden.

Zusammensetzung der Gasgemische

Die eingeatmete Zimmerluft besitzt auf Meereshöhe zunächst folgende Zusammensetzung:

• Stickstoff:	79,0%;	pN_2	600 mm Hg
• Sauerstoff:	20,9%;	pO_2	159 mm Hg
• andere Gase:	0,1%;	p	1 mm Hg
	100 %		760 mm Hg

Somit besteht die Raumluft fast ausschließlich aus Stickstoff und Sauerstoff. Kohlendioxyd ist normalerweise nicht enthalten, der Wasserdampfgehalt gering.
Auf dem Weg in die Alveolen wird dieses Gasgemisch jedoch mit Wasserdampf aufgesättigt. Da aber in den Alveolen der Druck des Gasgemisches nicht über 760 mm Hg ansteigen kann, dehnt sich das Gasgemisch durch den hinzutretenden Wasserdampf aus. Hierdurch werden die Gase verdünnt. Die Zusammensetzung der nun *angefeuchteten* Luft hat sich in folgender Weise verändert:

- Stickstoff 74,0%; pN_2 563 mm Hg,
- Sauerstoff 19,7%; pO_2 149,3 mm Hg
- Wasserdampf 6,2%; pH_2O 47 mm Hg.

Auch diese Luft entspricht noch nicht der Zusammensetzung der Alveolarluft. Hierfür gibt es mehrere Gründe: Die Alveolarluft wird nicht mit jedem Atemzug vollständig durch Frischluft ersetzt, vielmehr entstammt der erste Anteil aus dem Totraum. Aus der Alveolarluft wird fortwährend Sauerstoff ins Blut aufgenommen, während gleichzeitig CO_2 in die Alveolarluft einströmt. Schließlich ergibt sich folgende *Zusammensetzung der Alveolarluft:*

- Stickstoff 74,9%; pN_2 569 mm Hg,
- Sauerstoff 13,6%; pO_2 104 mm Hg,
- Kohlendioxyd 5,3%; pCO_2 40 mm Hg,
- Wasserdampf 6,2%; pH_2O 47 mm Hg.

Sauerstoffkonzentration und pO_2 in den Alveolen

Die Sauerstoffkonzentration und der Sauerstoffpartialdruck in den Alveolen hängen von der Aufnahme des Sauerstoffs in das Blut und von der Belüftung der Alveolen mit Frischluft ab: Je mehr Sauerstoff ins Blut diffundiert, desto niedriger werden alveoläre Konzentration und Partialdruck. Andererseits: Je höher das Atemminutenvolumen, desto höher sind Konzentration und Partialdruck von Sauerstoff in den Alveolen. Hierbei gilt aber: Bei *Atmung von Raumluft* kann der alveoläre pO_2 auch durch maximale Ventilation *niemals höher als 149 mm Hg* ansteigen.

CO_2-Konzentration und pCO_2 in den Alveolen

CO_2 wird ununterbrochen mit dem Blut aus dem Stoffwechsel zu den Alveolen transportiert und von dort durch den Vorgang der Ventilation ausgeatmet. Alveoläre CO_2-Konzentration und alveolärer pCO_2 hängen von der Diffusion des CO_2 aus dem Blut in die Alveolen und von der alveolären Minutenventilation ab.

- Der alveoläre pCO_2 steigt direkt mit zunehmender Ausscheidung aus dem Blut an.
- Der alveoläre pCO_2 fällt umgekehrt proportional zum alveolären Minutenvolumen ab. Je höher das Atemminutenvolumen, desto niedriger der alveoläre pCO_2 und umgekehrt.

Exspirationsluft

Die ausgeatmete Luft ist ein Gemisch aus Totraumluft und Alveolarluft. Ihre Zusammensetzung hängt damit von der Zusammensetzung dieser beiden Anteile ab.

- Stickstoff 74,5%; pN_2 566 mm Hg,
- Sauerstoff 15,7%; pO_2 120 mm Hg,
- Kohlendioxyd 3,6%; pCO_2 27 mm Hg,
- Wasserdampf 6,2%; pH_2O 47 mm Hg.

Diffusion der Atemgase durch die Lungenmembranen

In den respiratorischen Einheiten der Lunge findet der Austausch der Gase zwischen den Alveolen und dem Blut statt. Diese respiratorischen Einheiten bestehen aus respiratorischen Bronchiolen, Alveolardukten und Alveolen **(Abb. 42-3)**. Die 300 Millionen respiratorischen Einheiten in den beiden Lungen sind sehr klein: So beträgt der Durchmesser der Alveolen nur 0,25 mm; und auch ihre Wände sind außerordentlich dünn. Das Netzwerk der Lungenkapillaren **(Abb. 42-4)** befindet sich in den Alveolarwänden und ist ebenfalls entsprechend dünn. Da die Kapillaren nur einen sehr geringen Durchmesser besitzen, strömt das Blut wie ein dünner *Film* durch sie hindurch. Der Vorteil des Blutfilmes besteht darin, daß die Atemgase der Alveolen mit dem Kapillarblut in besonders engen Kontakt kommen. Auf diese Weise wird

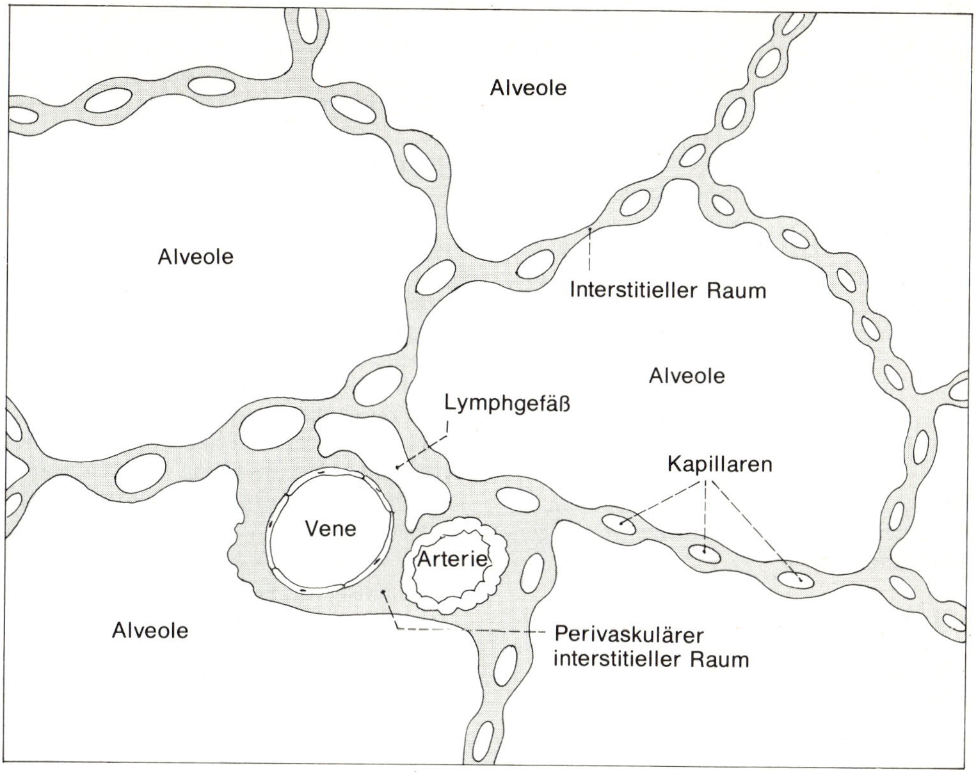

Abb. 42-3. Die Lungenalveolen und ihre Blutgefäße, der Ort des pulmonalen Gasaustausches

der Gasaustausch zwischen ihnen gefördert. Folgende Schichten müssen dabei von den Gasen durchdrungen werden:

- der innere Oberflächenfilm der Alveolen (Surfactant),
- das sehr dünne Alveolarepithel,
- die Basalmembran des Epithels,
- der interstitielle Raum zwischen Alveolarepithel und Kapillarmembran,
- die Basalmembran der Kapillare,
- das Endothel der Kapillare.

Offensichtlich müssen somit die Gase zahlreiche Membranen durchdringen, bevor sie aus

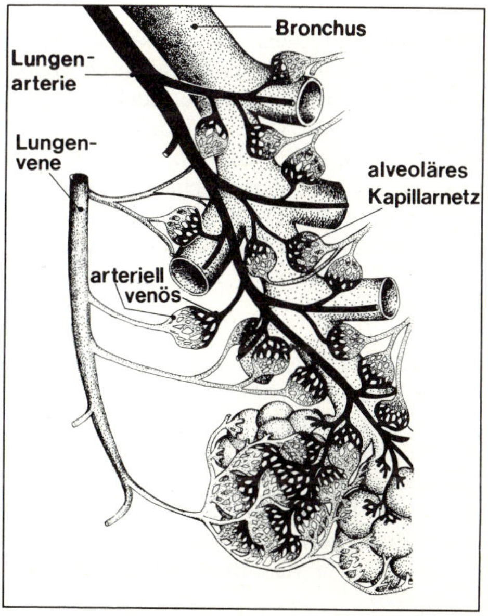

Abb. 42-4. Lungenkapillarnetz um die Alveolen. Das venöse Blut in den Pulmonalarterien (im Bild *dunkel*) wird während der Passage des alveolären Kapillarnetzes mit Sauerstoff angereichert und gelangt über die arterielles Blut führenden Lungenvenen in den linken Vorhof

den Alveolen ins Blut oder umgekehrt aus dem Blut in die Alveolen gelangen. Diese Vielschichtigkeit der Membranen spielt jedoch unter physiologischen Bedingungen keine so wesentliche Rolle für den pulmonalen Gasaustausch. Gründe:

- Die Membranen sind zusammen außerordentlich dünn, ca. 0,5 μm.
- Die Lungenkapillaren sind so eng (∅ 8 μm), daß sich die Erythrozyten (∅ 9 μm) förmlich hindurchquetschen müssen. Hierbei berühren die Erythrozytenmembranen die Alveolarmembranen, so daß die Atemgase O_2 und CO_2 keine nennenswerte Plasmamenge überwinden müssen. Dadurch wird die Geschwindigkeit des Gasaustausches begünstigt.

Wie schnell die Gase durch die Membran diffundieren, hängt im wesentlichen von folgenden Faktoren ab:

- **Dicke der Atemmembran:** je dicker die Membran, desto langsamer die Diffusion. Ist die Membran z. B. durch ein interstitielles Lungenödem verdickt, so wird die Diffusion der Gase erschwert.

- **Oberfläche der Atemmembran:** Je größer die Membranoberfläche, desto mehr Gas kann pro Zeiteinheit ausgetauscht werden. Ist die Membranoberfläche pathologisch vermindert, z. B. beim Lungenemphysem oder nach Lungenresektion, so kann der Gasaustausch beeinträchtigt werden.

- **Diffusionskoeffizient:** Die Gase diffundieren nicht alle in gleicher Weise durch Membranen, sondern teilweise höchst unterschiedlich. Diese Unterschiede beruhen auf der Löslichkeit der Gase in der Membran und dem Molekulargewicht der Gase. So diffundiert z. B. CO_2 20mal schneller durch die respiratorische Membran als Sauerstoff, Sauerstoff wiederum 2mal schneller als Stickstoff.

- **Partialdruckdifferenzen an der respiratorischen Membran:** Dies ist die Differenz zwischen dem Partialdruck des Gases in den Alveolen und seinem Partialdruck im Blut. Hierbei gilt:
  - Ist der Partialdruck eines Gases in den Alveolen höher als im Blut, so diffundiert das Gas in das Blut. Beispiel: Sauerstoff.
  - Ist hingegen der Partialdruck des Gases im Blut höher als in den Alveolen, so diffundiert das Gas vom Blut in die Alveolen. Beispiel: CO_2.

Diffusionskapazität

Die Diffusionskapazität ist ein Maß für die Leistungsfähigkeit der respiratorischen Membran; sie gibt an, wieviel Gasvolumen pro mm Hg Druckänderung durch die Membran diffundieren kann. Sie wird von den oben angegebenen Faktoren maßgeblich beeinflußt. Bei ruhiger Atmung diffundieren 230 ml Sauerstoff durch die Membran in das Blut; diese Menge entspricht dem Sauerstoffbedarf des Organismus. Bei Belastung nehmen Sauerstoff- und CO_2-Diffusion durch die Membran zu.

Durchblutung und Belüftung der Lunge

Wie wirksam der Gasaustausch an der respiratorischen Membran ist, hängt nicht allein von der *alveolären Ventilation* ab, sondern ganz entscheidend auch von der *Durchblutung* der Lungenkapillaren. Denn ohne Durchblutung ist natürlich kein Gasaustausch möglich. Darum sind Durchblutung der Lunge und Ventilation der Alveolen sehr fein aufeinander abgestimmt. Dieses Verhältnis zwischen Belüftung und Durchblutung wird als $\dot{V}/\dot{Q}$ bezeichnet. Bei bestimmten Erkrankungen kann dieses Verhältnis nachhaltig gestört sein, so daß der pulmonale Gasaustausch beeinträchtigt wird. Hierbei sind folgende Grundmechanismen zu unterscheiden (Einzelheiten s. Kapitel 43).

Physiologischer Shunt: Die Belüftung der Alveolen ist niedriger als ihre Durchblutung: Blut fließt durch die Kapillaren, ohne daß in diesem Bereich Gase ausgetauscht werden; damit wird das Blut kurzgeschlossen (shunt = Kurzschluß). Es fließt ungesättigt in den arteriellen Kreislauf.

Physiologischer Totraum: Die Belüftung ist normal, die Durchblutung der Kapillaren hingegen vermindert, so daß auch weniger Gase ausgetauscht werden. Es entsteht gewissermaßen eine Überschußbelüftung des schlecht durchbluteten Bereiches. Darum wird dieser Alveolarbereich auch als physiologischer Totraum bezeichnet.

Transport von Sauerstoff und Kohlendioxyd

Sauerstoff diffundiert aus den Alveolen in das Lungenkapillarblut, weil der Partialdruck in den Alveolen größer ist als im Blut. Nach diesem Gasaustausch wird der Sauerstoff im Blut vor allem an das *Hämoglobin* gebunden zu den Geweben transportiert. Hier wird er an die Zellen abgegeben und für verschiedene Verbrennungsvorgänge verbraucht. Als Folge dieser Prozesse entstehen große Mengen CO_2, das in die Gewebekapillaren diffundiert und mit dem Blut zur Lunge transportiert wird. Von hier diffundiert das CO_2 in die Alveolen, weil der Partialdruck im Blut höher ist als in der Lunge. Anschließend wird das Gas ausgeatmet.

Transport von Sauerstoff im Blut

Sauerstoff wird im Blut in folgender Weise zu den Geweben transportiert:
- chemisch an das Hämoglobin der Erythrozyten gebunden: 97%,
- physikalisch im Plasma gelöst: 3%.

Hieraus ergibt sich: Der Sauerstoff wird im Blut fast ausschließlich von den *Erythrozyten* transportiert; die im Plasma physikalisch gelöste Menge spielt hingegen nur eine ganz untergeordnete Rolle.

Sauerstoffbindung des Hämoglobins

Das Blut enthält etwa 15 g Hämoglobin pro 100 ml. Jedes Gramm Hämoglobin kann maximal 1,34 ml (1,39 ml, wenn das Hb chemisch rein ist) Sauerstoff binden.

- Hüfner-Zahl: 1 g Hämoglobin bindet 1,34 ml O_2

Dann binden 15 g Hb $15 \times 1{,}34 = 21$ ml Sauerstoff. Das bedeutet: In 100 ml Blut mit einem Hämoglobingehalt von 15 g sind 21 Volumenprozent Sauerstoff chemisch gebunden, wenn jedes Gramm Hämoglobin die maximal mögliche Sauerstoffmenge (1,34 ml) aufgenommen hat, d. h. zu 100% mit O_2 gesättigt ist.
Wieviel Sauerstoff das Hämoglobin jeweils aufnimmt, hängt vom arteriellen *Sauerstoffpartialdruck* (p_aO_2) ab; je höher der Partialdruck, desto mehr Sauerstoff kann aufgenommen werden. Ist das gesamte Hämoglobin maximal mit Sauerstoff beladen, so gilt: Das Hämoglobin ist zu 100% mit Sauerstoff gesättigt.

Sauerstoffsättigung: Sie sagt aus, zu wieviel Prozent das Hämoglobin aktuell mit Sauerstoff gesättigt ist. Die Sauerstoffsättigung des Hämoglobins hängt vom *Sauerstoffpartialdruck* ab. Bei einem normalen arteriellen pO_2 von 100 mm Hg beträgt die Sauerstoffsättigung des Hämoglobins im arteriellen Blut 97%. Eigentlich müßte die Sättigung bei diesem pO_2 100% betragen. Vollsättigung des Blutes mit Sauerstoff wird aber nicht erreicht, weil eine geringe Menge Blut nicht am pulmonalen Gasaustausch teilnimmt, sondern über Kurzschlüsse in den arteriellen Kreislauf fließt. Dieses kurzgeschlossene Blut bleibt venös; es mischt sich mit dem arteriellen Blut und setzt dessen Sauerstoffsättigung um etwa 3% herab.

Sauerstoffbindungskurve: Diese Kurve beschreibt die Beziehung zwischen dem arteriellen pO_2 und der Sauerstoffsättigung des Hämoglobins **(Abb. 42-5)**. Zu jedem bestimmten pO_2 im Blut gehört auch eine bestimmte Sauerstoffsättigung des Hämoglobins. Bei niedrigem pO_2 ist auch die Sättigung niedrig, bei hohem pO_2 ist die Sättigung entsprechend hoch.
Die Beziehung zwischen Sauerstoffsättigung des Hämoglobins und pO_2 im Blut ist jedoch *nicht linear,* d. h. fällt der pO_2 um einen bestimmten Betrag ab, so fällt nicht gleichzeitig die Sauerstoffsättigung um denselben Betrag ab. Vielmehr besteht folgende Beziehung (s. **Abb. 42-5**):
- Im Bereich niedriger pO_2-Werte verläuft die Kurve sehr steil, d. h. bereits geringe Anstiege des pO_2 führen zu einer starken Zunahme der Sauerstoffsättigung.
- Im Bereich höherer pO_2-Werte, also im Normalbereich und darüber nimmt die Sauerstoffsättigung nur geringfügig zu, wenn der pO_2 ansteigt.
- Ist das Hämoglobin zu 100% gesättigt, so kann keine noch so starke Erhöhung des pO_2 die Sauerstoffsättigung weiter steigern. Lediglich der physikalisch im Plasma gelöste Sauerstoffanteil kann geringfügig zunehmen.

Verschiebungen der Sauerstoffbindungskurve: Die in **Abb. 42-5** dargestellte Sauerstoffbin-

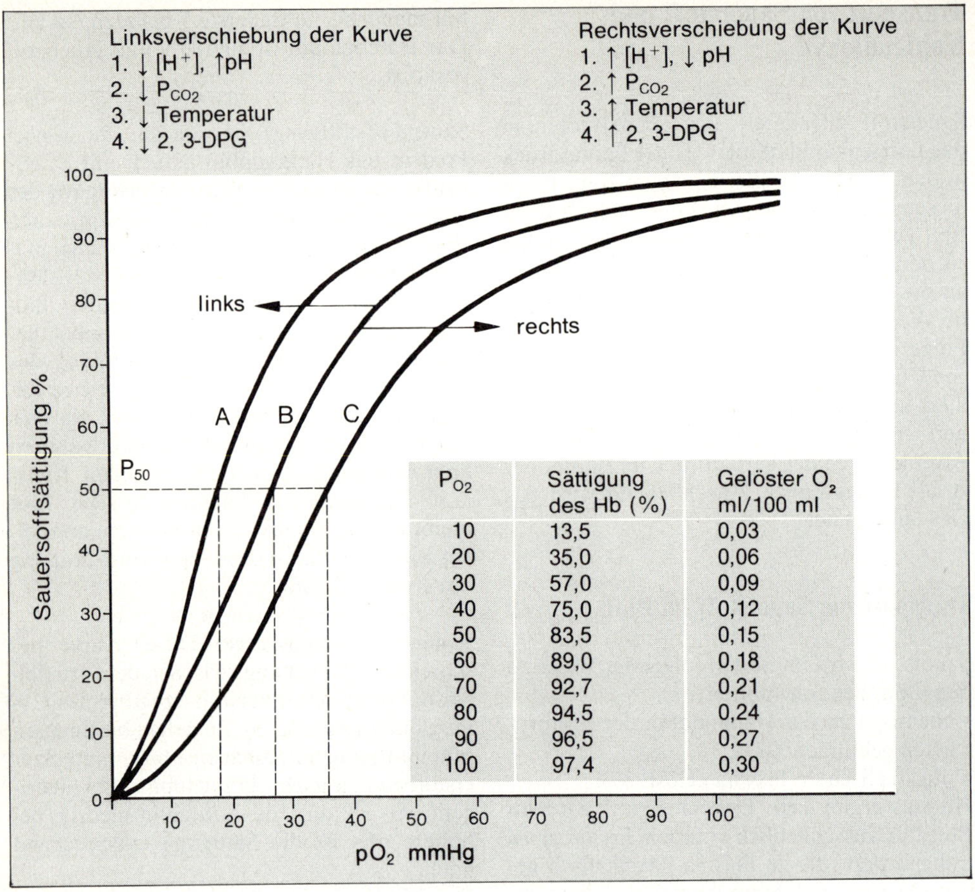

P_{O_2}	Sättigung des Hb (%)	Gelöster O_2 ml/100 ml
10	13,5	0,03
20	35,0	0,06
30	57,0	0,09
40	75,0	0,12
50	83,5	0,15
60	89,0	0,18
70	92,7	0,21
80	94,5	0,24
90	96,5	0,27
100	97,4	0,30

Abb. 42-5. Die Sauerstoffbindungskurve des Hämoglobins und ihre Verschiebungen

dungskurve gilt für das normale Durchschnittsblut. Zahlreiche Faktoren können die Sauerstoffbindungskurve jedoch verschieben, und zwar nach rechts oder links.

- **Rechtsverschiebung** der Sauerstoffbindungskurve bedeutet: Bei gleichem pO_2 wird weniger Sauerstoff vom Hämoglobin gebunden. Allerdings wird der Sauerstoff auch besser vom Hämoglobin abgegeben. Rechtsverschiebung tritt auf bei Azidose, Hyperkapnie, Fieber.
- **Linksverschiebung** bedeutet: Bei gleichem pO_2 kann das Hämoglobin mehr Sauerstoff binden; die Sauerstoffsättigung ist entsprechend höher. Die Bindung zwischen Sauerstoff und Hämoglobin ist stärker, darum wird bei Linksverschiebung der Sauerstoff auch schlechter vom Hämoglobin freigegeben. Linksverschiebung tritt auf bei Alkalose, Unterkühlung.

Physikalisch gelöster Sauerstoff

Pro mm Hg pO_2 werden im Plasma 0,003 ml Sauerstoff physikalisch gelöst. Bei einem normalen pO_2 von rund 100 mm Hg beträgt dann die physikalisch gelöste und auf diese Weise transportierte O_2-Menge: 0,003 × 100 mm Hg = 0,3 ml/100 ml Vollblut. Diese Menge ist außerordentlich gering im Vergleich zum chemisch gebundenen Sauerstoff von etwa 21 ml/100 ml Vollblut. Selbst wenn der arterielle pO_2 durch Atmung von 100% Sauerstoff auf etwa 600 mm Hg gesteigert würde, bliebe die physikalisch gelöste Menge immer noch gering, nämlich 0,003 × 600 mm Hg = 1,8 ml O_2/100 ml Blut.

Transport von Kohlendioxyd im Blut

Das im Stoffwechsel entstehende CO_2 diffundiert in Gasform aus den Gewebszellen in das venöse Blut. Für den Transport zur Lunge stehen 3 Mechanismen zur Verfügung:

- **Physikalische Lösung.** Ein geringer Teil des Gases bleibt gasförmig und löst sich im Plasma (etwa 2,7 ml/100 ml Blut). Dieses physikalisch gelöste Gas übt im venösen Blut einen Partialdruck von 45 mmHg aus und im arteriellen Blut (also nach dem pulmonalen Gasaustausch) einen pCO_2 von 40 mmHg.
- **Umwandlung zu Bikarbonat.** Ein großer Teil des CO_2 (ca. 70%) diffundiert in die Erythrozyten und verbindet sich reversibel mit H_2O zu Bikarbonat. Diese Reaktion wird durch das Enzym Karboanhydrase stark beschleunigt. In der Lunge wird das CO_2 wieder freigesetzt und ausgeatmet.
- **Bindung an Hämoglobin- und Plasmaeiweiße.** Ein kleiner Teil des CO_2 bindet sich reversibel an das Hämoglobin (= Karbaminohämoglobin) und an Eiweißkörper des Plasmas.

Regulation der Atmung

Die Atmung wird vom zentralen Nervensystem so genau gesteuert, daß die arteriellen Partialdrucke von Sauerstoff und Kohlendioxyd, p_aO_2 und p_aCO_2, immer in einem eng begrenzten Normbereich bleiben. An der Steuerung der Atmung sind verschiedene Mechanismen beteiligt. Sie alle bewirken, daß die Atmung jeweils an den Bedarf des Körpers angepaßt wird.

Atemzentren

Die Lungen besitzen, anders als das Herz, keine Automatie und damit auch keinen Spontanrhythmus. Jeder Atemzug wird vielmehr durch einen nervalen Impuls vom Gehirn zu den Atemmuskeln ausgelöst. Die Steuerung erfolgt durch sog. Atemzentren, die sich in der Medulla oblongata und in der Brücke (Pons) des Gehirns befinden.

- **Inspiratorisches Atemzentrum.** Dieses Gebiet in der Medulla oblongata erzeugt den Grundrhythmus der Atmung. Während der Exspiration ruht das Inspirationszentrum für kurze Zeit.
- **Pneumotaktisches Zentrum.** Dieses Gebiet in der Pons sendet kontinuierlich Impulse zum inspiratorischen Atemzentrum. Die Impulse bewirken, daß die Inspiration aufhört, bevor die Lungen „zu voll“ werden. Damit besteht die Funktion des pneumotaktischen Zentrums vor allem darin, die Inspiration zu begrenzen. Indirekt entsteht aber durch die Begrenzung der Inspirationsdauer auch ein Einfluß auf die Atemfrequenz. Die Inspiration kann noch auf andere Weise gehemmt werden, nämlich durch den sog. **Hering-Breuer-Reflex.** Dieser Reflex wird über Dehnungsrezeptoren in der Wand von Bronchien und Bronchiolen ausgelöst. Werden die Lungen stark gedehnt, so senden die Dehnungsrezeptoren nervale Impulse über den Vagus zum Inspirationszentrum: die Inspiration wird „abgeschaltet“. Dieser Effekt kann im Selbstversuch durch eine tiefe Inspiration leicht überprüft werden.
- **Exspirationszentrum.** Dieses Gebiet in der Medulla oblongata stimuliert die Exspirationsmuskeln, allerdings nicht bei ruhiger Exspiration (die passiv ist), sondern nur bei forcierter Ausatmung.

Chemische Kontrolle der Atmung

Die Aufgabe der Atmung besteht letztlich darin, die arteriellen Blutgase Sauerstoff und CO_2 im Normbereich zu halten. Es ist daher nicht erstaunlich, daß Veränderungen dieser beiden Blutgase großen Einfluß auf die Atmung besitzen.

1. Kohlendioxyd: CO_2 hat den größten Einfluß auf die Atmung. Anstieg des CO_2-Gehaltes in Blut und Gewebe führt zu einer starken Stimulierung der Atemzentren: Atemfrequenz und Atemtiefe nehmen zu. Durch die Zunahme der Ventilation wird die Ausscheidung von Kohlendioxyd aus dem Körper gesteigert.

2. Wasserstoffionen-Konzentration: Die Wasserstoffionen-Konzentration in Blut und Gewebe beeinflußt ebenfalls die Atmung. Anstieg der H^+-Ionen (Azidose) steigert die Atmung; allerdings ist der Effekt nicht so ausgeprägt wie beim CO_2-Anstieg.

Abfall der H^+-Konzentration (Alkalose) vermindert die Atmung.

3. Sauerstoff: Der Einfluß von Sauerstoff auf die Atmung ist unter Normalbedingungen gering. Erst wenn der arterielle pO_2 unter 50 mmHg abfällt, wird die Atmung stark gesteigert. Hierbei wird der arterielle pO_2 von Chemorezeptoren in den Karotis- und Aortenbogenkörperchen kontrolliert.

Körperliche Anstrengung

Bei körperlicher Aktivität nimmt der Sauerstoffverbrauch und die CO_2-Produktion stark zu, entsprechend steigt auch die alveoläre Ventilation, so daß die arteriellen Blutgase im Normbereich bleiben.

Körpertemperatur

Veränderungen der Körpertemperatur beeinflussen ebenfalls die Atmung. Bei Fieber wird die Atmung gesteigert, weil Sauerstoffbedarf und CO_2-Produktion gesteigert sind. Bei Unterkühlung hingegen nimmt die Atmung ab, weil Sauerstoffverbrauch und CO_2-Produktion vermindert sind.

Kapitel 43. Respiratorische Insuffizienz: Pathophysiologie und Zeichen

Definitionen

Bei der respiratorischen Insuffizienz kann die Lunge das in sie einströmende Blut nicht vollständig mit Sauerstoff aufsättigen (oxygenieren). Hierdurch entsteht ein Sauerstoffmangel im arteriellen Blut, der als Hypoxämie bezeichnet wird. Die Hypoxämie ist gekennzeichnet durch einen Abfall des arteriellen pO_2 unter 75 mm Hg. Die respiratorische Insuffizienz kann mit oder ohne Anstieg des arteriellen pCO_2 einhergehen. Ein Anstieg des arteriellen pCO_2 über 45 mm Hg wird als Hyperkapnie bezeichnet.

Hypoxämie:	Abfall des p_aO_2 < 75 mm Hg
Hyperkapnie:	Anstieg des p_aCO_2 > 45 mm Hg

Asphyxie ist die Kombination von Hypoxämie und Hyperkapnie; sie entsteht gewöhnlich durch Hypoventilation bei Atmung von Raumluft.

Die respiratorische Insuffizienz kann akut oder chronisch verlaufen. Die *akute* respiratorische Insuffizienz tritt rasch auf und geht mit Störungen der Organfunktion einher. Die Ursachen sind vielfältig: primäres Atemversagen aus nichtpulmonalen Gründen; akute Lungenerkrankungen; Obstruktion der Atemwege usw. Die *chronische* respiratorische Insuffizienz beruht auf einer Erkrankung des Respirationstraktes. Sie führt zu chronischer Hypoxämie und Hyperkapnie.

Pathophysiologie und Ursachen

Vier Mechanismen sind die Hauptursachen für eine akute respiratorische Insuffizienz:
1. Hypoventilation,
2. Verteilungsstörungen der Atemluft,
3. venöse Beimischungen in der Lunge,
4. Diffusionsstörungen der Atemgase.

Diese 4 Mechanismen treten häufig kombiniert auf. Gelegentlich kann auch ein Sauerstoffmangel in der Inspirationsluft eine akute respiratorische Insuffizienz auslösen. Klinisch spielt eine ungenügende Anreicherung der Narkosegase mit Sauerstoff die wichtigste Rolle. Andere Gründe sind: Urlaub in den Anden, Bergsteigen im Himalaya, Segelfliegen in zu großer Höhe.

Hypoventilation

Hypoventilation ist eine zu geringe Belüftung der Lunge. Wird eine große Zahl von normal durchbluteten Alveolen zu wenig belüftet, so

Tabelle 43-1. Ursachen der Hypoventilation

Hypoventilation = Hypoxämie + Hyperkapnie

A. Hypoventilation bei gesunden Lungen

1. Zentrale Atemdepression
- Anästhetika, Sedativa, Hypnotika
- Schädel-Hirn-Trauma
- Schlaganfall

2. Neuromuskuläre Störungen
- Muskelrelaxanzien
- Myasthenia gravis
- Tetanus, Botulismus
- Thoraxtrauma

B. Hypoventilation bei Erkrankungen des Respirationstraktes

1. Obstruktion der Atemwege
- Asthma
- chronische Bronchitis
- Lungenemphysem

2. Elastizitätsverlust des Lungengewebes
- Lungenemphysem

3. Restriktive Lungenerkrankungen
- Kyphoskoliose
- Pickwick-Syndrom

steigt in der Alveolarluft die Kohlendioxydkonzentration an, während die Sauerstoffkonzentration abnimmt. Hierdurch werden in den betroffenen Gebieten die beiden Gase ungenügend ausgetauscht. Es tritt eine globale Ateminsuffizienz ein: Bei Atmung von Raumluft fällt der p_aO_2 ab, der p_aCO_2 steigt immer an. Die wichtigsten Ursachen der Hypoventilation sind in **Tabelle 43-1** zusammengefaßt.

Pneumonie und Lungenödem führen gewöhnlich nicht zur Hypoventilation. Die Atmung ist sogar meist gesteigert, so daß die Hypoxämie mit einer Hypokapnie einhergeht.

Die Diagnose „Hypoventilation" wird anhand der *Blutgasanalyse* gestellt. Die Therapie ist darauf ausgerichtet, die Ventilation zu steigern und hierdurch den pulmonalen Gasaustausch zu verbessern. Die spezielle Therapie richtet sich nach der zugrundeliegenden Ursache.

Verteilungsstörungen

Unter physiologischen Bedingungen sind Belüftung der Lunge ($\dot{V}$) und Durchblutung ($\dot{Q}$) genau aufeinander abgestimmt. Anders bei den Verteilungsstörungen: hier sind die Atemgase inhomogen über die Lunge verteilt. Das Verhältnis von Belüftung zu Durchblutung ($\dot{V}/\dot{Q}$) ist gestört. In **Abb. 43-1** sind die beiden Mechanismen dargestellt, die bei Verteilungsstörungen zur Hypoxämie führen können: Entweder ist die Belüftung hoch im Vergleich zur Durchblutung oder sie ist niedrig im Vergleich zur Durchblutung. Hierbei spielt die zu geringe Belüftung einer normal durchbluteten Region die wichtigere Rolle: Sie führt zur Hypoxämie. Der arterielle pCO_2 bleibt gewöhnlich normal, weil die Atmung kompensatorisch gesteigert wird.

In **Tabelle 43-2** sind die wichtigsten Ursachen für Verteilungsstörungen zusammengefaßt.

Die Verteilungsstörung führt zur **Partialinsuffizienz,** weil nur der Austausch für Sauerstoff gestört wird.

Die Diagnose „Verteilungsstörung" kann nicht allein aufgrund der Blutgasanalyse gestellt werden. Die Blutgasanalyse zeigt lediglich eine Hypoxämie.

Die Verteilungsstörung spricht gut auf die Zufuhr von Sauerstoff an. Die spezielle Therapie muß sich nach der zugrundeliegenden Ursache richten.

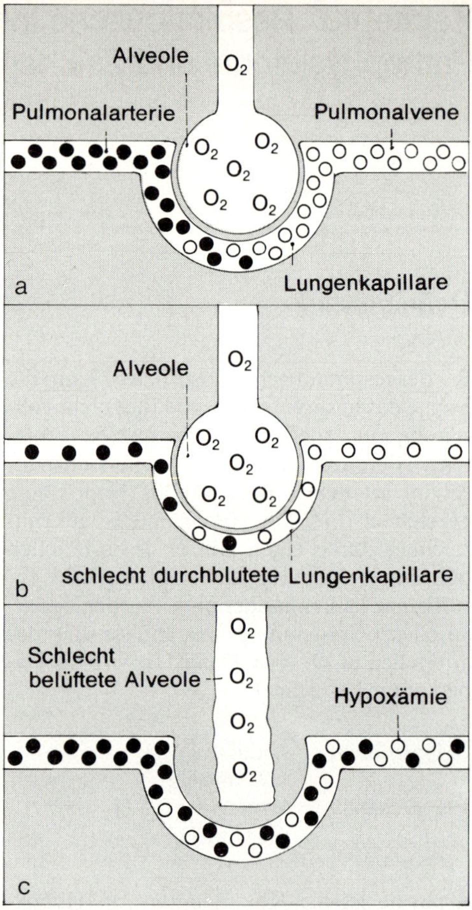

Abb. 43-1 a-c. Störungen des Belüftungs/Durchblutungsverhältnisses der Lunge. **a** normales Durchblutungs/Belüftungsverhältnis, **b** normale Belüftung bei schlecht durchbluteter Kapillare: hohes Belüftungs/Durchblutungsverhältnis, **c** teilweiser Alveolenkollaps mit verminderter Belüftung bei normaler Durchblutung der Kapillare: niedriges Belüftungs/Durchblutungsverhältnis

Tabelle 43-2. Ursachen von Verteilungsstörungen

Verteilungsstörung = Belüftung vermindert, Durchblutung normal

A. Obstruktion der Atemwege
- Sekret, Fremdkörper, Ödem, Entzündung
- Bronchospasmus
- Emphysem
- Asthma

B. Restriktive Lungenerkrankungen
- Kyphoskoliose
- Fettsucht
- Interstitielle Lungenerkrankungen

C. Erkrankungen der Lungengefäße

Pulmonaler Rechts-links-Shunt (Venöse Beimischung)

Beim pulmonalen Rechts-links-Shunt wird ein Teil der Alveolen zwar noch durchblutet, jedoch nicht mehr belüftet. Hierdurch bleibt dieses Blut ungesättigt (venös). Es vermischt sich mit dem gesättigten Blut von belüfteten Alveolen und erniedrigt durch diese Beimischung dessen Sauerstoffgehalt **(Abb. 43-2)**. Der p_aCO_2 bleibt normal, weil die gut belüfteten Alveolen kompensatorisch hyperventiliert werden. Diese Art von venöser Beimischung wird als *funktioneller* Rechts-links-Shunt bezeichnet. Typisches Beispiel: Atelektasen.
Daneben gibt es noch einen *anatomischen* Rechts-links-Shunt durch pathologische Direktverbindungen von der Lungenarterie zur Lungenvene. Dieses Kurzschlußblut passiert die Alveolen nicht und kann daher auch nicht am Gasaustausch teilnehmen **(Abb. 43-2b)**.
In **Tabelle 43-3** sind die wichtigsten Ursachen des Rechts-links-Shunts zusammengefaßt.
Die Diagnose „Rechts-links-Shunt" wird gestellt durch:
1. **Blutgasanalyse:** Hypoxämie mit normalem oder erniedrigtem p_aCO_2.
2. **100%-O_2-Atmung:** Bleibt die große Differenz zwischen alveolärem pO_2 und arteriellem pO_2 hierbei bestehen, so kann der Shunt-Anteil ausgerechnet werden.

Tabelle 43-3. Ursachen des pulmonalen Rechts-links-Shunts

Rechts-links-Shunt = Hypoxämie durch venöse Beimischung
A. Funktioneller Shunt: Blut fließt durch nichtbelüftete Alveolen
1. Alveolarkollaps
• Atelektasen
• Pneumothorax
• Hämatothorax
• Pleuraerguß
2. Alveolen mit Fremdmaterial gefüllt
• Lungenödem
• Pneumonie
• ARDS
B. Anatomischer Shunt: Blut fließt an Alveolen vorbei
• normaler anatomischer Shunt: Bronchial-, Pleural- u. thebesische Venen
• pathologischer intrapulmonaler Shunt (AV-Fistel)
• intrakardialer Shunt (Fallot usw.)

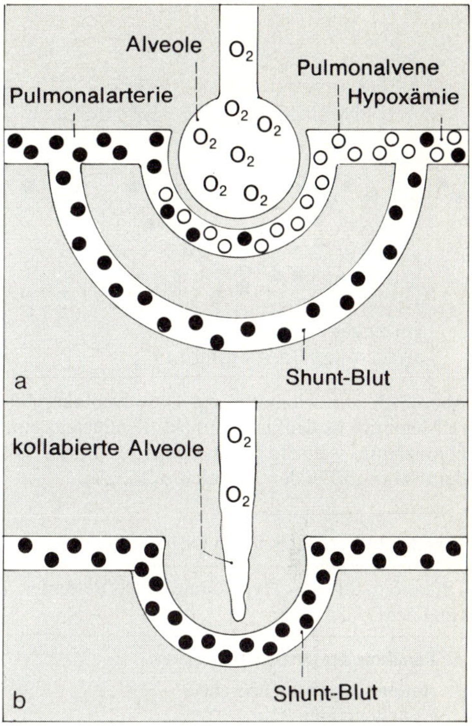

Abb. 43-2 a, b. 2 Arten von Shunt-Durchblutung. **a** Anatomischer Shunt: pathologische Verbindung zwischen einer Pulmonalarterie und einer Lungenvene. Das kurzgeschlossene Blut nimmt nicht am Gasaustausch teil. **b** Physiologischer Shunt: eine kollabierte (und nicht belüftete) Alveole mit einer normal durchbluteten Kapillare. Auch hier nimmt das Blut nicht am Gasaustausch teil

Für die Therapie ist wichtig: Zufuhr von Sauerstoff hat keinen Einfluß auf den Rechts-links-Shunt. Die Hypoxämie bleibt bestehen. Die Therapie muß sich nach den zugrundeliegenden Ursachen richten.

Diffusionsstörungen

Bei dieser Störung ist die Diffusion des Sauerstoffs von der Alveole in die Kapillare behindert, weil entweder die Diffusionsstrecke durch Verdickung der alveolo-kapillären Membran verlängert ist **(Abb. 43-3)** oder weil die Kontaktzeit der Erythrozyten für die Aufsättigung des Blutes in den Kapillaren verkürzt ist. Beide Mechanismen führen zur Hypoxämie. Die Diffusion von CO_2 ist hingegen nicht gestört. Meist ist der p_aCO_2 sogar kompensatorisch erniedrigt.

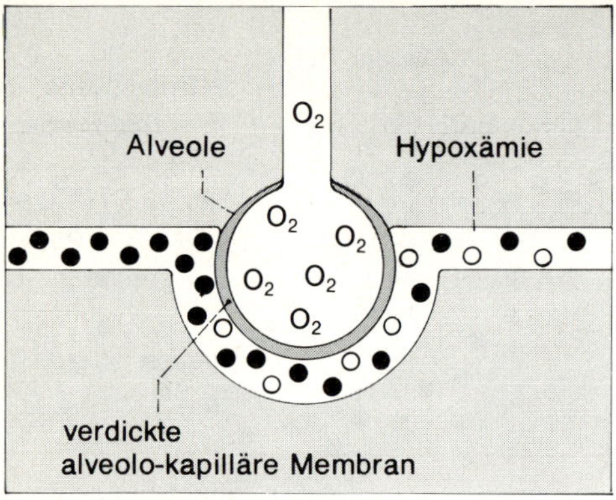

Abb. 43-3. Diffusionsstörung. Die alveolokapilläre Membran ist deutlich verdickt. Es entsteht eine Hypoxämie, weil die Kontaktzeit des Blutes mit dem Sauerstoff in den Alveolen zu kurz ist

Tabelle 43-4. Ursachen von Diffusionsstörungen

Diffusionsstörung = Hypoxämie durch Behinderung der O_2-Diffusion
A. Zunahme der Diffusionsstrecke
1. Ansammlung von Flüssigkeit
• Lungenödem
2. Bindegewebe im Interstitium
• Lungenfibrose
• Sarkoidose
• Lungengefäßerkrankungen
B. Verkürzung der Kontaktzeit des Blutes
• Lungenemphysem
• Lungenfibrose

In **Tabelle 43-4** sind die wichtigsten Ursachen der Diffusionsstörungen zusammengefaßt.
Die Diagnose „Diffusionsstörung" kann nicht allein anhand der Blutgasanalyse gestellt werden.
Bei Diffusionsstörungen wird die Hypoxämie bereits durch eine geringe Erhöhung der inspiratorischen Sauerstoffkonzentration beseitigt.

Andere Ursachen für Sauerstoffmangel

Hypoxämie (genauer: hypoxämische Hypoxie) ist per Definition immer durch eine *respiratorische* Störung bedingt. Sauerstoffmangel (Hypoxie) kann jedoch auch bei völlig ungestörter Atemfunktion auftreten. Unabhängig von der Ursache sind aber die Auswirkungen der Hypoxie im wesentlichen gleich.

Auswirkungen und Zeichen der respiratorischen Insuffizienz

Die respiratorische Insuffizienz führt zu Hypoxämie, Hyperkapnie und Veränderungen im Säure-Basen-Haushalt. Ihre Folgen hängen ganz wesentlich davon ab, ob die Störung akut eintritt oder schleichend beginnt und chronisch verläuft.

Hypoxämie

Kompensationsreaktionen: Die Hypoxämie löst gewöhnlich über eine Stimulation des sympathischen Nervensystems kardiovaskuläre Reaktionen aus, durch die der erniedrigte Sauerstoffgehalt im arteriellen Blut zunächst kompensiert wird. Die wichtigsten Reaktionen sind:
- Tachykardie,
- Blutdruckanstieg,
- Zunahme des Herzzeitvolumens.

Die Durchblutung von Gehirn, Herz und Lungen nimmt zu, die von Haut und Eingeweiden hingegen ab. Abfall des p_aO_2 führt auch zu kompensatorischer Hyperventilation. Hierbei ist die Steigerung der Atmung am deutlichsten ausgeprägt bei p_aO_2-Werten zwischen 50 und 25 mm Hg. In Spätstadien der akuten Hypoxämie fallen Blutdruck, Herzfrequenz und HZV ab.

Schädigende Wirkungen der Hypoxämie: Sauerstoffmangel im Blut führt auch zu Sauerstoffmangel im Gewebe. Hierdurch werden die Organe zunächst in ihrer Funktion und später auch in ihrer Struktur u. U. irreversibel geschädigt.
Bei welchen p_aO_2-Werten Störungen der Organfunktion zu erwarten sind, läßt sich nicht mit Sicherheit vorhersagen. Ist die Durchblutung aufgrund der vorher beschriebenen Kompensationsmechanismen hoch, so können auch niedrige p_aO_2-Werte längere Zeit toleriert werden. Ist hingegen die Durchblutung bei Hypoxämie niedrig, so werden die Funktionsstörungen früher auftreten. Liegt zusätzlich noch eine Anämie und/oder ein gesteigerter Sauerstoffbedarf vor (Fieber), so muß mit rascher Schädigung lebenswichtiger Organe gerechnet werden.

Als kritischer Wert für eine ausreichende Organfunktion wird ein p_aO_2 von 30 mm Hg angesehen; ein p_aO_2 unter 20 mm Hg ist akut lebensbedrohlich. Besonders empfindlich reagiert hierbei das Gehirn.

Klinische Zeichen der Hypoxämie: Die klinischen Zeichen des Sauerstoffmangels sind unspezifisch und werden nicht selten durch Sedierung und Muskelrelaxierung überdeckt. Im Vordergrund stehen zunächst meist die Kompensationsreaktionen; später treten die Zeichen der gestörten Organfunktion hinzu:
- Tachykardie,
- mäßiger Blutdruckanstieg,
- gesteigerte Atmung,
- Schwitzen,
- Zyanose,
- Unruhe, Erregung, Verwirrtheit,
- Schläfrigkeit,
- Blutdruckabfall,
- Bradykardie, Herzrhythmusstörungen.

Aufgrund dieser Zeichen allein kann die Diagnose Hypoxämie nicht gestellt werden. Hierzu ist eine arterielle Blutgasanalyse erforderlich. Sie sollte bei dem geringsten Verdacht auf eine Hypoxämie unverzüglich durchgeführt werden, um eine weitere Verschlechterung des Zustandes zu verhindern.

Hyperkapnie

Hyperkapnie stimuliert ebenfalls das zentrale Nervensystem. Hierdurch wird die Atmung meist sehr stark gesteigert. Hingegen sind die Auswirkungen auf das Herzkreislaufsystem komplex. Durch die zentrale Kreislaufstimulation tritt eine Gefäßkonstriktion ein; Herzfrequenz, Blutdruck und Herzzeitvolumen nehmen gewöhnlich zu. In der Peripherie wirkt jedoch das CO_2 auf zahlreiche Gefäßgebiete direkt vasodilatierend, so daß der Nettoeffekt insgesamt wechselnd ist. Die Hirndurchblutung wird aber durch den pCO_2-Anstieg immer gesteigert (s. S. 287), während in den Lungengefäßen immer eine Konstriktion auftritt. Mit zunehmenden p_aCO_2-Werten wird das zentrale Nervensystem mehr und mehr gedämpft, bis schließlich eine CO_2-Narkose eintritt.

CO_2 wirkt auch auf den Säure-Basen-Haushalt (s. u.) und die Sauerstoffbindungskurve ein. Hyperkapnie verschiebt die Bindungskurve nach rechts; hierdurch wird bei gleichem p_aO_2 die Sauerstoffsättigung des Hämoglobins vermindert, so daß der Sauerstoffgehalt des arteriellen Blutes abnimmt. Allerdings wird durch die Rechtsverschiebung mehr Sauerstoff an das Gewebe abgegeben.

Klinische Zeichen der Hyperkapnie: Es gibt keine eindeutigen klinischen Zeichen der Hyperkapnie. Hinweise können sein:
- gerötete Haut,
- Schwitzen,
- Tachykardie, Herzrhythmusstörungen,
- Blutdruckanstieg,
- Somnolenz, Koma (p_aCO_2 80–100 mm Hg),
- flache und/oder langsame Atmung (hoher p_aCO_2),
- Muskelzuckungen, Krämpfe (sehr hoher p_aCO_2).

Die Diagnose wird durch eine Blutgasanalyse gesichert. Sie sollte frühzeitig gestellt werden, bevor schwere Schäden eingetreten sind.

Säure-Basen-Veränderungen

Eine akute Hyperkapnie führt immer zum akuten Abfall des pH_a (respiratorische Azidose). Der pH-Abfall scheint für die herzkreislaufdämpfenden Wirkungen des CO_2 verantwortlich zu sein.

Funktionsdiagnostik der respiratorischen Insuffizienz

1. Arterielle Blutgasanalyse: Dies ist die wichtigste Methode zur Beurteilung des pulmonalen Gasaustausches. Sie dient außerdem zur Verlaufskontrolle der maschinellen Beatmung und der Lungenstörung, die zur respiratorischen Insuffizienz geführt hat.

2. Alveolo-arterielle Sauerstoffdruckdifferenz ($A\text{-}aDO_2$): Sie ist ein halbquantitatives Maß für den physiologischen Rechts-links-Shunt, d.h. für die Blutmenge, die, ohne mit Sauerstoff gesättigt zu werden, direkt von der Lungenarterie in die Lungenvene einströmt. Die $A\text{-}aDO_2$ ist die Differenz zwischen dem alveolären und dem arteriellen Sauerstoffparti-

aldruck. Sie beträgt bei 100%iger Sauerstoffatmung für eine gesunde Lunge 20-35 mm Hg. Das entspricht einem normalen Shuntanteil von 3-5% des HZV. Anders ausgedrückt: 3-5% des durch die Lunge fließenden HZV werden kurzgeschlossen, und zwar über Lungenvenen und thebesische Venen, die direkt in das linke Herz münden.
Die A-aDO_2 wird bestimmt, indem der Patient für 20 min 100% Sauerstoff einatmet.

3. Rechts-links-Shunt: Der pulmonale Rechts-links-Shunt kann mit Hilfe der Shunt-Gleichung errechnet werden. Hierzu müssen die Sauerstoffgehalte in Lungenkapillarblut, arteriellem Blut und gemischtvenösem Blut bekannt sein.

4. Physiologischer Totraumanteil: V_D/V_T kann anch der Bohr-Gleichung ermittelt werden. Normal ist ein Verhältnis von 0,25-0,4.

5. Die CO_2-Produktion kann ebenfalls relativ einfach bestimmt .werden. Hierzu muß das ausgeatmete Gas über einen bestimmten Zeitraum gesammelt werden.

6. Spirometrie: Mit Hilfe der Spirometrie kann die Ventilation beurteilt werden. Bestimmt werden:
- Vitalkapazität,
- Atemzugvolumen,
- inspiratorische Kraft (Sog),
- Atemfrequenz,
- Atemminutenvolumen.

Daneben gibt es noch eine Reihe anderer Lungenfunktionsprüfungen, die aber für die klinische Intensivtherapie meist eine untergeordnete Rolle spielen.

Behandlung der respiratorischen Insuffizienz

Die Behandlung der respiratorischen Insuffizienz richtet sich vor allem nach den zugrundeliegenden Ursachen.

Kapitel 44. Anfeuchtung der Atemluft und Inhalationstherapie

Einführung

Die oberen Atemwege haben neben der Luftleitung noch andere - funktionelle - Aufgaben, die vor allem beim Intensivpatienten nachhaltig gestört werden können: Erwärmung und Anfeuchtung der Atemluft, sowie Filterung und Turbulenzerzeugung.

1. Erwärmung: Die eingeatmete Luft wird auf Körpertemperatur erwärmt und kann sich hierdurch stärker mit Wasserdampf aufsättigen.

2. Anfeuchtung: Die Atemluft wird mit wäßrigem Sekret aus den Drüsen des oberen Respirationstraktes angefeuchtet, um den Selbstreinigungsmechanismus der Atemwege aufrechtzuerhalten.

3. Filterung: Größere Partikel in der Atemluft werden durch die Nasenhaare, kleinere Teile durch den Schleimüberzug der Nasen- und Tracheobronchialschleimhaut gefiltert.

4. Turbulenz: Die Atemluft wird in eine turbulente Strömung versetzt, damit ein größtmöglicher Kontakt zwischen Luft und Schleimhaut entsteht.
Trachea und Bronchien sind mit Flimmerepithel und einer Schleimschicht ausgekleidet. Sie setzen den Prozeß der Erwärmung und Anfeuchtung fort. Alle Funktionen dienen letztlich dazu, den Selbstreinigungsmechanismus des Respirationstraktes zu unterstützen.

Selbstreinigungsmechanismen des Respirationstraktes

Im Respirationstrakt wird fortwährend *Schleim* sezerniert. Er hat die Aufgabe, in den Respirationstrakt eingedrungene Fremdpartikel, Bakterien und körpereigene Zelltrümmer zu umfangen und nach oben zu transportieren. Der Transport erfolgt wie auf einer Rolltreppe durch *Zilienbewegungen.* Die Zilien (Wimpern) schlagen ständig in Richtung Kehlkopf; hierdurch wird der Schleim mit den eingehüllten Partikeln in die größeren Bronchien und von dort in die Trachea und in den Kehlkopf befördert. Anschließend wird der Schleim abgehustet oder verschluckt.
Die Schleimdecke kleidet sämtliche luftleitenden Wege bis hin zu den terminalen Bronchien aus. Der Schleim selbst ist steril, farblos und von einer gewissen Zähigkeit (Viskosität). Er besteht aus zwei Schichten: einer klebrigen *Gelschicht* und einer inneren, wäßrigen *Solschicht.* Die Solschicht ist das Badewasser der Zilien; hierin führen sie ihre Bewegungen aus. Die Schleimdecke bewegt sich mit einer Geschwindigkeit von etwa 2 cm/min vorwärts. Unter physiologischen Bedingungen werden im Tracheobronchialsystem eines Erwachsenen rund 100 ml Sekret produziert. Die Sezernierung erfolgt durch *Schleimdrüsen,* die unter parasympathischer und sympathischer Kontrolle stehen. Sie können z.B. durch das Parasympathikolytikum Atropin in ihrer Funktion gehemmt werden.
Der normale Schleim besteht zu 95% aus Wasser; 2% sind Eiweiße. Die Eiweiße bestimmen die *Zähigkeit* des Schleims. Bei bakteriellen Infektionen nimmt die Zähigkeit des Schleimes zu, er wird purulent (eitrig) eingefärbt und riecht u.U. faulig. *Sputum* ist ein Gemisch von Sekreten aus den Bronchien, der Nase und den Speicheldrüsen.

Anfeuchtung und Erwärmung der eingeatmeten Luft sind Voraussetzung für einen gut funktionierenden Selbstreinigungsmechanismus. Ungenügende Anfeuchtung (z.B. Schnarchen, Endotrachealtubus) läßt das Sekret eindicken. Hierdurch wird der Transport in die größeren Bronchien und die Trachea erschwert.

Die Atemluft wird vor allem innerhalb der Nasenwege angefeuchtet und erwärmt. Die Nasenwege erzeugen auch eine turbulente Strömung der Atemluft. Hierdurch wird ein größtmöglicher Kontakt zwischen Schleimhäuten und Atemluft hergestellt. Auf dem weiteren Weg zu den Alveolen wird die Luft nur noch wenig zusätzlich angefeuchtet. Beim Eintritt in die Alveolen ist die Luft voll mit Wasserdampf gesättigt und enthält 44 mg Wasserdampf/Liter Atemluft (bei 37 °C Körpertemperatur).

Zilienbewegung: Auch die Zilienbewegung ist von guter Anfeuchtung der Atemluft abhängig. Bei trockener Inspirationsluft verlangsamen die Zilien ihren Wellenschlag bis hin zum Stillstand. Außerdem werden die Zilien teilweise zerstört; die Schleimhaut selbst kann sich pathologisch verändern.
Wenn der Selbstreinigungsmechanismus nicht richtig funktioniert, stauen sich die Sekrete in den Atemwegen an. Dabei werden die Bronchiolen und Bronchien verstopft und die dahinter liegenden Lungenabschnitte nicht mehr ausreichend belüftet. *Atelektasen und Hypoxämie* können die Folgen sein. Nicht selten wird die Entstehung einer Pneumonie begünstigt.

Die endotracheale Intubation und ihre Folgen

Jeder Endotrachealtubus, sei er oral oder nasal eingeführt, und jede Trachealkanüle schaltet den oberen Respirationstrakt funktionell aus. Das bleibt nicht ohne *Folgen:*
- die Zähigkeit des Bronchialsekretes nimmt zu,
- die Zilien verlieren ihre Beweglichkeit und werden zerstört,
- das Sekret staut sich in den Atemwegen,
- die Atemwege werden enger, der Atemwiderstand nimmt zu,
- der Patient muß sich beim Atmen mehr anstrengen,
- Sekretverschluß der Bronchien führt zu Atelektasen,
- Atelektasen beeinträchtigen den pulmonalen Gasaustausch,
- hierdurch verschlechtern sich die arteriellen Blutgase,
- und die Infektanfälligkeit der Lunge nimmt zu.

Was ist zu tun?

Beim intubierten oder tracheotomierten Patienten muß die Anfeuchtung und Erwärmung der Atemluft *künstlich* erfolgen; ganz gleich, ob er spontan atmet oder beatmet wird.
Zusätzlich muß die Atemluft in den Beatmungsgeräten *gefiltert* werden, weil die normale Filterung durch die Intubation ebenfalls weitgehend ausgeschaltet ist.
Die künstliche Anfeuchtung und Erwärmung der Atemluft kann mit Hilfe von Verdampfern oder Verneblern erfolgen. Zum besseren Verständnis der Feuchtigkeitstherapie sollen zunächst einige physikalische Grundlagen dargestellt werden.

Feuchtigkeit

Wasser tritt durch den Prozeß der **Verdampfung** in die umgebende Atmosphäre über. Dieser Vorgang wird durch die Temperatur und den Druck beeinflußt. Je wärmer die Luft ist, desto mehr Feuchtigkeit kann sie aufnehmen. Für den Umgebungsdruck gilt das Umgekehrte: Je höher der Druck, desto weniger Wasser kann in die Luft gelangen.
Feuchtigkeit bedeutet: In der Atmosphäre ist Wasser in Gasform, d. h. molekular, vorhanden. Dieser Wasserdampf ist unsichtbar. **Anfeuchtung** bedeutet: Der Feuchtigkeitsgehalt der Atmosphäre wird durch bestimmte Maßnahmen erhöht.
Nun kann der Feuchtigkeitsgehalt der Atmosphäre oder der Atemgase nicht beliebig erhöht werden. Es gibt vielmehr eine maximale Wassermenge, die ein Gas bei einer bestimmten Temperatur aufnehmen kann.
Kapazität ist die maximale Wassermenge, die ein Gas bei einer bestimmten Temperatur aufnehmen kann. Wird die Temperatur erhöht, so kann das Gas mehr Wasser aufnehmen, die Kapazität nimmt also zu.
Die Feuchtigkeit kann durch zwei Maße definiert werden:
absolute Feuchtigkeit und relative Feuchtigkeit.
1. Absolute Feuchtigkeit ist die aktuelle Menge an Wasserdampf in der Luft bei einer bestimmten Temperatur. Wassergehalt und absolute Feuchtigkeit sind identische Begriffe.

Die Einheit der absoluten Feuchtigkeit ist mg H_2O/Liter Luft bzw. g H_2O/Kubikmeter (m^3) Luft oder Gas.

2. Relative Feuchtigkeit wird in % angegeben und beschreibt, wieviel Wasser im Moment (aktuell) von der maximal möglichen Menge (bei einer bestimmten Temperatur) in der Luft vorhanden ist. Hierbei wird die maximal mögliche Menge gleich 100% gesetzt.
Bei Körpertemperatur (37 °C) ist die Inspirationsluft zu 100% angefeuchtet, wenn sie 44 g Wasser pro m^3 Atemluft enthält. Mehr Wasser kann die Luft bei dieser Temperatur nicht aufnehmen. Die Wasseraufnahme kann aber gesteigert werden, wenn man die *Temperatur* erhöht **(Abb. 44-1)**.
Beispiel: bei 37 °C wird die maximal mögliche Wassermenge von 44 g gleich 100% gesetzt. Liegt eine aktuelle Feuchtigkeit von nur 50% vor, so sind lediglich 22 g Wasser bei dieser Temperatur pro m^3 Luft vorhanden. Die relative Luftfeuchtigkeit beträgt dann 50%. Es gilt also:

$$\%\ \text{relative Feuchtigkeit} = \frac{\text{aktuelle Wassermenge}}{\text{mögliche Wassermenge}} \times 100$$

Zimmerluft enthält meist nicht mehr als 15 g Wasser pro m^3 Luft. Der Körper benötigt aber doch eine Luftfeuchtigkeit von 100%, damit der Selbstreinigungsmechanismus der Lungen funktioniert. Was tut er also? Er erwärmt zunächst die eingeatmete Luft im oberen Respirationstrakt auf 37 °C. Bei dieser Temperatur kann die Einatemluft mehr Wasser als 15 g pro m^3 aufnehmen. Durch die Erwärmung sinkt die relative Luftfeuchtigkeit ab, denn die Wassermenge ist mit 15 g/m^3 gleich geblieben, d. h. die absolute Feuchtigkeit hat sich zunächst nicht verändert. Um zu 100% gesättigt zu sein, benötigt die Inspirationsluft 44 g/m^3. Diese zusätzliche Feuchtigkeit wird von den Schleimhäuten des oberen Respirationstraktes abgegeben. Schließlich beträgt die relative Feuchtigkeit der Inspirationsluft 100% und die absolute Feuchtigkeit 44 g/m^3.
Der Vorgang der Erwärmung und Anfeuchtung ist normalerweise an der Bifurkation der Trachea abgeschlossen.

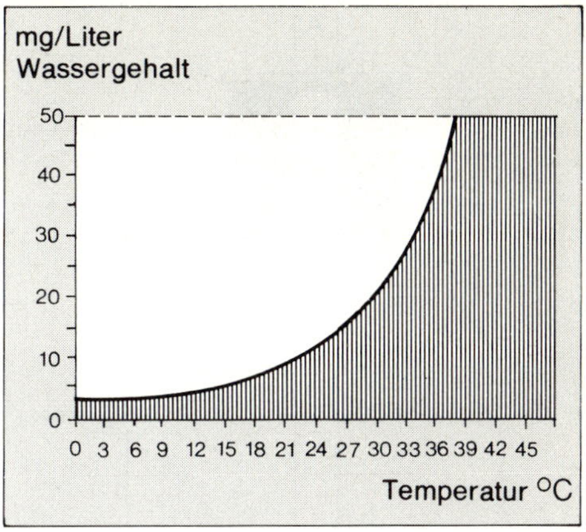

Abb. 44-1. Zusammenhang zwischen Feuchtigkeitsgehalt und Temperatur. Mit steigender Temperatur kann das Gas mehr Wasser aufnehmen

Methoden der Anfeuchtung

Die künstliche Anfeuchtung der Atemluft geschieht gewöhnlich durch Verdampfung von Wasser. Das Ausmaß der Verdampfung hängt hauptsächlich von drei Faktoren ab:
- Temperatur des Wassers: Mit steigender Temperatur verdampft mehr Wasser.
- Oberfläche der Flüssigkeit: Bei größerer Oberfläche verdampft mehr Flüssigkeit.
- Luftbewegung über der Wasseroberfläche: Je stärker die Luftbewegung über der Wasseroberfläche, desto größer die Verdampfung des Wassers.

Die künstliche Anfeuchtung muß eine relative Feuchtigkeit zwischen 75–100% erreichen, damit eine Eintrocknung der Sekrete des Respirationstraktes verhindert wird. Die Temperatur scheint in diesem Sättigungsbereich keine so wesentliche Rolle zu spielen. Wärmeres Gas wird von der Schleimschicht der Trachea sogar rasch abgekühlt.

Auf keinen Fall darf die Temperatur des Inspirationsgases 41 °C überschreiten, weil sonst die Schleimhaut der Trachea geschädigt wird. Das Inspirationsgas sollte jedoch mindestens auf 32° erwärmt werden.

Zur Anfeuchtung der Atemluft werden zwei Arten von Geräten verwendet: Verdampfer und Vernebler.

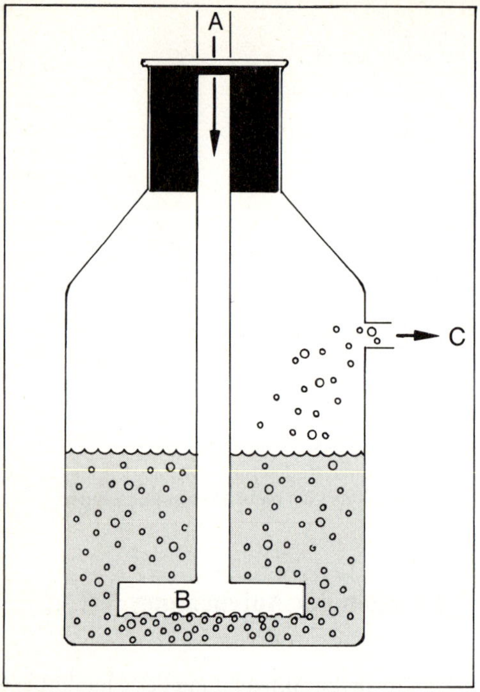

Abb. 44-2. Sprudler. Das Gas strömt bei *A* in den Anfeuchter und passiert eine Röhre mit zahlreichen kleinen Öffnungen, die bis nahe an den Boden des Wasserbehälters reicht. Bei *B* tritt das Gas aus der Röhre und blubbert durch das Wasser. Die Größe der Gasblasen hängt ab von der Größe der Öffnungen am Röhrenende. Die Gasblasen reißen Wasser mit sich und verlassen den Sprudler bei *C*. Der Anfeuchtungseffekt ist mit ca. 20% außerordentlich gering. Für den Anschluß an Endotrachealtuben ist die Anfeuchtung *nicht* ausreichend

Verdampfer

Verdampfer sind gasliefernde Vorrichtungen, die den Wassergehalt der Inspirationsluft erhöhen sollen. Die Verdampfung wird erreicht, indem der Gasstrom über die Oberfläche des Wassers fließt oder Gasblasen durch das Wasser geleitet werden. Das Wasser kann in den Vorratsbehältern der Verdampfer so stark vorgewärmt werden, daß es trotz Abkühlung auf seinem Weg zum Patienten nahezu die Körpertemperatur behält.
Die wichtigsten Verdampfertypen sind Pass-over-Verdampfer und Sprudler.

Sprudler: Bei diesen Geräten strömen Gasblasen durch einen Wassertopf; dadurch verdampft eine gewisse Wassermenge (**Abb. 44-2** und **44-3**). Während des Verdampfungsvorgangs kühlt sich jedoch das Wasser im Topf ab, so daß die Transportkapazität für Feuchtigkeit vermindert wird. Ohne zusätzliche Anwärmung liefern diese Sprudler nur eine relative Feuchtigkeit von 20%. Sie sind darum für den Anschluß an den Endotrachealtubus nicht geeignet und werden meist an Nasenkatheter und Sauerstoffmasken angeschlossen.

Pass-Over-Verdampfer: Bei diesen Geräten wird die Verdampfung dadurch erreicht, daß ein Gas mit niedriger Strömungsgeschwindigkeit über eine große Wasseroberfläche hinwegstreicht. Dabei kühlt sich das Wasser ab. Bei einem Flow von 12 l/min kann die Temperatur bis zu 12 °C abfallen. Durch den Temperaturabfall nimmt der Wassergehalt der Atemluft ab. Der Wassergehalt kann durch eine Heizung erhöht werden.

Vernebler

Vernebler sind Vorrichtungen, die einen „Nebel" erzeugen, der dem Atemgas zugefügt wird. Im Gegensatz zur Anfeuchtung, bei der Wasser in *molekularer* Form vorliegt, besteht der Nebel aus einer *Suspension* von Wassertröpfchen unterschiedlicher Größe (Aerosol). Die einzelnen Verneblertypen produzieren, je nach Konstruktionsmerkmal, bestimmte Teilchengrößen. Mit den meisten Verneblern können flüssige Medikamente als *Aerosol* den Atemwegen des Patienten zugeführt werden (siehe Abschnitt Inhalationstherapie).
Allgemein sind Vernebler also Aerosolproduzenten.

Mikrovernebler

Hierbei handelt es sich um *Düsenvernebler* mit einer Verneblungskapazität von ca. 10 ml. Sie werden für einen begrenzten Zeitabschnitt in Verbindung mit IPPB (Therapie-Bird, Bird Mark 8, volumenkonstante Beatmungsgeräte usw.) eingesetzt. Meist dienen sie der Zufuhr bestimmter Medikamente, die im Bronchialsystem und in der Lunge wirksam werden sollen (z. B. Bronchodilatatoren, Bronchosekretolytika, Antibiotika, Kortikoide).
Man kann in dieser Gerätegruppe zwei Formen der Verneblung unterscheiden:

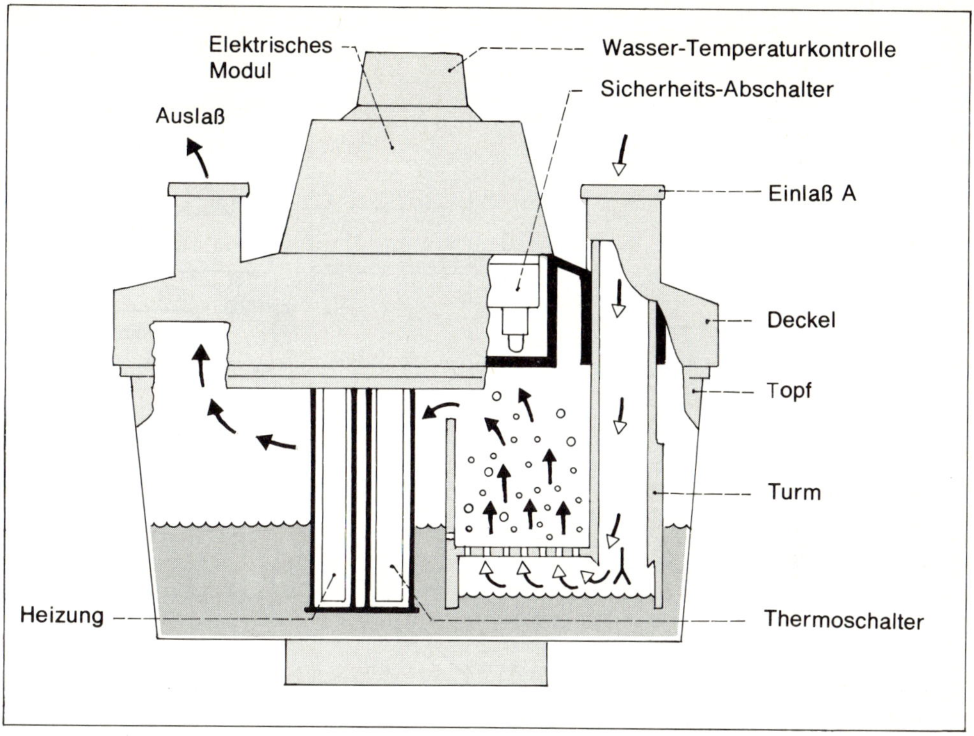

Abb. 44-3. Bennett-Kaskade-Verdampfer. Technisch gehört das Gerät zu den Sprudlern. Es wird an Beatmungsgeräte angeschlossen. Bei *A* strömt das Gas in den Kaskade-Verdampfer ein. Es passiert ein Richtungsventil und drückt die Wasseroberfläche unterhalb des Turmes herab. Das Wasser fließt durch eine Öffnung und breitet sich in einem dünnen Film kaskadenartig durch ein Netz oder Gitter mit schmalen Öffnungen aus. Das Gas wird von der Wasseroberfläche durch ein Netz, das mit einem dünnen Wasserfilm bedeckt ist, abgelenkt. Durch die starke Bewegung entsteht ein Schaum mit großer Berührungsfläche; hierdurch wird eine schnelle Verdampfung gesichert. Dieser Ablauf findet so lange statt wie Gas durch den Turm fließt. Die Wassertemperatur kann durch ein Wärmeelement so aufgeheizt werden, daß eine relative Feuchtigkeit von 100% erreicht wird

- Hauptstromverneblung,
- Nebenstromverneblung.

Abb. 44-4 zeigt das Prinzip der Nebenstromverneblung, **Abb. 44-5** das Prinzip der Hauptstromverneblung.

Vernebler mit großem Vorratsbehälter

Diese Vernebler besitzen einen großen Vorratsbehälter. Sie werden zur Langzeitbefeuchtung eingesetzt. Die Füllung erfolgt mit sterilem Aqua dest.

Gute Vernebler können *beheizt* werden. Durch Anheben der Wassertemperatur sind manche Vernebler in der Lage, ausreichend mit Wasserdampf gesättigte Luft zum Patienten zu transportieren und damit den Temperaturabfall des Gases auf seinem Weg zum Patienten zu kompensieren. Eine Gasquelle

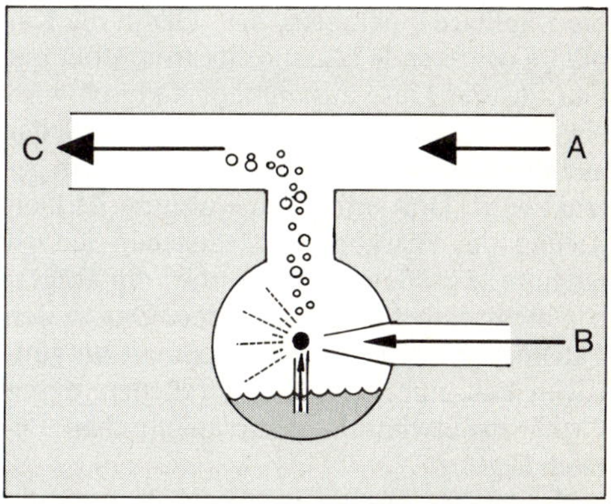

Abb. 44-4. Verneblung im Nebenstrom. Der Hauptgasstrom fließt durch *A*. Der Vernebler hat eine eigene Gasquelle mit geringerem Gasstrom als in *A*. Durch *B* tritt das Gas in die Verneblerkammer. Feines Aerosol kommt über den Seitenweg nach *C*

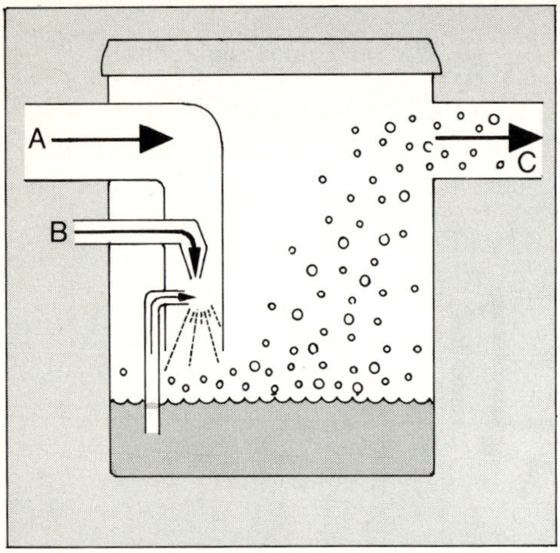

Abb. 44-5. Verneblung im Hauptstrom. Das gesamte Gas strömt durch die Verneblerkammer. Der Vernebler besteht aus einem Vorratsbehälter für die Flüssigkeit, einer Gasdüse, einer Kapillare, die Flüssigkeit aufnimmt und einer Kugel, die zur Regulation der Teilchengröße dient. Unter hohem Druck strömt Gas durch eine Tülle *(B)* und erzeugt einen Düsenstrahl, der über die obere Öffnung einer Röhre mit kleinerem Durchmesser strömt, die aus der Vorratsflüssigkeit herausragt. Der Strahl erzeugt einen *Sog,* durch den Flüssigkeit heraufgezogen und auf der Kugel zerstäubt wird. Hierdurch entstehen Tröpfchen unterschiedlicher Größe. Die Anzahl *kleiner* Tröpfchen im Gasstrom hängt meist vom Antriebsdruck ab

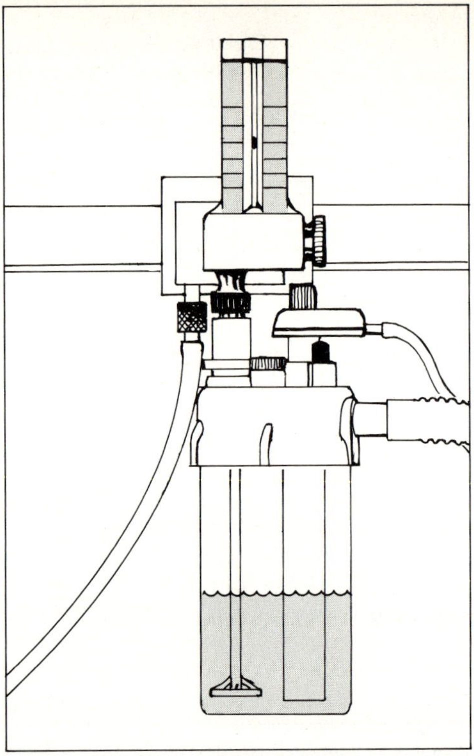

Abb. 44-6. Puritan-Vernebler. Erklärung im Text

ruft in unmittelbarer Nachbarschaft einer Kapillaröffnung einen Druckgradienten hervor. Da die Oberfläche des Vorratsbehälters unter Atmosphärendruck steht, wird Flüssigkeit in die Kapillare hineingetrieben. Der in die Kapillare eintretende Flüssigkeitsstrom stößt mit Gas aus der Düse zusammen; dadurch wird ein grobblasiger Spray erzeugt, der entweder auf eine feste Oberfläche oder auf Kugeln gelenkt wird. Dort erfolgt eine weitere Zerkleinerung der Bläschen. Es entstehen jedoch auch noch größere Teilchen, die vom Trägergas nicht mitgenommen werden. Das in den Patienten einströmende Gas enthält im günstigen Fall eine Anzahl von Teilchen, deren Größe im erwünschten therapeutischen Bereich liegt.

Viele der beschriebenen Verneblertypen haben noch einen Mechanismus zur Ansaugung von Raumluft. Durch das *Venturi-Prinzip* wird mit Hilfe eines hohen Gasflusses Raumluft in die Verneblervorratskammer eingesogen. Die Gasgeschwindigkeit im Vernebler wird erhöht; dadurch erhöht sich auch die Verneblungsrate der Wasserteilchen **(Abb. 44-6)**. Die Wirksamkeit dieser Verneblertypen hängt ab von der Gasgeschwindigkeit in der Düse und vom Verhältnis zwischen Gasfluß und Wasserfluß. Höchste Nebeldichte wird erreicht, wenn das System so direkt wie möglich arbeitet, d. h. die Zerstäubung weitgehend innerhalb des Verneblers stattfindet.

Ultraschallvernebler

Diese Vernebler werden von einer elektrischen Stromquelle angetrieben, die einen Wandler mit sehr hoher Frequenz vibrieren läßt. Die Vibration wird auf eine Verneblerkammer übertragen, in der das Wasser in Teilchen von einer Größe zwischen 0,5–3 µ aufgebrochen wird. Anschließend wird der Nebel durch ein Gebläse oder einen Gasstrom abtransportiert. Ultraschallvernebler können fast jeden Grad der Anfeuchtung erreichen. Die vernebelte Wassermenge ist erheblich größer als die von konventionellen Verneblern. Die Wasserteilchen sind zum Teil so klein, daß sie in den Alveolen ins Blut aufgenommen werden. Hierdurch kann der Patient bedrohlich überwässert werden. Außerdem liegen Berichte über Lungenschäden und Erhöhung des Atemwegswiderstandes durch Ultraschallnebel vor. Da die angefeuchtete Atemluft aus einem Teilchengemisch zwischen 1–10 μ bestehen sollte, ist die Ultraschallverneblung nicht optimal, denn die gelieferten Teilchen besitzen mit ihrer Größe von 0,5–3 μ eine zu einheitliche Dichte. Darum gilt nach dem gegenwärtigen Kenntnisstand: Ultraschallverneblung sollte nur mit großer Vorsicht angewandt werden.

Künstliche Nase

Die künstliche Nase ist eine Art Spule, in der sich mehrfache Wicklungen befinden. Sie wird auf die Trachealkanüle gesetzt und dient als **Wärme- und Feuchtigkeitsaustauscher.** Hierbei kondensiert der ausgeatmete Wasserdampf in der Spule. Bei der Inspiration dient dann das zurückgehaltene Wasser dazu, die Inspirationsluft mit Feuchtigkeit aufzusättigen. Das Inspirationsgas kann hiermit nicht voll aufgesättigt werden, dennoch wird unter günstigen Umständen eine relative Feuchtigkeit von 80% erreicht.
Künstliche Nasen gibt es auch für Endotrachealtuben (z. B. Portex). Sie können eingesetzt werden, wenn der intubierte Patient weitergehend mobilisiert werden soll.
Praktische Grundsätze für die Anfeuchtungstherapie:

- Bei allen intubierten Patienten muß die Atemluft angefeuchtet werden. Hierzu dienen die Verdampfer der Respiratoren (z. B. Bennett – Kaskade) oder spezielle Vernebler für die Spontanatmung (z. B. Puritan). Die Verdampfer dürfen nicht überheizt werden (Thermometerkontrolle wünschenswert). Niedriger Gasfluß begünstigt Überhitzung. Niemals dürfen geheizte Verdampfer trocken laufen (Verbrennungsgefahr).
  Zur Füllung der Verdampfer dient immer Aqua dest. (nicht NaCl-Lösung).
- Infektionskontrolle ist besonders wichtig: Flüssigkeitsbehälter und Schläuche der Verdampfer begünstigen das Bakterienwachstum. Und kontaminierte Verdampfer wirken als Bakterienschleuder, die den Patienten erheblich gefährden kann. Darum:
  - Wasserbehälter täglich entleeren und sterilisieren.
  - Schläuche täglich wechseln.
  - Behälter erst unmittelbar vor Gebrauch füllen; Rest verwerfen.
  - Kondenswasser in den Schläuchen niemals in den Wasserbehälter zurücklaufen lassen.
- Die Routine-Anfeuchtung erfolgt immer mit Aqua dest. Medikamente werden nur auf besondere Anordnung vernebelt.

Intermittierende Beatmungsinhalation

Bei diesem Verfahren handelt es sich um eine intermittierende Überdruckatmung (IPPB) in Kombination mit Mikroverneblung von Wasser oder Kochsalzlösung und Medikamenten als Aerosole. Meist wird hierzu ein spezieller Respirator mit Mundstück eingesetzt (z. B. Therapie-Bird Mark 7, s. u.). Die Beatmungsinhalation wird zur Prophylaxe und Behandlung von bestimmten respiratorischen Störungen durchgeführt:

- Atelektasenprophylaxe durch tiefe Atemzüge,
- Mobilisierung von Sekreten in den Bronchien,
- Aerosoltherapie zur Bronchodilatation und Sekretolyse,
- Unterstützung einer unzureichenden Spontanatmung.

Gute Ergebnisse lassen sich vor allem dann erzielen, wenn die Beatmungsinhalation durch physikalische Atemtherapie (s. Kap. 46) unterstützt wird. Für die Beatmungsinhalation häufig verwendete Medikamente sind ebenfalls in Kap. 47 beschrieben.
Die **Wirksamkeit** der Inhalationstherapie selbst wird vor allem von der Teilchengröße im Inspirationsgas bestimmt:

- Teilchen über 100 μ erreichen nicht den Respirationstrakt,
- Teilchen zwischen 70–100 μ gelangen in die oberen Atemwege,
- Teilchen unter 2 μ gelangen in die Alveolen,

- Teilchen unter 1 μ werden zu 90–100% zurückgehalten bzw. ins Blut aufgenommen.

Die Aufnahme der Teilchen wird durch tiefe und langsame Atemzüge gesteigert.

Praxis der Beatmungsinhalation

Für die Beatmungsinhalation werden druckgesteuerte Respiratoren verwendet. Die Beatmungsinhalation wird, je nach Bedarf, mehrmals täglich für 10–15 min durchgeführt. Sie erfordert einen kooperativen und verständigen Patienten.

Praktisches Vorgehen am Beispiel des Bird Mark 7:

- Der Arzt legt Zeitpunkt, Dauer und Häufigkeit, inspiratorische Sauerstoffkonzentration und Medikamentenzusatz auf dem Verordnungsbogen fest.
- Dann werden folgende Ausgangsdaten des Patienten erhoben: Atemzugvolumen, Vitalkapazität, Herzfrequenz und Blutdruck, evtl. auch arterielle Blutgasanalyse.
- Der Patient wird über den Sinn der Beatmungsinhalation und den Umgang mit dem Respirator unterrichtet. Zum Eingewöhnen läßt man ihn einige Male durch das Mundstück atmen.
- Die Lagerung des Patienten während der Beatmungsinhalation hängt von der betroffenen Lungenpartie ab (vgl. Lagerungsdrainagen). Grundlagerung ist die *sitzende Position.*
- Nach Füllung der Verneblerkammer mit Wasser und/oder Medikament wird der Respirator eingestellt:
  - Beatmungsdruck 15 cmH_2O,
  - Flow 10–15,
  - Sensitivity 10–15,
  - Sauerstoffkonzentration nach Verordnungsplan,
  - Verhältnis Inspiration/Exspiration etwa 2:3.

Von dieser Grundeinstellung aus wird die Beatmungsinhalation begonnen. Ist der Flow zu langsam, so wird er erhöht.

- Der Patient nimmt nun das Mundstück in den Mund; die Nase wird mit den Fingern oder mit einer Nasenklemme verschlossen, damit kein Leck entsteht.
- Der Patient soll dann langsam und tief zu atmen beginnen. Sobald das Gerät ausgelöst worden ist, soll sich der Patient beatmen lassen. Nach den ersten Probebeatmungszügen werden Beatmungsdruck und Flow dem individuellen Bedarf des Patienten angepaßt. Wenn erforderlich, kann die exspiratorische Kappe eingesetzt werden, um die Exspiration zu verlängern (bei Patienten mit obstruktiven Atemwegserkrankungen).
- Während der gesamten Inhalationszeit muß der Patient sorgfältig beobachtet werden. Puls und Blutdruck werden in regelmäßigen Abständen kontrolliert.
- Exzessive Hyperventilation muß vermieden werden (wichtigstes Zeichen: Benommenheit); auf Zeichen der Hypoxämie ist ebenfalls zu achten.
- Am Ende der Inhalation können als Erfolgskontrolle erneut Atemzugvolumen, Vitalkapazität und arterielle Blutgase bestimmt werden.

Häufig läßt sich ein günstiger Effekt auf die arteriellen Blutgase unmittelbar nach der Inhalationstherapie nachweisen. Hingegen sind positive Langzeitwirkungen keineswegs gesichert.

Die Beatmungsinhalation kann, bei entsprechender Indikation, auch während der Langzeitbeatmung durchgeführt werden. Zahlreiche Intensiv-Respiratoren besitzen hierfür spezielle Mikrovernebler. Es gilt aber auch hier: Gute Anfeuchtung der Atemluft ist die beste Inhalationstherapie.

Kapitel 45. Sauerstofftherapie

Einführung

Sauerstoff ist ein Gas ohne Geruch, Farbe oder Geschmack, das zu 20,93% in der Luft enthalten ist. Entdeckt wurde Sauerstoff 1772 von dem Engländer Priestly, während Lavoisier die Rolle des Sauerstoffs bei der Atmung aufklärte. Ohne Sauerstoff ist kein Leben möglich, auch nicht für kurze Zeit. Die Gewebe müssen vielmehr kontinuierlich mit Sauerstoff versorgt werden, damit sie ihre Funktion und Struktur aufrechterhalten können.
Normalerweise besteht kein Mangel an Sauerstoff; der Anteil in der Inspirationsluft ist sogar höher als die tatsächlich vom Körper benötigte Menge. Bei bestimmten Störungen des pulmonalen Gasaustausches reicht jedoch dieser Anteil nicht aus, um die Oxygenierung des Blutes und nachfolgend die Sauerstoffversorgung der einzelnen Gewebe aufrechtzuerhalten. Dann wird Sauerstoff in höherer Konzentration dem Patienten als Medikament zugeführt. In der Anästhesie und Intensivmedizin spielt der Sauerstoff eine zentrale Rolle: Er gehört hier zu den am häufigsten eingesetzten Medikamenten.

Indikationen und Ziele der Sauerstofftherapie

Die wichtigste Indikation für eine Sauerstofftherapie ist die **Hypoxämie.** Hierbei soll durch Erhöhung der inspiratorischen Sauerstoffkonzentration der arterielle pO_2 in den Normbereich von 70–100 mmHg angehoben werden. Ab welchen arteriellen pO_2-Werten Sauerstoff zugeführt werden muß, läßt sich nicht starr festlegen. Kritisch sind in jedem Fall p_aO_2-Werte zwischen 55 und 65 mmHg, weil in diesem Bereich die O_2-Bindungskurve sehr steil verläuft und dadurch die Sauerstoffsättigung des Hämoglobins sehr stark abnimmt.

> Bei p_aO_2-Werten unter 65 mmHg sollte die Sauerstoffzufuhr erwogen werden.

Die Entscheidung hängt letztlich von klinischen Gesichtspunkten ab. Besteht ein hoher Sauerstoffverbrauch (z.B. Fieber), so wird frühzeitig Sauerstoff gegeben. Hingegen ist bei chronisch-obstruktiven Lungenerkrankungen Zurückhaltung geboten, wenn die Atmung überwiegend durch einen niedrigen p_aO_2 gesteuert wird: Hier kann zu hohe Sauerstoffkonzentration eine Hyperkapnie auslösen (s. S. 581).

Spezielle Indikationen für die Zufuhr von Sauerstoff

Verteilungsstörungen: (Definition s. S. 502). Am wirksamsten ist die Sauerstoffzufuhr bei Hypoxämie durch Störungen des Belüftungs/Durchblutungsverhältnisses in der Lunge. Meist genügt eine inspiratorische Sauerstoffkonzentration von 30–35%, um den p_aO_2 zu normalisieren.

Hypoventilation: (Definition s. S. 501). Bei Hypoventilation muß die Atmung gesteigert werden, um den erhöhten p_aCO_2 zu normalisieren. Hierdurch wird auch die Hypoxämie beseitigt. Sauerstoffatmung allein ist darum nicht indiziert; vielmehr muß meist maschinell beatmet werden. Sauerstoffzufuhr sollte nur eine vorübergehende Maßnahme bis zum Anschluß des Beatmungsgerätes sein. Sofort indiziert ist jedoch die Sauerstoffzufuhr bei Verlegung der Atemwege. Die definitive Therapie ist hierbei aber die Beseitigung der Obstruktion.

Atemstillstand: Sofortmaßnahme beim Atemstillstand ist die künstliche Beatmung. Sie sollte vorübergehend mit 100% Sauerstoff erfolgen.

Rechts-links-Shunt (Definition s. S. 503): Selbst die Zufuhr von 100%igem Sauerstoff ist bei intrapulmonalem Rechts-links-Shunt von geringem Nutzen, weil der Sauerstoff den kurzgeschlossenen Blutstrom nicht erreichen kann. Darum wird sich die Hypoxämie trotz Sauerstoffzufuhr nicht bessern.

CO-Vergiftung: Therapie der Wahl bei der Kohlenmonoxydvergiftung ist die Zufuhr von 100%igem Sauerstoff bei Atmosphärendruck, gelegentlich sogar die hyperbare Oxygenierung (sie kann allerdings nur in speziellen Zentren durchgeführt werden).

Gefahren der Sauerstofftherapie

Sauerstoff ist ein Medikament und damit, wie alle anderen Medikamente auch, nicht frei von unerwünschten Nebenwirkungen. In hohen Dosen kann Sauerstoff sogar toxisch wirken. Von besonderer Bedeutung sind die Wirkungen auf die Lunge sowie auf die Netzhaut von Frühgeborenen. Hierbei spielt jedoch nicht nur die inspiratorische Sauerstoffkonzentration bzw. die Höhe des inspiratorischen pO_2 ($p_iO_2 = P_B - 47) \times F_IO_2$) eine wichtige Rolle, sondern auch die Dauer der Einwirkung.

Pulmonale Sauerstofftoxizität

Sauerstoff in hohen Konzentrationen schädigt die Lungen. Hierbei treten folgende Veränderungen auf: Überfüllung der Lungenkapillaren, Verdickung der Alveolarmembranen, interstitielles und intraalveoläres Ödem, intraalveoläre Blutungen und Atelektasen. Es bleibt bisher unklar, ob die Schädigung durch hohe alveoläre oder hohe arterielle O_2-Drükke hervorgerufen wird, oder sogar durch eine Kombination beider Faktoren. Überraschenderweise werden von vorgeschädigten Lungen hohe Sauerstoffkonzentrationen besser toleriert als von gesunden. Was gilt nun praktisch?

1. 100%iger Sauerstoff kann vermutlich 24 h lang ohne Gefahr für die Lungen zugeführt werden. Danach sollte die Sauerstoffkonzentration auf den gerade noch ausreichenden minimalen Wert gesenkt werden.
2. Alle Konzentrationen über 50% sind potentiell toxisch.
3. Konzentrationen von 40% und darunter sind mit großer Wahrscheinlichkeit auch bei sehr langer Anwendung nicht toxisch.
4. Kann eine lebensbedrohliche Hypoxämie nur durch Zufuhr von 100%igem Sauerstoff beseitigt werden, so muß die Sauerstofftoxizität vernachlässigt werden.

Über Sauerstofftoxizität beim Frühgeborenen s. S. 688.

Praxis der Sauerstofftherapie

Sauerstoffquellen

Medizinischer Sauerstoff wird aus Luft gewonnen: Zunächst wird die Luft durch Anwendung sehr hoher Drücke verflüssigt; sie kühlt sich bei diesem Vorgang ab. Anschließend wird die flüssige Luft langsam erwärmt; hierbei werden nach und nach die Bestandteile der Luft aus der Flüssigkeit herausgetrieben, bis nur noch Sauerstoff übrigbleibt. Der Sauerstoff wird in Behältern als Flüssigkeit oder Gas aufbewahrt. In den Vorratsbehältern der zentralen Gasversorgung liegt Sauerstoff in flüssiger Form vor, wird jedoch den Wandanschlüssen auf Intensivstationen als Gas zugeleitet. Hingegen ist der Sauerstoff in Sauerstoffzylindern (Kennfarbe Blau) gasförmig. Das Gas steht unter hohem Druck. Darum, aber auch aus anderen Gründen, ist *Vorsicht* im Umgang mit Sauerstoffzylindern geboten:

- Flaschen niemals werfen oder rollen,
- Flaschen keinesfalls in warmen Räumen lagern,
- in Nähe der Flaschen nicht rauchen,
- keine Fette oder Öle in der Nähe von Sauerstoffflaschen lagern,
- nicht gebrauchte Sauerstoffflaschen verschließen; Reduzierventil durch Kappe sichern.

Methoden der Sauerstoffzufuhr

Es gibt zahlreiche Methoden der Sauerstoffzufuhr: Nasenkatheter, Nasenkanülen, Gesichtsmasken, Sauerstoffzelte, Inkubatoren,

Sauerstoffkammern, T-Stücke für Endotrachealtuben und Trachealkanülen. Die Auswahl richtet sich nach klinischen Gesichtspunkten; im Vordergrund steht hierbei die Effektivität und Sicherheit des Systems.

Nasenkanülen und Nasenkatheter

Mit Nasenkanülen und Nasenkathetern wird bei einem Gasfluß von 6-8 l eine inspiratorische Sauerstoffkonzentration zwischen *30 und 50%* erreicht. Nasenkanülen werden 1 cm in beide Nasenlöcher vorgeschoben, der Nasenkatheter hingegen bis in den Nasenrachenraum. Nasenkatheter liefern den Gasstrom unabhängig von der Mundatmung des Patienten; sie werden jedoch oft als unangenehm empfunden. Nasenkanülen sind hingegen am wirkungsvollsten bei Nasenatmung.
Die endgültige Sauerstoffkonzentration in den Alveolen hängt nicht allein von der eingestellten Literzahl ab, sondern auch vom Atemminutenvolumen des Patienten. Ist das Atemminutenvolumen hoch, so wird der Sauerstofffluß verdünnt; die Konzentration sinkt ab (z. B. bei Hyperventilation). Ist das Atemminutenvolumen jedoch niedrig, so steigt die inspiratorische Sauerstoffkonzentration an (z. B. bei Hypoventilation).
Mit beiden Techniken sollte der Sauerstofffluß *6 l/min* nicht überschreiten, um eine Austrocknung der Schleimhäute zu vermeiden.

Zubehör:
- Sprudler zum Anfeuchten mit Wandanschlußstück und Rotameter,
- Nasenkatheter 14 F für Erwachsene, 10 F für Kinder oder Nasenkanülen mit Verbindungsschläuchen für den Sprudler,
- Pflaster zum Befestigen des Nasenkatheters.

Nachteile:
- Inspiratorische Sauerstoffkonzentration nicht genau einstellbar,
- erreichbare Sauerstoffkonzentration auf 40% (evtl. 50%) begrenzt,
- schlechte Anfeuchtung, dadurch Austrocknung der Schleimhäute,
- Aufblähung des Magens durch Nasenkatheter.

Anwendung:
- Zur kurzfristigen Sauerstofftherapie, wenn niedrige Sauerstoffkonzentrationen ausreichen und keine Hyperkapnie vorliegt.

Sauerstoffmasken

Sauerstoffmasken werden am häufigsten zur Sauerstofftherapie eingesetzt. Sie bedecken Mund und Nase und ermöglichen die Zufuhr höherer Sauerstoffkonzentrationen als Nasenkanüle und -katheter. Gewöhnlich werden Einmalmasken aus Kunststoff verwendet; hiervon stehen verschiedene Größen und Typen zur Verfügung. Die Auswahl der Maske richtet sich vor allem nach der gewünschten Sauerstoffkonzentration. Mit luftdicht abschließenden Masken könnte theoretisch eine inspiratorische Sauerstoffkonzentration von *100%* erreicht werden. Solche Masken sind jedoch sehr unangenehm und darum für die Langzeitsauerstoffzufuhr nicht geeignet.
Alle Sauerstoffmasken sollten an einen heizbaren Verdampfer mit Gasdosiereinrichtung (Rotameter) angeschlossen werden.

Offene Sauerstoffmasken: Diese Masken besitzen keinen Reservoirbeutel. Die Exspirationsluft entweicht über seitliche Öffnungen in der Maske. Mit diesen Masken ist die Anfeuchtung der Atemluft wesentlich besser, weil großlumige Schläuche verwendet werden. Die maximal erreichbare inspiratorische Sauerstoffkonzentration ist allerdings auf einen Bereich von *50-60%* begrenzt. Sie hängt ganz entscheidend von einem dichten Sitz der Maske ab, und natürlich vom eingestellten Sauerstofffluß. Bei einem Gasfluß zwischen 6-12 l/min liegt die inspiratorische Sauerstoffkonzentration meist zwischen 35-60%. Oft wird die Maske nur locker aufgesetzt, weil der Patient einen dichten Maskensitz als lästig empfindet: Dann besteht die Gefahr, daß nicht genügend O_2 zugeführt wird.

Masken mit Reservoirbeutel: Diese Masken besitzen einen Reservoirbeutel für Sauerstoff und ein Nichtrückatmungsventil zwischen Beutel und Maske. Bei richtigem Gebrauch können inspiratorische Sauerstoffkonzentrationen zwischen *70 und 100%iger* erreicht werden. Der einzustellende Gasfluß richtet sich nach dem Atemminutenvolumen des Patienten. Er muß immer so hoch sein, daß der

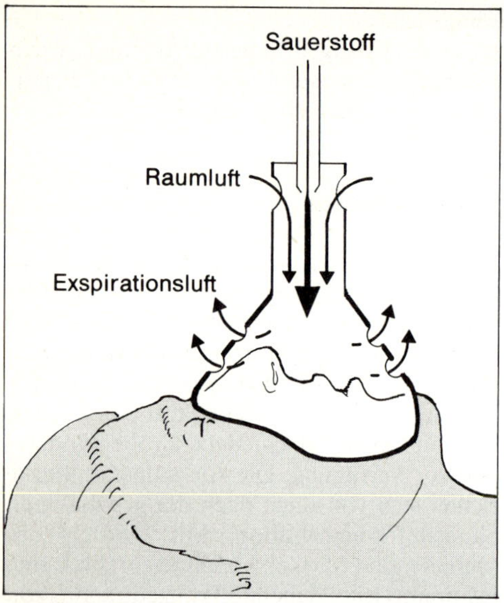

Abb. 45-1. Venturi-Maske zur Sauerstofftherapie

Beutel nicht kollabiert. Die Maske eignet sich nur für die kurzfristige Sauerstofftherapie.

Venturi-Masken: Dies sind Einmalmasken aus Kunststoff, mit denen die inspiratorische Sauerstoffkonzentration innerhalb eines bestimmten Bereiches relativ genau eingestellt werden kann. Die Funktionsweise beruht auf dem Venturi-Prinzip (**Abb. 45-1**): 100%iger Sauerstoff fließt durch eine Düsenöffnung von unten in die Venturi-Maske und wird durch angesaugte Zimmerluft auf eine jeweils durch die Maske vorgegebene Konzentration verdünnt. Jede Maske liefert nur eine fixierte Sauerstoffkonzentration; sie ist mit dem hierfür erforderlichen Sauerstofffluß auf der Maske angegeben. Folgende Maskentypen sind erhältlich: 24, 28, 35 und 40% Sauerstoff. Der erforderliche Sauerstofffluß beträgt zwischen 4–8 l/min. Die inspiratorische Sauerstoffkonzentration ist unabhängig vom Atemminutenvolumen des Patienten, solange sein Atemminutenvolumen nicht die Gasflußkapazität des Systems überschreitet.

Atemmasken werden häufig auch an Venturi-Vernebler angeschlossen (z. B. Puritan s. S. 512). Am Vernebler sind Sauerstoffkonzentrationen von 40, 70 und 100% einstellbar; diese Konzentrationen stimmen jedoch nicht mit denen in der Maske überein. Sie gelten nur dann, wenn die Sauerstoffzufuhr über ein T-Stück zum Tubus erfolgt.

Kapitel 46. Physikalische Atemtherapie

Einführung

Die physikalische Atemtherapie umfaßt bestimmte Maßnahmen, die zur Prophylaxe und Behandlung von pulmonalen Störungen angewandt werden. Sie dienen im wesentlichen dazu, die Selbstreinigungsmechanismen der Lunge zu unterstützen. Folgende Methoden werden eingesetzt:

- Lagerungsdrainagen,
- Perkussion,
- Vibration,
- Husten,
- Atemübungen.

Lagerungsdrainagen

Die normalen Reinigungsmechanismen des Respirationstraktes beruhen auf einer ungestörten Funktion von Schleimhäuten, Zilien und Hustenmechanismen. Aus bestimmten Gründen, die an anderer Stelle beschrieben sind (s. S. 507), können diese Mechanismen so gestört sein, daß es zu Sekretverhaltung in der Lunge mit Erhöhung des Atemwegswiderstandes, Atelektasenbildung und Infektion kommt. Hierdurch kann der pulmonale Gasaustausch schwer oder gar lebensbedrohlich beeinträchtigt werden. Dann sind Lagerungsdrainagen häufig eine sehr wirksame Methode, um die Atemwege von den zurückgehaltenen Sekreten zu befreien und hierdurch den Gasaustausch in der Lunge zu verbessern.

Wirkungsmechanismen der Lagerungsdrainagen

Lagerungsdrainagen sind bestimmte Körperpositionen, in die der Patient gebracht wird, damit seine Bronchialsekrete, der Schwerkraft folgend, von den kleineren Bronchien in größere Bronchien oder die Trachea fließen, von wo sie entweder ausgehustet oder mit sterilen Kathetern abgesaugt werden können.
Schon der griechische Philosoph Heraklit erkannte: „Alles fließt". Und zwar immer von oben nach unten, weil die Schwerkraft es so will. Hieraus könnte gefolgert werden, daß durch Kopf-tief-Lagerung des Patienten eine allumfassende Lagerungsdrainage zu erreichen sei. Diese Vermutung ist leider falsch. Vielmehr müssen wegen der komplizierten Anatomie des Bronchialsystems, das vereinfacht ausgedrückt, wie ein auf dem Kopf stehender Baum konstruiert ist, eine Reihe unterschiedlicher Positionen eingenommen werden, um die Lunge wirksam zu drainieren.

> Einfache Kopf-tief-Lage reicht für eine effektive Bronchialdrainage nicht aus!

Die Lagerungspositionen müssen danach ausgewählt werden, welche Partien der verschiedenen Lungenlappen betroffen sind. Hierzu muß der Arzt aufgrund von Untersuchungsbefunden und Röntgenbildern eine Diagnose stellen und danach die jeweils erforderlichen Lagerungspositionen festlegen.
Die Drainagen müssen für jeden Patienten individuell ausgewählt werden. Da Lagerungsdrainagen gerade beim Intensivpatienten nicht einfach harmlose Ruhepositionen sind, dürfen sie nur nach ärztlicher Anweisung und unter seiner Kontrolle durchgeführt werden.

Allgemeine Grundsätze für Lagerungsdrainagen

- ▸ Keine Lagerungsdrainagen ohne ärztliche Anordnung.
- ▸ Keine Lagerungsdrainagen vor oder nach

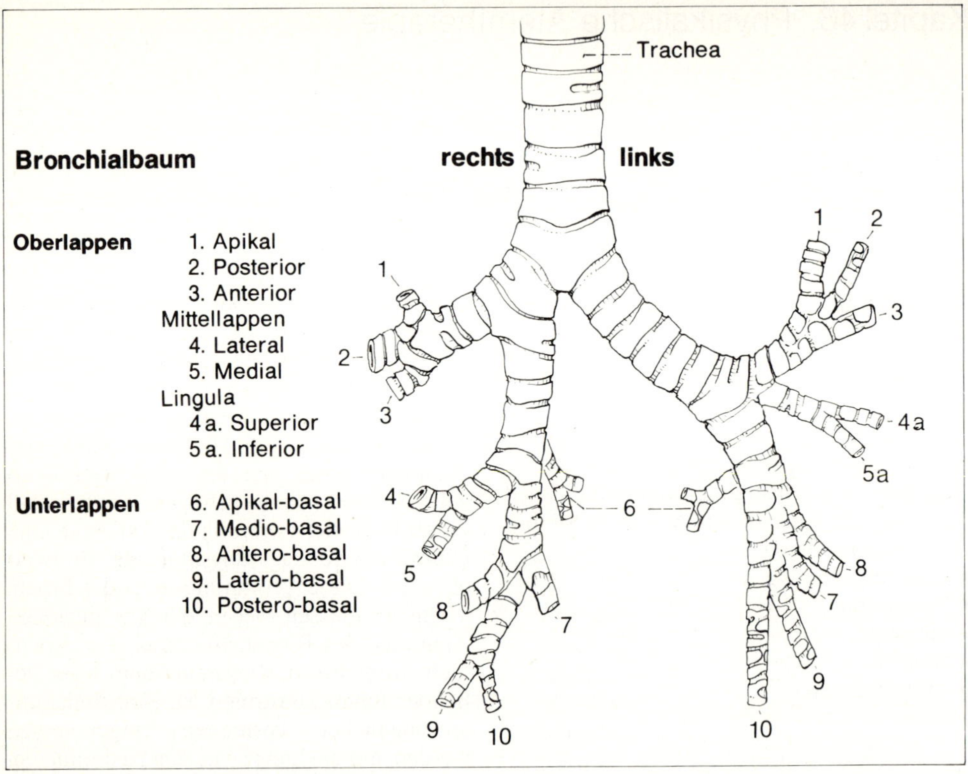

Abb. 46-1. Anatomie des Bronchialbaumes

den Mahlzeiten bzw. der Sondennahrungszufuhr.

- Häufigkeit: meist 3- bis 4mal/Tag; 20–30 min für jede Position.
- Bequeme Lagerung des Patienten: Kissen zur Unterstützung, damit die Lage beibehalten wird. Knie- und Hüftgelenke beugen: Hierdurch wird die Bauchmuskulatur entspannt und damit die Belastung der Bauchmuskeln beim Husten vermindert.
- Lagerungsdrainagen können auch bei Kindern angewandt werden. Allerdings tolerieren Kinder die Kopf-tief-Lage häufig nicht so gut. Wenn indiziert: trotzdem durchführen, Dauer verkürzen, dafür öfter pro Tag anwenden.
- Bei zähem Sekret und Bronchospasmus sollte vor der Lagerungsdrainage eine Inhalationstherapie durchgeführt werden (s. S. 513).
- Der Anfänger erlernt die Lagerungsdrainagen am besten unter Anleitung einer erfahrenen Schwester.
- Bei schweren Herz-Kreislauf-Störungen dürfen Lagerungsdrainagen nicht angewandt werden.

Einzelne Lagerungsdrainagen

In **Abb. 46-1** und **46-2** ist die verzwickte Anatomie des Bronchialbaumes und der Lungenlappen dargestellt. Die Abbildungen verdeutlichen, warum mit einer einzigen Lagerungsposition nicht alle Bronchien drainiert werden können.

Zum Glück gilt aber: ⅔ aller Segmentbronchien verlaufen in Kopf-tief-Lage nach abwärts. Daraus folgt: Kopf-tief-Lage ist die wirksamste Position zur Lungendrainage!

Drainage der Unterlappen

Die *Unterlappen* sind wegen der Schwerkraftwirkung am häufigsten von der Sekretverhaltung betroffen.

1. Apikale Segmente (rechts und/oder links) werden drainiert, wenn der Patient auf dem

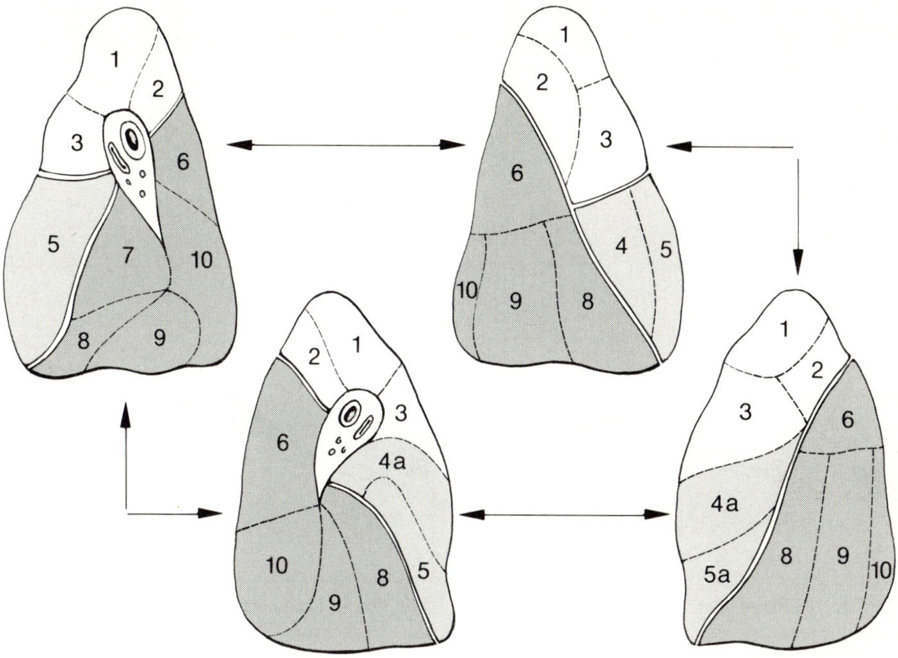

Abb. 46-2. Anatomie der Lungenlappen

Bauch liegt und ein Kissen unter sich hat, wie es **Abb. 46-3** zeigt. Diese Lage ist komfortabel (Selbstversuch!) und wird von den meisten Intensivpatienten toleriert.

2. Anteriore basale Segmente (rechts und/oder links) werden am besten drainiert, wenn der Patient flach auf seinem Rücken liegt. Die Knie werden mit Kissen unterstützt und das Bett am Fußende 34-45 cm angehoben **(Abb. 46-4)**.

3. Laterale basale Segmente (rechts und/oder links) werden drainiert, indem der Patient auf die gesunde Seite gelegt wird. Unter die Hüften wird ein Kissen gelegt, das Fußende des Bettes um 35-45 cm angehoben **(Abb. 46-5)**.

4. Posteriore basale Bronchien (rechts und/oder links) werden drainiert, indem der Patient auf den Bauch gelegt wird. Kissen unter die Hüften; Fußende des Bettes 35-45 cm erhöht **(Abb. 46-6)**.

5. Medialer basaler (kardialer) Bronchus: wird am besten drainiert, wenn der Patient

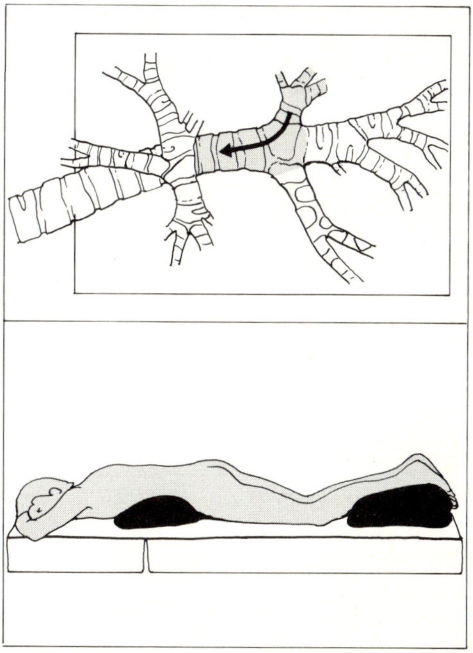

Abb. 46-3. Drainage der Unterlappen, apikale Segmente

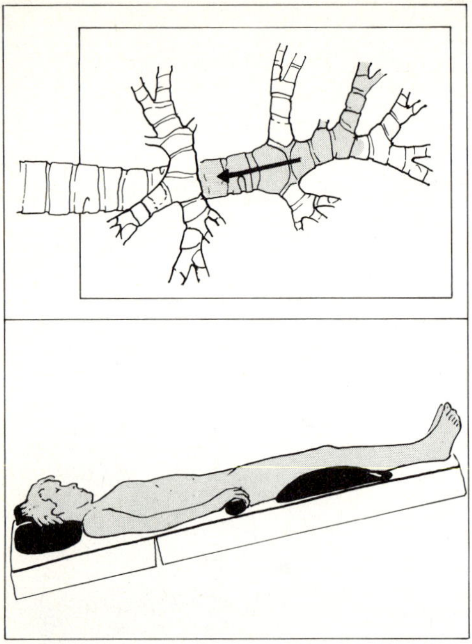

Abb. 46-4. Drainage der Unterlappen, anteriore basale Segmente

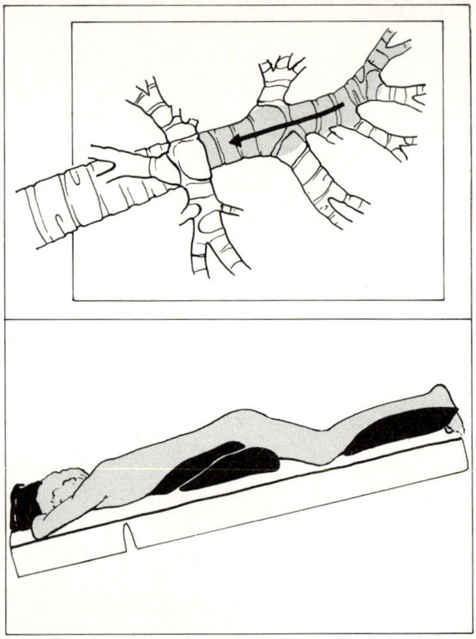

Abb. 46-5. Drainage der Unterlappen; laterale basale Segmente

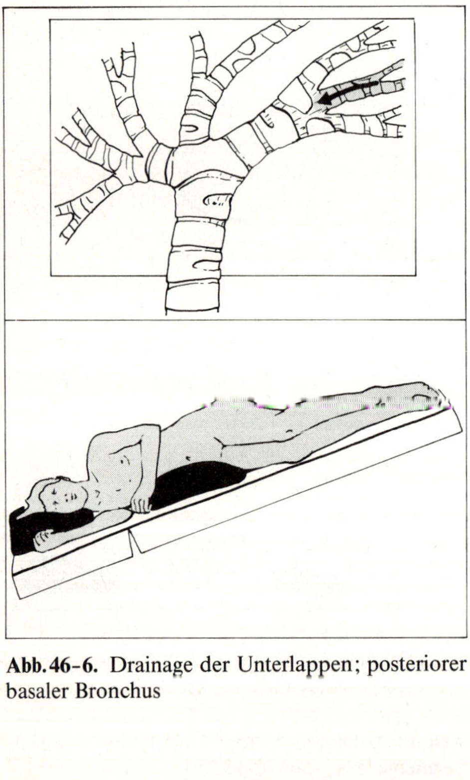

Abb. 46-6. Drainage der Unterlappen; posteriorer basaler Bronchus

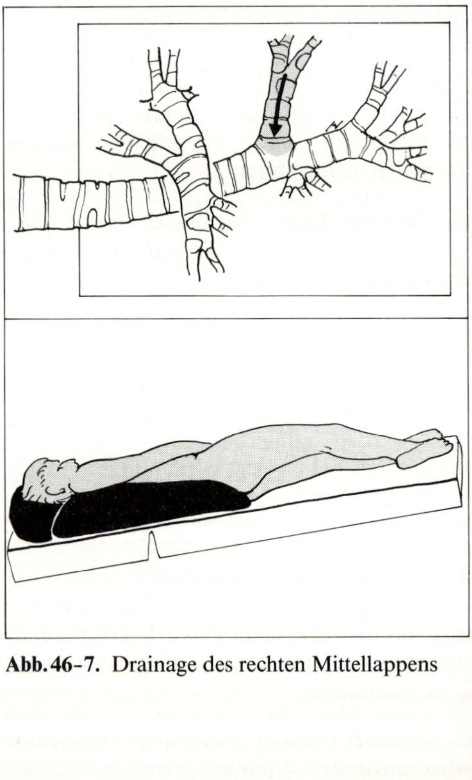

Abb. 46-7. Drainage des rechten Mittellappens

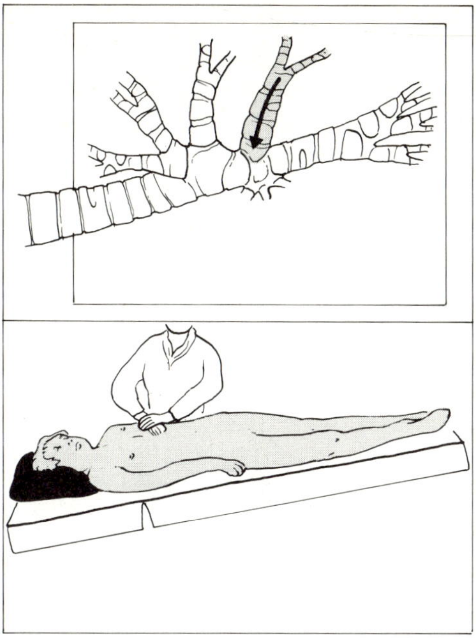

Abb. 46-8. Drainage der linken Lingula

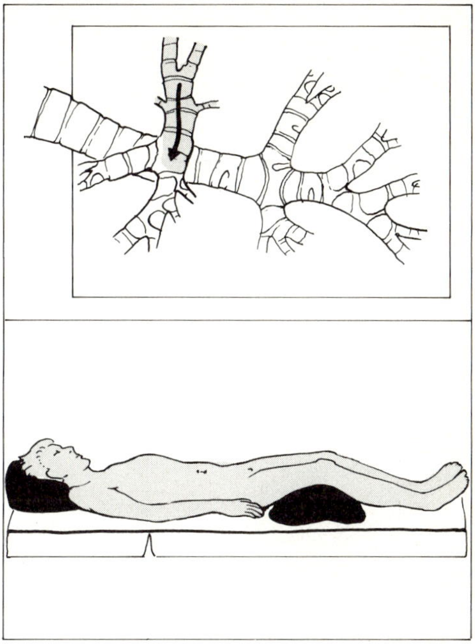

Abb. 46-9. Drainage der Oberlappen; anteriore Segmente

auf der rechten Seite liegt. Unter seinen Hüften befindet sich ein Kissen; das Fußende des Bettes wird 35 cm erhöht.

Drainage des rechten Mittellappens

Medialer oder lateraler Bronchus: Der Patient wird zunächst auf den Rücken und anschließend mit einer Neigung von 45° auf die linke Seite gelegt. Kissen unterstützen hierbei die rechte Seite von den Achseln bis zu den Hüften. Das Fußende des Bettes wird um 30 cm erhöht **(Abb. 46-7)**.

Drainage der linken Lingula

Superiorer und/oder inferiorer Bronchus: Der Patient wird erst in Rückenlage gebracht und dann 45° auf seine rechte Seite geneigt (Vierteldrehung aus der Rückenlage). Die linke Seite wird mit einem Kissen unterstützt, das Fußende um 30 cm erhöht **(Abb. 46-8)**.

Drainage der Oberlappen

1. Apikale Segmente (rechter und/oder linker apikaler Bronchus). Der Patient wird aufrecht hingesetzt. Die Position wird entsprechend der betroffenen Seite variiert, z. B. leicht vorwärts geneigt, um die posterioren oder leicht rückwärts geneigt, um die anterioren Lappen zu drainieren.

2. Anteriore Segmente (rechter und/oder linker anteriorer Bronchus). Der Patient wird flach auf den Rücken gelegt; die Knie werden durch ein Kissen unterstützt, um die Entspannung zu fördern **(Abb. 46-9)**.

3. Posteriore Segmente:

a) Rechter posteriorer Bronchus. Der Patient wird auf die *linke* Seite gelegt und um 45° geneigt (Vierteldrehung aus der Bauchlage). Die Lage wird durch Kissen unterstützt **(Abb. 46-10)**.
b) Linker posteriorer Bronchus. Der Patient wird auf die *rechte* Seite gelegt mit einer Neigung von 45° nach vorn (Vierteldrehung aus der Bauchlage). Der rechte Arm wird nach hinten ausgestreckt, die Schultern um 30 cm über die Horizontalebene des Bettes angehoben. Die Lage wird mit Kissen stabilisiert **(Abb. 46-11)**.

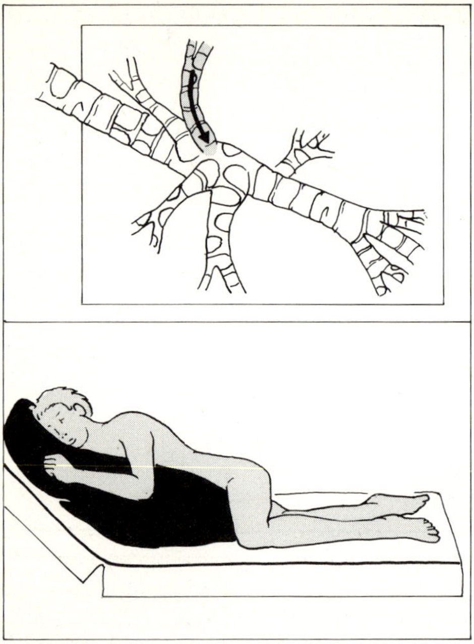

Abb. 46-10. Drainage der Oberlappen; posteriores Segment, rechter posteriorer Bronchus

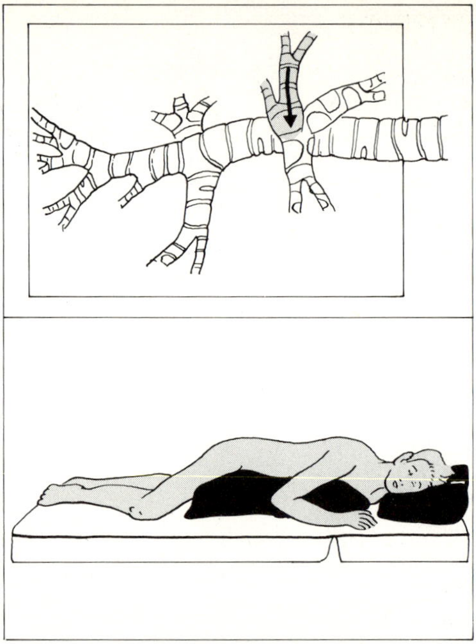

Abb. 46-11. Drainage der Oberlappen; posteriores Segment, linker posteriorer Bronchus

Manuelle Techniken: Perkussion und Vibrationsmassage

Zu den manuellen Techniken gehören das Abklopfen des Thorax (Perkussion) und die Vibrationsmassage. Beide Techniken können die Lagerungsdrainagen sehr wirkungsvoll ergänzen, weil hiermit die Sekrete gelockert und ihr Transport in die großen Bronchien und die Trachea gefördert wird. Einige Methoden setzen Übung und Erfahrung voraus; sie sind nicht für Personen geeignet, die mit geballten Fäusten durchs Leben gehen.

Abklopfen

Diese Technik wird am besten angewandt, nachdem der Patient in die verordnete Lagerungsdrainagenposition gebracht worden ist, damit die gelockerten Sekrete anschließend auch in die gewünschte Richtung, nämlich in die Trachea, fließen können. Wird im Sitzen abgeklopft und bleibt der Patient anschließend mit erhöhtem Oberkörper liegen, so ist bei gestörtem Sekrettransport auch keine gute Drainage zu erwarten.

Technik: Die abzuklopfende Thoraxwand wird mit einem weichen Stoffhandtuch bedeckt. Die Hände des Abklopfers werden schüsselförmig gewölbt, alle Finger, einschließlich Daumen, geschlossen. Nun wird die Thoraxwand über der betroffenen Lungenpartie abgeklopft, indem die Hand im Handgelenk gebeugt und gestreckt wird, während Schultern und Ellenbogen entspannt sind.

Das Abklopfen wird langsam und regelmäßig *mit Gefühl* mehrere Minuten lang über der sekrethaltigen Lungenpartie durchgeführt. Hierbei ist zu beachten, daß der Thorax des Patienten keine Kesselpauke ist. Es gilt hierbei nicht: je lauter das Abklopfen, desto wirksamer die Sekretlockerung. Nierenlager und Wirbelsäule dürfen wegen der Verletzungsgefahr nicht beklopft werden. Kontraindikationen für das Abklopfen sind:

- Schmerzen, z. B. bei Rippenserienfraktur,
- akute Infektionen der Lunge (Ausbreitung auf gesunde Lunge),
- akute Herzkreislaufstörungen,
- Blutungen.

Vibration

Hierunter wird die Anwendung feiner, schüttelnder Bewegungen über der betroffenen Lungenpartie verstanden. Die Bewegungen können entweder mit der Hand oder mit einem Vibrationsgerät (z. B. Vibrax) ausgeführt werden.
Vibrationen werden nur während der *Exspiration* angewandt. Die Bewegungen werden durch die Thoraxwand auf das darunterliegende Lungengewebe übertragen. Sie sollen in den kleinen Bronchien die Geschwindigkeit der ausgeatmeten Luft erhöhen und dadurch Sekrete lockern und in die größeren Bronchien befördern, von wo sie ausgehustet oder abgesaugt werden.

Husten

Der normale Hustenvorgang besteht aus drei Phasen: Inspirationsphase, Kompressionsphase und Austreibungsphase. Während der Inspiration strömt die Luft in die Lungen. Dann kontrahiert sich das Zwerchfell, die Stimmbänder verschließen die Stimmritze, so daß die Luft in der Lunge zurückgehalten wird. Jetzt kontrahieren sich die Bauchmuskeln und die Muskeln der Thoraxwand. Hierdurch steigt der Druck in der Lunge sehr stark an. Nun öffnet sich die Stimmritze und die Luft wird mit explosionsartiger Kraft aus der Lunge herausgetrieben, so daß alle lockeren Sekrete, aber auch Fremdkörper innerhalb des Tracheobronchialbaumes mitgerissen werden.
Die Wirksamkeit des Hustenstoßes hängt ab von der Größe des eingeatmeten Volumens und von der Geschwindigkeit des exspiratorischen Gasflusses. Je größer Volumen und Gasgeschwindigkeit, desto wirksamer der Hustenstoß!

Beachte:
- Ein wirksamer Hustenstoß klingt tief und dumpf,
- ein unwirksamer Hustenstoß klingt hell.

Relaxierte oder tief sedierte Patienten können allerdings nicht husten. Auch bei intubierten, aber spontan atmenden Patienten ist der Hustenstoß häufig nur wenig wirksam, weil der Stimmritzenmechanismus durch den Tubus ausgeschaltet wird. Dennoch beobachtet man nicht selten, daß intubierte oder tracheotomierte Patienten ihr Sekret oft erstaunlich weit aushusten können. Bei diesen Patienten kontrahieren sich die Bronchien während der Exspiration sehr stark und übernehmen auf diese Weise die Funktion des Stimmritzenmechanismus.
Was ist nun aber bei Patienten zu tun, die überhaupt nicht husten wollen oder können?
Bei intubierten Patienten bestehen grundsätzlich zwei Möglichkeiten: Übernahme des Hustenmechanismus durch eine Hustenmaschine (z. B. Tussomat) oder durch bestimmte Beatmungstechniken mit dem Beatmungsbeutel.

1. Hustenmaschine (Tussomat): Während der normale Hustenmechanismus mit einem intrapulmonalen Überdruck von 150-180 mmHg funktioniert, arbeitet die Hustenmaschine genau umgekehrt: Um ein Druckgefälle von der Lunge zum Mund herzustellen, wird ein Sog erzeugt, der für kurze Zeit über ein spezielles Ventil freigegeben wird.
Das Gerät besitzt ein Vakuumgefäß von 5 l mit einem negativen Druck, der zwischen 200-600 cmH_2O liegt.
Die Lunge wird über einen Schlauch mit dem Vakuumgefäß verbunden; dazwischengeschaltet ist ein pistolenartiges Ventil, über das eine Beatmung oder auch Spontanatmung möglich ist. Das Ventil öffnet sich und verbindet schlagartig die Lunge mit dieser nach außen gerichteten Druckdifferenz (Sog). Hierdurch wird ein relativ kleines Luftvolumen mit hoher Geschwindigkeit entleert, so daß die Sekrete mitgerissen werden. Die Größe des Luftvolumens kann an der Hustenmaschine eingestellt werden: beim Erwachsenen etwa 1700 ml, bei Kindern entsprechend weniger. Der Sog kann nicht direkt verändert werden. Die Erfinder der Maschine stellen fest, daß die Lunge durch den künstlichen Hustenstoß nicht geschädigt werde.

2. Husten mit dem Beatmungsbeutel: Der intubierte Patient wird auf die Seite gelegt. Anschließend werden die Lungen tief mit dem Atembeutel belüftet. Nach jeder Lungenblähung wird der Atembeutel schlagartig losgelassen; sobald der Beatmungsbeutel freigegeben wird, beklopft eine zweite Person die Thoraxwand des Patienten. Das Beklopfen muß rhythmisch über allen betroffenen Thoraxgebieten erfolgen. Wird alles richtig ausgeführt, so entsteht tatsächlich ein künstlicher Husten, durch den die Sekrete in die größeren Bronchien oder sogar in die Trachea befördert werden. Von hier müssen sie abgesaugt werden. Der Vorteil dieser Methode besteht vor allem darin, daß der Absaugkatheter weniger häufig tief in das Bronchialsystem eingeführt werden muß und hierdurch die Verletzungsgefahr vermindert wird.

Patienten, die wach und nicht intubiert sind, können ebenfalls mit bestimmten Methoden zum Husten gebracht werden.

Zahlreiche Patienten sind, besonders nach schmerzhaften Bauch- und Thoraxeingriffen, nicht in der Lage, ohne äußere Hilfe ihre Sekrete ausreichend abzuhusten. Hier ist zunächst freundliche Unterstützung erforderlich:

„Bitte, atmen Sie 1 × tief durch die Nase ein und 3 × kurz schnauferartig durch den Mund aus.

So, jetzt atmen Sie, bitte, wieder ganz tief ein und husten dann ganz stark mit offenem Mund."

Bei diesem Vorgang werden die abdominalen oder thorakalen Operationswunden durch die Hände von Schwester, Pfleger oder Patient selbst oder durch aufgelegte Kissen stabilisiert. Hierdurch werden die Schmerzen beim Husten gelindert. Dabei fragt man den Patienten: „Reicht die Unterstützung aus?"

Der Hustenstoß wird noch wirkungsvoller, wenn man den Patienten vorher in eine angenehm entspannte Lage bringt:

- Kopf leicht beugen,
- Schultern nach innen drehen,
- Knie beugen,
- Unterarme durch Kissen unterstützen.

Bei sehr starken Schmerzen erhält der Patient vor den Hustenmaßnahmen ein Analgetikum. *Beachte:* Die Dosierung morphinartiger Analgetika darf nicht so hoch sein, daß hierdurch der Hustenreiz zentral unterdrückt wird.

Atemübungen

Diese Übungen können nur bei *kooperativen* Patienten durchgeführt werden. Sie erfordern Geduld und Einfühlungsvermögen. Die Übungen dienen dazu, den pulmonalen Gasaustausch prä- und postoperativ zu verbessern. Für die Übungen wird die normale Atemmechanik so weit ausgenutzt, daß eine maximale Ausdehnung der betroffenen Seite oder beider Thoraxhälften erreicht wird.

Lagerung

Der Patient wird möglichst bequem gelagert, um eine maximale Ausdehnung der Thoraxwand zu erleichtern.

Gute Muskelentspannung wird erreicht, wenn der Patient auf dem Rücken liegt und hierbei der Kopf leicht angehoben und das Kopfteil des Bettes etwas erhöht wird.

Die Knie und Arme des Patienten werden etwas gebeugt und durch Kissen unterstützt. Hierdurch werden die Bauchmuskeln entspannt und die Beweglichkeit des Zwerchfells verbessert. Der Patient kann auch seine Arme über den Kopf legen, denn hierdurch wird die Lungenausdehnung ebenfalls begünstigt.

Zwerchfellatmung

Zu Beginn wird der Patient auf die Bewegungen seines Zwerchfells während der Atmung aufmerksam gemacht.

Die Schwester oder der Pfleger legen ihre Hände auf die vordere Basis der Rippen und üben dort leichten Druck aus. Dann wird der Patient aufgefordert, gleichmäßig durch die Nase zu atmen und das Zwerchfell zu benutzen, „um seinen Bauch aufzufüllen". Während dieses Vorgangs soll der Patient die Ausdehnung der unteren Rippen und das Auffüllen des Bauches bei der Abwärtsbewegung des Zwerchfells fühlen.

Anschließend soll der Patient gleichmäßig durch den Mund ausatmen. Hierbei wird wiederum leichter Druck auf die Rippenbasis ausgeübt. Hat der Patient die Übung genau verstanden, so wird er gebeten, die Knöchel seiner Hände auf die Rippenbasis zu legen und die Zwerchfellatmung selbständig durchzuführen.

Einseitige basale Ausdehnung

Die Schwester legt ihre Hände seitlich auf den Thorax, um die Seitenatmung zu kontrollieren und zu unterstützen. Die gegenüberliegende Thoraxseite muß entspannt sein. Nun wird der Patient aufgefordert, gleichmäßig durch die Nase einzuatmen und ebenso gleichmäßig durch den Mund wieder auszuatmen. Während der Exspiration wird leichter Druck ausgeübt. Der Patient wird aufgefordert, während der Inspiration seine Rippen nach auswärts in Richtung der Druck ausübenden Hand auszudehnen. Mit zunehmender Inspiration wird der Druck der Hand vermindert, bis er schließlich so stark ist wie bei der Exspiration. Der Patient soll langsam ausatmen; die Rippen sollen hierbei vollkommen entspannt werden. Während der Exspiration wird leichter Druck ausgeübt. Anschließend wird die gesamte Übung wiederholt. Auch hier führt der Patient die weiteren Übungen selbständig durch.

Beidseitige basale Ausdehnung

Hierbei wird die gleiche Technik, wie für die einseitige basale Ausdehnung beschrieben, angewandt. Allerdings werden *beide* Hände auf die Thoraxseiten gelegt und üben dort Druck aus. Diese Übung soll der Patient ebenfalls selbständig ausführen.

Obere seitliche Ausdehnung

Hier wird die gleiche Technik wie für die einseitige basale Ausdehnung angewandt; die Hände werden jedoch etwas unterhalb der Achselhöhle auf die Thoraxwand gelegt.

Ausdehnung der Lungenspitzen

Bei dieser Methode wird während der Inspiration ein leichter Gegendruck unterhalb der Klavikula ausgeübt. Der Patient soll seinen Brustkorb nach vorn-aufwärts gegen den Druck der Fingerspitzen ausdehnen. Die meisten Patienten mit pulmonalen Erkrankungen neigen dazu, bei dieser Technik ihre Atemhilfsmuskeln einzusetzen. Dann wird die Methode nicht angewandt.

Künstliche Totraumvergrößerung

Läßt man den Patienten durch ein Rohr atmen, so wird er gezwungen, tiefer einzuatmen, um sein CO_2 ausreichend abzuatmen. Je größer das Rohr ist, desto mehr muß der Patient seine Atmung steigern. Die Totraumvergrößerung hat zum Ziel, subakute und chronische Atelektasen zu beseitigen oder eine postoperative Atelektasenbildung (vor allem nach Bauch- und Thoraxeingriffen) zu verhindern.
Am häufigsten werden sog. **Giebel-Rohre** verwendet, um den Totraum künstlich zu vergrößern. Giebel-Rohre können je nach Bedarf zusammengesetzt werden. Meist werden 4-5 Segmente von je 20 cm Länge verwendet.
Die Übungen werden etwa 10 × /Tag durchgeführt. Hierbei soll der Patient bei jeder Übung 20-30 Atemzüge hintereinander ausführen (ältere Patienten weniger).
Die Atemfrequenz darf beim „Giebeln" nicht über 20-24/min ansteigen!
Beim Giebeln kann der arterielle pO_2 abfallen; bei gefährdeten Patienten sollte deswegen Sauerstoff in das Giebelrohr geleitet werden. Außerdem besteht beim Giebeln die Gefahr der *Hypoventilation.* Darum muß sorgfältig auf Zeichen der Hyperkapnie geachtet werden.

Zeichen der Hyperkapnie:
- Tachypnoe
- Tachykardie
- Schwitzen
- Blutdruckanstieg

Nicht bei allen Patienten ist die Anwendung des Giebel-Rohrs sinnvoll, bei einigen sogar kontraindiziert, so z. B. bei
- Lungenemphysem,
- Asthma bronchiale,
- Atemnot,
- ausgeprägter Herzinsuffizienz.

Im Zweifelsfall sollte der Arzt befragt werden.

Kapitel 47. Pharmakologische Atemtherapie

Einführung

Bei einigen Intensivpatienten reichen die physikalischen Methoden der Atemtherapie und die Anfeuchtung der Atemluft nicht aus, um die Atemwege freizuhalten. Hier ist meist eine gezielte medikamentöse Therapie erforderlich. Die eingesetzten Medikamente wirken entweder erweiternd auf die Bronchien oder sie verflüssigen bzw. vermindern die Bronchialsekrete. Nicht selten müssen beide Substanzgruppen miteinander kombiniert werden, so z. B. wenn ein Bronchospasmus und gleichzeitig eine Sekreteindickung und Sekretverhaltung bestehen. Außerdem werden diese Medikamente bei chronischen Lungenerkrankungen eingesetzt, die mit pathologischen Veränderungen der Atemwege einhergehen.

Die **Ziele der Atemtherapie** sind somit:

- Erweiterung von funktionell verengten Bronchien,
- Verflüssigung eingedickter Sekrete.

Hierzu werden folgende Substanzgruppen angewandt:

- Bronchodilatatoren (Broncholytika),
- Sekretolytika - Sekretomotorika.

Die Zufuhr dieser Substanzen erfolgt:

- per Inhalation als Aerosol,
- i. v., i. m., s. c. oder per os.

Bronchodilatatorische Therapie

Für das Verständnis der bronchodilatierenden Wirksamkeit von Medikamenten sind Kenntnisse der Physiologie des Bronchomotorentonus und des autonomen Nervensystems erforderlich.

Autonome Kontrolle des Respirationstraktes

Parasympathische (vagale) und sympathische Nervenfasern ziehen zur Bronchialmuskulatur und sorgen für einen ausgewogenen Dehnungszustand der Bronchien (Tonus). Sie bestimmen auf diese Weise weitgehend den *Öffnungszustand* der Bronchien. Hierbei führt die Erregung von vagalen und alphaadrenergen (sympathischen) Fasern zu einer Erhöhung des Bronchomotorentonus: Die Bronchialmuskulatur zieht sich zusammen; das Lumen der Bronchien wird eng. Hingegen setzt eine Erregung von β_2-adrenergen Nerven den Tonus herab und erweitert die Bronchien. Unter physiologischen Bedingungen stehen diese gegensätzlichen Wirkungen miteinander im Gleichgewicht: Die Bronchien sind weder schlaff noch stark kontrahiert, sondern soweit geöffnet, daß eine ungestörte Belüftung der Alveolen stattfinden kann **(Abb. 47-1)**.

Pathophysiologie des Bronchospasmus

Der Bronchospasmus ist eine pathologische, meist anfallsartige Verengung der Bronchien. Er wird durch eine Kontraktion der Bronchialmuskulatur hervorgerufen.

Das **Asthma bronchiale** ist eine typische Erkrankung, die mit Bronchospasmus einhergeht. Neben der Verengung der Bronchien werden hierbei die Luftwege noch zusätzlich durch zähen Schleim und eine ödematöse Schwellung der Bronchialschleimhaut eingeengt. Andere chronische Erkrankungen, die mit Bronchospasmus verbunden sind: chronische Bronchitis, asthmatische Bronchitis und chronisch obstruktives Lungenemphysem.

In der Anästhesie und Intensivmedizin spielt vor allem der durch Aspiration von Magensaft und Fremdmaterial ausgelöste Broncho-

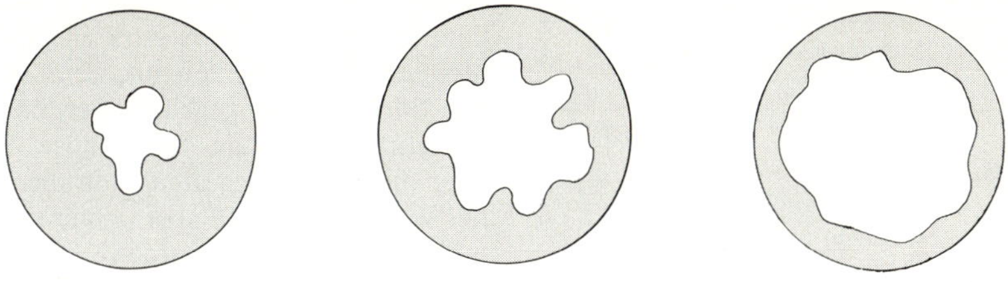
Bronchokonstriktion
vagale oder
α-adrenerge Stimulation überwiegt
Gleichgewicht
Bronchodilatation
β_2-adrenerge
Stimulation
überwiegt

Abb. 47-1. Bronchomotorentonus unter verschiedenen nervalen Einflüssen

spasmus eine wichtige Rolle. Andere Auslöser können sein: Aerosole (Ultraschallverneblung, bestimmte Mukolytika), Angst, Anstrengung, Allergene usw.
Hauptsymptom des Bronchospasmus ist das *pfeifende bzw. giemende Atemgeräusch.*
Durch den anhaltenden Bronchospasmus wird das Verhältnis zwischen Belüftung und Durchblutung in den Alveolen gestört. Es entwickelt sich eine **Hypoxämie;** in schweren Fällen kommt noch eine **Hyperkapnie** mit respiratorischer Azidose hinzu. Ein Bronchospasmus kann akut lebensbedrohlich sein (Beispiel: schwerer Status asthmaticus). Er kann aber auch milder verlaufen, wie z.B. beim Lungenemphysem oder bei der chronischen Bronchitis. Der Bronchospasmus wird vor allem mit Broncholytika behandelt.

Broncholytische Therapie

Die Überträgerstoffe des sympathischen und parasympathischen Nervensystems üben einen dominierenden Einfluß auf den Tonus der Bronchien aus. *Azetylcholin* führt zur Bronchokonstriktion, *Adrenalin* zur Bronchodilatation. Die Bronchodilatation beruht auf einer die β_2-Rezeptoren erregenden Wirkung des Adrenalins. Es liegt somit nahe, für die Behandlung des Bronchospasmus Substanzen einzusetzen, die auf die β_2-Rezeptoren in den Bronchien erregend und auf diese Weise erweiternd wirken (β_1-Rezeptoren gibt es in der Lunge nicht). Hierzu eignen sich prinzipiell die körpereigenen Überträgerstoffe des Sympathikus selbst oder aber synthetische Substanzen, die wie ein körpereigener Überträgerstoff wirken. Diese Substanzen heißen **Sympathikomimetika** (s. S. 18).
Leider wirken die körpereigenen Überträgerstoffe wie z.B. Adrenalin (Suprarenin) nicht nur selektiv (d.h. ausschließlich), wie gewünscht, auf die β_2-Rezeptoren der Bronchien, sondern beeinflussen zusätzlich auch die anderen Rezeptortypen des sympathischen Nervensystem (alpha, β_1) in wechselndem Ausmaß. Hierdurch entstehen Wirkungen auf die anderen Organe, die meist nicht erwünscht sind. Deshalb ist versucht worden, Substanzen herzustellen, die ausschließlich erregend auf die β_2-Rezeptoren des sympathischen Nervensystem einwirken. Für einige Substanzen ist man diesem Ziel näher gekommen:
- *Salbutamol* (Sultanol),
- *Terbutalin* (Bricanyl).

Diese Substanzen wirken fast nur noch auf β_2-Rezeptoren; hierbei allerdings auch auf die β_2-Rezeptoren der anderen Organe wie z.B. den Uterus (Partusisten ist chemisch identisch mit Bricanyl).
Auch eine vagale Stimulation kann einen Bronchospasmus auslösen, z.B. die Injektion des Parasympathikomimetikums *Doryl.* Bei vagal bedingtem Bronchospasmus wirkt *Atropin* bronchodilatatorisch. Sonst spielen die anticholinergen Substanzen eine sehr untergeordnete Rolle in der Behandlung des Bronchospasmus.

Tabelle 47-1. Substanzen zur Behandlung des Bronchospasmus

Broncho-dilatator	Substanz	Zufuhr
β_2-Sympathikomimetika	Adrenalin (Suprarenin) Isoproterenol (Aludrin) Orciprenalin (Alupent) Salbutamol (Sultanol) Terbutalin (Bricanyl) Berotec (Fenoterol)	s.c.; Inhalation; oral (i.v.)
Phosphodiesterasehemmer	Theophyllin (Euphyllin) (Perphyllon)	i.v.; oral; rektal
Kortikosteroide	Cortisol (Hydrocortison) Dexamethason (Fortecortin) Paramethason (Monocortin S)	i.v.; i.m.; s.c.; oral; Inhalation

In **Tabelle 47-1** sind verschiedenartige Bronchodilatatoren zusammengefaßt.

Wie sollen die Broncholytika zugeführt werden? Prinzipiell stehen mehrere Wege zur Verfügung (s. **Tabelle 47-1**). In der Intensivmedizin werden die Substanzen jedoch häufig als Aerosole in einem Gemisch aus Gas/Wasser/Medikament per Inhalation mit einem speziellen Inhaliergerät oder mit einem Beatmungsinhalationsgerät (z.B. Therapie-Bird) sowie über den Mikrovernebler eines Intensivrespirators während der maschinellen Beatmung zugeführt. Hierdurch soll erreicht werden, daß die Medikamente nur dort wirken, wo sie erforderlich sind, nämlich in den Bronchien. Auf diese Weise sollen die anderen Organe (vor allem Herz und Blutgefäße) ausgeschaltet werden. Aus folgenden Gründen bleiben diese Wünsche in der Praxis häufig unerfüllt:

- die Aerosole können nicht hinter einen verstopften Bronchus gelangen und bleiben daher unwirksam,
- ein Teil der Medikamente wird über das Bronchialsystem ins Blut aufgenommen und wirkt dann doch auf die anderen Organe.

Viele Broncholytika wirken maximal dilatierend auf die Bronchien, wenn sie *intravenös* verabreicht werden – nur sind dann mit den hierfür erforderlichen Dosen die Nebenwirkungen auch besonders stark ausgeprägt. Einige Substanzen wirken gut, wenn sie subkutan oder per os gegeben werden. In der Notsituation ist die intravenöse Injektion oder die Zufuhr per Inhalation die Methode der Wahl. Dabei muß aber immer mit Nebenwirkungen gerechnet werden.
Die Aerosoltherapie (s. S. 513) soll mit langsamem Gasfluß und anschließendem Atemanhalten erfolgen, damit sich die Substanzen gut in der Lunge verteilen und ablagern können. Sie wird 3 bis 4mal/Tag, bei Bedarf aber auch öfter durchgeführt. Die Wirkung muß an einem Abfall des Beatmungsdrucks objektivierbar sein. Die Dosis wird für jeden Patienten individuell ermittelt.

Sympathikomimetika

Adrenalin (Suprarenin)
Adrenalin besitzt eine alpha- und eine β-adrenerge Wirkung (s. S. 18).

Wirkungen:
- Alpha-adrenerge Wirkung: Gefäßkonstriktion in der Bronchialschleimhaut mit Abnahme von Ödem und Schwellung (Asthma),
- β-adrenerge Wirkung: Bronchodilatation.

Nebenwirkungen:
- Tachykardie, Blutdruckanstieg, Herzrhythmusstörungen, Angst, Herzklopfen.

Dosierung und Anwendung:
- Subkutan: 0,2–0,5 ml der Lösung 1:1000 (1 ml = 1 mg); bei Erwachsenen evtl. alle 20 min wiederholen
  Kinder: 0,01 ml/kg etwa alle 4 h. Rasche Toleranzentwicklung bis hin zur Wirkungslosigkeit, besonders bei Azidosen.
- Als Aerosol: 0,25–0,5 ml der Lösung 1:100 (10 mg/ml) in 3–5 ml physiologischer Kochsalzlösung.
  Die Inhalation von Adrenalin ist allerdings nicht mehr üblich, seit die neuen β_2-Stimulatoren zur Verfügung stehen.

Vorsicht: Bei i.v.-Injektion kann der Tod durch ventrikuläre Herzrhythmusstörungen oder Hirnblutung (durch exzessiven Blutdruckanstieg) eintreten.
Angedunkelte Lösungen sind verfallen und dürfen nicht verwendet werden.

Micronefrin

Dieses amerikanische Präparat enthält razemisches Adrenalin. Die Wirkungen sind gleich, der Blutdruckanstieg geringer. Die Lösung ist 2,25%ig und enthält somit 22,5 mg/ml. Dosierung: 0,25-0,5 ml in 3-5 ml NaCl 0,9% per Inhalation. Die Wirkungsdauer ist, wie bei Adrenalin, kurz!

Orciprenalin und Isoproterenol

Isoproterenol (Isuprel, Aludrin) ist die stärkste Substanz unter den β-Stimulatoren. Orciprenalin (Alupent), eine analoge Substanz, ist etwa 1/10-1/40 so wirksam. Beide Substanzen wirken auf β_1- und β_2-Rezeptoren. Die Wirkung auf das Herz steht hierbei ganz im Vordergrund: Tachykardie, Zunahme der Kontraktionskraft.

Wirkungen:
- Bronchodilatation durch β_2-Stimulation. Keine Schleimhautabschwellung, weil α-Wirkung fehlt! Wirkungsdauer ca. 20 min; oral so gut wie unwirksam.

Nebenwirkungen:
- Herzrhythmusstörungen (Erregbarkeit gesteigert), Blutdruckabfall (Gefäßdilatation durch β_1-Stimulation).
  Angst, Kopfschmerzen, Tremor, Nervosität, Übelkeit.

Zufuhr, Dosierung:
- Als Aerosol: 0,25-0,5 ml der Lösung 1:200 (0,5% = 0,5 mg/ml) Isoproterenol. Wirkungsdauer ca. 20 min; oral unwirksam! Orciprenalin: 0,25-0,5-1,5 ml 0,5%ige-Lösung + 3-5 ml NaCl 0,9%. Herzwirkungen geringer als mit Isoproterenol.

Adrenalin, Isoproterenol und Orciprenalin dürfen nicht angewandt werden bei:
- Koronarkrankheit,
- Herzinsuffizienz,
- Hyperthyreose,
- Zerebralsklerose,
- Hypertonie,
- Diabetes mellitus.

β_2-selektive Bronchodilatatoren

Die β_2-adrenergen Bronchodilatatoren wirken bevorzugt, jedoch nicht ausschließlich, auf die β_2-Rezeptoren im Organismus. Sie werden vor allem bei älteren Patienten und bei Patienten mit Koronarkrankheit den zuvor beschriebenen Sympathikomimetika vorgezogen. Die kardialen Wirkungen sind zwar gering; eine Tachykardie tritt dennoch häufig auf. Die wichtigsten Substanzen sind Terbutalin und Salbutamol.

Terbutalin (Bricanyl)

Dies ist eine ähnliche Substanz wie Isoproterenol mit bevorzugter Wirkung auf die β_2-Rezeptoren.

Wirkung:
- Bronchodilatation durch β_2-Stimulation. Hierbei 2 × stärker wirksam als Orciprenalin bei wesentlich geringerer Herzwirkung. Wirkungsdauer ca. 3-5 h.

Nebenwirkungen:
- Tremor, Tachykardie.

Zufuhr, Dosierung:
- 0,25-0,5 mg subkutan mehrmals täglich. Ist auch oral wirksam. Nicht i.v. injizieren, da dann Herzwirkungen ausgeprägter.

Salbutamol (Sultanol)

Dies ist die Substanz mit der geringsten β_1-Wirkung; keine alpha-Wirkung; ist kein Katecholamin.

Wirkung:
- Bronchodilatation durch β_2-Stimulation; ca. ⅕ so stark wie Isoproterenol. Wirkungsdauer bis zu 6 h nach der Inhalation. Auch oral wirksam.

Dosierung:
- 5 Tropfen Sultanol auf 3 ml Aqua dest. per Inhalation; mehrmals täglich nach Bedarf.

Xanthine

Zu den Xanthinen gehören Coffein, Theobromin und Theophyllin. Von diesen Substanzen wird das Theophyllin als Bronchodilatator eingesetzt. Theophyllin stimuliert zwar das Herz, jedoch in geringerem Ausmaß als die reinen Sympathikomimetika. Darum sollte die Substanz bei Patienten mit Herzerkrankungen bevorzugt werden.

Theophyllin (Euphyllin)
Wirkungen:
- Bronchodilatation,
- Stimulation von Herz, Gehirn, Skelettmuskulatur,

- Dilatation der Lungengefäße und der Koronararterien,
- Relaxierung der glatten Muskulatur (z. B. Gallenwege, Ureter),
- Diurese.

Nebenwirkungen:
- Tachyarrhythmie, Kammerflimmern: bei i.v.-Injektion (vor allem, wenn zu schnell),
- Übelkeit, Erbrechen, Unwohlsein: bei oraler Zufuhr und bei hohen Blutspiegeln,
- Erregbarkeit, Überwachheit, Agitiertheit, Konzentrationsstörungen, Schlaflosigkeit, Krämpfe.

Dosierung:
- Initial: 6-9 mg/kg i.v. über 20 min. Dann 0,9-1,3 mg/kg/per Infusion. Oral: nicht über 2,5 g/Tag. Rektal: z. B. als Perphyllon-Zäpfchen. Kann zu chemischer Proktitis führen.
- Die Inhalation als Aerosol ist beim Asthmatiker nur wenig wirksam. Darum beim Status i.v. zuführen.

Kortikosteroide

Die Kortikosteroide (s. **Tabelle 47-1**) werden schon lange zur Behandlung des Asthmas eingesetzt. Die Wirkungen sind wahrscheinlich:
- Konstriktion der Blutgefäße in der Bronchialschleimhaut,
- Relaxierung der Bronchialmuskulatur,
- Verminderung des Schleimhautödems,
- antiallergisch, entzündungshemmend.

Im Status asthmatikus werden die Kortikoide i.v. gegeben; sie können sonst auch oral oder per Inhalation als Aerosol zugeführt werden. Beim Status asthmaticus tritt die Wirkung nicht sofort ein.

Praktische Anwendung der Bronchodilatatoren

Leichter Bronchospasmus: Ein leichter Bronchospasmus kann häufig durch Einzelanwendung eines **Sympathikomimetikums** als Aerosol (Spray, Inhaliergerät, Therapiebird, Mikrovernebler des Respirators) beseitigt werden. Wichtig ist, daß die Aerosole tief in die Lungen eindringen. Hierbei dürfen die Höchstdosen für die Sympathikomimetika nicht überschritten werden.

Als Therapieerfolg gilt, wenn die Flußgeschwindigkeit der Atemluft um 10-15% zunimmt.

Bei *chronischem* Bronchospasmus (z. B. Lungenemphysem) kann der Wirkungseintritt verzögert sein: Nach 10 min ist noch keine Wirkung nachweisbar, während nach 30 min eine deutliche Besserung eintritt. Einige Patienten sprechen überhaupt nicht auf Dilatatoren an. Häufig ist eine Verstopfung der Bronchien mit zähem Schleim hierfür die Ursache.

Bleibt der Bronchospasmus trotz der Sympathikomimetika bestehen, so sollte der Einsatz on **Theophyllin** erwogen werden. Die Therapie sollte dann über 2-3 Tage nach der Bronchospasmus-Attacke mit Theophyllin fortgesetzt werden. Ist auch hiermit keine Besserung zu erreichen, so werden β_2-Stimulatoren eingesetzt.

Mäßig schwerer Bronchospasmus: Bleibt der Bronchospasmus trotz Bronchodilatatortherapie rund um die Uhr bestehen, so kann prophylaktisch *Intal* (hemmt die Freisetzung von Mediatorsubstanzen für Bronchospasmus) unter Fortsetzung der Dilatatortherapie zugeführt werden. Bei Ausbleiben der Wirkungen werden Kortikoide inhaliert.

Schwerer Bronchospasmus (z. B. Status asthmaticus). Bei schwerem Bronchospasmuß muß der Patient immer stationär aufgenommen werden. Die Anfangsbehandlung kann in folgender Weise durchgeführt werden:
- Adrenalin 0,5 ml der Lösung 1:1000 s.c., Wiederholung nach 15-30 min,
- Terbutalin (Bricanyl) s.c. oder
- Theophyllin (Euphyllin) i.v.

Die Sympathikomimetika können auch mit Theophyllin kombiniert werden.

Bleibt der Bronchospasmus unter dieser Therapie länger als 60 min bestehen, so liegt wahrscheinlich ein Status asthmaticus vor. Die Behandlung ist auf S. 578 beschrieben.

Sekretolytika, Mukolytika

Häufig ist nicht ein Bronchospasmus die Ursache für eine Verengung der Atemwege, sondern eingedickte, zähe Sekrete. Sie können die Bronchien so stark verstopfen, daß in den Lungenabschnitten hinter dem betroffenen Bronchus kein Gasaustausch mehr stattfin-

det. Gelingt es nicht, die Sekrete durch Anfeuchtung der Atemluft zu verflüssigen (s. S. 509), so werden häufig Sekretolytika oder Mukolytika eingesetzt, um die zähen Sekrete aufzulösen. Allerdings sind die Meinungen über die Wirksamkeit dieser Substanzen geteilt. Die Mukolytika sollen chemische Verbindungen in den Schleimmolekülen aufbrechen und hierdurch den Zusammenhalt des Schleimpfropfes vermindern. Auf diese Weise wird der Schleim „verflüssigt". Die meisten Mukolytika können einen Bronchospasmus auslösen. Darum empfiehlt es sich, vor der Verneblung des Mukolytikums einen Bronchodilatator zu geben.
Nicht vergessen: Wasser ist noch immer das beste Mukolytikum!

Acetylcystein (Mukolytikum-Lappe)

Wirkung:
- Spaltet Schwefelbrücken in den Schleimmolekülen, jedoch nicht die Haupteiweißketten. Die Struktur des Schleims wird geschwächt. Wirkt am besten bei pH 7-9.

Gefahren:
- Bronchospasmus (darum vorher Bronchodilatator)
- Unverträglichkeit mit folgenden Antibiotika: Ampicillin, Amphotericin B, Erythromycin, Tetrazykline.

Dosierung:
- 2-3 ml der 20%-Lösung (200 mg/ml) per Inhalation. Nicht injizieren! Anwendung mehrmals täglich, nach Bedarf. Die Lösung riecht nach faulen Eiern. Geöffnete Flaschen nicht länger als 4 Tage stehenlassen.

Mistabronco

Wirkung: wie Mukolytikum

Gefahren:
- wie Mukolytikum,
- nicht im Status asthmaticus anwenden, nicht injizieren!

Dosierung:
- 1-2 Amp. mehrmals tägl. pur oder 1:1 mit Aqua dest. verdünnt per Inhalation.

Für **Bromhexin (Bisolvon)** ist eine sekretolytische Wirkung nicht gesichert.
Allgemein gilt: Sekretolytika sollten beim Intensivpatienten nicht routinemäßig verordnet werden. Vorzuziehen ist ein sorgfältig abgestuftes Programm mit:
- ausreichender Flüssigkeitszufuhr,
- Anfeuchtung und Erwärmung der Atemluft,
- guter Bronchialtoilette und -hygiene,
- Bronchodilatatortherapie,
- gezielter Antibiotikatherapie.

Kapitel 48. Langzeitintubation und Lungenpflege

Einführung

Die endotracheale Intubation (s. Kapitel 11) ist ein wesentlicher Bestandteil der Atemtherapie beim Intensivpatienten: Ohne endotracheale Intubation ist eine maschinelle Beatmung nicht möglich. Auch die Zufuhr hoher Sauerstoffkonzentrationen unter Spontanatmung kann nur über einen Tubus oder eine Trachealkanüle erreicht werden. Und oft ist die physikalische Atemtherapie erst dann erfolgreich, wenn die mobilisierten Sekrete des Respirationstraktes wiederholt über einen Endotrachealtubus abgesaugt werden.
Beim Intensivpatienten können zwei verschiedene Methoden gewählt werden, um einen künstlichen Atemweg für die Langzeitbehandlung zu schaffen:

1. Endotracheale Intubation,
2. Tracheotomie.

Beide Verfahren haben ihre Vor- und Nachteile und entsprechend ihre Anhänger und Gegner.

Endotracheale Intubation

Die endotracheale Intubation verdrängt in zunehmendem Maße die Tracheotomie bei der Beatmungs- und Atemtherapie des Intensivpatienten. Methode der Wahl bei der Beatmungs- und Atemtherapie des Intensivpatienten ist die *nasotracheale* Intubation. Sie wird vom Patienten besser toleriert und ermöglicht eine sorgfältigere Mundpflege. Die orotracheale Intubation ist besonderen Ausnahmen vorbehalten.

Tracheotomie

Bei der Tracheotomie wird die Luftröhre im vorderen Halsbereich operativ eröffnet und anschließend kanüliert. *Wann* beim Intensivpatienten tracheotomiert werden soll, ist umstritten, vor allem deshalb, weil keine Einigkeit darüber besteht, wie lange ein Endotrachealtubus sicher belassen werden kann. Die entsprechenden Angaben differieren zwischen 24–48 h und mehreren Wochen. Unstrittig ist hingegen die Indikation zur Tracheotomie bei Verletzungen des Kehlkopfes und bei bestimmten Erkrankungen im oberen Respirationstrakt.

Trachealkanülen

Trachealkanülen gibt es, wie Endotrachealtuben, aus unterschiedlichen Materialien und in verschiedenen Größen. Der äußere Durchmesser reicht von 3,5–14 mm, der innere Durchmesser von 2,5–10,5 mm, die Länge von etwa 4,5 cm bis etwa 10 cm. Die Kanülen sind aus Metall oder Kunststoff. Kunststoffkanülen **(Abb. 48-1)** haben sich in letzter Zeit mehr und mehr durchgesetzt; ihre Blockmanschetten sind den Niederdruckmanschetten der Endotrachealtuben nachgebildet, entsprechen ihnen jedoch nicht vollständig. Wenn der Patient nicht mehr beatmet werden muß und außerdem keine Aspirationsgefahr besteht, können spezielle *Sprechkanülen* verwendet werden.

Technik der Tracheotomie

Die Tracheotomie wird möglichst als *Wahleingriff* in Intubationsnarkose durchgeführt, und zwar im Operationssaal – im Bett der Intensivstation hingegen nur in Ausnahmefällen. Notfalltracheotomien sind sehr kompli-

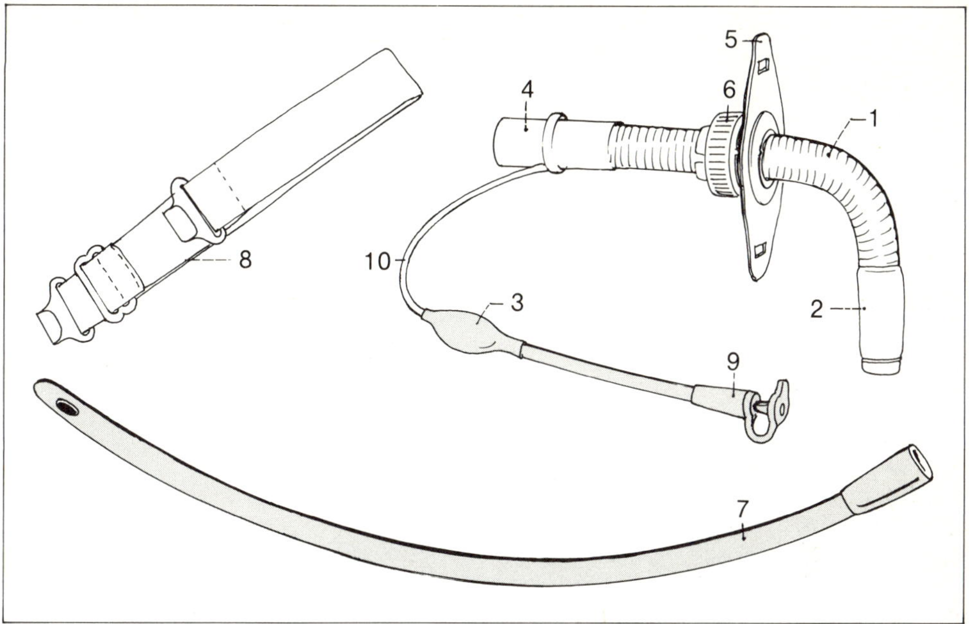

Abb. 48-1. Tracheostomaset mit Trachealkanüle „Trachoflex" (Fa. Rüsch). In der Kanülenwand ist eine Spirale aus Stahl eingearbeitet. *1* Kanüle, *2* Manschette, *3* Pilotballon, *4* Konnektor, *5* Halteplatte mit Kunststoffzylinder, *6* Gewindering, *7* Führungsinstrument, *8* Kanülenband, *9* Ansatz, *10* Luftzuführungsschlauch

kationsreich! Dennoch muß auf Intensivstationen eine entsprechende Tracheotomieausrüstung vorhanden sein.

Das wichtigste Zubehör umfaßt:
- Komplettes, steriles Tracheotomiebesteck,
- Trachealkanülen,
- Op-Lampe,
- Absauggerät und Absaugkatheter,
- Narkosezubehör einschl. EKG-Monitor.

Die Operation wird in Rückenlage ausgeführt, der Hals dabei überstreckt. Die Haut wird zwischen dem Ringknorpel und dem Jugulum in Längsrichtung gespalten; die eigentliche Tracheotomie erfolgt meist in Höhe des 3. oder 4. Trachealringes (mediane Tracheotomie). Hierzu wird in die Trachea ein Fenster in der Größe des einzuführenden Tubus geschnitten. Bei Kindern wird hingegen kein Knorpel exzidiert, um nicht die Entstehung einer Trachealstenose zu begünstigen. Anschließend wird der Endotrachealtubus herausgezogen und die größtmögliche Trachealkanüle eingeführt. Die richtige Kanülenlage wird zunächst durch Auskultation des Brustkorbs überprüft; später wird ein Röntgenbild des Thorax angefertigt. Nach Abschluß der Tracheotomie muß die Kanüle sicher fixiert werden: Hierzu wird ein elastisches Band um den Hals geführt **(Abb. 48-2).** Als Verband sollte ein spezieller Tracheostomaverband verwendet werden.

Komplikationen der Tracheotomie

Die Komplikationen der Tracheotomie entsprechen zum Teil denen der endotrachealen Intubation; meist handelt es sich um **Druckschäden** im Bereich der Trachea. Druckschäden des Kehlkopfes und der Nasenwege werden, anders als bei der endotrachealen Intubation, durch die Tracheotomie nicht hervorgerufen. Daneben können jedoch als eher typische Tracheotomieschäden folgende, z. T. lebensbedrohliche Komplikationen auftreten:

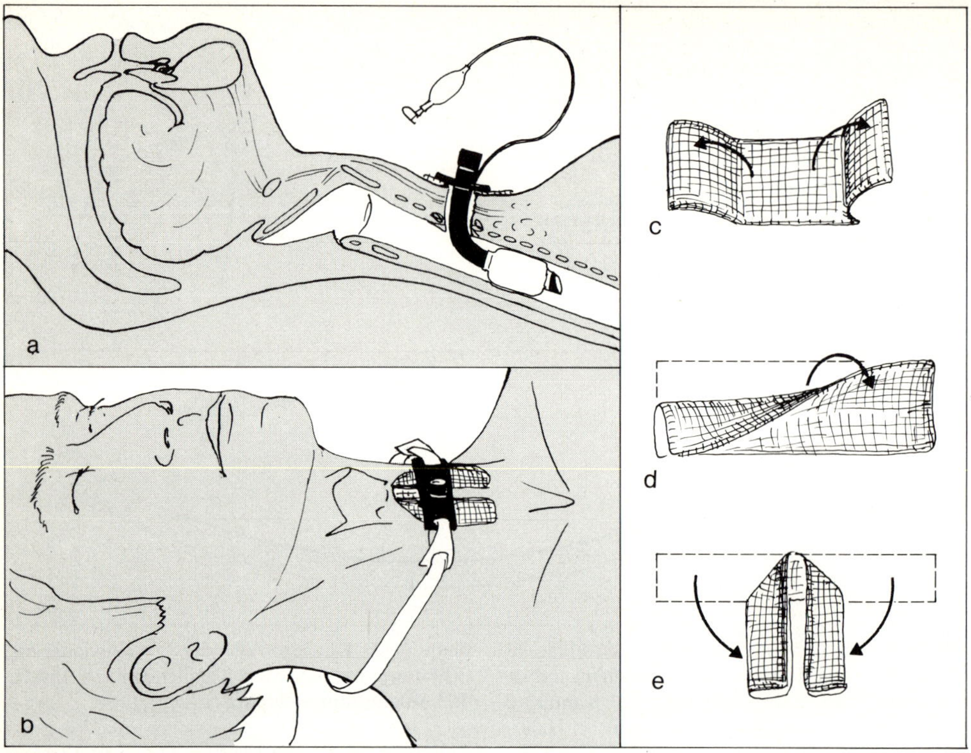

Abb. 48-2 a–e. Fixierung der Trachealkanüle und Tracheostomaverband

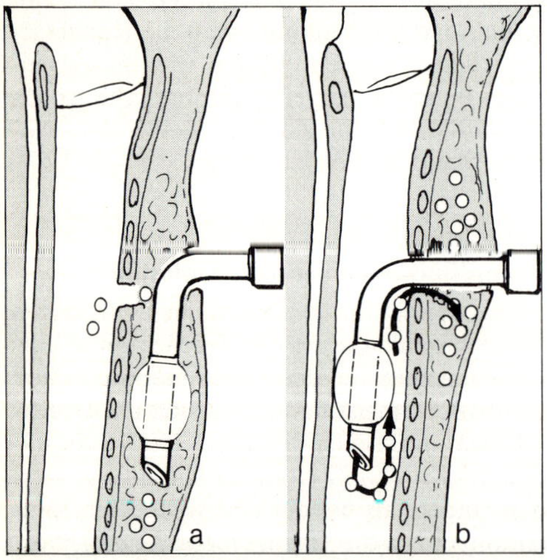

Abb. 48-3 a, b. Entstehung eines „Hautemphysems" bei Tracheotomie. **a** Kanüle liegt subkutan **b** Kanüle zu klein für Tracheostoma; Luft entweicht an den Seiten der Kanüle

- Massive Blutungen durch Arrosion von Gefäßen,
- Kanülenfehllage **(Abb. 48-3 a)**,
- Hautemphysem **(Abb. 48-3 b)**,
- Wundinfektion,
- Tracheoösophagealfistel.

Tubus- und Tracheostomapflege

Tubus oder Trachealkanüle gehören zu den sog. *„Lebenslinien"*. Sie dürfen niemals durch eingedicktes Sekret o.ä. verlegt sein. Voraussetzungen sind: ausreichende Anfeuchtung des Atemgases; richtiges Absaugen und sorgfältige krankengymnastische Behandlung. Tuben oder Trachealkanülen können auch durch Ballonhernien verlegt werden; besonders groß ist die Gefahr, wenn der Cuff exzessiv mit Luft gefüllt wurde oder wenn Trachealkanülen aus Metall verwendet werden, deren Blockmanschette locker über die Kanüle geschoben wird. Diese Manschetten können über die Kanülenspitze gleiten. Zum Nachweis einer Tubus- oder Kanülenobstruktion wird sofort ein Absaugkatheter eingeführt und außerdem die Manschette entblockt, um eine Ballonhernie auszuschließen. Ist die Obstruktion weiterhin vorhanden und droht der Patient zu ersticken, so wird der Tubus oder die Trachealkanüle sofort herausgezogen und der Patient mit Atembeutel/Maske beatmet; hierbei das Tracheostoma mit einer Kompresse bedecken. Außerdem um Hilfe rufen (Lebensgefahr!). Ist Hilfe eingetroffen, so wird erneut intubiert oder eine neue Trachealkanüle eingeführt.

Hieraus folgt: In Bettnähe des Intensivpatienten müssen immer Ersatztuben bzw. -trachealkanülen und ein funktionierendes Intubationsbesteck bzw. ein Spekulum bereitgestellt werden.

Manschettendruck

Um Schäden der Trachea zu verhindern, werden zur Langzeitintubation nur Tuben mit Niederdruckmanschetten verwendet (z. B. Vygon Hyperball, Portex Blue-line). Der Manschettendruck sollte endexspiratorisch 15 mm Hg nicht überschreiten. Der Cuff-Druck kann mit speziellen Manometern gemessen werden.

Praktische Grundsätze

- Die Manschette nur mit so viel Luft aufgeblasen, wie zur Beseitigung einer Leckage erforderlich ist. Niemals mehr Luft verwenden als nötig!
- Die Manschette langsam aufblasen; hierbei mit dem Ohr in Tubus- oder Kanülennähe die Dichtigkeit unter Beatmung mit Respirator oder Atembeutel überprüfen.
- Zuführenden Luftschlauch distal vom Kontrollballon verschließen. Hierzu keine scharfen Klemmen verwenden; sie beschädigen die Zuleitung, so daß die Luft entweichen kann.
- Die zum Blocken erforderliche Luftmenge im Überwachungsbogen eintragen.
- Sind ständig größere Luftmengen zum Blocken der Manschette erforderlich, so kann dies erster Hinweis auf eine Schädigung der Trachea sein.

Entblocken der Manschette

Atmet der Patient spontan, so kann die Manschette entblockt werden, wenn keine Aspirationsgefahr besteht. Zu den Mahlzeiten und beim Trinken sollte die Manschette erneut geblockt werden.

- Vor dem Entblocken Lunge und Rachen absaugen,
- Manschette langsam entblocken; hierbei 10-ml-Spritze verwenden,
- danach sofort die Trachea absaugen.

Tracheostomapflege

Das Tracheostoma wird im allgemeinen 1 × pro Schicht gepflegt, bei Bedarf öfter. Die Pflege dient zur **Infektionsprophylaxe.**

Zubehör:
- sterile Handschuhe
- sterile Tupfer und Kompressen
- Tracheostomaverbandsmaterial + Stoffband
- Klemme
- Schere
- Wasserstoffsuperoxyd und Aqua dest.

Vorgehen:
- Schmutzigen Tracheostomaverband entfernen. Haut um das Stoma herum mit Wasserstoffsuperoxyd und Aqua dest. reinigen. Danach Haut mit sterilen Tupfern trocknen.
- Tracheostomaverband (nichtfasernde Schlitzkompresse) anlegen; Kanüle hierbei nicht herausreißen.
- Stoffbänder durch die seitlichen Öffnungen der Kanüle ziehen und festknoten; dann um den Hals herumführen und seitlich miteinander verbinden. Band nicht zu locker befestigen, sonst gleitet die Kanüle in der Trachea auf- und abwärts.
- Liegt eine Doppelkanüle, so ist die Pflege mit der oben beschriebenen Technik identisch. Zusätzlich wird die innere Kanüle herausgezogen, mit Wasserstoff gereinigt, danach mit Aqua dest. abgespült und wieder eingesetzt.

Solange die innere Kanüle entfernt ist, muß ein Adapter auf die äußere Kanüle gesetzt werden, damit das Beatmungsgerät angeschlossen werden kann. Am günstigsten ist es, die innere Kanüle durch eine andere zu ersetzen (teuer).

Kanülenwechsel

Innerhalb der ersten 48 h nach der Tracheotomie sollte die Trachealkanüle nicht ohne Not gewechselt werden: Es hat sich noch kein richtiger Kanal gebildet. Hierdurch besteht die Gefahr, daß nach der Dekanülierung die neue Kanüle nicht mehr eingesetzt werden kann. Folge: **Erstickungsgefahr.**

Praktische Grundsätze:

- Trachealkanülen werden im allgemeinen 2 × pro Woche gewechselt, bei Bedarf öfter.
- Der Kanülenwechsel erfolgt durch erfahrene Schwestern und Pfleger; Anfänger werden angeleitet. Die Pflegepersonen müssen mit der Technik des Kanülenwechsels vertraut sein, damit sie bei Dekanülierung oder Obstruktion sofort richtig reagieren können.
- Erforderliche Ausrüstung einschließlich Lampe und Notfallbesteck in Bettnähe aufbauen. Dichtigkeit der neuen Manschette überprüfen.
- Patienten absaugen, präoxygenieren, flach oder kopftief lagern.
- Haltekanüle entfernen.
- Neue Kanüle behutsam durch das Tracheostoma einführen. Fehllagen unbedingt vermeiden.
- Manschette langsam blocken, Beatmungsgerät anschließen.
- Gelingt das Einführen der Kanüle nicht auf Anhieb, so kann zunächst oral intubiert werden: Hierbei muß die Tubusmanschette unterhalb des Tracheostomas liegen.
  Als Alternative wird das Stoma mit einer sterilen Platte abgedeckt, so daß der Patient mit Beutel-Maske beatmet werden kann.
- Anschließend wird ein neuer Versuch unternommen.

Sputumgewinnung

Je nach Anordnung werden mehrmals in der Woche steril gewonnene Sputumproben zu Bakterienkultur- und Empfindlichkeitstests in das Hygienelabor geschickt. Das Sputum wird am besten in spezielle, sterile Auffangvorrichtungen gesaugt, um das Risiko einer Kontamination zu vermindern (s. S. 411).

Versehentliche Extubation oder Dekanülierung

Die versehentliche Extubation oder Dekanülierung des beatmeten Patienten ist lebensbedrohlich und erfordert sofortiges Handeln.

1. Extubation: Patienten sofort mit Atembeutel-Maske (100% O_2) beatmen. Um Hilfe rufen (Lebensgefahr!). Bei entsprechender Ausbildung und Erfahrung selbst reintubieren, sonst warten, bis Arzt eintrifft.

2. Dekanülierung: Manschette sofort entblocken, Hals des Patienten überstrecken und Kanüle neu einführen.
Gelingt das nicht auf Anhieb, Tracheostoma abdecken und mit Atembeutel-Maske beatmen, bis Arzt eintrifft und das Stoma mit einer neuen Kanüle intubiert.

Lungenpflege

Die Lungenpflege spielt beim intubierten und beatmeten Patienten eine zentrale Rolle. Keine andere pflegerische Maßnahme hat so viel Einfluß auf die Funktion eines Vitalorgans wie die Lungenpflege. Die Gründe hierfür ergeben sich aus den Besonderheiten von Intubation und maschineller Beatmung: Durch die endotracheale Intubation ist die Funktion des oberen Respirationstraktes ausgeschaltet; hierdurch wird die Atemluft nicht mehr erwärmt, angefeuchtet, gefiltert und gereinigt; der Hustenmechanismus ist meist nachhaltig gestört; durch relative Immobilisierung des Patienten wird die Sekretverhaltung in den Bronchien gefördert und die Entstehung hypostatischer Atelektasen begünstigt; die Belüftung der Lunge unter maschineller Beatmung entspricht nicht derjenigen unter Spontanatmung. Insgesamt kann somit paradoxerweise die respiratorische Therapie den pulmonalen Gasaustausch verschlechtern, wenn ihre unerwünschten Nebeneffekte nicht durch bestimmte pflegerische Maßnahmen verhindert oder beseitigt werden. Diese Maßnahmen umfassen vor allem:

- Anfeuchtung und Erwärmung der Atemluft,
- Absaugen des Bronchialsekretes,
- physikalische Atemtherapie.

Die theoretischen Grundlagen dieser Maßnahmen sind in den entsprechenden Kapiteln beschrieben.

Zur Überwachung und Therapiekontrolle der Lungenpflege-Maßnahmen müssen Intensivschwestern und -pfleger einige Grundprinzipien der Thoraxauskultation beherrschen.

Untersuchung des Thorax

Durch Auskultation des Thorax sollen selbständig folgende einfachen, aber grundlegenden Fragen beantwortet werden:

- Sind Atemgeräusche vorhanden oder nicht?
- Sind die Atemgeräusche normal oder verändert?
- Ist Sekret vorhanden, das abgesaugt werden muß?
- Muß aufgrund des Auskultationsbefundes der Arzt benachrichtigt werden?

Die einfache Untersuchung des Brustkorbs ist leicht zu erlernen und umfaßt folgende Methoden: Inspektion, Palpation, Perkussion und Auskultation.

Inspektion des Thorax

Hierzu gehört u.a. die Beobachtung der Thoraxbeweglichkeit während des Atemzyklus. Verletzungen und Krankheitsprozesse von Lunge und Thoraxwand können die Thoraxform und -beweglichkeit, aber auch Atemtyp und Atemfrequenz beeinflussen. Hierbei wird besonders geachtet auf:

- Atemfrequenz,
- Atemtyp,
- verminderte Beweglichkeit einer Thoraxseite,
- paradoxe Beweglichkeit.

1. Atemfrequenz: Sie beträgt in Ruhe beim Erwachsenen etwa 12-20/min. Sie ist u.a. gesteigert bei: Fieber, Lungenerkrankungen, Lungenödem, Erregung.

2. Atemtyp: Der Rhythmus der normalen Atmung ist relativ gleichmäßig. Pathologische Atemtypen sind:

- *Cheyne-Stoke-Atmung:* periodisches An- und Abschwellen der Atemtiefe und des Abstandes der einzelnen Atemzüge.
- *Biot-Atmung:* wiederkehrende kurzdauernde Atemstillstände. Dazwischen ist die Atmung regelmäßig und normal tief.
- *Kussmaul-Atmung:* regelmäßig und tief. Azidoseatmung.
- *Maschinenatmung:* tiefe und schnelle Atemzüge mit Hyperventilation, z.B. bei Schädel-Hirn-Trauma.

3. Verminderte Thoraxbeweglichkeit, u.a. bei:

- ausgedehnter Infiltration der Lunge,
- schmerzhaften Pleuraerkrankungen,
- Rippenfrakturen, Rippenprellung,
- Atelektase,
- Pleuraerguß.

4. Paradoxe Beweglichkeit: Bei Inspiration wird die Thoraxwand eingezogen, bei Exspiration vorgewölbt. Kommt vor bei:

- instabilem Thorax, z.B. durch Rippenserienfraktur,
- unkoordinierten Zwerchfellbewegungen.

Palpation des Thorax

Hierunter versteht man das Betasten des Thorax. Von besonderem Interesse ist in der Intensivmedizin das **subkutane Emphysem („Hautemphysem“).** Hierbei handelt es sich um eine Luftansammlung im Unterhautgewebe. Bei der Palpation knirscht es unter den Fingern („Schneeballknirschen“). Ursachen können sein:

- Pneumothorax mit Verletzung der Pleura parietalis. Tritt öfter nach Legen einer Thoraxdrainage auf,
- Mediastinalemphysem, z.B. durch Bronchusruptur,
- Verletzungen von Pleura und Lunge ohne Pneumothorax,
- Eintritt von Luft durch äußere Thoraxwandverletzung.

Die Luft kann sich, besonders unter maschineller Beatmung, über den ganzen Körper

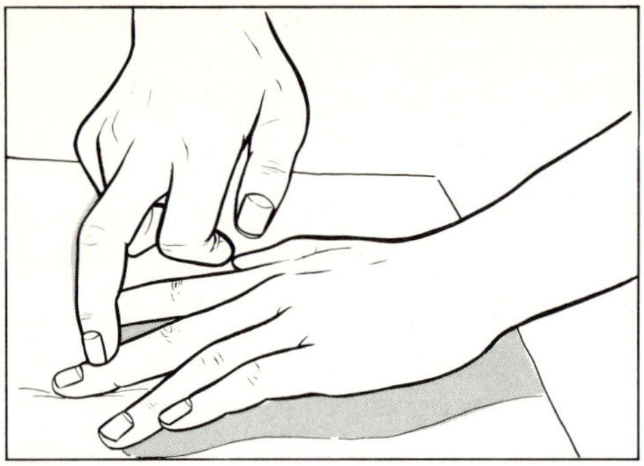

Abb. 48-4. Perkussion (Beklopfen) des Thorax zur Beurteilung des Klopfschalls. Der Klopfschall kann normal (sonor), hypersonor (bei vermehrtem Luftgehalt) oder gedämpft (bei vermindertem Luftgehalt) sein

ausbreiten. Eine Therapie ist meist nicht erforderlich. Es gilt aber:

> Bei subkutanem Emphysem muß immer ein Pneumothorax ausgeschlossen werden.

Perkussion des Thorax

Bei der Perkussion wird die Thoraxwand mit dem Finger beklopft. Dabei schlägt der Mittelfinger der rechten Hand auf das Endglied des linken Mittelfingers **(Abb. 48-4).** Bei der vergleichenden Perkussion werden immer entsprechende Punkte auf beiden Thoraxseiten beklopft.

Durch Perkussion sollen pathologische Veränderungen innerhalb der Thoraxhöhle festgestellt werden.

Normaler Klopfschall wird als *sonor* bezeichnet. Veränderungen des Klopfschalls sind:

- **Hypersonor:** tief, laut, lang (als ob auf eine leere Schachtel geklopft wird). Hypersonorer Klopfschall tritt auf bei vermehrtem Luftgehalt des Thorax: Pneumothorax, Lungenemphysem.
- **Gedämpft:** leise, hoch, kurz (als ob auf den Schenkel geklopft wird). Gedämpfter Klopfschall entsteht, wenn der Luftgehalt der Lunge vermindert ist: Pleuraerguß, Pneumonie, Hämatothorax.

Auskultation

Die Auskultation dient dem Erkennen von pathologischen Atemgeräuschen.

1. Normales Atemgeräusch entsteht durch Vibrationen. Zwei Arten können unterschieden werden: Vesikuläratmen („Bläschenatmen") und Bronchialatmen.

- **Vesikuläratmen** klingt weich und säuselnd, ist während der gesamten Inspiration hörbar, bei der Exspiration ebenfalls, jedoch schwächer. Vesikuläratmen ist über allen Lungenabschnitten zu hören (Ausnahme rechte Lungenspitze: hier bronchovesikulär).
- **Bronchialatmen:** klingt scharf wie das Fauchen einer Katze. Ist am deutlichsten über der Trachea zu hören und klingt hier während der In- und Exspiration nahezu gleich laut. Außerdem kann man Bronchialatmen leiser über den Hauptbronchien und im Rücken nahe dem 7. HWS-Dornfortsatz hören.
  An allen anderen Stellen ist Bronchialatmen pathologisch.

2. Rasselgeräusche sind pathologisch; sie entstehen zusätzlich zum normalen Atemgeräusch. Zwei Arten werden unterschieden: trockene Rasselgeräusche und feuchte Rasselgeräusche.

a) Trockene Rasselgeräusche. Sie entstehen, wenn Luft durch Bronchien strömt, die durch Sekretmembranen oder Sekretfäden verengt sind. Sie werden auch als *bronchitische* Rasselgeräusche bezeichnet und sind während des gesamten Atemzyklus hörbar, während der Exspiration sogar meist deutlicher. Sie klingen wie *Brummen, Schnurren, Pfeifen, Giemen.* Exspiratorisches Giemen ist auch beim Bronchospasmus zu hören. Trockene Rasselgeräusche sind typisch für den nicht abgesaugten Intensivpatienten; in der Allgemeinmedizin typisch für Bronchitis.

b) Feuchte Rasselgeräusche werden nur mit einiger Übung gehört. Sie entstehen, wenn Luft durch dünnflüssige Sekrete im Tracheobronchialbaum und in den Alveolen strömt. Sie wechseln in Größe, Verteilung, Lautstärke usw., je nachdem, welche Art von Sekret vorliegt und welche Bereiche betroffen sind (Trachea, Bronchien, Bronchiolen, Alveolen). Unterschieden werden:

- *feinblasige* Rasselgeräusche: scharf, knackend. Durch Flüssigkeit in den Alveolen, z.B. Pneumonie, Lungenödem,

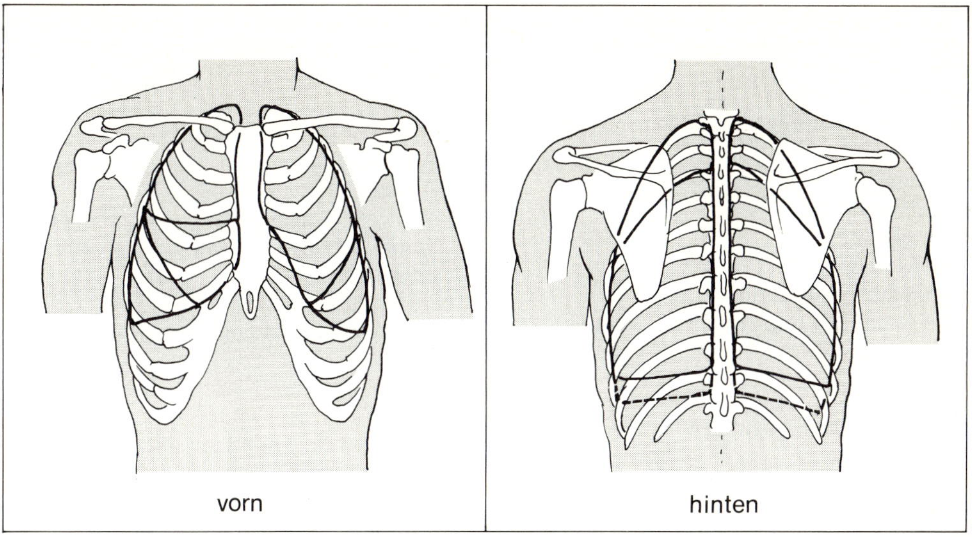

Abb. 48-5. Projektion der Lungengrenzen auf den knöchernen Thorax

- *mittelblasige* Rasselgeräusche. Durch Sekrete in den Bronchiolen,
- *grobblasige* Rasselgeräusche: laut, gurgelnd. Durch Exsudat in Trachea, Bronchien und kleineren Bronchien.

3. Pleurareiben: Knarrendes Geräusch, bevorzugt während der späten Inspirationsphase und frühen Exspirationsphase. Klingt wie Lederknarren, ist oft von außen mit der Hand fühlbar. Entsteht durch entzündliche Veränderungen der beiden Pleurablätter, die nicht mehr reibungsfrei aufeinander gleiten.

4. Atemgeräusch fehlt oder ist abgeschwächt: Wichtigste Ursachen: Atelektase, Pneumothorax, verstopfter Bronchus, Hämatothorax, Pleuraerguß, Pleuraschwarte.
Perkussion und Auskultation können nur dann sinnvoll durchgeführt werden, wenn man die Projektion der Lungengrenzen auf den knöchernen Thorax kennt. Diese sog. Topographie ist in **Abb. 48-5** dargestellt.

Ausgewählte Krankheitsbilder

1. Sekretverhaltung beim Intensivpatienten
- Inspektion normal,
- Palpation normal,
- Klopfschall normal,
- trockene Rasselgeräusche über den betroffenen Lungenpartien.

2. Pneumonie
- Schnelle Atmung, Nasenflügeln, Zyanose, evtl. einseitig verminderte Atembewegungen,
- gedämpfter Klopfschall, wenn betroffener Bereich ausreichend groß,
- Bronchialatmen und feinblasige Rasselgeräusche.

3. Atelektase
- Asymmetrische Atembewegungen, lokale Einziehungen der Thoraxwand,
- gedämpfter Klopfschall,
- abgeschwächtes Atemgeräusch.

4. Pleuraerguß
- Nachschleppen der erkrankten Seite, Interkostalräume vorgewölbt,
- Interkostalräume fühlen sich gespannt an,
- absolut gedämpfter Klopfschall,
- Atemgeräusch stark abgeschwächt oder aufgehoben.

Beachte: Auch beim Hämatothorax ist der Klopfschall gedämpft und das Atemgeräusch aufgehoben.

5. Lungenödem (intraalveolär)
- Schaumiges, rötlich-tingiertes Sekret,
- laute in- und exspiratorische feuchte Rasselgeräusche von der Lungenspitze bis zur Basis, oft auch exspiratorisches Giemen.

Bei subakutem Verlauf häufig auch feinblasige Rasselgeräusche über der Lungenbasis.

Der Arzt ist zu benachrichtigen bei akutem Auftreten oder Verdacht auf:
- Pneumothorax,
- Hämatothorax,
- Lungenödem,
- schwere Atelektase,
- Bronchusobstruktion.

Über Anfeuchtung und Erwärmung der Atemluft s. S. 509

Endotracheales Absaugen

Das endotracheale Absaugen ist zumeist unangenehm und nicht selten gefährlich. Darum wird nur abgesaugt, wenn wirklich Sekrete vorhanden sind. Hierzu wird der Thorax auskultiert. Das Absaugen muß steril, vorsichtig und atraumatisch durchgeführt werden; hierbei werden immer sterile Handschuhe und sterile Absaugkatheter verwendet.

Praktische Grundsätze

- ▸ Schwerkranke werden unmittelbar vor dem Absaugen mit 100%igem O_2 präoxygeniert, damit der p_aO_2 während des Absaugens nicht gefährlich abfällt.
- ▸ Der Absaugkatheter soll weich sein und nicht größer als ⅓ des inneren Tubusdurchmessers. Meist reicht ein 14 oder 16 F Katheter aus. Mit großen Kathetern wird oft ein zu starker Sog erzeugt. Hierdurch entstehen Atelektasen. Nach dem Absaugen sollte zur Atelektasenbeseitigung die Lunge mit dem Atembeutel gebläht werden.
- ▸ Sterile Technik ist der beste Infektionsschutz. Jeder Katheter wird nur *einmal* verwendet. Niemals darf ein Katheter, mit dem Mund oder Nase abgesaugt worden sind, in das Bronchialsystem eingeführt werden.
- ▸ Der Absaugvorgang sollte nicht länger als 10 s dauern. Besondere Vorsicht ist geboten, wenn der Patient hohe Sauerstoffkonzentrationen und/oder PEEP bzw. CPAP benötigt.
  Zu langes Absaugen kann eine Bradykardie oder sogar einen Herzstillstand auslösen. Beim Absaugen darum EKG-Monitor und Patienten beobachten!
- ▸ Kopfdrehmanöver sollten während des Absaugvorganges nicht durchgeführt werden. Es ist hiermit nicht möglich, gezielt in den linken oder rechten Hauptbronchus zu gelangen.

Zubehör:
- Absauggerät
- Absaugpfanne oder Y-Stück
- steriler Absaugkatheter mit gebogener Spitze, 14 oder 16 F für Erwachsene; 8 oder 10 F für Kinder
- sterile Handschuhe
- Spritze mit physiologischer Kochsalzlösung

Vorgehen:
1. Patienten ca. 3 min lang mit 100% Sauerstoff präoxygenieren.
2. Kurz vor dem Absaugen Respiratoralarm vorübergehend unterbrechen.
3. Katheterverpackung öffnen, dabei Sterilität wahren.
4. sterilen Handschuh über die rechte Hand ziehen.
5. Mit der einen Hand Beatmungsgerät oder T-Stück abnehmen und auf eine sterile Kompresse legen.
6. Mit der anderen Hand Absaugkatheter entnehmen und an das Absauggerät anschließen. Absauggerät einschalten.
7. Wenn erforderlich Tubus mit 1–2 ml Kochsalzlösung benetzen (Spritze in der linken Hand).
8. Absaugkatheter tief in das Bronchialsystem einführen; bei Widerstand nicht gewaltsam vorschieben. Beim Einführen herkömmlicher Katheter *nicht* absaugen! Bei Verwendung von „Aero-Flow-Kathetern (Sherwood) wird hingegen auch beim Einführen ein Sog ausgeübt, weil sich hierdurch ein schützendes Luftkisssen um die Katheterspitze bilden soll.
9. Mit dem Daumen Öffnung der Absaugpfanne oder des Y-Stücks verschließen und den Katheter unter Drehbewegungen langsam herausziehen. Hierbei nicht vor- und zurückstochern. Gesamtdauer des Absaugvorganges nicht über 10 s; bei Schwerkranken noch kürzer.
10. Absauggerät abstellen.
11. Handschuh über den Absaugkatheter streifen; beides abwerfen.
12. Lunge mehrmals mit dem Atembeutel tief blähen (100% O_2).
13. Patienten an den Respirator anschließen.

Periodisches Blähen der Lunge

Dem beatmeten Patienten fehlt die periodische Seufzeratmung des spontan Atmenden. Gesunde atmen nämlich etwa 6- bis 8mal in der Stunde in Form von Schnüffeln, Gähnen, Husten oder Seufzen tief ein. Hierdurch werden die Alveolen erweitert und der Surfactant erneut aktiviert. Unter maschineller Beatmung sind diese Mechanismen aufgehoben. Daher besitzen zahlreiche Respiratoren eine sog. Seufzereinrichtung, über die der Patient mehrmals in der Stunde in wiederkehrenden Abständen mit einem hohen Atemzugvolumen beatmet werden kann. Hierdurch sollen die gleichförmigen Beatmungszüge unterbrochen und die Atelektasen- und Shuntentwicklung verhindert werden. Die Seufzer können jedoch auch mit dem Atembeutel verabreicht werden. Das Ziel ist hierbei:

- Prophylaxe von Atelektasen,
- Eröffnen bestehender Atelektasen durch unterschiedliche Beatmungsdrucke und Beatmungsvolumina.

Praktische Grundsätze

- ▸ Die Lunge mindestens 1 × pro Stunde 8- bis 10mal hineinander mit dem Atembeutel blähen.
- ▸ Hierzu die Einlaßöffnung des Atembeutels mit einer Sauerstoffquelle verbinden.
- ▸ Das Blähen erfolgt am besten mit 100%igem Sauerstoff, damit eine Hypoxämie vermieden wird.
- ▸ Zu rasches und zu ausgiebiges Blähen führt zu Hyperventilation und muß vor allem in der Entwöhnungsphase vermieden werden, weil hierdurch der Atemantrieb vermindert wird.
- ▸ Übereifriges Blähen verkürzt außerdem die Exspirationszeit, erhöht den intrathorakalen Druck und vermindert den venösen Rückstrom zum Herzen: Herzzeitvolumen und Blutdruck fallen ab.
- ▸ Liegen Stenosen der Atemwege durch Sekretverlegung vor, so ist folgendes zu beachten: Bei schnellem Flow geht die Luft den Weg des geringsten Widerstandes und damit in nichtstenosierte Abschnitte. Dadurch bleiben die Stenosen uneröffnet. Hingegen werden Stenosen durch langsamen Flow und langsamen Druckanstieg sowie durch schnelles Nachdrücken eines großen Volumens beseitigt.
- ▸ Mit dem Atembeutel kann auch ein künstlicher Hustenstoß erzeugt werden (Technik s. S. 525).
- ▸ Neben dem Blähen der Lunge kann der Atembeutel zur Hyperventilation eingesetzt werden, um den Atemantrieb des gegen den Respirator atmenden Patienten zu dämpfen.

Extubation

Der Patient wird extubiert, wenn sein klinischer Zustand und die gemessenen Atemgrößen und Blutgaswerte darauf hinweisen, daß er ausreichend spontan atmen und außerdem seine Atemwege selbst freihalten kann.

Praktisches Vorgehen

- ▸ Patienten vollständig über die geplante Maßnahme aufklären; behutsam auf möglichen Mißerfolg hinweisen.
- ▸ Sämtliches Zubehör für Reintubation bereitstellen und Funktion überprüfen.
- ▸ Oberkörper des Patienten so hoch wie möglich lagern, Lungen einige Minuten präoxygenieren.
- ▸ Trachea und Mund sorgfältig absaugen. Danach Lunge mehrmals kräftig mit Atembeutel blähen.
- ▸ Patienten maximal tief einatmen lassen, dann Manschette entblocken und Tubus *rasch* herausziehen. Beim Herausziehen nicht absaugen!
- ▸ Patienten zum Abhusten auffordern; wenn erforderlich, Rachen absaugen. Oft werden große Mengen Schleim, die bisher oberhalb der Manschette in der Trachea lagen, in die Mundhöhle befördert.
- ▸ Sauerstoffmaske aufsetzen, inspiratorische Sauerstoffkonzentration zunächst 10% höher als unter Intubation einstellen.
- ▸ Wenn erforderlich, atemtherapeutische Maßnahmen fortsetzen.

Entfernen der Trachealkanüle

Für das Entfernen der Trachealkanüle beim Intensivpatienten gelten die gleichen Kriterien wie für den Endotrachealtubus, auch das Vorgehen ist ähnlich. Nach der Dekanülierung werden die beiden Wundränder mit einem Verband aneinander gezogen. Es besteht dann oft nur noch *wenige Stunden* die Möglichkeit, über das Tracheostoma einen Absaugkatheter oder eine Trachealkanüle einzuführen.

Kapitel 49. Maschinelle Beatmung

Einführung

Die maschinelle Beatmung dient zur Behandlung der **respiratorischen Insuffizienz.** Die hierfür eingesetzten Maschinen werden als *Respiratoren* oder Beatmungsgeräte bezeichnet. Die Respiratoren übernehmen nur einen Teil der Atmung, nämlich die Belüftung der Lungen *(Ventilation),* nicht hingegen den pulmonalen Gasaustausch. Das Ziel jeder maschinellen Beatmung ist die Beseitigung von Hypoxämie und Hyperkapnie. Die Beatmung ist eine vorübergehende Maßnahme. Sie wird solange durchgeführt, bis der Patient wieder ausreichend allein atmen kann.

Unterschied zwischen Spontanatmung und Beatmung

Bei Spontanatmung strömt nur dann Luft in die Lungen, wenn der Druck in Mund und Nase größer ist als in den Alveolen. Bleiben alle übrigen Bedingungen konstant, so bestimmt die Größe der Druckdifferenz die Größe des Atemzugvolumens: je größer der Druck im Mund- und Nasenbereich, desto stärker der Einstrom von Luft in die Lungen.

Am Ende einer normalen Exspiration strömt keine Luft in den Atemwegen, weil der Druck in den Alveolen genau so groß ist wie im Mund-Nasen-Bereich. Dieser Druck entspricht dem uns umgebenden Atmosphärendruck. Soll Luft in die Alveolen einströmen, so muß der intraalveoläre Druck niedriger werden als der Druck in Mund und Nase. Diese Drucksenkung wird durch Kontraktion der Inspirationsmuskulatur erreicht: Der Thorax erweitert sich, der Druck in den Alveolen sinkt unter den Atmosphärendruck, und die Luft kann von oben (Mund, Nase) nach unten (Alveolen) strömen. Am Ende der Inspiration erschlafft die Atemmuskulatur; Thorax und Lunge kehren in ihre Ausgangslage zurück. Dabei steigt der Druck in den Alveolen über den Atmosphärendruck an und die Luft strömt nun von unten nach oben: Sie wird ausgeatmet. Dieser zyklische Vorgang von Ein- und Ausatmung wird als *Ventilation* bezeichnet.

Die Ventilation der Lungen kann jedoch auch erreicht werden, wenn man den Druck in der Lunge zu Beginn der Inspiration nicht erniedrigt, sondern unverändert läßt und gleichzeitig den Druck in den oberen Atemwegen über den Atmosphärendruck erhöht. Auf diese Weise entsteht ebenfalls ein Druckgefälle zwischen Mund und Alveole und die Luft muß entlang diesem Gefälle in die Alveolen einströmen. Dieses Verfahren ist das Prinzip der **Überdruckbeatmung.** Für die Belüftung der Lungen (Ventilation) ist es somit gleichgültig, ob ein Sog (Spontanatmung) oder ein Überdruck (Beatmung) einwirkt. Entscheidend für die Luftströmung ist einzig und allein das Druckgefälle, an dem die Luft entlangströmen muß. Dennoch ist eine normale „Unterdruckatmung" der künstlichen oder maschinellen Beatmung überlegen, weil sie ein natürlicher Vorgang ist und nicht, wie die maschinelle Beatmung, mit unerwünschten Wirkungen auf den Organismus einhergeht.

> Die maschinelle Beatmung ist eine Überdruckbeatmung. Sie wird immer über einen Endotrachealtubus oder eine Trachealkanüle durchgeführt.

Einteilung der Respiratoren

Respiratoren sind meist kompliziert aufgebaute Maschinen. Kenntnisse über die Konstruktionsprinzipien eines Respirators sind zu dessen Bedienung kaum erforderlich. Hingegen müssen die Funktionscharakteristika genau bekannt sein, damit die Beatmungstherapie richtig durchgeführt werden kann. Schwestern und Pfleger, die Beatmungspatienten betreuen, müssen ebenfalls mit der Funktionsweise des jeweiligen Respirators vertraut sein. Nur so können die Funktionen überwacht und Störungen erkannt und beseitigt werden.

Es gibt eine Vielzahl höchst unterschiedlicher Respiratoren und entsprechend uneinheitlich ist ihre Klassifizierung. Hierdurch entsteht unnötige Verwirrung. Die nachfolgende Einteilung ist relativ einfach und beruht auf den verschiedenen Phasen des maschinellen Beatmungszyklus:

- Inspirationsphase,
- Wechsel von Inspiration zu Exspiration,
- Exspirationsphase,
- Wechsel von Exspiration zu Inspiration.

Inspirationsphase: Art des Volumenangebots

Während der Inspiration erzeugt der Respirator einen *Überdruck;* hierdurch strömt die Luft dem Druckgefälle entlang vom Respirator in die Alveolen („von oben nach unten"). Nach der Art des Volumenangebotes können hierbei unterschieden werden:

- Flowgeneratoren,
- Druckgeneratoren.

Flowgeneratoren

Diese Respiratoren liefern während der Inspiration das Atemvolumen mit einer festgelegten *Strömungsgeschwindigkeit (Flow),* die gewöhnlich während der gesamten Einatmung konstant bleibt - unabhängig vom Druck an der Auslaßöffnung. Zu Beginn der Inspiration steigt der Gasfluß (l/min) rasch auf ein Maximum an und bleibt dann bis zum Ende der Einatmung konstant. Danach fällt er rasch auf Null ab. Das Ende der Inspiration tritt ein, wenn entweder ein vorbestimmtes Atemzugvolumen, eine vorbestimmte Zeit oder ein vorgegebener Druck erreicht worden sind. Hierbei nimmt während der Inspiration das in die Lunge einströmende *Volumen* ständig zu; in gleicher Weise steigt auch der *Druck* in der Lunge an.

Nur der Respirator allein bestimmt das pro Zeit abgegebene Volumen. Der Druckverlauf richtet sich nach den physikalischen Eigenschaften der Patientenlunge. Ändert sich der Widerstand im beatmeten System, so wird trotzdem das eingestellte Atemzugvolumen in der vorgegebenen Zeit geliefert.

Flowgeneratoren können einen beschleunigten oder einen konstanten Gasfluß liefern:

Flowgeneratoren mit beschleunigtem Gasstrom: Bei diesen Respiratoren steigt der Gasfluß in der Anfangsphase der Inspiration langsam an (Beispiel: Engström ER 300, Dräger Narkosespiromat 650) und nimmt dann einen sinusförmigen Verlauf **(Abb. 49-1).** Er ist für jeden Beatmungszyklus gleich. Hierbei muß aber beachtet werden, daß der Strömungsverlauf im Respirator sich vom Strömungsverlauf *im Patientensystem* unterscheidet.

Flowgeneratoren mit konstantem Gasstrom: Bei diesen Respiratoren ist der Gasstrom während der Inspiration konstant **(Abb. 49-2).** Er wird erzeugt, indem Antriebsgas, das im Vergleich zum erforderlichen Beatmungsdruck unter sehr hohem Druck steht, durch einen Widerstand zum beatmeten System fließt. Der dem Antriebsgas entgegengerichtete Beatmungsdruck ist so gering, daß er den Flow nicht meßbar verändern kann. Daher bleibt in jeder Phase der Inspiration der Gasstrom konstant.

Beispiel: Bird Mark 8 bei gedrücktem Airmix-Knopf.

Druckgeneratoren

Diese Respiratoren liefern dem zu beatmenden System das Atemzugvolumen mit einem *konstanten Druck* - unabhängig vom Gasfluß und ebenso unabhängig vom ansteigenden Druck in den Lungen **(Abb. 49-3).** Zu Beginn der Inspiration steigt der Druck im Mund steil an bis zum Arbeitsdruck des Respirators und bleibt dann konstant bis zum Ende der Inspiration. Druck und Volumen in der Lunge steigen graduell an. Hingegen nimmt der Flow, nach steilem Anstieg, ab, weil sich die

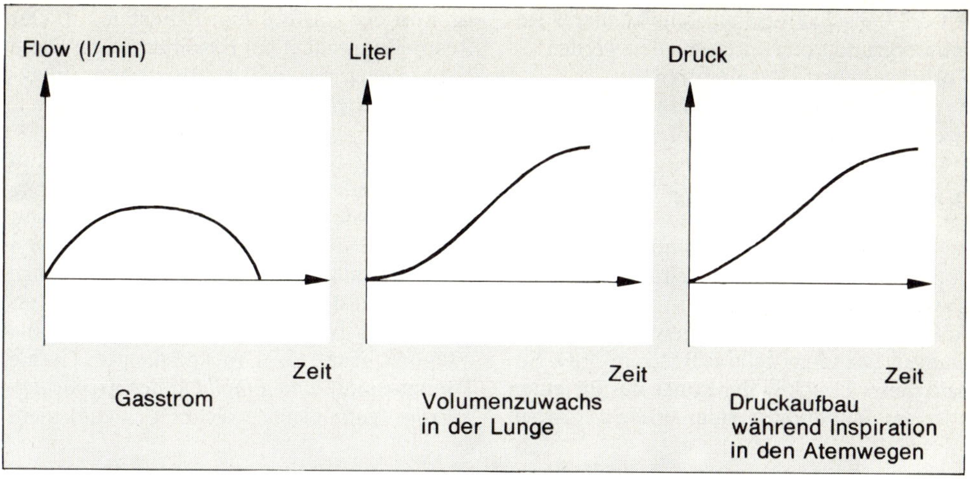

Abb. 49-1. Flowgenerator mit variablem Flow. Flow-, Volumen- und Druckverlauf

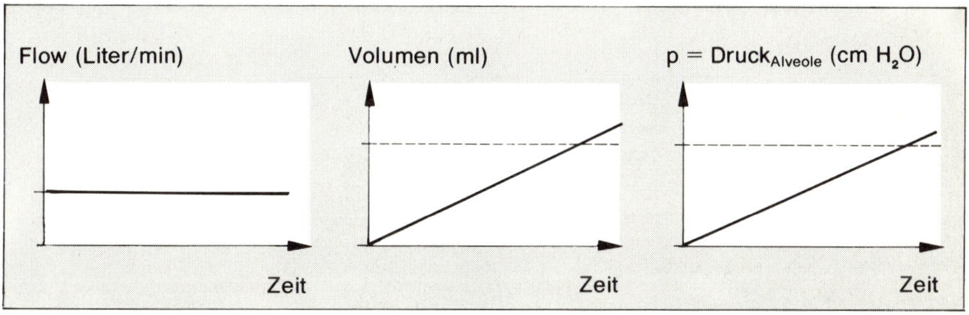

Abb. 49-2. Stromgenerator mit konstantem Flow. Flow-, Volumen- und Druckverlauf

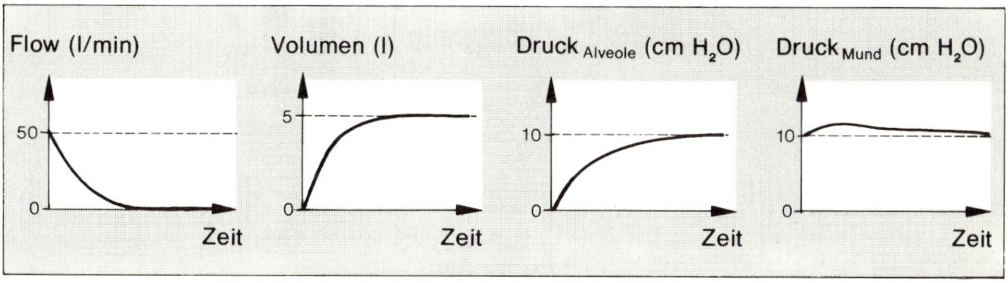

Abb. 49-3. Druckgenerator. Flow-, Volumen- und Druckverlauf

Druckdifferenz zwischen Mund und Lunge vermindert. Der konstante Druck im Respirator liegt nur wenige cm H_2O über dem Beatmungsdruck.

Wechsel von In- zu Exspiration: Steuerung des Respirators

Die Einteilung der Respiratoren nach der Steuerung wird am häufigsten verwendet. Steuerung bezeichnet den Mechanismus, mit dem die Inspiration beendet wird. Nach der

Art des Umschaltmechanismus können 3 Respiratorgrundtypen unterschieden werden:
- druckgesteuerte Respiratoren,
- volumengesteuerte Respiratoren,
- zeitgesteuerte Respiratoren.

Druckgesteuerte Respiratoren

Bei diesen Respiratoren wird die Inspirationsphase beendet, wenn ein vorgegebener *Druck* erreicht worden ist.
Am Respirator wird der gewünschte Beatmungsdruck eingestellt, z.B. 15 cm H_2O. Sobald dieser Druck in der Lunge des Patienten oder im Beatmungssystem erreicht worden ist, hört der Gasfluß zum Patienten auf. Der Respirator schaltet auf Exspiration um. Diese Drucksteuerung erfolgt über einen druckempfindlichen Mechanismus im Respirator.
Bei druckgesteuerten Beatmungsgeräten kann der maximale Beatmungsdruck immer nur so hoch sein wie der eingestellte *Umschaltdruck*. Erhöht sich der Widerstand im beatmeten System oder nimmt die Dehnbarkeit der Lunge ab, so wird der Umschaltdruck schneller erreicht. Das Atemzugvolumen nimmt ab, die Atemfrequenz zu. Druckgesteuerte Geräte können somit eine *Erhöhung des Atemwiderstandes* (ganz gleich welcher Ursache) nicht

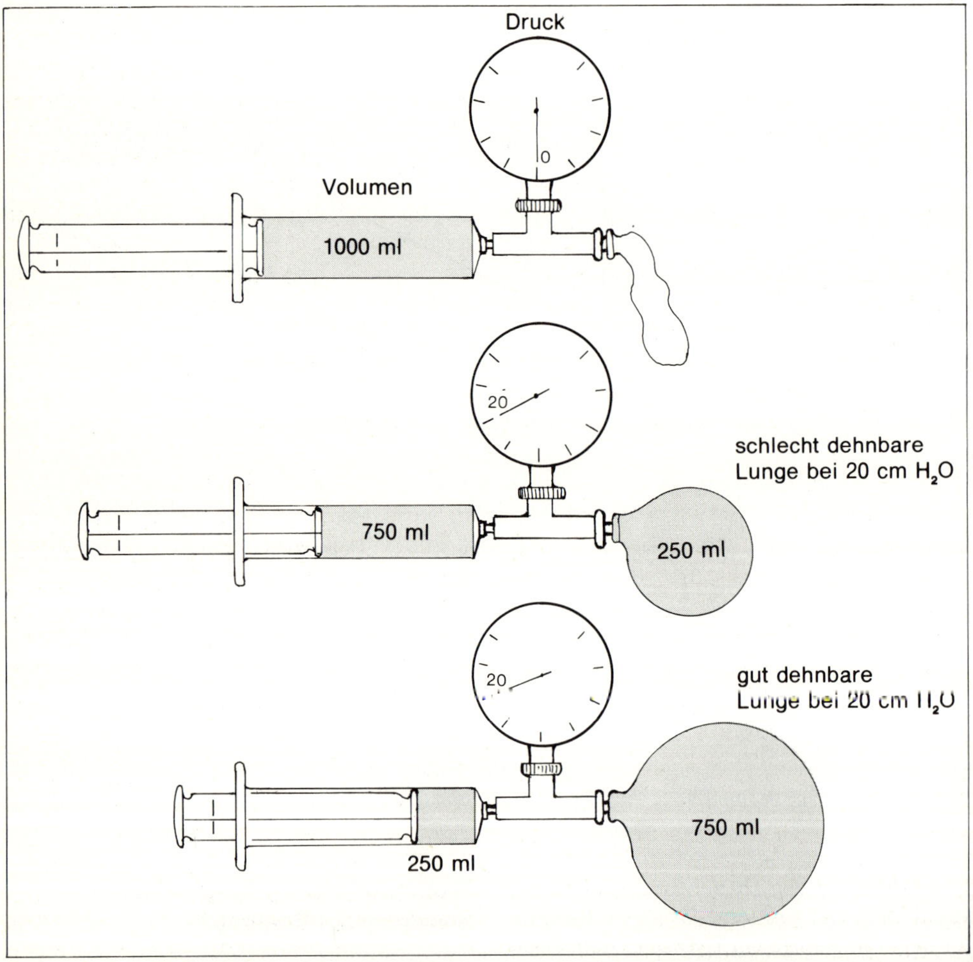

Abb. 49-4. Druckgesteuerter Respirator bei unterschiedlichen Lungenverhältnissen. In die Lunge mit normaler Dehnbarkeit strömen bei einer Beatmungsdruckeinstellung von 20 cm H_2O z. B. 750 ml Luft ein, in die schlecht dehnbare Lunge bei gleicher Druckeinstellung hingegen nur 250 ml, weil der Umschaltdruck schneller erreicht wird

kompensieren. Praktisch bedeutet dies folgendes: Verändern sich die Lungenverhältnisse, so muß der Respirator *neu eingestellt* werden, um die Ventilation aufrechtzuerhalten. Volumengesteuerte Geräte passen sich hingegen veränderten Lungenverhältnissen automatisch an, ohne daß sich das Atemminutenvolumen vermindert.

In **Abb. 49-4** sind die Auswirkungen einer verminderten Dehnbarkeit der Lunge oder einer Zunahme des Atemwegswiderstandes auf das Atemzugvolumen dargestellt, wenn die Druckeinstellung konstant bleibt.

Mit druckgesteuerten Respiratoren läßt sich im allgemeinen kein endinspiratorisches Plateau (s. S. 556) einstellen, oft auch kein PEEP (s. S. 556). Eine genaue Einstellung der inspiratorischen O_2-Konzentration ist nur mit *Sauerstoffmischern* möglich; sonst schwankt die Sauerstoffkonzentration z. B. beim Bird Mark 8 zwischen 40 und 95%.

Beispiele für druckgesteuerte Respiratoren:

Bird Mark 7, 8, 9, 10, 14.

Diese Geräte sind relativ billig und eignen sich gut für die *assistierte Beatmung* und für die *Inhalationstherapie*. Kein wesentlicher Unterschied besteht zwischen Druck- und Flowsteuerung: Bei der *Flowsteuerung* beendet der Respirator die Inspiration, wenn ein *vorgegebener Flow* (Gasfluß) unterschritten wird.

Volumengesteuerte Respiratoren

Bei diesen Respiratoren wird die Inspirationsphase beendet, wenn ein *vorgegebenes Volumen* den Respirator verlassen hat. Am Respirator wird ein bestimmtes Atemzugvolumen eingestellt, das in die Lungen des Patienten einströmen soll, z. B. 800 ml. Sobald dieses Volumen aus dem Respirator geströmt ist, schaltet das Gerät von Inspiration auf Exspiration um. Es spielt dabei keine Rolle, wo das Volumen geblieben ist. Die Umschaltung erfolgt also auch dann, wenn das Volumen durch ein Leck entwichen ist und die Lungen des Patienten gar nicht erreicht hat. Darum wird bei diesen Geräten das Atemzugvolumen über ein Spirometer im *Exspirationsschenkel* gemessen. Zusätzlich verfügen moderne Geräte noch über akustische und/oder optische Alarmsignale. Inspirationszeit, Flow und Druck können bei den volumengesteuerten Respiratoren von Atemzug zu Atemzug variieren. Der Vorteil dieser Geräte besteht darin, daß sie innerhalb gewisser Grenzen eine verschlechterte Dehnbarkeit der Lunge und/oder einen erhöhten Widerstand in den Atemwegen kompensieren (**Abb. 49-5**). Es muß aber beachtet werden, daß auch bei volumenkonstanten Respiratoren das Atemzugvolumen schwanken kann. So wird z. B. ein Teil des Volumens als komprimiertes Gas in den Schläuchen, Verneblern, Wasserfallen usw. verlorengehen (durchschnittlich 3-4 ml/cm H_2O Beatmungsdruck). Verschlechtert sich die Compliance der Lunge, so nimmt auch das komprimierte Gas und damit der Gasverlust zu. Die Aussage „volumengesteuerte Respiratoren arbeiten volumenkonstant" ist also nicht ganz richtig.

Dennoch: Die volumengesteuerten Respiratoren gehören zu den beliebtesten Beatmungsgeräten auf Intensivstationen. Neben den Vorteilen der relativen Volumenkonstanz verfügen diese Geräte meist noch über genaue Einstellmöglichkeiten für inspiratorische Sauerstoffkonzentration, Flow und Frequenz sowie über wirksame Anfeuchter und Alarmeinrichtungen.

Beispiele für volumengesteuerte Respiratoren sind:

- Bennett MA-1, MA-2,
- Bourns Bear 1 und 2,
- Ohio 560,
- Monaghan 225.

Zeitgesteuerte Respiratoren

Diese Respiratoren liefern das Atemgas innerhalb einer *vorgegebenen Zeit*. Die Umschaltung von In- zu Exspiration erfolgt also, wenn eine bestimmte Zeit abgelaufen ist. Diese Art der Steuerung wird auch als Frequenzsteuerung bezeichnet. Der Zeitmechanismus wird durch die Lungenverhältnisse nicht beeinflußt. Daher können Atemzugvolumen, Flow und Beatmungsdruck von Atemzug zu Atemzug variieren. Bei ausreichendem Druck und Flow liefern jedoch die zeitgesteuerten Respiratoren ein relativ konstantes Atemzugvolumen. Neuere zeitgesteuerte Respiratoren sind nicht selten den volumengesteuerten Respiratoren sogar überlegen. Sie ermöglichen eine Vielzahl voneinander getrennter Einstellungen, z. B. Inspirationsdauer, Exspirationsdauer, Flow, IMV, umgekehrtes Atemzeitverhältnis usw.

Beispiele für zeitgesteuerte Respiratoren:

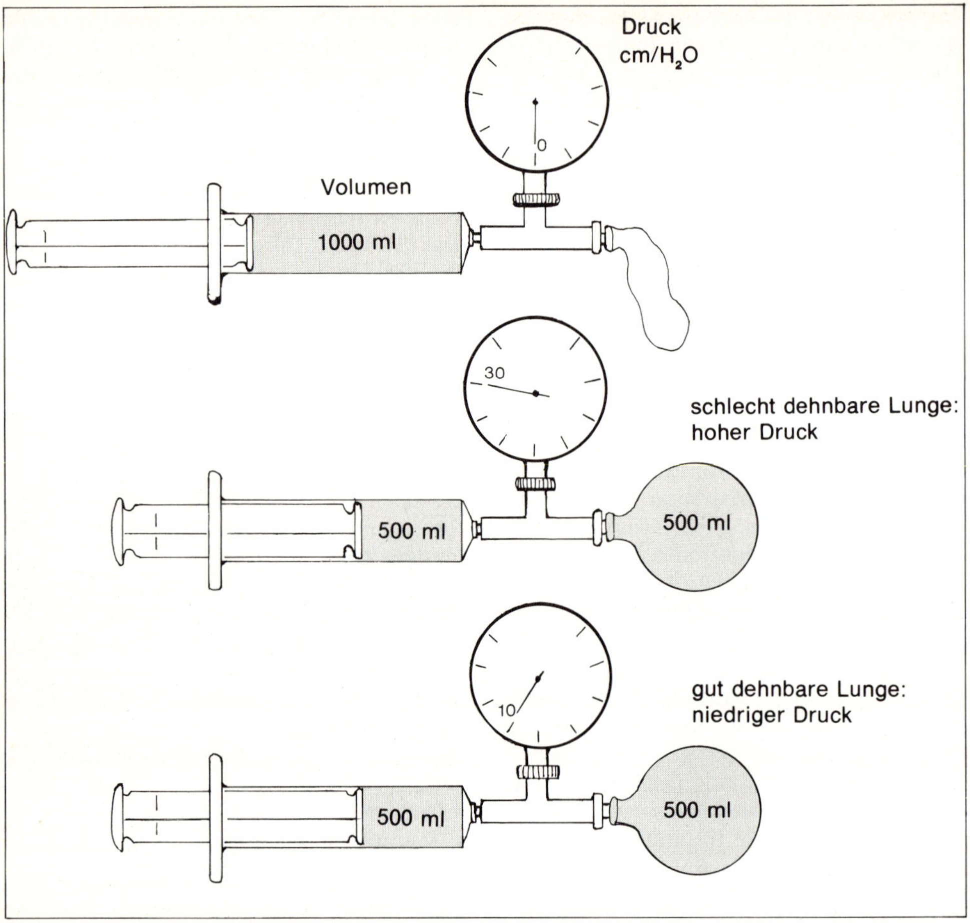

Abb. 49-5. Volumengesteuerter Respirator. Bei Verschlechterung der Lungendehnbarkeit strömt das vorgewählte Atemzugvolumen dennoch in die Lunge ein, weil der Beatmungsdruck kompensatorisch zunimmt

- Siemens Servo-Ventilator 900, 900 B und C,
- IMV-Bird,
- Engström ER 300,
- Engström ECS 2000,
- Bourns BP-200 (Kinder).

Der Begriff der Begrenzung

Unter Begrenzung eines Respirators versteht man die Einführung eines Grenzwertes für den Steuermechanismus.

Beispiel: Ein druckgesteuertes Gerät sei zeitbegrenzt. Dann bedeutet dies: Der Respirator beendet nach Ablauf einer bestimmten Zeit die Inspiration, auch wenn der vorgegebene Druck noch nicht erreicht worden ist. So wird aus der Drucksteuerung gewissermaßen eine Zeitsteuerung.

Ein anderes Beispiel: Ein volumengesteuertes Gerät sei druckbegrenzt. Dann schaltet dieses Gerät von In- auf Exspiration, wenn ein bestimmter wählbarer Druck überschritten worden ist, auch wenn das eingestellte Atemzugvolumen noch nicht die Lungen des Patienten erreicht bzw. den Respirator verlassen hat. Im allgemeinen sind die Respiratoren druck- oder volumenbegrenzt. Druckgesteuerte, volumengesteuerte und zeitgesteuerte Geräte können gleichzeitig druck- und volumenbegrenzt sein. Dabei erfolgt die Umschaltung durch den jeweils zuerst erreichten Mechanismus.

Wechsel von Exspiration zu Inspiration

Als Steuerung eines Respirators wurde der Mechanismus der Umschaltung von In- auf Exspiration bezeichnet. Die Gaszufuhr wird dann unterbrochen und die Ausatmung beginnt. Bei den meisten Respiratoren wird die Luft frei in die Atmosphäre ausgeatmet. Der Munddruck (Tubusdruck) fällt dann rasch auf Null (= Atmosphärendruck). In der Lunge nehmen Druck und Volumen etwas langsamer ab, dabei wechselt das Druckgefälle seine Richtung: Der Druck ist in den Lungen jetzt höher. Bei einigen Respiratoren kann der Ausstrom der Luft verzögert (Stenose) oder auf einem vorwählbaren positiven Wert gehalten werden (PEEP). Die Exspiration kann auch aktiv durch den Respirator mit einem Sog unterstützt werden (PNPB).
Die Umschaltung von Exspiration zu Inspiration kann durch die gleichen Mechanismen erfolgen wie für die Beendigung der Inspiration beschrieben. Praktisch beschränkt man sich aber auf 2 Mechanismen.

- Zeitsteuerung: Die Inspiration beginnt nach Ablauf einer bestimmten Zeit.
- Drucksteuerung: Die Inspiration beginnt, wenn der Druck in den Atemwegen unter einen bestimmten Wert fällt.

Hierbei erfolgt die Umschaltung von Exspiration zu Inspiration entweder durch den Patienten oder den Respirator:

- **Assistor:** Der Patient löst die Inspiration am Respirator durch eigene Atembewegungen aus (s. S. 553).
- **Kontroller:** Der Respirator beatmet den Patienten automatisch mit einer vorher eingestellten Frequenz.
- **Assistor-Kontroller:** Der Respirator arbeitet entweder als Assistor oder Kontroller oder gleichzeitig als Assistor und Kontroller. *Beispiel:* die Spontanatmung des Patienten wird unterstützt; hört er auf zu atmen oder sind seine Atemanstrengungen zu schwach, so wird er automatisch beatmet.
- **IMV-Respirator:** Der Patient atmet über eine unabhängige Gasquelle spontan und wird periodisch mit einer vorgegebenen Frequenz und einem vorbestimmten Volumen kontrolliert beatmet (s. S. 554).

Bestandteile eines Respirators

Die wichtigsten Bestandteile eines Respirators sind:

- Antriebssystem,
- Gasmischer,
- Patientensystem,
- Überwachungs- bzw. Alarmeinrichtungen.

Antriebssystem: Der Antrieb eines Respirators bewirkt den Einstrom des Gasgemisches in das Patientensystem. Er erfolgt entweder elektrisch oder pneumatisch. Daneben gibt es noch direkt wirkende Strömungssysteme, bei denen das unter hohem Druck stehende Atemgas direkt als Energiequelle für die Verschiebung der erforderlichen Atemvolumina dient.
Bei den elektrisch oder pneumatisch angetriebenen Respiratoren wirkt die Antriebsenergie gewöhnlich von außen auf einen Balg oder Beutel ein, in dem die Atemgase enthalten sind. Durch den Antriebsdruck wird der Beutel entleert, so daß die Atemgase zum Patienten strömen können. Antriebs- (= Primärsystem) und Patientensystem (= Sekundärsystem) sind hierbei strikt voneinander getrennt. Das Atemzugvolumen wird durch die maximal mögliche Füllung des Beutels oder Balges begrenzt (1,6–2 l). Von Vorteil ist jedoch die genaue Dosierbarkeit des Atemzugvolumens, durch die sich eine *inspiratorische* Messung erübrigt.
Im Gegensatz dazu ist bei den direkt wirkenden Strömungssystemen kein Atembalg erforderlich, so daß sich hierdurch auch keine Beschränkung des Atemzugvolumens ergibt; außerdem ist eine kompaktere Bauweise möglich. Allerdings ist zur Steuerung des Atemzugvolumens eine inspiratorische Volumenmessung erforderlich. Bei den modernen Geräten (Servoventilator 900; Engström-Erika) wird das Inspirationsmuster durch *Servoventile* gesteuert, die ihren Querschnitt der jeweils erforderlichen Strömung anpassen können. Das Signal hierzu erfolgt über einen inspiratorischen Strömungsmesser (Flowmeter).

Gasmischer sind obligatorischer Bestandteil moderner Intensivrespiratoren. Sie dienen zur exakten Mischung der Gase im Inspirationsgemisch und damit der genauen Kontrolle der inspiratorischen Sauerstoffkonzentrationen. Beim Intensivpatienten besteht das Atemgasgemisch gewöhnlich aus Luft und Sauerstoff, wobei diese zu mischenden Gase gewöhnlich über einen Wandanschluß aus der zentralen Gasversorgung der Klinik entnommen werden. Am häufigsten werden sog. *Druckgasmischer* verwendet.

Gasmischer sollten Einstellungen der Sauerstoffkonzentrationen zwischen 21 und 100% ermöglichen, keine größeren Konzentrationsabweichungen als ±5% aufweisen und auch im Langzeitbetrieb die eingestellte O_2-Konzentration aufrechterhalten. Es empfiehlt sich, die Mischer während der Behandlungsphase regelmäßig zu überprüfen, um Fehler bei der Beurteilung von Blutgasanalysen zu vermeiden!

Patientensystem: Das Patientensystem umfaßt die Teile, in denen das Atemgasgemisch mit dem niedrigen Patientendruck fließt, also Atemschläuche, Anfeuchter, Wasserfallen, Inspirationsventil, Exspirationsventil und PEEP-Ventil. Alle diese Teile müssen für den klinischen Betrieb sterilisiert werden.
Das Patientensystem soll einfach zu handhaben bzw. zu installieren sein, eine geringe Dehnbarkeit und niedrige Atemwiderstände aufweisen, über eine ausreichende Abscheidung von Kondenswasser verfügen und für eine gute Anfeuchtung der Inspirationsluft sorgen. Die relative Feuchtigkeit des Atemgases soll bei einer Temperatur von 35 °C am Y-Stück des Respirators mindestens 80% betragen; Überwärmung des Gases sollte durch Sicherheitseinrichtungen vermieden werden.

Überwachungs- und Alarmsysteme: Kein Gerät ist vor Funktionsstörungen mit absoluter Sicherheit geschützt! Dies gilt naturgemäß auch für die Respiratoren, bei denen zahlreiche Störmöglichkeiten rasch zu einer lebensbedrohlichen Situation für den beatmeten Patienten führen können. Um ein Höchstmaß an Sicherheit für den Patienten zu gewährleisten, müssen daher die Respiratoren Systeme aufweisen, mit denen die Funktionen überwacht und Funktionsstörungen ohne wesentliche Zeitverzögerung durch entsprechende akustische und optische Alarmsignale an das Pflegepersonal gemeldet werden. Die wichtigsten Überwachungs- und Alarmsysteme umfassen:

- **Funktionsausfall:** Ausfall der Gas- oder Stromversorgung, des Steuerungsmechanismus, des Gasmischers, der Anfeuchtungsfunktion, Unterbrechung der Schlauchverbindungen (Diskonnektion), Verlegung der Atemschläuche (Obstruktion).
- **Nichteinhalten eingestellter Beatmungswerte:** Atemminutenvolumen, Atemwegsdruck, inspiratorische Sauerstoffkonzentration, PEEP, Temperatur des Atemgases.
- **Veränderungen von Beatmungsparametern:** Atemzugvolumen, Atemminutenvolumen, Verhältnis von In- zu Exspiration, Atemwegsdruck.

Grundsätzlich muß beachtet werden, daß bei den eingestellten Parametern von vornherein eine gewisse Ungenauigkeit besteht, zu der entsprechende (meist methodisch bedingte) Meßfehler der Überwachungssysteme hinzukommen. Echte Funktionsstörungen des Gerätes liegen daher zumeist erst dann vor, wenn die gemessenen Parameter deutlich (d.h. etwa um ±20%) von den eingestellten Werten abweichen.

Indikationen zur maschinellen Beatmung

Basisindikation für eine maschinelle Beatmung ist die *respiratorische Insuffizienz*. Bei der Entscheidung zur Respiratorbeatmung müssen die der respiratorischen Insuffizienz zugrundeliegenden pathophysiologischen Mechanismen sorgfältig analysiert werden. Insbesondere sollte vor Beginn der maschinellen Beatmung abgeklärt werden, ob durch die Beatmung eine Besserung des Zustandes zu erreichen ist. Hierbei müssen vor allem Nutzen und Risiken der Respiratorbeatmung gegeneinander abgewogen werden. Denn die Beatmung ist nicht ohne Risiken und kann sogar selbst neue Komplikationen hervorrufen. Die wichtigsten Gründe für eine Respiratorbeatmung sind das mechanische Atemversagen sowie Störungen des pulmonalen Gasaustausches. Hierbei spielen Störungen des pulmonalen Gasaustausches die größte Rolle. Die Frage, ob und wann bei einer respiratorischen Insuffizienz beatmet werden soll, ist häufig nicht leicht zu beantworten, zumal die vorgeschlagenen objektiven Kriterien für eine Beatmungstherapie nur eine begrenzte Entscheidungshilfe darstellen. Dennoch kann hierauf unter klinischen Bedingungen nicht verzichtet werden. In **Tabelle 49-1** sind die wichtigsten Kriterien für eine maschinelle Beatmung zusammengestellt.
Die Entscheidung zur maschinellen Beatmung darf nicht allein aufgrund der in **Tabel-**

Tabelle 49-1. Indikationen zur Beatmung bei akuter respiratorischer Insuffizienz des Erwachsenen (nach Pontoppidan und Wilson)

Parameter	Normalwerte	Indikation zur Beatmung
Atemmechanik		
Atemfrequenz (1/min)	12-20	>35
Vitalkapazität (ml/kg)	65-75	<15
FEV_1 (ml/kg)	50- 60	<10
Inspir.-Sog (cm H_2O)	75-100	<25
Oxygenierung		
p_aO_2 (mm Hg)	100-70 (Luftatmung)	<70 (O_2-Maske)
p (A-aDO_2) (mm Hg) nach 10 min 100% O_2	25-65	>450
Ventilation		
p_aCO_2 (mm Hg)	35-45	>55[a]
V_D/V_T	0,25-0,40	>0,60

[a] gilt nicht für chronische Hyperkapnie

FEV_1 = 1-Sekundenkapazität; p (A-aDO_2) = Alveoloarterielle Sauerstoffdruckdifferenz; V_D/V_T = Totraumanteil

le 49-1 angegebenen Grenzwerte gefällt werden. Vielmehr muß immer der gesamte klinische Zustand des Patienten individuell berücksichtigt werden.

Techniken der maschinellen Beatmung

Kontrollierte Beatmung

Diese Beatmungstechnik wird bei Narkosen und zur Behandlung der schweren respiratorischen Insuffizienz angewandt. Hierbei ist jede Spontanatmung des Patienten ausgeschaltet. Alle Atemphasen werden vom Respirator *automatisch* ohne Mithilfe des Patienten durchgeführt.

Kontrollierte Beatmung ist nur möglich, wenn zuvor der natürliche Atemantrieb des Patienten vollkommen ausgeschaltet wird.

Hierfür stehen verschiedene Methoden zur Verfügung:

- Dämpfung des Atemzentrums, z.B. durch Anästhetika, Opiate, hohe Barbituratdosen.
- Verminderung des Atemanreizes durch Erniedrigung des p_aCO_2 (Hyperventilation).
- Hemmung der Inspiration durch stärkere Lungendehnung (Hering-Breuer-Reflex): Beatmung mit hohen Atemzugvolumina.
- Lähmung der Atemmuskulatur durch Muskelrelaxanzien.

Werden Muskelrelaxanzien angewandt, so darf nicht vergessen werden, daß zentrale Atemimpulse trotzdem weiter ausgesandt werden. Ist die Lähmung nicht vollständig und außerdem der Respirator nicht richtig eingestellt, so kommt es zum Kampf des Patienten mit dem Respirator. Durch die oben angeführten Maßnahmen gelingt es, den Patienten dem Respirator anzupassen.

Assistierte Beatmung

Bei dieser Form der Respiratorbeatmung ist das Atemzentrum des Patienten aktiv tätig. Außerdem sind spontane Atembewegungen vorhanden. Die Inspiration wird durch eine aktive Einatembewegung des Patienten begonnen. Diese Einatembewegung des Patienten löst den Respirator aus; die restliche Inspiration erfolgt dann durch den Respirator.

Zwei Mechanismen sind also bei dieser Beatmungsform wirksam: Zunächst erzeugt der Patient mit eigener Kraft spontan einen *Unterdruck* (Sog) in seinen Alveolen durch aktive Kontraktion der Atemmuskulatur. Bei Erreichen eines bestimmten (wählbaren) negativen Druckes springt der Respirator an und beatmet den Patienten mit Überdruck.

Der Sog, den der Patient erzeugen muß, um den Respirator auszulösen (= negativer Druck), ist durch Einstellung des Gerätes veränderbar. Sie erfolgt am Sensitivity- oder Trigger-Knopf des Respirators. Sensitivity bedeutet **Empfindlichkeit.** Wird eine hohe Empfindlichkeit eingestellt, so muß der Patient nur einen geringen Sog aufwenden, um den Respirator auszulösen. Geringe Empfindlichkeit bedeutet umgekehrt mehr Kraftaufwand für den Patienten, weil der Sog zum Auslösen des Gerätes größer sein muß. Die Verstellung der Empfindlichkeit eines Respirators dient zum Training einer erschöpften Atemmuskulatur. Auf diese Weise kann die Muskulatur langsam wieder an die Anforderungen der Spontanatmung gewöhnt werden.

Allgemein wird eine assistierte Beatmung durchgeführt, um die nicht ganz ausreichende Atmung des Patienten zu unterstützen. Worin bestehen nun die Vorteile der assistierten gegenüber der kontrollierten Beatmung?

- Bei der assistierten Beatmung kann der Patient gewöhnlich schneller wieder spontan atmen.
- Die Auswirkungen auf die Herz-Kreislauf-Funktion sind geringer.
- Die Lunge soll weniger geschädigt werden.

Praktische Hinweise zur assistierten Beatmung

- Bei assistierter Beatmung sollte eine **Sicherheitsfrequenz** eingestellt werden. Atmet der Patient dabei nicht innerhalb der eingestellten Zeit selbständig ein, so springt der Respirator automatisch an und beatmet den Patienten. Hierdurch wird vermieden, daß der Patient plötzlich schwer hypoxämisch wird oder gar erstickt.

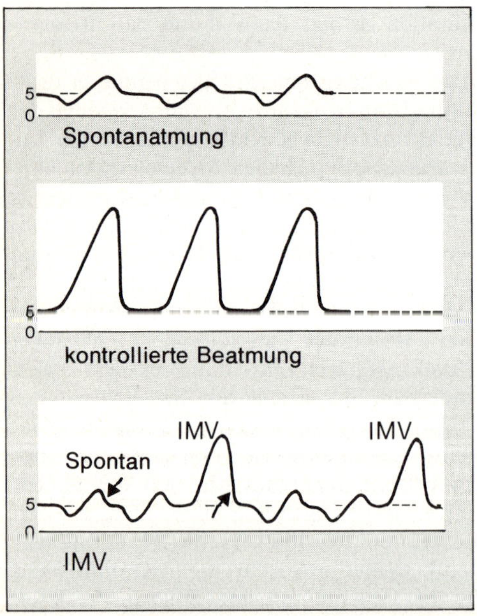

Abb. 49-6. Druckverlauf bei Spontanatmung *(oben)*, bei kontrollierter Überdruckbeatmung, IPPV, *(Mitte)* und bei IMV *(unten)*

- Die Empfindlichkeit für die Auslösung des Gerätes darf nicht zu hoch eingestellt werden. Einige Geräte triggern sich sonst selbst, d.h. der Patient wird in Wirklichkeit kontrolliert beatmet.
- Ob der Patient wirklich assistiert atmet, erkennt man an den Ausschlägen des Respiratormanometers in den negativen Bereich (= Sog des Patienten) zu Beginn der Inspiration und nicht am Signalknopf für assistierte Beatmung (der Signalknopf leuchtet nämlich auch bei Selbsttriggerung des Gerätes auf).

IMV (Intermittent mandatory ventilation)

Bei dieser Beatmungsform wird die Spontanatmung des Patienten mit einer kontrollierten Beatmung kombiniert **(Abb. 49-6)**. Die kontrollierten Beatmungszüge (mandatory ventilation) erfolgen in bestimmten Abständen (intermittent), d.h. ihre Frequenz ist vorgegeben. Zwischen den kontrollierten Beatmungszügen kann der Patient mit beliebiger Eigenfrequenz aus einem unabhängigen Atemkreis des Respirators Atemluft entnehmen und auf diese Weise spontan atmen. Die kontrollierten Beatmungszüge liefern immer ein vorgewähltes Atemminutenvolumen, unabhängig vom spontan geatmeten Minutenvolumen des Patienten. Selbst wenn der Patient nicht ausreichend spontan atmet, wird auf diese Weise immer ein vorbestimmtes Mindest-Atemminutenvolumen aufrechterhalten. Die Spontanatmung erfolgt während der Exspirationsphase des Respirators. Bei einigen Respiratoren werden die kontrollierten Beatmungszüge unabhängig von der Spontanatmung ausgelöst: nichtsynchronisiertes IMV. Bei anderen Respiratoren hingegen werden die kontrollierten Beatmungszüge jeweils durch eine Inspirationsbewegung des Patienten ausgelöst: **synchronisiertes IMV (SIMV).** Hierdurch wird verhindert, daß Patient und Respirator gegeneinander atmen. Atmet der Patient nicht innerhalb einer bestimmten Zeit ein, so wird er dennoch maschinell beatmet.

Entgegen der früheren optimistischen Einschätzung von IMV gegenüber der konventionellen Beatmung werden heutzutage nur noch zwei Indikationen für IMV allgemein anerkannt:

1. **Entwöhnung vom Respirator** mit dem Vorteil des geringeren Bedarfs an Sedativa und

des mehr schrittweisen behutsamen Übergangs zur vollständigen Spontanatmung,

2. **Beatmung** von Patienten, die nur sehr schlecht an die konventionelle Beatmungstechnik (IPPV) angepaßt werden können (z.B. nur mit Hilfe von Muskelrelaxanzien).

Alle übrigen postulierten Vorteile von IMV gegenüber IPPV konnten nicht gesichert werden. Insbesondere wird weder die *Dauer* für die Entwöhnung vom Respirator verkürzt noch sind die *kardiovaskulären Nebenwirkungen* geringer als bei IPPV.

Praktisches Vorgehen bei IMV:

- Grundsätzlich wird die IMV so eingestellt, daß sich ein für den Patienten ausreichender arterieller pO_2 und ein normaler pCO_2 ergeben.
- Das Atemzugvolumen des Respirators, also die maschinellen Beatmungszüge, werden auf 12-15 ml/kg KG eingestellt.
- Die Anzahl der maschinellen Beatmungszüge (Frequenz des Respirators) richtet sich nach dem klinischen Zustand bzw. den ohne Erschöpfung des Patienten zu erreichenden normalen Blutgaswerten.
- Die Höhe des PEEP wird so gewählt, daß sich bei einer inspiratorischen Sauerstoffkonzentration von 40% ein ausreichender arterieller pO_2 ergibt.

IPPV (Intermittent positive pressure ventilation)

Dieser Begriff ist aus dem Englischen übernommen und heißt: intermittierende positive Druckbeatmung = Überdruckbeatmung. Oft wird auch der Begriff IPPB gebraucht, allerdings ist diese Bezeichnung nicht ganz korrekt, weil B = breathing sich auf die Spontanatmung bezieht.

Die IPPV ist der Grundtyp der maschinellen Beatmung. Hierbei wird intermittierend ein Überdruck auf die Atemwege des Patienten ausgeübt. Dies kann manuell durch einen Atembeutel geschehen oder maschinell durch

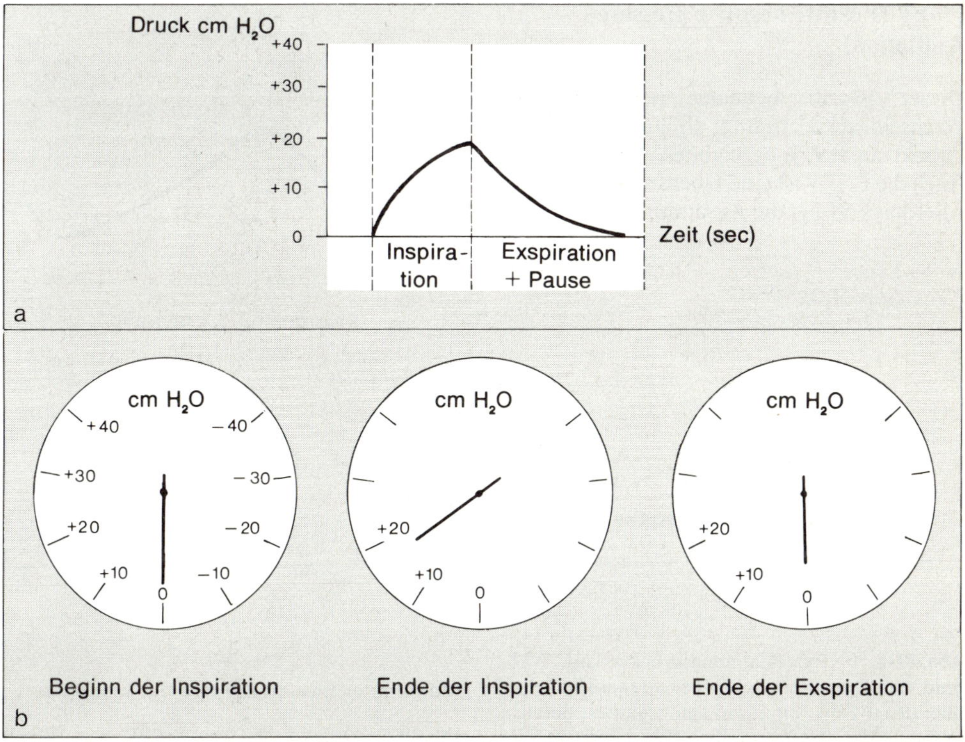

Abb. 49-7 a. IPPV: Beatmungsdruckverlauf **b.** Stellung des Respirator-Manometers während des Atemzyklus

einen Respirator. Durch den Überdruck strömt die Luft in die Lungen des Patienten ein. Um die Atemluft in der Lunge gleichmäßiger zu verteilen, wird nicht selten der Druck oder das Volumen am Ende der Inspiration für eine kurze Zeit gehalten. Hierdurch entsteht ein **endinspiratorisches Plateau.** Während der Exspiration wird kein Druck ausgeübt, so daß die eingeatmete Luft die Lungen wieder verlassen kann. Die Ausatmung ist also ein *passiver* Vorgang. Bei bestimmten Erkrankungen (z.B. chronisch obstruktivem Lungenemphysem) kann die Ausatmung durch Einschalten eines **Ausatemwiderstandes** („Stenose") verzögert werden; der Druckabfall verläuft dann entsprechend langsamer. Bei Erreichen von 0-Druck (Atmosphärendruck) ist das Ausströmen der Luft beendet. Es folgt die exspiratorische Pause, bei der 0-Druck herrscht und keinerlei Luft strömt **(Abb. 49-7).**

Die Werte für den Beatmungsdruck bei normalen Lungenverhältnissen betragen etwa:

- Erwachsene: 10-20 cm H_2O,
- Kinder: 20-30 cm H_2O.

PNPV (Positive negative pressure ventilation)

Dieser Begriff bedeutet positiv-negative Wechseldruckbeatmung; oft auch, nicht ganz korrekt, als PNPB bezeichnet.

Auch die PNPV ist eine Überdruckbeatmung. Allerdings erfolgt die Ausatmung nicht passiv sondern *aktiv:* Unmittelbar nachdem der Respirator von In- auf Exspiration umgeschaltet hat, saugt das Beatmungsgerät die Luft aktiv aus der Lunge des Patienten heraus **(Abb. 49-8).** Dadurch sinkt während des Atemzyklus der intrapulmonale Mitteldruck; die Herz-Kreislauf-Funktion wird damit weniger beeinträchtigt als bei reiner IPPV. Es besteht aber bei PNPV die Gefahr, daß die kleinen Luftwege durch den Sog während der Exspiration kollabieren. Hierdurch wird die **Atelektasenbildung** begünstigt.

Atelektasenbildung wiederum verschlechtert den pulmonalen Gasaustausch. Die PNPV wurde früher bei der Beatmung von Patienten mit erhöhtem intrakraniellen Druck eingesetzt, weil mit dieser Beatmungsform der Abfluß des venösen Blutes aus dem Gehirn günstiger ist als mit IPPV.

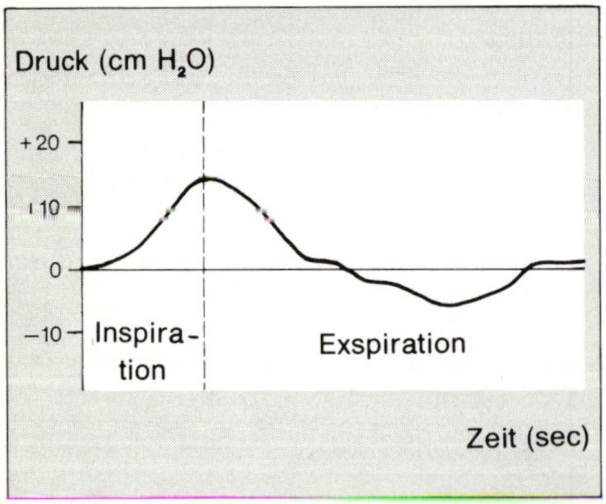

Abb. 49-8. PNPV: Beatmungsdruckverlauf. Während der Exspiration geht der Manometerzeiger über den 0-Punkt hinaus in den negativen Bereich. Während der exspiratorischen Pause herrscht wieder 0-Druck. Die nächste Inspiration beginnt wieder bei 0

Beatmung mit positivem endexpiratorischen Druck (PEEP)

Bei dieser Form der intermittierenden Überdruckbeatmung (IPPV + PEEP = kontinuierliche positive Druckbeatmung) wird gegen

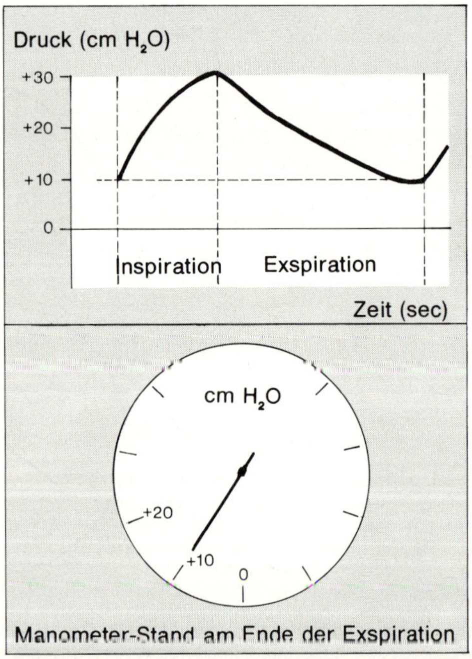

Abb. 49-9. Druckverlauf bei IPPV mit PEEP *(oben).* Manometerstand am Ende der Exspiration: das Manometer geht nicht auf 0 zurück *(unten)*

Ende der Exspiration ein positiver Druck aufrechterhalten (engl.: positive endexpiratory pressure, PEEP; gespr. „Piep"). Auch während der exspiratorischen Pause (sofern vorhanden) ist dieser positive Druck weiterhin vorhanden. Das Manometer des Respirators geht also nicht auf 0 zurück, sondern bleibt auf dem vorher eingestellten PEEP-Wert stehen. Somit wirkt während des *gesamten* Respirator-Beatmungszyklus innerhalb der Lunge ein positiver Druck. Die Höhe des PEEP läßt sich am PEEP-Ventil des Respirators einstellen und über das Manometer kontrollieren **(Abb 49-9)**. Unter klinischen Bedingungen werden meist PEEP-Werte zwischen 5-20 cm H_2O eingesetzt. Werte unter 5 cm H_2O verbessern den pulmonalen Gasaustausch meist nicht, während Werte über 20 cm H_2O erhebliche Nebenwirkungen auf das Herzkreislaufsystem haben. Wagemutige Anästhesisten wenden in verzweifelten Situationen auch PEEP-Werte zwischen 20-40 cm H_2O an (sog. Super-PEEP).

PEEP - Wozu?

Beatmung mit PEEP soll den pulmonalen Gasaustausch verbessern, wenn ein intrapulmonaler Rechts-links-Shunt (Def. s. S. 503) die Ursache für eine schwere Hypoxämie ist. Rechts-links-Shunt tritt vor allem auf bei:

- Bronchiolenkollaps mit nachfolgenden Atelektasen,
- Alveolarkollaps, z. B. durch Störungen des Surfactant,
- Anschoppung der Alveolen mit hyalinfibrinösen Massen, z. B. Pneumonie.

Bei all diesen Störungen ist die **funktionelle Residualkapazität** (Def. s. S. 490) erniedrigt. Besonders häufig sind diese Störungen bei folgenden Erkrankungen: akutes Lungenversagen (ARDS), postoperatives Lungenversagen, schwere Pneumonien, akutes Lungenödem.

PEEP kann folgende **günstigen Wirkungen** haben:

- atelektatische Bezirke werden eröffnet,
- die funktionelle Residualkapazität nimmt zu,
- der Bronchiolenkollaps wird vermindert oder aufgehoben,
- die Atemluft verteilt sich besser,
- der intrapulmonale Rechts-links-Shunt nimmt ab.

Allgemein gilt: Die günstigen Wirkungen des PEEP beruhen darauf, daß die Lunge besser gebläht bzw. die *funktionelle Residualkapazität erhöht* wird. Ist die Lunge ohnehin sehr stark gebläht oder gar überbläht (Asthma, Lungenemphysem), so sind keine günstigen Wirkungen zu erwarten.

Ein PEEP gilt als optimal, wenn ein maximaler p_aO_2-Anstieg bei minimaler Störung der Herz-Kreislauf-Funktion erreicht wird. Dieser „beste PEEP" muß für jede Lunge individuell ermittelt werden.

Praktisch sollte der PEEP in kleinen Schritten so weit erhöht werden, bis die Sauerstoffkonzentration der eingeatmeten Luft unter 50% liegt. Hierbei muß häufig das intravaskuläre Volumen angehoben werden, damit kein Abfall des HZV auftritt.

Nachteile von PEEP:

- Durch PEEP können die Alveolen *überbläht* werden. Dann nimmt der funktionelle Totraum zu, die Dehnbarkeit der Lunge (Compliance) ab.
- PEEP senkt das Herzzeitvolumen, wenn nicht ausreichend Volumen zugeführt wird. Die wichtigsten Ursachen sind: PEEP erhöht den intrathorakalen Druck und vermindert dadurch den venösen Rückstrom zum Herzen. Außerdem steigt der Druck in den Alveolen; hierdurch werden die Lungenkapillaren komprimiert, so daß der Gefäßwiderstand in der Lunge ansteigt. Damit wird das rechte Herz akut stärker belastet.
- PEEP erhöht die Gefahr des pulmonalen Barotraumas.

Vorbedingungen für PEEP: Bevor ein PEEP angewandt wird, sollten folgende Vorbedingungen erfüllt sein:

- Bei 50% inspiratorischer Sauerstoffkonzentration kein Anstieg des arteriellen pO_2 auf 70 mm Hg.
- Der Rechts-links-Shunt kann nicht durch andere Maßnahmen beseitigt werden, z. B. physikalische Atemtherapie.
- Das Lungenvolumen oder die FRK müssen erniedrigt sein.
- Die Dehnbarkeit der Lunge muß herabgesetzt sein.
- Der Patient darf nicht hypovolämisch sein (sonst starker Druckabfall).

Praktisches Vorgehen bei PEEP:

- ▸ Die Höhe des PEEP sollte so gewählt werden, daß mit einer inspiratorischen Sauerstoffkonzentration von 40% ein ausreichender p_aO_2 erzielt wird. Maximalwerte von 10–15 cm H_2O sollten nicht überschritten werden.

- Veränderungen des PEEP sollten in kleinen Schritten erfolgen, um eine bessere Anpassung der Herz-Kreislauf-Funktion zu ermöglichen.
- Unter PEEP müssen folgende Parameter besonders überwacht werden:
  - arterieller pO_2,
  - Herzfrequenz, arterieller Druck, zentraler Venendruck,
  - Urinausscheidung,
  - bei neurochirurgischen Patienten: intrakranieller Druck.
- Die Auswirkungen von PEEP auf die Herz-Kreislauf-Funktion und Urinausscheidung werden durch Volumen- und Dopamin-Zufuhr kompensiert.

CPAP (Continuous positive airway pressure)

Dieser englische Begriff bedeutet: kontinuierlicher positiver Atemwegsdruck. Bei CPAP atmet der Patient über einen Tubus oder eine Maske *spontan;* hierbei wirkt während des gesamten Atemzyklus, also auch während der exspiratorischen Pause, auf seine Atemwege ein kontinuierlicher Überdruck. Durch den positiven Druck während der Exspiration wird die **funktionelle Residualkapazität** erhöht. Die *Auswirkungen* sind ähnlich wie bei PEEP. Die **Indikationen** entsprechen ebenfalls weitgehend denen des PEEP:

- postoperative und posttraumatische respiratorische Insuffizienz,
- akutes Lungenödem,
- Fettembolie,
- RDS des Neugeborenen,

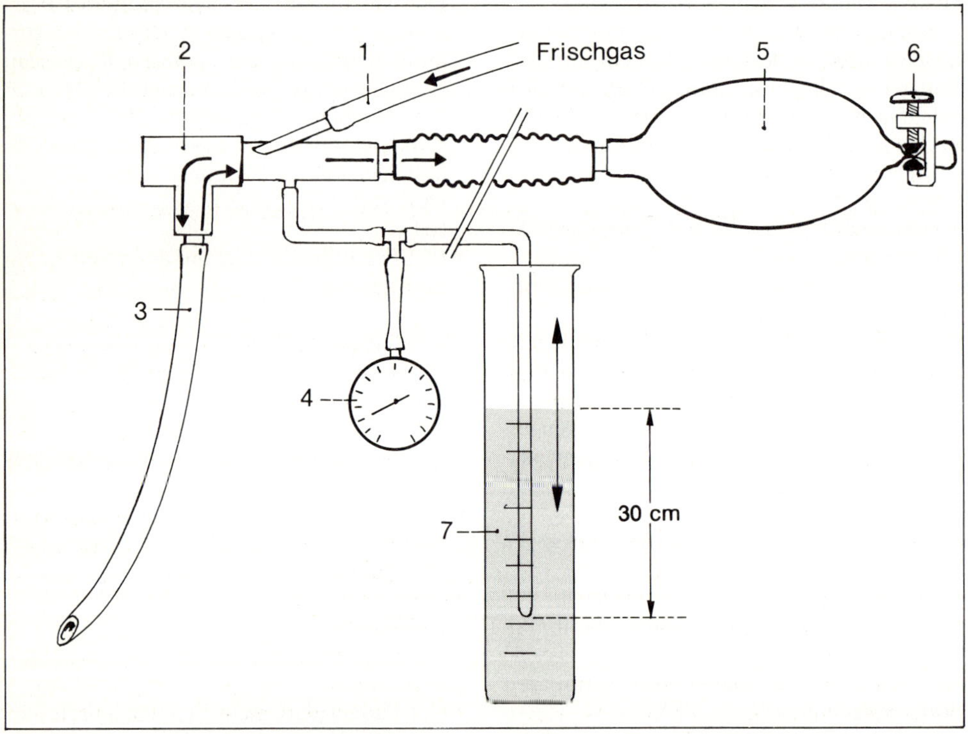

Abb. 49 10. Einfaches CPAP-System. Das Atemgas strömt während der In- *und* Exspiration mit hohem Flow, also kontinuierlich. Die Pfeile geben die Richtung des Gasstroms an. Der Exspirationsschenkel mündet in einen Wasserbehälter. Durch Variation der Eintauchtiefe des Steigrohrs entsteht ein positiver Druck während der Ausatmung. *1* Einstrom des Atemgases; *2* T-Stück; *3* Endotrachealtubus; *4* Manometer; *5* Reservoirbeutel; *6* Stellschraube; *7* Wasserschloß

- Prophylaxe postoperativer Atemstörungen.

Der Vorteil dieser Methode besteht darin, daß die Nachteile der maschinellen Beatmung vermieden werden. Voraussetzung für CPAP ist aber eine ausreichende Kraft der Atemmuskulatur. CPAP wird auch zur *Entwöhnung* von der maschinellen Beatmung eingesetzt.

Einige Respiratoren verfügen über eine CPAP-Vorrichtung. Auf vielen Intensivbehandlungsstationen wird jedoch das CPAP-System, unabhängig vom Respirator, nach eigenen Wünschen konstruiert. Das einfachste CPAP-System ist in folgender Weise aufgebaut **(Abb. 49-10):** Das Atemgas fließt mit hohem Flow in einen 5-l-Atembeutel mit regulierbarem Überdruckventil und von dort über einen Inspirationsschenkel zum Tubus. Der Exspirationsschenkel mündet in einen Wasserbehälter. Durch Variation der Eintauchtiefe des Exspirationsschenkels entsteht ein positiver endexspiratorischer Druck.

Praktisch werden meist CPAP-Werte zwischen 5 und 10 cm H_2O angewandt, um eine Hypoxämie zu korrigieren. Ziel sind hierbei ausreichende arterielle Blutgase ohne Erzündung des Patienten. Bei der Anwendung muß darauf geachtet werden, daß der Druck auch während der *Inspiration* positiv bleibt, das Manometer also nicht in den negativen Bereich gezogen wird. Vielmehr muß die Druckdifferenz zwischen In- und Exspiration möglichst gering sein.

Druckunterstützte Ventilation

Hierbei handelt es sich um eine Form der Spontanatmung, die durch einen bestimmten, vom Beatmungsgerät ausgehenden Druck unterstützt wird. Um die Druckunterstützung auszulösen, muß der Patient zunächst einen Sog erzeugen. Danach wird seine Inspiration durch einen vorgegebenen konstanten Druck des Respirators unterstützt, so daß er weniger Atemarbeit leisten muß.

Die Umschaltung von In- zu Exspiration erfolgt, wenn der Patient nicht mehr einatmet und damit der Flow zu niedrig wird, oder aber, wenn der Patient durch „Gegenatmen" einen hohen Druck erzeugt und auf diese Weise die Exspiration erzwingt.

Während der Exspiration fällt der Druck entweder auf 0 oder einen vorgegebenen PEEP-Wert ab.

Druckunterstützte Ventilation ist z. B. mit dem Servo-Ventilator 900C möglich. Dieses Gerät besitzt auch eine Einstellung für eine druckunterstützte SIMV, bei der die spontanen Atemzüge des Patienten nach der Triggerung durch einen vorgegebenen konstanten Druck unterstützt werden.

IRV (Inversed ratio ventilation)

Hierbei handelt es sich um eine kontrollierte Beatmung mit umgekehrtem Zeitverhältnis zwischen In- und Exspiration. Während bei Spontanatmung und konventioneller maschineller Beatmung die Inspirationszeit stets kürzer als die Exspirationszeit ist, wird bei der IRV die Inspirationszeit so weit verlängert, bis ein Inspirations- zu Exspirationsverhältnis (I:E) von 1:1 bis 4:1 entsteht. Ziel ist eine Verbesserung des pulmonalen Gasaustausches bei schweren Schäden des Lungengewebes. Zwar ist häufig eine Verbesserung des arteriellen pO_2 zu erreichen, jedoch geht die IRV nicht selten mit einer erheblichen Beeinträchtigung der Herz- und Kreislauffunktion einher. Sie bedarf daher einer strengen Indikationsstellung und besonderen Abwägung von Nutzen und Risiko.

HFPPV (High frequency positive pressure ventilation)

Bei dieser Beatmungsform werden sehr hohe Atemfrequenzen (60-5000/min) und niedrige Atemzugvolumina angewandt (5-300 ml). Obwohl die Lunge im Vergleich zur Spontanatmung und konventionellen Beatmung funktionell nahezu „stillsteht" und keine wesentlichen Thoraxbewegungen wahrnehmbar sind, gelingt es zumeist, normale arterielle Blutgase aufrechtzuerhalten. Der genaue Mechanismus des pulmonalen Gasaustausches unter Hochfrequenzbeatmung ist nicht bekannt, jedoch spielt die Turbulenzerzeugung wahrscheinlich eine wesentliche Rolle.

Im Bereich der Intensivmedizin wird die Hochfrequenzbeatmung bei einigen Patienten mit schwerem Lungenversagen in Kombination mit einer bronchopleuralen Fistel eingesetzt. Durch Verminderung des Beatmungsdrucks kann hierbei eine Zunahme der Leckage des Atemgasgemisches im günstigen Fall verhindert werden. Da keine hohen Beat-

mungsdrücke mehr erforderlich sind, werden auch die kardiovaskulären und renalen Effekte der Überdruckbeatmung und die Auswirkungen auf den intrakraniellen Druck geringer.
Ein weiterer erwünschter Effekt der Hochfrequenzbeatmung ist deren *sekretolytische Wirkung,* die durch die Vibrationen im Atemstrom hervorgerufen wird.
Insgesamt hat jedoch die Hochfrequenzbeatmung den erwarteten Druchbruch in der Behandlung des schweren Lungenversagens nicht erbracht.

Auswirkungen der maschinellen Beatmung

Maschinelle Beatmung und CPAP-Atmung unterscheiden sich wesentlich von der Spontanatmung. Gewisse Auswirkungen auf den Organismus sind daher unvermeidlich. Wichtigste Ursache ist hierbei der positive Druck. Im Vordergrund stehen die Wirkungen auf das Herz-Kreislauf-System und auf die Nierenfunktion.

Kardiovaskuläre Wirkungen

Die Wirkungen der maschinellen Beatmung und von CPAP auf das Herz-Kreislauf-System entstehen durch den Überdruck in den Luftwegen und den Alveolen.
Durch die intermittierende Überdruckbeatmung nimmt der intrathorakale Druck in unphysiologischer Weise während der Inspiration zu, statt ab. Der Druck im rechten Vorhof steigt an; hierdurch vermindert sich die Druckdifferenz zwischen den peripheren Venen und dem Vorhofdruck. Als Folge nimmt der venöse Rückstrom zum Herzen ab und das Herzzeitvolumen wird kleiner. Allerdings sind die Auswirkungen meist gering, weil kompensatorisch der periphere *Venomotorentonus* ansteigt, und dadurch der ursprüngliche Druckgradient zwischen peripheren Venen und rechtem Vorhof wiederhergestellt wird. Hierdurch normalisiert sich der venöse Rückfluß wieder.
Die Erhöhung des Venentonus ist somit ein wichtiger Faktor, durch den während der maschinellen Beatmung das Herzzeitvolumen aufrechterhalten wird. Sind allerdings während einer maschinellen Beatmung der Venentonus oder das intravasale Volumen vermindert, so werden Blutdruck und Herzzeitvolumen unweigerlich abfallen. Die Kreislaufwirkungen sind stärker, wenn nicht nur während der Inspiration, sondern auch während der *Exspiration* ein positiver Druck herrscht (PEEP und CPAP). Dann müssen häufig Volumen und herzkreislaufwirksame Medikamente (z. B. Dopamin) zugeführt werden, um die Auswirkungen zu kompensieren.
PEEP und CPAP können bei neurochirurgischen Patienten über eine venöse Abflußbehinderung den **intrakraniellen Druck** erhöhen.

Wirkungen auf die Nierenfunktion

Die Überdruckbeatmung **beeinträchtigt die Nierenfunktion;** je höher der Druck, desto stärker die Auswirkungen. Als Nettoeffekt nimmt die Urinausscheidung ab. Ursache ist vermutlich der Abfall des Herzzeitvolumens und ein erniedrigter renaler Perfusionsdruck bei Abfall des arteriellen Blutdrucks und nicht, wie früher angenommen, eine vermehrte Freisetzung von antidiuretischem Hormon (ADH). Durch ausgiebige Volumensubstitution und die Zufuhr von inotropen Substanzen (z. B. Dopamin) können diese Wirkungen häufig vermindert werden. Dennoch wird nicht selten unter PEEP eine **Wasserretention** (auch in der Lunge) beobachtet.
Über Komplikationen durch maschinelle Beatmung s. S. 562.

Praktische Grundsätze für die maschinelle Beatmung

1. Auswahl des Respirators: Für die assistierte Beatmung sollten druckgesteuerte Respiratoren verwendet werden. Sie sind besser durch den Patienten steuerbar und hierbei den volumen- und zeitgesteuerten Respiratoren überlegen. Außerdem sind die Geräte meist gut geeignet zur kurzfristigen postoperativen Nachbeatmung und zur Inhalationstherapie.
Für die kontrollierte Langzeitbeatmung sollten hingegen volumen- oder zeitgesteuerte

Respiratoren eingesetzt werden. Diese Respiratoren sind wegen ihrer vielseitigen Einstellungsmöglichkeiten den druckgesteuerten Respiratoren überlegen.

2. Einstellung des Respirators: Vor Anschluß des Respirators an den Patienten muß eine Funktionsprüfung durchgeführt werden. Anschließend erfolgt die Grundeinstellung:

Grundeinstellung des Respirators:
- hohes Atemzugvolumen: 10–15 ml/kg,
- niedrige Atemfrequenz: 8–12/min,
- langsamer Flow: 30 l/min,
- Atemzeitverhältnis 1:2,
- inspiratorische Sauerstoffkonzentration 50% oder mehr.

Eine Seufzereinstellung ist mit diesen hohen Atemzugvolumina nicht erforderlich.
Nach etwa 15–20 min hat sich ein Gleichgewicht eingestellt. Jetzt muß durch eine arterielle Blutgasanalyse überprüft werden, ob die Ventilation und die inspiratorische Sauerstoffkonzentration ausreichen. Angestrebt wird ein

- p_aCO_2 von 35–45 mm Hg,
- p_aO_2 von 70–100 mm Hg.

Wenn erforderlich, werden Beatmungsminutenvolumen und inspiratorische Sauerstoffkonzentration nachreguliert und nach weiteren 15–20 min erneut kontrolliert. Dieser Vorgang wird so lange wiederholt, bis alle Beteiligten mit dem Ergebnis zufrieden sind. Anzustreben ist hierbei immer eine möglichst niedrige inspiratorische Sauerstoffkonzentration (F_IO_2 0,4 und weniger).
Spezielle Respiratoreinstellungen sind bei den entsprechenden Krankheitsbildern beschrieben.

3. Sedierung, Analgesie, Relaxierung: Lassen sich Patient und Respirator nicht miteinander synchronisieren, d.h. atmet der Patient gegen den Respirator oder führt er gar einen Kampf mit dem Gerät aus, so ist entweder die Einstellung des Beatmungsgerätes ungenügend und/oder es liegt eine Hypoxämie vor. Dann sollte zunächst versucht werden, durch Erhöhung des Flows oder der Beatmungsfrequenz eine Anpassung zu erreichen. Gelingt dies nicht, so sollte der Patient sediert werden (z.B. mit Valium, Luminal, Atosil). Sind Schmerzen die Ursache für die Unruhe des Patienten, so sollte ein Opiat zugeführt werden. Mit Opiaten in ausreichender Dosierung kann auch der zentrale Atemantrieb soweit gedämpft werden, daß eine ausreichende Respiratorbeatmung ermöglicht wird. Nur sehr selten ist eine Muskelrelaxierung für die kontrollierte Beatmung erforderlich. Sie sollte so kurz wie möglich durchgeführt werden. Relaxierte Patienten müssen immer zusätzlich sediert werden.

4. Überwachung: Mit Beginn der maschinellen Beatmung muß der Patient intensiv überwacht werden. Dies gilt in besonderem Maße für die Funktion des Beatmungsgerätes. Niemals dürfen sich Schwestern und Pfleger hierbei auf die Alarmeinrichtungen des Respirators allein verlassen. Funktionsstörungen können innerhalb weniger Minuten tödlich sein! Die Beatmung muß mehrmals täglich durch arterielle oder kapilläre Blutgasanalysen (s. Kap. 41) überprüft werden. Einzelheiten der Intensivüberwachung s. Kap. 39.

5. Pflege: Der Beatmungspatient bedarf einer besonderen Pflege, in deren Mittelpunkt die Bronchialtoilette steht. Einzelheiten s. Kap. 35.

6. Psychische Führung: Durch die maschinelle Beatmung wird das psychische Gleichgewicht der meisten Patienten in hohem Maße belastet. Maschinelle Beatmung bedeutet für den Patienten gewöhnlich totale Abhängigkeit von einem Gerät und den das Gerät bedienenden und überwachenden Schwestern, Pflegern und Ärzten. Er reagiert hierauf mit Angst, Hilflosigkeit und teilweise kindlichen Verhaltensweisen. Schlafentzug, Reizarmut und Monotonie sowie mangelnde Kommunikationsmöglichkeiten (Tubus!) wirken meist noch verstärkend. Darum müssen alle Mitglieder des Behandlungsteams den Patienten unermüdlich über diese schwierige Phase hinweghelfen. Erwünscht sind hierbei vor allem folgende Verhaltensweisen bei den Helfern:
- Freundlich sein,
- Verständnis zeigen,
- Geduld üben,
- Vertrauen und Kompetenz ausstrahlen,
- Mut zusprechen und aufmuntern.

Vergleiche hierzu auch Kap. 33.

Komplikationen der maschinellen Beatmung

1. Tubusfehllage und Tubusobstruktion: Die richtige Tubuslage muß röntgenologisch kontrolliert werden. Der Tubus darf nicht einseitig (meist rechter Hauptbronchus) liegen, weil sonst nur eine Lunge belüftet wird. Auch zu hohe Lage ist unerwünscht: Hierbei besteht die Gefahr, daß der Tubus bei Lagerungsmaßnahmen aus der Trachea herausrutscht. Kinder sind hierdurch besonders gefährdet.
Tubusobstruktionen beruhen meist auf ungenügender Pflege. Hierzu s. S. 536.

2. Diskonnexion: Die unbeabsichtigte Trennung des Patienten vom Respirator ist eine gefürchtete Komplikation. Hierdurch kann eine schwere Hypoxämie oder gar ein Herzstillstand eintreten. Darum sollten alle Beatmungsgeräte mit einem akustischen *Apnoealarm* ausgestattet sein. Alarmeinrichtungen können jedoch die Überwachung durch die Pflegepersonen nicht ersetzen, sondern nur unterstützen.

3. Ausfall des Respirators: Gelegentlich kann ein Respirator auch ausfallen oder nicht mehr richtig funktionieren. Diese Störungen sind ebenfalls bedrohlich und müssen sofort bemerkt und behoben werden.

4. Pulmonales Barotrauma: Während der maschinellen Beatmung kann die Lunge durch den einwirkenden Beatmungsdruck geschädigt werden. Je höher der Beatmungsdruck, desto eher sind Schäden zu erwarten. Die wichtigsten sind:
- Interstitielles Lungenemphysem,
- Pneumomediastinum, Pneumoperikard,
- Pneumothorax.

Während Mediastinalemphysem und interstitielles Lungenemphysem meist ohne wesentliche klinische Bedeutung sind, können Spannungspneumothorax und Pneumoperikard akut lebensbedrohlich sein.

5. Infektion der Lunge: Pulmonale Infektionen sind eine häufige und typische Komplikation bei intubierten und beatmeten Patienten. Zur Prophylaxe ist eine besonders sorgfältige Lungenpflege erforderlich (s. Kap. 48).

6. Pulmonale Sauerstofftoxizität: Es wird inzwischen allgemein anerkannt, daß hohe Sauerstoffkonzentrationen *in den Alveolen* das Lungengewebe schädigen und den Gasaustausch weiter beeinträchtigen können. Die genauen Mechanismen sind jedoch noch nicht bekannt, ebensowenig der absolut „sichere Bereich" erhöhter Konzentrationen. Nach gegenwärtiger Auffassung, sollten inspiratorische Sauerstoffkonzentrationen von *40%* bei der Langzeitbeatmung nicht überschritten werden. Allerdings ist dieser Wunsch bei zahlreichen Intensivpatienten mit schwerem Lungenversagen nicht im entferntesten erfüllbar, weil sonst innerhalb kurzer Zeit eine lebensbedrohliche Hypoxämie eintreten würde. Zudem wird jeder erfahrene Intensivmediziner auf Patienten verweisen, die er mit Erfolg über Wochen mit 100%igem Sauerstoff beatmet hat (dies darf jedoch nicht als Beweis der Harmlosigkeit hoher Sauerstoffkonzentrationen gewertet werden!).

7. Positive Flüssigkeitsbilanz: IPPV, vor allem in Kombination mit PEEP begünstigt die Wassereinlagerung im Gewebe. Hierdurch kann der pulmonale Gasaustausch beeinträchtigt werden. Darum müssen Ein- und Ausfuhr, Serum- und Urinelektrolyte, Osmolarität und möglichst auch das Körpergewicht täglich sorgfältig kontrolliert werden.

Entwöhnung vom Respirator

Die Entscheidung über den richtigen Zeitpunkt der Entwöhnung vom Respirator und die hierfür einzusetzenden Methoden erfordert Urteilsvermögen und Erfahrung.
Als Regel gilt: Mit der Entwöhnung vom Respirator wird so früh wie möglich begonnen. Hierfür gibt es verschiedene Gründe:
- Je länger die Beatmung andauert, desto häufiger treten Komplikationen auf.
- Langdauernde kontrollierte Beatmung schwächt die Atemmuskulatur. Hierdurch wird der Übergang auf die Spontanatmung erschwert.
- Ein früher Beginn der Entwöhnung zeigt dem Patienten Fortschritte bei seiner Gesundung und wirkt dadurch oft ermutigend.

Allerdings kann ein zu früh begonnener

Entwöhnungsversuch, der wieder abgebrochen werden muß, den Patienten zutiefst enttäuschen und deprimieren.

Die Entwöhnung vom Respirator nach einer Langzeitbeatmung darf sich nicht allein auf Laborwerte und Lungenfunktionsparameter stützen. Vielmehr müssen, wie bei der Beatmung, auch klinisch-psychologische Faktoren berücksichtigt werden.

Psychologische Faktoren der Entwöhnung

Während der gesamten maschinellen Beatmung bestand für den Patienten eine erhebliche *Reizverminderung* (sensorische Deprivation). Bei der Entwöhnung ist damit zu rechnen, daß der Patient sich viel stärker seinen körperlichen und seelischen Befindlichkeiten zuwenden wird als ein Gesunder. Durch diese Neigung zur Selbstbeobachtung kann die Entwöhnung erschwert werden.

Viele Patienten haben sich während der Beatmung aufgrund ihrer extremen Hilflosigkeit gefühlsmäßig stark an bestimmte Schwestern, Pfleger und Ärzte gebunden. Diese Personen sollten dem Patienten bei der Entwöhnung ein „Sich-Geborgen-Fühlen" vermitteln und auf diese Weise ermutigend und stützend auf den Patienten einwirken.

Die ständige Unterbrechung des normalen Schlafrhythmus während der maschinellen Beatmung kann zu einem Schlafdefizit mit Verstimmungszuständen führen, die das Entwöhnen vom Respirator erschweren. Nicht selten kommen Entzugswirkungen nach dem Absetzen sedierender Medikamente hinzu, die eine gute Kooperation mit dem Patienten be beeinträchtigen.

Schwestern, Pfleger und Ärzte müssen dem Patienten ihr aktives Interesse an der Entwöhnung vom Respirator vermitteln. Gleichgültigkeit oder Ablehnung durch das Pflegepersonal verzögern die Entwöhnung vom Respirator.

Gerade zu Beginn kann die Entwöhnung beim Patienten große Ängste auslösen. Oft fühlt der Patient sogar sein Leben bedroht. Bei manchem Patienten sind die Ängste so stark, daß er bei der Entwöhnung nicht aktiv mitarbeiten kann oder sich sogar heftig widersetzt. Dann ist eine unterstützende psychotherapeutische Betreuung erforderlich. Vergl. auch Kap. 33.

Kriterien für die Entwöhnung vom Respirator

Zu Beginn der Entwöhnung vom Respirator müssen folgende Vorbedingungen erfüllt sein (vgl. auch **Tabelle 49-1,** S. 553 Indikationen zur Beatmung):

Vorbedingungen für die Entwöhnung vom Respirator

- Vitalkapazität mindestens 10-15 ml/kg,
- alveolo-arterielle Sauerstoffdruckdifferenz unter 300-350 mm Hg bei F_IO_2 1,0,
- Atemfrequenz unter 35/min,
- inspiratorischer Sog über 20 cm H_2O,
- Verhältnis Totraum/Atemzugvolumen unter 0,6,
- PEEP-Bedarf unter 10 cm H_2O,
- stabile Herz-Kreislauf-Funktion,
- keine schwerwiegende Thoraxwandinstabilität,
- lückenlose Überwachung durch Schwestern, Pfleger und Ärzte.

Allgemeine Grundsätze der Entwöhnung

Bei erhöhtem Sauerstoffverbrauch und vermehrter Kohlendioxydproduktion durch hohes **Fieber oder Muskelzittern** sollte nicht mit der Entwöhnung begonnen werden.

Ist der Patient längere Zeit **kontrolliert hyperventiliert** worden, so muß vor der Entwöhnung der p_aCO_2 *schrittweise* durch Verminderung des Atemminutenvolumens (Atemfrequenz und/oder Atemzugvolumen reduzieren) normalisiert werden.

Bestand vor der maschinellen Beatmung eine **chronische Hyperkapnie** (z. B. durch Lungenemphysem), so werden die Ausgangswerte für p_aO_2 und p_aCO_2 vor Ausbruch der akuten respiratorischen Insuffizienz angestrebt, z. B. p_aCO_2-Werte zwischen 50-60 mm Hg (s. auch S. 487).

Liegt eine **schwere metabolische Azidose** vor, so sollte sie vor der Entwöhnung korrigiert werden, damit der Patient nicht kompensatorisch hyperventiliert und sich hierdurch vorzeitig erschöpft.

Die **Bewußtseinslage** spielt für die Entwöhnung vom Respirator keine Rolle; auch Bewußtlose können entwöhnt werden. Allerdings erfolgt die Extubation erst nach Rückkehr der Schutzreflexe.

Hat man sich zur Entwöhnung vom Respirator entschlossen, so wird das Tagesprogramm des Patienten entsprechend auf den Entwöhnungsprozeß abgestimmt. Entwöhnung hat dann höchste Priorität. Sie wird immer *tagsüber* eingeleitet, niemals abends oder nachts.

Vor Beginn wird dem Patienten der Entwönungsvorgang und die hierzu eingesetzten Verfahren genau erklärt. Er wird darüber informiert, daß zu Beginn der Entwöhnung *Luftnot* auftreten kann; außerdem wird ihm glaubwürdig versichert, daß die Luftnot keine Gefahr bedeutet.

Der Entwöhnungsvorgang wird langsam begonnen und *nicht* bis zur Erschöpfung fortgeführt. Kleine erfolgreiche Schritte ermutigen den Patienten! Kurze Entwöhnungsphasen in regelmäßigen Abständen sind günstiger als lange Phasen, die wegen Erschöpfung abgebrochen werden müssen.

Techniken der Entwöhnung

Der Erfolg einer Entwöhnung vom Respirator beruht im wesentlichen auf der klinischen Erfahrung des Behandlungsteams im Umgang mit dem Patienten, weniger hingegen auf einer bestimmten Technik. Daher ist es falsch, über die „richtige" Technik der Entwöhnung einen Glaubenskrieg zu führen.

Vor Beginn der Entwöhnung sollten folgende **Ausgangswerte** bestimmt werden:

- arterielle Blutgase,
- alveoläre-arterielle Sauerstoffdruckdifferenz bei 100% O_2,
- Vitalkapazität,
- Atemzugvolumen,
- maximaler inspiratorischer Sog,
- Säure-Basen-Status,
- Blutdruck und Herzfrequenz.

Sind aufgrund der erhaltenen Daten die Kriterien für eine Entwöhnung erfüllt, so kann damit begonnen werden.

Konventionelle Entwöhnungstechnik

1. Patienten 20-40° erhöht lagern.
2. T-Stück an den Tubus anschließen, vorher hohen Gasfluß einstellen. Angewärmten Verdampfer verwenden. Inspiratorische Sauerstoffkonzentration aus Sicherheitsgründen 10-20% über den am Respirator erforderlichen Wert einstellen. Oft ist ein CPAP von 3-10 cm H_2O günstig.
3. Die Spontanatmung sollte anfangs regelmäßig alle 30 Minuten für eine eng begrenzte Zeit, z.B. von 4-5 min, durchgeführt werden. Nächtliches Entwöhnungstraining sollte erst begonnen werden, wenn die Spontanatmungsversuche tagsüber jeweils erfolgreich waren.
4. Während der Entwöhnung müssen die Vitalfunktionen des Patienten lückenlos überwacht werden. Darum in dieser Phase niemals den Patienten allein lassen! Beim Auftreten von
   - Herzrhythmusstörungen,
   - Blutdruckanstieg,
   - Tachykardie,
   - Blässe,
   - Zyanose,
   - Aufgeregtheit, Unruhe,

   sofort Ursache herausfinden und beseitigen. Blutgasanalyse abnehmen und Patienten vorsichtshalber wieder an den Respirator anschließen. **Die Beatmung wird beibehalten, wenn**
   - der p_aO_2 unter 70 mm Hg abgefallen ist,
   - der p_aCO_2 über 55 mm Hg angestiegen ist.
5. Die Dauer der Entwöhnungsphase kann nicht vorausgesagt werden. Sie ist auch nicht aus der Dauer der kontrollierten Beatmung oder der Art der zugrundeliegenden Erkrankung zuverlässig ableitbar.

   Im allgemeinen gilt: Kann der Patient länger als 2-4 h ohne Veränderungen der Vitalfunktionen und der arteriellen Blutgase spontan atmen, so ist eine maschinelle Beatmung nicht mehr erforderlich.

Entwöhnung von PEEP

Mit der Entwöhnung von PEEP kann meist begonnen werden, wenn die alveolo-arterielle Sauerstoffdruckdifferenz bei 100%iger O_2-Atmung unter 350 mm Hg liegt.

Der PEEP muß *schrittweise* reduziert werden, am besten jeweils um 3-5 cm H_2O. Hierbei wird der Patient sorgfältig beobachtet. Nach 15-20 min erfolgt eine Blutgasanalyse. Ist der p_aO_2 nicht wesentlich abgefallen, so kann nach etwa 6 h der PEEP erneut reduziert werden. Es wird solange reduziert, bis eine IPPV erreicht worden ist. Diese Beatmungsform wird meist noch 24 h fortgeführt, danach kann mit der Entwöhnung in oben beschriebener Weise begonnen werden. Bei einem anderen Vorgehen wird mit der PEEP-Entwöh-

nung erst am Ende der Respiratorenentwöhnung begonnen. Hierbei ist unklar, welches Verfahren das bessere ist.
Bei der konventionellen Entwöhnungstechnik treten nicht selten Veränderungen der Herz-Kreislauf- und Lungenfunktion auf:

1. Herz-Kreislauf-Veränderungen: Durch den Abfall des intrathorakalen Druckes müßte das Herzzeitvolumen eigentlich zunehmen. Oft wird jedoch initial ein Abfall beobachtet.
Abrupter Entzug von PEEP wirkt wie eine Autotransfusion: Jetzt strömt vermehrt Blut aus der Peripherie zum Herzen zurück. Hierdurch kann eine akute Überlastung des Herzens entstehen. Vorübergehende CPAP-Atmung vermindert diese kardiovaskulären Auswirkungen des PEEP-Entzugs.

2. Lungenveränderungen: Unter Spontanatmung ändern sich das Atemmuster und die Atemvolumina. Hierdurch entstehen Störungen des Belüftungs-/Durchblutungs-Verhältnisses; außerdem nimmt die Dehnbarkeit der Lunge ab und die Atemarbeit zu. Diese Auswirkungen können meist durch CPAP vermindert werden. Zusätzlich sollte die Lunge regelmäßig mit einem Atembeutel gebläht werden.

Intermittent mandatory ventilation

Häufig wird die Entwöhnung nicht mehr mit Spontanatmungstraining begonnen sondern erfolgt mit Hilfe von IMV. Hierbei wird die Frequenz der kontrollierten Beatmungszüge schrittweise vermindert, so daß der Patient mehr und mehr selbst atmen muß. Die Vorteile dieser Technik sind:

- Mit der Entwöhnung kann früher begonnen werden als bei der konventionellen Technik;
- die Überwachung des Patienten ist weniger aufwendig.

Schwierigkeiten bei der Entwöhnung

Nicht immer gelingt die Entwöhnung vom Respirator reibungslos. Häufig wird der Entwöhnungsvorgang erschwert, ohne daß hierfür eine ausreichende Erklärung gefunden werden kann.
Bei wiederholtem Versagen der Entwöhnungstechniken spielen drei Gründe eine wesentliche Ursache:

- erhöhter Ventilationsbedarf,
- verminderte Muskelkraft,
- gesteigerte Atemarbeit.

1. Erhöhter Ventilationsbedarf entsteht meist durch eine Zunahme des Totraums oder durch eine Steigerung des Sauerstoffbedarfs und der CO_2-Produktion (z. B. Fieber).

2. Verminderte Muskelkraft beruht auf Muskelatrophie, falscher Koordination von Atmung und Muskelkontraktion, mangelhafter Ernährung, Nachwirkungen sedierender Medikamente und Muskelrelxanzien.

3. Gesteigerte Atemarbeit beruht im wesentlichen auf Erhöhung des Atemwegswiderstandes und/oder Abnahme der Compliance.
Sind diese Störungen die Ursache der Entwöhnungsschwierigkeiten, so muß die Entwöhnung geduldig in kleinen Schritten erfolgen.
Gelegentlich werden Entwöhnungsschwierigkeiten auch durch *psychische Störungen* hervorgerufen. Im Mittelpunkt stehen hierbei extreme Trennungsängste. Dann sind außerordentliches Geschick, Einfühlungsvermögen und Überredungskunst erforderlich, um den Patienten vom Respirator zu befreien s. a. Kap. 33.

Entwöhnung von zusätzlicher Sauerstoffzufuhr

Während der Entwöhnung vom Respirator wird **angefeuchteter Sauerstoff** zugeführt. Nach der Entwöhnung vom Respirator ist meist weiterhin die zusätzliche Sauerstoffzufuhr erforderlich, weil das Belüftungs-/Durchblutungsverhältnis noch gestört ist. Die inspiratorische Sauerstoffkonzentration wird hierbei so gewählt, daß ein arterieller pO_2 von 70 mm Hg aufrechterhalten wird. Anschließend wird die Sauerstoffkonzentration schrittweise unter Kontrolle der arteriellen Blutgase vermindert. Nach der Extubation kann der Patient, wenn erforderlich, weiterhin Sauerstoff über eine Gesichtsmaske erhalten, bis sich die Blutgaswerte unter Raumluft normalisiert haben.
Bei Patienten mit chronisch-obstruktiven Lungenerkrankungen sollte die Entwöhnung von hohen Sauerstoffkonzentrationen so früh wie möglich erfolgen (s. S. 581).

Gebräuchliche Beatmungsgeräte

Es gibt kein universelles Beatmungsgerät, mit dem alle Patienten in optimaler Weise beatmet werden können. Darum muß eine Intensivstation über verschiedene Respiratortypen verfügen, die jeweils den speziellen Bedürfnissen des Patienten entsprechen. Dies gilt in besonderem Maße für Neugeborene und Kleinkinder, die mit spezifisch konstruierten Respiratoren beatmet werden sollen. Nachfolgend werden gebräuchliche Beatmungsgeräte besprochen. Die Auswahl muß sich aus Platzgründen auf die am häufigsten in Deutschland eingesetzten Respiratoren beschränken.

Bird-Respiratoren

- Pneumatischer Antrieb,
- Druckgenerator,
- druckgesteuert,
- flowbegrenzt,
- zur kontrollierten, assistiert-kontrollierten und assistierten Beatmung.

Am Gerät einstellbar sind:

- inspiratorischer Flow,
- maximaler inspiratorischer Druck,
- Dauer der exspiratorischen Pause,
- Empfindlichkeit des Triggers,
- Sauerstoffkonzentration über einen mit dem Gerät verbundenen Oxygenblender.

Das Atemzugvolumen ist nicht direkt einstellbar; es ergibt sich aus dem inspiratorischen Flow und dem maximalen Inspirationsdruck. Dies gilt in ähnlicher Weise für die Frequenz: Sie ist abhängig von der Inspirationszeit und der Exspirationszeit. Das Atemminutenvolumen ergibt sich aus Atemzugvolumen und Frequenz. Es kann nicht am Gerät selbst kontrolliert werden.

Für die Bedienung ist wichtig: Je höher der Inspirationsflow, desto rascher wird der maximale Inspirationsdruck erreicht und desto kürzer ist die Inspirationszeit. Umgekehrt: je niedriger der Inspirationsflow, desto länger die Inspirationszeit.

Vorteile: klein und billig, gut geeignet für assistierte Beatmung und Inhalationstherapie.

Nachteile: Atemzugvolumina ändern sich mit den Atemwiderständen; kein PEEP einstellbar, keine Alarmvorrichtungen, keine Spirometer.

IMV-Bird

- Pneumatischer Antrieb,
- Druckgenerator,
- zeitgesteuert,
- druckbegrenzt; volumenkonstant,
- zur kontrollierten, assistiert-kontrollierten und IMV-Beatmung.

Technische Daten:

- Atemzugvolumen 0,1-2,5 l; ergibt sich aus Inspirationszeit (0,5-3 s) und Inspirationsflow,
- Frequenz: 3-30/min, ergibt sich durch Inspirations- und Exspirationszeit (Bereich 1-180 s),
- PEEP durch Drehknopf einstellbar,
- inspiratorische Sauerstoffkonzentration durch Oxygenblender einstellbar,
- Anfeuchtung der Atemluft: Bird-Vernebler.
- Compliance-Kompensator: verlangsamt ab einem wählbaren Inspirationsdruck den Gasfluß. Hierdurch soll die Atemluft besser verteilt werden,
- Überdrucksicherheitsventil: öffnet sich bei 110 cm H_2O.

Bennett PR-2

- Pneumatischer Antrieb,
- Druckgenerator,
- flowgesteuert als Assistor, zeitgesteuert als Kontroller,
- druckbegrenzt,
- zur kontrollierten, kontrolliert-assistierten oder assistierten Beatmung.

Das Atemzugvolumen ergibt sich aus Inspirationsflow und Inspirationszeit. Die Atemfrequenz hängt ab von der In- und Exspirationszeit.

Vorteile: billig und relativ klein.

Nachteile: Das Atemzugvolumen kann sich bei Zeitsteuerung mit den Atemwiderständen verändern. Inspiratorische Sauerstoffkonzentration nicht variabel einstellbar (Ausnahme: O_2-Mischer); keine Alarmeinrichtungen, kein Spirometer, kein PEEP.

Servo-Ventilator 900

- Elektrischer Antrieb,
- Flow- oder Druckgenerator,
- zeitgesteuert,

- volumen- oder druckbegrenzt,
- zur kontrollierten oder assistiert-kontrollierten Beatmung; beim 900 B und C auch IMV und CPAP.

Technische Daten:
- Primär- und Sekundärsystem,
- Arbeitsdruck zwischen 10 und 100 cm H_2O einstellbar,
- Atemzugvolumen ergibt sich aus Einstellung von Atemminutenvolumen und Frequenz,
- Atemminutenvolumen 0,5-25 l/min,
- Atemfrequenz 6-60/min,
- Inspirationsdauer und endinspiratorisches Plateau variabel einstellbar. Hieraus ergibt sich das Atemzeitverhältnis,
- inspiratorische Sauerstoffkonzentration stufenlos einstellbar,
- Trigger zwischen +20 und −20 cm H_2O einstellbar,
- PEEP-Bereich 0-20 cm H_2O oder 0-50 cm H_2O,
- Alarme für Volumen, Druck, Stromnetzausfall, technische Fehler im Gerät,
- Messung von Exspirationsvolumen und Beatmungsdrücken,
- Anfeuchtung der Atemluft, z.B. über Bennett-Kaskade-Vernebler.

Bennett MA 1 B

- Elektrischer Antrieb,
- Druckgenerator bei niedrigen Atemzugvolumina, Flowgenerator bei hohen Atemzugvolumina,
- zeit- oder druckgesteuert,
- volumen-, druck- oder zeitbegrenzt,
- zur kontrollierten oder assistiert-kontrollierten Beatmung.

Technische Daten:
- Primär- und Sekundärsystem,
- Atemminutenvolumen ergibt sich aus Atemfrequenz und Atemzugvolumen,
- Atemzugvolumen 0-2200 ml,
- Frequenz 6-60/min,
- Atemzeitverhältnis 1:1,
- inspiratorische Sauerstoffkonzentration stufenlos einstellbar,
- inspiratorischer Gasfluß regulierbar,
- PEEP einstellbar,
- Anfeuchtung der Atemgase über Bennett-Kaskade-Vernebler,
- Alarme für Druck, Volumen, Atemzeitverhältnis.

Der Bennett MA 2 B ist eine Weiterentwicklung des MA 1. Die Funktionsprinzipien sind gleich geblieben.

Dräger UV 1

Elektrischer Antrieb,
- Flow- oder Druckgenerator,
- zeit- oder druckgesteuert,
- volumen- oder druckbegrenzt,
- zur kontrollierten und assistiert-kontrollierten Beatmung, SIMV und CPAP.

Technische Daten:
- Primär- und Sekundärsystem,
- Atemminutenvolumen ergibt sich aus Atemfrequenz und Atemzugvolumen,
- Atemzugvolumen 20-1700 ml,
- Atemfrequenz 7-70/min,
- Atemzeitverhältnis 1:4-2:1,
- inspiratorische Sauerstoffkonzentration stufenlos einstellbar,
- Trigger −2 bis +25 cm H_2O,
- PEEP 0-25 mm Hg kontinuierlich oder 0-35 mm Hg intermittierend,
- Alarme für Beatmungsdrücke, Druckabfall in Gasleitung oder Mischer, Stromnetzausfall, Geräteausfall,
- Atemminutenvolumen wird kontinuierlich, Atemfrequenz oder Atemzugvolumen wahlweise angezeigt,
- beheizter Anfeuchter.

Kapitel 50. Akute respiratorische Insuffizienz: Spezielle Krankheitsbilder

Akutes Lungenversagen

Definition

Das akute Lungenversagen (ARDS = „adult respiratory distress syndrome“ = Atemnotsyndrom der Erwachsenen) ist eine plötzlich einsetzende schwere respiratorische Insuffizienz, die auf einer akuten Schädigung der Lunge beruht. Das Syndrom entsteht immer *sekundär,* d.h. im Gefolge anderer Störungen und ist anfänglich gekennzeichnet durch gesteigerte Durchlässigkeit (Permeabilität) der Lungenkapillaren mit Austritt von Plasma und Zellen in das interstitielle Lungengewebe und einen Anstieg des Lungengefäßwiderstandes mit pulmonaler Hypertonie.
Die Prognose ist ernst: die Sterblichkeit liegt zwischen 40 und 68%, hohes Alter und Begleiterkrankungen verschlechtern die Prognose.

Ursachen

Die genauen Ursachen des akuten Lungenversagens sind nicht bekannt. In **Tabelle 50-1** sind bestimmte Faktoren zusammengestellt, die an der Schädigung der Lungen beim ARDS beteiligt sein können.

Tabelle 50-1. Auslösende Faktoren für ein akutes Lungenversagen

- Schock jeder Ursache
- Sepsis
- Bakterielle und virale Pneumonie
- Fettembolie
- Polytrauma
- Massivtransfusionen
- Verbrauchskoagulopathie
- Immunologische Reaktionen
- Aspiration
- Verbrennungen
- Akute Intoxikationen
- Akute Pankreatitis
- Akutes Nierenversagen

Krankheitsentstehung und Pathophysiologie

Im Verlauf des ARDS können 2 verschiedene Phasen unterschieden werden, die zu charakteristischen Lungenveränderungen führen:

1. Exsudative Phase: In der Frühphase des ARDS tritt innerhalb von Stunden bis Tagen eine gesteigerte Permeabilität der Kapillaren mit Exsudation von Plasma und Entwicklung eines eiweißreichen interstitiellen und intraalveolären Lungenödems sowie einem Anstieg des Pulmonalarteriendrucks auf. Diese Veränderungen sind prinzipiell reversibel.

2. Proliferative Phase: Nach einigen Tagen bis Wochen entsteht eine Schädigung der Alveolen und eine zunächst interstitielle, später auch intraalveoläre *Fibrose* (= pathologische Vermehrung des Bindegewebes). Bald entwickeln sich Störungen der Verteilung der Atemluft und der Lungenvolumina, Kollaps der kleinen Atemwege, Atelektasen, Abnahme der funktionellen Residualkapazität und der Compliance. Die Atemarbeit ist gesteigert, Störungen des Schleimtransportes und Verlust des Surfactant treten hinzu.
Der **pulmonale Gasaustausch** wird zusätzlich durch Störungen des Belüftungsdurchblutungs-Verhältnisses und einen Diffusionsblock beeinträchtigt.
In der Spätphase entwickelt sich eine **interstitielle Lungenfibrose,** die gewöhnlich innerhalb von Tagen bis Wochen zum Tod des Patienten führt.

Klinisches Bild und Diagnose

Das klinische Bild des ARDS ist unspezifisch und wird vor allem durch die respiratorische Insuffizienz bestimmt:

- Tachypnoe und Dyspnoe mit erheblich gesteigerter Atemarbeit,
- Blässe, Nasenflügeln,
- Tachykardie,
- schwacher Hustenstoß,
- auskultatorisch unauffälliger Befund.

Blutgase

- Hypoxämie mit p_aO_2-Werten < 60 mm Hg und nur geringem Anstieg bei Atmung von 100%igem Sauerstoff,
- Hypokapnie mit p_aC-Werten $_2$ deutlich unter 40 mm Hg als Zeichen der kompensatorischen Hyperventilation, später, als Zeichen der Dekompensation zunehmender Anstieg des pCO_2 bis hin zur schweren Hyperkapnie.

Trachealsekret: In der frühen Phase meist unauffällig oder zäh (Proteingehalt erhöht).

Röntgenbild: In den Frühstadien kann das Röntgenbild, trotz ausgeprägtem klinischen Befund, vollkommen unauffällig sein. Später fein bis grobfleckige, streifen- oder netzartige Infiltrationen. Im Endstadium ist die gesamte Lunge (oft milchglasartig) verschattet.

Atemfunktion: Funktionelle Residualkapazität, Compliance und Vitalkapazität sind erniedrigt, der funktionelle Totraum erhöht; außerdem besteht ein ausgeprägter funktioneller Rechts-links-Shunt (geringer Anstieg des p_aO_2 bei Sauerstoffatmung, erschwerte CO_2-Elimination).

Hämodynamik: Der Pulmonalarteriendruck ist typischerweise erhöht (pulmonale Hypertonie), der Wedge-Druck erniedrigt. Das Herzzeitvolumen ist normal oder anfangs gesteigert.

Behandlung

Die Behandlung ist symptomatisch, eine spezifische Therapie existiert gegenwärtig nicht. Im Mittelpunkt steht die Therapie der respiratorischen Insuffizienz und die sorgfältige Bilanzierung des Flüssigkeitsgleichgewichts, weiterhin die Behandlung der auslösenden Grundkrankheit.

Beatmung mit PEEP gilt beim ARDS als Verfahren der Wahl, um den Kollaps der kleinen Atemwege und der Alveolen zu beseitigen und die funktionelle Residualkapazität zu erhöhen.
Eine Prophylaxe des ARDS durch frühzeitige Anwendung von PEEP oder CPAP bei prädisponierenden Erkrankungen ist entgegen früheren Annahmen nicht möglich.
In **Tabelle 50-2** ist die Grundeinstellung des Respirators beim ARDS zusammengestellt.
Die Beatmungstherapie ist gewöhnlich eine besondere Herausforderung. Nicht selten werden exzessiv hohe Atemminutenvolumina (bis zu 20 l/min und mehr) benötigt, um den arteriellen pCO_2 in einem akzeptablen Bereich zu halten. Hierbei sind oft so hohe Beatmungsdrücke erforderlich, daß mit einem pulmonalen Barotrauma (vor allem *Pneumothorax*) und damit zusätzlichen Beatmungsschwierigkeiten zu rechnen ist.

Bilanzierung des Flüssigkeitshaushaltes ist beim akuten Lungenversagen von großer Bedeutung, jedoch nicht leicht zu erreichen: *übermäßige* Flüssigkeitszufuhr verstärkt das Lungenödem, *zu geringe* Flüssigkeitszufuhr führt wegen der hohen Beatmungsdrücke zum Abfall des Herzzeitvolumens und des Blutdrucks. Grundsätzlich sollte der Patient mit *schwerem* ARDS eher leicht „trocken" gehalten werden. Die Volumensubstitution sollte mit *kolloidalen Lösungen* wie Humanalbumin erfolgen; hoher kolloidosmotischer Druck im Plasma soll nämlich die „Leckage"

Tabelle 50-2. Grundeinstellung des Beatmungsgerätes beim ARDS*

• Atemzugvolumen: hoch	12–15 ml/kg
• Atemfrequenz: niedrig	6–12/min
• Inspiratorische Sauerstoffkonzentration F_IO_2	So niedrig wie möglich,
• PEEP	so hoch wie nötig, um niedrige F_IO_2 zu erreichen, anfangs meist 10 cm H_2O
• Flow	Niedrig und konstant
• Inspirationsdauer	Lang, z. B. 4–5 s
• Exspirationsdauer	Kurz, maximal 3 s

* Die Neueinstellung erfolgt anhand der Blutgaswerte; angestrebt wird eine inspiratorische Sauerstoffkonzentration von 50% und weniger.

der Lungenkapillaren vermindern. Bei *Niereninsuffizienz* sollte frühzeitig die *Hämofiltration* eingesetzt werden, um eine bessere Bilanzierung der Flüssigkeitszu- und -ausfuhr zu erreichen.

Weitere Maßnahmen: Ausreichende Nährstoffzufuhr, Dopamin, Heparin, Diuretika. Die Zufuhr von Kortikosteroiden in hohen Dosen ist wahrscheinlich nicht gerechtfertigt, weil die Wirksamkeit nicht bewiesen ist und die Risiken den Nutzen vermutlich überwiegen.

Komplikationen: Pulmonales Barotrauma, insbesondere Pneumothorax und Lungenschädigung durch zu hohe Sauerstoffkonzentrationen; Pneumonie durch bakterielle Infektion; Rechtsherzinsuffizienz durch pulmonale Hypertonie; akutes Nierenversagen.

Aspirationssyndrom (Mendelson-Syndrom)

Einführung

Die Aspiration von saurem Magensaft führt, abgesehen von der *Sofortreaktion* (s. Kap. 30) im weiteren Verlauf zu einer Schädigung des Lungengewebes mit Störungen der Atemfunktion, die weitgehend denen des ARDS entsprechen und einer intensivmedizinischen Behandlung bedürfen.

Pathophysiologie

Das Ausmaß der Lungenschädigung durch den sauren Magensaft hängt ganz wesentlich vom pH-Wert ab: schwerste Zerstörungen sind bei pH-Werten unter 1,5 zu erwarten, bei pH-Werten zwischen 1,5 und 2,5 sind die Schädigungen weniger ausgeprägt, während bei pH-Werten über 2,5 die Zerstörungen nur sehr gering sind oder ausbleiben.
In der Lunge zerstört der saure Magensaft die alveolokapilläre Membran und damit deren Funktion für den pulmonalen Gasaustausch; daneben tritt eine massive Exsudation von Flüssigkeit in die Alveolen ein (Lungenödem). Insgesamt entstehen hierdurch folgende Störungen:

- diffuse Schädigung der Gasaustauschfläche,
- Abnahme der funktionellen Residualkapazität,
- Verminderung der Lungencompliance durch Infiltrationen und Fibrinablagerungen,
- Alveolarkollaps,
- **schwerste Hypoxämie** (innerhalb der ersten Stunde).

Hierbei hängt das Ausmaß der Schädigung von folgenden Faktoren ab:

- Azidität des Magensaftes (s. oben),
- Menge des aspirierten Magensaftes,
- Ausbreitung bzw. Verteilung des Magensaftes in der Lunge,
- Menge und Größe fester Bestandteile im Aspirat.

Aspiration fester Nahrungsbestandteile und Fremdkörper führt zu partieller oder kompletter Verlegung der Atemwege mit Minderbelüftung der Lunge und Atelektasenbildung sowie sekundärer Infektion (Aspirationspneumonie), evtl. zum akuten Erstickungstod. Auch die Aspiration *massiver* Blutmengen kann durch Beeinträchtigung des pulmonalen Gasaustausches zu schwerster Hypoxämie führen.
Ursachen, Sofortreaktionen und Notfalltherapie s. Kap. 30 und S. 238.

Intensivbehandlung

Nach der Notfallbehandlung wird der *intubierte und beatmete* Patient auf die Intensivstation verlegt und dort, je nach Schweregrad weiterbehandelt oder intensiv überwacht. Vorsicht ist auch bei zunächst wenig ausgeprägtem klinischen Bild geboren, da sich die schwere respiratorische Insuffizienz gelegentlich auch erst innerhalb der *nächsten Stunden* entwickeln kann.

Diagnose

Wurde die Aspiration beobachtet (z. B. bei der Narkoseeinleitung), so ist die Diagnose leicht; hingegen sind unbeobachtete Aspirationen zunächst meist schwierig festzustellen, d. h. die klinischen Zeichen (s. S. 235) können häufig nicht richtig eingeordnet werden. Der Verdacht liegt nahe bei allen Bewußtlosen sowie bei Patienten, die unmittelbar vorher eine Narkose erhalten haben.

Neben den klinischen Zeichen der respiratorischen Insuffizienz findet sich eine anfänglich gesteigerte Tracheobronchialsekretion, die leicht mit einem *Lungenödem* verwechselt werden kann, zumal Rasselgeräusche (und Bronchospasmus) vorhanden sind.

Blutgasanalyse
- Erniedrigter p_aO_2: Hypoxämie,
- zunächst erniedrigter p_aCO_2 durch kompensatorische Hyperventilation (bei erhaltener Spontanatmung),
- später auch Hyperkapnie,
- Azidose.

Thorax-Röntgenbild: Bei Mendelson-Syndrom sind beide Lungen diffus verschattet, außerdem findet sich ein interstitielles Lungenödem.
Bei Aspiration fester Nahrungsbestandteil, großer Blutmengen oder Fremdkörper: Atelektasen in Abhängigkeit von der betroffenen Lungenseite (oft rechter Oberlappen bei liegenden Patienten!)

Therapie

Die Therapie ist symptomatisch und vor allem auf die respiratorische Insuffizienz ausgerichtet.

Beatmung mit PEEP wie beim ARDS ist die Methode der Wahl bei schwerer Aspiration; bei leichteren Formen genügt häufig CPAP. Einstellung des Respirators s. S. 569.

Volumenzufuhr: Ähnliche Gesichtspunkte wie beim ARDS (siehe dort), oft besteht eine relative Hypvolämie mit erniedrigtem Herzzeitvolumen und Hypotension.

Säure-Basen-Haushalt: Die häufig zu beobachtende metabolische Azidose bei der Aspiration entsteht durch eine periphere Kreislaufinsuffizienz bei Hypovolämie; sie kann meist durch entsprechende Volumenzufuhr beseitigt werden. Puffersubstanzen sind nur selten erforderlich.

Kortikosteroide sind beim Aspirationssyndrom unwirksam. Sie können, vor allem in hoher Dosierung, eine sekundäre Infektion begünstigen.

Antibiotika: Die Entzündungsreaktion der Lunge ist anfänglich *chemisch* bedingt (Aspirationspneumonitis), erst im weiteren Verlauf kann eine bakterielle Infektion (Pneumonie) hinzutreten, die dann *gezielt* nach Antibiogramm behandelt werden muß.
Eine antibiotische *Prophylaxe* nach Aspiration ist nicht indiziert.

Bronchodilatatoren sind nach der Notfallbehandlung meist nicht mehr erforderlich. Sie sollten nur eingesetzt werden, wenn der Bronchospasmus weiterbesteht oder zurückkehrt. Medikamente s. S. 530.

Komplikationen

Die Sterblichkeit bei schwerem Aspirationssyndrom ist hoch. Ursachen sind vor allem sekundäre Bronchopneumonien und das irreversible ARDS.

Ertrinken

Definitionen

Ertrinken ist der akute Erstickungstod durch Untertauchen in eine Flüssigkeit, meist hervorgerufen durch pulmonale Aspiration, während beim **Beinahe-Ertrinken** das Opfer nach dem Untertauchen lebend geborgen wurde und, zumindest einige Zeit, überlebt hat. Beinahe-Ertrinken kann mit oder ohne pulmonale Aspiration von Flüssigkeit verbunden sein.
Tod durch Ertrinken gehört zu den häufigen akzidentellen (zufälligen) Todesursachen, besonders bei kleinen Kindern. Ganz entscheidend für die Prognose ist, neben der Dauer des Ertrunkenseins und der Flüssigkeitstemperatur, vor allem die sofortige kardiopulmonale Reanimation am Unfallort.

Pathophysiologie

Im Mittelpunkt steht die **pulmonale Aspiration** mit ihren Folgen. Beim plötzlichen Untertauchen in eine Flüssigkeit (beim Ertrinken gewöhnlich Wasser) tritt zunächst ein freiwilliger Atemstillstand ein, meist gefolgt von unkontrollierbarem Schlucken; danach folgen heftige Inspirationsbewegungen mit Einat-

mung von Flüssigkeit in die Lungen. Diese pulmonale Aspiration tritt bei etwa 90% aller Ertrunkenen oder Beinahe-Ertrunkenen auf. Hingegen findet sich bei 10% aller Ertrunkenen bei der Autopsie kein Wasser in der Lunge: **trockenes Ertrinken.** Diese „trocken" Ertrunkenen haben wegen der fehlenden Kontamination bzw. Aspiration bei rechtzeitiger Reanimation eine günstige Prognose.
Im weiteren Verlauf nach Beinahe-Ertrinken sowie Reanimation nach Ertrinken treten folgende pathophysiologischen Reaktionen auf:

Atmung und Säure-Basen-Haushalt
Beinahe-Ertrinken führt typischerweise zur **respiratorischen Insuffizienz** und entsprechenden Veränderungen der Blutgase:
- Hypoxämie,
- meist zusätzlich Hyperkapnie und respiratorisch-metabolische Azidose.

Aus dem Schweregrad der Blutgasveränderungen können anfangs noch keine Schlüsse über die Prognose des Beinahe-Ertrinkens gestellt werden.
Der *Mechanismus* der Hypoxämie bei Aspiration von Süßwasser unterscheidet sich von dem bei Aspiration von Meerwasser (salzhaltig!):
Ertrinken in Süßwasser führt rasch zur *Hypervolämie,* weil große Mengen aspirierter Flüssigkeit (hypoton zum Plasma) in das Blutgefäßsystem einströmen. Außerdem wird durch die Flüssigkeit der Surfactant in den Alveolen ausgewaschen: Bildung von Atelektasen und funktioneller Rechts-links-Shunt sind die Folge. Im Blut selbst kann die hypotone resorbierte Flüssigkeit zu einer schweren *Hämolyse* der Erythrozyten mit anschließendem Nierenversagen führen.
Ertrinken in Meerwasser: Hierbei sind die Alveolen mit Flüssigkeit gefüllt (Salzwasser ist hyperton zum Plasma), während die Lunge weiter durchblutet wird: ein erheblicher funktioneller Rechts-links-Shunt ist die Folge. Außerdem wird Flüssigkeit aus dem Blut in die hypertone Flüssigkeit innerhalb der Alveolen gezogen: eine Hypovolämie kann die Folge sein.

Zweites Ertrinken: kann innerhalb von 15 min bis 48 h nach der Rettung des Ertrunkenen oder Beinahe-Ertrunkenen in Form eines *Lungenödems* auftreten, unabhängig von der Art des aspirierten Wassers.

Herz-Kreislauf-Funktion: Störungen der Herz-Kreislauf-Funktion entstehen vor allem durch die Hypoxämie und Azidose. In den ersten 30 min können Herzzeitvolumen und Blutdruck erniedrigt sein. Später kann eine relative Hypovolämie zum Abfall des Herzzeitvolumens und des Blutdrucks führen. Herzrhythmusstörungen und EKG-Veränderungen sind keine Seltenheit nach Ertrinken und Beinahe-Ertrinken.

Elektrolyte: Veränderungen der Serumelektrolyte fehlen meist oder sind nur gering ausgeprägt.

Zentrales Nervensystem: Zerebrale Schäden begrenzen den Behandlungserfolg bei Ertrinken. Sie entstehen primär durch Hypoxie, sekundär durch Anstieg des intrakraniellen Drucks bei Hirnödem durch Hypoxie bzw. Ischämie und können durch *rechtzeitige* Reanimation häufig verhindert werden.

Intensivbehandlung

Jeder reanimierte Ertrunkene und jeder gerettete Beinahe-Ertrunkene muß mindestens 48 h auf einer Intensivstation überwacht werden. Beinahe-Ertrunkene, die bei der Aufnahme keine Störungen des Bewußtseins und der arteriellen Blutgase aufweisen, können häufig nach 24 h entlassen und ambulant kontrolliert werden.
Die Intensivbehandlung richtet sich vor allem nach dem Schweregrad der respiratorischen Insuffizienz und der Dauer der zerebralen Ischämie mit den sich hieraus ergebenden Komplikationsmöglichkeiten.

Beatmung mit PEEP ist bei schwerer respiratorischer Insuffizienz erforderlich, leichtere Formen können mit CPAP behandelt werden. Postreanimationsbehandlung s. S. 354; Behandlung des Hirnödems S. 623.

Lungenödem

Definition

Flüssigkeitsansammlung in Alveolen, kleinen Bronchien und Interstitium der Lunge mit Störungen des pulmonalen Gasaustausches, hervorgerufen durch eine Vielzahl unterschiedlicher Noxen.

Krankheitsentstehung und Pathophysiologie

Ein Lungenödem entsteht entweder durch einen Anstieg des hydrostatischen Lungenkapillardrucks (Linksherzinsuffizienz) oder eine pathologische Permeabilitätssteigerung der Lungenkapillaren oder aber ein Zusammenwirken beider Faktoren. Weitere Entstehungsmechanismen sind: Abfall des kolloidosmotischen Drucks im Plasma oder Zunahme des interstitiellen Drucks.
Wichtige Ursachen des Lungenödems sind in **Tabelle 50-3** zusammengestellt.
Zunächst sammelt sich die Flüssigkeit im interstitiellen Gewebe, dann im Lungenparenchym und schließlich in den Alveolen an. Der pulmonale Gasaustausch wird hierbei auf folgende Weise behindert:
- Verlängerung der Diffusionsstrecke (Diffusionsstörung),
- Zunahme der venösen Beimischung,
- Abnahme der Lungencompliance.

Es entwickelt sich eine **Hypoxämie** mit normalem oder durch kompensatorische Hyperventilation erniedrigtem pCO_2.

Tabelle 50-3. Ursachen des Lungenödems

Erhöhter Lungenkapillardruck
Linksherzinsuffizienz
Mitralstenose
Überinfusion von kolloidalen Lösungen
Gesteigerte Membranpermeabilität
Toxine
Bakterielle und virale Infektionen
Urämie
ARDS
Aspiration von Magensaft
Beinahe-Ertrinken
Erniedrigter kolloidosmotischer Druck
Eiweißmangel bzw. Hypalbuminämie (Nieren- oder Lebererkrankungen)
Eiweißverlust bei intestinalen Erkrankungen
Zunahme des negativen interstitiellen Drucks
Ödem nach akuter Entlastung eines Pneumothorax
Gemischte Formen
• Nach kardiopulmonalem Bypass
• Höhenkrankheit
• Neurogenes Lungenödem
• Eklampsie
• Lungenembolie

Klinisches Bild und Diagnose

Das *interstitielle* Ödem geht mit Luftnot, Tachypnoe und trockenem Reizhusten einher; die Diffusionsstörung führt zur Hypoxämie mit Zyanose und Tachykardie, auskultatorisch evtl. Giemen.
Für das *intraalveoläre* Ödem sind folgende Zeichen charakteristisch:
- Tachypnoe, Orthopnoe und Dyspnoe,
- Zyanose,
- Tachykardie,
- feuchte Rasselgeräusche,
- schaumig-rötliches Sekret.

Blutgasanalyse
- Abfall des p_aO_2: Hypoxämie,
- Abfall des p_aCO_2: Hypokapnie durch kompensatorische Hyperventilation,
- Azidose.

Röntgenbild: Zunächst nebelartige Verschattung um Hili, Bronchien und Gefäße herum, später konfluierende Verschattungen.

Intensivbehandlung

Im Mittelpunkt steht die Behandlung der respiratorischen Insuffizienz und die Beseitigung der auslösenden Ursachen.
- ▸ Hochlagerung des Oberkörpers und der Beine (Kopf-tief-Lagerung verschlimmert den Zustand!).
- ▸ Zufuhr von Sauerstoff bei leichteren Formen.
- ▸ Sedierung, z.B. mit Opioiden (Dipidolor, Morphin).
- ▸ Endotracheale Intubation mit PEEP-Beatmung bei schweren Formen.
- ▸ Förderung der Diurese und Flüssigkeitsrestriktion.
- ▸ Behandlung der Grundkrankheit.

Pickwick-Syndrom

Definition

Krankhafte Fettsucht mit einer Steigerung des Körpergewichts um mehr als das doppelte des Normgewichts. Benannt nach einer dicken, zu Schlafanfällen neigenden Romanfigur aus Charles Dickens' *The Pickwick Papers*.

Pathophysiologie

Patienten mit extremer Fettsucht sind durch akute Dekompensation der Atemfunktion gefährdet, weiterhin durch Diabetes mellitus, Hypertonie und Gelenkerkrankungen.
Pulmonal bestehen folgende Besonderheiten:

- Erniedrigte Compliance von Lunge und Thoraxwand,
- 2- bis 4mal höhere Atemarbeit als beim Gesunden,
- hohe Atemfrequenz mit niedrigen Atemzugvolumina,
- erniedrigte funktionelle Residualkapazität,
- Störungen des Belüftungsdurchblutungs-Verhältnisses,
- kompensatorische Hyperventilation durch Hypoxämie,
- Anfälle von Somnolenz, periodischer Atmung und Zyanose (auch im Stehen!),
- nächtliche Apnoephasen von mindestens 10 s Dauer.

Außerdem besteht eine pulmonale Hypertonie mit Rechtsherzhypertrophie und späterer -insuffizienz.

Bedeutung für die Intensivmedizin

Patienten mit extremer Fettsucht bedürfen per se natürlich keiner intensivmedizinischen Behandlung, sind jedoch in höchstem Maße bei allen chirurgischen Eingriffen, für die eine Allgemeinanästhesie erforderlich war, durch eine **postoperative respiratorische Insuffizienz** gefährdet, besonders bei Thorax- und Bauchoperationen.

> Patienten mit extremer Fettsucht bedürfen postoperativ immer einer Intensivüberwachung!

Ist eine **Respiratorbeatmung** erforderlich, so sollte der Patient möglichst in halbsitzender Position mit einem volumenkonstanten Gerät beatmet werden. Die Entwöhnung vom Respirator nach längerer Beatmung erfordert Geschick, Geduld und Einfühlungsvermögen.

Fettembolie

Definition

Fettembolie ist das Einschwemmen von Fett in verschiedene Organe nach einem Trauma, vor allem in Lunge und Gehirn. Klinisch manifestiert sich die Fettembolie 1–3 Tage nach dem Unfall zunächst als **respiratorische Insuffizienz,** und bei Beteiligung anderer Organe, mit weiteren Symptomen. Die pulmonale Störung entspricht dem ARDS.

Krankheitsentstehung und Pathophysiologie

Ursächlich sind an der Krankheitsentstehung folgende Faktoren beteiligt:

- Einschwemmung von Fett oder Knochenmark nach dem Trauma in den Lungenkreislauf mit Verstopfung der Lungenkapillaren, Erhöhung des Lungengefäßwiderstandes und Permeabilitätsstörungen;
- posttraumatische Entgleisung des Stoffwechsels mit biochemisch ausgelösten Störungen der Lungendurchblutung;
- Einschwemmung von Fetttröpfchen in den Kreislauf anderer Organe mit entsprechenden Funktionsstörungen (z. B. des Gehirns).

Klinisches Bild und Diagnose

Das Vollbild der Fettembolie ist in folgender Weise gekennzeichnet:

- Dyspnoe, Tachypnoe und Zyanose,
- Petechien der Haut (Hals, Thorax, Achselhöhle) und Bindehaut,
- evtl. neurologische Zeichen: Kopfschmerzen, Erregbarkeit, Verwirrtheit, Stupor oder Koma.

Labor

- Abfall des p_aO_2 auf etwa 50 mm Hg, Abfall des p_aCO_2 durch kompensatorische Hyperventilation,
- Anstieg der freien Fettsäuren und Triglyzeride im Serum,
- Fett im Urin,
- Abfall der Thrombozyten sowie von Faktor V und VII.

Röntgenbild: Bei voll ausgeprägtem Syndrom *Schneegestöber.* Das Syndrom kann jedoch auch *schleichend* verlaufen und wird dann häufig nicht erkannt.

Intensivbehandlung

Die Therapie ist symptomatisch; im Mittelpunkt steht die Behandlung der respiratorischen Insuffizienz durch frühzeitige PEEP-Beatmung. Bei leichten Formen genügt zumeist die Anwendung von CPAP. Ergänzende Therapie: Schockbehandlung, Thromboseprophylaxe mit Heparin oder Dextran, rasche Fixation der Frakturen.

Postoperative respiratorische Insuffizienz

Einführung

Störungen der Atemfunktion gehören zu den häufigsten Komplikationen nach chirurgischen Eingriffen. Schwere und Häufigkeit hängen von zahlreichen Faktoren ab. Die wichtigsten sind:

- vorbestehende bronchopulmonale Erkrankungen;
- Risikofaktoren: hohes Alter, Übergewicht, Nikotinabusus, Allgemeinzustand;
- Art des Eingriffes: vermehrt bei intraabdominellen und thorakalen Eingriffen;
- Dauer des Eingriffs.

Pathophysiologie

Die postoperative respiratorische Insuffizienz kann durch Störungen der Atemmechanik und/oder ein Versagen der Lunge selbst hervorgerufen werden sowie durch pharmakologische Dämpfung des Atemzentrums (Anästhetika, Sedativa) oder Beeinträchtigung der Atemmuskulatur (Muskelrelaxanzien). Störungen der Herz-Kreislauf-Funktion mit Abfall des Herzzeitvolumens wirken sich ebenfalls ungünstig auf die Lungenfunktion aus.

Störungen der Atemmechanik entstehen vor allem nach *Oberbaucheingriffen* und *Thoraxoperationen.* Sie führen zur Abnahme der funktionellen Residualkapazität, der Thoraxwandexkursionen und der Lungencompliance. Die Atmung ist flach, der Hustenstoß kraftlos, so daß die Bildung von *Atelektasen* begünstigt wird. Beeinträchtigung des Sekrettransportmechanismus der Bronchialschleimhaut begünstigt ebenfalls die Sekretretention und Atelektasenbildung.

Pulmonales Versagen entsteht postoperativ vor allem durch die Störungen der Atemmechanik, die zu Hypoventilation und Atelektasenbildung führen und damit zur *Hypoxämie und Hyperkapnie.*

Intensivbehandlung

Die wichtigsten Maßnahmen sind:

- Zufuhr von Sauerstoff,
- Lungenpflege und Physiotherapie,
- Anwendung von CPAP bei weniger schweren Störungen,
- Postoperative Nachbeatmung (evtl. mit PEEP) bei ausgeprägten Störungen.

Pneumonie

Definition

Die Pneumonie ist eine Entzündung des Lungengewebes durch Bakterien, Mykoplasmen oder Viren (infektiöse Pneumonie); daneben gibt es nichtinfektiöse Pneumonien durch chemische Stoffe oder Toxine (auch als *Pneumonitis* bezeichnet).

Pneumonien durch Viren und Mykoplasmen werden wegen ihres andersartigen Verlaufs im Vergleich zur bakteriellen Pneumonie auch als **primär atypische Pneumonien** bezeichnet.

In der Intensivstation spielen vor allem die **krankenhauserworbenen (nosokomialen) Pneumonien** (vergl. Kap. 36) eine besondere Rolle. Die auslösenden Erreger sind in erster Linie gramnegative Bakterien und Staphylokokken.

Krankheitsentstehung und Pathophysiologie

Die Krankheitserreger können über die Luftwege (aerogen) oder das Blut in die Lunge gelangen und einen oder mehrere Lungenlappen infizieren. Bei der **Bronchopneumonie** breitet sich die Infektion von den Bronchien und Bronchiolen auf das umliegende Gewebe aus. An Lungenveränderungen findet sich ein lokales Ödem mit Zellinfiltrat; im weiteren Verlauf kann das infizierte Lungengewebe auch zerstört werden, außerdem können sich **Abszesse** bilden. Bei schweren Formen tritt eine Störung des pulmonalen Gasaustausches durch Rechts-links-Shunt auf.

Klinisches Bild und Diagnose

Typische klinische Zeichen:
- Husten,
- eitriger Auswurf,
- Fieber,
- Schüttelfrost,
- Pleuraschmerz,
- gedämpfter Klopfschall, Bronchialatmen (scharf), Rasselgeräusche.

Bei primär atypischen Pneumonien meist uncharakteristischer Beginn; können in schwerste Verläufe einmünden.

Thorax-Röntgenbild: Herdförmige oder generalisierte Verschattungen.

Erregernachweis im Sputum gelingt häufig nicht, und manchmal sind die nachgewiesenen Erreger nicht die Verursacher der Pneumonie. Zudem ist ein positiver Keimnachweis für sich allein kein Beweis einer bakteriellen Infektion der Lunge. Bei Virus- und Mykoplasmenpneumonie können *keine* pathogenen Keime im Trachealsekret nachgewiesen werden.

Behandlung

Bakterielle Pneumonien

Wichtigste Maßnahme beim Intensivpatienten ist die antibiotische Therapie entsprechend dem Antibiogramm sowie die Zufuhr von Sauerstoff. Endotracheale Intubation nur, wenn beatmet werden muß oder der Patient nicht in der Lage ist, ausreichend abzuhusten. Ob *beatmet* werden muß, hängt vor allem vom Ausmaß der respiratorischen Insuffizienz bzw. den arteriellen Blutgaswerten ab (s. S. 552). Bei schlechtem Allgemeinzustand bzw. schweren Begleit- oder Grunderkrankungen muß die Indikation zur Beatmung hingegen großzügig gestellt werden. Ergänzt wird die Behandlung durch Lungenpflege und Physiotherapie einschließlich Lagerungsdrainagen.

Preumonien durch Viren und Mykoplasmen

Diese Preumonien sind oft durch einen schweren Verlauf gekennzeichnet. Dann muß die Indikation zur kontrollierten *PEEP-Beatmung* großzügig gestellt und *frühzeitig* begonnen werden.

Weitere Maßnahmen: Heparinisierung, Dialysebehandlung bei Niereninsuffizienz, *Tetrazykline* bei Mykoplasmeninfektion.
Die Prognose der schweren, primär atypischen Pneumonie ist sehr ernst.

Asthma bronchiale

Definitionen

Das Syndrom Asthma ist eine anfallsartig auftretende, akute, reversible **Obstruktion der Atemwege** (Bronchialsystem), die mit *Atemnot* einhergeht.
Die selbständige Krankheit Asthma bronchiale (Bronchiolenasthma) ist ebenfalls eine reversible Atembehinderung, jedoch durch Obstruktion der *Bronchiolen und kleinen Bronchien*.
Der **Status asthmaticus** ist nach der Amerikanischen Thorax-Gesellschaft definiert als akuter Asthmaanfall, bei dem der Bronchospasmus von Anfang an schwer ist oder im

weiteren Verlauf an Schwere zunimmt und durch die übliche Behandlung mit *Adrenalin oder Euphyllin* nicht beseitigt werden kann.

Auslösende Faktoren

Folgenden Gruppen von Asthma können aufgrund der auslösenden Ursachen unterschieden werden:
- exogen-allergisches Asthma,
- infektbedingtes oder infektallergisches Asthma,
- nichtallergisches Asthma,
- psychogenes Asthma.

Dem *schweren* Asthma bzw. Status asthmaticus liegt bei etwa 50% der Patienten ein **bakterieller oder viraler Infekt** der oberen Atemwege oder Bronchien zugrunde. Die Bedeutung psychischer Faktoren als Auslöser des schweren Asthmaanfalls ist schwierig einzuschätzen, muß jedoch mit erwogen werden. Wichtig ist, daß bei Patienten mit Asthma bestimmte Anästhetika einen Anfall auslösen können, so z.B. die *Barbiturate,* manchmal auch die *Opioide;* hinzu kommen β-Blocker und Parasympathikomimetika (z.B. Prostigmin).

Pathophysiologie

Atemwegswiderstand

Im Mittelpunkt des Asthmaanfalls steht die akute Zunahme des *Atemwegswiderstands,* bedingt durch 3 pathogenetische Faktoren:
- **Bronchospasmus** durch akute Zunahme des Bronchomotorentonus;
- **Ödem** der Bronchialschleimhaut durch Histaminfreisetzung;
- **Schleimpfröpfe** in den Bronchien und kleinen Atemwegen; eingedickt und zäh, schwer zu entfernen; können bei entsprechender Ausdehnung zum Ersticken führen.

Atemmechanik

Im Anfall nimmt der Atemwegswiderstand erheblich zu, die Exspirationskraft hingegen entsprechend ab; die funktionelle Residualkapazität und die totale Lungenkapazität steigen beim schweren Asthma stark an.
Der Patient atmet bei hohen Lungenvolumina, so daß die Atemarbeit ansteigt. Während der Inspiration nimmt der negative intrapleurale Druck stark zu, bei Exspiration hingegen ab, evtl. bis in den positiven Bereich.

Belüftungs-Durchblutungs-Verhältnis

Da die Atemwegsobstruktion nicht an allen Stellen gleich ist, treten Störungen des Belüftungs-Durchblutungs-Verhältnisses auf.

Lungenkreislauf

Beim schweren Asthmaanfall sind pulmonaler Gefäßwiderstand und Pulmonalarteriendruck erhöht. Außerdem ist die Belastung des rechten und linken Ventrikels gesteigert.
Durch die beschriebenen Veränderungen kommt es zu erheblichen Störungen des pulmonalen Gasaustausches mit schwerer, teilweise lebensbedrohlicher respiratorischer Insuffizienz.

Klinisches Bild und Diagnose

Patienten im Status asthmaticus bieten bei der Aufnahme eines der folgenden klinischen Bilder:
- bei Bewußtsein, jedoch völlig erschöpft durch die anhaltende Steigerung der Atemarbeit,
- erregt, verwirrt oder schläfrig durch die Hypoxie,
- komatös durch Hypoxie und Hyperkapnie.

Weiterhin bestehen folgende Zeichen:
- Dyspnoe bzw. Luftnot (meist extrem) mit erheblicher Tätigkeit der Atemhilfsmuskulatur,
- Zyanose,
- Tachykardie,
- bei Hyperkapnie auch: Schwitzen, periphere Vasodilatation, Hypertonie (evtl. Hypotension),
- hypersonorer Klopfschall, Giemen, abgeschwächtes Atemgeräusch.

Blutgasanalyse

- Hypoxie und Hyperkapnie,
- metabolisch-respiratorische Azidose.

Hierbei gilt: Je ausgeprägter der CO_2-Anstieg, desto ungünstiger die Prognose!

Thorax-Röntgenbild: Lunge überbläht, Rippen horizontal gestellt, Zwerchfell abgeflacht.

Intensivbehandlung

Der Status asthmaticus ist eine lebensbedrohliche Erkrankung; darum gilt folgendes:

> Der schwere Asthmaanfall bzw. Status asthmaticus muß umgehend auf einer Intensivstation behandelt werden!

Die wichtigsten Maßnahmen beim Status asthmaticus sind:

- Zufuhr von Sauerstoff,
- Flüssigkeitstherapie,
- Korrektur der metabolischen Azidose,
- pharmakologische Behandlung der akuten Obstruktion,
- Bronchialdrainage bzw. Beseitigung des zähen Sekretes,
- Physiotherapie,
- maschinelle Beatmung.

Im einzelnen hängt das Vorgehen vom Schweregrad und dem Erfolg der Therapiemaßnahmen ab.

Sauerstoffzufuhr gehört zu den ersten Maßnahmen bei der Aufnahme des Patienten, um die Hypoxämie zu beseitigen. Bei gleichzeitiger Hyperkapnie dürfen evtl. nur niedrige Sauerstoffkonzentrationen angewandt werden.

Flüssigkeitstherapie: Meist besteht beim Status asthmaticus ein Flüssigkeitsmangel (Dehydratation) mit Hypovolämie. Ausreichende Flüssigkeitszufuhr ist erforderlich, um die Zähigkeit des Sekrets herabzusetzen und evtl. Störungen der Herz-Kreislauf-Funktion durch den Volumenmangel zu beseitigen.

Korrektur der metabolischen Azidose. Eine pharmakologische Korrektur des metabolischen Anteils der Azidose (Laktatanstieg durch Hypoxämie) ist zumeist nicht erforderlich und sollte auch zurückhaltend beurteilt werden.

Pharmakotherapie des Status asthmaticus

Beim Status asthmaticus ist immer eine medikamentöse Behandlung des Bronchospasmus erforderlich (pharmakologische Einzelheiten s. Kap. 529). Im Mittelpunkt stehen hierbei *Bronchodilatatoren,* oft ergänzt durch *Kortikosteroide.*
Die Substanzen müssen beim Intensivpatienten meist *intravenös* zugeführt werden, um einen raschen Wirkungseintritt zu erreichen. *Aerosole* sind im Status asthmaticus unwirksam und daher nicht indiziert.

Aminophyllin (Euphyllin). Dosierung: Bolusinjektion von 5–7 mg/kg KG sehr langsam i.v., danach Infusion von 0,9 mg/kg/h (s.a. S. 531).

Selektive β_2-Agonisten. Diese Substanzen wirken bevorzugt (jedoch nicht ausschließlich) auf die adrenergen β_2-Rezeptoren (s. S. 531) und damit *bronchodilatatorisch.* Angewandt werden z. B. *Salbutamol* (Sultanol) und *Terbutalin* (Bricanyl).

Adrenalin (Suprarenin), Isoprenalin (Isuprel, Aludrin) und Orciprenalin (Alupent) werden wegen ihrer teilweise erheblichen kardiovaskulären Nebenwirkungen (s. S. 530) meist nicht mehr gegeben. Adrenalin hat den Vorteil der schleimhautabschwellenden Wirkung bei Zufuhr über die Lunge.

Kortikosteroide: Alle Patienten im Status asthmaticus erhalten Kortikosteroide (meist in hohen Dosen) für einige Tage. Die bronchodilatatorische Wirkung tritt nach etwa 2–3 h ein, der maximale Wirkeffekt (Mechanismus bisher unbekannt) ist nach 6–8 h zu erwarten.

Zu beachten ist, daß bei einem Teil der Patienten eine *Resistenz* gegen alle bronchodilatatorischen Substanzen besteht.

Bronchialdrainage

Die Drainage des zähen, verstopfenden Sekretes beim Status asthmaticus ist von allergrößter Bedeutung, um die Ventilation und den pulmonalen Gasaustausch wieder zu normalisieren: Förderung der Sekretmobilisation durch Anfeuchtung der Atemluft, Abklopfen, Vibrationsmassage, Lagerungsdrainagen.

Kontrollierte Beatmung

Die endotracheale Intubation und kontrollierte Beatmung ist beim Status asthmaticus nur selten indiziert. Bei schwerstem, therapieresistentem Status mit ausgeprägter Hypoxämie und Hyperkapnie muß jedoch vorübergehend endotracheal intubiert und kontrolliert beatmet werden.

Indikationen zur Beatmung:
- Atemstillstand,
- Erschöpfung, zunehmende Verwirrtheit, Koma,
- Hyperkapnie mit pCO_2-Werten > 60-70 mm Hg.

Für die Beatmung sollten volumenkonstante Respiratoren eingesetzt werden. Um einen weiteren Anstieg der endexspiratorischen Lungenvolumina durch die Beatmung zu verhindern, empfiehlt sich die Anwendung einer *exspiratorischen Stenose* mit Verlängerung der Exspiration. Die Atemfrequenz sollte niedrig sein, ebenso der Gasfluß.

Durch die endotracheale Intubation wird auch eine bessere Lungenpflege ermöglicht; bei Bedarf ergänzt durch Inhalationstherapie mit sekretolytischen Substanzen (Wirksamkeit?).

Bei einigen Patienten kann der Status allen beschriebenen Maßnahmen zum Trotz nicht beseitigt werden. Dann sollte als „letzter Versuch" eine tiefe *Halothan-Narkose* durchgeführt werden. Hierunter gelingt es, bei einigen Patienten den Status zu durchbrechen. Empfohlen wird auch die Zufuhr von *Ketamin* im Dauertropf (vereinzelt wird über Erfolge berichtet).

Chronisch obstruktive Lungenerkrankungen (COPD)

Definition

Unter dem Oberbegriff „chronisch obstruktive Lungenerkrankung" (COPD) werden folgende 4 Krankheiten zusammengefaßt:
- chronische Bronchitis,
- Lungenemphysem,
- Asthma bronchiale,
- Bronchiektasen.

Diese Erkrankungen unterscheiden sich in Ursachen und pathologischer Anatomie, gemeinsam ist ihnen jedoch der *chronische Verlauf* und die *Obstruktion der Atemwege.* Für die Intensivbehandlung ist neben dem schweren Asthma (s. vorher) vor allem die *akute respiratorische Dekompensation* bei chronischem Lungenemphysem von Bedeutung.

Das Lungenemphysem ist eine krankhafte Vergrößerung der Lufträume unterhalb der terminalen (nichtrespiratorischen) Bronchiolen mit vermehrtem Luftgehalt (Überblähung) der Lunge.

Krankheitsentstehung und Pathophysiologie des Emphysems

Die wichtigsten Ursachen des chronisch obstruktiven Lungenemphysems sind: bronchiale Hyperreaktivität, Zigarettenrauchen, Luftverschmutzung und berufliche Exposition. Männer sind wesentlich häufiger betroffen als Frauen.

Vor allem die *chronische Bronchitis* (des Rauchers) spielt als pathogenetischer Faktor eine wesentliche Rolle. Chronische Bronchitis ist mit Hypersekretion und veränderter Zusammensetzung und Viskosität des Bronchialsekrets verbunden (Dyskrinie). Hierdurch werden Selbstreinigungsmechanismus des Bronchialsystems, Infektabwehr und der Strom des Atemgases beeinträchtigt: es entsteht eine *Obstruktion* der Bronchien durch Dyskrinie, Ödem und Entzündung der Bronchialschleimhaut, Behinderung des Sekrettransports, Tonuserhöhung der Bronchialmuskulatur und Verlust der Wandstabilität (durch Wandatrophie sowie Elastizitätsverlust der Lunge.

Pathophysiologisch ist das chronisch obstruktive Emphysem gekennzeichnet durch:
- Elastizitätsverlust der Lunge mit Kollaps kleiner Atemwege bei der Exspiration und Anstieg des Atemwegswiderstandes,
- Verteilungsstörungen der Atemluft,
- Störungen des Belüftungsdurchblutungs-Verhältnisses,
- Beeinträchtigung der Lungenkapillardurchblutung,
- Abnahme des Sauerstofftransports,
- Verlängerung der Diffusionsstrecke bei vergrößerten alveolären Hohlräumen.

Diese Störungen führen, bei entsprechender Ausprägung, zur **respiratorischen Globalinsuffizienz,** gekennzeichnet durch *Hypoxämie und Hyperkapnie.*

Klinisches Bild und Diagnose

Die klinischen Zeichen des chronisch obstruktiven Emphysems sind:
- Dyspnoe, Orthopnoe,

- Husten und Auswurf,
- Inspirationsstellung des Thorax,
- hypersonorer Klopfschall, Giemen und trockene Rasselgeräusche.

Schematisch lassen sich bei den schweren Formen 2 Typen von Emphysematikern unterscheiden:

1. **Typ A** (pink puffer = rosiger Puster): Oft schlanke Patienten mit schwerer Atemwegsobstruktion und erheblicher Dyspnoe, jedoch wenig veränderten Blutgaswerten; zentrale Atemregulation (Ansprechbarkeit auf pCO_2) erhalten.

2. **Typ B** (blue bloater = blauer Bläser): Übergewichtiger Emphysematiker mit schwerer Dyspnoe und verstärktem Auswurf, gestörter zentraler Atemregulation (verminderte Ansprechbarkeit des Atemzentrums auf pCO_2) und Zyanose.

Lungenfunktion: Residualvolumen, funktionelle Residualkapazität (FRK) und Totalkapazität sind erhöht, die maximale Atemstromstärke bei Exspiration vermindert (schwacher Atemstoß), die Exspirationszeit verlängert. *Blutgase:* abhängig vom Schweregrad Hypoxämie (und Hyperkapnie).

Herz-Kreislauf-Funktion: Störungen der Herz-Kreislauf-Funktion entstehen *sekundär* durch die Lungenerkrankung und die Hypoxie. Durch die Hypoxie werden vermehrt Erythrozyten gebildet: *Polyglobulie* mit Zunahme des Blutvolumens und der Viskosität. Die Lungenveränderungen führen zur pulmonalen Hypertension bis hin zum Cor pulmonale.

Cor pulmonale: Die pulmonale Hypertonie entsteht durch Abnahme des Lungenkapillarbettes und hypoxische Vasokonstriktion. Sie führt zu einer Belastung des rechten Herzens, das erhöhte Drücke aufwenden muß, um die Lunge zu durchbluten. Der rechte Ventrikel hypertrophiert, im Endstadium entwickelt sich eine Dilatation mit Rechtsherzinsuffizienz bzw. -versagen.

Zerebrale Störungen entstehen vor allem durch einen abnormen Anstieg des pCO_2 im Stadium der *Dekompensation:* Kopfschmerzen, Verwirrtheit, Erregtheit, Somnolenz, Stupor, Koma. Tremor und Muskelzuckungen können ebenfalls auftreten. Durch Hyperkapnie bedingte Störungen sind reversibel; irreversible Schäden sind wahrscheinlich durch zerebrale Hypoxie bedingt.

Kompensation und Dekompensation: Im Stadium der *Kompensation* sind die arteriellen Blutgase aufgrund der *gesteigerten Atemarbeit* weitgehend normal, die Reserven jedoch nahezu aufgebraucht, so daß bereits geringfügige Anlässe ausreichen können, um eine *akute Dekompensation* der Atemfunktion auszulösen. Hierbei ist der Übergang zur Dekompensation fließend. Auslösende Ursachen können extrapulmonale und/oder pulmonale Faktoren sein, z. B. Infekte, Sedierung, Trauma der Atemwege, Operationen.

Die beginnende Dekompensation manifestiert sich *blutgasanalytisch* in folgender Weise:

- Hypoxämie mit p_aO_2-Werten zwischen 40 und 60 mm Hg,
- Hyperkapnie mit p_aCO_2-Werten zwischen 45 und 65 mm Hg,
- pH-Werte > 7,35.

Die manifeste Kompensation ist in folgender Weise gekennzeichnet:

- schwerste Hypoxämie: $p_aO_2 < 40$ mm Hg,
- zunehmende Hyperkapnie: p_aCO_2 60 bis über 100 mm Hg,
- Abfall des pH-Wertes < 7,35.

Intensivbehandlung

Die Intensivbehandlung der akuten respiratorischen Dekompensation bei chronisch obstruktivem Lungenemphysem ist zumeist außerordentlich schwierig und langwierig, nicht selten gekennzeichnet durch Rückfälle nach anfänglicher Besserung. Die Therapie umfaßt im wesentlichen folgende Maßnahmen:

- Beseitigung der schweren Hypoxämie und Hyperkapnie,
- Wiederherstellung des Säure-Basen-Gleichgewichts,
- Drainage des Bronchialsystems und antibiotische Behandlung bronchialer Infekte.

Zunächst sollte immer eine *konservative* Therapie versucht werden, bevor mit der *Respiratorbeatmung* begonnen wird, weil die Entwöhnung vom Respirator sich bei diesen Patienten sehr häufig langwierig gestaltet und einen teilweise außerordentlich hohen Einsatz von Pflegepersonal und Ärzten erfordert.

Sauerstofftherapie

Die Zufuhr von Sauerstoff gehört zu den wichtigsten Maßnahmen, um die *schwere Hypoxämie* zu beseitigen. Es gilt jedoch:

Bei schwerem obstruktivem Lungenemphysem muß die inspiratorische Sauerstoffkonzentration bei Spontanatmung niedrig gewählt werden, um eine zentrale Atemdepression mit Verschlimmerung der Hypoxämie zu vermeiden.

Die zentrale Atemdepression durch Sauerstoffzufuhr beruht auf der verminderten Ansprechbarkeit des Atemzentrums auf erhöhte pCO_2-Werte, die dazu führt, daß bei diesen Patienten die Atmung teilweise über den niedrigen arteriellen pO_2 gesteuert wird. Steigt der arterielle pO_2 durch zu hohe inspiratorische Sauerstoffkonzentrationen an, so fällt die Hypoxämie als Atemstimulus zunächst aus: der Patient atmet erst wieder ein, wenn sein arterieller pO_2 auf den niedrigen Ausgangswert zurückgefallen ist. In der Zwischenzeit steigt der arterielle pCO_2 weiter an, so daß sich u. U. ein Koma entwickelt.

Die inspiratorische Sauerstoffkonzentration sollte so gewählt werden, daß der arterielle pO_2 hierunter etwa 50 mm Hg beträgt.

Maximal sind hierzu gewöhnlich inspiratorische Sauerstoffkonzentrationen zwischen 24 und 40% erforderlich. Es empfiehlt sich, die Sauerstoffzufuhr mit niedrigen Konzentrationen zu beginnen und bei Bedarf unter Kontrolle der arteriellen Blutgase zu steigern.
Beachte: Keine Sedierung des spontan atmenden Patienten!

Korrektur der Azidose

Die respiratorische Komponente der Azidose sollte respiratorisch, d. h. durch Verbesserung der Ventilation korrigiert werden, z. B. durch:
- Lungenpflege, Sekretolyse und Broncholyse, Expektoration, Physiotherapie, Lagerungsdrainagen,
- Verbesserung der Atemmechanik durch halbsitzende Lagerung.

Läßt sich hiermit keine Besserung erzielen, so ist im akuten Stadium die Zufuhr von *Tris-Puffer* indiziert, oder es muß auf die Beatmungstherapie übergegangen werden.

Beatmungstherapie

Eine Beatmung sollte nur dann durchgeführt werden, wenn mit den genannten konservativen Maßnahmen keine *Rekompensation* erreicht werden kann. Sie wird ergänzt durch Maßnahmen zur Bronchialdrainage.

Die Einstellung des Respirators muß die pathophysiologischen Besonderheiten der Erkrankung berücksichtigen, vor allem den Kollaps der kleinen Atemwege bei der Exspiration mit Verzögerung des Atemstroms:
- niedrige Atemzugvolumina: 6-8 ml/kg,
- langsame Atemfrequenz: ca. 10/min,
- niedrige Beatmungsdrücke wegen der erhöhten Pneumothoraxgefahr, Einstellung einer Druckbegrenzung auf 40-50 cm H_2O,
- inspiratorische Sauerstoffkonzentration so niedrig wie möglich,
- Atemminutenvolumen nur so hoch, daß der p_aCO_2 nicht unter 45 mm Hg abfällt.

Beachte folgendes:

Eine rasche Korrektur des p_aO_2 im Stadium der Dekompensation muß unbedingt vermieden werden, damit keine schwere metabolisch-respiratorische Alkalose mit Störungen der Herz-Kreislauf-Funktion und Minderdurchblutung des Gehirns eintritt!

Der arterielle p_aO_2 sollte unter der Beatmung nicht mehr als 2 mm Hg pro Stunde abfallen.

Die Entwöhnung vom Respirator ist bei den häufig erschöpften und entkräfteten Patienten schwierig. Mit der Entwöhnung kann zumeist begonnen werden, wenn folgende Kriterien erfüllt sind:
- inspiratorische Sauerstoffkonzentration unter 40%,
- maximaler inspiratorischer Sog > 20 cm H_2O,
- Atemminutenvolumen unter 10 l mit normalen arteriellen Blutgasen.

Thoraxverletzungen

Einführung

Thoraxverletzungen haben eine hohe Mortalität, die zum Teil auf eine unzureichende Erstbehandlung zurückzuführen ist. Thoraxverletzungen sind häufig *Kombinationsverletzungen*, z. B. Rippenserienfraktur + Thoraxinstabilität + Pneumothorax + Hämatothorax + Herzkontusion. Nicht selten sind auch gleichzeitig andere Organe außerhalb des Thorax verletzt, z. B. Gehirn, Milz, Leber usw.

Diagnose

Die Diagnose von Thoraxverletzungen ist meist relativ einfach. Sie umfaßt folgende Maßnahmen: Inspektion, Palpation, Perkussion, Auskultation, Röntgenbild und Blutgasanalyse.

- *Schmerzen* und *Dyspnoe* sind die typischen Symptome der Thoraxverletzung. Diese Symptome sind aber unspezifisch und nicht für eine Verletzung beweisend.

Der Schweregrad einer Thoraxverletzung kann durch das äußere Erscheinungsbild allein meist nicht richtig eingeschätzt werden. *Akut lebensbedrohlich* sind Thoraxverletzungen vor allem dann, wenn sie

- die Atmung schwer beeinträchtigen,
- mit massiven Blutungen einhergehen,
- eine Herztamponade hervorrufen,
- zur thorakalen Aortenruptur geführt haben.

Rasch tödlich verlaufende *Atemstörungen* sind besonders zu erwarten bei:

- Verlegung der großen Atemwege,
- Spannungspneumothorax oder schwerem einfachen Pneumothorax,
- offene (saugende) Thoraxwunde,
- schwerste Thoraxwandinstabilität,
- Zwerchfellruptur mit Herniation.

In **Tabelle 50-4** sind lebensbedrohliche Thoraxverletzungen zusammengefaßt, die sofort diagnostiziert und behandelt werden müssen.

Tabelle 50-4. Lebensbedrohliche Thoraxverletzungen

- Spannungspneumothorax
- Thoraxwandinstabilität
- Saugende Thoraxwunde
- Traumatische Aortenruptur
- Herztamponade
- penetrierende Thoraxverletzugnen
- penetrierende Herzverletzungen
- pentierende Aortenverletzungen

Spannungspneumothorax

Ein Spannungspneumothorax tritt auf, wenn die Verletzungsstelle als Einwegventil wirkt und keine Verbindung zur Atmosphäre besteht: während der Inspiration sammelt sich die Luft im Pleuraraum an, während der Exspiration kann sie nicht von dort ausströmen. Durch die Luftansammlung im Pleuraraum steigt der Druck an, die Lunge kollabiert und verschiebt das Mediastinum, in dem sich das Herz und die großen Gefäße befinden, zur Gegenseite. Die Folgen sind: schwerste Störungen der Atmung und der Herzkreislauffunktion durch Lungenkompression und Verschiebung des Herzens zur Gegenseite.

Sofortdiagnose

Die Sofortdiagnose kann und muß ohne Röntgenbild gestellt werden:

- übermäßige Ausdehnung der Thoraxhälfte,
- Nachschleppen während der Atmung,
- hypersonorer Klopfschall,
- keine Atemgeräusche,
- rasches Herzkreislaufversagen.

Steht noch genügend Zeit zur Verfügung, so kann die Diagnose durch ein Röntgenbild gesichert werden: Pneumothorax mit Verschiebung des Mediastinums zur Gegenseite.

Sofortbehandlung

a) Dicke Kanüle z. B. 13 G zur Entlastung in den 4. ICR medioklavikulär einstechen, wenn keine Thoraxdrainage vorhanden.
b) Thoraxdrainage

> Niemals vergessen:
> Beatmung mit dem Atembeutel oder Respirator bei unbehandeltem Spannungspneumothorax kann in kurzer Zeit zum Tod des Patienten führen!

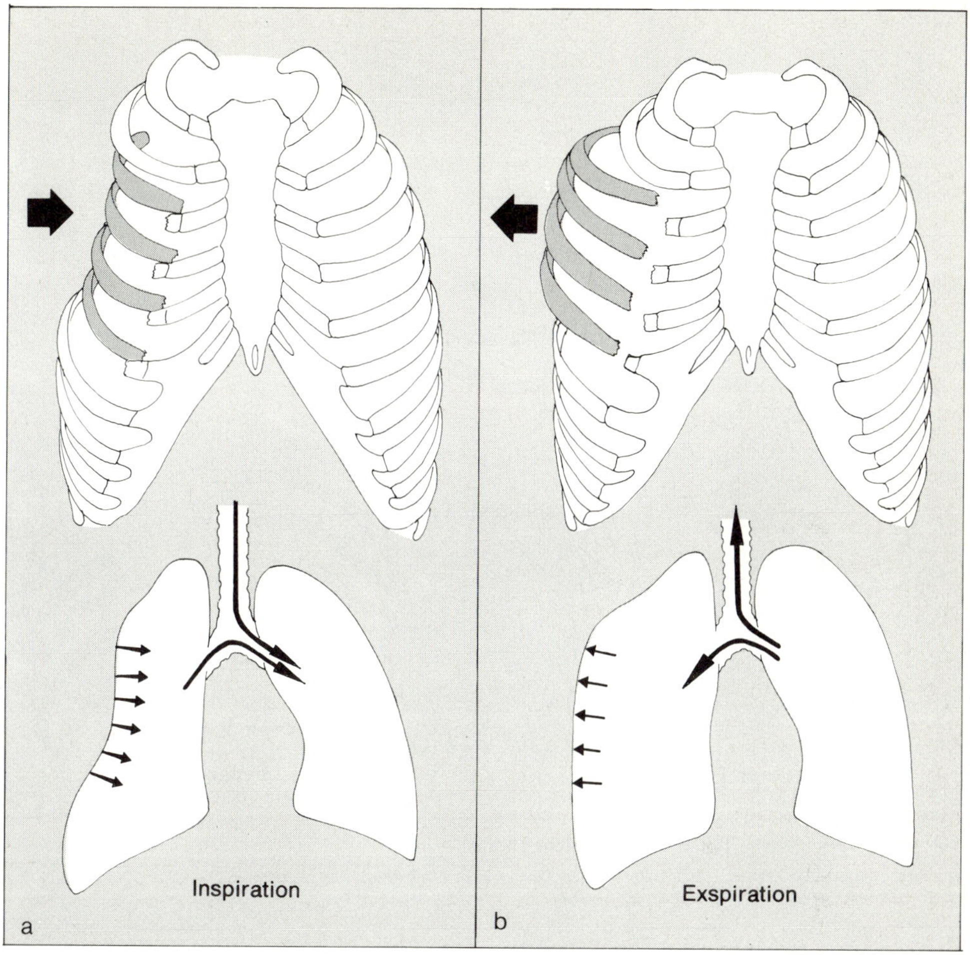

Abb. 50-1a, b. Thoraxwandinstabilität bei Rippenserienfraktur. **a** während der Inspiration bewegt sich das instabile Segment nach *innen* und **b** während der Exspiration nach außen. Je nach Ausmaß der Schaukelbewegung kann der pulmonale Gasaustausch schwer beeinträchtigt werden

Instabiler Thorax, Rippenserienfraktur

Eine Instabilität der Thoraxwand kann auftreten, wenn mehr als zwei Rippen jeweils an mehr als einer Stelle durchgebrochen sind. Hierbei entsteht ein instabiles Segment **(Abb. 50-1)**, das sich während der Atmung paradox bewegt: Einwärtsbewegung während der Inspiration und Auswärtsbewegung während der Exspiration. Bei einigen Patienten ist der pulmonale Gasaustausch zunächst ungestört, bei anderen besteht schwerste lebensbedrohliche Atemnot. Das Ausmaß der Atemstörung hängt vor allem ab von

- der Größe des Segments,
- der begleitenden Lungenverletzung.

Schematisch können folgende Typen von instabilem Thorax unterschieden werden **(Abb. 50-2)**

- seitlicher Typ,
- vorderer Typ,
- hinterer Typ.

1. **Seitlicher Typ.** Er ist am häufigsten. Hierbei sind mindestens zwei benachbarte Rippen in der anterolateralen oder posterolateralen Thoraxregion gebrochen.
2. **Vorderer Typ.** Hier sind die Rippen beiderseits parasternal an der knöchern-knorpligen Verbindung gebrochen.
3. **Hinterer Typ.** Die Rippen sind beiderseits paravertebral gebrochen.

Wichtig ist: Die Gewalteinwirkung muß groß

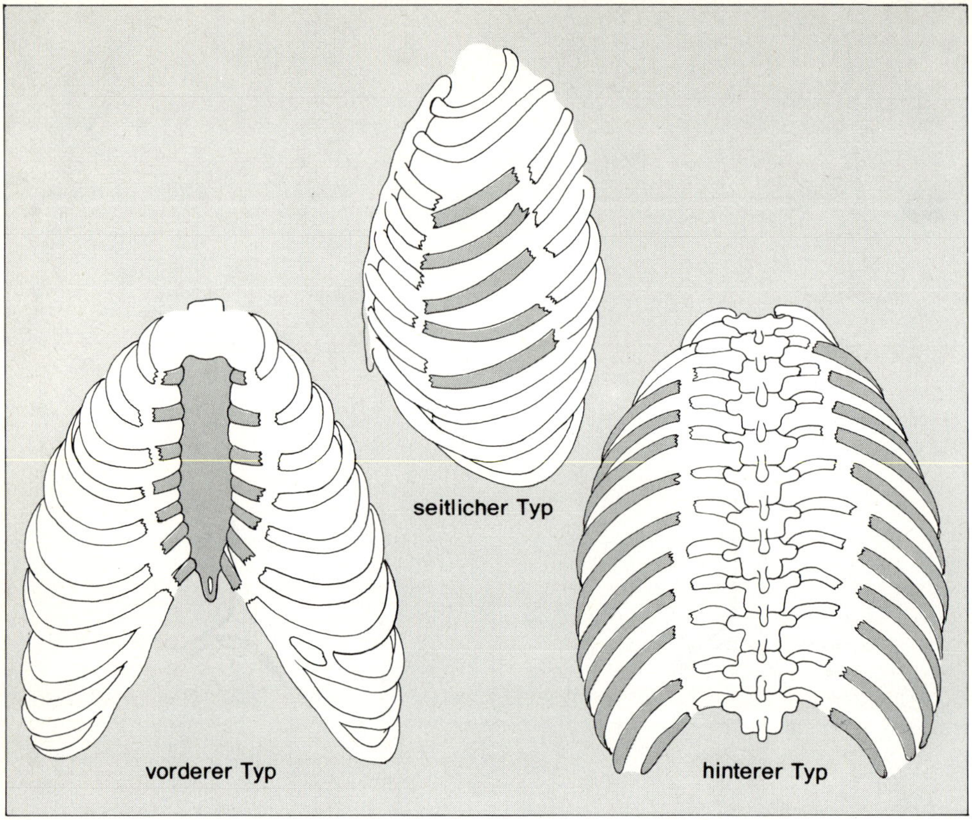

Abb. 50-2. Verschiedene Typen von instabilem Thorax

sein, um eine Instabilität der Thoraxwand hervorzurufen. Darum muß immer an schwere intrathorakale und extrathorakale Begleitverletzungen gedacht werden.

Diagnose

Die Diagnose „instabiler Thorax" wird klinisch gestellt. Das Röntgenbild dient dazu, Rippenfrakturen, Lungenkontusion, Hämatothorax usw. festzustellen.

Für die Diagnose muß der Patient entkleidet werden. Bei ausgeprägter Thoraxinstabilität besteht eine **paradoxe Atmung;** häufig wird die paradoxe Atmung erst sichtbar, wenn der Patient aufgefordert wird, tief einzuatmen.
Beim vorderen Typ tritt meist eine **Schaukelatmung** auf: Beim Zusammensinken des Brustkorbs wölbt sich der Bauch vor und umgekehrt („schlingerndes Schiff"). Beim schwerem Trauma finden sich meist noch:

- Schmerzen im Thorax,
- Zyanose,
- Luftnot,
- Tachypnoe,
- Tachykardie.

Der Schweregrad des Thoraxtraumas läßt sich am besten mit Hilfe der Blutgasanalyse bestimmen. Der Schweregrad entscheidet auch über die einzuschlagende Behandlung. Grundsätzlich gilt: Patienten mit Thoraxtrauma gehören in Intensivüberwachung.

Behandlung

Die Behandlungsmöglichkeiten sind:

- Intubation und „innere Schienung" durch Respiratorbeatmung.
- Konservative Behandlung durch thorakale Periduralanästhesie mit Opiaten (s. S. 169) und physikalische Atemtherapie (s. S. 519). Diese Methode ist nur erfolgreich, wenn keine schwere Lungenkontusion besteht.

- Operative Verplattung der Rippenfragmente, meist kombiniert mit Beatmung. Bei günstigem Befund ist die Beatmungszeit meist kürzer als bei der „inneren Schienung".

Gegenwärtig steht die *nichtoperative* Behandlung der Thoraxinstabilität ganz im Vordergrund.

Saugende Thoraxwunde

Bei der saugenden Thoraxwunde ist die Kontinuität der Thoraxwand durch ein Trauma unterbrochen: Es entsteht eine saugende Thoraxwunde mit ausgedehntem, *offenen* Pneumothorax. Je nach Größe der offenen Wunde ist der Patient zunächst beschwerdefrei oder sofort schwerst dyspnoisch. Dramatisch wird das klinische Bild besonders dann, wenn das Stoma des Wanddefektes größer ist als der Durchmesser der Trachea: die Atemluft strömt dann vorzugsweise über die Wunde nach außen und nimmt nicht am pulmonalen Gasaustausch teil.

Diagnose

Die Diagnose ist gewöhnlich leicht zu stellen: Während der Atmung entsteht mit dem Ein- und Austritt von Luft durch die Thoraxwunde ein schlürfendes oder saugendes Geräusch.

Behandlung

Die Wunde muß sofort chirurgisch geschlossen werden. Notfalls kann auch zunächst ein nicht abdichtender Verband angelegt werden.

Es gilt aber: Vor der operativen Versorgung muß eine Thoraxdrainage gelegt werden, damit aus dem offenen Pneumothorax kein Spannungspneumothorax entsteht.

Hämatothorax

Ein Hämatothorax ist die Ansammlung von Blut im Plauraraum **(Abb. 50-3).** Die wichtigsten Ursachen sind:

- Rippenfrakturen mit Zerreißung der Pleura,
- Lungenverletzungen,

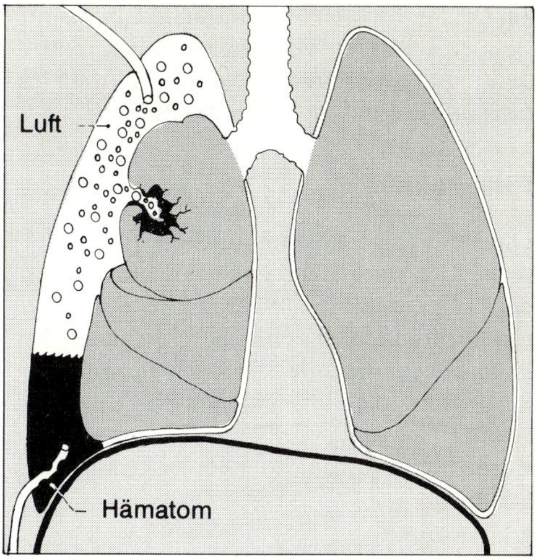

Abb. 50-3. Thoraxtrauma mit Hämatothorax, Pneumothorax und Lungenzerreißung

- Verletzungen intrathorakaler Gefäße,
- Thorakale Wirbelverletzungen.

Ein Hämatothorax führt zur Kompression der Lunge mit Atemstörungen und Verdrängung des Mediastinums sowie zu teilweise beträchtlichen Blutverlusten (Der Pleuraraum kann etwa 5-6 l Blut aufnehmen).

Diagnose

- Vermindertes Atemgeräusch,
- gedämpfter Klopfschall,
- Röntgenbild: bei ausgedehnter Blutung zunehmende Verschattung.

Behandlung

- ▸ Möglichst frühzeitige Thoraxdrainage; Dauersog etwa 20-25 cm H_2O.
- ▸ Bei massiven Blutverlusten: Volumenersatz.
- ▸ Bei massiven, anhaltenden Blutungen: Thorakotomie.

Lungenkontusion

Definition

Quetschung des Lungengewebes durch ein schweres Thoraxtrauma, je nach Schwere mit einzelnen blutdurchsetzten Herden oder ausgedehnten hämorrhagischen Bezirken, meist am Ort der Einwirkung (einfache Kontusion). Bei den schweren Formen zusätzlich interstitielles und alveoläres Ödem mit Mikroatelektasen und Abnahme des Surfactant.

Pathophysiologie

Die einfache Lungenkontusion führt meist nicht zu einer wesentlichen Beeinträchtigung der Lungenfunktion, während bei der schweren Form durch die oben beschriebenen Veränderungen folgende Störungen auftreten:

- Abnahme der funktionellen Residualkapazität,
- erheblicher funktioneller Rechts-links-Shunt,
- Hypoxämie.

Gegenwärtig ist noch unklar, warum bei der schweren Form eine lokale Schädigung der Lunge zu einer **generalisierten** respiratorischen Insuffizienz führt. Die Schwere des Traumas allein ist vermutlich nicht die einzige Ursache für das Krankheitsbild, das weitgehend dem ARDS (s. S. 568) entspricht.

Klinisches Bild und Diagnose

Klinisch werden 3 Schweregrade der Lungenkontusion unterschieden:

Schweregrad I: Klinisch unauffällig mit radiologischen Zeichen der Kontusion oder geringen Zeichen der respiratorischen Insuffizienz (Tachypnoe, Tachykardie); Verschwinden der Lungeninfiltrate nach 3–4 Tagen.

Schweregrad II: Zeichen der respiratorischen Insuffizienz: Tachypnoe, Tachykardie, niedriger p_aO_2 und p_aCO_2, funktioneller Rechts-links-Shunt, radiologischer Nachweis ausgedehnter Kontusionen. Rückbildung der Kontusionsherde in 10–14 Tagen.

Schweregrad III: Akute respiratorische Insuffizienz bereits bei der Aufnahme des Patienten mit Zyanose und Hypoxämie ($p_aO_2 <$ 50 mm Hg) und Hyperkapnie. Der Verlauf ist zumeist tödlich.

Die Diagnose der Lungenkontusion wird durch *Röntgenbild* und *Blutgasanalyse* gestellt.

Röntgenbild: Je nach Schweregrad kleine Verschattungen, großflächige Infiltrationen oder Verschattung ganzer Lungenlappen; nicht selten wird das Röntgenbild durch Blutaspiration (z. B. aus Bronchusblutungen) modifiziert. Bei schwerer Kontusion tritt im weiteren Verlauf auch eine Trübung der initial unbeteiligten Lungenabschnitte auf.

Blutgasanalyse: Der Schweregrad der Lungenkontusion läßt sich am besten an den Blutgaswerten erkennen. Schwere Hypoxämie, die auch bei Zufuhr hoher Sauerstoffkonzentrationen nicht wesentlich beeinflußt werden kann (hoher Rechts-links-Shunt) beruht auf entsprechend schwerer Kontusion. Meist treten diese Störungen erst Stunden nach dem Unfall auf, manchmal auch erst nach wenigen Tagen.

Intensivbehandlung

Bei *Schweregrad I* genügt meist die Zufuhr angefeuchteten Sauerstoffs und von Analgetika.

Bei *Schweregrad II* ist fast immer eine Beatmung mit PEEP erforderlich, weil eine ausgeprägte Hypoxämie durch funktionellen Rechts-links-Shunt und ungenügendes Abhusten mit Sekret- und Blutretention vorliegt.

Bei *Schweregrad III* muß sofort bei Aufnahme mit PEEP beatmet werden. Die Prognose ist allerdings zumeist infaust.

Herztamponade

Ein Hämoperikard, die Ansammlung von Blut im Herzbeutel, beruht so gut wie immer auf einer schweren Herzverletzung. Die wichtigsten Ursachen sind:

- Zerreißung einer Koronararterie,
- ausgedehnte Myokardverletzung,
- Ruptur des Herzens.

Pathophysiologie

Das Perikard ist meist unelastisch, so daß sich maximal etwa 150–200 ml Blut ansammeln können, ohne daß die Herzfunktion beeinträchtigt wird. Mit zunehmender Blutung in das Perikard steigt auch der Druck auf das Herz: die Füllung des Herzens nimmt ab und es entwickelt sich ein Low-output-Syndrom mit niedrigem arteriellen Druck. Zentraler Venendruck und Herzfrequenz nehmen zu. Durch periphere Vasokonstriktion kann der Blutdruck zunächst noch aufrechterhalten werden. Wird die Tamponade nicht beseitigt, so versagen die Kompensationsmechanismen, der Tod ist die Folge.

Diagnose

Beim Polytraumatisierten ist die Diagnose schwierig.
Patienten mit Herztamponade sind meist unruhig, klagen über Luftnot oder sind im Schock.
Als typische **Trias der Herztamponade** gilt:

- hoher zentraler Venendruck,
- abgeschwächte Herztöne,
- paradoxe arterielle Pulsamplitude.

Es gilt aber: der Venendruck ist nur hoch, wenn keine Hypovolämie vorliegt. Die Herztöne können unauffällig sein. Der paradoxe Puls ist meist nur durch direkte arterielle Druckmessung zu erkennen.

Behandlung

Bei Verdacht Pericardiocentese durch substernale Punktion mit einer 17 oder 18 G Kunststoffkanüle unter kontinuierlicher EKG-Überwachung. Oft ist anschließend eine chirurgische Versorgung der Herzwunde erforderlich.

Thoraxdrainagen

Definition und Funktion

Thoraxdrainagen sind Kunststoffkatheter, die in den Spalt zwischen Lungenpleura (Pleura visceralis) und Rippenfell (Pleura parietalis) eingeführt werden und folgenden Zwecken dienen:

- Ableitung von Blut, Sekret, Eiter, Lymphflüssigkeit,
- Absaugung von Luft beim Pneumothorax,
- Schaffung eines negativen Druck zur Entfaltung einer kollabierten Lunge beim Pneumothorax.

Nach Vorschieben in den Pleuraspalt wird der Thoraxkatheter mit einem Drainagesystem verbunden, das dazu dient, die austretende Flüssigkeit zu sammeln bzw. die entweichende Luft abzusaugen.

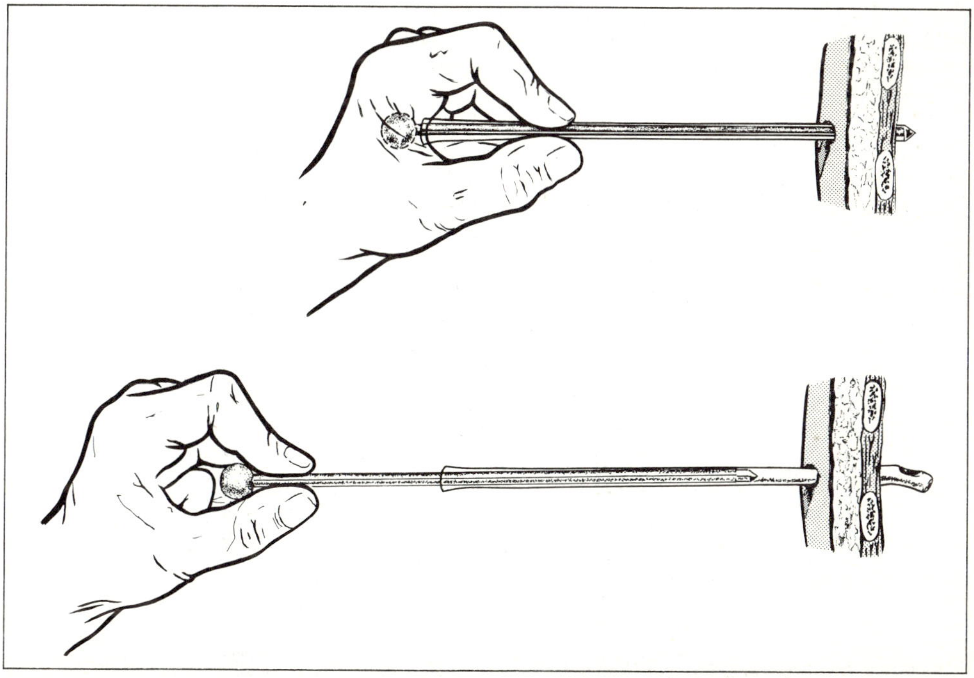

Abb. 50-4. Thoraxdrainage. *Oben* Punktion des Pleuraspaltes im Interkostalraum mit einem Trokar-Katheter; *unten* Vorschieben des Katheters in den Pleuraspalt und Herausziehen des Trokars

Zubehör

Meist werden sterile Einmalsets verwendet, die einen Trokar-Katheter **(Abb. 50-4)** enthalten, der mit einem sterilen Einmal-Drainagesystem (s. Abb. 50-9) oder (seltener) einer Thoraxpumpe verbunden wird.

Der *Trokar-Katheter* besteht aus silikonisiertem Kunststoff mit Drainageöffnungen am distalen Ende und einem spitz zulaufenden Metalltrokar, der als Einführungshilfe für den Katheter dient (s. **Abb. 50-4**).

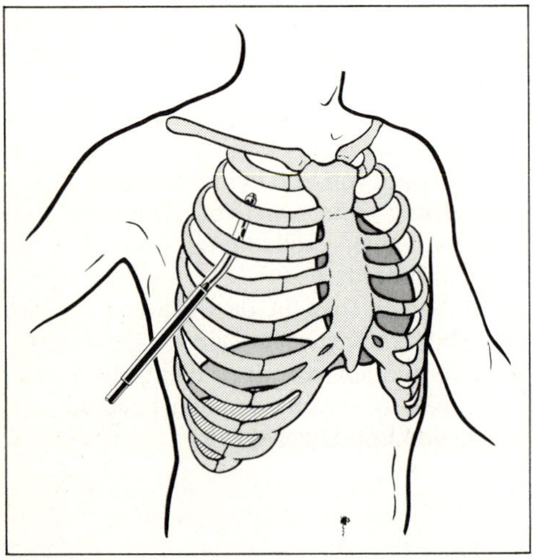

Abb. 50-5. Thoraxdrainage bei Pneumothorax. Die Drainage wird von vorn durch den 2. oder 3. Interkostalraum eingeführt und nach oben geschoben

Punktionsstelle

Die Wahl des Interkostalraums, durch den der Katheter in den Pleuraspalt vorgeschoben wird, hängt vom Zweck der Drainage ab.

Beim **Pneumothorax** wird der Katheter im 2. oder 3. Interkostalraum in Höhe der Medioklavikularlinie eingeführt und nach oben zur Pleurakuppel hin vorgeschoben: *Monaldi-Drainage* **(Abb. 50-5).**

Beim **Hämatothorax oder Hämatopneumothorax** wird der Katheter in der *mittleren Axillarlinie* oberhalb der Mamille im 4. bis 6. Interkostalraum eingeführt und entweder nach hinten oben **(Abb. 50-6a)** oder, für die Drainage der tiefen Thoraxabschnitte, nach hinten unten vorgeschoben: *Bülau-Drainage* **(Abb. 50-6b).**

Drainagesysteme

Um eine bessere Ableitung von Flüssigkeit und Luft aus dem Pleuraspalt sowie eine raschere Entfaltung der Lungen zu erzielen, wird der Katheter über Verbindungsschläuche an einen *Dauersog* angeschlossen.

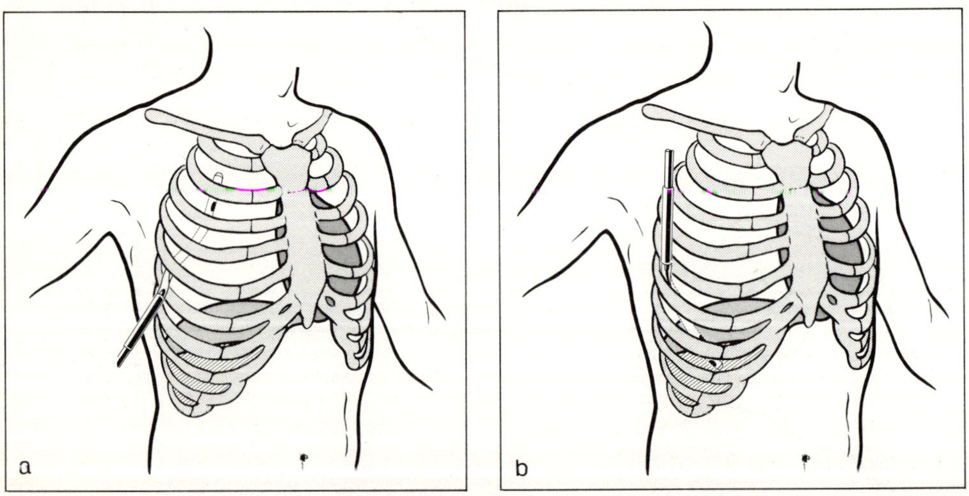

Abb. 50-6 a, b. Thoraxdrainage bei Hämatothorax. **a** Einführen der Drainage in der Axillarlinie durch den 5. oder 6. Interkostalraum und Vorschieben nach oben hinten; **b** alternative Methode: Vorschieben des Katheters nach hinten unten

Der Sog wird bei der Thoraxdrainage auf etwa 25 cm H_2O eingestellt.

Nach **Pneumektomie** sollte der Sog 5 cm H_2O nicht überschreiten, um eine Verlagerung des Mediastinums mit Störungen der Herz-Kreislauf-Funktion zu vermeiden.
Gelegentlich sind bei Pneumothorax erheblich höhere Sogleistungen erforderlich (45-100 cm H_2O), um die kollabierte Lunge wieder zu entfalten.
Für die Drainage des Thorax stehen verschiedene Ableitungssysteme zur Verfügung:

1. Einflaschen-Drainage mit Wasserschloß: Hierbei wird nicht gesaugt, sondern nur aufgrund der Schwerkraftwirkung drainiert. Hierzu wird die Thoraxdrainage mit einer Wasserschloßröhre in der Drainage-Flasche verbunden **(Abb. 50-7a),** die über eine kurze Röhre entlüftet wird. Die Spitze der langen Glasröhre wird etwa 2 cm unter die Wasseroberfläche eingetaucht. Steigt nun der Druck im Pleuraraum über 2 cm H_2O an, so fließt Luft oder Flüssigkeit aus dem Pleuraraum in die Flasche; Luft entweicht über die kleine Röhre nach außen. Je tiefer die lange Glasröhre in das Wasser eintaucht, desto größer muß der intrapleurale Druck sein, um Luft oder Flüssigkeit herauszubefördern. Gelangt die Glasröhre hingegen oberhalb der Wasseroberfläche, so kann Luft von außen in den Pleuraraum gesaugt werden!
Bei richtiger Funktion gilt folgendes:
- mit der Inspiration steigt die Wassersäule in der Glasröhre,
- mit der Exspiration fällt die Wassersäule,
- Blubbern zeigt an, daß ein Leck in der Lunge oder im Bronchus vorhanden ist.

2. Zweiflaschen-Absaugung mit Wasserschloß: Dieses System wird eingesetzt, wenn die einfache Schwerkraft-Drainage mit Wasserschloß nicht ausreicht **(Abb. 50-7b).** Die zweite Flasche dient als Saugkontrolle. Ein kurzer Schlauch in der Saugflasche ist mit der Wasserschloßflasche verbunden, ein anderer Schlauch mit der Sogquelle. Ein dritter Schlauch wird etwa 10-20 cm tief unter die Wasseroberfläche eingetaucht; die Eintauchtiefe entspricht dem Sog in cm H_2O.

3. Dreiflaschen-Saugsystem: Dieses System besteht aus einer Wasserschloßflasche, einer Absaugkontrollflasche und einer Drainage-Flasche **(Abb. 50-8).** Mit Hilfe der Drainageflasche kann die abgesaugte Flüssigkeit gemessen werden.

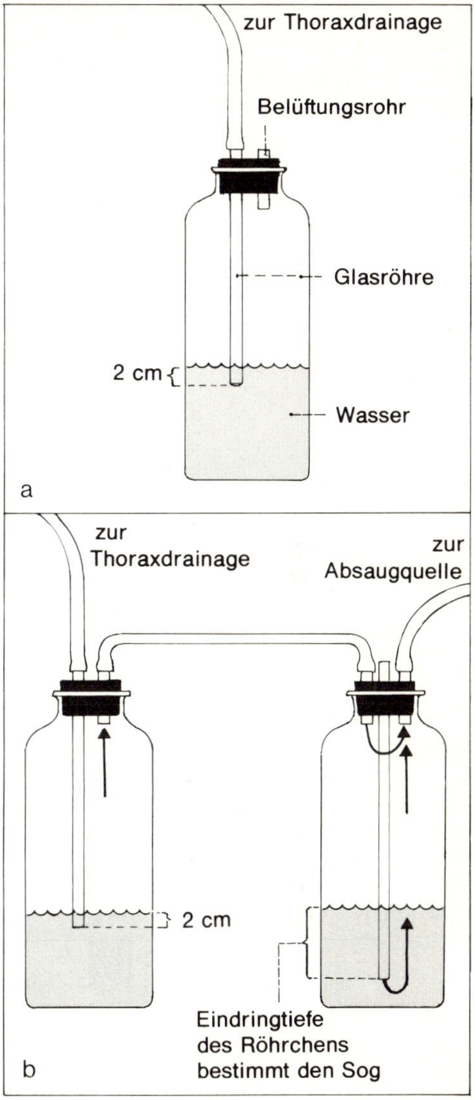

Abb. 50-7a, b. Thoraxdrainagen, **a** Einflaschen-Drainage mit Wasserschloß; **b** Zweiflaschen-Drainage mit Wasserschloß. Erklärung im Text

4. Pleur-evac-System: Hierbei handelt es sich um ein steriles geschlossenes Einmal-Absaugsystem. Pleur-evac kann als Einflaschen-, Zweiflaschen- oder Dreiflaschen-System **(Abb. 50-9)** eingesetzt werden. Drei

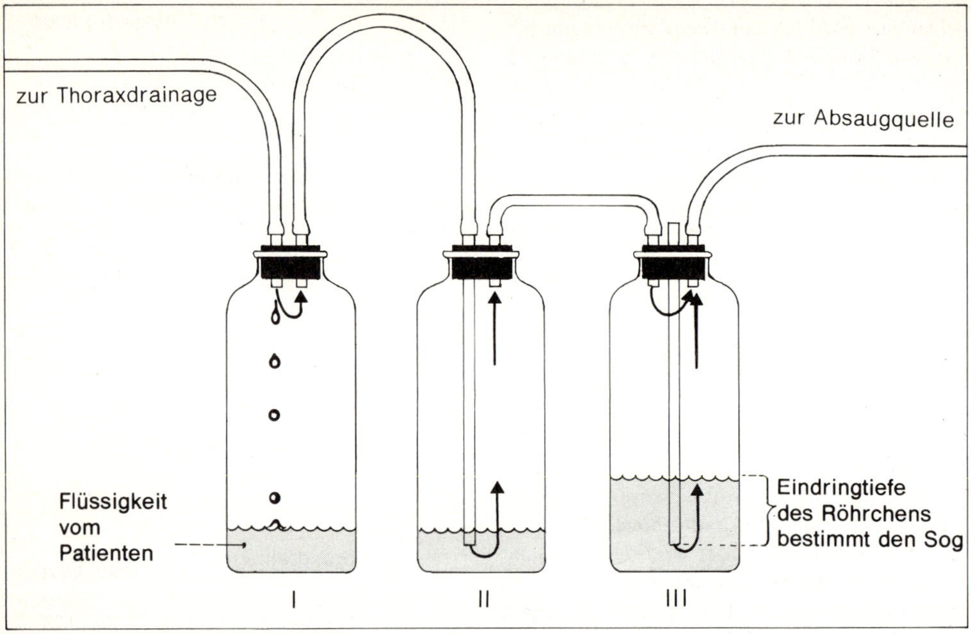

Abb. 50-8. Dreiflaschen-Drainagesystem. Erklärung im Text

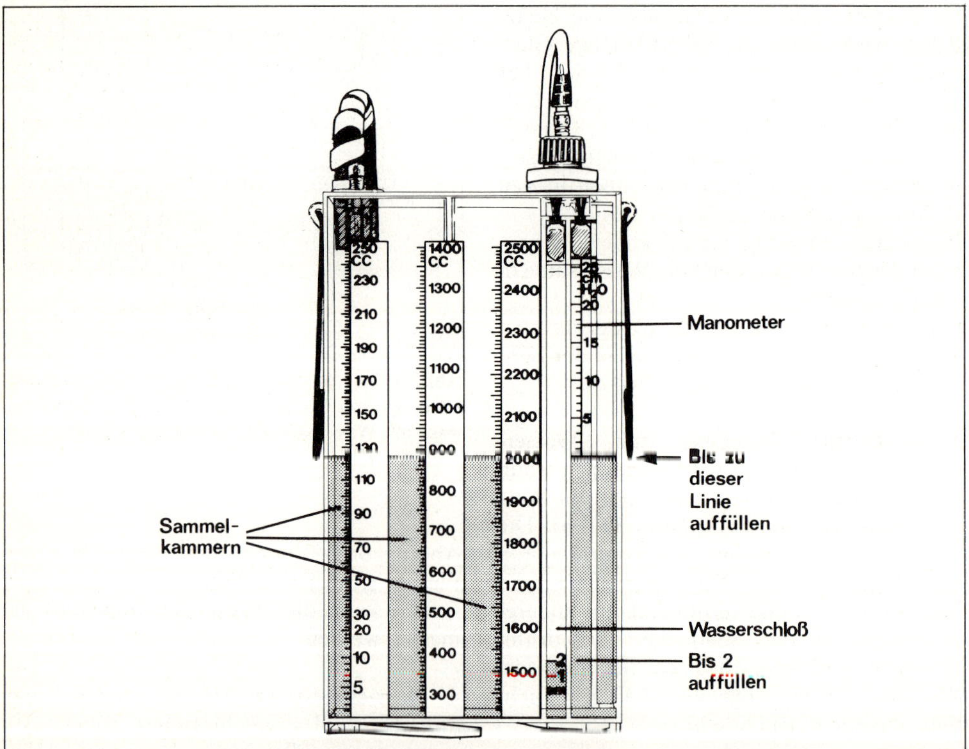

Abb. 50-9. Geschlossenes Thoraxdrainagensystem zum Einmalgebrauch mit 3 Sammelkammern, Wasserschloß, Sicherheitsventilen und Manometer. Einzelheiten im Text

Kammern sind vorhanden: Sammelkammer, Wasserschloß und Saugkontrollkammer. Der Sog im Pleuraraum kann direkt am Manometer des Wasserschlosses abgelesen werden. Die *Vorteile* des geschlossenen Pleur-evac-Systems gegenüber offenen Systemen sind:

- Transport des Patienten ohne Pneumothoraxgefahr möglich, da Sog bis zu 2 h erhalten bleibt,
- Schutz vor Pneumothorax durch Sicherheitsventile,
- Manometer für Soganzeige im Pleuraspalt,
- geringere Kontaminationsgefahr, da kein Wechsel von Sammelgefäßen.

Von *Nachteil* ist die relativ geringe Saugleistung.

Praktisches Vorgehen beim Anlegen der Drainagen

Zubehör:
- Steriles Trokar-Katheter-Einmalset, Männer 32 Ch, Frauen 28 Ch,
- steriles Einmal-Drainagesystem,
- steriles Einmallochtuch,
- steriles Abdecktuch,
- sterile Kompressen, Tupfer und Handschuhe,
- 1 Einmalskalpell,
- 2 große Klemmen,
- 1 anatomische + 1 chirurgische Pinzette,
- 1 Schere,
- Nahtmaterial (0-Prolene), Nadelhalter,
- Lokalanästhetikum, z. B. 10 ml Meaverin 1%, Quaddel-Kanüle + Infiltrationskanüle,
- Einmalabwurfschale,
- Polyvidon-Jod zur Hautdesinfektion + Wännchen.

- ▸ Wachen Patienten über die geplante Maßnahme informieren und mit erhöhtem Oberkörper auf den Rücken lagern; evtl. Lagerung auf die Gegenseite.
- ▸ Füllen der Drainage-Einheit mit steriler NaCl-Lösung oder Aqua dest., unterhalb des Patientenniveaus am Bett aufhängen.
- ▸ Arm der zu drainierenden Seite über den Kopf legen, um die Interkostalräume auseinanderweichen zu lassen.
- ▸ Nach Punktion mit dem Trokar-Katheter und Vorschieben des Thoraxdrains: Fixierung des Drains mit Tabaksbeutelnaht und Anschluß des Drainagesystems.
- ▸ Abdecken der Punktionsstelle mit sterilen Schlitzkompressen.
- ▸ Drainageschläuche sicher befestigen, damit kein Zug entsteht und die Schläuche nicht abknicken.
- ▸ Ausreichend lange Schläuche verwenden, damit der Patient richtig gelagert werden kann.
- ▸ Bei Hämatothorax die Schläuche regelmäßig ausmelken (z. B. mit Rollenzange), damit keine Koagel entstehen und die Drainage verstopfen.
- ▸ Offene Drainagesysteme bei Transport des Patienten oder Auswechseln der Sammelgefäße auf keinen Fall abklemmen (Gefahr des Spannungspneumothorax).
- ▸ Entfernen der Thoraxdrainagen s. S. 638.

Kontrollen

- ▸ Thoraxdrainagen und Verbindungsschläuche regelmäßig auf Durchgängigkeit und richtiges Funktionieren überprüfen. Die Wassersäule im Wasserschloß muß sich atemabhängig bewegen.
- ▸ Saugleistung häufig kontrollieren; leichtes Blubbern muß hörbar sein.
- ▸ Messung der abgesaugten Flüssigkeitsmenge, Überprüfen von Aussehen und Konsistenz.
- ▸ Bakteriologische Kontrolle: 3 × pro Woche Punktion des Latexschlauchs.

Pflege

- ▸ Täglich Verbandswechsel mit Schlitzkompresse, dabei:
  - Kontrolle der Punktionsstelle auf Infektion
  - Desinfektion der Punktionsstelle mit Polyvidon-Schleimhautlösung.

Kapitel 51. Wasser- und Elektrolythaushalt

Grundlagen

Atome

Atome sind die Grundbausteine der Materie. Alle Stoffe sind aus Atomen aufgebaut. Die Stoffe unterscheiden sich voneinander, weil ihre Atome in unterschiedlicher Weise zusammengesetzt sind.

Grundsätzlich bestehen Atome aus einem Kern und einer Hülle.

Im Kern befinden sich **(Abb. 51-1)**

- Protonen, das sind positiv geladene Teilchen,
- Neutronen, das sind elektrisch neutrale Teilchen.

In der Hülle des Atomkerns befinden sich *Elektronen* **(Abb. 51-1),** das sind elektrisch negativ geladene Teilchen. Elektronen sind die kleinsten Elementarteilchen der Elektrizität. Ein Atom als Ganzes ist elektrisch neutral: der Atomkern enthält genau soviel positiv geladene Teilchen (Protonen), wie die Hülle negativ geladene Teilchen (Elektronen). Wasserstoffatome sind die einfachsten Atome überhaupt. Der Kern besteht nur aus einem (positiv geladenen) Proton; in der Hülle befindet sich ein (negativ geladenes) Elektron. Im Atom herrscht Elektroneutralität.

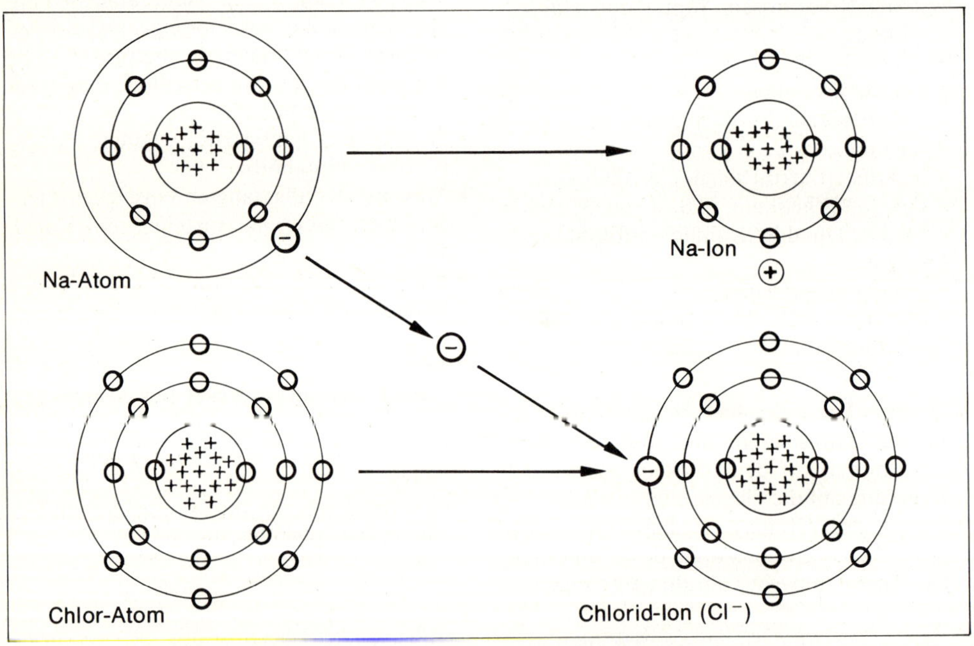

Abb. 51-1. Elektrolytische Dissoziation. *Links:* vereinfachter Aufbau des Natrium- und Chloratoms mit Protonen (+) im Kern und Elektronen (−) in der Hülle (die Neutronen sind weggelassen). *Rechts:* Dissoziation des NaCl-Moleküls in wäßriger Lösung. Das Natriumatom gibt ein Elektron an das Chloratom ab und wird zum Na^+-Ion mit einem Überschuß von 1 Proton. Das Chloratom nimmt das Elektron auf und wird zum Cl^--Ion mit einem Überschuß von 1 Elektron; es ist damit negativ geladen, während das Natriumion positiv geladen ist

Moleküle

Moleküle sind Gebilde, die durch die Kombination von Atomen entstehen. Sie besitzen andere Eigenschaften als ihre Ausgangsstoffe. Beispiel: Wasser, H_2O, entsteht durch die Kombination von 2 Atomen Wasserstoff (H_2) und einem Atom Sauerstoff (O).

Ionen und Elektrolyte

Ionen sind geladene Teilchen, die in einem elektrischen Gleichspannungsfeld wandern. Nach der Wanderungsrichtung im Gleichspannungsfeld können zwei Arten von Ionen unterschieden werden: Kationen und Anionen. Hierbei gilt (ähnlich wie beim Magneten): gegensinnig geladene Teilchen ziehen sich an, d.h. positiv geladene Teilchen wandern zu negativ geladenen Teilchen und umgekehrt.

- **Kationen** sind positiv geladen, sie wandern zum negativen Pol, der *Kathode*.
- **Anionen** sind negativ geladen, sie wandern zum positiven Pol, der *Anode*.

Negativ geladene Ionen, Anionen, erhalten ein Minuszeichen, z.B. Cl^-, HCO_3^-; positiv geladene Ionen, Kationen, erhalten hingegen ein Pluszeichen, z.B. Na^+, K^+.

Dissoziation: Der Zerfall eines Stoffes in elektrisch geladene Teilchen kann nur in einem *Lösungsmittel* erfolgen. Dieser Vorgang wird als Dissoziation bezeichnet. Dissoziation ist die Trennung in ionale Einzelbestandteile.
Stoffe, die der elektrolytischen Dissoziation unterliegen, werden als **Elektrolyte** bezeichnet. Elektrolyte können, wie oben beschrieben, in Kationen und Anionen dissoziieren.
Die Dissoziation beruht vereinfacht darauf, daß die Substanzen Elektronen aus ihrer Hülle abgeben oder zusätzlich aufnehmen. Beispiel: Das Molekül NaCl (Natriumchlorid) dissoziiert in Wasser in die Ionen Na^+ und Cl^-. Folgendes ist passiert: Das Natriumatom hat aus seiner Hülle in wäßriger Lösung ein Elektron abgegeben. Dadurch ist das Atom nicht mehr elektrisch neutral, vielmehr besteht ein Überschuß von 1 Proton, den 11 Protonen des Kernes stehen nur noch 10 Elektronen der Hülle gegenüber. Das vom Natriumatom abgegebene Elektron wird von der Hülle des Chloratoms aufgenommen. Damit besitzt das Chloratom ein Elektron mehr als der Kern Protonen, d.h. die negative Ladung überwiegt um 1 Teilchen. Darum erhält das Chloratom ein Minuszeichen.
Manche Atome geben nicht nur ein Elektron ab bzw. nehmen ein Elektron auf sondern mehrere. Kalzium z.B. gibt in wäßriger Lösung 2 Elektronen ab. Da die Protonenzahl unverändert bleibt, besteht jetzt ein Defizit an 2 negativen Ladungen und damit ein Überschuß an 2 positiven Ladungen. Das Kalzium-Ion erhält deshalb 2 Pluszeichen: Ca^{++}. Umgekehrt erhält ein Ion, das 2 Elektronen aufnimmt, entsprechend 2 Minuszeichen, z.B. PO_4^{--}.
Die elektrolytische Dissoziation ist dafür verantwortlich, daß Wasser den elektrischen Strom leitet. Aqua dest. hingegen enthält keine Elektrolyte und kann deshalb auch den Strom nicht leiten. Die Maßeinheiten für Elektrolyte sind mmol/l oder mval/l.

Verteilung und Zusammensetzung der Körperflüssigkeiten

Der erwachsene Mensch besteht etwa zur Hälfte seines Körpergewichts aus Wasser, der Rest ist feste Substanz **(Abb. 51-2)**. Das Gesamtkörperwasser variiert mit Alter, Ge-

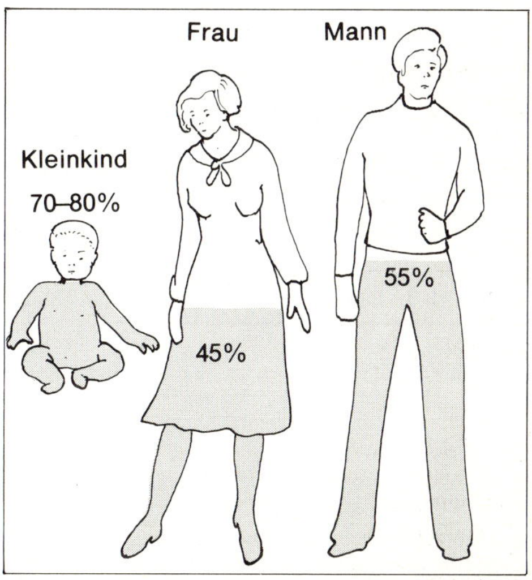

Abb. 51-2. Anteil von Wasser am Körpergewicht. Beachte den sehr hohen Wassergehalt des Kleinkindes

schlecht und Körperbau. Allgemein gilt der Grundsatz:

- Je mehr Fett, desto weniger Wasser.

Das Gesamtkörperwasser verteilt sich in Kompartimenten, die durch Zellmembranen voneinander getrennt sind:

- Extrazellulärflüssigkeit (ECF),
- Intrazellulärflüssigkeit (ICF).

Ein kleines Kompartiment umfaßt die *transzelluläre Flüssigkeit.* Sie besteht aus Sekreten des Tracheobronchialsystems, Magen-Darmtraktes, exkretorischem System der Nieren und Drüsen sowie Liquor zerebrospinalis und Augenkammerwasser.

Die ICF umfaßt 30% des Körpergewichts, die ECF hingegen 20%.

Aus praktischen und theoretischen Gründen wird die Extrazellulärflüssigkeit weiter unterteilt:

- ECF = interstitielle Flüssigkeit + Plasmavolumen.

1. **Interstitielle Flüssigkeit:** Dies ist die Flüssigkeit außerhalb der Zellen und außerhalb der Blutgefäße. Sie umfaßt etwa 15% des Körpergewichtes.

2. **Plasmavolumen:** Dies ist die Flüssigkeit innerhalb des Gefäßsystems aber außerhalb der Blutzellen. Das Volumen beträgt etwa 5% des Körpergewichtes. Addiert man die zellulären Elemente hinzu, so beträgt das Gesamtblutvolumen etwa 7,5% des Körpergewichtes.

- Diese Zahl sollte man sich merken! Sie gilt aber nur für Erwachsene.

Wieviel extrazelluläre Flüssigkeit sich im Gefäßsystem befindet hängt in erster Linie vom onkotischen Druck der Plasmaproteine ab. Unter physiologischen Bedingungen besteht ein ausgewogenes Gleichgewicht zwischen dem Gefäßraum und dem Gefäßvolumen, d.h. das Gefäßsystem ist immer ausreichend gefüllt. Diese Füllung ist Voraussetzung für einen ausreichenden venösen Rückstrom zum Herzen. Regelmechanismen für das Gleichgewicht sind u.a. die Mobilisierung von Proteinen über Lymphbahnen sowie eine periphere Vasokonstriktion.

Für die klinische Praxis ist wichtig:

- Veränderungen der Extrazellulärflüssigkeit gehen mit Veränderungen der interstitiellen Flüssigkeit *und* des Plasmavolumens einher. Um ein normales Blutvolumen aufrechtzuerhalten, muß auch ein normales extrazelluläres Volumen erhalten werden.

In **Tabelle 51-1** sind praktisch nützliche Parameter des Flüssigkeitshaushaltes zusammengefaßt.

Anders sind hingegen die Verhältnisse beim Neugeborenen:

	Neugeb. % des KG	Erw. % des KG
Extrazellulär		
interstitiell	35	15
Plasma	5	5
Intrazellulär	40	40
	80	60

Zusammensetzung der Körperflüssigkeiten: Die großen Kompartimente unterscheiden sich erheblich voneinander in der Zusammensetzung ihrer Bestandteile. Während Wasser als freies Lösungsmittel sich praktisch ungehindert in allen Kompartimenten ausbreiten kann, ist die Ausbreitung der gelösten Substanzen begrenzt. Praktisch wichtig ist vor allem die Extrazellulärflüssigkeit, weil sie als

Tabelle 51-1. Parameter des Flüssigkeitshaushaltes

Parameter	absolut		% des Körpergew.	
	Mann	Frau	Mann	Frau
Gewicht, kg	70	60		
Hämatokrit, %, (große Gefäße)	44	40		
Blutvolumen, l	5,3	4,2	7,5	7
Plasmavolumen, l	3,2	2,7	4,5	4,5
Erythrozytenvolumen, l	2,1	1,5	3	2,5
Gesamtkörperwasser, l	42	36	60	50
ICF, l ECF, l	16,4	14,2	23,4	23,7

Tabelle 51-2. Ionenzusammensetzung der Körperkompartimente

	Plasma	interstitiell	intrazellulär
Kationen			
Na^+	142	144	10
K^+	4	4	150
Ca^{++}	5	3	0
Mg^{++}	3	2	40
Gesamt	154	153	200
Anionen			
Cl^-	103	114	
HCO_3^-	27	30	10
SO_4^{--} PO_4^{--}	3	3	150
org. Säuren	5	5	0
Proteine	16	1	40
Gesamt	154	153	200

Plasma leicht für eine Laboranalyse zugänglich ist, während die Zusammensetzung der intrazellulären Flüssigkeit unter klinischen Bedingungen nicht untersucht werden kann. Zudem ist die Zusammensetzung der ICF in den einzelnen Geweben wahrscheinlich nicht einheitlich.

Natrium ist das Hauptkation der extrazellulären Flüssigkeit, Chlorid und Bikarbonat sind die Hauptanionen. Interstitielle Flüssigkeit und Blutplasma haben nahezu die gleiche Zusammensetzung, nur ist im Plasma die Konzentration der nichtdiffusiblen Proteine höher.

Ganz anders ist die Zusammensetzung der intrazellulären Flüssigkeit: Hauptkationen sind **Kalium** und Magnesium bei sehr niedriger Natriumkonzentration. Hauptanionen sind Phosphat und Proteine bei niedriger Bikarbonat- und sehr niedriger Chlorid-Konzentration. In **Tabelle 51-2** sind die Ionenkonzentrationen von ICF und ECF zusammengefaßt:

Die Unterschiede in den Ionenkonzentrationen beruhen auf aktiven Transportmechanismen.

Beziehungen zwischen den Kompartimenten

Intrazellulärraum-Extrazellulärraum

Die allermeisten Zellmembranen sind für Wasser frei permeabel. Darum besitzen intrazelluläre und extrazelluläre Flüssigkeit die gleiche Osmolarität. Jede vorübergehende Änderung der Osmolarität des einen Kompartiments muß zu einer *Umverteilung von Wasser* führen, bis beide Flüssigkeitsräume wieder die gleiche Osmolarität aufweisen.

Praktisch wichtig ist:

- Primäre Veränderungen der Osmolarität treten vor allem in der extrazellulären Flüssigkeit auf. Manchmal kann die intrazelluläre Osmolarität durch starke Änderungen des Zellstoffwechsels direkt beeinflußt werden.
- Die Natriumkonzentration bestimmt ganz wesentlich die Osmolarität der extrazellulären Flüssigkeit (s. unter „Osmolarität").

Osmose und osmotischer Druck

Extra- und intrazelluläre Flüssigkeit sind durch semipermeable (halbdurchlässige) Membranen voneinander getrennt. Diese Membranen sind für *Wasser* frei durchgängig. Kalium diffundiert langsamer durch die Membranen und Natrium sogar hundertmal langsamer als Kalium. Für Proteine und andere hochmolekulare Substanzen ist die Membran teilweise oder vollkommen undurchlässig. Befindet sich auf der einen Seite der Membran eine Lösung mit zahlreichen gelösten Teilchen einschließlich nichtdiffusibler Moleküle oder Ionen und auf der anderen Seite der Membran eine Lösung mit einer geringeren Konzentration gelöster Teilchen, so wird das Lösungsmittel Wasser durch die Membran vom Ort niedriger Konzentration zum Ort hoher Konzentration diffundieren **(Abb. 51-3).** Dieser Vorgang heißt **Osmose.** Er dauert solange an, bis ein neues Gleichgewicht hergestellt ist. Danach ist das Produkt der Konzentrationen von diffusiblen Ionen auf jeder Seite der Membran gleich.

Der Transfer von Wasser durch die Membran entsteht durch den **effektiven osmotischen Druck,** den Teilchen ausüben, die nicht frei durch die Membran diffundieren können. Er

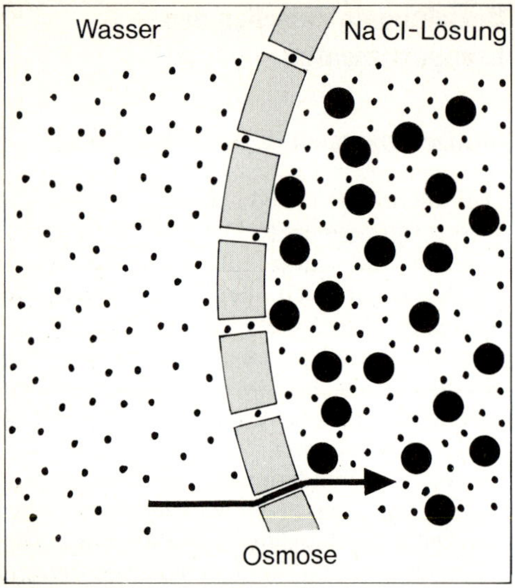

Abb. 51-3. Osmose durch eine semipermeable Membran. Erklärung im Text

beruht auf den Anziehungskräften zwischen den Teilchen und dem Wasser. Gelöste Teilchen, die frei durch Zellmembranen diffundieren können, beeinflussen zwar den osmotischen Gesamtdruck; sie bewirken jedoch keine Neuverteilung des Wassers.

Osmolarität

Die Osmolarität beschreibt das Verhältnis von Wasser zu den gelösten Teilchen. Sie ist ein Maß für die Anzahl der Teilchen in einem Lösungsmittel. 1 mol einer Substanz enthält $6{,}06 \times 10^{23}$ Moleküle. Unter 1 osmol versteht man 1 mol einer nichtdissoziierten Substanz in 1 Liter Lösungsmittel; 1 mosmol (Milliosmol) ist 1/1000 osmol Substanz in Lösung.

1. **Osmolalität** ist die molare Konzentration aller osmotisch wirksamen Teilchen pro *kg Wasser.*
2. **Osmolarität** hingegen bezeichnet die molare Konzentration gelöster Teilchen pro *Liter Lösung.*

In stark verdünnten Lösungen, wie sie im menschlichen Organismus vorliegen, können beide Größen einander gleichgesetzt werden. Die Osmolarität kann klinisch innerhalb weniger Minuten mit Hilfe der *Osmometrie* bestimmt werden. Die Osmometrie beruht auf dem Prinzip der Gefrierpunktserniedrigung von Wasser durch die darin gelösten Substanzen (vergl.: Frostschutzmittel im Kühlwasser).

Unter physiologischen Bedingungen stehen der intra- und extrazelluläre Raum miteinander im osmotischen Gleichgewicht. Darum ist die Serumosmolarität repräsentativ für beide Räume.
Sie beträgt:

- 290–300 mosmol/l.

Da das Natrium mit über 90% zur effektiven Osmolarität des Extrazellulärraumes beiträgt, kann mit Hilfe des Serum-Natriums die Serum-Osmolarität annähernd berechnet werden.

- Serum-Osmolarität = (Serum-Na in mval/l + 5) × 2.

Bei starker *Hyperglykämie* müssen noch zusätzlich 5,5 mosmol/l pro 100 mg% Glukose hinzugefügt werden.
Wenn ein Mensch rasch mehr Wasser trinkt, als er ausscheiden kann, so entwickelt sich eine positive Wasserbilanz. Das Wasser gelangt zunächst in den Extrazellulärraum, der an Volumen zunimmt. Seine gelösten Teilchen werden verdünnt, die effektive Osmolarität nimmt ab. Hierdurch tritt eine Wasserbewegung von extra- nach intrazellulär ein, bis die beiden Flüssigkeiten wieder die gleiche Osmolarität besitzen. Die Osmolarität ist aber *niedriger* als vor der Wasseraufnahme.
Nimmt der Mensch hingegen Salz in höherer Konzentration als derjenigen der Extrazellulärflüssigkeit zu sich, so steigt dort die Natriumkonzentration an. Hierdurch tritt eine Umverteilung des Wassers von intrazellulär nach extrazellulär auf, bis das osmotische Gleichgewicht zwischen den beiden Kompartimenten wiederhergestellt ist. Die Osmolarität ist aber *höher* als vor der Salzaufnahme.
Die Auswirkungen sind gleich, wenn eine Hyponatriämie ausgelöst wird, weil mehr Natrium als Wasser verloren geht. Dies gilt auch, wenn eine Hypernatriämie auftritt, weil mehr Wasser als Salz verloren wird. In beiden Fällen ist aber der Gesamtwasserbestand vermindert.
Werden hingegen Wasser und Natrium in gleichem Maß, d. h. isoosmotisch verloren, so treten keine Verschiebungen von Wasser zwischen intra- und extrazellulärem Raum auf. Dies gilt auch für einen isoosmotischen Zuwachs an Wasser und Natrium. Das extrazelluläre Volumen wird aber ab- bzw. zunehmen.

Interstitielle Flüssigkeit und Plasmavolumen

Das Gefäßendothel ist für Wasser und die meisten Substanzen durchgängig, hingegen relativ undurchlässig für größere Moleküle wie die Proteine. Diese im Plasma verbleibenden Moleküle beschränken die Aktivität der Wassermoleküle. Gäbe es keine entgegengerichteten Kräfte, so würde die gesamte extrazelluläre Flüssigkeit in das Gefäßsystem einströmen. Die hauptsächliche entgegengerichtete Kraft ist der hydrostatische Druck im Gefäßsystem. Zusätzlich wirken noch der kolloidosmotische Druck in der interstitiellen Flüssigkeit und die sog. Gewebsspannung. Der gesamte Einfluß der Plasmaproteine auf die Aktivität des Plasmawassers wird als **kolloidosmotischer Druck** bezeichnet.

Die beschriebenen Kräfte wirken so, daß ¼ der extrazellulären Flüssigkeit im Gefäßsystem bleibt, während sich der Rest interstitiell befindet.

Diese Kräfte bewirken auch, daß am arteriolären Ende der Kapillaren Wasser und diffusible Substanzen das Gefäßbett verlassen und in gleichem Maße am venösen Ende des Kapillarsystems wieder eintreten. Auf diese Weise findet ein erheblicher Austausch von Wasser und gelösten Substanzen zwischen den beiden Kompartimenten statt, ohne daß sich ihr Gesamtvolumen ändert. Werden diese Starling-Kräfte jedoch gestört, so können sehr wohl Verschiebungen zwischen den beiden Kompartimenten auftreten:

- Anstieg des hydrostatischen Drucks in den Kapillaren kann dazu führen, daß mehr transsudiert als reabsorbiert wird. Ähnliche Auswirkungen hat auch eine Hypoproteinämie, weil hierdurch der kolloidosmotische Druck abnimmt.
- Das Plasmavolumen kann nur durch kolloidale Lösungen spezifisch vermehrt werden. Durch Zufuhr von kristallinen Substanzen nimmt im wesentlichen nur das interstitielle Volumen zu.

Regulation von extrazellulärem Volumen und Osmolarität

Volumen und Osmolarität der extrazellulären Flüssigkeit werden vor allem von der *Niere* durch selektive Reabsorption von Wasser und Natrium reguliert. Dieser Vorgang steht unter Kontrolle des **antidiuretischen Hormons (ADH)** und von Aldosteron. ADH wird im Hypophysenhinterlappen gespeichert. Seine Sekretion erfolgt unter Kontrolle von Osmorezeptoren im Hypothalamus sowie von Volumenrezeptoren im linken Vorhof und durch die Barorezeptoren der großen Gefäße.

- Steigt die Zahl der gelösten Teilchen und damit die Osmolarität, so reagieren hierauf die Osmorezeptoren im Hypothalamus: Die ADH-Sekretion wird stimuliert, es kommt zur Wasserretention. Beim Gesunden stellt sich außerdem Durst ein: Er wird vermehrt Wasser zu sich nehmen.
- Durch Hypoosmolarität (Zufuhr von Wasser) werden die Osmorezeptoren in ihrer Aktivität gedämpft, so daß vermehrt Wasser ausgeschieden wird.
- Hypovolämie stimuliert über die Druckrezeptoren im linken Vorhof ebenfalls die ADH-Sekretion, so daß vermehrt Wasser retiniert (zurückgehalten) wird. Hingegen reagieren die Barorezeptoren in den großen Gefäßen nicht auf Veränderungen des Blutvolumens, sondern auf den Abfall des arteriellen Mitteldruckes (s. S. 460); hierdurch wird wiederum die ADH-Sekretion stimuliert.

Aldosteron greift in folgender Weise in den Regelmechanismus ein: Abnahme der Durchblutung im juxtaglomerulären Apparat der Niere (s. S. 604) stimuliert die Renin-Sekretion. Renin stimuliert die Bildung von Angiotension, und Angiotension wiederum stimuliert die Aldosteronfreisetzung aus der Nebennierenrinde. In den Nierentubuli bewirkt Aldosteron, daß Natrium zurückgehalten wird.

Die wichtigsten Stimuli für eine Freisetzung von ADH und Aldosteron sind:

- Hypovolämie durch schwere Dehydratation.
- Verlust funktioneller Extrazellulärflüssigkeit in traumatisiertes oder chirurgisch verletztes Gewebe.

Der Organismus reagiert auf diese Störungen

mit einer vermehrten Volumen-Reabsorption in den Nierentubuli, um das intravaskuläre Volumen aufrechtzuerhalten.

Normaler Flüssigkeits- und Elektrolytbedarf

Der Mensch nimmt täglich bestimmte Mengen an Flüssigkeit und Elektrolyten zu sich, um die laufenden Verluste zu ersetzen. Die wichtigsten Verluste sind:

1. Perspiratio insensibilis: Diese unsichtbaren (insensibilis) Verluste betragen ca. 900 ml/Tag

- über die Haut 200–400 ml,
- über die Lungen 400–600 ml.

Die Verluste bestehen aus reinem Wasser, gelöste Substanzen sind nicht enthalten.

2. Urin: Etwa 1000 ml/Tag. Er enthält die täglich auszuscheidenden Substanzen.

Der Organismus gewinnt aber auch 300 ml Oxydationswasser aus dem Stoffwechsel hinzu.

Der tägliche Flüssigkeitsbedarf eines Menschen beträgt ungefähr 25–40 ml/kg/Tag, wenn er erwachsen ist **(Tabelle 51-3)**; Kinder benötigen hingegen mehr Flüssigkeit (s. S. 219).

Der Elektrolytbedarf eines Gesunden oder Kranken ist sehr unterschiedlich **(Tabelle 51-3** und **51-4)**. Das Kantinenessen in Krankenhäusern enthält durchschnittlich 4–10 g NaCl. Die Ochsenschwanzsuppe in den Kneipen enthält mehr Salz, weil die Wirte den ADH-Aldosteron-Mechanismus und seinen Einfluß auf den Bierkonsum kennen. Lebt der Mensch völlig salzfrei, so wird innerhalb weniger Tage kein Natrium mehr im Urin ausgeschieden.

Kalium wird hingegen nicht so gut konserviert wie Natrium. Ist die Nahrung kaliumarm, so wird bald ein Kaliummangel auftreten. Die tägliche Kaliumaufnahme beträgt etwa 4–6 g KCl.

Magnesium wird vom Organismus gut konserviert.

Leider sind Berechnungen für den Wasser- und Elektrolytbedarf, die sich am Körpergewicht oder Alter orientieren, ziemlich ungenau.

Sinnvoller ist hingegen eine Berechnung, die sich auf den Metabolismus bezieht. Anhaltswerte liefert hierzu **Tabelle 51-4.**

Tabelle 51-3. Täglicher Erhaltungsbedarf an Wasser und Elektrolyten *(Anhaltswerte!)*

Wasser	25–40 ml/kg
Natrium	50–80 mval
Kalium	40 mval

Tabelle 51-4. Täglicher Wasser- und Elektrolytbedarf bezogen auf den täglichen Kalorienverbrauch

	pro 100 kcal
Wasser	100 ml
Natrium	2–3 mval
Kalium	2–3 mval
Chlorid	4–6 mval

Störungen von Volumen und Osmolarität

Im Mittelpunkt der Störungen steht zunächst immer die Extrazellulärflüssigkeit. Sie ist über das Plasma leicht einer Laboranalyse zugänglich. Bei chronischen Störungen muß auch die Intrazellulärflüssigkeit mit berücksichtigt werden.

Vereinfacht handelt es sich hierbei im wesentlichen um Störungen des Natrium- und Wasserbestandes. Die wichtigsten Störungen sind:

- isotone Dehydratation,
- hypertone Dehydratation,
- hypotone Dehydratation,

- isotone Hydratation,
- hypertone Hydratation,
- hypotone Hydratation.

Isotone Dehydratation

Dieser Zustand tritt ein, wenn Natrium und Wasser in gleichem Ausmaße d. h. isoton verloren werden z. B. über den Magen-Darm-Trakt. Hierbei müssen einige Besonderheiten beachtet werden: Verlust von stark saurem

Magensaft führt zusätzlich zur **metabolischen Alkalose.** Verlust der an Bikarbonat reichen (alkalischen) Galle und des Pankreassaftes sowie der weniger stark alkalischen Darmsekrete (bei Durchfällen) kann neben der Dehydratation zusätzlich eine **metabolische Azidose** auslösen (Ursachen s. **Tabelle 51-5**). Der Serum-Natrium-Spiegel ist bei dieser Störung normal; es treten keine Wasserverschiebungen zwischen intra- und extrazellulär auf.
Die extrazelluläre Flüssigkeit ist vermindert. Prinzipiell besteht die Therapie darin, die Extrazellulärflüssigkeit durch eine Infusionslösung einer diesem Kompartiment entsprechenden Zusammensetzung wieder aufzufüllen. Hierzu eignen sich bilanzierte Elektrolytlösungen wie z. B. Sterofundin oder Eufusol und bei hypochlorämischer Alkalose durch Verlust von saurem Magensaft auch „physiologische" NaCl-Lösung. In schweren Fällen müssen zusätzlich kolloidale Lösungen zugeführt werden.

Hypertone Dehydratation

Bei dieser Störung wurde mehr Wasser als Natrium verloren. Typisches Beispiel: Schiffbrüchiger, auf einem Floß der unbarmherzigen Tropensonne ausgesetzt. Aber auch klinisch vorkommend: bewußtseinsgetrübter Patient, der nichts trinkt oder dem vom Arzt die intravenöse Infusion vorenthalten wird. Weiterhin: Diabetes insipidus, osmotische Diurese, exzessives Schwitzen (Schweiß ist hypoton) **(Tabelle 51-5).** Es besteht eine Hypernatriämie, die extrazelluläre Flüssigkeit ist nicht so stark vermindert, weil zunächst Flüssigkeitsverschiebungen von intra- nach extrazellulär auftreten.
Der Hämatokrit bleibt theoretisch unverändert, weil auch die Erythrozyten dehydriert werden. Meist besteht aber auch eine negative Natriumbilanz, so daß der Hämatokrit ansteigt.

Tabelle 51-5. Ursachen und Formen der Dehydratation

Isotone Dehydratation (270–290 mosm/l)
- Gastrointestinale Verluste über Fisteln, Drainagen, Sonden
- Peritonitis
- Flüssigkeitskarenz

Hypotone Dehydratation (< 270 mosm/l)
- Fieber
- Durchfall
- Flüssigkeitskarenz
- Salzverlustniere

Hypertone Dehydratation (> 290 mosm/l)
- Schwitzen, Fieber
- Durchfälle

Hypotone Dehydratation

Es wird mehr Natrium als Wasser verloren, z. B. bei chronischer Niereninsuffizienz oder bei Nebennierenrinden-Insuffizienz. Die Störung tritt auch auf, wenn der Anästhesist oder andere Ärzte isotone Flüssigkeitsverluste einfach mit Wasser (z. B. isotone Glukose-Lösung) ohne oder mit zuwenig Elektrolytzusatz behandeln **(Tabelle 51-5).**
Das Serum-Natrium ist erniedrigt, das extrazelluläre Volumen ebenfalls, weil Wasser nicht nur nach außen verloren wird, sondern auch entlang dem entstandenen osmotischen Gradienten in die Zelle einströmt.
Der Anästhesist muß wissen: Diese Störung ist meist schwerwiegend und erfordert ein entschlossenes (aber überlegtes) Vorgehen.

Isotone Hydratation

Natrium und Wasser werden in gleichem Ausmaß d. h. isoton retiniert. Typisches Beispiel: Ödeme bei Nieren-, Herz- und Leberkrankheiten. Aber auch: Übereifrige Behandlung der Dehydratation mit isotonen Elektrolytlösungen durch den Anästhesisten (und andere Ärzte).
Das Serum-Natrium ist normal, Flüssigkeitsverschiebungen zwischen intra- und extrazellulär treten nicht auf.
Für den Anästhesisten ist noch wichtig: Die massive Zufuhr von isotonen Elektrolytlösungen führt auch zu einer Verdünnungsazidose (weil extrazelluläres Bikarbonat verdünnt wird).

Hypertone Hydratation

Diese Störung tritt auf, wenn mehr Natrium als Wasser retiniert wird. Beispiel: exzessive Zufuhr von hypertoner Kochsalzlösung (sollte eigentlich nicht passieren!); falsche Behandlung von Durchfällen bei Kleinkindern. Extreme Flüssigkeitsverschiebungen können auftreten; besonders betroffen ist hierbei das *Gehirn:* Es wird gewissermaßen dehydriert. Das Plasmavolumen ist erhöht, der Hämatokrit erniedrigt, der Serum-Natriumspiegel erhöht.

Hypotone Hydratation

Hierbei wird mehr Wasser als Natrium retiniert. Typisches Beispiel ist die Wasserintoxikation; aber auch das Syndrom der unangemessenen ADH-Sekretion. Die Serumkonzentrationen von Natrium und Eiweiß sind durch Verdünnung abgesunken. Extra- und Intrazellulärraum haben an Volumen zugenommen. Der Hämatokrit sollte theoretisch unverändert bleiben, da auch die Erythrozyten Wasser aufnehmen. Typisch sind **ZNS-Symptome:** Verwirrung, Apathie, Stupor, Koma, generalisierte Krämpfe.

In **Tabelle 51-6** und **51-7** sind die Zeichen und Störungen des Wasser- und Elektrolyt-Haushaltes zusammengefaßt.

Hinweise zur Therapie dieser Störungen

Grundprinzip ist, das Volumen und die Zusammensetzung der Körperflüssigkeiten wieder zu normalisieren. *Volumenverluste* sind lebensbedrohlich, vor allem weil sie die Herz-

Tabelle 51-6. Störungen des extrazellulären Volumens

Organsystem	Mangel	Überschuß
Zentrales Nervensystem	Apathie-Stupor	–
Magen-Darm-Trakt	Übelkeit-Erbrechen	Erbrechen, Durchfall
Herz-Kreislauf	Orthostatische Hypotension Tachykardie kollabierte Venen	zentraler Venendruck hoch funktionelle Herzgeräusche zweiter Herzton betont gespannter Puls Lungenödem
Gewebezeichen	Landkartenzunge verminderter Hautturgor eingesunkene Bulbi	periphere Ödeme bis Anasarka
Stoffwechsel	leichte Hypothermie	–

Tabelle 51-7. Klinische Zeichen von Elektrolyt-Konzentrationsstörungen

Organsystem	Hyponatriämie (Wasserintoxikation)	Hypernatriämie (Wassermangel)
Zentrales Nervensystem	Muskelzuckungen Sehnenreflexe gesteigert Agitation	Schwäche Unruhe Agitation
Herz-Kreislauf	Blutdruckanstieg	Tachykardie
periphere Gewebe	Speichel- u. Tränenfluß wäßrige Durchfälle	• Speichel- und Tränensekretion vermindert • Schleimhäute ausgetrocknet • Zunge rot u. geschwollen • Haut gerötet
Urinausscheidung	Oligurie bis Anurie oder Polyurie (je nach Ursache)	Oligurie
Stoffwechsel	keine	Fieber

Kreislauf-Funktion beeinträchtigen und auch die Mikrozirkulation stören. Hierbei ist gleichgültig, ob isotone, hypotone oder hypertone Volumenverluste vorliegen. Die Therapie besteht zunächst in der intravenösen Zufuhr von *isotonen* Elektrolytlösungen z. B. Sterofundin, Eufusol, NaCl 0,9%. Störungen der Osmolarität werden im allgemeinen so behandelt, daß die Plasmaosmolarität innerhalb eines Tages zur Hälfte normalisiert wird. Bei normaler Nierenfunktion und nicht zu schwerer Störung genügen zur Behandlung gewöhnlich isotone Elektrolytlösungen. Nur bei schwersten Störungen der Osmolarität ist ein gezieltes Vorgehen erforderlich.

Über Störungen der Elektrolytkonzentration vergleiche auch Kap. 16.

Kapitel 52. Akutes Nierenversagen

Nierenfunktion

Einführung

Die Nieren spielen eine zentrale Rolle bei der Aufrechterhaltung der Körperflüssigkeiten. Sie regulieren Zusammensetzung und Volumen des Plasmas, beeinflussen den Säure-Basen- sowie Wasser- und Elektrolythaushalt und scheiden Stoffwechselprodukte aus.

Urin ist das Endprodukt der Nierenfunktion; er wird aus dem Blut durch die Nephrone der Nieren gebildet und gelangt über Sammelrohre zum Nierenbecken und von dort über die Harnleiter (Ureter) zur Harnblase.

Beim Intensivpatienten ist die Nierenfunktion häufig in besonderer Weise gefährdet. Sie muß daher sorgfältig überwacht und aufrechterhalten werden.

Anatomie

Die Nieren liegen beiderseits der Wirbelsäule im Retroperitoneum. Die rechte Niere steht etwas tiefer als die linke. Die Nieren bestehen aus Rinde und Mark. In der Rinde befinden sich Glomerula, proximale und distale Tubuli sowie Anteile der Henle-Schleife und der Sammelrohre; das Mark enthält die Henle-Schleifen und die Sammelrohre. Die Sammelrohre entleeren sich über Nierenkelche in das Nierenbekken.

Das Nephron

Das Nephron **(Abb. 52-1)** ist die funktionelle Einheit der Niere. Es besteht aus einem Glomerulum und aus Tubuli. Das Glomerulum ist aus Kapillarschlingen aufgebaut, die ihr Blut über die afferente Arteriole erhalten und über die efferente Arteriole drainiert werden. Das Glomerulum ist von einer Kapsel, der Bowman-Kapsel, umgeben. Das über die afferenten (hintragenden) Arteriolen in die Kapillarschlingen des Glomerulum einströmende Blut wird filtriert. Dieses Filtrat ist Plasmawasser; es fließt über die Bowman-Kapsel in das Tubulussystem. Das Tubulussystem besteht aus folgenden Anteilen: proximaler Tubulus, Henle-Schleife, distaler Tubulus und Sammelrohr. Aus dem Tubulussystem wird der größte Teil an Wasser und Elektrolyten wieder über die peritubulären Kapillaren in das Blut aufgenommen.

- Pro Minute strömen 1200 ml Blut bzw. 650 ml Plasma durch die Nieren.
- Hieraus werden pro Minute 120 ml Filtrat gebildet; das sind rund 170 l in 24 h.
- Von diesen 170 l Filtrat werden jedoch nur 1000–2000 ml/24 h als Urin ausgeschieden.

Die endgültige Harnbildung aus dem Ultrafiltrat erfolgt im Tubulussystem.

Urinbildung

Drei Prozesse sind an der Urinbildung beteiligt:

- Filtration in den Glomerula,
- Reabsorption in den Tubuli,
- Sekretion in den Tubuli.

Glomeruläre Filtration

Die Glomerulumkapillaren sind für große Plasmaproteine relativ undurchlässig, hingegen gut durchlässig für Wasser und alle niedermolekularen Substanzen, wie z. B. Elektrolyte, Glukose, Aminosäuren, Harnstoff, Kreatinin usw. Der Filtrationsdruck in den Kapillarschlingen bestimmt die Größe der filtrierten Menge. Der effektive Filtrationsdruck ergibt sich aus der Differenz von arteriellem Mitteldruck und kolloidosmotischen

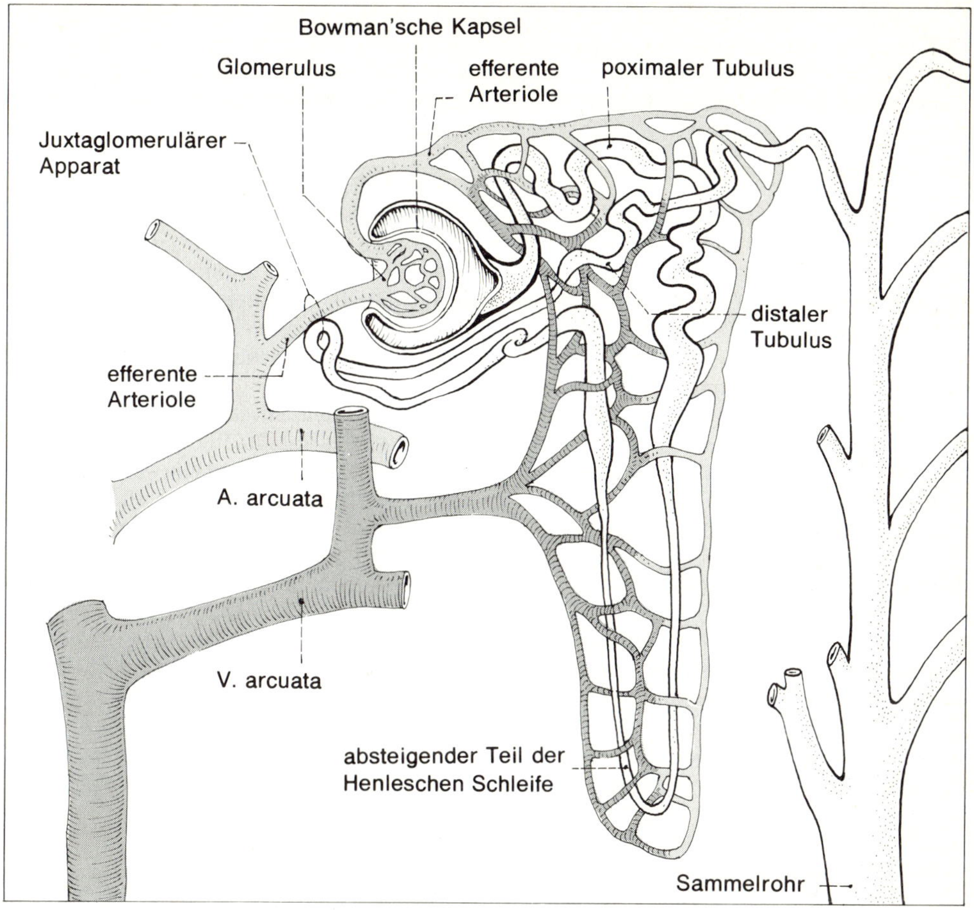

Abb. 52-1. Das Nephron als funktionelle Einheit der Niere. Erklärung im Text

Druck plus Druck in der Bowman-Kapsel. Er beträgt etwa 45 mmHg. Sinkt der Aortendruck unter einen kritischen Wert, so kontrahieren sich die afferenten Arteriolen: Durchblutung und Filtratproduktion in der Niere nehmen ab. Bei einem arteriellen Mitteldruck von etwa 40 mmHg wird überhaupt kein Filtrat mehr gebildet; es entsteht eine Anurie.

Tubuläre Reabsorption

Im proximalen Tubulus werden etwa 80-85% des Ultrafiltrats wieder in die peritubulären Kapillaren reabsorbiert. Die Reabsorption beruht auf aktiven und passiven Prozessen. Natrium wird aktiv reabsorbiert, Wasser folgt passiv nach. Auch Glukose und Aminosäuren werden vollständig resorbiert (aktiv) und erscheinen nicht im Urin. Kreatinin und Harnstoff werden normalerweise nicht reabsorbiert, Wasser und Elektrolyte je nach Bedarf. Um die Stoffwechselprodukte aus dem Körper zu entfernen, müssen mindestens 400-500 ml Wasser pro Tag ausgeschieden werden.

Im distalen Tubulus und in den Sammelröhren werden weiterhin Natrium- und Kaliumionen reabsorbiert. Hier erfolgt auch die endgültige Reduzierung des Glomerumfiltrats auf das Harnvolumen. Die Konzentrierungs- und Verdünnungsvorgänge laufen in den Henle-Schleifen sowie in den distalen Segmenten und im Interstitium des Nierenmarks ab. Die Wasserreabsorption wird hauptsächlich durch das antidiuretische Hormon (ADH s. S. 597) reguliert. Steigt der Hormonspiegel, so wird mehr Wasser reabsorbiert, der Harn wird konzentrierter und umgekehrt. Das Hormon Aldosteron steigert die Natriumreabsorption und die Kaliumausscheidung.

Tubuläre Sekretion

In den Tubuli findet nicht nur eine Reabsorption von Wasser und Substanzen statt, vielmehr können auch bestimmte Substanzen aktiv sezerniert werden. Dies gilt z. B. für einige Medikamente, aber auch für Kalium, Wasserstoff und Ammoniak.
Am Ende des Filtrations-, Reabsorptions- und Sekretionsprozesses sind 99% des Ultrafiltrates wieder ins Blut aufgenommen worden. Nur 1% des Filtrates, also etwa 1500 ml, werden als Urin ausgeschieden.

Juxtaglomerulärer Apparat

Der Anfangsteil der distalen Tubuli liegt in unmittelbarer Nähe der afferenten Arteriole des Glomerulum. Die berührenden Zellen des distalen Tubulus werden als *Macula densa* bezeichnet, die Zellen der afferenten Arteriole als *juxtaglomeruläre Zellen*. Beide Zellen bilden zusammen mit den zugehörigen Nerven den sog. juxtaglomerulären Apparat. Die Zellen des juxtaglomerulären Apparates sezernieren das Hormon *Renin*. Mit Hilfe von Renin entsteht im Plasma aus Angiotensinogen das vasopressorische Hormon *Angiotensin*. Angiotensin steigert nicht nur den Blutdruck, sondern stimuliert auch die Sekretion des Hormons *Aldosteron* in der Nebennierenrinde. Aldosteron wiederum steigert die Natriumreabsorption im distalen Tubulus. Wasser folgt passiv nach, das Blutvolumen wird erhöht (s. auch S. 597).

Regulierende Funktionen der Nieren

1. Osmolarität: Durch einen Anstieg der Osmolarität in der Extrazellulärflüssigkeit (Plasma) wird die Sekretion des antidiuretischen Hormons stimuliert (s. S. 597). Dieses Hormon steigert die Durchlässigkeit der Sammelrohre für Wasser, so daß vermehrt Wasser retiniert wird. Der Urin wird hyperton. Im Plasma normalisiert sich die Osmolarität wieder. Umgekehrt: Sinkt die Osmolarität im Plasma ab, so wird die Sekretion des antidiuretischen Hormons vermindert und die Wasserausscheidung so lange gesteigert, bis sich die erniedrigte Osmolarität wieder normalisiert hat. Dabei wird ein hypotoner Urin ausgeschieden.

2. Volumen: Das Gleichgewicht der Extrazellulärflüssigkeit und damit auch des Plasmas wird durch den Renin-Aldosteron-Mechanismus und durch das antidiuretische Hormon aufrechterhalten. Durch beide Systeme wird das Plasmavolumen innerhalb bestimmter Grenzen konstant gehalten.

3. Elektrolytkonzentration: Durch eine Abnahme der extrazellulären Natriumkonzentration wird die Sekretion von Aldosteron gesteigert, Aldosteron wiederum stimuliert die Natriumreabsorption im distalen Tubulus. Umgekehrt nimmt bei einem Anstieg der Natriumkonzentration die Aldosteronsekretion ab.

4. pH-Wert: Die Niere spielt eine wichtige Rolle bei der Regulation des Säure-Basen-Haushaltes. (Einzelheiten siehe Kap. 41).

Akutes Nierenversagen

Einführung

Das akute Nierenversagen ist besonders beim Beatmungspatienten eine schwerwiegende Komplikation, die trotz aller Behandlungsmaßnahmen mit einer hohen Mortalität einhergeht.
Zwei Formen des akuten Nierenversagens können beim Intensivpatienten auftreten:

1. Die erste Form ist in folgender Weise gekennzeichnet:
   - Anstieg des Plasmakreatinins um mehr als 2 mg%/Tag,
   - Oligurie-Anurie, 50–400 ml Urin/Tag für ca. 1–30 Tage,
   - anschließende Zwangspolyurie.
2. Die zweite Form verläuft anders:
   - zunehmender Anstieg des Plasmakreatinins,
   - primäre Polyurie oder normale Urinausscheidung.

Die zweite Form wird in neuerer Zeit gehäuft beim Intensivpatienten beobachtet, vor allem nach Herzoperationen sowie bei Sepsis nach Bauchoperationen.

Anurie

Anurie ist nicht beweisend für ein akutes Nierenversagen. Vielmehr gibt es drei verschiedene Ursachen für eine Oligurie-Anurie:

- prärenales oder funktionelles Nierenversagen aufgrund einer ungenügenden Nierendurchblutung,
- postrenales Nierenversagen durch eine Obstruktion der ableitenden Harnwege,
- organisches Nierenversagen durch eine primäre Erkrankung der Niere selbst.

Während prärenales und postrenales Nierenversagen durch eine entsprechende Behandlung meist rasch beseitigt werden können, gibt es für das akute (organische) Nierenversagen kein spezifisches Behandlungsverfahren.

Prärenales Nierenversagen

Ursache ist eine verminderte Durchblutung der Niere, ausgelöst durch eine *Hypovolämie*. Die Nierenfunktion selbst ist unversehrt: Um die Hypovolämie zu kompensieren werden Natrium und Wasser maximal reabsorbiert. Bei den meisten Patienten kann das prärenale Nierenversagen an folgenden Zeichen erkannt werden:

- Natriumausscheidung im Urin unter 20 mval/l,
- Urinosmolarität über 500 mosmol/l,
- Urin/Plasma-Harnstoffverhältnis über 8,
- nach rascher Infusion von 100 ml Mannit-Lösung oder 40–80 mg Lasix: Urinausscheidung über 100 ml in der nächsten Stunde.

Die Behandlung des prärenalen Nierenversagens besteht vor allem darin, die Hypovolämie zu beseitigen.

Postrenales Nierenversagen

Ein postrenales Nievenversagen durch *Obstruktion* der ableitenden Harnwege tritt bei Intensivpatienten sehr selten auf. Die Diagnose kann meist durch i.v.-Pyelographie, Sonographie oder Computertomographie gestellt werden.

Primäre Nierenerkrankungen

Neben dem akuten organischen Nierenversagen mit Tubulusnekrose führen zahlreiche Nierenerkrankungen zur Oligurie-Anurie, z.B. Glomerulonephritis, interstitielle Nephritis, Schwangerschaftsnephritis usw. Diese Erkrankungen müssen vom akuten organischen Nierenversagen abgegrenzt werden.

Akutes organisches Nierenversagen

Krankheitsentstehung

Beim akuten Nierenversagen sind die Tubuluszellen geschädigt. Allerdings besteht keine eindeutige Beziehung zwischen der Schwere der funktionellen Störung und der mikroskopisch nachweisbaren Schädigung. Die Ursachen des akuten Nierenversagens sind vielfältig:

1. **Minderdurchblutung:** Meist geht dem akuten Nierenversagen eine Phase der Minderdurchblutung voran. Sie entsteht durch Volumenmangel (z.B. massive Blutverluste) oder Blutdruckabfall (z.B. Schock).

2. **Endogen-toxisch:** Bei zahlreichen Erkrankungen werden endogene (körpereigene) Substanzen freigesetzt, die auch ohne Minderdurchblutung die Niere schädigen können. Beispiele: Pankreatitis, Peritonitis, Endotoxinschock, Fehltransfusion usw.

3. **Exogen-toxisch:** Zahlreiche von außen zugeführte Substanzen wirken nephrotoxisch, z.B. Kupfer, Kadmium, Paraquat, Blei, Arsen, usw.

4. **Medikamente:** Zahlreiche Medikamente können beim Intensivpatienten den Tubulusapparat der Niere schädigen und ein akutes Nierenversagen hervorrufen. Beispiele: Antibiotika (z.B. Gentamycin, Cephalosporine, Tetracycline, Neomycin usw.), Barbitursäure, Salizylate, Aminophenazon, Hydantoin usw.

Klinisches Bild und Diagnose

Wird beim akuten Nierenversagen die Flüssigkeitszufuhr nicht umgehend der verminderten Urinausscheidung angepaßt, so treten bald die **Zeichen der Überwässerung** auf:

- Lungenödem, meist mit Verschlechterung des p_aO_2 („fluid lung"),
- periphere Ödeme,
- bei schweren Formen Hirnödem mit Bewußtseinsstörungen und neuromuskulärer Übererregbarkeit.

Laborwerte:
- Rascher Anstieg des Serumkreatinins,
- Abnahme der Kreatininclearance,
- Abnahme der Urinosmolarität,
- Hyperkaliämie,
- metabolische Azidose.

Prophylaxe

Beim Intensivpatienten sollte durch prophylaktische Maßnahmen das akute Nierenversagen möglichst verhindert werden. Zu diesen Maßnahmen gehören:
- frühzeitige Behandlung von Volumenmangel,
- Urinausscheidung bei Beatmungspatienten 100-200 ml/h; wenn erforderlich durch kontinuierliche *Furosemid (Lasix)*-Infusion, jedoch immer zusammen mit ausreichender Volumenzufuhr,
- Dopamininfusion 2-4 µg/kg/min zur Steigerung der Nierendurchblutung,
- bei Herzinsuffizienz positiv inotrope Substanzen, z. B. Dopamin.

Behandlung

Die Behandlung des akuten Nierenversagens besteht aus konservativen Maßnahmen sowie einer Nierenersatztherapie. Außerdem müssen die Ursachen des Nierenversagens beseitigt werden, damit die Nieren sich wieder „erholen" können.

Hyperkaliämie
Die Hyperkaliämie wird durch Unterbrechung der Kaliumzufuhr sowie durch Kationenaustauscher behandelt.
Die Kationenaustauscher *Resonium A oder Sobisterit* werden oral oder als hoher Einlauf zugeführt. Dosis: 20-100 g 2- bis 3mal/Tag. Die orale Zufuhr der Kationenaustauscher wird gewöhnlich mit Sorbit in gleicher Menge kombiniert, um eine Obstipation zu verhindern und die Ausscheidung von Flüssigkeit und Kalium zu fördern.

> **Notfallmaßnahmen bei Hyperkaliämie:**
> - 30- 50 mval/Natriumbikarbonat i. v.
> - 200-500 ml Glukose 20% mit 1 E. Altinsulin pro 1-3 g Glukose infundieren

Diese Notfallmaßnahmen sind von begrenzter Wirkungsdauer und werden daher nur überbrückend eingesetzt.

Überwässerung
Besteht beim akuten Nierenversagen eine Überwässerung, so kann durch eine osmotische Diarrhoe mit 60-100 g *Sorbit* per Magensonde eine Entwässerung ausgelöst werden. Meist wird jedoch zunächst versucht, die Urinausscheidung mit hohen Dosen *Furosemid* (500-2000 mg Lasix/24 h) zu erzwingen. Solange keine Nierenersatztherapie durchgeführt wird, muß die Flüssigkeitszufuhr eingeschränkt werden.

Polyurische Phase
Im Stadium der Zwangspolyurie drohen Flüssigkeits- und Elektrolytverluste. Darum ist in dieser Phase eine besonders sorgfältige Bilanzierung erforderlich. Die Elektrolytsubstitution und Flüssigkeitszufuhr richtet sich vor allem nach der Urinausscheidung.

Metabolische Azidose
Durch das akute Nierenversagen entsteht eine metabolische Azidose. Sie wird zurückhaltend therapiert. Erst bei Standardbikarbonatwerten unter 15 mval/l erfolgt eine Substitution. Meist kann das Fortschreiten der metabolischen Azidose durch 2-10 g Azetolyt/24 h aufhalten.

Ernährung
Die Ernährung muß kaliumfrei sein, in der ersten Phase zunächst auch eiweißarm und kalorienreich. Mit Beginn der Nierenersatztherapie wird wieder ausreichend Eiweiß zugeführt, um den Hypermetabolismus einzuschränken.

Nierenersatztherapie

Die Nierenersatztherapie umfaßt apparative Verfahren, die vorübergehend den Ausfall der Nierenfunktion kompensieren. Diese Verfahren sind vor allem bei nicht beherrschbarer Hyperkaliämie und Überwässerung indiziert. Bei Polytraumatisierten mit Nierenversagen sollte die Nierenersatztherapie frühzeitig erfolgen, um eine ausreichende Ernährung zu ermöglichen.

Hämodialyse

Bei diesem Verfahren wird das Blut des Patienten in eine „künstliche Niere" geleitet. Hier fließt es in einem dünnen Film entlang einer selektiv permeablen Dialysemembran. Auf der anderen Seite der Membran befindet sich die Dialysierflüssigkeit (körperwarme modifizierte Ringerlösung). Zwischen den beiden Kompartimenten - Blut und Dialysierflüssigkeit - findet an der Membran der Austausch statt. Die Austauschvorgänge beruhen auf Diffusion und Osmose. Nach dem Dialysiervorgang strömt das arteriell entnommene Blut über eine Vene in den Körper zurück. Die Hämodialyse ist speziell bei **Hyperkaliämie** indiziert. Bei unkompliziertem akuten Nierenversagen wird alle 2 Tage für 4-6 h hämodialysiert. Liegt hingegen beim Intensivpatienten ein Hypermetabolismus vor, so muß täglich hämodialysiert werden.

Praktisches Vorgehen
Am häufigsten wird die Einkathetertechnik für die Akutdialyse gewählt: Katheterisierung der V. jularis interna, V. subclavia oder (selten) der V. femoralis mit einem *Shaldon-Katheter* per Seldinger-Technik und Anschluß an das Dialysegerät. Für die Dialyse ist eine *Heparinisierung* erforderlich; sie kann intravenös (allgemeine Heparinisierung) oder lokal vor Einstrom des Blutes in das Dialysegerät erfolgen.

Überwachung der Dialyse
- EKG-Monitor,
- arterieller Blutdruck (häufige Komplikation: Blutdruckabfall!),
- Herzfrequenz,
- zentraler Venendruck,
- Dialyseprotokoll,
- Laborkontrollen während und nach der Dialyse: Elektrolyte im Serum (Na, K, Ca), Blutgase, Blutzucker, Hb, Ht, Thrombozyten und Gerinnungsparameter, Kreatinin, Harnstoff.

Komplikationen
- Blutungen durch Heparinüberdosierung,
- Hämolyse,
- Blutdruckabfall durch Volumenmangel,
- Herzrhythmusstörungen durch Elektrolytverschiebungen,
- Thrombopenie,
- **Dysäquilibriumsyndrom:** Kopfschmerzen, Übelkeit, Erbrechen, Verwirrtheit, Schläfrigkeit, zerebrale Krampfanfälle.

Nach Abschluß der Dialyse sollten folgende Maßnahmen durchgeführt werden: Laborkontrollen der oben angegebenen Parameter, Röntgenbild des Thorax.

Peritonealdialyse

Bei diesem Verfahren dient das Kapillarsystem des Peritoneums als Austauschmembran. Die Dialysierflüssigkeit wird in die Peritonealhöhle infundiert. Die Austauschvorgänge an der peritonealen Membran laufen in ähnlicher Weise ab wie bei der Hämodialysemembran. Mit der Peritonealdialyse können große Flüssigkeitsmengen entzogen werden, wenn die Dialysierflüssigkeit im Vergleich zum Blut *hyperton* ist. Für die Dialyse wird ein Peritonealkatheter eingeführt. Die Peritonealdialyse wird vor allem beim akuten Nierenversagen durch akute Pankreatitis sowie bei blutungsgefährdeten Patienten eingesetzt. Bei der Peritonealdialyse ist keine allgemeine Heparinisierung des Patienten erforderlich, auch sind die kardiovaskulären Reaktionen weniger ausgeprägt. Allerdings ist die Wirksamkeit geringer als die der Hämodialyse, eine Überwässerung ist eher möglich, auch können größere Eiweißverluste auftreten.
Hauptrisiko der Peritonealdialyse ist die Peritonitis.

Praktisches Vorgehen
Beim Intensivpatienten wird die Peritonealdialyse *kontinuierlich* mit einem automatischen Peritonealdialysegerät durchgeführt, mit dem die Ein- und Auslaufzeit und die Verweildauer der Dialyseflüssigkeit gesteuert und außerdem die Temperatur überwacht wird. Hierbei erfolgt auch der Wechsel der Spülflüssigkeit automatisch.

Zubehör:
- Peritonealdialyse-Katheter mit Stilett (Tenckoff-Katheter),
- Dialyseschläuche,
- Peritonealdialysegerät,

- Dialysierflüssigkeit,
- Lokalanästhetikum 1%, 5- und 10-ml-Spritzen, 21- und 25-G-Kanülen,
- Skalpell, Scheren, Nahtmaterial, Nadelhalter,
- sterile Tupfer und Kompressen,
- Lochtuch, Abdecktücher,
- Polyvidon-Jod-Lösung,
- sterile Einmalschale,
- Mundschutz, Kopfbedeckung, steriler Kittel und Handschuhe,
- Verband.

- ▸ Patient auf den Rücken lagern, Bauchhaut rasieren, Harnblase entleeren.
- ▸ Desinfektion der Bauchhaut, Abdecken.
- ▸ Infiltrationsanästhesie der Punktionsstelle (unterhalb des Nabels in der Mittellinie oder rechts bzw. links unten neben dem M. rectus).
- ▸ 4 mm-Inzision der Haut mit dem Skalpell.
- ▸ Einführen des Trokar-Katheters durch die Inzision in die Bauchhöhle.
- ▸ Überprüfung der intraperitonealen Lage durch Instillation von Spülflüssigkeit.
- ▸ Fixieren des Katheters mit Naht, anschließend steriler Verband.
- ▸ Beginn der Dialyse mit raschem Einlaufenlassen von 1,5–2 l Dialysierflüssigkeit, nach etwa 30 min zurücklaufen lassen.

Überwachung der Dialyse s. unter Hämodialyse.

Komplikationen

- Verstopfen des Katheters oder Behinderung des Einlaufs,
- Blutdruckabfall durch Hypovolämie,
- Eiweißverluste,
- Blutungen, intraperitoneal oder an der Punktionsstelle,
- Perforation von Blase oder Darm,
- Peritonitis.

Kontinuierliche arteriovenöse Hämofiltration

Bei der Hämofiltration strömt das Blut aus einer Arterie durch einen Kapillarfilter (Hämofilter), der sich außerhalb des Körpers befindet **(Abb. 52-2)**. Treibende Kraft ist hierbei der Druckgradient zwischen Arterie und Vene. Beim Durchströmen des Filters werden Plasmawasser und Substanzen mit einem Molekulargewicht unter 10000 abfiltriert (Ultrafiltrat). Nach der Passage des Filters strömt das Blut über eine Vene in den Körper zurück. Maschinen sind für die Hämofiltration nicht erforderlich: Das Blut fließt aufgrund des arteriovenösen Druckgradienten durch den Hämofilter. Pro Tag müssen etwa 8–15 l Ultrafiltrat gebildet werden, um die Urämie zu kompensieren. Dieses Ultrafiltrat (gleiche Zusammensetzung wie Plasma) wird verworfen und durch Infusionslösungen in entsprechender Menge ersetzt. Die Hämofiltration ist vom Blutdruck abhängig. Bei einem systolischen Blutdruck von 60 mmHg hört der Filtrationsvorgang auf. Die Vorteile der spontanen arteriovenösen Hämofiltration sind: geringe hämodynamische Belastung, hoher Flüssigkeitsentzug, geringe Luftemboliegefahr.

Neben der spontanen Hämofiltration werden auch automatische Hämofiltrationsgeräte eingesetzt **(maschinelle arterielle Hämofiltration)**, die eine automatische (mikroprozessorgesteuerte) Flüssigkeitsbilanzierung durchführen und Störungen des Flüssigkeitsgleichgewichts verhindern. Allerdings muß, im Gegensatz zur Spontanfiltration, ein relativ hoher Druck angewandt werden. Eine Pumpe ist auch erforderlich bei der **venovenösen Hämofiltration.** Dieses Verfahren wird durchgeführt, wenn kein arterieller Zugang gelegt werden kann oder soll oder bei der Spontanfiltration der Blutfluß und die Filtrationsrate nicht ausreichen.

Praktisches Vorgehen bei arteriovenöser Hämofiltration

Zubehör:

- Steriles Set für die arteriovenöse Hämofiltration mit:
  - Kapillarhämofilter,
  - arteriellem Zufuhrschlauch mit *roten* Anschlußverbindungen,
  - venösem Rückstromschlauch mit *blauen* Anschlußverbindungen,
  - System zur Ableitung und Messung des Ultrafiltrats mit gelben Anschlußverbindungen.
- Seldinger-Punktionsbestecke für die Kanülierung der A. und V. femoralis,
- Lokalanästhetikum 1%, Spritzen, Kanülen, Skalpell,
- Hautnaht, Nadelhalter, Pinzette, Schere,

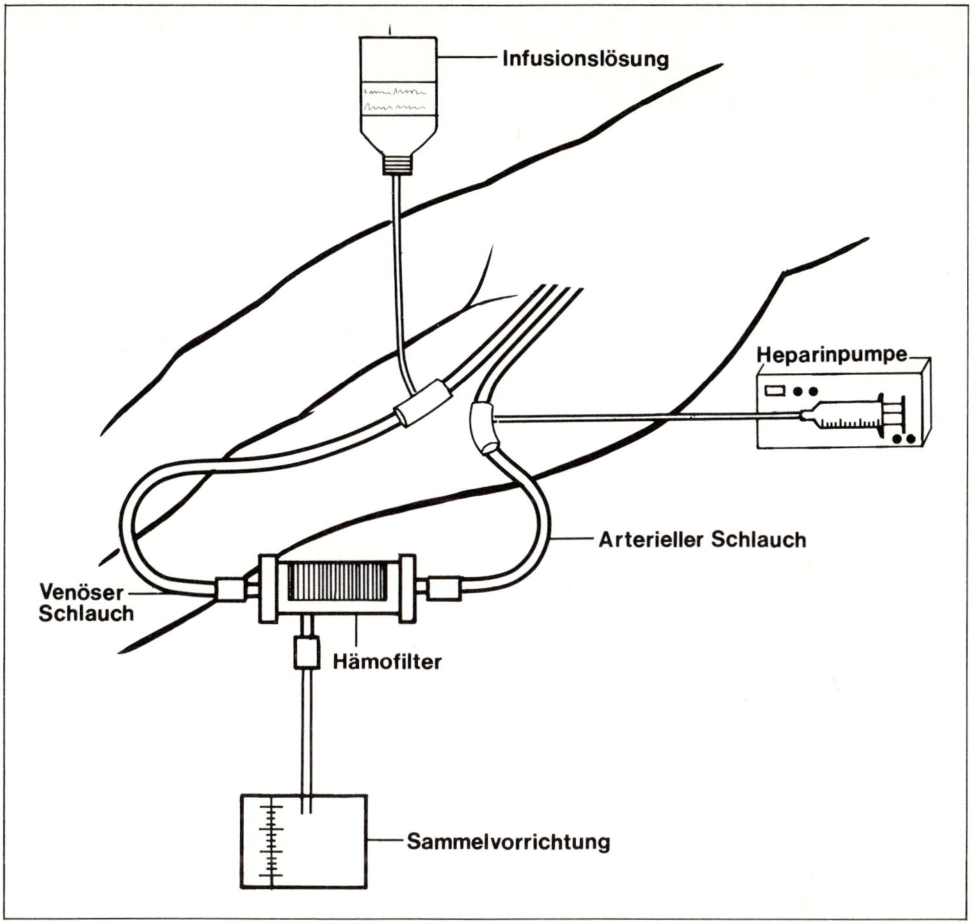

Abb. 52-2. Arteriovenöse Spontanhämofiltration. Das arterielle Blut strömt über einen Katheter in der A. femoralis durch den Hämofilter, in dem ein Ultrafiltrat gebildet wird, das in eine Sammelvorrichtung abläuft. Nach der Passage des Filters fließt das Blut unter dem verbleibenden arteriellen Druck über die V. femoralis in den Körper zurück. Um eine Gerinnung des Blutes im Filter zu verhindern, wird vor dem Einströmen des Blutes kontinuierlich Heparin über eine Pumpe zugeführt. Der Ersatz des Ultrafiltrats erfolgt durch eine in den venösen Schenkel geschaltete Infusion

- sterile Tupfer und Kompressen,
- Lochtuch, Abdecktücher,
- Polyvidon-Jod-Lösung, Einmalschale,
- Mundschutz, Kopfbedeckung, steriler Kittel, Handschuhe,
- steriler Verband.

- ▸ Schutzkappen der Anschlüsse des Hämofilters entfernen und mit Desinfektionsmittel einsprühen; danach venösen, arteriellen und den ultrafiltratführenden Schlauch aufstecken.
- ▸ 1 l physiologische Kochsalzlösung vorbereiten, 5000 E Heparin zuspritzen, Schlauchsystem und Hämofilter **ohne Luftbläschen** mit dieser Lösung vollständig auffüllen. Hierzu Hämofilter senkrecht halten, so daß die Lösung nach Abnehmen der Klemmen von *unten* in die Kapillaren eintritt und die Luftbläschen nach oben austreibt.
- ▸ Nach luftbläschenfreier Füllung des Filters: venösen Schlauch abklemmen, Schlauch für Ultrafiltrat öffnen, so daß die Kochsalzlösung durch die Kapillarwände tritt und die Luft um die Kapillarbündel herum austreibt. Wenn der Schlauch bis

zum Sammelgefäß gefüllt ist: Klemme wieder aufsetzen.
Manchmal muß Druck aufgewandt werden, um die Luft auszutreiben; hierzu den Infusionsbeutel fest zusammendrücken.

- Rasieren der Leistengegend, Desinfektion der Haut, steriles Abdecken, Lokalanästhesie der Punktionsstelle.
- Einführen der Gefäßkatheter mit der Seldingertechnik unter aseptischem Vorgehen, anschließend Fixierung mit Naht, anschließend Auftragen von Polyvidon-Jod auf die Punktionsstellen und Abdecken mit sterilem Verband.
- Arteriellen und venösen Schlauch fest mit den beiden Gefäßkathetern verbinden. Nach Öffnen der Dreiwegehähne und Entfernen der Schlauchklemmen strömt das Blut unter arteriellem Druck in den Filter und von dort in die Vene zurück.
- Sobald das System vollständig mit Blut gefüllt ist, den Ultrafiltratschlauch öffnen und das Sammelgefäß am Bettgestell des Patienten aufhängen.
- Ersatz des Ultrafiltrats durch kaliumfreie Ringer-Laktat-Lösung über den *venösen* Dreiwegehahn.
- Kontinuierliche Heparinzufuhr per Infusionspumpe in den arteriellen Zufuhrschlauch des Systems. Die Dosierung richtet sich nach dem klinischen Gesamtzustand des Patienten.
- Ausreichende Ultrafiltratmengen werden bei einem Blutfluß von etwa 20-100 ml/min erreicht (beim Amicon-Diafilter beträgt das Blutvolumen im System etwa 50 ml).

Die **Ernährung** des Intensivpatienten mit akutem Nierenversagen ist besonders wichtig. Meist besteht ein kataboler Stoffwechselzustand mit erhöhtem Kalorienbedarf (ca. 50-70 kcal/kg). Um den katabolen Stoffwechselzustand zu durchbrechen, müssen Kalorien in ausreichender Menge (vorzugsweise Glukose), aber auch Aminosäuren zugeführt werden. So benötigt ein kataboler Intensivpatient zunächst pro Tag:

- ca. 600 g Glukose (1500 ml G 40%)
- 100 g Aminosäuren (1000 ml Aminosäurelösung 10%)

Oft muß zur Kontrolle des Blutzuckerspiegels Insulin in großer Menge zugeführt werden. Mit der Insulintherapie wird ab einem Blutzuckerspiegel von etwa 300 mg% begonnen.

Kapitel 53. Neurochirurgische Intensivmedizin

Die neurochirurgische Intensivmedizin umfaßt die Intensivüberwachung und -therapie nach neurochirurgischen Operationen und die Behandlung von Patienten mit schweren Schädel-Hirn-Traumen und akuten traumatischen Rückenmarksläsionen. Hierbei bestehen einige Besonderheiten im Vergleich zur Allgemeinen Intensivmedizin, die sich vor allem aus dem primär betroffenen Organ, dem Gehirn, ergeben, dessen Schädigung zu vielfältigen Funktionsstörungen führen kann. Schädigungen des Gehirns manifestieren sich beim neurochirurgischen Patienten vor allem in folgender Weise:

- zerebral bedingte Regulationsstörungen verschiedener Organfunktionen,
- Störungen des Bewußtseins bis hin zur tiefen Bewußtlosigkeit,
- Anstieg des intrakraniellen Drucks durch raumfordernde intrakranielle Prozesse wie Hirntumor, Blutung, Hirnödem, Hirnabszeß,
- motorische Lähmungen,
- Sensibilitätsstörungen,
- Störungen oder Ausfälle wichtiger Reflexaktivitäten,
- generalisierte Krampfanfälle.

Vergleiche hierzu auch Kap. 23.

Schädel-Hirn-Trauma

Einführung

Traumen sind die führende Todesursache in den ersten drei Lebensjahrzehnten und gegenwärtig das am meisten vernachlässigte Gesundheitsproblem überhaupt. Tod durch Schädel-Hirn-Trauma spielt hierbei eine herausragende Rolle: 70% aller Todesfälle im Straßenverkehr sind die Folge eines Schädel-Hirn-Traumas. Die Frühmortalität ist hoch: 60% dieser Patienten sterben innerhalb von 24 h. Die hohe Frühmortalität kann nur gesenkt werden, wenn unmittelbar nach der Aufnahme des Patienten eine intensive Behandlung durch geschultes und erfahrenes Personal eingeleitet oder fortgesetzt wird.

Offene Schädel-Hirn-Verletzung

Dies sind alle Verletzungen, bei denen die Dura eröffnet wurde. Häufigste Ursache sind penetrierende Verletzungen, z. B. durch Schuß- oder Stichwaffen. Die Infektionsgefahr für die Hirnhäute und das Hirn selbst ist besonders groß.

Gedeckte Schädel-Hirn-Verletzung

Hierzu gehören alle Verletzungen, bei denen die Dura unversehrt geblieben ist. Sie können mit oder ohne Schädelfraktur einhergehen. Nach dem Schweregrad werden unterschieden:

Schädel-Hirn-Trauma I. Grades (Commotio cerebri): Hierbei besteht eine kurze initiale Bewußtlosigkeit; neurologische Ausfallserscheinungen klingen innerhalb von 4 Tagen wieder ab. Substanzschädigungen des Gehirns sind nicht nachweisbar.

Schädel-Hirn-Trauma II. Grades (leichte Hirnkontusion): Die Bewußtlosigkeit hält bis zu einer Stunde an, neurologische Ausfälle bis zu 3 Wochen. Substanzschäden des Gehirns sind vorhanden.

Schädel-Hirn-Trauma III. Grades (schwere Hirnkontusion): Die Bewußtlosigkeit hält länger an, neurologische Ausfälle bestehen mehr als 3 Wochen und bilden sich nur teilweise zurück oder bleiben für immer bestehen. In der Hirnsubstanz finden sich Schädigungen und Zerstörungen.

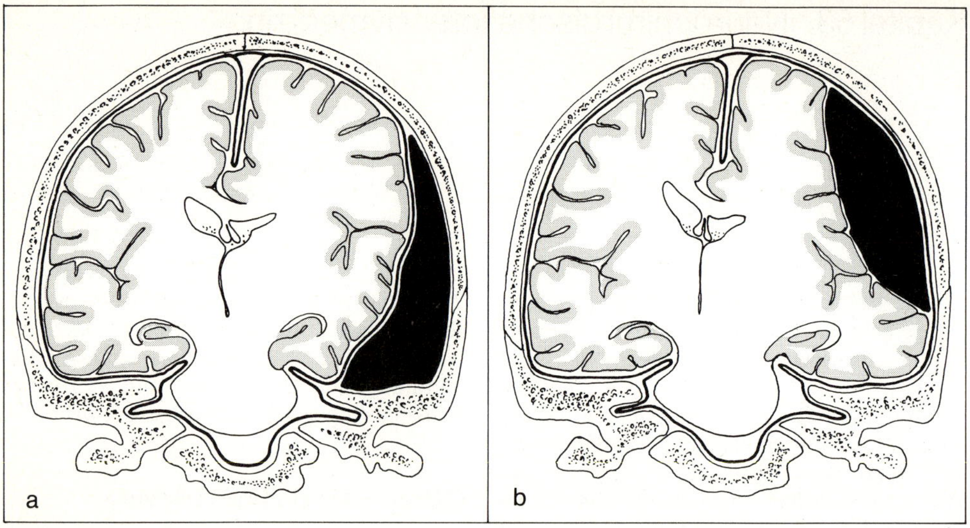

Abb. 53-1 a, b. Intrakranielle Hämatome. **a** Epidurales Hämatom; **b** subdurales Hämatom

Tabelle 53-1. Sekundäre Hirnschäden nach SHT

Intrakranielle Blutungen
Posttraumatische Hirnschwellung
Hypoxische/ischämische Hirnschädigung
Fettembolie
Meningitis
Hirnabszeß
Hirninfarkt

Sekundäre Hirnschädigung

Für die Behandlung und Prognose des Schädel-Hirn-Traumas ist es sinnvoll, zwischen primären und sekundären Hirnschädigungen zu unterscheiden. *Primäre* Hirnschäden treten im Moment des Unfalls selbst auf. Hierbei handelt es sich um Kontusionen des Gehirns sowie diffuse neuronale Funktionsstörungen und Schädigungen, die therapeutisch nicht beeinflußbar sind.

Sekundäre Hirnschäden hingegen sind Folgen von Komplikationen, die sich in einem späteren Stadium des Schädel-Hirn-Traumas entwickeln. Hierbei können intrakranielle und extrakranielle Komplikationen unterschieden werden. Die wichtigsten sind in **Tabelle 53-1** zusammengefaßt.

Das gesamte neurochirurgische Behandlungskonzept ist darauf ausgerichtet, eine weitere Schädigung des Gehirns durch sekundäre Komplikationen zu verhindern.

Intrakranielle Blutungen

Intrakranielle Blutungen sind eine Komplikation des Schädel-Hirn-Traumas, die zumeist operativ behandelt werden muß. Folgende intrakranielle Blutungen werden unterschieden **(Abb. 53-1):**

1. Epidurales (extradurales) Hämatom: Diese Blutung entsteht am häufigsten durch Zerreißung eines Astes der *A. meningea media,* manchmal als *venöse* Blutung bei durch den Sinus verlaufende Frakturen. Ein epidurales Hämatom findet sich bei etwa 5% aller Schädel-Hirn-Traumen; bei 80% der Erwachsenen und 50% der Kinder liegt eine *Schädelfraktur* **(Abb. 53-2)** vor. Die Blutung ist zumeist in der *Temporalgegend* gelegen.

Als **typische Symptomatik,** die jedoch bei nur ⅓ der Patienten auftritt, gilt:

- unmittelbar nach dem Trauma kurzer Bewußtseinsverlust,
- danach freies („luzides") Intervall mit Normalisierung des neurologischen Status,
- dann sekundär Kopfschmerzen und zunehmende Eintrübung des Bewußtseins,
- schließlich gleichseitige Pupillenerweiterung (bei 80% der Patienten),
- Verlust des Bewußtseins,
- Cheyne-Stokes-Atmung,
- Bradykardie; Tod durch Atem- und Herz-Kreislauf-Versagen.

Treten bei einem Patienten mit Schädel-Hirn-Trauma (insbesondere mit Schädelfraktur) Kopfschmerzen und Schläfrigkeit auf, so muß immer an ein epidurales Hämatom gedacht werden. Zeichen der Einklemmung sind eine Indikation zur sofortigen Operation.

Die **Diagnose** wird durch zerebrale Computertomographie gesichert. Die **Behandlung** besteht in sofortiger chirurgischer Entlastung. Die Prognose ist bei umgehender Ausräumung des Hämatoms gut, insbesondere sind keine irreversiblen neurologischen Ausfälle zu erwarten. Wird das epidurale Hämatom jedoch nicht rechtzeitig erkannt, so verschlechtert sich die Prognose.

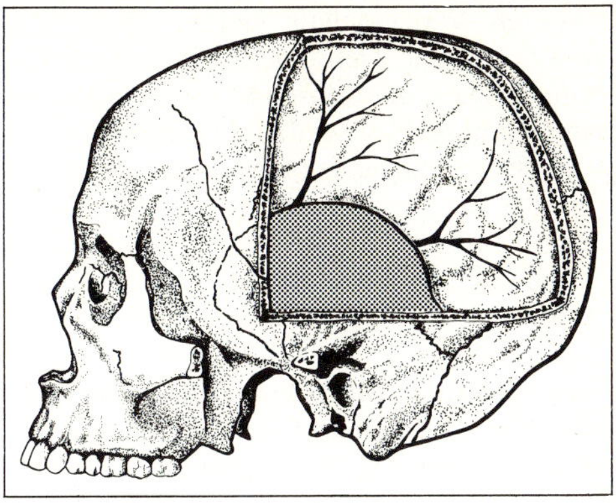

Abb. 53-2. Typische Lokalisation des epiduralen Hämatoms in der Temporalgegend; beachte die Frakturlinien im knöchernen Schädel

2. Akutes subdurales Hämatom: Dies ist eine Blutansammlung im Subduralraum, die sich innerhalb von 72 h nach dem Trauma manifestiert. Subdurale Hämatome sind 3mal häufiger als epidurale Hämatome; sie treten bei etwa 18% aller Schädel-Hirn-Traumen auf. Unterschieden werden:

- Einfache akute Subduralhämatome: Ansammlung von Blut unter der Dura ohne darunterliegende Kontusionen oder Zerreißungen von Hirngewebe. Sie entstehen durch Zerreißungen von *Brückenvenen*.
- Komplizierte akute Subduralhämatome: Ansammlung von Blut mit Kontusion und Zerreißung des Hirngewebes: häufig liegt auch eine arterielle Blutung aus dem kontusionierten oder lazerierten Hirn vor.

Das **klinische Bild** ist in folgender Weise gekennzeichnet:

- Bewußtlosigkeit ohne freies Intervall,
- Zeichen der Massenverschiebung: Hemiparese, einseitige Dezerebration, Pupillenerweiterung.

Manchmal ist ein freies Intervall vorhanden, einige Patienten verlieren nicht das Bewußtsein.

Die **Diagnose** wird durch zerebrale Computertomographie gesichert. Das Computertomogramm informiert über Größe und Lokalisation, Mittellinienverschiebung, Hirnödem und Begleitläsionen.

Die **Behandlung** besteht in umgehender Operation mit anschließender intensivmedizinischer Behandlung.

Die Prognose ist ernst; besonders bei beiderseitigen Subduralhämatomen oder multiplen Lazerationen des Gehirns liegt die Sterblichkeit zwischen 60–100%.

3. Intrazerebrales Hämatom: Blutung in das Hirngewebe, oft im frontalen oder temporalen Bereich, manchmal auch tief in den Hemisphären. Große Hämatome werden operativ ausgeräumt.

Das klinische Bild der einzelnen Hämatomarten ist oft sehr ähnlich. Die genaue Diagnose kann daher meist (aber auch nicht immer) nur durch ein zerebrales Computertomogramm gestellt werden. Beim epiduralen Hämatom tritt die klinische Verschlechterung gewöhnlich innerhalb der ersten 24 h ein; manchmal sogar sehr dramatisch. Bei intraduralen Hämatomen (subdural, intrazerebral) läuft die Verschlechterung des klinischen Zustands eher verzögert ab. Allerdings ist es nicht möglich, die beiden Hämatome allein aufgrund des klinischen Verlaufs zuverlässig zu unterscheiden.

Posttraumatische Hirnschwellung („Hirnödem")

Im Anschluß an das Schädel-Hirn-Trauma kann eine Hirnschwellung mit **Zunahme des intrakraniellen Druckes** auftreten. Die Häufigkeit und der Verlauf der posttraumatischen Hirnschwellung sind gegenwärtig nicht ausreichend bekannt. Unklar bleibt auch die Bedeutung des Hirnödems beim Schädel-Hirn-Trauma, weil häufig die Begriffe Hirnschwellung und Hirnödem gleichgesetzt werden. Eine Hirnschwellung kann aber durch einen erhöhten Wassergehalt (echtes Hirnödem) oder durch eine Zunahme des intrakraniellen Blutvolumens oder durch beide Faktoren zusammen ausgelöst werden. Danach wird vermutlich die Diagnose „Hirnödem" zu häufig gestellt. Vor allem ein diffuses Hirnödem ist selten. Diffuse Hirnschwellung wird häufig bei Kindern beobachtet; auch hier liegt meist eine Zunahme des intrakraniellen Blutvolumens zugrunde.

Die zerebrale Blutvolumenzunahme wird ausgelöst durch einen lokalen oder generalisierten Verlust der Autoregulation der Hirndurchblutung (s. S. 286), das Hirnödem hingegen durch Störungen der Blut-Hirn-Schranke. Hierdurch tritt proteinreiche Flüssigkeit in den extrazellulären Raum über. Während anfänglich die Volumenzunahme kompensiert wird, nimmt nach Erschöpfung der Kompensationsmechanismen der intrakranielle Druck zu (s. S. 289), schließlich treten Massenverschiebungen des Gehirns auf, die zur Kompression und tödlichen Schädigung vegetativer Zentren führen. Außerdem wird durch die Abnahme des zerebralen Perfusionsdruckes die Hirndurchblutung vermindert (s. S. 286).

Hypoxisch/ischämische Hirnschädigung

Extrakranielle Faktoren können ebenfalls sekundäre Hirnschäden hervorrufen. Ihre Bedeutung wird häufig unterschätzt. Im Mittelpunkt steht hierbei die Beeinträchtigung der Sauerstoffversorgung des Gehirns durch:

- respiratorische Insuffizienz,
- verminderte Sauerstofftransportkapazität,
- arterielle Hypotension.

1. Respiratorische Insuffizienz: Hypoxämie führt zum Sauerstoffmangel im Gehirn, Hyperkapnie zur Hirnschwellung. Darum haben sichere Atemwege und ausreichende Atmung höchste Priorität bei der Behandlung des Schädel-Hirn-Traumas.

2. Verminderte Sauerstofftransportkapazität: Auch bei ausreichendem pulmonalen Gasaustausch kann die Sauerstoffversorgung des Gehirns gefährdet sein, wenn nicht genügend Sauerstoffträger (Hämoglobin) zur Verfügung stehen.

3. Arterielle Hypotension: Niedriger Blutdruck entsteht selten durch ein Schädel-Hirn-Trauma allein. Meist liegt ein erheblicher Blutverlust durch Begleitverletzungen zugrunde; nur bei Kleinkindern kann der Blutverlust durch ein intrakranielles Hämatom zum Blutdruckabfall führen.

Intrakranielle Infektionen

Infektionen treten selten innerhalb der ersten Tage nach dem Schädel-Hirn-Trauma auf; sie beruhen meist auf einer offenen Verletzung, die entweder übersehen oder ungenügend behandelt wurde. Beim Hirnabszeß entwickeln sich die Zeichen der intrakraniellen Raumforderung.

Notfallbehandlung

Die Erstbehandlung des Schädel-Hirn-Trauma-Patienten erfolgt am besten in einem speziell ausgerüsteten Notfallbehandlungsraum, der in unmittelbarer Nachbarschaft des Notfall-OP und einer Notfallröntgendiagnostik liegt.

Im Notfallbehandlungsraum müssen sämtliche Ausrüstungsgegenstände, Monitore, Respiratoren usw. gebrauchsfertig bereitstehen. Für die Initialbehandlung sollte der Patient auf einem speziellen, fahrbaren Tisch gelagert werden, auf dem auch der Transport in weiter entfernt liegende Diagnostik- bzw. Behandlungsbereiche erfolgt. Hierdurch können gefährliche Umlagerungsmanöver auf ein Mindestmaß reduziert werden.

Schädel-Hirn-Traumen sind häufig mit *Begleitverletzungen* verbunden; etwa ⅓ der Hirnverletzten sind Polytraumatisierte. Ihre Versorgung erfolgt am besten in definierten Phasen durch Spezialisten verschiedener Disziplinen (s. Kap. 27).

Initiale Basismaßnahmen

In der Akutphase werden sofort nach der Aufnahme des Patienten in den Notfallbehandlungsraum die initialen Basismaßnahmen eingeleitet. Hierzu gehören:

- Sicherung von Atemwegen, Atmung und Herz-Kreislauf-Funktion,
- allgemeine Einschätzung und Diagnostik,
- spezielle Behandlung.

Ist der Patient polytraumatisiert, so müssen lebensrettende Maßnahmen durchgeführt werden, bevor die zugrundeliegenden Ursachen vollständig erkannt worden sind. Es gilt dann: Behandlung vor Diagnosestellung. In den ersten Minuten haben die **Wiederbelebungsmaßnahmen** immer absolute Priorität vor allen anderen Maßnahmen. In diesem Frühstadium muß die Gesamteinschätzung zunächst rasch erfolgen und naturgemäß oberflächlich sein. Sie dient noch nicht dazu, detailliert alle Diagnosen zu stellen. Für die Soforteinschätzung gelten folgende Grundsätze:

- ► Patienten vollständig entkleiden und rasch von Kopf bis Fuß untersuchen. Hierbei die wichtigsten Verletzungen feststellen und nach Zeichen für weitere, weniger offensichtliche Verletzungen suchen. Parallel hierzu Atmung und Herz-Kreislauf-Funktion sicherstellen.
- ► Mögliche Verletzungen nach ihrer Dringlichkeit erwägen.
- ► Aufmerksamkeit nicht durch eindrucksvoll sichtbare aber nicht lebensbedrohliche Verletzungen von schweren lebensbedrohlichen Traumen ablenken lassen.

Weitere praktische Hinweise:

- Bewußtlosigkeit ist das Zeichen einer Hirnverletzung - bis zum Beweis des Gegenteils.
- Im Schockzustand kann das wirkliche Ausmaß eines Schädel-Hirn-Traumas nicht richtig eingeschätzt werden.
- Blutdruckabfall ist selten durch ein Schädel-Hirn-Trauma allein bedingt. Hier muß immer nach einer anderen Blutungsquelle gesucht werden.
- Ein schimpfender oder schreiender Patient hat zunächst ausreichend geschützte Luftwege.
- Blutdruckabfall, Tachykardie und Blässe sind Hinweise auf eine Blutung in den Thorax oder das Abdomen, wenn keine äußeren Verletzungen erkennbar sind.
- Störungen der Atemmechanik, abnorme Thoraxbewegungen oder Krepitieren über dem Thorax sind Hinweise auf ein Thoraxtrauma. Eine sofortige Thoraxdrainage ist meist erforderlich.
- Ein straff gespanntes Abdomen in den ersten Stunden nach einem Trauma ist das Zeichen einer massiven intraperitonealen Blutung.

Spezielle neurologische Einschätzung

Die neurologische Ersteinschätzung des Patienten mit Schädel-Hirn-Trauma hat im wesentlichen folgende Ziele:

1. Ausmaß und Lokalisation der Hirnverletzung festzustellen.
2. einen Neurologischen Ausgangsstatus zu erheben, der als Referenz für eine Besserung oder Verschlechterung des klinischen Zustandes dient.
3. Intrakranielle Blutungen zu erkennen, die eine dringliche chirurgische Intervention erfordern.

Die Ersteinschätzung des Patienten mit Schädel-Hirn-Trauma wird häufig durch Ärzte vorgenommen, die keine Neurochirurgen oder Neurologen sind. Darum muß das Untersuchungsschema, vor allem in der Akutphase, einfach, praktikabel und zuverlässig sein. Eine detaillierte und komplizierte neurologische Untersuchung ist noch nicht erforderlich und bei der Einschätzung des Schädel-Hirn-Trauma-Patienten wenig hilfreich.

Die wichtigsten Bestandteile der **neurologischen Kurzuntersuchung** sind:

- Bewußtseinslage und motorische Reaktion nach der Glasgow-Koma-Skala,
- Pupillenweite und Lichtreaktion,
- Kornealreflexe,
- Augenbewegungen aufgrund von Hirnstammreflexen,
- Atemfunktion,
- Herzfrequenzmuster,
- arterieller Blutdruck.

1. Glasgow-Koma-Skala: Tiefe und Dauer der Bewußtlosigkeit sind die beste Leitlinie, um die Schwere einer Hirnschädigung einzuschätzen. Hierzu eignet sich gut die Glasgow-Koma-Skala; sie dient auch zur *Verlaufsbeobachtung* während der Intensivbehandlung und wird von den Schwestern und Pflegern der Intensivstation ebenfalls verwendet.

Bei der Glasgow-Koma-Skala werden Augenöffnen, motorische Reaktion und verbale Reaktion jeweils getrennt überprüft und eingeschätzt **(Tabelle 53-2).** Die Patientenreaktion wird auf einfache und für jeden Untersucher reproduzierbare Weise benotet. Koma wird aufgrund dieser Skala definiert:

Koma-Definition nach der Glasgow-Koma-Skala

- öffnet nicht die Augen
- äußert keinerlei Worte
- kommt keiner Aufforderung nach

Tabelle 53-2. Glasgow-Koma-Skala

Glasgow-Koma-Skala	Punkte
Augenöffnen	
• spontan	4
• auf Geräusche	3
• auf Schmerz	2
• nicht	1
Verbale Reaktion	
• orientiert	5
• verwirrte Unterhaltung	4
• unangemessene Wörter	3
• unverständliche Geräusche	2
• keine	1
Beste motorische Reaktion	
• kommt Aufforderungen nach	6
• lokalisiert Schmerz	5
• zieht normal zurück	4
• beugt auf Schmerz	3
• streckt auf Schmerz	2
• keine	1
höchste Punktzahl	15
• Werte unter 8 = schwere Hirnfunktionsstörung	

2. Pupillenreaktion und -form: Die Überprüfung der Pupillengröße und Pupillenreaktion auf Licht ermöglicht Aussagen über die Funktion des Mittelhirns und des III. Hirnnervs (N. oculomotorius).

- Pupillenweite: maximal weit, mittelweit, eng, maximal eng,
- Pupillenform: normal, entrundet,
- Lichtreaktion: sofort, träge, keine (Prüfung: plötzliches Belichten einer Pupille bei geschlossenem anderen Auge).

Wichtig ist vor allem der Seitenvergleich.

- Bei Einklemmung des Gehirns im Tentoriumschlitz erweitert sich eine Pupille (meist die der gleichen Seite). Die Dilatation entsteht durch Kompression des N. oculomotorius.
- Erweitern sich beide Pupillen, so werden entweder beide Okulomotoriusnerven komprimiert oder es liegt eine lokale Schädigung im Mittelhirn vor. Es kann aber auch eine sekundäre Kompression des Mittelhirns bei Einklemmung zugrundeliegen.
- Beiderseits extrem enge Pupillen können durch sekundäre Kompression des Hirnstamms bei intrakraniellem Druckanstieg entstehen.
- Weite, reaktionslose und entrundete Pupillen bei tiefem Koma sprechen für irreversiblen Ausfall der Hirnstammfunktion.

3. Motorik: Die Untersuchung der motorischen Reaktion auf Schmerzreize **(Abb. 53-3)** ergibt beim Bewußtlosen Hinweise auf die Lokalisation und den Schweregrad der zerebralen Schädigung.

Keine motorische Reaktion zusammen mit schlaffem Muskeltonus und fehlenden Reflexen weist auf eine schwere Schädigung des Hirnstammes hin. Sie findet sich bei Hirntod, im Terminalstadium eines Komas oder bei schwerer Schlafmittelintoxikation.

Streckmechanismen (Dezerebration) weisen auf Schädigungen im Mittelhirn und der oberen Brücke (Pons) hin, können jedoch auch bei Coma hepaticum oder Koma nach Reanimation (ischämische Hirnschädigung) auftreten.

Beugemechanismen treten bei Schädigungen der Großhirnhemisphären auf oder bei einer stoffwechselbedingten Dämpfung der Hirnfunktion.

Gezielte Abwehr auf Schmerzreize weist auf ein absichtsvolles Verhalten hin.

Bewegungen nach Aufforderung beweisen, daß der Patient bei Bewußtsein ist.

Erhöhter Muskeltonus manifestiert sich als Spastik und Rigor. *Spastik* ist ein federnder Dehnungswiderstand der Muskulatur und weist auf eine Schädigung der Pyramidenbahn hin. *Rigor* ist hingegen ein gleichmäßig erhöhter Widerstand der Muskulatur, der bei Schädigungen des extrapyramidal-motorischen Systems auftritt.

4. Kornealreflexe: Normale Reaktion: vorsichtiges Berühren der Hornhaut löst einen raschen Lidschluß aus. Diese Hirnstamm-Reaktion fehlt häufig bei traumatischer Bewußtlosigkeit. Aussagen über die Schwere oder die Prognose des Traumas können hieraus nicht abgeleitet werden. Die Bedeutung liegt mehr im pflegerischen Bereich, denn dieser Reflex dient normalerweise zum Schutz der Kornea; der Lidschlag verteilt außerdem die Tränenflüssigkeit, so daß die Anfeuchtung erhalten bleibt. Fehlt der Reflex, so müssen die Augen künstlich angefeuchtet werden.

5. Augenbewegungen: Augenbewegungen können durch bestimmte Hirnstammreflexe ausgelöst werden. Fehlen diese Reaktionen,

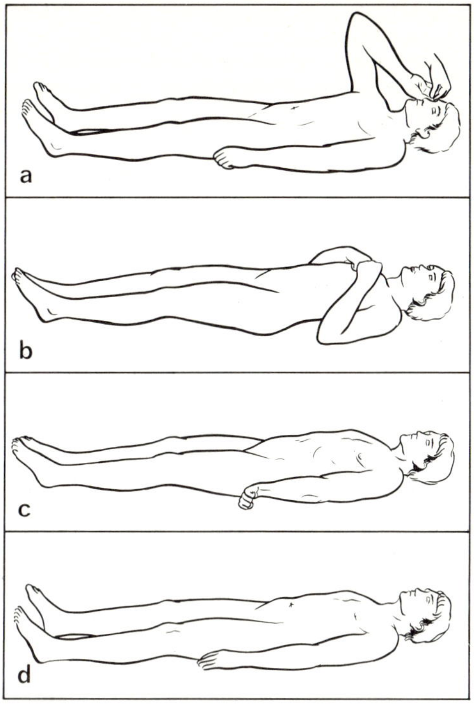

Abb. 53-3 a-d. Prüfung der motorischen Reaktion auf Schmerzreize durch Kneifen der Haut in der Orbitagegend oder der Achselfalte. **a** Gezielte Abwehrbewegung; **b** Beugung der Arme auf den Schmerzreiz; **c** Streckmechanismen auf den Schmerzreiz; **d** keinerlei Reaktion

so liegt eine Schädigung des Hirnstamms vor.

- **Okulovestibularer Reflex:** Er wird ausgelöst durch Spülen des äußeren Gehörganges mit kaltem Wasser. Normalerweise tritt hierdurch ein Nystagmus auf. Mit zunehmender Hirnstammschädigung wird die Reaktion schwächer und bleibt schließlich ganz aus.
- **Okulozephaler Reflex:** Rasches Drehen des Kopfes bewirkt eine Bewegung der Augen zur Gegenseite. Bei Hirnstammschädigung bleiben die Augen starr und in der Mitte fixiert („Puppenkopfphänomen"). Dieser Reflex darf nicht bei Verdacht auf eine Halswirbel-Schädigung überprüft werden.

6. Atmung: Besteht bei der Aufnahme keine Spontanatmung, so ist die Prognose vermutlich infaust; es sei denn, der Patient wird innerhalb von Minuten nach dem Trauma aufgenommen. Dann kann die Apnoe noch Teil der posttraumatischen Bewußtlosigkeit und damit vorübergehend sein.

Notfalltherapie

Die Notfalltherapie des Schädel-Hirn-Traumas beginnt so früh wie möglich nach der Verletzung, d.h. am Unfallort, im Rettungsfahrzeug oder allerspätestens unmittelbar nach der Aufnahme in die Notfallabteilung. Das Hauptziel der Notfallbehandlung besteht darin, sekundäre Schädigungen des Gehirns zu verhindern.
Die primäre Behandlung ist bei komatösen Patienten darauf ausgerichtet, die Atem- und Herzkreislauffunktion zu sichern bzw. zu normalisieren.

1. Atmung

Den Atemwegen muß beim komatösen Patienten die sofortige Aufmerksamkeit gelten, denn Obstruktion kann rasch zu sekundärer Hirnschädigung führen.

Die Obstruktionsgefahr ist immer vorhanden, solange der komatöse Patient nicht endotracheal intubiert ist. Besondere Risiken ergeben sich zusätzlich, wenn der Patient innerhalb des Krankenhauses transportiert wird, z.B. vom Notfallbereich in den Diagnostikbereich oder in den OP.
Da der bewußtlose Patient seine Atemwege nicht ausreichend selbst schützen kann, muß die Indikation zur endotrachealen Intubation großzügig gestellt werden.

- Durch die endotracheale Intubation sollen Aspiration und Verlegung der Atemwege mit Hypoxämie und Hyperkapnie verhindert werden.
- Die endotracheale Intubation sollte möglichst *nasal* erfolgen, und zwar in Narkose und Muskelrelaxierung, um Anstiege des intrakraniellen Druckes zu vermeiden.
- Die Intubation sollte spätestens nach der neurologischen Kurzuntersuchung erfolgen und nicht durch andere diagnostische oder therapeutische Maßnahmen verzögert werden.
- Die Intubation wird immer so durchgeführt, als sei der Patient nicht nüchtern!

Besonders schwierig kann die Sicherung der Atemwege sein, wenn zusätzlich Gesichts-,

Kiefer- und Mundverletzungen bestehen und dann die Atemwege durch oropharyngeale Blutungen, abgebrochene Zähne oder Gewebstrümmer verlegt werden.
Bei **Mittelgesichtsfrakturen** darf nicht nasotracheal intubiert werden.
Besteht der Verdacht auf eine **Halswirbelsäulenverletzung,** so darf der Kopf für die Intubation nicht überstreckt werden. Dies gilt ganz besonders für Densfrakturen, bei denen durch ausgiebige Kopf- und Halsbewegungen während der Intubation aber auch bei Lagerungsmaßnahmen eine Querschnittslähmung hervorgerufen werden kann.
Hypoxie ist geradezu typisch für die frühe Phase nach einem Schädel-Hirn-Trauma. Darum wird die Inspirationsluft immer mit Sauerstoff angereichert.

2. Herz-Kreislauf-Funktion: Hypotension ist besonders gefährlich für das Gehirn, weil sie zur Minderdurchblutung mit sekundärer Schädigung führen kann.
Ein Blutdruckabfall durch die Hirnverletzung selbst tritt praktisch nur auf, wenn der Tod unmittelbar bevorsteht. Dann ist der Blutdruckabfall immer von Schnappatmung und schwerer Bradykardie begleitet.
Ist also der Blutdruck niedrig, so muß immer nach multiplen Frakturen und Verletzungen im Bauchraum und Thorax gesucht werden. Gelegentlich können auch massive Blutungen aus Skalpwunden oder aus dem Ohr einen Schockzustand auslösen.
Besteht nur ein Schädel-Hirn-Trauma ohne Begleitverletzungen, so ist rascher Volumenersatz selten dringend notwendig. Häufigster Fehler während der Erstbehandlung ist die massive Überwässerung. Hierdurch wird der Anstieg des intrakraniellen Drucks und die Bildung eines Hirnödems begünstigt.
Vor allem Kinder erhalten in der Initialphase der Behandlung nicht selten zu viel Flüssigkeit.
In jedem Fall muß frühzeitig ein sicherer Venenzugang gelegt werden, am besten ein zentraler Venenkatheter, über den auch Blut für die Notfalldiagnostik entnommen werden kann. Laborwerte hoher Priorität beim Schädel-Hirn-Trauma sind in **Tabelle 53-3** zusammengefaßt.
Der Volumenersatz erfolgt, je nach Ausmaß der Verluste, mit Kristalloiden, Kolloiden oder Blut bzw. Blutderivaten (Einzelheiten s. entsprechende Kapitel).

Tabelle 53-3. Laborwerte hoher Priorität beim Schädel-Hirn-Trauma

Blutgruppe + Kreuzprobe
Hämoglobin + Hämatokrit
Gerinnungsteste + Thrombozyten
Elektrolyte
Harnstoff + Kreatinin
Gesamteiweiß
Blutzucker
Arterielle Blutgase

Neben den venösen Zugängen werden noch gelegt:
- Blasenkatheter
- Magensonde.
- arterielle Kanäle

3. Kortikosteroide werden beim Schädel-Hirn-Trauma allgemein empfohlen, vor allem aufgrund der nachgewiesenen Wirksamkeit beim Hirntumor-Ödem. Die Berichte über günstige Wirkungen beim Schädel-Hirn-Trauma sind jedoch widersprüchlich: Während einige Untersucher in Doppelblindstudien keinen günstigen Effekt hochdosierter Kortikosteroide auf den Verlust des Schädel-Hirn-Traumas oder den intrakraniellen Druck gefunden haben, beobachteten andere Untersucher eine Abnahme der Mortalität.
Fazit: Der endgültige Beweis für die Wirksamkeit der Kortikosteroide beim Schädel-Hirn-Trauma ist noch nicht erbracht worden.
Dennoch wird allgemein empfohlen, eine hochdosierte Kortikoidtherapie durchzuführen. Die Therapie soll so früh wie möglich beginnen. Darum werden bereits im Notfallbehandlungsraum initial 1–1,5 mg Dexamethason (Fortecortin, Decadron)/kg i.v. injiziert.

4. Osmotherapeutika: Osmotherapie z. B. mit Mannitol (Osmofundin) kann den intrakraniellen Druck bei vielen Patienten mit schwerem Schädel-Hirn-Trauma senken. Die Wirkung beruht vor allem auf der Entwässerung *gesunder* Hirnanteile. Mannitol erhöht aber die Hirndurchblutung, unabhängig vom anfänglichen intrakraniellen Druck, so daß unter Umständen keine Hirndrucksenkung erreicht wird.
Darum sollte während der Reanimationsphase nicht routinemäßig Mannitol zugeführt werden, sondern nur, wenn sich der neurolo-

gische Zustand im Schockraum rasch verschlechtert.

5. Sedativa und Analgetika: Bestehen bei der Aufnahme starke Schmerzen, so werden opiatartige Analgetika (z.B. Dipidolor) zugeführt. Bei starker Unruhe bzw. Streckkrämpfen sollten Benzodiazepine (z.B. Valium, Rivotril) injiziert werden. Es muß aber bedacht werden, daß jede Sedierung die Beurteilung der Bewußtseinslage erschwert.
Nach Abschluß der initialen Basismaßnahmen und Stabilisierung des Patienten können weiterführende diagnostische Maßnahmen durchgeführt werden, um die zugrundeliegende Schädigung genauer festzustellen.

Weiterführende Diagnostik

Zwei diagnostische Maßnahmen stehen im Vordergrund: Röntgen des Schädels und zerebrale Computer-Tomographie (CT). Ältere Untersuchungsmethoden wie Angiographie sind durch die Computer-Tomographie weitgehend in den Hintergrund gedrängt worden, werden jedoch noch durchgeführt, wenn kein CT zur Verfügung steht.

1. Schädel-Röntgen: Liegt eine Schädel-Fraktur vor, so ist gesichert, daß der Patient ein Schädel-Hirn-Trauma bestimmter Schwere erlitten hat; das Risiko einer begleitenden intrakraniellen Blutung beträgt 10–20%. Außerdem gilt: Bei etwa 80% aller Patienten mit intrakraniellen Blutungen besteht eine Schädel-Fraktur.

2. Computer-Tomogramm (CT): Die Computer-Tomographie ist eine einfache, sichere und rasch durchführbare Untersuchungsmethode.
Folgendes kann mit der Computer-Tomographie festgestellt werden:
- Intrakranielle Blutungen, deren Lokalisation und relative Größe,
- Kontusionsblutungen,
- Hirnschwellung,
- Schädelfrakturen.

Allerdings sind schwere diffuse Hirnschädigungen nicht immer im CT erkennbar.
Auf jeden Fall ermöglicht das CT eine rasche Beantwortung der entscheidenden Frage beim Schädel-Hirn-Trauma, nämlich, ob eine operativ zu versorgende Schädel-Hirn-Verletzung vorliegt.

Eine **Kraniotomie** wird sofort durchgeführt, wenn ein epidurales, subdurales oder oberflächliches intrazerebrales Hämatom nachgewiesen wurde. Hierbei gilt: Je mehr Zeit bis zur Operation vergeht, desto mehr verschlechtert sich die Prognose.
Liegt keine chirurgisch behandelbare Verletzung vor, so wird umgehend mit der Intensivbehandlung begonnen. Voraussetzung ist jedoch, daß keine anderen, dringlich zu operierenden Verletzungen (z. B. Milzruptur) bestehen.

Intensivbehandlung

Die Behandlung des Schädel-Hirn-Traumas ist primär darauf ausgerichtet, sekundäre Hirnschäden zu verhindern. Hierzu sind im wesentlichen drei grundlegende Maßnahmen erforderlich:
1. Beseitigung systemischer Störungen, die zu einer Beeinträchtigung der Sauerstoffversorgung des Gehirns führen, wie z.B. Verlegung der Atemwege, Hypotension, Hypoxie.
2. Frühes Erkennen und Beseitigen intrakranieller Hämatome.
3. Verhinderung einer intrakraniellen Infektion durch frühzeitige Diagnose und Behandlung einer offenen Schädel-Hirn-Verletzung.

Die Behandlung des Patienten mit schwerem Schädel-Hirn-Trauma beruht auf den allgemeinen Grundsätzen der Intensivmedizin. Außerdem treten einige Besonderheiten hinzu, die weiter unten besprochen werden.

Überwachung des Schädel-Hirn-Trauma-Patienten

Die Überwachung von Patienten mit schwerem Schädel-Hirn-Trauma entspricht derjenigen eines kritisch kranken Intensivpatienten (s. S. 425). Sie wird jedoch ergänzt durch eine spezielle neurologische Überwachung, die darauf ausgerichtet ist, bedrohliche Komplikationen rasch zu erkennen.

Schwestern und Pfleger sollen folgende einfachen neurologischen Überwachungsmaßnahmen durchführen:
- Bewußtseinslage nach der Koma-Skala
- Pupillengröße und -reaktion
- Krämpfe
- intrakranieller Druck

Daneben spielen die Vitalfunktionen ebenfalls eine bedeutsame Rolle.

1. Blutdruck: Ein plötzlicher Blutdruckanstieg kann eine Reflexreaktion auf einen Anstieg des intrakraniellen Druckes sein (Cushing-Reflex) oder durch eine Hirnstammischämie ausgelöst werden. Blutdruckanstieg tritt gewöhnlich auch bei intrakranieller Blutung auf.

2. Herzfrequenz: Bradykardie zusammen mit Blutdruckanstieg ist meist Zeichen der Hirnstammkompression. Hier muß sofort die zugrundeliegende Ursache (z.B. subdurales Hämatom) beseitigt werden, um einen irreversiblen Herz-Kreislauf-Kollaps zu verhindern.

3. Fieber: Tritt Fieber bei einem Patienten mit Schädel-Hirn-Trauma auf, so muß u.a. immer an eine *Meningitis* gedacht werden. Dann sollte der Hals gebeugt werden, um einen Meningismus auszuschließen. Flexion des Halses darf nicht durchgeführt werden, wenn Verdacht auf eine Halswirbelverletzung besteht. Meningismus kann bei tiefem Koma fehlen. Andere neurologische Gründe für Fieber: Hirnabszeß, subdurales Empyem.

4. Bewußtseinslage: Die Überprüfung erfolgt nach den auf S.615 dargelegten Grundsätzen. Jede verbale Äußerung auf Stöhnen, und sei es auch nur ein unverständliches Grunzen oder Gähnen, zeigt eine gewisse Hirnrindenfunktion an.

5. Motorische Reaktion: Ist keine motorische Reaktion auf Schmerzreize auslösbar, so besteht eine schwere Funktionsstörung des Hirnstammes, besonders wenn gleichzeitig Muskelschlaffheit und Areflexie bestehen. Streckkrämpfe und Beugekrämpfe weisen auf eine Schädigung des Mittelhirns und der oberen Brücke hin. Sie können durch eine primäre Hirnstammverletzung oder sekundäre Hirnstammkompression durch steigenden intrakraniellen Druck hervorgerufen werden.

6. Pupillenzeichen: Die Bedeutung der Pupillenzeichen ist bereits auf S.616 besprochen worden.

Messung des intrakraniellen Druckes

Die physiologischen und pathophysiologischen Grundlagen des intrakraniellen Drucks sind im Kap.23 besprochen; sie sollten dort zunächst nachgelesen werden.
Anstiege des intrakraniellen Drucks treten bei Patienten mit schwerem Schädel-Hirn-Trauma relativ häufig auf. Hierbei sollen alle wesentlichen Verschlechterungen des klinischen Zustandes mit Anstiegen des intrakraniellen Druckes einhergehen oder die Druckanstiege der Verschlechterung unmittelbar vorangehen.
Die **klinischen Zeichen** des intrakraniellen Druckanstieges sind unspezifisch und beim sedierten und beatmeten Patienten häufig nicht nachweisbar:
- Kopfschmerzen,
- Erbrechen,
- Bewußtseinstrübung,
- Nackensteife.

Mit zunehmender Kompression des Gehirns durch den weiter ansteigenden Druck treten folgende **Zeichen der Einklemmung** auf:
- Bewußtlosigkeit,
- Streckstellung der Extremitäten,
- maximale Pupillenverengung oder träge Lichtreaktion,
- Störungen der Atmung,
- zunehmende Pupillenerweiterung,
- Erlöschen der Schmerzreaktion,
- Zusammenbruch von Atem- und Herz-Kreislauf-Funktion.

Auch hier ist wiederum die klinische Beurteilung beim sedierten und u.U. relaxierten Beatmungspatienten erschwert. Außerdem können diese Zeichen nicht nur durch einen intrakraniellen Druckanstieg, sondern auch durch ein akutes **Mittel- bzw. Bulbärhirnsyndrom** bei primärer Hirnstammschädigung hervorgerufen werden.
Aus diesen Gründen wird in zahlreichen neurochirurgischen Kliniken der intrakranielle Druck direkt gemessen. Hierzu stehen verschiedene Methoden zur Verfügung:

1. Ventrikeldruckmessung (Abb.53-4): Bei dieser Methode wird über ein frontales Bohrloch ein Kunststoffkatheter in das Vorderhorn eines Seitenventrikels eingeführt. Der mit physiologischer Kochsalzlösung gefüllte Katheter wird mit einem Transducer und einem Druckverstärker verbunden. Eine kontinuierliche Druckspülung wird nicht verwen-

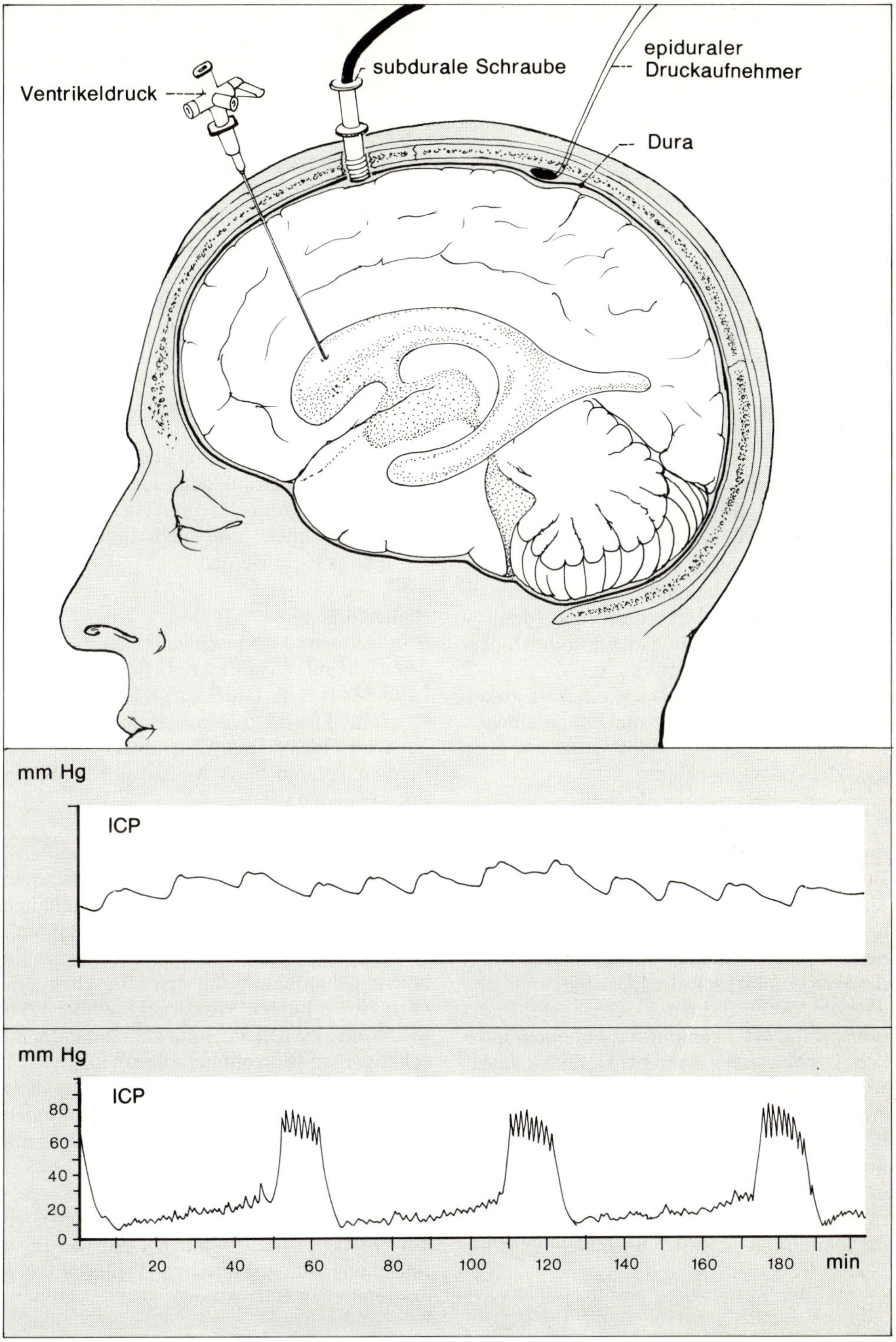

Abb. 53-4. Methoden zur Messung des intrakraniellen Drucks (ICP) *Oben:* im Seitenventrikel, subdural oder epidural (von links nach rechts) *Mitte:* typische Druckkurve mit Atem- und arteriellen Blutdruckschwankungen *Unten:* Plateauwellen (s. Text)

det. Auf diese Weise kann der Liquordruck kontinuierlich gemessen und auch aufgezeichnet werden. Der Druckaufnehmer wird entweder direkt auf dem Kopf des Patienten angebracht oder neben dem Bett in Höhe des Foramen monro.
Vorteile der Methode: Liquor kann zu diagnostischen und therapeutischen Zwecken entnommen werden.
Nachteile: Bei generalisierter Hirnschwellung ist das Einführen des Katheters erschwert. Außerdem wird der Katheter leicht durch Blut und Gewebe verlegt. Die Infektionsgefahr ist erhöht.

2. Subarachnoidale Druckmessung (Abb. 53-4): Bei dieser Methode wird der intrakranielle Druck über eine subarachnoidale Schraube gemessen. Hierzu wird die Schraube über ein Bohrloch bis in den Subduralraum bzw. Subarachnoidalraum vorgeschoben. Der Transducer kann direkt über einen Dreiwegehahn oder über ein Zuleitungssystem mit der Schraube verbunden werden.
Vorteil: direkte Messung des Liquordruckes ohne Punktion der Hirnventrikel.
Nachteile: Infektionsrisiko wie bei Ventrikeldruckmessung. Messung nur bei geschlossenem Schädel möglich. Hohe Drücke können das Meßsystem blockieren.

3. Epidurale Druckmessung (Abb. 53-4): Bei diesem Verfahren wird über ein frontales Bohrloch entweder ein Miniatur-Transducer direkt zwischen Dura und Knochen vorgeschoben oder aber ein Druckaufnehmer in einer Hülse im Bohrloch selbst plaziert, wo er direkten Kontakt mit der Dura hat.
Vorteile: Weniger invasiv. Geringere Infektionsgefahr. Nacheichung am Patienten möglich. Druckwandler kann bei Defekten ausgewechselt werden.
Nachteile: Bei hohen intrakraniellen Drücken liegen die epiduralen Drucke teilweise erheblich über den Ventrikeldrücken. Liquor kann nicht entnommen werden. Transducerplazierung ist problematisch: Der Transducer darf die Dura nur berühren, jedoch nicht eindrükken.

Druckbereiche:
Vier Hirndruckbereiche lassen sich unterscheiden:
- 0–15 mm Hg normal
- 15–30 mm Hg leicht erhöht
- 30–50 mm Hg stark erhöht
- über 50 mm Hg pathologisch

Kurzfristige Anstiege des Hirndrucks, z. B. beim Husten, Pressen usw. dürfen nicht als Hirndruckerhöhung angesehen werden. Echte Hirndruckanstiege liegen erst vor, wenn über *längere* Zeit ein bestimmter Wert überschritten wird und nicht zum Normbereich zurückkehrt. Hierbei gilt aufgrund klinischer Beobachtung:
- Bei intrakraniellen Drücken unter 30 mm Hg droht keine Einklemmung des Gehirns; hingegen beginnt ab 50 mm Hg der kritische Bereich. Drücke von mehr als 20 mm Hg sollten gesenkt werden.

Wellenformen
Blutdruck- und Atemschwankungen übertragen sich auf die intrakranielle Druckkurve **(Abb. 53-4).** Die Druckkurve kann wie eine arterielle Druckkurve aussehen, manchmal auch wie eine zentrale Venendruckkurve. Außerdem können noch A-, B- und C-Wellen unterschieden werden.

1. A-Wellen (Plateau-Wellen) sind spontane, rasch eintretende Druckanstiege zwischen 50–100 mm Hg, die ca. 15–20 min anhalten **(Abb. 53-4).** Plateau-Wellen treten nur auf, wenn der intrakranielle Druck bereits erhöht ist; sie gehen häufig mit den klinischen Zeichen des erhöhten Hirndrucks einher. Plateau-Wellen sollen auf einer Zunahme des intrakraniellen Blutvolumens beruhen.

2. B-Wellen sind kleine rhythmische Wellen mit Drücken bis zu 50 mm Hg; sie gehen mit Veränderungen der Atmung einher.

3. C-Wellen sind kleine rhythmische Wellen mit Drücken bis zu 20 mm Hg. Sie stehen in Beziehung zu periodischen Veränderungen des arteriellen Blutdrucks.

Zerebraler Perfusionsdruck
Der intrakranielle Druck darf bei Patienten mit schwerem Schädel-Hirn-Trauma nicht isoliert, sondern immer nur im Zusammen-

hang mit dem **zerebralen Perfusionsdruck** betrachtet werden. Der zerebrale Perfusionsdruck ist die Differenz zwischen arteriellem Mitteldruck und intrakraniellem Druck.
Der zerebrale Perfusionsdruck sollte bei Patienten mit Schädel-Hirn-Trauma 50 mm Hg nicht unterschreiten, damit keine Minderdurchblutung des Gehirns eintritt. Bei schweren Hirnschäden kann jedoch bereits ein zerebraler Perfusionsdruck von 50 mm Hg zu niedrig sein.

Kontrolle des intrakraniellen Druckes

Die Kontrolle des intrakraniellen Druckes gilt als ein wesentliches Behandlungsziel bei der Intensivtherapie des Schädel-Hirn-Traumas. Hierdurch soll die Kompression des Gehirns und die Verschiebung von Hirnteilen verhindert werden. Der *Prophylaxe* des intrakraniellen Druckanstiegs kommt dabei allergrößte Bedeutung zu. Zur Kontrolle des Hirndrucks werden verschiedenartige Maßnahmen eingesetzt **(Tabelle 53-4).**
Zu den allgemein-prophylaktischen Maßnahmen gehört die richtige Lagerung des Patienten (s. S. 624) und die Aufrechterhaltung eines ausreichenden zerebralen Perfusionsdruckes. Außerdem müssen alle Maßnahmen vermieden werden, die den intrakraniellen Druck erhöhen (vgl. hierzu Kap. 23 S. 289).

1. Kontrollierte Hyperventilation auf einen arteriellen pCO_2 von etwa 25 mm Hg wird häufig eingesetzt, um über eine zerebrale Vasokonstriktion mit Abnahme der Hirndurchblutung (S. 288) einen Abfall des intrakraniellen Druckes zu erreichen.
Diese Methode ist nur wirksam, wenn die Ansprechbarkeit der Hirngefäße auf CO_2 erhalten ist. Dies ist jedoch beim Schädel-Hirn-Trauma nicht immer der Fall. Außerdem hält der Effekt auch bei erhaltener Ansprechbarkeit meist nur einige Stunden an. Gegenwärtig ist nicht gesichert, ob die kontrollierte Hyperventilation einen günstigen Einfluß auf den *Verlauf* des Schädel-Hirn-Traumas hat.

Tabelle 53-4. Maßnahmen zur Kontrolle des intrakraniellen Druckes

Kontrollierte Hyperventilation
Osmo- bzw. Diuretikatherapie
Kortikosteroide
Hypothermie
Barbiturat-Koma
Liquordrainage
Operative Dekompression

2. Osmotherapie, Diuretika: Osmotherapeutika wie z. B. Mannitol (Osmofundin) können durch Entwässerung vor allem gesunder Hirnanteile den intrakraniellen Druck senken. Diuretika wie z. B. Furosemid (Lasix) sind hingegen bei akuten Hirndruckanstiegen nicht ausreichend wirksam.
Osmotherapeutika sollten nicht routinemäßig-schematisch, sondern möglichst unter kontinuierlicher Messung des intrakraniellen Druckes zugeführt werden. Sie sind vor allem bei ausgeprägter Hirnschwellung indiziert.
Die Dosis beträgt etwa 1 g/kg per Infusion innerhalb von 15 min. Die Wirkung setzt nach etwa 20 min ein; die Wirkungsdauer ist sehr unterschiedlich. Die ausgeschiedenen Flüssigkeits- und Elektrolytmengen müssen ersetzt werden, um Entgleisungen des Wasser- und Elektrolythaushaltes zu vermeiden.

3. Kortikosteroide werden in Megadosen zur Prophylaxe der Hirnschwellung eingesetzt (z. B. 8 mg Fortecortin 2stündlich). Ihre Wirksamkeit ist nicht sicher bewiesen. Die Therapie erfolgt meist über 5-8 Tage.

4. Hypothermie senkt den Hirnstoffwechsel und vermindert die Hirndurchblutung. Die Methode wird aber wegen ihre Komplikationen nicht routinemäßig zur Kontrolle des intrakraniellen Druckes eingesetzt. Neuerdings liegen Berichte über eine kombinierte Therapie von Barbituraten mit Hypothermie vor.

5. Barbituratkoma: Die hochdosierte Barbiturattherapie gehört zu den neuesten Trends bei der sog. „Hirnprotektion". Barbiturate setzen den Hirnstoffwechsel herab und vermindern die Hirndurchblutung. Die Abnahme der Hirndurchblutung kann zur Senkung des intrakraniellen Druckes führen. Hierzu reichen im allgemeinen bereits Dosen von 1,5 mg/kg Thiopental (Trapanal) oder Pentobarbiatal (Nembutal) aus. Beim Barbiturat-induzierten Koma werden hingegen wesentlich höhere Dosen kontinuierlich infundiert, in der Absicht, das Hirn zu schützen. Gegenwärtig befindet sich jedoch die hochdosierte

Barbiturattherapie in einem experimentellen Stadium, so daß keine sicheren Aussagen über ihre Wirksamkeit beim Schädel-Hirn-Trauma möglich sind. Die bisher vorliegenden Doppelblindstudien weisen aber darauf hin, daß die hochdosierte Barbiturattherapie keinen wesentlichen Einfluß auf den Verlauf des Schädel-Hirn-Traumas hat. Das Barbiturat-Koma sollte daher nicht routinemäßig bei allen Patienten mit Schädel-Hirn-Trauma angewandt werden, sondern nur bei ausgewählten Patienten unter sorgfältig kontrollierten klinischen Bedingungen und unter kontinuierlicher Messung des intrakraniellen Druckes sowie des Serum-Barbituratspiegels und EEG-Kontrolle.

6. Liquordrainage: Hierzu wird ein Katheter in einen Hirnventrikel eingeführt, über den beim Auftreten von Hirndruckspitzen einige ml Liquor abgezogen werden. Oft sinkt danach der intrakranielle Druck innerhalb ganz kurzer Zeit in den Normbereich ab. Die Wirkungsdauer ist allerdings begrenzt, weil nach einigen Stunden Liquor nachgebildet wird. Dann muß die Liquorentnahme wiederholt werden.
Nachteile der Methode: Durchgängigkeit des Systems über längere Zeit schwer zu erhalten. Infektionsgefahr.

7. Operative Dekompression: Bei dieser Methode wird der Schädelknochen beiderseits großflächig entfernt und die Dura durch eine Plastik erweitert. Die operative Entlastung wird jedoch nur noch durchgeführt, wenn die Hirnschwellung durch die zuvor beschriebenen Maßnahmen nicht mehr beherrscht werden kann und gleichzeitig eine Überlebenschance besteht. Nicht selten treten nach diesem Eingriff Liquorkissen auf.

Spezielle Pflege

Für die allgemeine Intensivpflege des Patienten mit Schädel-Hirn-Trauma gelten die im Kap. 35 aufgestellten Grundsätze.
Besonderheiten betreffen in erster Linie die Lagerung.

Lagerung

Die Lagerung des Patienten mit Schädel-Hirn-Trauma muß die Wirkung aller Maßnahmen auf den intrakraniellen Druck berücksichtigen. Am günstigsten für den intrakraniellen Druck ist in der Frühphase die Rückenlage mit gerade liegendem Kopf und leicht erhöhtem Oberkörper (30°); sie ermöglicht einen freien Abfluß des hirnvenösen Blutes und dient damit zur Prophylaxe der Hirnschwellung.

Seitenlagerung ist für den intrakraniellen Druck nicht günstig; besonders ein Abkippen des Kopfes mit Abflußbehinderung des Jugularvenenblutes muß unbedingt verhindert werden. Kopf-tief-Lage ist absolut verboten!

Lagerung bei Hirnstammschädigung
Bei Hirnstammschädigung werden tonische Reflexe aktiviert, die zu abnormen Körperhaltungen führen. Ein abnormer Muskeltonus wird durch diese Reflexe zusätzlich verstärkt. Die **Komplikationen** sind:
- vermehrte Spastik,
- Kontrakturen,
- Skoliosen,
- Subluxation der Hüfte.

Hier muß durch bestimmte Lagerungsmaßnahmen dem abnormen Muskeltonus entgegengewirkt werden.
Sehr häufig nimmt der Schädel-Hirn-Traumatisierte die *Opisthotonus-Lage* ein: Rücken und Kopf sind überstreckt, die Extremitäten steif und gerade oder ebenfalls überstreckt. Die Haltung wird in Rückenlage verstärkt. Sie kann mit folgender Lagerung durchbrochen werden **(Abb. 53-5):** Rotation des Stammes und Beugung der unteren Extremitäten.
Wichtig ist auch die *Lagerung des Kopfes:* Der asymmetrische tonische Nackenreflex wird ausgelöst, wenn die Extremität, zu deren Seite der Kopf gedreht ist, gestreckt und die andere Extremität gebeugt wird. Um den Muskeltonus in einer fest angezogenen Extremität zu vermindern, wird daher der Kopf zur gleichen Seite gedreht.
Die Ausbildung von Kontrakturen muß durch intensive krankengymnastische Behandlung verhindert werden.

Komplikationen

Unruhezustände und Streckmechanismen

Motorische Unruhezustände entstehen durch primäre und sekundäre Schädigungen des Gehirns. Nicht selten verbergen sich hinter

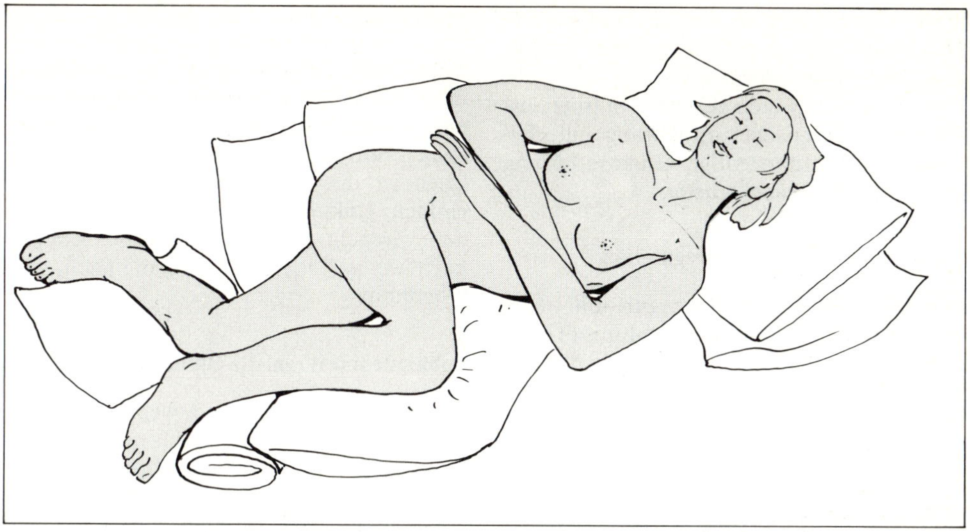

Abb. 53-5. Lagerung bei Hirnstammschädigung. Rotation des Rumpfes und Beugung der unteren Extremitäten vermindert den abnormen Muskeltonus

Unruhezuständen **Komplikationen** wie z. B. Hirnödem, intrakranielle Blutung oder Hypoxie. Darum müssen solche Faktoren zunächst immer ausgeschlossen werden. Medikamentös werden Sedativ-Hypnotika eingesetzt, meist in Kombination, wie z. B. *Valium + Luminal.* Zur Unterdrückung von Streckkrämpfen wird vorzugsweise *Rivotril* verwendet. Die Medikamente müssen so dosiert werden, daß die Streckkrämpfe nur noch angedeutet vorhanden sind.

Krampfanfälle

Krampfanfälle können durch das Trauma bedingt sein oder bereits vor dem Unfall bestanden haben. Sie werden mit *Epanutin, Luminal* und *Rivotril* behandelt. Die prophylaktische antikonvulsive Therapie ist bei Patienten mit Schädel-Hirn-Trauma umstritten, so lange keine Krampfanfälle in der Anamnese bekannt sind.
Behandlung des Status epilepticus s. S. 705.

Diabetes insipidus

Der Diabetes insipidus ist gekennzeichnet durch die übermäßige Ausscheidung eines stark verdünnten Urins. Das Syndrom tritt nicht selten nach einem Schädel-Hirn-Trauma auf. Es beruht auf einem zentralen Mangel an antidiuretischem Hormon (ADH). Die Störung kann vorübergehend oder bleibend sein. Die starke Ausscheidung von verdünntem Urin führt zu:

- Hypernatriämie,
- Hyperosmolarität,
- Dehydrierung.

Die Verluste müssen entsprechend ersetzt werden. Medikamentös wird als Mittel der Wahl *Minirin* zugeführt; die Dosierung erfolgt nach Wirkung.

Syndrom der unangemessenen ADH-Sekretion

Dieses Syndrom ist gekennzeichnet durch

- Hyponatriämie,
- Hypoosmolarität,
- vermehrte Natriumausscheidung im Urin.

Das Syndrom beginnt meist 3–5 Tage nach dem Trauma. Bei richtiger Therapie hält es nicht länger als 10 Tage an. Die Behandlung besteht vor allem in einer Wasserrestriktion. Hypertone Kochsalzlösung ist nur selten indiziert.

Störungen des Blutzuckers

Hyperglykämien sind nach schweren Traumen keine Seltenheit, so auch beim Schädel-Hirn-Trauma. Blutzuckerwerte über 300 mg% werden mit Altinsulin (Perfusor) behandelt.

Starke Entgleisungen der Blutzuckerwerte können ein Hinweis auf eine schwere Schädigung des Hirnstammes sein.
Hypoglykämien treten gelegentlich trotz ausreichender kalorischer Ernährung auf. Behandlung: hochprozentige Glukose-Lösung über zentralen Venenkatheter.

Störungen der Temperaturregulation

Störungen der Temperaturregulation treten bei Schädigungen des Zwischenhirns (Thalamus) auf. Im Vordergrund steht hierbei die Hyperthermie. Behandlung s. S. 700.
Hypotherme Reaktionen werden ebenfalls beobachtet.

Störungen der Herzfrequenz

Am häufigsten werden zentral bedingte Tachykardien beobachtet. Sie sollten mit β-Blockern behandelt werden.
Bradykardien können Hinweis auf einen intrakraniellen Druckanstieg sein.

Störungen der Blutdruckregulation

Zentral bedingte Störungen der Blutdruckregulation äußern sich als Hypertonie oder Hypotonie.
Deutliche **Anstiege des arteriellen Mitteldrukkes** begünstigen die *Hirnschwellung;* sie müssen daher umgehend behandelt werden; und zwar unter kontinuierlicher Kontrolle des arteriellen Drucks. Im Mittelpunkt der Behandlung stehen Sedativa und, wenn nicht ausreichend, Sympathikolytika. Blutdrucksenkende Substanzen wie Nitroglyzerin oder Nipruss sollten möglichst nicht eingesetzt werden, weil sie die Hirndurchblutung und den intrakraniellen Druck erhöhen können. Anzustreben ist ein arterieller Mitteldruck von etwa 90 mm Hg (zerebralen Perfusionsdruck berücksichtigen!).
Blutdruckabfälle können ebenfalls zentral ausgelöst werden; nicht selten beruhen sie jedoch auf einem relativen oder absoluten Volumenmangel. Therapie: Volumenersatz, Katecholamine. Auch hier ist eine Normalisierung des arteriellen Mitteldruckes anzustreben. Überschießende Blutdruckreaktion durch Überdosierung von Katecholaminen sind zu vermeiden.

Meningitis

Eine Entzündung der Hirnhäute entsteht zumeist durch eine offene Hirnverletzung. Darum erhalten Patienten mit offener Hirnverletzung prophylaktisch *Antibiotika.* Bei Bewußtlosen ist die Diagnose „Meningitis" nicht einfach. Unklare Fieberanstiege sollten stets den Verdacht erwecken. Diagnose: Erregernachweis im Liquor. Behandlung nach Antibiogramm.

Subakute intrakranielle Blutungen

Subakute Blutungen sind wegen ihres zumeist undramatischen Verlaufs nicht leicht zu diagnostizieren. Hinweise sind:
- freies Intervall nach dem Unfall, in dem der Patient plötzlich unruhig wird und dann eintrübt,
- Halbseitensymptomatik,
- fokale Ausfälle,
- unveränderter klinischer Zustand über längere Zeit.

Um subakute Blutungen zu erkennen, ist eine sorgfältige und kontinuierliche Überwachung erforderlich. Die endgültige Diagnose wird durch ein Computer-Tomogramm gestellt. Die Computer-Tomographie ist auch von großer Bedeutung für die Verlaufskontrolle beim Schädel-Hirn-Trauma. Sie wird ab der 3. Woche alle 10–14 Tage durchgeführt.
Bleibt ein Patient längere Zeit bewußtlos, so kann auch ein **subdurales Hygrom** die Ursache der anhaltenden Bewußtlosigkeit sein. Hygrome werden über ein Bohrloch mehrere Tage lang drainiert.

Liquorfisteln

Liquorfisteln treten häufig nach Schädel-Basis-Frakturen auf. Sie sind erkennbar z. B. am Austritt von Liquor durch die Nase. Es besteht erhöhte Infektionsgefahr. Die Behandlung ist zunächst medikamentös: antibiotische Abschirmung; Tamponaden dürfen keinesfalls eingesetzt werden. Verschließt sich die Fistel nicht innerhalb 1 Woche, so ist der operative Verschluß indiziert.

Sinus-cavernosus-Fistel

Dies ist eine traumatische Verbindung zwischen A. carotis interna und dem venösen Sinus cavernosus. Durch den arteriovenösen

Shunt entsteht eine Minderdurchblutung der gleichseitigen Hemisphäre. Die **Zeichen** sind:
- Exophthalmus der gleichen Seite mit Lidschwellung,
- pulssynchrones Rauschen,
- multiple neurologische Ausfälle, je nach Ausmaß der Minderdurchblutung.

Die Diagnose wird durch Angiographie gesichert, die Behandlung erfolgt operativ.

Hirntod

Bei einigen Patienten führt das Schädel-Hirn-Trauma zum irreversiblen Hirntod. Bei diesen Patienten sollte die Intensivbehandlung nicht weiter fortgesetzt werden. Die **klinischen Zeichen** des Hirntodes sind:
- tiefe Bewußtlosigkeit,
- keinerlei Schmerzreaktion,
- keine Spontanatmung,
- weite, lichtstarre Pupillen,
- Abfall von Körpertemperatur und Blutdruck,
- Ausfall der Hirnstammreflexe.

Bei diesen Befunden muß aber die Wirkung von Medikamenten sicher ausgeschlossen sein.
Beim Hirntod ist das EEG permanent isoelektrisch (Null-Linien-EEG) evozierte Potentiale sind nicht mehr auslösbar; angiographisch ist ein intrazerebraler Kreislaufstillstand nachweisbar.

Verlauf des Schädel-Hirn-Traumas

Der Verlauf des Schädel-Hirn-Traumas hängt ganz wesentlich von der Schwere der Hirnschädigung ab.

Leichte bis mittelschwere Hirnverletzungen

Bei diesen Verletzungen wird gewöhnlich vor der Erholung ein **Durchgangsstadium** durchlaufen, das in folgender Weise gekennzeichnet ist:
- schwankende Bewußtseinslage,
- Desorientiertheit,
- Überaktivität,
- Aggressivität,
- Delir.

In dieser Phase muß der Patient auf einer Intensivstation überwacht werden.
Das Durchgangsstadium dauert wenige Tage bis Wochen.

Schwere Hirnverletzungen

Hierbei ist der Verlauf in hohem Maße unterschiedlich. Gewöhnlich ist eine besonders intensive Betreuung erforderlich.

Apallisches Syndrom

Bei diesem Syndrom ist der Hirnmantel (Pallidum) funktionell vom Hirnstamm entkoppelt. Nach Gerstenbrand entwickelt sich das Vollbild des apallischen Syndroms über 3 Phasen:
- prolongiertes Koma (Coma prolongé),
- Phase der Parasomnie,
- Phase des akinetischen Mutismus.

Prolongiertes Koma: Der Patient ist bewußtlos und reagiert nicht auf optische oder akustische Reize. Schmerzreize können Strecksynergismen auslösen. Die Extremitäten stehen in Beuge-Streck-Stellung, der Muskeltonus ist erhöht, die Augen stehen divergent. Es treten vermehrt orale Automatismen auf (Kauen, Schmatzen).

Phase der Parasomnie: Hierbei handelt es sich um einen schlafähnlichen Zustand ohne Reaktion auf optische oder akustische Signale. Schmerzreize lösen Massenbewegungen der oberen Extremität aus, während die Beine Streckbewegungen ausführen. Die oralen Automatismen sind stärker ausgebildet.

Phase des akinetischen Mutismus: Der Patient öffnet zeitweise die Augen, die horizontale Pendelbewegungen ausführen. Rumpf und Extremitäten sind gebeugt, Schmerzreize lösen Massenbewegungen der vier Extremitäten aus, hingegen tritt keine Reaktion auf optische und akustische Reize auf. Der Muskeltonus ist erhöht.
Hinzu kommt eine Überaktivität des *sympathischen Nervensystems,* die mit Tachykardie, Blutdruckanstieg und Schwitzen einhergeht.

Vollbild des apallischen Syndroms: Das Vollbild des apallischen Syndroms ist in folgender Weise gekennzeichnet:
- Augenöffnen für längere Zeit, ohne zu fixieren;
- deutliche Schlaf-Wach-Rhythmen, die rasch aufeinander folgen können; Schlafphase: motorisch ruhig, Augen geschlossen, Atem- und Herzfrequenz nehmen ab (verminderte Sympathikusaktivität);

- keinerlei emotionale Reaktion;
- häufig Primitivschablonen: Kauen, Schmatzen, manchmal Schlucken;
- Muskeltonus erhöht: Spastizität und Rigor;
- Reaktion auf Schmerzreize: Massenbewegungen der Extremitäten mit Zunahme der Sympathikusaktivität.

Das apallische Syndrom kann Monate oder Jahre bestehen bleiben oder sich über ein sog. Remissionsstadium zurückbilden, wobei entweder Defektzustände zurückbleiben oder aber der Ausgangsstatus wiederhergestellt wird. Beim traumatisch bedingten apallischen Syndrom sind die Chancen für eine Rückbildung günstiger als beim metabolisch bedingten.

Remissionsstadium
Die Remission beginnt mit einer Bewußtseinsaufklärung; sie tritt meist nicht abrupt, sondern allmählich ein. Nach Zeichen der beginnenden Remission sollte gezielt gesucht werden:

- Schmerzreize führen zu ersten gezielten Abwehrbewegungen,
- energisches Ansprechen kann erste Reaktionen auslösen: Augenöffnen, Händedrükken, Zunge herausstrecken, Halten von Gegenständen usw.

In dieser Phase ist eine **intensive Beschäftigung mit dem Patienten** erforderlich, damit er nicht in das apallische Stadium zurückfällt oder auf der Remissionsstufe stehenbleibt.
Auch muß in dieser Phase eine besonders intensive krankengymnastische Behandlung durchgeführt werden.
Im Vollbild der Remission treten differenzierte mimische Reaktionen wie z.B. Lächeln oder Weinen auf; die Kooperationsbereitschaft und -fähigkeit nimmt zu. Die **Therapie** kann jetzt gezielter erfolgen:

- Nahrungsaufnahme,
- Körperpflege,
- Sitzen und Gehen,
- Sprechen,
- Übung der Feinmotorik und Koordination,
- Ausbau sozialer Kontakte,
- Training von Konzentration, Merkfähigkeit und Ausdauer.

Die Krankengymnastik muß intensiv fortgesetzt werden, um Paresen und Kontrakturen zu vermindern.

Rehabilitation
Das Hauptziel der Rehabilitation besteht darin, den Patienten wieder weitestgehend in sein soziales und berufliches Leben zu integrieren. Hierzu ist eine Betreuung durch speziell ausgebildete Personen erforderlich. Die Nachbehandlung erfolgt daher am besten in Rehabilitationszentren für Schädel-Hirn-Verletzte.

Intensivbehandlung nach Kraniotomie

Nach einer Kraniotomie benötigen einige Patienten lediglich eine sorgfältige Überwachung von Atmung, Herz-Kreislauf- und neurologischen Funktionen, während bei anderen Patienten eine umfassende Intensivbehandlung erforderlich ist.
An dieser Stelle sollen die wichtigsten Komplikationen nach einer Kraniotomie besprochen werden. Diese Komplikationen müssen rasch erkannt und behandelt werden.

Postoperative Nachblutung

Die Gefahr einer postoperativen Nachblutung wird erhöht durch Husten, Pressen, Verlegung der Atemwege und Kopf-tief-Lagerung. Diese Faktoren müssen daher in der Frühphase vermieden werden.
Supratentorielle Blutungen führen meist zu folgenden Zeichen:

- Verschlechterung der Bewußtseinslage,
- Halbseitenbefund, z.B. motorische Schwäche der Gegenseite; verzögerte Pupillenreaktion oder Pupillenerweiterung auf der betroffenen Seite.

Der Verdacht auf eine Nachblutung muß immer geäußert werden, wenn sich die Bewußtseinslage eines nach der Operation gut ansprechbaren Patienten wieder verschlechtert. Ein sofortiges CT ist indiziert; bei positivem Befund muß rekraniotomiert werden.
Infratentorielle Blutungen können nach Eingriffen in der hinteren Schädelgrube auftreten. Es entstehen die Zeichen der Hirnstammkompression bzw. -ischämie:

- unregelmäßiges Atemmuster,
- Hypertonus,
- Herzrhythmusstörungen.

Auch hier ist die sofortige operative Ausräumung indiziert.

Hirnödem und Hirnschwellung

Ein Hirnödem bestimmten Ausmaßes tritt immer nach intrakraniellen Eingriffen auf und ist etwa nach 24-36 h maximal ausgeprägt; oft bestand auch bereits präoperativ ein fokales Ödem.
Tritt das Ödem auf, so verschlechtert sich meist am 2. Tag die *Bewußtseinslage*. Bei Ödem in Nähe des Hirnstammes oder des 4. Ventrikels treten *Atemstörungen* u. U. bis hin zum Atemstillstand auf; dieses Ödem ist jedoch nur von kurzer Dauer. In der kritischen Phase sollte maschinell beatmet werden.
Ist die Autoregulation der Hirndurchblutung nach einem Eingriff gestört, so besteht die Gefahr der postoperativen Hirnschwellung. Begünstigende Faktoren sind: Hypertonie, Hypoxie und Hyperkapnie.

Gefäßspasmus

Nach der Ruptur eines Aneurysmas tritt häufig ein Gefäßspasmus im betroffenen Gebiet auf. Anhaltender Gefäßspasmus kann zum Hirninfarkt führen. Bei diesen Patienten müssen vor allem hypotensive Phasen vermieden werden, weil hierdurch die Hirndurchblutung weiter beeinträchtigt werden kann. Eine gezielte Behandlung des Vasospasmus ist gegenwärtig nicht möglich, jedoch werden neuerdings vermehrt *Calciumantagonisten* hiergegen eingesetzt.

Krämpfe

Krämpfe können nach Schädel-Hirn-Traumen aber auch nach elektiven neurochirurgischen Eingriffen auftreten. Krämpfe steigern den zerebralen Sauerstoffverbrauch erheblich und müssen daher umgehend unterbrochen werden. Therapie s. S. 625.

Hypothermie und Hyperthermie

Eine Hypothermie entwickelt sich besonders nach langdauernden operativen Eingriffen in kalten Operationssälen auf. Sie führt zu Vasokonstriktion, Muskelzittern und Hypertonie in der frühen postoperativen Phase und erhöht den Sauerstoffverbrauch des Organismus.
Hyperthermie tritt nach Schädigung des Hirnstammes oder Zwischenhirns auf.

Nervenfunktionsstörungen

Lähmungen der Hirnnerven IX, X, XI und XII treten häufig nach der operativen Entfernung von Akustikusneurinomen oder anderen Brückenwinkel-Tumoren auf.
Nervenfunktionsstörungen werden auch nach Operationen in Nähe des IV. Ventrikels beobachtet. Oft ist eine endotracheale Intubation erforderlich, um Aspiration und Verlegung der Atemwege zu verhindern.
Für die Intensivbehandlung gelten die Grundsätze, die im Abschnitt „Schädel-Hirn-Trauma" dargelegt wurden.

Hirnabszeß

Hirnabszeße sind umschriebene, abgekapselte Entzündungen des Gehirns. Sie können nach einem Schädel-Hirn-Trauma oder einer intrakraniellen Operation entstehen; häufigste Ursachen sind jedoch eitrige Entzündungen des Ohres (vor allem die chronische, eitrige Otitis media). Daneben ist auch eine *hämatogene* Infektion durch einen streuenden Herd möglich. Häufige Erreger sind *gramnegative Bakterien,* bei subduralen Hämatomen meist Streptokokken, bei traumatischen Infektionen meist Staphylokokken; zahlreiche Abszesse sind zum Zeitpunkt der Drainage steril.
Wird der Abszeß nicht rechtzeitig erkannt, so entwickeln sich vor allem die Zeichen der intrakraniellen Drucksteigerung (s. S. 620), vergleichbar der Symptomatik eines Hirntumors.
Die **Behandlung** besteht in der Drainage des Abszesses über Bohrlöcher, evtl. auch nach Entfernen eines größeren Knochendeckels. Bei erheblichem Hirndruck ist oft eine operative Dekompression (Kraniotomie) erforderlich.

Pädiatrische Intensivbehandlung

Das *Schädel-Hirn-Trauma* und *Hirntumoren* sind die häufigsten Gründe für eine neurochirurgische Intensivbehandlung von Kindern.

Überwachung neurologischer Funktionen

Grundsätzlich entspricht die neurologische Überwachung der Kinder denen der Erwachsenen (siehe vorher); auch hier kann die Glasgow-Koma-Skala, ergänzt durch andere Verfahren, für die Verlaufsbeobachtung eingesetzt werden. Von besonderer Bedeutung ist auch in dieser Altersgruppe die *Messung des intrakraniellen Drucks,* die zwar keine Aussage über die neurologischen Funktionen selbst ermöglicht, jedoch für das Erkennen und die Behandlung von Hirndrucksteigerungen wichtige Anhaltspunkte liefert.

Erhöhter intrakranieller Druck

Die **Ursachen** für einen pathologischen Anstieg des intrakraniellen Drucks sind vielfältig und umfassen beim Kind vor allem folgende Faktoren:

- Schädel-Hirn-Trauma mit Hirnödem und/oder intrakranieller Blutung,
- Hirntumoren,
- Infektionen des Gehirns,
- Hirnödem nach zerebraler Hypoxie (z.B. nach Reanimation),
- metabolische Entgleisungen,
- Elektrolytstörungen, insbesondere Hyponatriämie.

Messung des intrakraniellen Drucks: Wie beim Erwachsenen, so können auch beim Kind grundsätzlich drei verschiedene Verfahren der intrakraniellen Druckmessung eingesetzt werden: über einen Katheter in den Hirnventrikeln, über eine subarachnoidale Schraube oder epidural. Am häufigsten wird gegenwärtig die *epidurale* Druckmessung angewendet.

Die *Normalwerte* entsprechen denen des Erwachsenen: 0–15 mm Hg.

Bei der *Behandlung* des erhöhten intrakraniellen Drucks sollten Werte *unter 20 mm Hg* angestrebt werden. Hierzu werden die gleichen Verfahren wie beim Erwachsenen eingesetzt (s. S. 623). Es muß jedoch beachtet werden, daß die Kontrolle des intrakraniellen Drucks allein gewöhnlich nicht ausreicht, um zerebrale Schäden anderer Ursache günstig zu beeinflussen.

Schädel-Hirn-Trauma

Schädel-Hirn-Traumen gehören zu den häufigsten Ursachen für neurologische Funktionsstörungen im Kindesalter. Meist handelt es sich um stumpfe Traumen durch Auto-, Motorrad-, Fahrrad- oder Fußgänger-Unfälle. Beim geschlossenem Schädel-Hirn-Trauma entstehen die zerebralen Schäden durch Kontusion, intrakranielle Blutung sowie zerebrale Hyperämie oder Hirnödem mit massivem Anstieg des intrakraniellen Drucks.

Grundsätzlich entspricht die **Behandlung** der des Erwachsenen:

- Sicherung und, wenn erforderlich, Unterstützung der Atem- und Herz-Kreislauf-Funktion,
- Kontrolle des intrakraniellen Drucks,
- operative Behandlung bei intrakraniellen Hämatomen und Impressionsfrakturen sowie externen Blutungen aus Skalpwunden, ggf. Ersatz von Blutverlusten.

Hirntumoren

Hirntumoren gehören, nach der Leukämie, zu den häufigsten malignen Erkrankungen im Kindesalter. Sie gehen meist mit erhöhtem intrakraniellem Druck einher und treten besonders im Alter zwischen 5 und 9 Jahren auf.

Klinisches Bild

Die Symptome entstehen vor allem durch den zunehmenden intrakraniellen Druck sowie die jeweilige Lokalisation des Tumors:

- Erbrechen im Strahl, besonders nach dem Aufstehen und dem Frühstück,
- Kopfschmerzen,
- fokale neurologische Ausfälle wie z. B. Sehstörungen, Nystagmus Gangunsicherheit, Krämpfe.

Die häufigsten Tumoren sind:

Astrozytom des Kleinhirns: Ein langsam wachsender Tumor, der mit Anstieg des intrakraniellen Drucks, vermindertem Muskeltonus, abgeschwächten Reflexen, Nystagmus, Optikusatrophie und Erblindung einhergeht. Der Tumor kann im Ganzen entfernt werden.

Gliom des Hirnstamms: Ein Tumor, der zu Hirnnervenlähmung und Bewegungsstörungen führt und jeder Form von Behandlung nur wenig zugänglich ist.

Medulloblastom des Kleinhirns: Verläuft mehr akut, führt zu Kopfschmerzen, Erbrechen, Gewichtsabnahme und Gangstörungen. Da schwer zu entfernen: schlechte Prognose.

Ependymom. Wächst vor allem im 4., aber auch im ersten oder 2. Ventrikel. Geht einher mit Kopfschmerzen, Übelkeit und Erbrechen, Bewegungsstörungen. Eine vollständige chirurgische Entfernung ist gewöhnlich nicht möglich.

Kraniopharyngeom: Wächst neben der Hypophyse und führt zu zahlreichen Funktionsstörungen der Hypophyse und des Hypothalamus. Chirurgische Behandlung ist möglich, jedoch kann der Tumor nicht immer vollständig entfernt werden.

Postoperative Intensivbehandlung

Die Intensivbehandlung erfolgt nach den allgemeinen Grundsätzen, während die Intensivüberwachung sich, wie beim Erwachsenen, vor allem auf folgende Faktoren richtet:
- Herz-Kreislauf- und Atemfunktion,
- neurologischer Status,
- Nachblutung,
- Durchgängigkeit der Drainagen, Farbe, Menge und Geruch der drainierten Flüssigkeit,
- postoperative Hirnschwellung,
- Zeichen der Infektion,
- Körpertemperatur,
- Urinausscheidung: Diabetes insipidus nach Kraniopharyngeom-Operation,
- Blutzucker, Elektrolyte, Blutbild, Blutgase, Flüssigkeitsbilanz usw.

Traumatische Querschnittslähmung

Einführung

Traumen sind die häufigste Ursache von Querschnittslähmungen. Hierbei können, je nach Höhe der Rückenmarksläsion, nur die unteren Extremitäten oder aber alle 4 Extremitäten betroffen sein. Schädigungen oberhalb des 2.-4. Halswirbels sind wegen der Lähmung des Zwerchfells nicht mit dem Leben vereinbar.

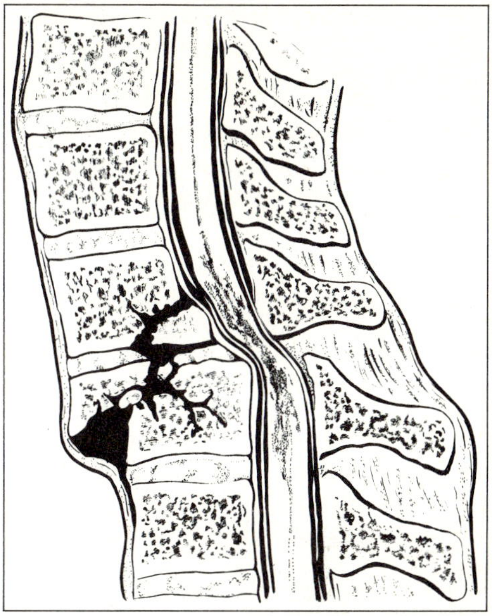

Abb. 53-6. Traumatische Querschnittslähmung durch Wirbelfrakturen mit Fehlstellung der Wirbelsäule und Kompression des Rückenmarks

Die meisten traumatischen Querschnittslähmungen treten in Verbindung mit *Frakturen* der Wirbelsäule auf **(Abb. 53-6)** und entstehen durch Kompression, Verdrehung oder Streckung mit Blutungen in der grauen Substanz und Ödem der weißen Substanz des Rückenmarks.

Pathophysiologie

Spinaler Schock

Unmittelbar nach der Verletzung mit funktioneller Unterbrechung des Rückenmarks tritt ein spinaler Schock ein, der in folgender Weise gekennzeichnet ist:
- schlaffe Lähmung mit vollständigem Sensibilitätsausfall, Verlust der Temperaturregulation und Aufhebung der Reflexe unterhalb der Verletzungsstelle;
- Blutdruckabfall durch Unterbrechung der Sympathikusfunktion mit anschließender Gefäßdilatation und Versacken des Blutes in der Peripherie; besonders ausgeprägt bei Lagewechsel, da Verlust orthostatischer Kreislaufreflexe;

- häufig Herzrhythmusstörungen: Bradykardie, ventrikuläre Extrasystolen;
- paralytischer Ileus.

> In der Phase des spinalen Schocks ist der Patient besonders durch eine respiratorische Insuffizienz gefährdet.

Ursachen respiratorischer Störungen sind vor allem Hypoventilation durch Störungen der Atemmuskulatur, ungenügender Hustenmechanismus und Aspiration durch abgeschwächte oder fehlende Atemwegsreflexe.
Der spinale Schock hält etwa 1–3 Wochen an; nach mehreren Wochen kehren die spinalen Reflexe schrittweise zurück und es folgt der Übergang in das chronische Stadium. Die wichtigsten **Störungen in der chronischen Phase** sind:

- Labilität des Herz-Kreislauf-Systems mit autonomer Hyperreflexie,
- eingeschränkte Atemfunktion,
- chronische Infektionen des Atem- und Urogenitaltrakts,
- Anämie,
- Beeinträchtigung der Temperaturregulation.

Atemfunktion
Verletzungen oberhalb von C2–C4 führen zu Zwerchfellähmung und Apnoe. Bleibt hingegen die Zwerchfellfunktion ungestört, so kann der Patient bei zervikaler Querschnittslähmung ein ausreichendes Atemminutenvolumen aufrechterhalten, der Hustenmechanismus ist jedoch gestört; oft findet sich in der Anfangsphase auch eine Hypoxämie.
Beachte:

> In der Phase des spinalen Schocks kann durch Absaugen des Nasen-Rachen-Raums oder der Lunge eine akute Reflexbradykardie bis hin zur Asystolie ausgelöst werden.

Autonome Hyperreflexie
Mit dem Verschwinden des spinalen Schocks und der Rückkehr spinaler Reflexe tritt eine autonome Hyperreflexie ein, die durch Bestreichen der Haut unterhalb der Verletzungsstelle ausgelöst werden kann, ebenso durch eine stark gefüllte Blase oder Dehnung des Rektums durch Kot oder durch operative Stimuli. Die Hyperreflexie entsteht durch afferente Impulse aus den unterhalb der Verletzungsstelle gelegenen peripheren und Eingeweidenerven zum isolierten Rückenmark, das nun nicht länger durch supraspinale (aus dem Gehirn kommende) Impulse gehemmt wird, so daß komplexe efferente Reaktionen auftreten:

- Hypertonie und Bradykardie,
- gesteigerte Reflexe, Rigidität und Spastik der Muskulatur.

Das Syndrom erreicht etwa 4 Wochen nach der Verletzung seinen Höhepunkt und verschwindet danach allmählich, kann jedoch jederzeit (auch nach Jahren) zurückkehren. Zur Behandlung werden Ganglienblocker, Vasodilatatoren und Periduralanästhesie eingesetzt.

Intensivbehandlung

In der Initialphase der Querschnittslähmung ist wegen der lebensgefährlichen Komplikationsmöglichkeiten eine Intensivbehandlung erforderlich. Die Art der Komplikationen hängen vor allem von der Höhe des Querschnitts und Begleitverletzungen ab.
Die **Atemfunktion** muß besonders sorgfältig überwacht werden, wenn die Verletzung im thorakalen Bereich gelegen ist. Querschnittslähmung bei Th6 führt zum Ausfall der Bauchmuskulatur und damit eines effektiven Hustenstoßes, noch höher gelegene Lähmungen vermindern die Vitalkapazität erheblich.

> Bei hoher Querschnittlähmung kann in der Anfangsphase jederzeit eine tödliche Atemlähmung auftreten.

Um den beeinträchtigten oder gar aufgehobenen Hustenmechanismus zu kompensieren, sind entsprechende physiotherapeutische Maßnahmen erforderlich (s. S. 526).

Lagerung
Die Lagerung des querschnittsgelähmten Patienten erfolgt am besten im Drehbett (s. S. 388) mit regelmäßigem (2stündigem) Lagewechsel:

- ▸ In Rückenlage: Hüfte strecken und um 10° abduzieren, Knie ebenfalls strecken, Füße nach dorsal beugen.
- ▸ In Seitenlage: Hüfte und Knie leicht beu-

gen, Schultern leicht abduzieren, Ellenbogen strecken, Hände in Funktionsstellung.
- Sorgfältige Kontrolle auf Lagerungsschäden und Dekubitus.

> Beachte die eingeschränkte orthostatische Regulationsfähigkeit des Querschnittsgelähmten: Lagewechsel kann hierdurch leicht zum Blutdruckabfall führen!

- Bei Spastik: Kontrakturprophylaxe durch passives Bewegungstraining: mehrmals am Tag für mehrere Minuten die Gelenke vorsichtig maximal bewegen.

Blasenfunktion
Im spinalen Schock tritt eine akute Harnverhaltung auf, später eine automatische oder autonome Blase.
- Initial ist zumeist ein Dauerkatheter indiziert.
- Übermäßiger Füllungszustand der Blase muß vermieden werden: Gefahr von Blasenüberdehnung, Rückstau und Hyperreflexie.
- Frühzeitiger Beginn des Blasentrainings nach Entfernen des Katheters; Beklopfen und Ausdrücken der Blase, Suchen eines auslösenden Punktes für die Kontraktion der Harnblase.
- Regelmäßige bakteriologische Kontrolle des Harns.

Magen-Darm-Funktion
Die akute Querschnittslähmung geht mit einer vorübergehenden Magenatonie und paralytischem Ileus einher. Folgende Maßnahmen sind indiziert:
- Legen einer Magensonde,
- Flüssigkeits- und Nährstoffzufuhr in den ersten 48 h *intravenös,*
- Zufuhr von Antazida und Histaminrezeptoren-Antagonisten zur Ulcus-Prophylaxe,
- Abführmittel, Darmrohr, Einläufe;
- bei Ingangkommen der Darmtätigkeit schrittweise mit der oralen Nahrungszufuhr beginnen.

Kapitel 54. Herzchirurgische Intensivmedizin

Transport des Patienten zur Intensivstation

Der Transport des herzchirurgischen Patienten vom Operationssaal zur Intensivstation erfolgt am besten im Intensivpflegebett. Hierdurch werden gefährliche Umlagerungsmanöver vermieden.

Der Transport beginnt erst, wenn Herz-Kreislauf-Funktion und Atmung ausreichend stabil bzw. unter Kontrolle sind. Vorher wird ein transportabler Monitor angeschlossen, mit dem der arterielle Blutdruck und das EKG während des Transports kontinuierlich überwacht werden. Bei kritisch kranken Patienten sollten für den Transport kardiovaskuläre Notfallmedikamente und, wenn erforderlich, ein batteriebetriebener Defibrillator mitgenommen werden.

Die Beatmung kann während des Transports mit einem Atembeutel erfolgen. Hierzu wird der Lufteinlaß des Atembeutels mit einer kleinen, am Bett befestigten Sauerstoffflasche verbunden. Auf diese Weise kann der Patient mit 100%igem Sauerstoff beatmet werden.

Der Transport wird immer mindestens zu zweit durchgeführt; er muß schonend und überlegt durchgeführt werden, damit der Patient nicht unnötig gefährdet wird. Lange Wartezeiten vor Fahrstühlen sind ebenso zu vermeiden wie rasende Fahrten über lange Flure.

Aufnahme des Patienten

Unmittelbar nach der Aufnahme des Patienten tritt das Transportteam zurück, damit die Arbeit des Behandlungsteams nicht behindert wird. Folgende Maßnahmen werden sofort durchgeführt:

- Beatmungsgerät anschließen. Grundeinstellung:
  - Frequenz 8–12/min,
  - Atemzugvolumen 12–15 ml/kg,
  - Inspiratorische O_2-Konzentration 100%,
  - Flow niedrig, ca. 30 l/min,
  - PEEP + 5 cm H_2O.

  Nach 10–15 min: Beatmungseinstellung durch Blutgasanalyse überprüfen und, wenn erforderlich, korrigieren. Inspiratorische Sauerstoffkonzentration so niedrig wie möglich; p_aCO_2 35–45 mmHg.
- Sofort Druckaufnehmer und EKG anschließen. Arteriellen Druck, ZVD und Herzfrequenz kontrollieren.
- Pacemakerfunktion überprüfen.
- Infusion mit kardiovaskulären Medikamenten anschließen.
- Thoraxdrainagen mit dem Sog (–20 cm H_2O) verbinden; aktuellen Flüssigkeitsstand auf dem Überwachungsbogen vermerken.
- Klinischen Zustand einschätzen:
  - Bewußtseinslage,
  - Pupillengröße und -reaktion,
  - Hautfarbe,
  - Körpertemperatur,
  - Tubuslage, Manschettendruck,
  - Atemgeräusch, Herztöne.
- Nichtbeatmeten Patienten angefeuchteten Sauerstoff über Maske oder Tubus zuführen.

Während dieser anfänglichen Maßnahmen berichtet der den Transport begleitende Anästhesist dem diensthabenden Arzt und dem Pflegepersonal der Intensivstation kurz die wichtigsten Einzelheiten über Verlauf von Operation und Narkose. Auf zu erwartende Komplikationen sollte besonders hingewiesen werden.

Überwachung des Patienten

Vergleiche hierzu auch die Kap. 6 und 39.
Intensivüberwachung ist vor allem in den ersten Stunden nach herzchirurgischen Eingrif-

fen erforderlich. In den ersten beiden Stunden werden die Vitalfunktionen mindestens alle 5–10 min auf den Monitoren sowie klinisch überwacht, die nächsten 4 h (wenn stabil) alle 15 min, und danach (wenn stabil) alle 30 min. Die wichtigsten **Überwachungsgrößen** sind:

- arterieller Druck,
- Herzfrequenz, Puls, EKG,
- zentraler Venendruck,
- Pulmonalarteriendruck (wenn indiziert),
- linker Vorhofdruck (wenn indiziert),
- Atmung, Beatmungsgerät,
- Urinausscheidung,
- Körpertemperatur.

Alle Drücke werden direkt über Druckaufnehmer gemessen und kontinuierlich auf einem Monitor angezeigt. Wesentliche Abweichungen nach oben oder unten werden dem diensthabenden Arzt sofort mitgeteilt. Welche Grenzwerte jeweils noch tolerierbar sind, sollte vorher vom Arzt schriftlich festgelegt werden.

> Blindes Vertrauen auf elektronische Überwachungsinstrumente ist jedoch falsch! Die gemessenen Werte müssen immer durch direkte klinische Beobachtung des Patienten ergänzt werden.

Die Bewußtseinslage sollte in den ersten 12 h mindestens alle 2 h überprüft werden (wie, s. S. 615), nicht nur um zu überprüfen, ob der Patient aus der Narkose erwacht ist, sondern auch, um neurologische Komplikationen durch den herzchirurgischen Eingriff (Herz-Lungen-Maschine) frühzeitig zu erkennen.

Laborwerte

Ein bestimmtes Routinelaborprogramm ist bei allen herzchirurgischen Patienten in der postoperativen Phase erforderlich. Hierzu gehören in erster Linie:

- arterielle Blutgase,
- Säure-Basen-Parameter,
- Elektrolyte,
- Hb, Ht.

Unter den Elektrolyten ist das Serumkalium von besonderer Bedeutung:

> Hypokaliämie kann lebensbedrohliche Arrhythmien auslösen, vor allem beim digitalisierten Patienten.

Nicht immer besteht eine enge Beziehung zwischen dem Serumkalium und dem intrazellulären Kalium (das nicht gemessen werden kann). Bleiben Arrhythmien trotz Kaliumzufuhr per infusion bestehen und liegt dabei das Serumkalium im unteren Normbereich, so ist wahrscheinlich das intrazelluläre Kalium erniedrigt. Darum sollten postoperativ Serumkaliumwerte im oberen Normbereich angestrebt werden.

Häufig werden noch folgende Laborwerte ergänzend zu den oben angeführten Routineparametern bestimmt: Gerinnungsstatus, Gesamteiweiß, Harnstoff, Kreatinin, Herzenzyme, Leberenzyme.

Ein- und Ausfuhr

Zur Kontrolle des Wasser- und Elektrolyt-Haushaltes und der Nierenfunktion muß die Ein- und Ausfuhr sorgfältig bilanziert werden.

- Zur Ausfuhr gehören: Urinausscheidung, Thoraxdrainagen, Magensonde, Erbrechen, Durchfälle, Schwitzen.
- Die Einfuhr umfaßt: Volumen und Zusammensetzung der Infusionslösung, Spülflüssigkeiten, oral zugeführte Flüssigkeiten.

Neurologische Überwachung

Sie bedient sich einfacher Methoden und dient dazu, Schädigungen des ZNS, z. B. durch Embolie von Luft oder Teilchen, Hirnödem oder Hirnblutung, festzustellen. Überprüft werden von Schwestern und Pflegern:

- Bewußtseinslage,
- Pupillengröße und -reaktion,
- Bewegung aller 4 Extremitäten,
- Mitarbeit des Patienten.

Bei Verdacht auf eine zerebrale Schädigung muß umgehend eine neurologische Konsiliaruntersuchung durchgeführt werden. **Durchgangssyndrome** und **psychische Störungen** sind nach Herzoperationen keine Seltenheit. Sie äußern sich u. a. so:

- Agitiertheit,
- Unruhe,
- motorische Überaktivität,
- Verwirrtheit,
- Wahnideen,
- Stupor.

Gelegentlich werden die Störungen auch durch Alkohol- oder Medikamentenentzug oder Elektrolytstörungen hervorgerufen.

Thoraxdrainagen

Thoraxdrainagen dienen zur Ableitung von Blut aus dem Operationsgebiet und von Luft und Exsudat aus dem Pleuraraum. Sie dürfen weder auf dem Transport noch während der postoperativen Frühphase für längere Zeit abgeklemmt werden, sondern lediglich kurzfristig beim Wechsel der Sammelgefäße und zur Überprüfung von Leckagen.
Beim längeren Abklemmen der Drainagen drohen folgende *Gefahren:*

- **Herztamponade,** weil das Blut nicht mehr frei abfließen kann.
- **Pneumothorax,** weil die in den Pleuraspalt eindringende Luft nicht entweichen kann.

Sofort nach Ankunft des Patienten werden die Thoraxdrainagen an den Dauersog angeschlossen. Anfänglich kann für einige Sekunden ein Sog von etwa 60 cmH_2O ausgeübt werden, danach wird ein Dauersog von etwa 20 cmH_2O eingestellt. Wichtig ist folgendes:

- ▸ Blutverlust über die Drainagen in den ersten beiden Stunden mindestens alle 5 min und danach, wenn Herz-Kreislauf-Funktion stabil, alle 15 min kontrollieren.
- ▸ Drainageschläuche in den ersten beiden Stunden mindestens alle 5–10 min und danach alle 30 min ausmelken, damit das Blut nicht gerinnt und die Drainagen verstopft.
- ▸ Abknicken der Drainagen oder Herausrutschen aus dem Thorax unbedingt vermeiden.

Blubbern in den Sauggefäßen weist auf Leckage hin. Die Luft kann hierbei aus der Lunge oder aus dem Wundkanal der Drainage stammen oder aber über eine Undichtigkeit in den Schläuchen in das System eindringen.
Ist zu Beginn der Drainage kein Blubbern nachweisbar, so scheinen Lunge und/oder Pleura unversehrt zu sein. Hört hingegen anfängliches Blubbern abrupt spontan auf, so ist vermutlich die Drainage durch die Blutgerinnsel verstopft.

Überprüfung einer Leckage

Blubbern die Sauggefäße, so wird die Thoraxdrainage mit zwei gegeneinandergesetzten Klemmen in unmittelbarer Nähe des Thorax abgeklemmt. Hört das Blubbern jetzt auf oder läßt es merklich nach, so liegt das Leck vermutlich im Thorax. Bleibt das Blubbern bestehen, so liegt die Leckage außerhalb, und zwar unterhalb der Klemmen. Dann wird zusätzlich die Drainage in Nähe der Absaugflasche abgeklemmt. Ist das Blubbern immer noch zu hören, so liegt die Leckage im Bereich zwischen den beiden abgeklemmten Stellen.

Entfernen der Thoraxdrainagen

Die Thoraxdrainagen werden entfernt, wenn nur noch minimale Flüssigkeitsmengen abfließen bzw. keine weiteren Gerinnsel mehr auftreten oder keine Leckage mehr nachweisbar ist.

- ▸ Die Thoraxdrainagen können bei den meisten herzchirurgischen Patienten zwischen dem 1. und 3. postoperativen Tag gezogen werden.
- ▸ Hierzu werden die Verbände entfernt, die Haltenähte durchschnitten und das Wundgebiet mit einem Desinfektionsmittel eingesprüht. Die intraoperativ gelegte Tabaksbeutelnaht wird festgehalten, der Sog kurzfristig erhöht, die Haut mit einer abgeschnittenen sterilen Kompresse bedeckt. Dann wird die Drainage rasch herausgezogen und gleichzeitig die Tabaksbeutelnaht zugezogen. Anschließend elastischer Pflasterverband.
- ▸ Waren zwei Drainagen gemeinsam über ein Y-Stück an den Sog angeschlossen, so müssen sie vor dem Ziehen abgeklemmt werden, damit nach Entfernen der ersten Drainage keine Luft über den Y-Schenkel in die zweite Drainage und von dort in den Pleuraspalt gelangt.
- ▸ Nach Entfernen der Thoraxdrainage wird eine Röntgenaufnahme durchgeführt. Ist ein geringer Pneumothorax vorhanden, so wird der Patient sorgfältig beobachtet; nach etwa 1 h wird die Röntgenaufnahme wiederholt. Sind keine wesentlichen Veränderungen eingetreten, so wird nach 8 h erneut geröntgt. Danach 1 × /Tag.
- ▸ Ist hingegen nach Entfernen der Thoraxdrainage ein deutlicher Pneumothorax vorhanden und besteht vermutlich ein Leck, so muß erneut drainiert werden.

Atemtherapie

Postoperative Routinenachbeatmung

Die meisten Patienten werden nach einer Herzoperation etwa 6–24 h mit einem volumen- oder druckgesteuerten Respirator beatmet. Sedierung und Analgesie erfolgen hierbei z. B. mit Diazepam (Valium), Flunitrazepam (Rohypnol), und Piritramid (Dipidolor), Morphin, Pethidin (Dolantin); gelegentlich werden ergänzend Barbiturate (z. B. Luminal) und Neuroleptika (z. B. Atosil) zugeführt. Gründe für die postoperative Nachbeatmung sind:

- der Patient ist unterkühlt,
- die Anästhetika wirken noch nach (Atemdepression),
- die Lungenfunktion ist vorübergehend gestört, die Atemarbeit gesteigert.

Die anfängliche Respiratoreinstellung ist unmittelbar postoperativ nicht selten schwierig, weil der Ventilationsbedarf sich ständig ändern kann. Darum sind in dieser Phase häufig Blutgasanalysen zur Kontrolle des pulmonalen Gasaustausches erforderlich. Bestehen keine schwerwiegenden respiratorischen oder hämodynamischen Störungen mehr, so kann der Patient extubiert werden, wenn folgende Kriterien erfüllt sind:

Kriterien zur Extubation

1. Herz-Kreislauf-Funktion stabil, keine wesentliche Nachblutung
2. Ausreichende Atemfunktion:
   - Vitalkapazität über 10–15 ml/kg
   - Atemfrequenz unter 25/min
   - Inspirationssog über 20–25 cmH_2O
   - p_aO_2 über 80 mmHg unter Spontanatmung über T-Stück, jedoch ohne PEEP oder CPAP
3. Sauerstoffbedarf normal:
   - kein starkes Muskelzittern
   - Körpertemperatur über 36 °C, jedoch kein hohes Fieber
4. Ausreichender Sauerstofftransport:
   - Hämatokrit über 25–30%
   - keine schwere Alkalose (Linksverschiebung der O_2-Bindungskurve)
5. ZNS: wacher und kooperativer Patient.

Bei einigen Patienten muß von diesem Routinevorgehen abgewichen werden, z. B. bei Patienten mit Mitralklappenersatz, pulmonaler Hypertonie oder kardialer Kachexie. Diese Patienten sollten, selbst wenn der pulmonale Gasaustausch in den ersten Stunden ausreichend ist, behutsam vom Respirator entwöhnt und nicht sofort extubiert werden. Denn nicht selten erschöpfen sich die Patienten unter Spontanatmung; oft treten dann auch noch Lungenfunktionsstörungen hinzu. Die Entwöhnung kann über IMV oder, wenn indiziert, CPAP erfolgen. Extubiert wird erst, wenn die Blutgase nach mehrstündiger Spontanatmung stabil geblieben sind.

Nach der Extubation

Bei den meisten Patienten ist in den ersten Tagen nach der Operation der pulmonale Gasaustausch gestört. Sie erhalten darum nach der Extubation zusätzlich Sauerstoff, am besten angefeuchtet über eine Gesichtsmaske. Wird die Maske nicht toleriert, so kann ein Nasenkatheter verwendet werden (immer 2. Wahl!). Zur Atemtherapie können, wenn erforderlich, ergänzend folgende Maßnahmen durchgeführt werden:

- IPPB mit Bird-Respirator,
- Giebelrohr,
- Thoraxphysiotherapie,

Die meisten Patienten können 24 Stunden nach der Operation von der Intensivpflegestation auf die Allgemeinpflegestation verlegt werden.

Postoperative respiratorische Insuffizienz

Bei einigen Patienten tritt in der postoperativen Phase (gewöhnlich innerhalb der ersten 24–48 h) eine respiratorische Insuffizienz auf, die eine längerdauernde Respiratortherapie erfordert. Die wichtigsten *Ursachen* sind Veränderungen der Lunge selbst:

- Kollaps der Alveolen und Atemwege,
- Schädigungen des Lungengewebes,
- Flüssigkeitsverschiebungen in der Lunge,
- Pneumonie.

Die Indikation zur maschinellen Beatmung ist gegeben, wenn die in Kapitel 49 dargestellten Kriterien (s. S. 552) vorhanden sind. Die Langzeitbeatmung erfolgt über einen nasotrachealen Tubus mit Niederdruckmanschette mit einem volumenkonstanten Respirator. Die Beatmungsform (assistiert, kontrolliert, IMV, PEEP) hängt ganz wesentlich vom

Grad der respiratorischen Insuffizienz ab. PEEP ist bei sehr vielen Patienten indiziert, um die funktionelle Residualkapazität zu erhöhen und dadurch den pulmonalen Gasaustausch zu verbessern. Unter PEEP kann die inspiratorische Sauerstoffkonzentration meist reduziert werden. PEEP ist besonders wirksam bei diffusen Atelektasen und bei Flüssigkeitseinlagerung in die Lunge (z.B. Lungenödem). Hingegen ist PEEP ungünstig bei Patienten mit chronisch-obstruktiven Lungenerkrankungen (Asthma, Lungenemphysem). Wird durch den PEEP das HZV vermindert, so müssen das Blutvolumen angehoben und positiv inotrope Substanzen zugeführt werden. Alle Veränderungen des PEEP (nach oben oder unten) müssen behutsam unter Kontrolle der Herz-Kreislauf-Funktion erfolgen. Über Entwöhnung von PEEP und maschineller Beatmung s. S. 562.

Herz-Kreislauf-Funktion

In der unmittelbaren postoperativen Phase können zahlreiche gefährliche Störungen der Herz-Kreislauf-Funktion auftreten, die sofort erkannt und behandelt werden müssen. Hierzu ist eine kontinuierliche und invasive Überwachung des Herzkreislaufsystem erforderlich.

Postoperative Blutung

In den ersten 5 h nach der Herzoperation sind Blutverluste über die Thoraxdrainagen von mehr als 100 ml/h keine Seltenheit; diese Verluste sollten Aufmerksamkeit erregen. Werden in den ersten 12 h mehr als 1200 ml Blut verloren, so sollte rethorakotomiert werden, ebenso, wenn Verluste von 150–300 ml/h länger als 4 h anhalten.

Plötzliche massive Blutverluste über die Drainagen bei bisher konstant niedrigen Verlusten weisen immer auf eine größere chirurgische Blutung hin. Hier muß rasch eine Entscheidung über die Rethorakotonie getroffen werden.

Gelegentlich sind Gerinnungsstörungen die Ursache von postoperativen Blutungen; diese Blutungen sind meist diffus.

Die **Behandlung** der Blutungen richtet sich nach der Ursache. Stärkere chirurgische Blutungen müssen chirurgisch behandelt werden: Rethorakotomie. Die laufenden Blutverluste werden mit Blut ersetzt.

Blutungen durch Gerinnungsstörungen werden mit Warmblut, Thrombozytenkonzentrat, Frischplasma usw. behandelt.

Herztamponade

Eine Herztamponade entsteht durch Ansammlung von Blut oder Gerinnseln im Perikard bzw. Mediastinum. Hierdurch wird die Kontraktion und Erschlaffung der Ventrikel behindert sowie die Vorhöfe und die Vena cava komprimiert. Folgen:

- Herzzeitvolumen und arterieller Druck fallen ab
- der zentrale Venendruck steigt an.

Ursache der Herztamponade ist die ungenügende Drainage des Blutes aus dem Operationsgebiet.

Therapie: chirurgisch.

Low-output-Syndrom

Bei Low-output-Syndrom wirft das Herz ein zu niedriges Herzzeitvolumen aus. Hierdurch werden die Organe ungenügend durchblutet. Die wichtigsten **Zeichen** sind:

- HZV-Index unter 2 l/min/m^2,
- Urinausscheidung unter 20 ml/h,
- niedriger arterieller Blutdruck,
- Tachykardie,
- periphere Pulse schwach oder nicht tastbar,
- Haut blaß oder zyanotisch,
- metabolische Azidose.

Die **Ursachen** des Low-output-Syndrom sind zumeist vielschichtig: ungenügender Myokardschutz während der Operation, Luftembolie der Koronararterien, akuter Myokardinfarkt, nicht korrigierter Restdefekt, Herztamponade, vorbestehende Ventrikelfunktionsstörung, Hypoxie, Säure-Basen-Störungen usw.

Die **Therapie** richtet sich primär nach der Ursache. Unterstützende Maßnahmen sind:

- maschinelle Beatmung,
- medikamentös: Katecholamine, Kalzium, Vasodilatatoren,
- gelegentlich IABP.

Hypertonie

Hypertonie tritt in der frühen postoperativen Phase nicht selten auf, vor allem beim Erwachen aus der Narkose. Zu diesem Zeitpunkt ist der Patient meist unterkühlt und anämisch; das HZV ist erniedrigt, der periphere Widerstand erhöht. Medikamentös werden Analgetika (z. B. Dipidolor, Morphin) und Neuroleptika (z. B. Atosil) sowie Vasodilatatoren (z. B. Nitroglyzerin, Nipruss) gegeben.

Herzrhythmusstörungen

Herzrhythmusstörungen sind nach Herzoperationen nicht ungewöhnlich. Sie können die Herzfunktion beeinträchtigen. Die Behandlung erfolgt, je nach Störung, mit Herzschrittmacher oder medikamentös (Einzelheiten s. S. 462).

Intraaortale Ballonpumpe

Dies ist ein mechanisches Gerät zur Unterstützung der schwer beeinträchtigten Herzfunktion. Das Instrumentarium besteht aus einem aufblasbaren Ballon, der von der A. femoralis aus in die Aorta vorgeschoben wird, und einer Maschine, die Gas (CO_2 oder Helium) in den Ballon pumpt und wieder absaugt. Der Vorgang wird elektronisch gesteuert und auf Monitore übertragen. Der Ballon wird jeweils während der *Diastole* aufgeblasen und während der Systole abgelassen; dieser Vorgang wird als intraaortale Ballongegenpulsation bezeichnet. Durch die Gegenpulsation nimmt die Herzarbeit ab (Herz wird entlastet) und die Koronardurchblutung zu. Während der Gegenpulsation muß der Patient heparinisiert werden.

Intravenöse Flüssigkeits- und Elektrolytzufuhr

Flüssigkeitsrestriktion ist in der frühen postoperativen Phase erforderlich. Als Erhaltungsbedarf werden nicht mehr als 1500-2000 ml Glukose 5% zugeführt. Abnorme Verluste müssen daneben extra ersetzt werden. Nicht selten treten Störungen des Elektrolytgleichgewichtes auf:

1. Hypokaliämie: Dies ist die häufigste Elektrolytstörung nach einer Herzoperation. Oft liegt eine präoperative Diuretikabehandlung und ungenügender präoperativer Kaliumersatz zugrunde. Ausgiebige Diurese während der Operation fördert die Hypokaliämie zusätzlich.
Niedrige Kaliumspiegel prädisponieren zu *Herzrhythmusstörungen,* besonders bei digitalisierten Patienten. Ist eine Hypokaliämie die Ursache von postoperativen Herzrhythmusstörungen, so muß umgehend Kalium infundiert werden, z. B. in schweren Fällen 40-60 mval in 250 ml Lösung innerhalb von 1½-2 h. Die Zufuhr erfolgt über einen zentralen Venenkatheter unter kontinuierlicher EKG-Überwachung.

2. Hyperkaliämie wird manchmal postoperativ beobachtet, besonders wenn hyperkaliämische Kardioplegielösung während der Operation verwendet wurde. Hohe Kaliumspiegel am 2. oder 3. postoperativen Tag beruhen meist auf zu ausgiebiger Kaliumtherapie in den vorangegangenen Tagen.
Bei Kaliumwerten über 5,5 mmol/l wird die Kaliuminfusion abgestellt.
Steigt der Kaliumspiegel über 6 mmol/l an, so kann hochprozentige Glukoselösung mit Insulinzusatz infundiert werden, um den Kaliumspiegel akut zu senken. Diese Maßnahme sollte jedoch nur durchgeführt werden, wenn im EKG die Zeichen der Hyperkaliämie nachweisbar sind. Oft kann die Kaliumausscheidung durch ein Diuretikum (z. B. Lasix) gefördert werden.
In Notsituation können die Auswirkungen der Hyperkaliämie durch intravenöse *Kalziuminjektionen* vorübergehend antagonisiert werden.
Ist der Anstieg des Kaliumspiegel auch durch Einläufe mit Ionenaustauschern nicht beherrschbar, so muß dialysiert werden.

3. Hypernatriämie und Hyponatriämie: Während eine Hypernatriämie postoperativ keine wesentliche Rolle spielt, wird eine Hyponatriämie vor allem bei präoperativer Kochsalzrestriktion, chronischer Diuretikatherapie und Verdünnung durch den kardiopulmonalen Bypass beobachtet. Sind die Natriumspiegel anhaltend unter 120 mmol/l erniedrigt und liegt keine Verdünnungshyponatriämie vor, so kann Kochsalzlösung infundiert werden.

4. **Hypokalziämie** tritt auf durch Verdünnung oder Zufuhr großer Mengen ACD-Blut. Therapie: Kalzium i.v.

Medikamentenzufuhr

In der postoperativen Phase benötigt der herzchirurgische Patient häufig eine Vielzahl von Medikamenten. Die meisten dieser Medikamente wirken negativ auf das Herz-Kreislauf-System und müssen daher vorsichtig zugeführt werden. Schwestern und Pfleger müssen mit den Wirkungen, Nebenwirkungen und Dosierungen der Medikamente vertraut sein, um schwerwiegende Irrtümer zu vermeiden. Zunächst werden alle Medikamente intravenös injiziert, um eine sichere und berechenbare Wirkung zu erreichen.

Lagerungen und körperliche Aktivitäten

Postoperative Schmerzen sind geringer, wenn der Patient nicht ganz flach, sondern mit leicht erhöhtem Oberkörper gelagert wird. Im übrigen gelten die Grundsätze der Lagerung von Intensivpatienten (s. S. 387). Seitenlagerungen können meist 2-3 h nach der Operation begonnen werden, wenn die Herz-Kreislauf-Funktion ausreichend stabil ist. Am Tag nach der Operation wird der Patient aufgesetzt, wenn möglich auch auf die Bettkante. Je nach Fortschritt kann der Patient am 3. Tag in den Sessel gesetzt werden, am besten 3-4 × /Tag für 15-30 min.

Besonderheiten bei herzoperierten Kindern

Überwachung

Die Überwachung herzoperierter Kinder erfolgt nach den gleichen Grundsätzen wie beim Erwachsenen. Sie beruht auf klinischer Beobachtung und invasiven Meßverfahren.

Routineüberwachung bei allen Kindern

1. Kontinuierliches EKG mit oberen und unteren Alarmgrenzen für die Herzfrequenz.
2. Kontinuierliche arterielle Blutdruckmessung mit oberen und unteren Alarmgrenzen.
3. Kontinuierliche Messung des zentralen Venendrucks.
4. Körpertemperatur kontinuierlich oder stündlich.
5. Arterielle Blutgase alle 1-4 h und 10 min nach jeder Neueinstellung des Respirators bzw. je nach klinischem Zustand.
6. Ein- und Ausfuhr stündlich.
7. Labor: Elektrolyte, Blutzucker, Harnstoff, Kreatinin, Osmolarität, Hämatokrit, Gerinnungsstatus, Gesamteiweiß alle 4-24 h bzw. je nach klinischem Zustand des Kindes.
8. Körpergewicht 1- bis 2mal/Tag.
9. Röntgenbild des Thorax bei Aufnahme, danach 1 × täglich.

Überwachungsverfahren bei besonderer Indikation

1. Pulmonaliskatheter für Pulmonalarteriendrücke, Wedge-Druck, HZV, Analyse gemischtvenösen Blutes,
2. linker Vorhofkatheter zur Messung des linken Vorhofdrucks,
3. Echokardiographie,
4. 12-Kanal-EKG zur Arrhythmiediagnostik.

Arterielle Kanülen: Arterienkanülen bzw. -katheter müssen bei kleinen Kindern mit allergrößter Sorgfalt behandelt werden. Die Durchgängigkeit sollte mit einer kontinuierlichen Druckspülung aufrechterhalten werden. Die Punktionsstelle wird täglich neu verbunden und gereinigt. Gefäßspasmen müssen

vermieden werden; darum Katheterbewegungen im Gefäß auf ein Minimum reduzieren und beim Abnehmen von Blut keinen starken Sog ausüben.
Arterielle Kanülen nicht mit hohem Druck durchspülen: Hierdurch können Gerinnsel oder Luft retrograd in den arteriellen Kreislauf (Koronararterien, Hirngefäße) gelangen.
Arterielle Kanülen sollten so lange liegen bleiben, bis keine wiederholten Blutgasanalysen mehr erforderlich sind; denn arterielle Punktionen beim Kleinkind sind schwierig und zeitraubend.

Zentrale Venenkatheter: Bei Kindern mit Rechts-links-Shunt kann über die zentralen Venenkatheter eine Luft- oder Teilchenembolie im arteriellen Kreislauf entstehen. Darum besondere Vorsicht bei allen Injektionen und Infusionen.
Beim Entfernen von linken Vorhofkathetern können Blutungen auftreten.

Pulmonaliskatheter: Die Einführung des Katheters ist bei kleinen Kindern schwierig; oft gelingt sie nur unter Bildwandlerkontrolle. Bei Herzfehlern mit Rechts-links-Shunt oder Obstruktion der rechten Ausflußbahn kann der Katheter meist nur direkt während der Operation eingeführt werden. Der Katheter sollte nur bei dringender Indikation gelegt werden.

Herz-Kreislauf-Funktion

1. Herzzeitvolumen: Hauptziel der postoperativen Behandlung ist ein ausreichendes Herzzeitvolumen. Bei den meisten Kindern kann das HZV klinisch eingeschätzt werden; eine direkte Messung ist gewöhnlich nicht erforderlich. Die Zeichen eines ausreichenden HZV sind:

- arterieller Blutdruck im Normbereich,
- periphere Pulse gut gefüllt und leicht zu tasten,
- Haut der Extremitäten warm und gut durchblutet,
- rasche Kapillarfüllung beim Druck auf das Nagelbett,
- Urinausscheidung über 0,5-1 ml/kg/h.

Als pathologisch gilt ein HZV-Index unter 2 l/min/m^2.
Der Erfolg einer Herzoperation zeigt sich daran, inwieweit sich die *Funktion* des operierten Herzens dem eines normalen Herzens annähert.

2. Bradykardie wird von Kindern besonders schlecht toleriert, weil die Größe des HZV in stärkerem Maße von der Herzfrequenz abhängt als beim Erwachsenen. Die langsame Herzfrequenz kann von einem supraventrikulären Schrittmacher ausgehen oder durch einen Block der atrioventrikulären Überleitung entstehen. Die häufigsten Ursachen einer Sinusbradykardie sind Hypoxie und schwerer Blutdruckabfall. Hingegen beruht ein AV-Block meist auf einer chirurgischen Verletzung des Leitungsgewebes oder auf einer Digitalisintoxikation.
Fällt durch die Bradykardie das HZV ab und kann die Ursache der Bradykardie nicht beseitigt werden, so muß ein Herzschrittmacher gelegt werden.

3. Tachykardie tritt nach einer Herzoperation bei Kindern außerordentlich häufig auf, wird aber meist gut toleriert. Bevor beim kindlichen Herzen das HZV abfällt, muß die Frequenz auf 180 und höher angestiegen sein.
Wichtige Ursachen einer Tachykardie sind: Schmerzen, Aufregung, Fieber, Hypovolämie, Hyperkapnie durch Hypoventilation.
Andere wichtige Gründe: ektopische Foki in Vorhöfen, AV-Knoten oder Ventrikeln.
Fallen durch die Tachykardie das HZV und der arterielle Blutdruck ab, so sollte umgehend eine Kardioversion (in Narkose) durchgeführt werden. Hierzu sind, je nach Alter des Kindes und Art der Tachyarrhythmie, Stromstärken zwischen 10 und 50 Ws erforderlich.

4. Niedrige Füllungsdrucke: Bei guter Funktion der Ventrikel liegen die Drucke in den beiden Vorhöfen etwa zwischen 5 und 12 mmHg. Sind die Füllungsdrucke erniedrigt, so fallen meist auch HZV und arterieller Blutdruck ab. Darum ist es wichtig, daß in der postoperativen Frühphase *Blut- und andere Volumenverluste* ausreichend ersetzt werden. Der Volumenbedarf ist meist größer als durch einfache Ausfuhrbilanz errechnet wird. Dies gilt vor allem in der Aufwärmphase, wenn die Gefäße sich erweitern. Sind die Blutverluste größer als 10 ml/kg/h, so muß im allgemeinen rethorakotomiert werden (unter laufendem Blutersatz). Gerinnungsstörungen kommen ebenfalls als Ursache postoperativer Blutungen in Frage. Der Volumenersatz muß insbesondere bei kleinen Kindern behutsam unter Kontrolle hämodynamischer Parameter erfolgen, um eine Überladung des Kreislaufs zu vermeiden.

5. **Pulmonaler Hochdruck** tritt vor allem bei Herzfehlern mit Links-rechts-Shunt auf, z.B. Vorhofseptumdefekt (ASD), Ventrikelseptumdefekt (VSD), Ductus Botalli oder Truncus arteriosus. Besteht ein pulmonaler Hochdruck, so müssen alle Faktoren, die den pulmonalen Gefäßwiderstand erhöhen, vermieden werden. Hierzu gehören z.B. Hyperkapnie, Hypoxie, Azidose, hoher Beatmungsdruck.

Atemtherapie

Atemstörungen in der postoperativen Phase treten bei Kindern aus ähnlichen Gründen auf wie bei Erwachsenen. Außerdem muß aber bei folgenden Kindern in typischer Weise gehäuft mit Atemstörungen in der postoperativen Phase gerechnet werden.

- schwere zyanotische Herzfehler,
- pulmonaler Hochdruck,
- Obstruktion der rechten Ausflußbahn vor der Operation,
- vorbestehende respiratorische Erkrankungen,
- sehr lange Herz-Lungen-Maschinen-Zeit
- Unterernährung.

Frühe Extubation

Kinder in gutem klinischen Zustand, die ohne Herz-Lungen-Maschine operiert wurden, oder Kinder, bei denen unter HLM ein unkomplizierter Herzfehler korrigiert wurde, können meist kurz nach dem Eingriff extubiert werden. Voraussetzung ist ein wacher Patient mit ausreichender Spontanatmung. Tatkräftige Anästhesisten extubieren meist im OP, vorsichtige hingegen nach dem Transport auf der Intensivstation.

Langzeitintubation und Beatmung

Soll das Kind für längere Zeit, d.h. viele Stunden bis Tage oder Wochen, postoperativ beatmet werden, so erfolgt im OP am Ende der Operation eine nasotracheale Umintubation mit einem weichen Tubus (bis zu etwa 8 Jahren ohne Manschette).

Die Indikationen und Kriterien für die Beatmung sind auf S. 552 zusammengestellt. Die Beatmungsform richtet sich nach der zugrundeliegenden Störung des pulmonalen Gasaustausches. PEEP ist indiziert, wenn die FRK erniedrigt ist. Allerdings dürfen die Alveolen hierbei nicht überdehnt werden. Die Auswirkungen auf die Herz-Kreislauf-Funktion müssen ebenfalls sorgfältig gegenüber dem Nutzen für den pulmonalen Gasaustausch abgewogen werden.

Die Entwöhnung von kontrollierter Beatmung kann über IMV und CPAP erfolgen. Der Extubation geht die Entwöhnung von hohen Sauerstoffkonzentrationen voran (s. S. 565).

Die Extubation kann erwogen werden, wenn folgende Kriterien erfüllt sind:

- Unter CPAP von 2–4 cmH_2O und F_IO_2 von 40% ausreichende Blutgasanalysen.
- Stabile Herz-Kreislauf-Funktion: normaler Blutdruck, ausreichendes HZV, keine bedeutsamen Herzrhythmusstörungen.
- Kein wesentlicher Blutverlust über die Thoraxdrainagen.
- Ausgeglichener Wasser- und Elektrolythaushalt.
- Kind wach, Hustenreflexe normal, Sekrete flüssig.

Maßnahmen nach der Extubation s. S. 543.

Flüssigkeits- und Elektrolyttherapie

Bei Kindern mit angeborenen Herzfehlern besteht eine Tendenz zur Einlagerung von Wasser in Lunge, Leber und Bauchraum.

Tabelle 54-1. Volumenersatz nach Herzoperationen bei Kindern

Tag	mit HLM [ml/m²]	ohne HLM [ml/m²]
Op-Tag	750	1000
1. postop. Tag	1000	1000–1500
2. postop. Tag	1250	1250–2000
3. postop. Tag	1500	1500–2000
4. postop. Tag	1750	Wunschmenge
5. postop. Tag	2000	Wunschmenge

Darum darf die Flüssigkeitszufuhr in den ersten postoperativen Tagen nicht zu hoch sein. Dies gilt besonders bei Kindern mit Herzinsuffizienz. Der normale Erhaltungsbedarf wird mit Glukose 5% oder 10% gedeckt; der Zusatz von Elektrolyten muß individuell nach dem jeweiligen Bedarf erfolgen. In **Tabelle 54-1** sind Anhaltswerte für den Volumenersatz nach Herzoperationen angegeben. Sie sind auf die Körperoberfläche bezogen; in zahlreichen Kliniken wird die Berechnung pro kg Körpergewicht vorgezogen.

Kapitel 55. Allgemeinchirurgische Intensivmedizin

Einführung

Die Intensivmedizin in der Allgemeinchirurgie umfaßt vor allem die Behandlung akuter Abdominalerkrankungen und postoperativer Komplikationen bei bauchchirurgischen Eingriffen, daneben die postoperative Intensivüberwachung und -behandlung größerer Operationen, bei denen in der Frühphase bestimmte Komplikationen zu erwarten sind sowie die Behandlung von Verbrennungen und Polytraumatisierten. Nicht selten treten zu den spezifischen Risiken allgemeinchirurgischer Eingriffe postoperative Störungen einzelner oder mehrerer Organe hinzu und komplizieren den postoperativen Verlauf. Hierzu gehören insbesondere:

- respiratorische Insuffizienz,
- Störungen der Herz-Kreislauf-Funktion
- Nierenversagen,
- Störungen des Wasser-, Elektrolyt- und Säure-Basen-Gleichgewichts.

In **Tabelle 55-1** sind die wichtigsten Abdominalerkrankungen, die einer Intensivbehandlung bedürfen, zusammengestellt.

Akute Pankreatitis

Definition

Die akute Pankreatitis ist eine Entzündung der Bauchspeicheldrüse, die vor allem als hämorrhagisch nekrotisierende Form mit Störungen der Herz-Kreislauf-Funktion und anderer Organfunktionen einhergeht und mit einer hohen Sterblichkeitsrate verbunden ist.

Tabelle 55-1. Häufige, intensivmedizinisch zu behandelnde Abdominalerkrankungen

- Akute Pankreatitis
- Gastrointestinale Blutungen
- Ileus und Peritonitis
- Postoperative Komplikationen: Peritonitis, Ileus, Nachblutungen

Ursachen und Krankheitsentstehung

Die häufigsten Ursachen der akuten Pankreatitis sind Erkrankungen der Gallenwege und der chronische Alkoholismus. Zwei Formen werden unterschieden: hämorrhagisch nekrotisierende Pankreatitis und ödematöse Pankreatitis.

Die **hämorrhagisch nekrotisierende Pankreatitis** führt zu einer *Selbstverdauung* des Organs durch pankreaseigene Enzyme und zu sekundären Funktionsstörungen anderer Organsysteme durch die Freisetzung bestimmter Substanzen. In der Umgebung des Pankreas entstehen Fettgewebsnekrosen, Ödeme und Blutungen. Die Schädigungen des Pankreas sind irreversibel.

Bei der **ödematösen Pankreatitis** ist das Pankreas ödematös geschwollen, die Umgebungsreaktion ist weniger stark ausgeprägt. Grundsätzlich sind die Veränderungen des Pankreas rückbildungsfähig.

Klinisches Bild und Diagnose

Typisch sind *heftige Oberbauchschmerzen*, die in Schulter oder Rücken ausstrahlen können. Hinzu kommen:

- Erbrechen,
- aufgeblähtes Abdomen (vor allem Oberbauch) mit Abwehrspannung: Gummibauch,
- Ileus,
- Schock.

Je nach Schweregrad der Erkrankung können folgende charakteristische **Komplikationen** auftreten:

- akute respiratorische Insuffizienz (Häufigkeit bis zu 60%),

- Pleuraerguß links,
- akutes Nierenversagen (Häufigkeit bis zu 80%),
- disseminierte intravasale Gerinnung mit Verbrauchskoagulopathie,
- gastrointestinale Blutungen,
- diffuse eitrige Peritonitis, intraabdominelle Abszesse.

Laborwerte (Veränderungen abhängig vom Schweregrad der Erkrankung):
- α-Amylase in Serum und Urin erhöht,
- Lipase im Serum erhöht,
- Kalzium erniedrigt,
- Blutzucker erhöht,
- metabolische Azidose,
- Laktat im Blut erhöht,
- Störungen des Elektrolytgleichgewichts.

Weitere Diagnostik: Kontrolle des Bauchumfangs, Röntgenaufnahme des Abdomens (leer), Ultraschall des Abdomens, Computer-Tomographie.

Behandlung

Die schwere, hämorrhagisch nekrotisierende Pankreatitis verlangt den umfassenden Einsatz intensivmedizinischer Verfahren. Die Sterblichkeit beträgt bei Totalnekrosen des Pankreas 100%!
Zu den wichtigsten Maßnahmen gehören:
- Schockbehandlung,
- Analgesie und Sedierung,
- Hemmung der Enzymsekretion des Pankreas (Unterbrechen der Selbstverdauung) und Entlastung des Darmes,
- Ausgleich von Eiweiß-, Flüssigkeits- und Elektrolytdefiziten,
- parenterale Ernährung,
- Antibiotikatherapie (?),
- chirurgische Therapie,
- frühzeitige Behandlung von Komplikationen.

Schockbehandlung
Die schwere Pankreatitis geht mit der Sequestration großer Flüssigkeitsmengen einher, so daß sich die Zeichen des *hypovolämischen Schocks* entwickeln. Zusätzlich wird die Herz-Kreislauf-Funktion durch *vasoaktive Substanzen,* die aus dem nekrotischen Pankreas und dessen umgebenden Gewebe freigesetzt werden, beeinträchtigt (Blutdruckabfall, Tachykardie). Zur Behandlung ist meist massive Volumenzufuhr und der Einsatz kardiovaskulärer Medikamente erforderlich.

Analgesie und Sedierung
Opioide erhöhen den Tonus des in das Duodenum einmündenden Sphinkter Oddi und behindern hierdurch den Abfluß des Pankreassekrets. Sie sollten daher möglichst nicht eingesetzt werden.
Gut geeignet zur Schmerzbehandlung ist die kontinuierliche Periduralanästhesie oder die intravenöse Zufuhr von Spasmoanalgetika.

Ruhigstellung des Pankreas und Entlastung des Darms
Unterbrechen jeglicher oraler Zufuhr und kontinuierliche Ableitung des Magensaftes sind die wichtigsten Maßnahmen zur Ruhigstellung, während die Zufuhr von Medikamenten zu diesem Zweck als überholt gilt.

Parenterale Ernährung
Bei den schweren Formen ist in den ersten 2 Wochen eine *parenterale* Ernährung erforderlich. Bei den leichteren Formen kann, abhängig von der Darmtätigkeit, nach 6–10 Tagen mit protein- und fettfreier Ernährung begonnen (6–8 Kohlenhydratmahlzeiten/Tag) und später auf leichte Normalkost übergegangen werden.

Chirurgische Therapie
Ist die Diagnose unklar oder versagt die konservative Behandlung, so kann eine Indikation zur *operativen Behandlung* bestehen. Die Entscheidung über das weitere Vorgehen wird zumeist während der Laparotomie gestellt. Die perioperative Sterblichkeit bei ausgedehnter Resektion oder vollständiger Entfernung des Pankreas ist außerordentlich hoch, das operative Verfahren entsprechend umstritten.
Die *Relaparatomie* mit Entfernung von Sequestern und Drainage von Zysten ist bei Verdacht auf Spätkomplikationen indiziert.

Respiratorische Therapie
Die akute respiratorische Insuffizienz bei Pankreatitis sollte frühzeitig mit kontrollierter *PEEP-Beatmung* behandelt werden. In späteren Stadien der Erkrankung kann sich ein schweres, akutes Lungenversagen (ARDS) entwickeln.

Renale Therapie

Störungen der Nierenfunktion gehören zu den häufigen Sekundärkomplikationen der akuten Pankreatitis. Zur *Prophylaxe* des akuten Nierenversagens ist in der Frühphase eine konsequente Flüssigkeits- und Elektrolyttherapie erforderlich. In späteren Stadien muß mit einem akuten Nierenversagen gerechnet werden, das eine Dialysebehandlung erfordert.

Ileus

Definition

Der Ileus (griechisch: Darmverschluß) ist eine lebensbedrohliche Unterbrechung der Darmpassage. Zwei Formen werden unterschieden: mechanischer Ileus und paralytischer Ileus.

Beim *mechanischen* Ileus wird die Darmpassage durch eine Verengung oder Verlegung behindert, beim *paralytischen* (funktionellen) Ileus hingegen durch eine *Lähmung* (Bewegungs- bzw. Motilitätsstörung) des Darmes. Gemischte Formen sind ebenfalls möglich. Ein Ileus durch *spastische* Motilitätsstörungen des Darmes ist selten.

Je nach Lage der Passageunterbrechung werden Duodenal-, Dünndarm- und Dickdarmileus unterschieden.

Ursachen, Krankheitsentstehung und Pathophysiologie

Mechanischer Ileus

Die häufigsten **Ursachen** einer mechanischen Motilitätsstörung des Darmes sind:

- Verwachsungen nach Laparatomien,
- inkarzerierte Hernie,
- Tumoren,
- Invagination bei Kleinkindern,
- Mekoniumileus und Atresie bei Neugeborenen.

Durch die mechanische Behinderung der Darmpassage wird der Darm vor der verengten Stelle überdehnt. Es kommt zum Rückstau von sezernierten Sekreten und zur Gasansammlung. Vorübergehend tritt eine Hyperperistaltik und eine rückwärts gerichtete Peristaltik auf, die bald in eine Darmlähmung übergeht. Da die Darmwand überdehnt ist, kann kein Wasser mehr resorbiert werden.

Bei **Dünndarmileus** treten große Flüssigkeitsverluste in den Darm auf, die bei proximaler Lokalisation mit erheblichen Elektrolytverlusten einhergehen. Die Folgen sind:

- Entwässerung (Dehydratation) mit Hypochlorämie, Hypokaliämie und metabolischer Azidose.

Durch Hypokaliämie wird die Darmparalyse noch verstärkt! Bei mehr distalen Dünndarmverschlüssen treten ebenfalls große Flüssigkeitsverluste in das Darmlumen auf, die Elektrolytverluste sind jedoch geringer.

Beim **Dickdarmileus** sind die Störungen des Wasser- und Elektrolythaushaltes zumeist nicht stark ausgeprägt.

Von besonderer Bedeutung sind auch die Auswirkungen des Ileus auf die *Durchblutung* des Darmes: sie wird durch die zunehmende Überdehnung mehr und mehr beeinträchtigt. Nekrose und Perforation des Darmes können die Folge sein.

Die Durchlässigkeit der Darmwand nimmt zu, so daß Bakterien und Toxine aus dem Darminhalt hindurchdringen und eine *Peritonitis* und *Sepsis* hervorrufen können.

Paralytischer Ileus

Der paralytische Ileus ist kein eigenständiges Krankheitsbild, sondern nur Zeichen einer zugrundeliegenden Störung bzw. Erkrankung. Die wichtigsten **auslösenden Faktoren** sind:

- Hypokaliämie durch Verluste aus Dünndarmfisteln oder mechanischen Ileus,
- Peritonitis,
- intraabdominelle Blutungen,
- Mesenterialvenenthrombosen, Mesenterialinfarkt,
- Wirkung von Medikamenten,
- metabolische Entgleisungen, z.B. Coma diabeticum, Leberkoma, Urämie,
- schwerer Eiweißmangel (Hypoproteinämie), z.B. bei Kachexie.

Postoperativer Ileus

Jede Laparatomie geht mit einer Irritation des Darmes einher, die postoperativ zu einer Aufhebung der Darmperistaltik führt. Diese Darmparese hält bei unkompliziertem Verlauf gewöhnlich 2–3 Tage an, danach nimmt der Darm seine Motilität spontan wieder auf.

Klinisches Bild und Diagnose

Im allgemeinen gilt: je höher die Passagebehinderung, desto ausgeprägter die Symptome. Typische **Zeichen** des Ileus sind:

- Schwerer, intermittierender *Bauchschmerz*, meist relativ akut einsetzend; bei Dünndarmileus im Epigastrium und um den Nabel herum, beim Dickdarmileus im Unterbauch;
- aufgetriebenes Abdomen (meist nicht bei hohem Dünndarmileus);
- Erbrechen im Strahl (gallig bei hohem Dünndarmileus);
- Stuhlverhaltung und Blähungen;
- Auskultation des Abdomens: Spritzgeräusche durch Hyperperistaltik bei mechanischem Ileus; vollkommene Stille bei paralytischem Ileus;
- Abdomen-Leeraufnahme: Flüssigkeitsspiegel im Dünn- oder Dickdarm; Luftspiegel im Dünndarm sind ebenfalls pathologisch, in Magen- und Dickdarm hingegen normal.

Ergänzende Diagnostik: Ultraschall des Abdomens.
Um einen mechanischen von einem paralytischem Ileus zu unterscheiden, kann die Darmmotilität durch *Prostigmin* stimuliert werden.

Behandlung

Die Behandlung des mechanischen Ileus ist immer chirurgisch, die des paralytischen Ileus zunächst konservativ. Ziel ist die Beseitigung der zugrundeliegenden Ursache und der Darmüberdehnung.

Praktisches Vorgehen:

- ▸ Entlastung (Dekompression) des Darmes durch *Magensonde* mit Ableiten des Magensaftes sowie *Einlauf und Darmrohr.*
- ▸ Ausgleich der Flüssigkeits-, Elektrolyt- und Eiweißverluste.
- ▸ Medikamentöse Steigerung der Peristaltik durch *Parasympathikomimetika* (z.B. *Prostigmin*) bei paralytischem Ileus.
- ▸ Bei Versagen der konservativen Maßnahmen bzw. bei mechanischem Ileus *diagnostische Laparatomie* mit Beseitigung des Passagehindernisses und Absaugen des Darminhaltes; bei paralytischem Ileus Absaugen des Darmes über eine Miller-Abbot-Sonde.

Postoperativ: Zunächst weiter Absaugung, keine orale Nahrungs- und Flüssigkeitszufuhr. Medikamentöse Stimulation des Darms gleich nach der Operation, wenn keine Eröffnung des Darms durchgeführt wurde, bei Eröffnung des Darmes oder Anlegen einer Anastomose hingegen erst am 2. oder 3. postoperativen Tag.

Peritonitis

Definition

Diffuse oder umschriebene Entzündung des Bauchfells, die oft im Gefolge anderer Erkrankungen des Abdomens auftritt und zu einer lebensbedrohlichen septischen Erkrankung mit Funktionsstörungen ganzer Organsysteme führen kann.

Ursachen, Krankheitsentstehung und Pathophysiologie

Von besonderer intensivmedizinischer Bedeutung ist die *diffuse* Peritonitis, gefürchtete Komplikation aller intraabdominellen Eingriffe. Häufigste Ursachen sind *Perforationen* von Appendix, Magen-Darm-Trakt, Gallenblase, Harnblase und Uterus sowie Durchwanderung von Bakterien und Toxinen bei anhaltendem Ileus oder Anastomosendehiszenz nach gastrointestinalen Eingriffen. Die Peritonitis kann durch *Bakterien* hervorgerufen werden oder *abakteriell* durch chemisch-toxische Faktoren entstehen, wobei die abakteriellen Formen gewöhnlich rasch bakteriell infiziert werden.
Durch die bakterielle Entzündung entsteht ein ausgeprägtes *Ödem* des ca. 1,5–2 m^2 großen Peritoneums, das zu intravasalem Volumenmangel mit *Störungen der Herz-Kreislauf-Funktion* führt. Zusätzlich tritt ein Ileus auf, der weitere Flüssigkeits-, Elektrolyt- und Eiweißverluste (in das Darmlumen) hervorruft, und die Hypovolämie verstärkt: ein **hypovolämischer Schock** ist die Folge.
Außerdem entsteht eine ausgeprägte Infekt-Abwehrreaktion, in deren Verlauf bakterielle

Toxine sowie körpereigene Enzyme und Proteine gebildet werden, durch die wiederum vasoaktive Substanzen und Nebennierenrindenhormone in den Kreislauf gelangen und zu entsprechenden Störungen der Herz-Kreislauf-Funktion führen:
- Versacken des Blutes im Bauchraum durch Vasodilatation in diesem Gebiet,
- Verlust von Eiweiß mit Abnahme des kolloidosmotischen Drucks und Ausbildung von Ödemen,
- Störungen der Mikrozirkulation mit Hypoxie und Azidose der Gewebe.

Insgesamt ist die schwere, diffuse, eitrige Peritonitis gekennzeichnet durch ein **septisches Krankheitsbild** (septischer Schock) in Kombination mit einem **hypovolämischen Schock.** Hierdurch entstehen Auswirkungen auf den Gesamtorganismus, die vor allem zu folgenden Komplikationen führen:
- respiratorische Insuffizienz,
- Nierenversagen,
- Leberinsuffizienz,
- Nebenniereninsuffizienz,
- Gerinnungsstörungen.

Respiratorische Insuffizienz

Respiratorische Störungen entstehen bei der Peritonitis durch die Kombination mehrerer Faktoren:
- Schmerzbedingte, flache Atmung mit Zwerchfellhochstand führt zu Verteilungsstörungen der Atemluft, Atelektasenbildung und Hypoventilation.
- Störung der pulmonalen Mikrozirkulation bewirkt eine Zunahme der Totraumventilation.
- Beeinträchtigung des pulmonalen Gasaustausches durch interstitielles Lungenödem.

Leberinsuffizienz

Bei schwerer Peritonitis wird die Entgiftungsfunktion der Leber durch Überschwemmung mit bakteriellen Toxinen beeinträchtigt, so daß die Toxine in den übrigen Körper gelangen und zu entsprechenden Organkomplikationen führen.

Akute Niereninsuffizienz und Nierenversagen

Störungen der Nierenfunktion treten bei diffuser Peritonitis frühzeitig auf, bedingt durch Hypovolämie (prärenale Niereninsuffizienz) und Toxinwirkung sowie Mikrozirkulationsstörungen. Häufig entwickelt sich ein *akutes Nierenversagen,* das mit einer Sterblichkeit von 80% einhergeht, bei der Kombination von Peritonitis, respiratorischer Insuffizienz und akutem Nierenversagen mit nahezu 100%.

Gerinnungsstörungen

Störungen der Blutgerinnung bei Peritonitis entstehen durch die Sepsis. Sie manifestieren sich als disseminierte intravasale Gerinnung bis hin zur Verbrauchskoagulopathie mit Beeinträchtigung der Mikrozirkulation und Gewebshypoxie.

Klinisches Bild und Diagnose

Das *klinische Bild* der diffusen Peritonitis ist in folgender Weise gekennzeichnet:
- brettharter Bauch,
- peritonealer Schmerz auf Druck, Beklopfen und Loslassen,
- Erbrechen,
- flache, schnelle Atmung,
- Kaltschweißigkeit,
- Auskultation des Abdomens: Stille,
- im weiteren Verlauf: Zeichen des Schocks (s. Kap. 26).

Labordiagnostik: Die wichtigsten Laboruntersuchungen bei Peritonitis sind in **Tabelle 55-2** zusammengestellt.

Tabelle 55-2. Wichtige Laborparameter bei Verdacht auf Peritonitis

• Hämoglobin, Erythrozyten, Hämatokrit, Leukozyten
• Serumelektrolyte
• Gesamteiweiß
• Kreatinin und Harnstoff
• Blutzucker
• Serum-Amylase und -Lipase
• SGOT, CK (CK-MB)
• Blutgase und Säure-Basen-Parameter
• Gerinnungsstatus
• Urinstatus
• Serumlaktat
• Blutkulturen, bakteriologische Untersuchung von Drainageflüssigkeit, Fisteln, Aszites

Weitere Diagnostik

- Röntgen-Aufnahmen von Abdomen (leer sowie mit Gastrografin bei Verdacht auf Perforation oder Nahtdehiszenz) und Thorax (Pleuraerguß, subphrenischer Abszeß),
- Ultraschall des Abdomens,
- Computer-Tomographie.

Bei nicht eindeutig zu klärender Ursache des Krankheitsgeschehens: Laparaskopie, Probelaparatomie.

Diagnostische Schwierigkeiten ergeben sich besonders bei Intensivpatienten, die unter der Wirkung von Sedativa und Analgetika stehen und beatmet werden und eine *postoperative Peritonitis* entwickeln. Die Indikation zur Relaparatomie wird hierbei meist aufgrund der sekundären Komplikationen der Peritonitis (Herz-Kreislauf-Insuffizienz, respiratorische Insuffizienz, Nierenversagen, Leberfunktionsstörungen) gestellt.

Differentialdiagnose

Bei Verdacht auf Peritonitis muß immer noch an andere Erkrankungen gedacht werden, bei denen die sofortige Laparatomie erforderlich ist. Hierzu gehören z. B.:

- intraabdominale Blutungen,
- Perforationen von Bauchorganen,
- intraabdominale Abszesse,
- Appendizitis,
- mechanischer Ileus.

Behandlung

Die Behandlung der Peritonitis erfolgt konservativ und, bei entsprechender Indikation, chirurgisch. Hierbei steht initial die Therapie des *Schocks* im Vordergrund.

Praktisches Vorgehen

- ▸ Magensonde einführen und Dauersog anschließen; keine orale Flüssigkeits- und Nahrungszufuhr.
- ▸ Analgesie und Sedierung unter Berücksichtigung der Herz-Kreislauf-Funktion.
- ▸ Schockbehandlung: Volumensubstitution und Ausgleich von Eiweiß- und Elektrolytverlusten, Beseitigung von Störungen des Säure-Basen-Gleichgewichts; kardiovaskuläre Substanzen, z. B. Dopamin; evtl. medikamentöse Sympathikolyse.
- ▸ Stimulation des Magen-Darm-Trakts mit Parasympathikomimetika und Ceruletid (Takus).
- ▸ Evtl. hochdosiert Kortikosteroide.
- ▸ Heparin zur Prophylaxe (?) oder Behandlung der disseminierten intravasalen Gerinnung.
- ▸ Hochdosierte Antibiotika-Therapie.
- ▸ Parenterale Ernährung unter Berücksichtigung des Hyperkatabolismus.
- ▸ Frühzeitig kontrollierte Beatmung mit PEEP.
- ▸ Frühzeitige Behandlung der Niereninsuffizienz; rechtzeitige Dialysetherapie des akuten Nierenversagens.

Chirurgische Therapie: Operative Maßnahmen dienen dazu, die Infektionsquelle zu beseitigen: Absaugen von Eiter und umfangreiche Spülung des Abdomens bei diffuser Peritonitis, nicht hingegen bei abgedeckten Entzündungen. 4-Quadranten-Drainage des Abdomens **(Abb. 55-1)** mit postoperativer Spülbehandlung (Polyvidon). Spülmengen: 20–40 l pro Tag; hierbei muß darauf geachtet werden, daß die eingelaufene Spülflüssigkeit auch wieder abfließt. Die Spülung wird im Wechsel über jeweils eine der 4 Drainagen durchgeführt, um die Verklebung des Peritoneums hinauszuschieben.

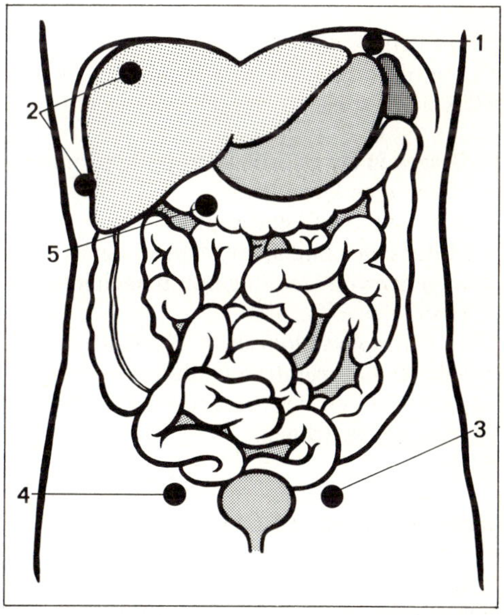

Abb. 55-1. Lokalisation von intraabdominellen Drainagen. *1* linker Oberbauch (subphrenisch); *2* rechter Oberbauch (subhepatisch); *3* linker Unterbauch (Douglas-Raum); *4* rechter Unterbauch (Douglas-Raum); *5* großes Netz (Bursa omentalis), [Modifiziert nach Hartenauer U, Gähle R, Klinkebiel U, Scherf M, Ullrich L (1985) Hygienebewußte Intensivpflege. Zuckschwerdt, München]

Akute gastrointestinale Blutung

Definition

Blutungen im Bauchraum können in das Darmlumen (intraluminal) oder in die Bauchhöhle (intraperitoneal) erfolgen. Je nach Lokalisation wird die sehr viel häufige *obere* Gastrointestinalblutung von der seltenen (ca. 5%) *unteren* Blutung unterschieden.

Ursache, Krankheitsentstehung und Pathophysiologie

Die häufigsten Ursachen der *oberen Gastrointestinalblutung* sind:
- Ulcus duodeni und Magenulkus,
- Magenkarzinom,
- Ösophagusvarizen,
- Streßblutungen der Magen- und Duodenalschleimhaut.

Die Mehrzahl der Ulkusblutungen ist venös, etwa ⅓ arteriell bedingt.

Der seltenen *unteren Gastrointestinalblutung* liegen vor allem folgende Ursachen zugrunde:
- Tumoren,
- Divertikulitis,
- Colitis ulcerosa.

Blutungen in die Bauchhöhle beruhen zumeist auf folgenden Ursachen:
- Milz- und/oder Leberruptur,
- Ruptur eines Bauchaortenaneurysmas,
- Aufgehen von Gefäßligaturen nach intraabdominellen Eingriffen.

Die pathophysiologischen Veränderungen bei akuter Gastrointestinalblutung entstehen vor allem durch den sich entwickelnden **hämorrhagischen Schock.**

Klinisches Bild und Diagnose

Gastrointestinale Blutungen manifestieren sich gewöhnlich durch oralen und/oder rektalen Austritt von Blut. Allerdings können bei Darmparalyse zunächst große Mengen Blut im Darm verbleiben und damit das klinische Bild verschleiern. Oft treten dann die Zeichen des hämorrhagischen Schocks (s. Kap. 26) auf, ohne daß konkrete Hinweise auf eine intraabdominelle Blutung vorliegen.

Die typischen **Zeichen der oberen Gastrointestinalblutung** sind:
- Bluterbrechen (Hämatemesis), Blutungen aus Mund und Nase,
- Teerstuhl (Meläna), Blutstuhl,
- bei entsprechenden Blutverlusten: Zeichen des hämorrhagischen Schocks, insbesondere Tachykardie und Blutdruckabfall (Einzelheiten s. Kap. 26).

Blutungen des **unteren Gastrointestinaltraktes** manifestieren sich durch Teerstuhl und Blutstuhl.

Diagnostik bei oberen Gastrointestinalblutungen

Zur Sicherung der Diagnose werden folgende Maßnahmen durchgeführt:
- ▸ Legen einer Magensonde und Ableiten des Blutes.
- ▸ Notfallendoskopie: Ösophagogastroskopie, frühzeitig indiziert; bei schwerer Blutung wegen der *Aspirationsgefahr* möglichst beim endotracheal intubierten Patienten durchführen!
- ▸ Einschätzung des Blutverlustes: Blutdruck, Herzfrequenz, Hämoglobin, Hämatokrit; damit verbunden: Blutgruppenbestimmung, Kreuzung ausreichender Mengen Konservenblutes.

Diagnostik bei unteren Gastrointestinalblutungen

Die wichtigsten Maßnahmen sind:
- ▸ Inspektion der Analgegend, Rektoskopie, Koloskopie, evtl. Angiographie,
- ▸ Einschätzung des Blutverlustes wie oben angegeben.

Diagnostik bei intraperitonealen Blutungen

Typische Zeichen sind:
- Bauchdeckenspannung und Bauchschmerzen,
- Zunahme des Bauchumfangs,
- Zeichen des hämorrhagischen Schocks.

Sicherung der Diagnose durch abdominale Lavage, Laparoskopie (z. B. bei verdächtigem Lavagebefund) oder Probelaparatomie (insbesondere bei eindeutig positivem Lavage-Befund: Rücklauf blutig tingierter Flüssigkeit oder reinen Blutes).

Abdominale Lavage: Einführen eines Katheters in die Bauchhöhle mit anschließender Spülung zur Diagnostik von Blutungen in die Bauchhöhle.

Praktisches Vorgehen:

- Lokalanästhesie neben dem Rektusmuskel im linken Unterbauch.
- Unter sterilen Bedingungen Hautinzision in diesem Bereich, danach scharfe Durchtrennung von Subkutis und Faszie mit der Schere.
- Einführen eines 16–20 Ch Drain unter Fingerführung in die Bauchhöhle; Fixierung des Drains mit Naht.
- Einlaufenlassen von ca. 1000 ml angewärmter physiologischer Kochsalzlösung; danach Beobachtung des Rücklaufs auf blutige Verfärbung.
- Bei blutigem Rücklauf: weitere Diagnostik bzw. Laparatomie.
- Bei klarem Rücklauf: Belassen der Drainage, steriles Abdecken und Wiederholung der Spülung in 6stündigen Abständen.

Behandlung

> Die akute Gastrointestinalblutung ist ein *Notfall,* der eine Intensivüberwachung und ggf. Intensivtherapie erfordert.

Praktisches Vorgehen

- Zunächst Einführen großlumiger *Venenkanülen* zum Blutersatz sowie eines zentralen Venenkatheters zu Blutentnahmen und Messung des zentralen Venendrucks, empfehlenswert: arterielle Kanüle. Zu bestimmende *Laborwerte:* Hämoglobin, Hämatokrit, Elektrolyte, Gerinnungsstatus, Harnstoff und Kreatinin, Blutgruppe und Kreuzprobe.
- Einführen einer *Magensonde* zu diagnostischen und therapeutischen Zwecken (Absaugen des Blutes); Klarspülen des Magens.
- Blut- bzw. Volumenersatz entsprechend dem Schweregrad des hämorrhagischen Schocks (s. Kap. 26), Zufuhr von Sauerstoff.
- Bei schwerem Schock endotracheale Intubation und Beatmung.
- Bei Angst, Aufregung und Schmerzen Sedierung und Analgesie unter Berücksichtigung der Herz-Kreislauf-Funktion.
- Nach Stabilisierung der Vitalfunktionen Sicherung der Blutungsquelle durch Endoskopie, ggf. danach sofort Laparotomie. Bei konservativ nicht beherrschbarer Blutung auch Laparotomie *vor* Stabilisierung des Zustandes.

Behandlung von Ulkus- und Erosionsblutungen

Die Behandlung dieser Blutungen ist zumeist konservativ, nur wenn durch Volumen- bzw. Blutsubstitution keine stabile Herz-Kreislauf-Funktion erreicht werden kann, ist ein chirurgisches Vorgehen indiziert.

- Einführen einer Magensonde und regelmäßiges Klarspülen; keine lokal blutstillenden Medikamente instillieren, da kaum wirksam. 24 h nach Aufhören der Blutung: Instillation von Antazida.
- Volumen- bzw. Blutersatz.
- Medikamentöser Versuch der Blutstillung mit Somatostatin und Sekretin.
- Prophylaxe weiterer Blutungen mit Cimetidin (Tagamet) bzw. Ranitidin (Sostril).
- Chirurgische Therapie: Ulkusresektion nach Billroth I oder II oder lokale Blutstillung und Vagotomie.

Prophylaxe von Streßblutungen

Streßblutungen im Bereich des Magens und Duodenums sind typische Komplikationen der Intensivbehandlung. Sie entstehen durch Ulzerationen oder Erosionen der Schleimhaut. Begünstigende Faktoren sind u.a.: Schock, Sepsis, Polytrauma, Gerinnungsstörungen, Nierenversagen, respiratorische Insuffizienz, Postaggressionsstoffwechsel, ungenügende Sedierung, Schädel-Hirn-Trauma.

Prophylaktische Maßnahmen:

- Zufuhr von Antazida per Magensonde in 5stündigen Abständen unter Kontrolle der pH-Werte mit pH-Teststreifen. Angestrebt wird ein pH von $>3{,}5$, die Antazidadosierung entsprechend hierauf ausgerichtet.
- Cimetidin (Tagamet), bei normaler Nierenfunktion 200 mg alle 4 h i.v., bei eingeschränkter Nierenfunktion Reduzierung der Dosis.
  Ranitidin (Sostril), Dosierung wie für Tagamet angegeben.
- Medikamentöse Sedierung und gute psychologische Führung (s. auch Kap. 33).
- Gastrozepin zur Blutungsprophylaxe 3×10 mg/Tag i.v. in Kombination mit Tagamet.

Ösophagusvarizenblutung

Die Ösophagusvarizenblutung ist eine typische, lebensbedrohliche Komplikation der **portalen Hypertension,** die vor allem bei Leberzirrhose auftritt. Ösophagusvarizen sind bei etwa 40% der Patienten mit portaler Hypertension vorhanden, und bei mehr als der Hälfte dieser Patienten ist mit einer oder mehreren Blutungen aus den Varizen zu rechnen.

Bereits die erste Blutung aus Ösophagusvarizen verläuft bei etwa 50% der Patienten tödlich!

Neben dem **hämorrhagischen Schock** droht ein **Leberkoma** durch bakterielle Zersetzung des im Darm in großer Menge vorhandenen Blutes. Wichtigste komaauslösende Substanz soll hierbei das *Ammoniak* sein, das von der insuffizienten Leber nicht mehr entgiftet werden kann (s. S. 657).

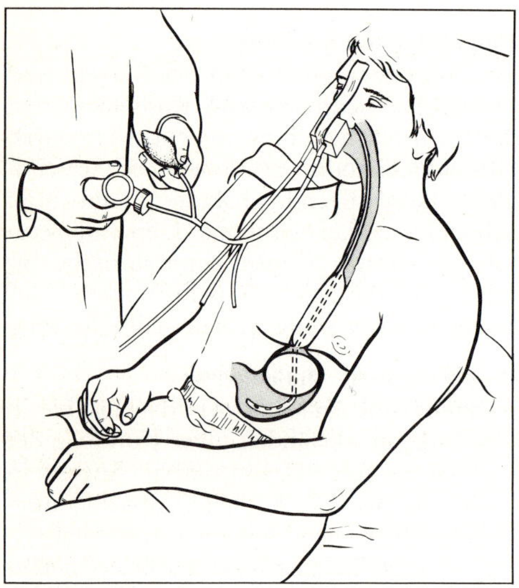

Abb. 55-2. Sengstaken-Blakemore-Sonde zur Kompression von blutenden Ösophagusvarizen bei portaler Hypertension. *Praktisches Vorgehen:* Nach Kontrolle der beiden Ballons auf Unversehrtheit Sonde über den unteren Nasengang ca. 50 cm in den Magen vorschieben, Lage durch Einspritzen von Luft überprüfen; Magenballon mit 200-250 ml Luft blocken und mit Metallklemme abdichten, dann Sonde bis zum Übergang des Magens in den Ösophagus zurückziehen, Sonde fixieren und mit dem Ausspülen des Magens beginnen. Dann Ösophagusballon blocken, den erforderlichen Manschettendruck von 30-45 mmHg mit einem Manometer überprüfen, auch in der nachfolgenden Zeit. Schere am Bett plazieren und bei Hochrutschen des Ballons mit Verlegung des Kehlkopfs (beim Nichtintubierten) Ballonzuleitung rasch durchschneiden

Praktische Notfallmaßnahmen

- ▸ Zunächst Vorgehen wie unter Abschnitt „Behandlung der akuten Gastrointestinalblutung" beschrieben.
- ▸ Tamponade der Varizenblutung mit Ballonsonden: Sengstaken-Blakemore-Sonde oder Linton-Sonde.
  Praktisches Vorgehen beim Einführen der Sonde siehe **Abb. 55-2**. Dauer der Blokkung maximal 48 h; steht die Blutung, so kann die Sonde entblockt und zur Sicherheit noch weitere 12-24 h belassen werden. Bei erneuter Blutung kann dann sofort geblockt werden.
- ▸ Kontinuierliches Leerspülen des Magens, Absaugen des Blutes im Nasen-Rachen-Raum, Druckmessung im Ösophagusballon der Sengstaken-Sonde.

Beachte die Gefahr der Ösophagusruptur durch die Ballonsonden!

Weitere Komplikationen durch die Sengstaken-Sonde:

- *Ersticken* durch Verrutschen des ungenügend geblockten Magenballons vor den Kehlkopfeingang,
- *Druckschädigung* der Schleimhaut,
- *pulmonale Aspiration* von Mageninhalt.

Weitere Maßnahmen:

- ▸ Medikamentöse Senkung des Druckes in der Pfortader mit *Glycyl-Vasopressin* zur Blutstillung. Dosierung: Beginn mit 1-2 mg i.v. als Bolus, danach alle 4-6 h 1 mg i.v. oder aber kontinuierliche Dauerinfusion.
- ▸ Endoskopische Sklerosierung der Varizen, wenn die Blutung durch die Ballontamponade zum Stillstand gekommen ist oder aber unter der Tamponade nicht steht.
- ▸ Nach der Blutstillung: Reinigung des Darmes von Blut mit hohen Einläufen (physiologische Kochsalzlösung + Magnesiumsulfat) und Sterilisation des Darmes durch enterale Antibiotikazufuhr.
- ▸ Zunächst nur parenterale Ernährung, nach Entfernen der Sonde langsamer Nahrungsaufbau.
- ▸ Bei konservativ nicht beherrschbarer Blutung evtl. Notoperation mit Anlegen eines portokavalen Shunts oder operative Unterbrechung der Blutzufuhr zu den Varizen (Umstechung).

Postoperative Komplikationen nach abdominalchirurgischen Eingriffen

Abdominalchirurgische Eingriffe können mit folgenden typischen postoperativen Komplikationen einhergehen:
- Ileus,
- Peritonitis,
- Nachblutung.

Diese Komplikationen sind beim Intensivpatienten nicht immer leicht zu erkennen.

Postoperativer Ileus: Der postoperative Ileus kann mechanisch oder paralytisch bedingt sein; die Differenzierung ist schwierig. In den ersten 2 Tagen ist immer eine *Magen-Darm-Atonie* vorhanden, die zumeist spontan am 3. Tag verschwindet. Ist am 4. Tag die Peristaltik noch immer nicht in Gang gekommen, so liegt gewöhnlich ein Ileus vor, der bei etwa 50% der Patienten *mechanisch* bedingt ist. Typisch für mechanischen Ileus ist auch das vorübergehende Ingangkommen der Peristaltik mit anschließender erneuter Atonie. Diagnose und Behandlung s. S. 649.

Postoperative Peritonitis: Die postoperative Peritonitis ist wegen ihrer hohen Sterblichkeitsrate (>70%) eine besonders gefürchtete Komplikation. Die wichtigsten *Ursachen* sind:
- Nahtinsuffizienz,
- Perforation,
- Durchwanderung von Bakterien bei Ileus,
- Infektionen von außen.

Bei der *frühen* Naht- bzw. Anastomoseninsuffizienz (innerhalb weniger Tage nach der Operation) ist die Prognose besonders schlecht und daher eine sofortige operative Revision erforderlich. Die Spätinsuffizienz führt hingegen meist nicht zu einer diffusen Peritonitis und kann gewöhnlich durch gute Drainage konservativ behandelt werden.
Kritische Zeitpunkte für eine Anastomoseninsuffizienz sind der 3. und 4. und der 7.–9. postoperative Tag. Bei Verdacht: Instillation von *Methylenblau* über Magensonde oder Darmrohr. Dieses Verfahren kann auch bei Verdacht auf eine sekundäre Perforation durch Sonden oder Drainagen eingesetzt werden. Behandlung der Peritonitis s. S. 651.

Postoperative Nachblutung: Die wichtigsten *Ursachen* für eine postoperative Nachblutung sind:
- ungenügende intraoperative Blutstillung,
- Arrosionsblutungen bei Gefäßschädigungen,
- Störungen der Blutgerinnung.

Blutungen durch ungenügende intraoperative Blutstillung treten unmittelbar nach der Operation auf, Blutungen durch Arrosion von Blutgefäßen erst im späteren Verlauf. Gerinnungsstörungen sind häufig erst Folge der Nachblutung, manchmal auch ursächlicher Faktor. Die Diagnose der Nachblutung kann schwierig sein, wenn kein Blut aus Sonden oder Drainagen abläuft. Zeichen des intravasalen Volumenmangels treten gewöhnlich erst auf, wenn größere Mengen verloren worden sind. Bei Verdacht kann ein Lavage-Katheter eingelegt werden. Therapie der gastrointestinalen Blutung s. S. 653.

Behandlung nach einzelnen intraabdominellen Operationen

Ösophaguskarzinom

Operation: Folgende Methoden werden u. a. eingesetzt:
- Bei infraaortal lokalisierten Karzinomen: Resektion des distalen Ösophagus, Magenhochzug (Ösophagogastrostomie). Hierzu ist eine Laparatomie + rechtsseitige Thorakotomie erforderlich. Operationssterblichkeit: 24%. 5-Jahres-Überlebenszeit: 13–15%.
- Bei im mittleren Drittel gelegenem Karzinom: subtotale Entfernung des Ösophagus nach Laparotomie und rechtsseitiger Thorakotomie, Ausleitung des proximalen Ösophagus als zervikales Ösophagostoma, danach bei zweiter Operation Überbrückungsplastik durch Koloninterponat oder intrathorakale Ösophagogastrostomie (einzeitig). Operationssterblichkeit 20–30%; 5-Jahres-Überlebensrate 7,5–10%.
- Bei Inoperabilität: Palliativeingriffe.

Postoperative Besonderheiten
- ▸ Die Patienten sind häufig Alkoholiker, so daß mit einem Entzugsdelir gerechnet werden muß.
- ▸ Oft postoperative Nachbeatmung erforderlich.

- Parenterale Ernährung für mindestens eine Woche.
- Kontrolle der Anastomosendichtigkeit durch Röntgenaufnahme.

Magenkarzinom

Operation: Zur Behandlung des Magenkarzinoms sind radikale chirurgische Resektionen erforderlich, und zwar je nach Lokalisation distale subtotale Resektion, proximale Resektion und totale Resektion des Magens. Hierbei muß der resezierte Anteil durch Gastroduodenostomie (Billroth I), Gastrojejunostomie (Billroth II) oder Ösophagogastrostomie überbrückt werden. Bei nicht kurierbaren Formen sind Palliativeingriffe indiziert, bei Frühkarzinom die *totale Gastrektomie.*
Die Operationssterblichkeit bei Magenkarzinom beträgt etwa 10%, die 5-Jahre-Überlebensrate 11-12%.

Postoperative Besonderheiten
- Erhöhte Gefahr der postoperativen respiratorischen Insuffizienz vor allem durch schmerzbedingte Schonatmung und unterdrückten Hustenmechanismus. Daher gute Analgesie, Atemtherapie und Physiotherapie.
- Bewegungen der Magensonde vermeiden, damit die frischen Anastomosen nicht beschädigt werden.
- Parenterale Ernährung in der ersten Woche, danach röntgenologische Kontrolle der Anastomosendichtigkeit. Bei Dichtigkeit Aufbau der enteralen Nahrungszufuhr.
- Wichtige Komplikationen: Nachblutung, Anastomoseninsuffizienz, Peritonitis, subphrenische und subhepatische Abszesse.

Pankreaskarzinom

Operation: Bei Pankreaskarzinom werden, je nach Befund, Radikaloperationen oder Palliativeingriffe durchgeführt.
Radikaleingriffe sind z. B. die partielle oder totale Duodenopankreatektomie bei Papillen oder Pankreaskopfkarzinomen und die **Whipple-Operation:** Resektion des Pankreaskopfs und des Duodenums sowie des Magenantrums, End-zu-Seit-Gastrojejunostomie, End-zu-End-Choledochostomie und End-zu-Seit-Pankreatojejunostomie.
Operationssterblichkeit bei Radikaloperationen: 0-9%, 5-Jahres-Überlebenszeit bei totaler Duodenopankreatektomie 7-28%.

Postoperative Besonderheiten
- Bei totaler Pankreatektomie tritt ein Diabetes mellitus und eine exokrine Pankreasinsuffizienz auf, die entsprechend behandelt werden müssen; bei Restpankreas evtl. vorübergehende diabetische Stoffwechsellage.
- Erhöhte Gefahr der respiratorischen Insuffizienz aus den für Abdominaleingriffe bekannten Gründen (s. oben) oder des multiplen Organversagens.
- Parenterale Ernährung in der ersten Woche, danach bei Anastomosendichtigkeit Aufbau der enteralen Ernährung.
- Komplikationen: Nachblutung, Anastomoseninsuffizienz, Peritonitis.

Kolon-, Sigma- und Rektumtumoren

Operation: Bei Kolontumor Hemikolektomie rechts oder links, bei Sigma- oder Rektumtumoren Resektion von Sigma und Rektum.
Quenu-Operation: radikale Rektumamputation bei Karzinom, Anlegen eines Anus praeter sigmoideus, Versenken des verschlossenen Dickdarmschenkels; Umschneidung des Anus und Mobilisierung des Rektums, danach Entfernen des Rektums und des unteren Sigmoids durch die sakrale Wunde.

Postoperative Besonderheiten
- Ausreichender Blut- und Flüssigkeitsersatz in der unmittelbaren postoperativen Phase (große Wundfläche).
- Parenterale Ernährung für 1 Woche bei Kolon-, Sigma- oder Rektumresektion, bei Rektumamputation enterale Ernährung früher möglich.
- Pneumonieprophylaxe.
- Die meisten Patienten bedürfen nur einer kurzen Intensivüberwachung.
- Komplikationen: Nachblutung, Anastomoseninsuffizienz, Peritonitis, Abszesse.

Portale Hypertension

Der Pfortaderhochdruck entsteht durch eine Abflußbehinderung des Blutes der V. portae vor, in oder nach der Leber. Häufigste Ursache für eine *intrahepatische* Abflußbehinderung ist die **Leberzirrhose.** Bei Kindern hingegen entsteht der Pfortaderhochdruck häufig durch eine *prähepatische* Behinderung oder Verlegung des Blutstroms. *Posthepatische* Ursachen der portalen Hypertension sind dagegen selten.
Die wichtigsten *Zeichen* der portalen Hypertension sind:
- Ösophagusvarizenblutung (s. S. 653),
- Splenomegalie,
- Aszites,
- Enzephalopathie.

Operative Behandlung: Operative Verfahren haben zum Ziel, den Druck im Pfortaderkreislauf zu senken und die Gefahr der lebensbedrohlichen Ösophagusvarizenblutung zu beseitigen. Hierzu werden direkte oder indirekte Anastomosen- bzw. Shuntoperationen eingesetzt, durch die das Hindernis umgangen wird.
Portokavaler Shunt: Anastomose zwischen V. portae und V. cava inferior direkt vor dem Leberhilus (End-zu-Seit; Seit-zu-Seit).
Splenorenaler Shunt: Anastomose zwischen V. lienalis (Milzvene) und V. renalis (proximal = Linton; distal = Warren).
Mesokavaler Shunt: Anastomose zwischen V. mesenterica superior und V. cava inferior.

Postoperative Besonderheiten

- ▸ Vorgehen bei Ösophagusvarizenblutung s. S. 653.
- ▸ Die Patienten sind z. T. Alkoholiker, bei denen mit einem postoperativen Entzugsdelir gerechnet werden muß.
- ▸ Bei komplikationslosem Verlauf: parenterale Ernährung für wenige Tage, danach Übergang auf eiweißarme, kohlenhydratreiche Nahrung.

Typische Komplikationsmöglichkeiten:
- Leberinsuffizienz oder Leberversagen mit Leberkoma,
- Enzephalopathie durch ungenügende Entgiftungsfunktion der Leber,
- Rezidivblutungen,
- Magensafthypersekretion und Ulzera.

Leberkoma

Definition

Das Coma hepaticum ist eine **Enzephalopathie,** die sich gewöhnlich im Verlauf einer chronischen Lebererkrankung ausbildet. Vier Stadien können unterschieden werden:
Stadium I: Persönlichkeitsveränderungen, unangemessenes Verhalten, Euphorie, Übererregbarkeit oder Depression.
Stadium II: Verwirrtheit, Desorientiertheit, Eintrübung.
Stadium III: Stuporös, aber erweckbar.
Stadium IV: Koma.
Folgende Komaformen können unterschieden werden:
- **Exogenes Koma** durch Funktionsausfall der Leber, z. B. bei Leberzirrhose, Ösophagusvarizenblutung.
- **Endogenes Leberkoma** durch Leberzerfall, z. B. akute Hepatitis bzw. akute Leberdystrophie, toxische Schädigung (Tetrachlorkohlenstoff, Knollenblätterpilz), Eklampsie.

Pathophysiologie

Das Coma hepaticum ist eine *Stoffwechselstörung,* die durch eine hochgradige Einschränkung der Leberfunktion oder vollständigen Ausfall der Leber hervorgerufen wird. Die zerebralen Störungen entstehen durch die ungenügende Entgiftung von Stoffwechselprodukten in der Leber, vor allem von Ammoniak kurzkettigen Fettsäuren, biogenen Aminen sowie toxischen Abbauprodukten aus Eiweißbestandteilen durch Darmbakterien. Die Bewußtseinsstörung wird auf eine vermehrte Bildung von dämpfend wirkenden Neurotransmittern zurückgeführt.
Weitere Störungen sind:
- *Aszites* durch verminderte Eiweißsynthese in der Leber mit Abnahme des kolloidosmotischen Drucks und der Wirkung der portalen Hypertension im Bauchraum (Abpressen von Aszitesflüssigkeit aus dem Blut),
- bei exogenem Koma: Hypokaliämie, respiratorische Alkalose, Hypoglykämie,
- relativer oder absoluter intravasaler Volumenmangel,
- Niereninsuffizienz bis hin zum Nierenversagen.

Klinisches Bild und Diagnose

Exogenes Koma. Zeichen der Enzephalopathie (s. oben); Leberstigmata der Haut, oft Ikterus und Aszites, erniedrigter Quickwert. Feststellen der auslösenden Ursachen!

Endogenes Koma. Enzephalopathie (s. oben); starker, zunehmender Ikterus; rascher Anstieg des Bilirubins und Abfall des Quick-Wertes (Prothrombin-Komplex). Schneller Krankheitsverlauf.

Behandlung

Konservative Maßnahmen bei exogenem und endogenem Koma:

- Unterbrechung der Eiweißzufuhr, Ernährung mit Glukoselösungen unter Elektrolytzusatz,
- Abtötung der Darmbakterien durch enterale Zufuhr nicht resorbierbarer Antibiotika, z.B. *Bykomycin,*
- Förderung der Ammoniakausscheidung durch enterale Zufuhr von Lactulose,
- genaue Bilanzierung der Ein- und Ausfuhr bzw. des Wasser-, Elektrolyt- und Säure-Basen-Gleichgewichts,
- Beseitigung der komaauslösenden Ursachen.

Ergänzend bei Leberzerfallskoma:

- evtl. temporärer Leberersatz.

Nierentransplantation

Nierentransplantationen gehören mit Abstand zu den häufigsten Organtransplantationen. Ihr Vorteil besteht darin, daß nach der Transplantation auf eine Dauer-Dialysebehandlung verzichtet werden kann und dadurch die Lebensqualität des Nierenempfängers erheblich verbessert wird.

Nierenspender

Potentielle Nierenspender sind frisch Verstorbene und hirntote Patienten, deren Herz-Kreislauf- und Atemfunktion bis zur Organentnahme künstlich aufrechterhalten wird. Bei intaktem Kreislauf entnommene Nieren von Hirntoten weisen eine bessere Qualität bzw. Funktionsfähigkeit auf als Nieren, die unter Reanimationsbedingungen nach Herzstillstand entnommen wurden. Somit ist die *Intensivbehandlung* eines hirntoten Nierenspenders bis zur abgeschlossenen Entnahme der Nieren von großer Bedeutung. Die wichtigsten Maßnahmen sind:

- ▸ Kontrollierte Beatmung unter Überwachung der Blutgase und Säure-Basen-Parameter;
- ▸ Überwachung und Unterstützung der Herz-Kreislauf-Funktion: Dopamin, Volumenzufuhr, Steigerung der Diurese zur Förderung der Nierendurchblutung: Mindestharnmengen 80-100 ml/h;
- ▸ Ausgleich von Elektrolytstörungen;
- ▸ keine Behandlung der Hypothermie bei Hirntoten;
- ▸ Heparinisierung unmittelbar vor der Nierenentnahme.

Intensivbehandlung nach der Transplantation

Die unmittelbare Behandlung nach der Nierentransplantation erfolgt zumeist in einem speziellen „Transplantationszimmer“, das durch einen halb-aseptischen Vorraum betreten werden kann. Meist ist die Transplantationseinheit einer anderen Intensivbehandlungsstation angeschlossen und verfügt über 2-4 Betten. Die Phase der Intensivbehandlung dauert gewöhnlich 5-6 Tage, danach kann der Patient auf die Normalstation verlegt werden. Eine Respiratortherapie ist zumeist nicht erforderlich, jedoch sollte in der Transplantationseinheit die Möglichkeit zur maschinellen Beatmung gegeben sein.

Postoperative Routinebehandlung

Überwachung

- ▸ Herzfrequenz, Blutdruck, zentraler Venendruck; Häufigkeit nach klinischem Zustand.
- ▸ Tägliche Laborwerte: Harnstoff, Kreatinin (-Clearance), Serumelektrolyte, Hb, Ht, Leukozyten, Diff.-Blutbild, Gerinnungsstatus, Blutgasanalyse, Urin: Elektrolyte, Kreatinin, Proteinurie.
- ▸ Röntgenbild des Thorax täglich.

Flüssigkeits- und Volumentherapie

Die postoperative Volumen- und Flüssigkeitstherapie richtet sich bei unkompliziertem

Verlauf vor allem nach der Funktion der transplantierten Niere. Bei zahlreichen Patienten tritt kurz nach der Transplantation eine *Polyurie* auf, die etwa 1-3 Tage anhält, während bei etwa 30% hingegen eine *Oligo-/Anurie* zu beobachten ist.
Bei **Polyurie** ist eine genaue Flüssigkeitsbilanzierung und ein entsprechender Volumenersatz einschließlich der Elektrolyte erforderlich (vor allem von Na^+). Besteht hingegen eine *normale Diurese,* so brauchen nur die Verluste ausgeglichen zu werden. Als Ersatzlösung eignet sich z.B. ½ normale NaCl-Lösung mit Elektrolytzusatz entsprechend dem Bedarf.
Bei **Oligo-/Anurie** muß die Flüssigkeitszufuhr eingeschränkt werden und darf die Ausfuhr um nicht mehr 500-600 ml überschreiten. Verluste über Sonden und Drainagen und von Blut müssen gesondert berücksichtigt werden. Außerdem muß nach der Ursache gesucht werden. In Frage kommen vor allem:
- Hypovolämie,
- Abstoßungsreaktion,
- chirurgische Komplikationen,
- akutes Nierenversagen.

Beim **postoperativen Blutersatz** muß beachtet werden, daß die chronisch-urämischen Patienten seit langer Zeit anämisch sind und niedrigere Hämoglobinwerte tolerieren als Nierengesunde. Als untere Grenzwerte für Blutersatz gelten Hämatokritwerte von 20-25%.

Postoperative Komplikationen

Frühkomplikationen, die eine chirurgische Reintervention erfordern, sind:
- Nachblutung mit hämorrhagischem Schock,
- Anurie aufgrund einer Harnfistel,
- akutes Abdomen, z.B. durch Nahtdehiszenz, Perforation usw.

Tritt im Zusammenhang mit diesen Komplikationen ein **akutes Nierenversagen** auf, so ist eine frühzeitige Dialysebehandlung indiziert.
Weitere Komplikationen der postoperativen Phase sind:
- respiratorische Insuffizienz,
- Störungen der Herz-Kreislauf-Funktion, meist als Herzrhythmusstörungen oder Herzinsuffizienz (Ursachen: Koronarkrankheit, Elektrolytstörungen, Myokardkalzinose durch Hyperparathyreoidismus),
- zerebrale Störungen: Somnolenz, Krämpfe,
- akute Abstoßungsreaktion,
- septische Komplikationen.

Akute Abstoßungsreaktionen treten innerhalb der ersten 2 Monate nach der Transplantation auf. Die Diagnose wird klinisch und anhand von Laborwerten und immunologischen Tests gestellt. Zur Prophylaxe der Abstoßungsreaktion ist eine *immunsuppressive Therapie* erforderlich. Hierzu eingesetzte Substanzen sind: Kortikosteroide, Cyclophosphamid, Azathioprin, Antilymphozytenglobulin, Röntgenbestrahlung des Transplantats.

Verbrennungskrankheit

Einführung

Thermische Verbrennungen entstehen durch heiße Flüssigkeiten, Flammen oder Berührung von heißen Objekten sowie durch Einwirkung von Elektrizität, Chemikalien oder Strahlen. Die schwere Verbrennung führt zu einer *Allgemeinerkrankung* mit langem und komplikationsreichem Verlauf. Die Behandlung erfolgt entweder auf einer allgemeinen Intensivpflegestation oder in einer Spezialklinik für Verbrannte.

Schweregrad von Verbrennungen

Für die Prognose der Verbrennung spielt der Grad der Zerstörung eine wichtige Rolle. Folgende Schweregrade können unterschieden werden:

Verbrennungen I. Grades: Die Verbrennung ist oberflächlich und erfaßt nur die Epidermis, während das Korium und die Blutversorgung der Haut nicht beeinträchtigt sind. Klinisch ist die Verbrennung durch eine *Rötung der Haut* (Hyperämie) und Schmerzen gekennzeichnet. Die Symptome verschwinden innerhalb von 2-3 Tagen, Narben entstehen nicht.

Verbrennungen II. Grades: Das deckende Epithel der Haut ist teilweise zerstört, die tiefen Koriumschichten hingegen unversehrt. Kli-

nisch ist die Verbrennung II. Grades durch *Blasenbildung* mit Austritt von Plasma und starke Schmerzen gekennzeichnet. Der Heilungsverlauf dauert etwa 2 Wochen, keine Narbenbildung.
Schwierig abzugrenzen gegenüber Verbrennungen III. Grades ist die *tiefe Verbrennung II. Grades,* die mit oder ohne Blasenbildung einhergeht. Die Epidermis ist nekrotisch, die Basis feucht und weiß mit kleinen Petechien; außerdem besteht eine starke Schwellung; die Schmerzempfindung ist herabgesetzt. Heilungsverlauf ca. 3-4 Wochen mit Narbenbildung.

Verbrennungen III. Grades: Hierbei sind *alle* Hautschichten einschließlich der Hautanhangsgebilde verbrannt, so daß eine Selbstheilung nicht mehr möglich ist. Anfangs treten *Entzündungen und Ödeme,* später auch *Nekrosen* auf. Die Haut ist lederartig und unelastisch, die Sensibilität erloschen. Blasenbildung tritt nicht auf. Kleine Defekte heilen durch Narbenbildung, bei ausgedehnten Verbrennungen ist hingegen eine Hauttransplantation erforderlich.

Verbrennungen IV. Grades: Außer den gesamten Hautschichten im verbrannten Bezirk sind noch die unter der Haut liegenden Gewebe (Muskeln, Sehnen, Nerven usw.) betroffen. Hauttransplantation erforderlich.
Entscheidend für die Schwere der Verbrennungskrankheit sind die *Tiefe* der Verbrennung und ihre *Ausdehnung* auf der Körperoberfläche. Darum müssen Schweregrad der Verbrennung und Oberfläche der betroffenen Bereiche zu Beginn der Behandlung sorgfältig eingeschätzt werden.

Ausdehnung von Verbrennungen

Die Oberfläche des verbrannten Bereichs wird am häufigsten nach der **Neunerregel** eingeschätzt, bei der jeder Hautpartie ein bestimmter prozentualer Anteil an der Körperoberfläche zugeordnet wird. Für den Erwachsenen gelten folgende Werte:
- Hals und Kopf 9%,
- Stamm vorn und hinten je 18%,
- Arm je 9%, davon Oberarm 4%, Unterarm 3%, Hand 2%,
- Bein je 18%,
- Perineum 1%.

Bei Kindern muß die Regel wegen der unterschiedlichen Beziehung zwischen Kopf und Rumpf in Abhängigkeit vom Alter modifiziert werden.
Neben Schweregrad und Ausdehnung der Verbrennung wird der Verlauf der Verbrennungskrankheit noch von Alter, Begleiterkrankungen, klinischem Zustand und verbranntem Körperteil beeinflußt.

Klassifizierung von Verbrennungen

Gegenwärtig werden Verbrennungen nach der *Tiefe* (Grad) und der *Ausdehnung* klassifiziert:

Leichte Verbrennung: Verbrennung II. Grades von weniger als 10% der Körperoberfläche.

Mittelschwere Verbrennung: Verbrennungen II. Grades von 11-30% der Körperoberfläche, oder Verbrennungen III. Grades von weniger als 10%.

Schwere Verbrennung: Verbrennung II. Grades von 31-50% der Körperoberfläche oder 10-20% III. Grades, oder weniger als 30% in Kombination mit folgenden Faktoren:
- schlechter Allgemeinzustand oder Schock,
- schweres Trauma oder chemische Vergiftung,
- schwere Verbrennung des Respirationstrakts.

Sehr schwere Verbrennung: Verbrennungen II. Grades von mehr als 50% der Körperoberfläche, oder Verbrennungen III. Grades von mehr als 20%.

Prognose: Verbrennungen III. Grades bis zu 60% der Körperoberfläche haben eine gute, Verbrennungen zwischen 60-80% hingegen eine schlechte Prognose; Verbrennungen zwischen 80-100% sind infaust.

Indikationen zur Intensivbehandlung

Nach den Richtlinien der Internationalen Gesellschaft für Verbrennungsbehandlung ist eine *Intensivbehandlung* bei folgenden Verbrennungen indiziert:
- Verbrennungen II. Grades von mehr als 30%,
- Verbrennungen III. Grades von mehr als 10%,

- Verbrennungen des Respirationstrakts (obere Luftwege, Trachea, Lunge),
- Verbrennungen bei Mehrfachverletzungen mit Schockgefahr,
- Verbrennungen durch Elektrizität oder radioaktive Strahlen.

Pathophysiologie der schweren Verbrennungen

Die schwere Verbrennung ruft nicht nur eine lokale Gewebsschädigung hervor, sondern löst zahlreiche systemische Reaktionen aus, die zur **Verbrennungskrankheit** führen. Da bei ausgedehnter Verbrennung die schützende Hauthülle fehlt, verliert der Körper große Mengen an Flüssigkeit und Wärme, außerdem wird das nekrotische Gewebe im weiteren Verlauf bakteriell infiziert. Pathophysiologisch ist die Verbrennungskrankheit gekennzeichnet durch eine Schockphase (Akutphase) und eine Intermediärphase (Latenzphase), die beide im Mittelpunkt der Intensivbehandlung stehen.

Schockphase

Nach ausgedehnten, schweren Verbrennungen treten innerhalb der ersten 24-48 h **massive Flüssigkeitsverluste** auf. Diese Verluste entstehen durch Verdunstung in die Umgebung und durch Sequestration in das Gewebe (Ödembildung). *Ursache* ist eine gesteigerte Durchlässigkeit der geschädigten Zellmembranen. Außerdem werden große Mengen *Plasmaeiweiße* verloren, vor allem in der Nähe verbrannter Gebiete, bedingt durch eine gesteigerte Permeabilität der Kapillarmembranen. Zusätzlich gehen mit dem Exsudat auch große Mengen von *Elektrolyten* verloren. Als Folge der schweren Flüssigkeits- und Eiweißverluste ist das zirkulierende Blutvolumen vermindert, und es entwickelt sich das Bild des **hypovolämischen Schocks** (Einzelheiten s. Kap. 26) mit Abnahme des Herzzeitvolumens und der Organdurchblutung sowie Störungen der Mikrozirkulation durch intravasale Gerinnungsvorgänge.

> Je ausgedehnter und schwerer die Verbrennungen, desto rascher tritt der hypovolämische Schock ein!

Etwa 36-48 h nach der Verbrennung normalisiert sich die Permeabilität der Kapillaren wieder, die Ödemflüssigkeit wird innerhalb von 5 Tagen resorbiert und über die Nieren ausgeschieden. Bei Verbrennungen von mehr als 80% ist die Resorption jedoch oft um mehr als 10 Tage verzögert. Bei ausgedehnten Verbrennungen kann in der Resorptionsphase ein **toxisches Krankheitsbild** mit Fieber, Zittern, Delirium und Aufblähung des Abdomens eintreten.

Intermediärphase

Nach Ersatz der Flüssigkeits-, Eiweiß- und Elektrolytverluste mit Stabilisierung der Herz-Kreislauf-Funktion beginnt die Intermediärphase (Latenzphase) der Verbrennung. Sie ist gekennzeichnet durch Hypermetabolismus mit gesteigertem Sauerstoff- und Energiebedarf, Anstieg des Herzzeitvolumens und Hyperthermie sowie Reparationsvorgänge. Hypermetabolismus und Infektionen gehören zu den typischen Komplikationen in dieser Phase.

Hypermetabolismus: Eine Steigerung des Stoffwechsels ist typische Folge der Verbrennungskrankheit. Die Ursache dieser hypermetabolischen Reaktion ist unbekannt, jedoch kann durch höhere Umgebungstemperaturen der Hypermetabolismus vermindert werden. Die Stoffwechselsteigerung muß vor allem bei der Ernährungsbehandlung des Verbrannten berücksichtigt werden.

Infektion und Sepsis. Bakterielle Infektionen der Wundfläche spielen für die Prognose der Verbrennungskrankheit eine ganz wesentliche Rolle: etwa 75% der Todesfälle von Verbrannten ist, zumindestens teilweise, durch eine bakterielle Infektion bedingt. Häufigste Erreger sind gramnegative Bakterien, vor allem *Pseudomonas aeruginosa* und Pilze. Die Keimbesiedlung der Verbrennungswunde beginnt innerhalb weniger Tage nach der Verletzung durch Auto- und Kreuzinfektion. Wichtigste Infektionsquellen sind:
- Keime der Analregion,
- Bakterien auf der unverletzten Haut,
- Hände des Pflegepersonals.

Begünstigende Faktoren: Zimmerluft, chirurgische Maßnahmen an der Wunde.
Gerät die lokale Infektion außer Kontrolle, so kann eine Bakteriämie oder Fungiämie

auftreten und zu einer generalisierten Sepsis bzw. septischem Schock führen.

Thermische Schädigung des Respirationstrakts

Direkte Schädigungen des Respirationstraktes sind vor allem bei Gasexplosionen, Explosionen und Brände durch Chemikalien oder Einwirkung von Giftstoffen in Zusammenhang mit Bränden zu erwarten. Betroffen ist zumeist der obere Respirationstrakt bis zur Trachea, seltener die Bronchien oder Alveolen. Schädigungen der Alveolen führen rasch zu respiratorischer Insuffizienz. Grundsätzlich muß beachtet werden:

> Bei thermischen und chemischen Schäden des Respirationstraktes droht Erstikkungsgefahr durch die sich entwickelnde Schwellung.

Intensivbehandlung der Verbrennungskrankheit

Wegen der großen *Infektionsgefahr* erfolgt die Behandlung schwerer Verbrennungen in speziellen Verbrennungseinheiten oder Isolierzimmern der Intensivstation, die durch Schleusen vom übrigen Pflegebereich abgetrennt sind. Um Flüssigkeitsverluste durch Verdunstung über die verbrannten Hautpartien auf ein Minimum zu beschränken, sollte die *Zimmertemperatur zwischen 28–32°C* liegen und die Luftfeuchtigkeit etwa 40% betragen (zu feuchte Luft begünstigt die Keimbesiedlung).

Praktische Grundsätze

- Lagerung des Patienten auf sterilem Schaumstoff in einem von allen Seiten gut zugänglichen Bett. Keine Verwendung von Bettwäsche, täglicher Wechsel des Schaumstoffs
- Bei Betreten des Behandlungszimmers Einmalkittel, Handschuhe, Mundschutz und Überschuhe anlegen. Vor allen pflegerischen Tätigkeiten am Patienten sterile Handschuhe anziehen.
- Keine Anwendung von Verbänden (feuchte Kammer!), sondern von Anfang an offene Wundbehandlung mit bakterizidem Oberflächenmittel, z.B. Polyvidon.

Initialbehandlung

Nach der Primärversorgung in der Notfallabteilung (s. Kap. 27) erfolgt die Weiterbehandlung auf der Intensivstation.
Die Initialbehandlung ist darauf ausgerichtet, den Verbrennungsschock zu verhindern oder zu beseitigen. Entsprechend besteht die Therapie vor allem in Flüssigkeits-, Eiweiß- und Elektrolytersatz.

Flüssigkeitstherapie

Ausreichende Zufuhr von Flüssigkeit (Wasser) und Natrium ist die grundlegende Maßnahme in der Schockphase der Verbrennungskrankheit. Intravenöse Flüssigkeitszufuhr ist erforderlich bei allen Verbrennungen von mehr als 15% beim Erwachsenen und von mehr als 10% beim Kind.

> Mit der Flüssigkeitszufuhr wird sofort nach der Aufnahme des Patienten begonnen.

In den ersten 24 h werden bilanzierte Elektrolytlösungen infundiert, bei Bedarf ergänzt durch Albumin- bzw. Proteinlösungen.
Die Menge der zugeführten Flüssigkeit richtet sich in erster Linie nach Ausdehnung und Schweregrad der Verbrennungen.
Zur **Berechnung des Flüssigkeitsbedarfs** werden verschiedene Formeln angegeben, denen allen jedoch ausreichende Wirksamkeit gemeinsam ist.

- **Shriners Burns Institute:**
Ringer-Laktat-Lösung: 2 ml × kg KG × % verbrannter Oberfläche pro Tag.
Nimmt die Urinausscheidung ab oder steigt der Hämotokrit auf über 50% an (Flüssigkeitsmangel), so wird die Flüssigkeitszufuhr auf 300 ml/m^2/h gesteigert. Zusätzlich werden Plasmalösungen infundiert.
- **Formel nach Brooke:**
Ringer-Laktat-Lösung: 1,5 ml/kg KG × % verbrannter Oberfläche pro Tag.
Zusätzlich kolloidale Lösungen: 0,5 ml × kg KG × % verbrannter Oberfläche. Zusätzlich bis zu 2 l Glukose 5%.
- **Formel nach Parkland:**
Ringer-Laktat-Losung: 4 ml × kg KG × % verbrannter Oberfläche pro Tag.

Überwachung: Die Flüssigkeitszufuhr erfolgt unter Kontrolle folgender Parameter:

- Herzfrequenz,

- arterieller Blutdruck,
- zentraler Venendruck,
- (evtl. Herzzeitvolumen und Pulmonalarteriendrücke),
- Urinausscheidung;
- *Labor:* Hämatokrit, Elektrolyte, Gesamteiweiß, Harnstoff und Kreatinin, Blutgase- und Säure-Basen-Parameter, Gerinnungsstatus.

Klinische Zeichen für **Flüssigkeitsmangel:**

- Durst,
- Unruhe,
- bei Kindern: Anstieg der Körpertemperatur, Koma, generalisierte Krämpfe,
- Oligurie/Anurie,
- Tachykardie, niedriger Blutdruck, niedriger zentraler Venendruck.

Endotracheale Intubation
Bei allen thermischen und chemischen Verletzungen des Respirationstrakts muß die Indikation zur frühzeitigen endotrachealen Intubation oder ggf. auch Tracheotomie großzügig gestellt werden, um einer sich möglicherweise entwickelnden Atemwegsobstruktion durch Schwellung rechtzeitig zuvorzukommen. Daneben ist jedoch die schwere Verbrennung allein noch keine Indikation zur Intubation.

Nekrosenabtragung und Wundverschluß

Durch Spülung der Wunde mit Desinfektionsmitteln allein kann eine Infektion zwar verzögert, jedoch nicht verhindert werden. Methode der Wahl ist vielmehr die Entfernung des toten Gewebes und die Deckung des Defektes mit lebender Haut, um eine Infektion und Sepsis zu verhindern. Dieser Grundsatz wird allgemein akzeptiert, allerdings besteht keine Einigkeit über den Zeitpunkt.

Frühe Nekrosenabtragung und Wundverschluß
Je länger mit der Wundversorgung gewartet wird, desto größer ist die Wahrscheinlichkeit einer Infektion mit ihren potentiellen, lebensbedrohlichen Komplikationen und einer Verlängerung der Behandlungszeit. Die frühe Exzision tiefer Verbrennungswunden und ihr unmittelbar nachfolgender Verschluß scheint daher deutlich Vorteile gegenüber dem verzögerten chirurgischen Vorgehen aufzuweisen. Allerdings können hierbei erhebliche *Blutverluste* auftreten, ein Effekt, der in der Schockphase besonders unerwünscht ist. Der Wundverschluß kann, je nach Ausdehnung, mit Spalthautlappen des Patienten, verträglichen Spendertransplantaten oder (vorübergehend) künstlichen Materialien (z.B. Epigard) erfolgen. Bei primärer Exzision und sofortigem Verschluß wird z.B. in folgender Weise vorgegangen:

- *Kleine Wunde:* vollständige Exzision und sofortige Transplantation von Spalthautlappen.
- *Größere Wunden:* Verschluß mit verfügbaren Spalthautlappen, ergänzt durch vorübergehende Verpflanzung von Allotransplantat.
- *Ausgedehnte Verbrennungen:* vorübergehende Transplantation von Allograft mit immunsuppressiver Therapie oder künstlicher Haut.

Späte Nekrosenabtragung und Transplantatdeckung
Sie wird durchgeführt, wenn sich Granulationsgewebe bildet, also etwa zwischen dem 25. und 31. Tag. Auch bei diesem operativen Vorgehen ist, je nach Ausdehnung der Verbrennung, mit größeren *Blutverlusten* zu rechnen. Nachteile der Spätversorgung: größere Infektionsgefahr, höherer Flüssigkeitsbedarf, verlängerter Krankheitsverlauf.

Wundbehandlung
Wird die Wunde nicht primär verschlossen, so ist eine entsprechend sorgfältige Behandlung erforderlich. Folgende Verfahren werden angewandt:

Offene Wundbehandlung: Ziele sind rasches Trocknen der Wunde und Bildung trockenen Schorfes zum Schutz vor bakterieller Besiedlung.

- Nach Abtragen von Nekrosen bzw. Wundreinigung: Lagerung des Patienten auf einer Schaumstoffmatratze, die mit steriler Gaze bedeckt ist.
- Vollständiges Offenhalten der Wunden, keinerlei Bedeckung mit Verbänden, Kleidung oder Bettzeug.
- Vermeiden von Druck auf die Wunde; Lagerungsmaßnahmen nach Überwindung der Schockphase. Sind Lagerungsmaßnahmen kontraindiziert: lokale Anwendung warmer Luft zum Trocknen der Wunde.
- Ohne Infektion trocknet die Wunde gewöhnlich innerhalb von 24 h, nach 2–3 Ta-

gen bildet sich eine trockene Kruste. Während dieser Zeit sorgfältiges Entfernen des Exsudats von der Wundoberfläche mit sterilen Baumwollplatten.

- Bei Verbrennungen III. Grades Spülung mit Polyvidon 3- bis 6mal/Tag.
- Ständige Beobachtung der Wunde bzw. Kruste auf Bildung von Eiter. Ist Eiter nachweisbar: Kruste wegschneiden und Eiter entfernen, damit sich eine neue Kruste bilden kann. Bei ausgedehnter Eiterung sollte keine offene Wundbehandlung durchgeführt werden.

Halboffene Wundbehandlung. Ziele sind die Förderung der Krustenbildung bei tiefen Verbrennungen II. Grades und die Immobilisierung von Spalthautlappen. Anwendung bei relativ sauberen, tiefen Verbrennungen II. Grades nach Entfernen der Nekrosen; eitrigen Wunden nach Säuberung; mit Pseudomonas aeruginosa infizierten Wunden (mit entsprechenden Antibiotika-getränkten Gazen); Hauttransplantaten, bei denen kein fester Verband angelegt werden kann.

- Abdecken der Wunde mit einer sterilen, kochsalzgetränkten oder antibiotikumhaltigen Gaze.
- Festes Auflegen der Gaze, um die Ansammlung von Eiter im darunter liegenden Zwischenraum zu vermeiden.
- Anwendung bei eiternden Wunden nur mit ausreichender Drainage des Wundgebietes.
- Regelmäßige Kontrolle der Wunde und sich bildenden Krusten auf Eiter; bei Verdacht: Entfernen der Kruste mit einer Schere.

Feuchte Abdeckung der Wunde: Ziel ist die Säuberung der Wunde von Exsudat, eitrigen Krusten und nekrotischem Gewebe, um Infektionen zu verhindern und die Krustenbildung zu beschleunigen. Anwendung: Wunden mit erheblichem, eitrigem Exsudat oder eitrigen Krusten sowie granulierenden Wunden zur Vorbereitung auf die Transplantation (verhindert Austrocknen).

- Mehrere Schichten gut absorbierender Gaze mit steriler Kochsalzlösung oder Antibiotikumlösung tränken, danach ausdrükken und vorsichtig auf die Wunden legen; anschließend Verband.
- Wechsel der Gaze 2 × täglich, bei schweren Infektionen öfter.
- Keine Anwendung feuchter Abdeckung bei schweren Infektionen mit Pseudomonas aeruginosa.

Baden der Wunde: Ziele sind: Reinigung der Wunde, Entfernen von Bakterien und Toxinen, Drainage von Eiter unter Krusten. Anwendung: im Stadium der Krustenablösung; infizierte Wunden an den Extremitäten.

- Baden des ganzen Körpers oder des betroffenen Körperteils. Die Wunden sollten in warme physiologische Kochsalzlösung (Zusatz von Polyvidon) eintauchen. Hierbei 30 min nicht überschreiten.
- Nach dem Bad: rasches Abtrocknen des Patienten mit steriler Gaze und warmer Luft, um eine Auskühlung zu verhindern.
- Beim Ganzkörperbad: Herz-Kreislauf-Funktion sorgfältig beobachten! Bei Störungen Bad sofort abbrechen!
- Bei starken Infektionen 1 × täglich baden bzw. je nach Zustand des Patienten.
- Transplantierte Hautgebiete können nach 2–3 Tagen gebadet werden, Hautentnahmestellen sollten hingegen eine Woche lang trocken gehalten werden.
- Nach dem Bad: offene, halboffene, feuchte oder bandagierende Wundbehandlung, je nach Zustand der Wunde.

Ernährung

Der Hyperkatabolismus bei der Verbrennungskrankheit erfordert eine hochkalorische und eiweißreiche Ernährung. Der Kalorienbedarf beträgt im Durchschnitt 3000–6000 kcal/Tag. Hierbei sollte die Nahrungszufuhr so früh wie möglich *enteral* erfolgen, um den Kalorien- und Nährstoffbedarf zu decken. Auf ausreichende Vitaminsubstitution muß ebenfalls geachtet werden.
Unzureichende Ernährung schwächt die Infektabwehr und stört die Wundheilung.

Infektionsprophylaxe und -behandlung

Die prophylaktische Gabe von Antibiotika nach dem Ausklingen der Schockphase ist umstritten. Häufig werden Antibiotika prophylaktisch kurz vor der Exzision kontaminierter Verbrennungswunden zugeführt und innerhalb von 24 h nach der Operation wieder abgesetzt. Obligatorisch ist hingegen der (möglichst gezielte) Einsatz von Antibiotika bei nachgewiesener Wundinfektion und/ oder positiven Blutkulturen. Unstrittig ist auch die *lokale* Anwendung von Antibiotika, weil hierdurch die bakterielle Besiedlung der Wunde vermindert und die Überlebensrate der Patienten nachweislich verbessert wird.

Komplikationen der Verbrennungskrankheit

Typische Komplikationen der Verbrennungskrankheit sind:
- Sepsis,
- Respiratorische Insuffizienz,
- Nierenversagen,
- Magen-Darm-Ulzera.

Hinzu kommen als seltene Komplikationen kardiole und zerebrale Störungen.

Sepsis
Die Sepsis bzw. der septische Schock ist eine gefürchtete Komplikation der Wundinfektion, kann jedoch auch durch andere Faktoren hervorgerufen werden (Blasenkatheter, Venenkatheter, Pneumonie). Sie tritt gewöhnlich in der zweiten Phase der Verbrennungskrankheit auf. Therapie: Schockbehandlung, Breitspektrumantibiotika, Wundbehandlung.

Respiratorische Insuffizienz
Die wichtigsten Ursachen einer respiratorischen Insuffizienz sind:
- bakterielle Pneumonie,
- Lungenödem durch Inhalation von toxischen Substanzen oder übermäßige Volumenzufuhr,
- Atelektasenbildung,
- Aspiration,
- ARDS.

Die Therapie erfolgt nach den allgemeinen Grundsätzen der Intensivbehandlung.

Nierenversagen
Das akute Nierenversagen bei Verbrennungskrankheit ist häufig eine Folge des Schockgeschehens, jedoch kommen auch andere Ursachen in Frage, z.B. der septische Schock.

Magen-Darm-Ulzera
Die große Mehrzahl der schwer verbrannten Patienten entwickelt im Verlauf der Erkrankung Erosionen der Magen- und/oder Duodenalschleimhaut, die Hälfte davon Ulzerationen. Allerdings ist die Häufigkeit in den letzten Jahren, vermutlich aufgrund der frühzeitigen Sondenernährung und Antazidatherapie, zurückgegangen. Dennoch ist bei Verbrannten erhöhte Aufmerksamkeit geboten!
Eine weitere, typische Störung ist die verminderte Magen-Darm-Motilität, durch die leicht eine Dilatation des Magens und ein paralytischer Ileus entstehen können, so daß die orale Ernährung beeinträchtigt wird.

Störungen der Herz-Kreislauf-Funktion
Störungen der Herz-Kreislauf-Funktion sind besonders in der Schockphase zu erwarten (Hypovolämie) sowie in der Phase der Resorption der Ödeme, durch die eine akute Überlastung des Herzens mit Herzinsuffizienz ausgelöst werden kann, vor allem bei Patienten mit vorbestehenden Erkrankungen des Herz-Kreislauf-Systems.

Zerebrale Störungen
Sehr selten wird eine sog. Verbrennungsenzephalopathie mit vielfältigen neurologischen Störungen beobachtet. Die zugrundeliegenden Ursachen sind nicht genau bekannt.

Intensivbehandlung des Polytraumatisierten

Definition und Erstversorgung des Polytrauma siehe Kap. 27. Die Behandlung des Polytraumatisierten wird schematisch in folgende Phasen unterteilt:
1. Reanimationsphase (s. S. 320),
2. operative Versorgung akut lebensbedrohlicher Verletzungen (s. S. 323),
3. Stabilisierung der Organfunktionen,
4. operative Versorgung nicht lebensbedrohlicher Verletzungen,
5. Erholungsphase.

Nach der operativen Versorgung akut lebensbedrohlicher Verletzungen beginnt auf der Intensivstation die *Stabilisierungsphase,* in der vor allem die systemischen Auswirkungen der Mehrfachverletzungen auf den Organismus behandelt werden müssen.

Systemische Auswirkungen des Polytraumas

Das Polytrauma ist nicht einfach die Summe der einzelnen Verletzungen, sondern eine schwere allgemeine Störung, die den Organismus in seiner Gesamtheit erfaßt und die Funktion aller wichtigen Organsysteme beeinträchtigen kann. Im Vordergrund stehen hierbei *hämodynamische und metabolische Veränderungen,* die wiederum eine Vielzahl weiterer Reaktionen auslösen und so zu einem komplexen Krankheitsablauf bis hin zum *Multiorganversagen* führen können. Für die Intensivbehandlung sind vor allem folgende Störungen und Komplikationen des Polytraumas von Bedeutung:

- Beeinträchtigung der Herz-Kreislauf-Funktion,
- respiratorische Insuffizienz,
- Niereninsuffizienz bzw. Nierenversagen,
- Störungen der Blutgerinnung,
- katabole Reaktion,
- Streßblutung im Magen-Darm-Trakt,
- gesteigerte Infektanfälligkeit,
- Sepsis bzw. septischer Schock.

Behandlung in der Stabilisierungsphase

Die Stabilisierungsphase beginnt nach der ersten operativen Phase gewöhnlich auf der Intensivstation, denn nur selten kann beim schweren Polytrauma unmittelbar nach der Akutversorgung lebensbedrohlicher Verletzungen und einer kurzen Stabilisierung der Vitalfunktionen im OP die zweite operative Phase zur Versorgung nicht lebensbedrohlicher Verletzungen angeschlossen werden, um so weniger, wenn diese Operationen viele Stunden in Anspruch nehmen würden, in denen der Patient nicht optimal überwacht und behandelt werden kann. Das Ziel dieser Phase besteht darin, die Funktionen einzelner Organe und übergeordneter Organsysteme zu stabilisieren und sekundäre, lebensbedrohliche Komplikationen zu verhindern. Zusätzlich können in dieser Phase ergänzende, bisher nicht mögliche Untersuchungen durchgeführt werden.

Herz-Kreislauf-Funktion

Die Herz-Kreislauf-Funktion ist, wie in der Reanimationsphase und der ersten operativen Phase, vor allem durch einen **Volumenmangel** beeinträchtigt, außerdem jedoch durch *Linksherzinsuffizienz* und *erhöhten Lungengefäßwiderstand* und, seltener, durch *Herzrhythmusstörungen* gefährdet. Grundlage der **Behandlung** ist die ausreichende Zufuhr von Flüssigkeit (Blut, kristalloide und kolloidale Lösungen, Albuminlösungen und Frischplasma), bis ein ausreichendes intravasales Volumen wiederhergestellt worden ist. Besteht eine Herzinsuffizienz, so sind positiv inotrope Substanzen wie z. B. Dopamin, indiziert. Oft ist bei Polytraumatisierten das Herzzeitvolumen, gemessen am Bedarf, zu niedrig, erkennbar am Anstieg der Sauerstoffaufnahme nach medikamentöser Steigerung des Herzzeitvolumens. Darum sollte bei diesen Patienten für einige Tage das Herzzeitvolumen, unter Kontrolle der Sauerstoffaufnahme und Messung des Herzzeitvolumens, pharmakologisch erhöht werden.

Zur **Überwachung der Therapie** können folgende Parameter herangezogen werden:

- arterieller Blutdruck und Herzfrequenz,
- zentraler Venendruck,
- Urinausscheidung,
- Hauttemperatur;
- wenn erforderlich: Pulmonaliskatheter mit Messung des Herzzeitvolumens, der Pulmonalarteriendrücke und des Wedge-Drucks.

Atemfunktion

Störungen der Atemfunktion sind bei nahezu allen Polytraumatisierten nachweisbar. Wichtige *Ursachen* sind:

- Lungenkontusion,
- pulmonale Aspiration,
- Bronchopneumonie,
- Atelektasen,
- akutes Lungenversagen (ARDS),
- Sepsis.

Maschinelle Beatmung: Die Indikation zur maschinellen Beatmung muß bei Polytraumatisierten großzügig gestellt werden, auch wenn in der Frühphase noch keine respiratorische Insuffizienz besteht. Grundsätzlich sollte mit PEEP beatmet werden, da die funktionelle Residualkapazität gewöhnlich erniedrigt ist.

Nierenfunktion

Störungen der Nierenfunktion bis hin zum akuten **Nierenversagen** sind vor allem bei längerem hypovolämischen Schock zu erwarten, weiterhin im Verlauf der Sepsis. Prophylaktisch sollte ausreichend Natrium und Flüssigkeit zugeführt und zunächst eine *positive* Bilanz angestrebt werden. Ergänzende Maßnahmen: Dopamin in Nierendosis, Diuretika bzw. Osmotherapeutika.

Blutgerinnung

Wichtigste Störung der Blutgerinnung ist die **disseminierte intravasale Gerinnung,** evtl. mit Verbrauchskoagulopathie. Mögliche Ursachen sind hypovolämischer Schock, ausgedehnte Weichteilverletzungen mit Freisetzung großer Mengen an Thromboplastin, Sepsis. Wichtigste Behandlungsmaßnahme ist die Beseitigung der Ursachen, bei Verbrauchskoagulopathie ergänzt durch die Zufuhr von Warmblut und/oder Frischplasma. Daß durch Zufuhr von Heparin allein die intravasale Gerinnung durchbrochen werden kann, wird von den meisten Intensivmedizinern angezweifelt.

Stoffwechsel

Das Polytrauma geht gewöhnlich mit einem *gesteigerten* Stoffwechsel einher, vermutlich bedingt durch die Streßreaktion auf das Trauma, zusätzlich durch Fieber, Infektion und Wundheilung. Darum ist bereits frühzeitig eine ausreichend hohe Kalorien- und Nährstoffzufuhr (wenn möglich unter Einschluß von Fett) enteral und parenteral erforderlich. Mangelernährung, insbesondere von Eiweiß, sollte wegen der hiermit verbundenen Komplikationen (gesteigerte Infektanfälligkeit, gestörte Wundheilung, respiratorische Insuffizienz) vermieden werden.

Infektabwehr und Sepsis

Polytraumatisierte sind in besonderem Maße anfällig für bakterielle Infektionen und **Sepsis,** vermutlich begünstigt durch Katabolie und Störungen der Immunabwehr. Hierauf muß während der Intensivbehandlung besonders geachtet werden: Untersuchungen von Abstrichen, Blutkulturen; gezielte antibiotische Behandlung, ausreichende Ernährung, Unterbrechung der Katabolie.

Zweite Operationsphase

Wann die Versorgung nicht lebensbedrohlicher Verletzungen (meist Frakturen) erfolgen soll, ist nicht immer leicht einzuschätzen. Grundsätzlich müssen die *Vitalfunktionen* hierzu ausreichend stabilisiert sein. Nutzen der Operation für den Patienten und Risiko müssen, wie immer, in einem ausgewogenen Verhältnis zueinander stehen. Ist ein effektiver Nutzen zu erwarten (z. B. bessere Lagerungsmöglichkeiten nach Versorgung von Frakturen), so sollte die Operation nicht unnötig lange hinausgeschoben werden.

Erholungsphase

In dieser Phase erfolgt die Entwöhnung des Patienten von den Methoden und Apparaten der Intensivmedizin mit dem Ziel der Wiederaufnahme der Spontanatmung und Extubation.

Kapitel 56. Pädiatrische Intensivmedizin

Einführung

Aufgaben und Struktur

Die pädiatrische Intensivmedizin umfaßt vor allem die Intensivüberwachung und -behandlung von Neugeborenen, Kindern und Heranwachsenden mit spezifischen Erkrankungen dieser Altersgruppe. Die Behandlung von Kindern und Heranwachsenden erfolgt gewöhnlich auf allgemeinen pädiatrischen Intensivstationen, die von Neugeborenen auf spezialisierten Neugeborenen-Intensivstationen, während Kinder mit chirurgischen Erkrankungen oder schweren Verletzungen nicht selten auf den allgemeinen bzw. interdisziplinären oder chirurgisch spezialisierten Intensivbehandlungsstationen für Erwachsene versorgt werden.
Die Besonderheiten der pädiatrischen Intensivmedizin ergeben sich aus den spezifischen Unterschieden zwischen Kindern und Erwachsenen, die zum Teil ein anderes intensivmedizinisches Vorgehen und Instrumentarium als beim erwachsenen Patienten erfordern.

Personal

Zur intensivmedizinischen Behandlung von Neugeborenen und Kindern ist eine spezielle Ausbildung der Schwestern und Pfleger erforderlich. Die Aufgaben sind die gleichen wie in der Erwachsenen-Intensivmedizin: Kenntnis der zu behandelnden Krankheitsbilder einschließlich ihrer Risiken und Komplikationsmöglichkeiten, Pflege und Ernährung der Kinder, Intensivüberwachung mit dem vorrangigen Ziel, bedrohliche Störungen und Veränderungen frühzeitig zu erkennen und entsprechende Maßnahmen zu treffen.
Für eine optimale Behandlung schwer kranker Kinder ist ein Patienten-Schwestern/Pfleger-Schlüssel von 1:1, bei weniger bedrohlich Erkrankten von 1:2 erforderlich.
Die ärztliche Betreuung erfolgt auf speziellen Kinder-Intensivstationen durch Pädiater, auf interdisziplinären und chirurgischen Intensivstationen meist durch Anästhesisten und Chirurgen unter Beratung durch Konsiliarärzte.

Physiologische Grundlagen

Zwischen Kindern und Erwachsenen bestehen zahlreiche physiologische Unterschiede, die für die intensivmedizinische Behandlung von grundlegender Bedeutung sind (vgl. hierzu auch S. 217).

Herz-Kreislauf-System

Unmittelbar nach der Geburt wird der *fetale* Kreislauf „umgeschaltet“ und dem Kreislauf des Erwachsenen angeglichen:

- Die Lungen entfalten sich mit den ersten Atemzügen, der Widerstand in den Lungengefäßen fällt ab und es strömt eine große Blutmenge in die Lungen ein, die zuvor über den Ductus Botalli an den Lungen vorbei aus der A. pulmonalis in die Aorta kurzgeschlossen wurde.
- Das nunmehr aus der Lunge in den linken Vorhof zurückströmende Blut erhöht den Druck im linken über den im rechten Vorhof, so daß sich das Foramen ovale (die fetale Verbindung zwischen rechtem und linken Vorhof) funktionell verschließt.
- Der Ductus arteriosus (Botalli) kontrahiert sich und obliteriert innerhalb von 2 Monaten zu einem fibrösen Strang, dem *Ligamentum arteriosum.*

Klinisch ist wichtig, daß in der frühen postpartalen Phase das Foramen ovale und der Ductus arteriosus nur funktionell, nicht jedoch bereits anatomisch verschlossen sind und während dieser Zeit durch pathologische Faktoren wieder eröffnet werden können. Hierzu gehören z. B. *Hypoxie und Azidose,* beides Faktoren, die einen Anstieg des Lungengefäßwiderstandes mit Rechts-links-Shunt des Blutes (über Foramen ovale und Ductus Botalli) hervorrufen können.

Herzfrequenz

Die Herzfrequenz ist anfangs hoch und nimmt mit zunehmendem Alter langsam ab (Normalwerte s. S. 218). Das Herz des Neugeborenen ist wenig dehnbar und kann sein Schlagvolumen nur in engen Grenzen erhöhen. Darum ist die Herzfrequenz der wichtigste bestimmende Faktor für die Größe des Herzzeitvolumens. Es gilt:

Je schneller die Herzfrequenz des Kindes, desto größer das Herzzeitvolumen (in Abhängigkeit vom venösen Rückstrom).

Tachykardien werden von Neugeborenen und kleinen Kindern gut toleriert und führen bis zu Frequenzen von 210/min nicht zum Abfall des Herzzeitvolumens. Hohe Herzfrequenzen bedürfen bei herzgesunden Kindern zumeist keiner medikamentösen Therapie; auslösende Ursachen wie *Schmerzen, volle Harnblase, Hyperkapnie* müssen jedoch beseitigt werden.
Für eine **Bradykardie** gilt jedoch folgendes:

Bradykardien sind beim Kind fast immer durch Hypoxie bedingt und müssen als lebensbedrohliche Störung umgehend behandelt werden!

Herzzeitvolumen

Das Herzzeitvolumen des kleinen Kindes liegt bei 180–240 ml/kg und ist damit, auf das Körpergewicht bezogen, 2–3 × höher als das des Erwachsenen; auf die *Körperoberfläche* berechnet ergeben sich jedoch keine wesentlichen Unterschiede.
Leichte oder mäßige *Hypoxie* stimuliert die Myokardkontraktilität und erhöht das Herzzeitvolumen, schwere Hypoxie führt jedoch zum Abfall beider Parameter. Kinder mit zyanotischem Herzfehler tolerieren aber die chronische Hypoxämie ohne Störungen der Myokardfunktion; tritt allerdings eine *Azidose* hinzu, so fällt das Herzzeitvolumen ab.

Arterieller Blutdruck

Der arterielle Blutdruck von Neugeborenen und kleinen Kindern ist niedrig im Vergleich zum Erwachsenen (Normalwerte s. S. 218), steigt jedoch in den ersten 5 Jahren systolisch auf etwa 100 mm Hg an, danach bis etwa zum 15. Lebensjahr auf 120 mm Hg.
Hypoxie führt zur Gefäßkonstriktion mit Abnahme der Durchblutung von Haut, Magen, Darm, Leber und Pankreas; durch diese *Zentralisation* werden bevorzugt die Vitalorgane durchblutet (Einzelheiten s. Kap. 26).

Atmung

Beim Feten erfolgt die Aufnahme von Sauerstoff und die Ausscheidung von CO_2 in der *Plazenta;* erst unmittelbar nach der Geburt übernimmt die Lunge ihre Funktion als Organ des pulmonalen Gasaustausches (vgl. hierzu S. 249). Während die Entwicklung des Bronchialsystems bis zur 16. Embryonalwoche abgeschlossen ist, nimmt die *Anzahl* der Alveolen bis zum 8. Lebensjahr erheblich zu; in späteren Jahren erfolgt dann das *Größenwachstum* der Alveolen.
Das *Zwerchfell* ist beim Neugeborenen und Säugling der Hauptmuskel für die Atmung, denn die Rippen verlaufen mehr horizontal als beim Erwachsenen, so daß die Interkostalmuskeln den Thorax noch nicht wesentlich im seitlichen Durchmesser vergrößern können.
Wird die Beweglichkeit des Zwerchfells wesentlich eingeschränkt, so treten *Atemstörungen* auf. Die Beweglichkeit des Zwerchfells wird u. a. behindert durch:
- Überdehnung des Magens, z. B. mit Luft,
- Aufblähung des Abdomens, z. B. durch Aszites oder Ileus.

Äußerlich erkennbar ist die erschwerte Atmung beim Neugeborenen und Säugling häufig am Einwärtsziehen des Brustbeins und des Thorax während der Inspiration (sog. „Einziehungen").

Atemfrequenz

Die Atemfrequenz des Neugeborenen ist hoch und liegt in Ruhe bei 35-40 Atemzügen/min, bei Frühgeborenen zwischen 50-70/min. Im weiteren Verlauf der Entwicklung nimmt sie, wie die Herzfrequenz, ab und erreicht schließlich am Ende der Kindheit die Erwachsenenwerte (12-16/min).
Tachypnoe ist bei Säuglingen und Kindern häufig durch eine pulmonale Erkrankung bedingt.

Flüssigkeits-, Elektrolyt- und Säure-Basen-Gleichgewicht

Verteilung des Körperwassers

Der Körper des Neugeborenen besteht zu ca. 75% aus Wasser, davon befinden sich 30-35% in den Zellen (Intrazellulärflüssigkeit ICF) und 40-45% im Extrazellulärraum (Extrazellulärflüssigkeit ECF). Innerhalb der ersten 3 Tage nach der Geburt tritt ein Flüssigkeitsverlust von 5-8% des Körpergewichtes ein, gleichzeitig erfolgt eine Umverteilung der Körperflüssigkeiten: die Intrazellulärflüssigkeit nimmt relativ zu, die Extrazellulärflüssigkeit ab.
Insensible Flüssigkeitsverluste erfolgen beim Neugeborenen vor allem über die Haut und den Respirationstrakt. Ist die relative Luftfeuchtigkeit in der Umgebung niedrig, so sind die Flüssigkeitsverluste entsprechend größer:

- Bei einer relativen Luftfeuchtigkeit von 30-60% verliert ein Neugeborenes pro Tag etwa 24 ml Wasser/kg KG. Bei untergewichtigen Neugeborenen sind die Flüssigkeitsverluste noch größer. Anwendung eines *Wärmestrahlers* steigert die Verluste zusätzlich.

Niere und Elektrolyte

Die Aufrechterhaltung der Extrazellulärflüssigkeit, insbesondere ihre *Osmolarität,* ist eine der Hauptaufgaben der Niere. Zwar ist die Niere des Neugeborenen im Vergleich zum Erwachsenen unreifer, kann jedoch normalerweise ihre regulatorischen Funktionen ausreichend erfüllen. Die *Konzentrierungsfähigkeit* der Niere ist eingeschränkt, der Urin entsprechend geringer konzentriert als beim Erwachsenen.
Die Fähigkeit *Natrium* zu reabsorbieren ist bei der Niere des Frühgeborenen unzureichend ausgebildet, so daß leicht eine negative Natriumbilanz mit *Hyponatriämie* innerhalb der ersten Wochen nach der Geburt auftreten kann.
Klinisch wichtig ist die Reaktion der Niere von Neugeborenen auf Salz- und Wasserbelastung: Zu hohe Natriumzufuhr (mehr als 12 mmol/kg pro Tag) kann beim Neugeborenen zu positiver Natriumbilanz führen. Besonders gefährdet sind hierbei Frühgeborene:

> Rasche intravenöse Zufuhr von Natriumbikarbonat kann beim Frühgeborenen zu Hirnblutungen führen und muß daher unbedingt vermieden werden!

Übermäßige Wasserzufuhr kann in den ersten Lebenstagen ebenfalls nicht durch Steigerung der Urinausscheidung ausgeglichen werden, so daß mit einer *Überwässerung* des Kindes gerechnet werden muß. Umgekehrt besteht jedoch auch eine im Vergleich zum älteren Kind und Erwachsenen größere Empfindlichkeit gegen ungenügende Wasserzufuhr: sie führt rasch zur **Dehydratation.**

Urinausscheidung

Die Urinausscheidung ist ein grober Parameter der Nierenfunktion, zeigt jedoch bei gesunder Niere zusammen mit dem spezifischen Gewicht des Urins den Zustand des Wasserhaushaltes (den Hydratationsgrad) an. Klinisch gelten folgende Normalwerte für 1-3 Tage alte Neugeborene:

- Urinausscheidung durchschnittlich 1-2 ml/kg/h (Bereich 0,5-5 ml/kg/h),
- spezifisches Gewicht des Urins 1005-1010,
- Urinosmolarität 80-250 mosmol/l.

Wasser- und Elektrolytbedarf

Der Flüssigkeits- und Elektrolytbedarf hängt vom Gestationsalter und vom Alter nach der Geburt ab. In **Tabelle 56-1** sind Anhaltswerte zusammengestellt.
Störungen des Wasser- und Elektrolythaushaltes entstehen vor allem durch *gastrointestinale Erkrankungen,* z. B. durch Obstruktion des Magen-Darm-Traktes oder akute Gastroenteritis. Hierbei gilt:

Tabelle 56-1. Flüssigkeits- und Elektrolytbedarf von Neugeborenen

Wasser	Erster Tag: 60-80 ml/kg KG Danach oral: Zunahme um 20 ml/Tag auf 130-200 ml/kg/Tag Intravenös: 120-150 ml/kg/Tag
Natrium	2-4 mmol/kg/Tag Frühgeborene: 3-4 mmol/kg/Tag, nach 4-6 Wochen 1-2 mmol/kg/Tag
Chlorid	1-2 mmol/kg/Tag
Kalium	1-2 mmol/kg/Tag

Beim Neugeborenen kann eine Gastroenteritis rasch zu einer akuten lebensbedrohlichen Dehydratation führen.

Säure-Basen-Haushalt

Die Niere beeinflußt als eines der Regulationsorgane des Säure-Basen-Haushalt die Bikarbonat- und Wasserstoffionenkonzentration bzw. den pH-Wert (Einzelheiten s. Kap. 41). Beim Neugeborenen sind der pH-Wert und die Plasmabicarbonat-Konzentration niedriger als beim Erwachsenen, bedingt durch die eingeschränkte Fähigkeit der Niere, Wasserstoffionen auszuscheiden und Bikarbonat zurückzuhalten.

Störungen des Säure-Basen-Haushaltes können bei zahlreichen Erkrankungen des Neugeborenen (insbesondere des Frühgeborenen) auftreten, so daß eine lückenlose Überwachung der entsprechenden Parameter geboten ist. Die wichtigsten Ursachen für eine **Azidose** beim Neugeborenen sind:

- Herzstillstand,
- Atemnotsyndrom,
- Herzinsuffizienz,
- akute Dehydratation,
- Hypothermie,
- neonatale Infektionen,
- nekrotisierende Enterokolitis.

Alkalosen treten beim Neugeborenen seltener auf. Wichtigste Ursache ist der Verlust von Magensaft, z. B. bei Pylorusstenose (metabolische Alkalose); weitere Ursache: falsche Einstellung des Respirators (respiratorische Alkalose).

Temperaturregulation

Der Mensch hält als Warmblüter seine Körpertemperatur über einen weiten Bereich unterschiedlicher Umgebungstemperaturen konstant, er ist *homoiotherm*. Hierzu sind Mechanismen erforderlich, die den Körper vor äußerer Kälte und Wärme schützen. An der Temperaturregulation sind ein schnell, d. h. innerhalb von Sekunden bis Minuten reagierendes System und ein langsames, neuroendokrines System, das nach Minuten bis Stunden reagiert, beteiligt. Kälte und Wärme werden über spezifische Rezeptoren, vor allem in der *Haut*, aber auch in Abdomen, Rükkenmark und Gehirn, dem übergeordneten Temperaturregulations-Zentrum im Hypothalamus des Hirnstamms zugeleitet. Dieses Zentrum reagiert nicht nur auf die aus den peripheren Temperaturrezeptoren) über Nervenbahnen eintreffenden Impulse, sondern auch auf Änderungen der Temperatur in seiner eigenen Umgebung, d. h. es kann seine eigene Temperatur messen und überwachen und entsprechende physiologische und biochemische Regulationsmechanismen sowie Verhaltensänderungen in Gang setzen, so daß, trotz Änderung der Umgebungstemperatur, die Körpertemperatur konstant bleibt. **Mechanismen der Wärmeproduktion** sind:

- der basale Stoffwechsel,
- das Kältezittern durch rasche Kontraktion der Skelettmuskulatur,
- die nichtzitternde Thermogenese in braunem und weißem Fettgewebe, Leber, Muskel und Gehirn durch Abbau von Fettsäuren, Glukose und Glukoseneubildung aus Aminosäuren.

Beim Neugeborenen erfolgt die Wärmeproduktion, abgesehen vom Basalstoffwechsel, nahezu ausschließlich durch nichtzitternde Thermogenese, beim Erwachsenen durch Kältezittern.

In den ersten 3 Monaten besteht eine *besondere Empfindlichkeit* des Neugeborenen und Kleinkindes auf kalte Umgebungstemperatur, vor allem bedingt durch Unterschiede im Basalstoffwechsel (bezogen auf die Körperoberfläche) und eingeschränkte Reaktionsmechanismen auf Abfall der Umgebungstemperatur. Erschwerend kommt hinzu, daß Neugeborene und Kleinkinder ihr Kälteempfinden den Pflegepersonen nicht mitteilen können.

Wärmeverluste beim Neugeborenen

Ohne wärmeschützende Maßnahmen fällt die Temperatur des Neugeborenen unmittelbar nach der Geburt unweigerlich ab, oftmals innerhalb weniger Minuten um 2-3 °C. Die hohen Wärmeverluste werden durch folgende Faktoren begünstigt:

- große Körperoberfläche im Vergleich zur Körpermasse, insbesondere des Frühgeborenen,
- geringe Menge subkutanen Fettgewebes im Vergleich zum Erwachsenen,
- Verdampfung von Fruchtwasser auf der Haut des Neugeborenen,
- Versorgung des Neugeborenen auf einem kalten, feuchten Tisch,
- Zirkulation kalter Luft im Versorgungszimmer,
- Beatmung mit kaltem Gasgemisch.

Optimale Umgebungstemperatur

Die äußere Temperatur, bei der die Körpertemperatur nur durch *Änderungen der Hautdurchblutung,* also ohne Erhöhung des Stoffwechsels und Sauerstoffverbrauchs, konstant gehalten werden kann, wird als *thermoneutrale Umgebung* bezeichnet. Der untere Grenzwert hängt vom Alter und dem Reifezustand des kleinen Kindes ab. Für eine Umgebung ohne Zugluft und mit 50%iger Luftfeuchtigkeit gelten folgende unteren Grenzwerte:

- normal entwickelte Neugeborene: ca. 33 °C; nach 2 Wochen ca. 32 °C;
- Frühgeborene: ca. 35,5 °C.

Diese Werte gelten für unbekleidete Neugeborene. Bekleidete Kinder tolerieren gewöhnlich Temperaturunterschiede zur Umgebung von 6-8 °C ohne wesentlichen Anstieg des Sauerstoffverbrauchs.

Reaktion auf Kälte

Auf eine kalte Umgebung reagiert das Neugeborene, wie der Erwachsene, mit einer Steigerung der Wärmeproduktion, jedoch nicht durch Kältezittern (wie der Erwachsene) sondern durch nichtzitternde Thermogenese, d.h. vor allem durch Abbau von braunem Fettgewebe, das sich an zahlreichen Stellen des Körpers befindet. Hierbei steigt der *Sauerstoffverbrauch* an.

Äußerlich ist die Kältereaktion beim Neugeborenen nicht wahrnehmbar; zwar kontrahieren sich die Hautgefäße, Kältezittern tritt jedoch nicht auf, lediglich bei extrem kalter Umgebungstemperatur kann ein leichtes Zittern beobachtet werden. Wird das Neugeborene längere Zeit einer kalten Umgebung ausgesetzt, so fällt die Körpertemperatur ab. Besonders empfindlich reagieren hierbei *Frühgeborene sowie unreife oder asphyktische Neugeborene.*

Die **Zeichen der ausgeprägten Unterkühlung** beim Neugeborenen und kleinen Kind sind:

- niedrige Körpertemperatur,
- schlaffe, rote Gesichtshaut,
- ödematöse, wächserne Haut der übrigen Körperpartien,
- lokale Verhärtungen von Haut und Unterhaut,
- generalisierte Steifheit des Körpers,
- Ablehnung der Nahrungszufuhr,
- Lethargie, Koma, Areflexie,
- niedrige Blutglukosekonzentration, erhöhte Harnstoffkonzentration.

Behandlung der Hypothermie: Die Wiedererwärmung des stark unterkühlten Neugeborenen muß *aktiv,* d.h. von außen erfolgen. Die wichtigsten Maßnahmen sind:

- ▸ Behandlung in warmer Umgebung (Inkubator); einige Intensivmediziner empfehlen langsames Aufwärmen um nicht mehr als 0,5 °C/h, andere erwärmen um 1-2 °C/h. Hierbei sollte der Körperstamm vor den Extremitäten erwärmt werden. Rasches Erwärmen, z.B. durch starke Strahler oder sehr warme Umgebungstemperatur kann zum Atemstillstand führen und muß daher vermieden werden.
- ▸ Anfeuchtung und Erwärmung der Atemgase.
- ▸ Zufuhr von Sauerstoff entsprechend dem Bedarf.
- ▸ Infusion von Glukose.
- ▸ Proteinreiche Nahrung.
- ▸ Evtl. Antibiotikaprophylaxe.

Optimale Umgebungstemperatur

Anhaltende Unterkühlung (<35,5 °C) in der Neugeborenenperiode ist mit *erhöhter Sterblichkeit* verbunden, insbesondere bei Frühgeborenen und unreifen Neugeborenen. Darum ist eine optimale Umgebungstemperatur Grundvoraussetzung für die Intensivpflege von Neugeborenen. Angestrebt wird hierbei eine *rektale Temperatur von 37 °C.*

Überwärmung geht ebenfalls mit erhöhter Mortalität einher und muß daher vermieden werden! Grundsätzlich sollte folgendes beachtet werden:

> Schwankungen der Umgebungstemperatur können beim Frühgeborenen und reifen Neugeborenen zu Apnoe führen. Hierbei ist der sichere Temperaturbereich sehr eng, so daß eine sorgfältige Überwachung erforderlich ist!

Optimal ist vermutlich für die Intensivpflege des Neugeborenen eine Temperatur im unteren Grenzbereich der Thermoneutralität. Temperaturneutralität wird erreicht durch Inkubatoren, Wärmestrahler und Kleidung.

Pflege im Inkubator: Die „Aufzucht" Frühgeborener und unreifer Neugeborener (< 1,5 kg Körpergewicht) erfolgt in Inkubatoren, volkstümlich Brutkästen genannt, in denen *Temperatur* (bis 37 °C), *Luftfeuchtigkeit* (85-100%) und *O_2-Konzentration* reguliert werden können.
Die Einstellung der Umgebungstemperatur erfolgt in modernen Intensivpflege-Inkubatoren durch *servokontrollierte Erwärmer,* die über einen auf dem Bauch des Kindes angebrachten Temperaturfühler (Thermistor) reguliert werden. Hierbei muß jedoch beachtet werden, daß Funktionsstörungen des servokontrollierten Erwärmers, z. B. durch Ablösen des Thermistors, eine gefährliche *Überwärmung* des Kindes hervorrufen können. Wärmeverluste durch Strahlung können an den kalten Wänden des Inkubators auftreten, besonders, wenn das Gerät in einer kalten Umgebung steht.

- Die *Arbeitstemperatur* im Inkubator wird, je nach Alter und Zustand des Kindes, zwischen 35° und 32 °C eingestellt; bei Frühgeborenen mit weniger als 1 kg Körpergewicht in den ersten 2-3 Tagen evtl. auch auf 36 °C.

Servokontrollierte Wärmestrahler, über dem Neugeborenen angebracht, werden ebenfalls eingesetzt, um eine optimale Umgebungstemperatur für die Intensivbehandlung zu schaffen. Der Sauerstoffverbrauch der Kinder liegt jedoch um 10% höher als bei Inkubatorkindern. Der Vorteil dieser Geräte besteht vor allem in der besseren Zugänglichkeit des Kindes und damit einfacheren Überwachung, Pflege und Therapie. Von Nachteil sind Flüssigkeitsverluste durch Verdampfung sowie Störungen der Servokontrolle. Kontinuierliche Überwachung der Körpertemperatur ist obligatorisch (Einzelheiten s. S. 675).

- *Angestrebte Temperaturen:* Temperatur auf dem Abdomen: 36 °C bei einigen Wochen alten Kindern, 35,5 °C bei jüngeren Kindern; Rektaltemperatur > 36 °C.

Kleidung und Bettzeug: Intensivpflege und -behandlung ist bei bekleideten Kindern nicht optimal möglich, so daß unter thermoneutralen Bedingungen häufig auf Wollkleidung, Windel und Zudeck verzichtet wird. Leicht bekleidete Neugeborene sollen jedoch weniger unruhig sein als unbekleidete, auch ist der Schutz gegenüber raschen Änderungen der Umgebungstemperatur größer.

Hyperthermie

Ein Anstieg der Körpertemperatur auf > 41 °C ist lebensbedrohlich und muß umgehend durch äußere Kühlung behandelt werden. Frühgeborene und unreife Neugeborene sind wegen ihrer eingeschränkten Fähigkeit zu Schwitzen besonders gefährdet.
Hyperthermie wird sehr häufig durch *äußere* Faktoren ausgelöst: z. B. durch Funktionsstörungen des servokontrollierten Erwärmers im Inkubator oder durch zu nah angebrachte Wärmestrahler (zusätzlich Verbrennungsgefahr!). Meist ist hierbei der ganze Körper einschließlich der Extremitäten warm, während bei Fieber durch Infektionen und andere Erkrankungen die Extremitäten häufig kalt sind.

Energiestoffwechsel

Die Energievorräte des Neugeborenen sind gering, entsprechend werden Fasten und ungenügende Flüssigkeitszufuhr schlechter toleriert als vom Erwachsenen. Reife Neugeborene verfügen über eine Energiereserve von etwa 10 g Glykogen/kg KG sowie etwa 2-6% ihres Gewichtes als Fettgewebe, aus dem Energie gewonnen werden kann. Bei Frühgeborenen und unreifen Neugeborenen sind die Vorräte geringer.
Energie benötigt das Neugeborene für den Erhaltungsstoffwechsel und das Wachstum,

nach der Geburt zusätzlich zur Wärmeproduktion, Verdauung und Muskelaktivität. Der *Sauerstoffverbrauch* beträgt in Ruhe und thermoneutraler Umgebung 7-8 ml/kg Körpergewicht, steigt jedoch bei *Kältestreß, vermehrter Atemarbeit und gesteigerter Muskelaktivität* auf das 2-3fache an.
Längere Fastenperioden und Flüssigkeitsbeschränkungen müssen daher vermieden werden, ebenso Steigerungen des Energiebedarfs.
Erstversorgung und primäre Neugeborenenreanimation s. Kap. 21.

Transport des Neugeborenen

Der Transport von Neugeborenen, die einer Intensivbehandlung bedürfen, erfolgt mit einer mobilen Intensivpflegeeinheit (Notarztwagen) in das nächste neonatologische Zentrum. Die speziell ausgerüsteten Wagen ermöglichen die kontinuierliche apparative Überwachung (EKG-Monitor) des Neugeborenen und intensivtherapeutische Maßnahmen wie z. B. eine kontrollierte Beatmung. Kernstück der Einheit ist der **Transportinkubator,** der vor allem dem Wärmeschutz und der Zufuhr ausreichender Sauerstoffkonzentrationen dient; kontrollierte Beatmung über außen angebrachte Baby-Beatmungsgeräte ist ebenfalls möglich. Grundsätzlich ist jeder Transport eines Risiko-Neugeborenen im Notarztwagen mit *Gefahren* verbunden, weil Überwachung und Behandlung unter diesen Bedingungen nicht optimal durchgeführt werden können.

Aufnahme des Kindes: Unmittelbar nach der Ankunft des Kindes werden zunächst folgende Maßnahmen durchgeführt:
- ▸ Messung von Körpertemperatur und Blutdruck,
- ▸ Bestimmung von Blutzucker, Blutgasen, Blutbild, Blutgruppen (von Kind und Mutter),
- ▸ Messung von Körpergewicht und -länge sowie Kopf- und Brustumfang,
- ▸ bei Verdacht auf Sepsis: Abnahme einer Blutkultur,
- ▸ bei endotracheal intubierten Kindern: Röntgenbild des Thorax,
- ▸ bei Unterkühlung: Aufwärmung im Inkubator (s. o.); Anschluß einer Glukose-Infusion.

Allgemeine Intensivpflege

Die Intensivpflege von Neugeborenen und Kindern entspricht in den Grundzügen der Erwachsenen-Intensivpflege (Einzelheiten s. Kap. 35) und erfolgt nach einem auf dem Verordnungsplan festgelegten Schema. Wichtig ist die **Einbeziehung der Eltern** in den Behandlungsablauf, um so früh wie möglich eine positive Zuwendung herzustellen und ungünstige Auswirkungen auf die psychosoziale Entwicklung des Neugeborenen bzw. das seelische Befinden des älteren Kindes zu vermindern. Einfühlsame Erklärungen über Erkrankungen bzw. Zustand des Kindes sowie Behandlungsmaßnahmen und -ziel, freie Besuchszeit, Ermunterung zu Körperkontakt und Stillen, schrittweise Beteiligung an pflegerischen Maßnahmen können wesentlich dazu beitragen, zwischen Eltern, Arzt und Pflegepersonen ein gutes Vertrauensverhältnis herzustellen.

Intensivüberwachung von Neugeborenen

(Vergleiche hierzu auch Kap. 39.)

Grundlage jeder Intensivüberwachung ist die **klinische Beobachtung** des Neugeborenen durch Pflegepersonen und Ärzte. Sie wird ergänzt durch ein sinnvolles Maß von **apparativen Überwachungsmethoden,** die vor allem dazu dienen, störende Manipulationen am Kind weitgehend einzuschränken; denn es hat sich gezeigt, daß hierdurch die Notwendigkeit für Maßnahmen zur Unterstützung der Atem- und Herz-Kreislauf-Funktion vermindert und damit auch die Komplikationsrate gesenkt wird.
Klinische Beobachtung und apparative Überwachung stehen also nicht in Konkurrenz, sondern werden zusammen eingesetzt, um eine optimale Beurteilung des kindlichen Zustandes zu ermöglichen und damit die Sicherheit zu erhöhen.
Kein Verfahren ist für sich allein in der Inten-

sivüberwachung schwerkranker Kinder ausreichend! Klinische Beobachtung findet ihre Grenzen u. a. in der Erfahrung und im jeweiligen Aufmerksamkeitsgrad der Pflegeperson; apparative Überwachung ist immer mit der Möglichkeit von Meßfehlern und anderen Funktionsstörungen verbunden, so daß insgesamt keines von beiden Verfahren unfehlbar ist. Es wäre daher töricht, die klinische Beobachtung wegen ihres fehlbaren „menschlichen Faktors" gering zu schätzen oder die Apparate wegen ihrer „Seelenlosigkeit" kompromißlos zu verdammen.
Die **wichtigsten Parameter der Intensivüberwachung** sind:
- Körpertemperatur,
- Atmung, Beatmung und Sauerstofftherapie,
- Herz-Kreislauf-Funktion: Herzfrequenz, Blutdruck, zentraler Venendruck,
- Blutgase und Säure-Basen-Gleichgewicht.

Körpertemperatur

Eine thermoneutrale Umgebung, in der das Neugeborene seine Körpertemperatur ohne zusätzliche Steigerung des Energie- bzw. Sauerstoffverbrauchs, aufrechterhalten kann, ist ein Grundpfeiler der Intensivbehandlung.
- Normbereich: 36-37,5 °C rektal,
- Hypothermie: Rektaltemperatur unter 36 °C,
- Hyperthermie: Rektaltemperatur über 37,5 °C.

Die *kontinuierliche Messung* der Körpertemperatur ist indiziert bei
- Frühgeborenen mit einem Gewicht unter 1500 g,
- unterkühlten Neugeborenen (< 34 °C),
- frisch operierten Neugeborenen,
- Sepsis, Schock.

Die Messung erfolgt im Körperkern (rektal, äußerer Gehörgang, Ösophagus) und auf der Haut.

Rektaltemperatur: Die Messung der Rektaltemperatur wird kontinuierlich über einen im Rektum plazierten Thermistor durchgeführt, nicht hingegen intermittierend mit einem konventionellen Baby-Fieberthermometer, vor allem, um wiederholtes Öffnen des Inkubators zu vermeiden.
Der rektale Thermistor besitzt eine Ansprechzeit von etwa 1 min. Nicht selten liegt die Rektaltemperatur etwas unterhalb der wahren Kerntemperatur (Bluttemperatur), weil das aus den unteren Extremitäten über die Iliacalvenen zurückkehrende Blut rektal einen Kühleffekt ausübt und nicht selten Kot im Rektum zusätzlich als Isolator wirkt. Praktisch muß noch folgendes beachtet werden:

> Rektaltemperaturen dürfen nicht zur Überwachung der Inkubatortemperatur herangezogen werden, weil Änderungen der Umgebungstemperatur sich nur verzögert auf die Rektaltemperatur auswirken!

Gehörgangs- und Ösophagustemperatur entsprechen relativ genau der Körperkerntemperatur, werden jedoch im Bereich der Neugeborenen-Intensivpflege nur selten gemessen und eignen sich ebenfalls nicht zur Überwachung der Inkubatortemperatur.

Hauttemperatur: Die kontinuierliche Messung der Hauttemperatur erfolgt mit einem auf der oberen Bauchhaut angebrachten Thermistor. Die Meßgenauigkeit beträgt +/−0,5 °C, jedoch muß das Gerät in regelmäßigen Abständen kalibriert werden. Fehlmessungen entstehen, wenn der Thermistor sich von der Haut lockert oder Flüssigkeit zwischen Haut und Thermistor gelangt.
Hauttemperatur und Körperkern- bzw. Rektaltemperatur sind nicht identisch! Im Gleichgewichtszustand ist die Differenz zwischen beiden Temperaturen aber nicht größer als 1 °C. Periphere Durchblutungsstörungen bzw. Schock vergrößern die Temperaturdifferenz und können mit zur Beurteilung der Herz-Kreislauf-Funktion herangezogen werden. Außerdem ist die Hauttemperatur zur Überwachung der Inkubatortemperatur geeignet. Die Temperatur im Inkubator wird auf Neutraltemperatur eingestellt, die Steuerung der Herzleistung erfolgt über den Thermistor auf der Haut des Kindes. Um eine Überhitzung zu vermeiden, müssen Funktionsstörungen des Thermistors durch eine *Alarmeinrichtung* angezeigt werden.

Atmung

Apnoe-Monitor

Atemstillstände (Apnoen) gehören zu den häufigsten Störungen der Atemfunktion bei Frühgeborenen und kranken reifen Neugeborenen. Während zahlreiche Attacken selbstbegrenzend und von kurzer Dauer sind, führen *verlängerte* Apnoen zu **Hypoxie und Azidose.** Die meisten Apnoen können auf einfache Weise durch *äußere Stimulierung* beseitigt werden, vorausgesetzt, es ist noch keine metabolische Entgleisung eingetreten. Da die Apnoen unvermittelt eintreten, ist eine *apparative Überwachung* mit entsprechenden Alarmeinrichtungen erforderlich. Hierbei kommt es weniger darauf an, die Atemfrequenz als vielmehr den **Atemstillstand** zu erfassen, da die Frequenz beim Neugeborenen sehr variabel ist und durch zahlreiche Faktoren wie z. B. Schlaf, Erkrankungen des Atem- und Herz-Kreislauf-Systems, neurologische Erkrankungen, Entgleisungen des Stoffwechsels beeinflußt wird. Daher werden zur Überwachung der Atemfunktion des Neugeborenen **Apnoe-Monitore** eingesetzt, die wegen der häufig periodischen Atmung von Frühgeborenen auf eine Ansprechzeit von 10–20 s eingestellt werden. In klinischem Gebrauch sind Geräte unterschiedlicher Konstruktionsprinzipien; am häufigsten wird wahrscheinlich die Impedanz-Pneumographie eingesetzt.

Impedanzpneumographie. Bei diesem Verfahren werden die Atembewegungen über zwei in den vorderen Axillarlinien des Kindes angebrachte Elektroden aufgenommen und auf einem Oszilloskop dargestellt. Meist ist das Gerät mit einem EKG-Monitor gekoppelt, so daß keine zusätzlichen Elektroden erforderlich sind. Eine Digitalanzeige informiert über die *Atemfrequenz;* bei Apnoe wird ein Alarm ausgelöst. Funktionsstörungen können durch Bewegungen des Kindes ausgelöst werden. Zu hohe Empfindlichkeitseinstellung kann durch Registrierung der Herzaktion an der Thoraxwand zu Fehlalarm führen. Beachte weiterhin:

> Eine Obstuktion der Atemwege kann mit dem Apnoe-Monitor nicht erkannt werden, solange noch Atembewegungen vorhanden sind!

Blutgasanalyse

Die Überwachung der arteriellen Blutgase ist ebenfalls unverzichtbarer Bestandteil der Intensivtherapie von Neugeborenen. Bei entsprechender Indikation sollte die Entnahme des Blutes aus einer arteriellen Verweilkanüle (oder Katheter) der wiederholten Arterienpunktion vorgezogen werden. Zur Katheterisierung sind insbesondere die *Nabelarterien* geeignet, zur perkutanen Kanülierung (und Katheterisierung) vor allem die *A. radialis.* Da der arterielle pO_2 sich während der Intensivbehandlung innerhalb kurzer Zeit verändern kann und dann die Therapie entsprechend angepaßt werden muß, sind außerdem Verfahren zur *kontinuierlichen* Überwachung der Blutgase entwickelt worden, von denen die transcutane O_2-Messung am häufigsten klinisch eingesetzt wird.

Katheterisierung einer Nabelarterie
Dieses Verfahren kann oft nur innerhalb der ersten 24 h nach der Geburt angewandt werden; danach sind die Gefäße stark spastisch und meist nicht mehr passierbar. Die im Vergleich zur Nabelvene kleineren Arterien können auf einfache Weise am Nabelstumpf katheterisiert werden, gewöhnlich mit einem 3,5-Ch-Katheter, der von hier aus bis oberhalb der Aortenbifurkation (etwa in Höhe des 4. Lendenwirbels) oder des Zwerchfells vorgeschoben wird. Röntgenkontrolle des Katheters ist wegen möglicher Fehllagen unbedingt erforderlich. Die Verweildauer kann bis zu etwa 2 Wochen betragen:

Komplikationen:
- Fehllagen,
- Arterienspasmus, Thrombenbildung, Embolien,
- Perforation,
- Luftembolie,
- äußere Blutungen.

Entfernen des Katheters: Zunächst Katheter soweit zurückziehen, daß die Spitze nur noch 2 cm im Gefäß liegt. 2–5 min warten: es tritt ein Arterienspasmus auf, so daß kein Blut mehr in den Katheter zurückströmt. Nun kann der Katheter entfernt werden.
Bei Ausbleiben des Arterienspasmus: Tabaksbeutelnaht, Zurückziehen des Katheters und Zuziehen der Naht.

Perkutane Kanülierung oder Katheterisierung: Hierzu eignen sich alle oberflächlich zugänglichen Arterien, vor allem jedoch die *A. radialis.* Verwendet werden, je nach Größe des Kindes 24- oder 22-G-Kanülen zur direkten Kanülierung oder 20-G- bzw. 3 Ch-Katheter, die mit der Seldinger-Technik eingeführt werden. Wichtigste Komplikationen sind periphere Durchblutungsstörungen.

Kontinuierliche pO_2-Messung
Der arterielle Sauerstoffpartialdruck kann entweder im Gefäß selbst oder indirekt über die Haut (transkutan) kontinuierlich gemessen werden.
Die **Messung im Gefäß** erfolgt über eine Elektrode an der Spitze eines Katheters, durch den auch Blut für eine direkte Analyse entnommen werden kann, so daß eine Eichung im Körper selbst möglich ist. Der Katheter (4 oder 5 Ch) wird über eine Nabelarterie eingeführt; die Haltbarkeit der Elektrode beträgt 1-20 Tage. Direkte Vergleichsmessungen mit entnommenem Blut sind etwa alle 6 h erforderlich. Die kontinuierliche Überwachung des *Blutdrucks* über denselben Katheter ist möglich.
Die **transkutane pO_2-Messung** erfolgt ebenfalls über eine Elektrode, allerdings wird auf der Haut gemessen. Hierzu wird die Haut lokal durch eine in der Elektrode angebrachte Heizung auf 44 °C erwärmt und dadurch die Durchblutung in diesem Areal gesteigert, so daß der im Blut befindliche Sauerstoff leicht über die Haut in die Elektrode diffundieren und dort gemessen werden kann. Voraussetzung genauer Messung ist also eine *gute Durchblutung der Haut* unterhalb der Elektrode. Bei Störungen der Herz-Kreislauf-Funktion, die mit verminderter peripherer Durchblutung einhergehen (z. B. Schock, Volumenmangel, schwere Herzinsuffizienz), ist die transkutane O_2-Messung unbrauchbar, weil zu niedrige Werte gemessen werden.
Normalwerte des transkutanen (tcp) pO_2: 45-70 mm Hg.
Wichtigste Komplikation der transkutanen pO_2-Messung ist die lokale *Verbrennung*. Praktisches Vorgehen:

> Um Verbrennungen durch die transkutane Elektrode zu vermeiden, muß die Elektrodenlage alle 2-6 h gewechselt werden, bei schlechter Durchblutung häufiger!

Insgesamt sind die transkutanen Elektroden störanfällig und eher als Trendanzeiger zu verwenden. Keineswegs darf auf regelmäßige direkte Blutgasanalysen verzichtet werden, um verhängnisvolle Fehleinschätzungen zu vermeiden.

Kapillarblutgasanalyse
Als „arterialisiertes Kapillarblut" wird Blut bezeichnet, das nach einem Stich mit der Lanzette aus der Haut frei austritt. Bei stabiler Herz-Kreislauf-Funktion entspricht dieses Blut in seiner Zusammensetzung dem arteriellen Blut.
Punktionsstelle: Bei Erwachsenen Ohrläppchen, Fingerbeere; bei Neugeborenen und Säuglingen Ferse. Damit das Blut rasch und in ausreichender Menge austritt, wird das Punktionsgebiet *erwärmt,* z. B. durch kurzes, kräftiges Reiben, Wasserbad oder Bestrahlung mit einer Wärmelampe, hyperämisierende Salben. Nach etwa 5 min erfolgt die Punktion und, nach Verwerfen des ersten Blutstropfens, die blasenfreie Entnahme des Blutes mit einer heparinisierten Kapillare. Auf keinen Fall darf hierbei die Punktionsstelle gequetscht werden! Nach der Entnahme: Verschluß der Kapillare mit Kitt und Durchmischung des Blutes durch Hin- und Herbewegen.

> Bei **Herz-Kreislauf-Störungen** besteht keine ausreichende Übereinstimmung der Blutgase zwischen Kapillarblut und arteriellem Blut.

Überwachung der inspiratorischen Sauerstoffkonzentrationen

Bei allen Neugeborenen, denen Sauerstoff zugeführt wird, ist eine kontinuierliche Überwachung bzw. Kontrolle der inspiratorischen Sauerstoffkonzentration erforderlich, um die schädigenden Wirkungen des Sauerstoffs zu verhindern. Dies gilt für Beatmungsgeräte ebenso wie für Inkubatoren oder Sauerstoffhauben. Die Sauerstoffmeßgeräte müssen mehrmals täglich kalibriert werden.

Überwachung der Herz-Kreislauf-Funktion

Wie beim Erwachsenen, so gehört auch bei Kindern die Überwachung der Herz-Kreislauf-Funktion zu den essentiellen Bestandteilen der Intensivbehandlung. Überwacht werden beim Neugeborenen vor allem die *Herz-*

frequenz und der *arterielle Blutdruck,* fakultativ auch der zentrale Venendruck.

Herzfrequenz

Die kontinuierliche Überwachung der *Herzaktion* erfolgt, wie beim Erwachsenen, durch einen **EKG-Monitor** mit digitaler Frequenzanzeige und entsprechenden Alarmeinrichtungen. Beim Neugeborenen kommt es vor allem darauf an, Störungen der *Herzfrequenz* (Bradykardie - Tachykardie) zu erfassen; Störungen des *Herzrhythmus* treten zwar auch auf, jedoch wesentlich seltener als Frequenzänderungen.

- Normaler Bereich der Herzfrequenz: 100-150 (−170)/min.

Die Herzfrequenz ist stark vom Aktivitätszustand des Neugeborenen abhängig. Abrupte Änderungen der Herzfrequenz nach oben oder unten sollten jedoch zunächst immer als *Warnzeichen* angesehen werden.

> Beim Neugeborenen gelten Herzfrequenzen unter 100/min als Bradykardie.

Bradykardien sind sehr häufig durch *Hypoxie* bedingt, oft ausgelöst durch:
- Atemstillstand (Apnoe) oder
- Verlegung der Atemwege (Obstruktion).

EKG-Ableitung: Für intensivmedizinische Zwecke genügt die links-präkordiale Ableitung des EKG über spezielle Elektroden für Neugeborene. Um Verletzungen der empfindlichen Haut von Neugeborenen (insbesondere von Frühgeborenen) zu vermeiden, werden die Elektroden nur 1- bis 2mal/Woche gewechselt.
Die automatische Auszählung der Herzfrequenz erfolgt bei den meisten EKG-Monitoren über hohe positive R-Zacken; das EKG selbst wird auf dem Bildschirm dargestellt, so daß die wichtigsten Störungen der Herzaktion rasch erkennbar sind.
Einstellung der Alarmgrenzen: Untere Grenze: 100/min; obere Grenze 180/min.

Arterieller Blutdruck

Die Messung des arteriellen Blutdrucks dient beim Neugeborenen vor allem dazu, einen drohenden oder manifesten **Schock** festzustellen, zumal andere Schockzeichen, im Gegensatz zum Erwachsenen, nicht immer leicht erkennbar sind.
Zur Blutdruckmessung werden beim Neugeborenen meist nichtinvasive Verfahren eingesetzt, bei Säuglingen und Kleinkindern auch die direkte intraarterielle Messung.

Nichtinvasive Blutdruckmessung: Die konventionelle Messung mit Stethoskop und Manschette ist beim Neugeborenen meist nicht durchführbar, darum werden entweder Ultraschall-Meßgeräte oder automatische Sphygmomanometer eingesetzt.
Mit dem *Ultraschall-Meßverfahren* (Einzelheiten s. S. 42) kann auch eine geringe Blutströmung in der Arterie registriert werden. Die Messung kann am Arm oder Bein erfolgen, wichtig ist hierbei die richtige Manschettenbreite (s. S. 223): ⅔ der Extremität müssen von der Manschette bedeckt sein, um korrekte Blutdruckwerte zu erhalten.
Bewährt hat sich in jüngster Zeit auch die *automatische Sphygmomanometrie,* bei der in regelmäßigen, vorwählbaren Zeitabständen der systolische und diastolische Blutdruck gemessen und der arterielle Mitteldruck errechnet wird. Hierbei besteht eine gute Übereinstimmung mit den intraarteriell gemessenen Werten.

Kontinuierliche intraarterielle Druckmessung: Die genauesten Blutdruckwerte liefert die direkte Messung über eine Kanüle oder einen Katheter in einer Arterie (Einzelheiten s. S. 428). Dieses Verfahren ist besonders bei schwer kranken Neugeborenen indiziert, bei denen gleichzeitig eine lückenlose Überwachung der arteriellen Blutgase erforderlich ist. Naturgemäß sind die technischen Schwierigkeiten größer als beim Erwachsenen.
Ein beginnender Schock oder eine Hypovolämie kann durch direkte Blutdruckmessung meist frühzeitig erfaßt werden. Bei Verwendung von Kanülen mit geringem Durchmesser (z. B. 24 oder 22 G) muß der dämpfende Effekt auf die Blutdruckkurve beachtet werden.

Zentraler Venendruck

Die Messung des zentralen Venendrucks ist besonders bei dekompensierten Herzfehlern und beim kardiogenen Schock indiziert, außerdem nach größeren operativen Eingriffen.

Sie erfolgt über einen zentralen Venenkatheter, der z. B. über die Nabelvene, V. jugularis interna oder externa, V. subclavia oder V. saphena eingeführt wird. Für die transkutane Katheterisierung mit Seldinger-Technik sind besonders die V. jugularis interna und die V. subclavia geeignet. Allerdings kann das Verfahren nur am narkotisierten Kind angewendet werden; außerdem sind Geschick und Erfahrung erforderlich. Alternative: Venae sectio z. B. der V. saphena am Fußknöchel oder am Oberschenkel; V. basilica oder cephalica in der Ellenbeuge. Die Venendruckmessung selbst kann über eine Wassersäule, am genauesten jedoch mit einem elektronischen Druckaufnehmer erfolgen.

- Normalwerte des zentralen Venendrucks: 0-8 cm H_2O bzw. 0-6 mm Hg.

Ernährung und Infusionstherapie

Neugeborene und Kinder haben eine größere Stoffwechselrate als Erwachsene und benötigen daher relativ mehr Kalorien. Zusätzlich wird der Kalorien- und Eiweißbedarf durch das Wachstum erhöht.
Mangelernährung führt zu Wachstumsstörungen und vermehrt die Risiken der primären Erkrankung des Kindes. Ein Proteindefizit kann bereits innerhalb weniger Tage nach größerem Trauma, Operation oder schwerer Infektion entstehen und den Verlauf der Erkrankung ungünstig beeinflussen. Es gilt:

> Frühzeitige und ausreichende Ernährung ist von kritischer Bedeutung für die Prognose schwer kranker Kinder - ein Faktor, der während der Intensivbehandlung häufig unterschätzt wird.

Nahrungsbedarf des Neugeborenen

Daß Neugeborene frühzeitig ausreichend ernährt werden müssen, ist unstrittig, keine Einigkeit besteht hingegen über das „was, wann, wie und wie oft"; Glaube, Moden und industrielle Interessen spielen oft eine größere Rolle, als dem Ernährungsziel dienlich ist.

Tabelle 56-2. Täglicher Energie- und Nährstoffbedarf von Neugeborenen

	Untergewichtige Neugeborene	Reife Neugeborene
Energie	500-625 (730) kJ/kg	460-500 kJ/kg
Wasser	150 (-200) ml/kg	150 (-200) ml/kg
Protein	2 g/kg	2-2,25 g/kg
Fett	5-7 g/kg	4,5-6,8 g/kg
Kohlenhydrate	12-16 g/kg	9-13 g/kg

Tabelle 56-3. Täglicher Elektrolytbedarf von Neugeborenen (mmol/kg)

	Unreife Neugeborene	Reife Neugeborene
Natrium	3	2
Chlorid	3	2
Kalium	3	2
Kalzium	1	0,75
Phosphat	1	1,3
Magnesium	0,3	0,4

Der Energiebedarf von Neugeborenen ist, selbst bei gleichem Gewicht, unterschiedlich und hängt u. a. von Gestationsalter, vorhandenen Reserven, Pflegebedingungen, motorischer Aktivität, Aufnahme und Auszunutzungsgrad der Nahrungsbestandteile ab. Die in **Tabelle 56-2** angegebenen Werte dienen daher nur der Orientierung und dürfen nicht als absolut für jedes Kind gültig angesehen werden.
Hinzu kommt ein Mindestangebot an Elektrolyten **(Tabelle 56-3)**, Spurenelementen und Vitaminen.
Der Weg, auf dem die Nahrung zugeführt werden soll, hängt vor allem vom Zustand des Kindes ab. Prinzipiell kann die Nahrungszufuhr, wie beim Erwachsenen, oral, per Sonde oder parenteral erfolgen. Grundsätzlich sollte jedoch, wenn möglich, die Zufuhr über den Gastrointestinaltrakt gewählt werden, um die Risiken der parenteralen Ernährung zu vermeiden.

Orale Ernährung

Gesunde Früh- und Neugeborene können oral ernährt werden, wenn nötig, ergänzt durch parenterale Zufuhr. **Muttermilch** sollte wegen ihrer den Stoffwechselwegen des Kindes besser angepaßten Protein- und Fettzusammensetzung bevorzugt werden; ist dies nicht möglich, so werden **adaptierte Fertignahrungen** gefüttert. Besonders kleine Frühgeborene benötigen oft *hochkalorische (konzentrierte) Fertignahrung.*

Für die orale Ernährung müssen folgende praktischen Gesichtspunkte beachtet werden:

- Der *Saug- und Schluckreflex* ist meist erst nach der 34. Schwangerschaftswoche (1800-2000 g Geburtsgewicht) für die orale Ernährung ausreichend entwickelt.
- Die *Magenkapazität* der reifen Neugeborenen beträgt am ersten Lebenstag etwa 20-30 ml und nimmt im Verlauf der ersten Woche um das Doppelte zu. Beim Frühgeborenen ist die Kapazität jedoch wesentlich geringer: bei 1000 g Geburtsgewicht etwa 2-4 ml.
- Die *Magenverweildauer* hängt vom Reifezustand ab: sie ist bei ausgeprägter Unreife deutlich verlängert.
- Die *intestinale Verdauung* ist etwa ab der 26.-28. Schwangerschaftswoche funktionsfähig (allerdings begrenzt).
- Die *Nährstoffverwertung* ist insbesondere bei Frühgeborenen eingeschränkt.
- Die *Energiereserven,* vor allem des unreifen Neugeborenen, sind gering. Bei Belastung und ungenügender Energiezufuhr entwikkelt sich rasch eine *katabole Stoffwechsellage.*

Tabelle 56-4. Nahrungsaufbau reifer Neugeborener: 5 Mahlzeiten pro Tag

Lebensalter (Tag)	ml pro Mahlzeit
1	15-20
2	25-30
3	35-40
tägliche Steigerung ca. 12-14 ml/Mahlzeit	
8	90-120 (130)

- Darum müssen längere *Fastenzeiten* vermieden und die Ernährung dem *individuellen Bedarf* eines jeden Neugeborenen angepaßt werden.

Reife gesunde Neugeborene

Beginn der Fütterung: Mit der Ernährung des reifen Neugeborenen wird erstmals 4-6 h nach der Geburt begonnen. Angeboten werden 50 (-100 ml) 5- bis 10%ige Glukoselösung in 4-5 Mahlzeiten. Die *Brusternährung* kann ebenfalls am ersten Tag begonnen werden, spätestens jedoch am zweiten Tag. Häufigkeit des Anlegens an die Brust: 5- bis 6mal/Tag. Am zweiten und dritten Tag werden noch zusätzlich 5-10%ige Glukoselösungen nach dem Anlegen angeboten, danach ist, bei ausreichender Laktation, keine Glukosezufuhr mehr erforderlich.

Muß das Neugeborene *künstliche Nahrung* erhalten, so wird mit deren Zufuhr am 2. Tag begonnen. In **Tabelle 56-4** ist der Nahrungsaufbau bei reifen Neugeborenen orientierend zusammengefaßt.

Frühgeborene

Unreife Neugeborene bzw. Frühgeborene sollten ebenfalls so früh wie möglich oral ernährt werden. Das Vorgehen hängt u.a. vom Geburtsgewicht ab **(Tabelle 56-5)**. Angeboten wird eine *Nahrungsmenge pro Tag von etwa 25 ml/kg × Lebenstage,* verteilt auf 6-24 Mahlzeiten (abhängig vom Geburtsgewicht).

Geburtsgewicht > 2000 g: Mit der Fütterung wird etwa 6 h nach der Geburt begonnen, die ersten beiden Mahlzeiten mit 10%iger Glukoselösung, danach mit Frauenmilch, *Nahrungsmenge* ca. 6-10 ml/kg per Flasche, nur bei Trinkstörungen per Magensonde.

Tabelle 56-5. Nahrungsaufbau per os bei unreifen Neugeborenen

Körpergewicht [g]	ml pro Mahlzeit am 1. Tag	Steigerung pro Mahlzeit je Tag [ml]	Anzahl der Mahlzeiten pro Tag
< 1000-1250	1-2	1-2 (3)	12-24
< 1500-2000	3-4	3-4	8-12
< 2000	5-10	5-10	6-8 (10)
2000-2500	10 (5-15)	10 (5)	6 (7)

Geburtsgewicht 1500-2000 g: Beginn nach etwa 6 h. Erste Zufuhr: 5 ml Glukose; 2. und 3. Zufuhr, je nach Verträglichkeit, mit geringerer oder auf 10 ml erhöhte Glukoselösung, anschließend Frauenmilch. Die Ernährung erfolgt per *Magensonde.*

Geburtsgewicht < 1500 g: Beginn nach etwa 6 h mit 3-4 ml Glukoselösung, weiteres Vorgehen wie oben. Zufuhr von Frauenmilch erst am 2. Tag. Oft empfiehlt sich die *kontinuierliche* Zufuhr der Nahrung über die Magensonde mit einer Infusionspumpe, um Atemstörungen bei der Nahrungsaufnahme zu vermeiden.

Ernährung per Sonde

Ist eine orale Nahrungsaufnahme nicht möglich, so wird per Magen- oder Duodenalsonde ernährt.

Magensonde

Verwendet werden Magensonden der Größe 5 oder 8 Ch. Praktisches Vorgehen:

- Kopf des Kindes zur Seite drehen und den Abstand vom Ohrläppchen bis zum Schwertfortsatz des Brustbeins mit der Sonde abmessen; Abstand auf der Sonde markieren.
- Sonde durch Nase oder Mund bis zu dieser Markierung einführen; Lage durch Injektion von 5 ml Luft und anschließendem freien Aspirieren der Luft kontrollieren; ergänzend bei der Injektion Geräuschkontrolle über der Magengegend mit dem Stethoskop. Fakultativ: Abziehen von Mageninhalt und überprüfen mit pH-Papier.
- Bei der Fütterung Nahrung langsam *einlaufen* lassen, nicht injizieren, um Rückfluß und Aspiration zu vermeiden!
- Anschließend Sonde mit Tee von Nahrungsresten klarspülen (Gefahr der bakteriellen Zersetzung mit Infektion).
- Beim Zurückziehen der Sonde die Öffnung verschließen, damit kein Mageninhalt in den Rachen und von dort in die Lunge gelangt.

Risiken der Magensonde:

- Rückfluß mit Aspiration,
- Zwerchfellhochstand,
- Ulzerationen und Perforationen von Ösophagus und Magen.

Duodenalsonde

Die Duodenalsonde wird meist nur bei Frühgeborenen mit einem Gewicht unter 1500 g eingesetzt, um Entleerungsstörungen mit Reflux und Aspiration zu vermeiden. Vorgehen zunächst wie für das Legen der Magensonde beschrieben; nach mehreren Minuten rechte Seitenlage und weiteres Vorschieben in das Duodenum (aspiriertes Material ist gallefarben, pH-Wert > 5). Nahrungszufuhr kontinuierlich per Infusionspumpe.

Risiken: Perforation, Enterokolitis.

Parenterale Ernährung

Bei dieser Ernährungsform werden die Nährstoffe unter Umgehung des Magen-Darm-Trakts *intravenös* zugeführt, und zwar entweder vollständig (totale parenterale Ernährung) oder ergänzend zur enteralen Ernährung.

Die **vollständige parenterale Ernährung** ist indiziert, wenn eine enterale Ernährung nicht möglich ist, z. B. bei

- Früh- und Neugeborenen mit schweren Erkrankungen und zusätzlichen Funktionsstörungen des Magen-Darm-Trakts,
- abdominellen Operationen,
- angeborenen Mißbildungen des Magen-Darm-Trakts.

Die **ergänzende parenterale Ernährung** wird durchgeführt, wenn orale Nährstoffe nicht in ausreichender Menge zugeführt werden können, z. B. bei

- hypotrophen Neugeborenen (unabhängig vom Gewicht),
- Frühgeborenen < 1500-1750 g Körpergewicht,
- Unverträglichkeit der oralen Nahrungssteigerung.

Beim Neugeborenen ist die parenterale Ernährung meist nur wenige Tage erforderlich, bei einigen Kindern jedoch auch mehrere Wochen und evtl. sogar Monate. Grundsätzlich sollte so früh wie nur möglich von der parenteralen auf die orale Ernährung übergegangen werden.

Tabelle 56-6. Tagesbedarf bei totaler parenteraler Ernährung

	Säuglinge	Neugeborene
Wasser	120-150 ml/kg	110-120 ml/kg
Kalorien	375-500 kJ/kg	335-420 kJ/kg
Glukose	12-18 g/kg	10-15 g/kg
Aminosäuren	2,5 g/kg	1-2 g/kg
Fett	4 g/kg	1-2 g/kg
Natrium	1-2,5 mmol/kg	1,5-3 mmol/kg
Kalium	2 mmol/kg	1,5-3 mmol/kg
Kalzium	0,5-1 mmol/kg	1,5-2 mmol/kg ab 8. Tag
Phosphat	0,4-0,8 mmol/kg	1,5-2 mmol/kg
Magnesium	0,15 mmol/kg	0,3-0,4 mmol/kg
Chlorid	1,8-4,3 mmol/kg	wie Kationen

Tabelle 56-7. Ergänzende parenterale Ernährung

Glukose	5-2,5 g/kg/Tag
Aminosäuren	1-0,5 g/kg/Tag
Fettemulsion	1-(-3)-1 /kg/Tag
Milch	11-187 ml/kg/Tag

Die Glukose-, Aminosäuren- und Fettlösungen sind jeweils 10%ig, der enterale Anteil besteht aus Muttermilch oder adaptierter Milch.

Zusammensetzung der parenteralen Ernährung

Die Bausteine der parenteralen Ernährung sind wie beim Erwachsenen:

- Kohlenhydrate,
- Aminosäuren,
- Fette,
- Elektrolyte,
- Spurenelemente und Vitamine.

In **Tabelle 56-6** ist der Tagesbedarf bei totaler parenteraler Ernährung zusammengestellt. Spurenelemente scheinen in der Neugeborenenperiode entbehrlich zu sein, hingegen ist die Zufuhr von *Vitaminen* erforderlich, z. B.

- Multibionta 0,5 ml/kg pro Tag,
- Vitamin B-Komplex 0,5-1 ml/kg pro Tag,
- Vitamine A, D, E und K intermittierend i. m.,
- Folsäure 3 mg 2 × wöchentlich i. v.

Für die *ergänzende parenterale Ernährung* sind die Orientierungswerte in **Tabelle 56-7** zusammengestellt.

Venöser Zugang bei parenteraler Ernährung

Die Zufuhr der Nährstoffe kann beim Neugeborenen über eine periphere Vene oder einen zentralen Venenkatheter erfolgen.

Die **periphere Venenkanülierung** ist einfacher und weniger komplikationsreich als die zentrale Venenkatheterisierung. Allerdings dürfen die zu infundierenden Lösungen nur *isoosmolar* sein, um eine *Thrombophlebitis* zu vermeiden. Ausreichende Kalorienzufuhr ist daher nur durch zusätzliche Infusion von Fettemulsionen möglich.

Die **zentrale Venenkatheterisierung** ist erforderlich bei schwerer Ernährungsstörung, Kontraindikationen für die Fettzufuhr oder Fehlen geeigneter peripherer Venen. Hierbei sollten wegen der guten Verträglichkeit möglichst nur *Silikonkatheter* eingeführt werden. Um Infektionen zu verhindern, wird empfohlen, den Katheter durch einen subkutanen Tunnel nach außen zu führen. Außerdem sollten *Bakterienfilter* zwischen Katheteransatz und Infusionssystem geschaltet werden.

Durchführung und Überwachung der parenteralen Ernährung

Für das praktische Vorgehen und die Überwachung bei der parenteralen Ernährung gelten im wesentlichen die gleichen Grundsätze wie beim Erwachsenen (s. Kap. 38).

- Strenge *Asepsis* beim Einführen der Kanülen bzw. Katheter und bei der Katheterpflege. Das Infektionsrisiko für Katheter liegt bei 5-10% (Sepsisgefahr!).
- Ansetzen der Infusionslösungen in steriler Luft; Vorschalten eines 0,22 µm Bakterienfilters in das Infusionssystem.
- Vor Beginn der parenteralen Ernährung Ausgangslaborstatus erheben: Blutbild, Serumelektrolyte, Blutgase und Säure-Basen-Parameter, Gesamteiweiß, Bilirubin, Serumosmolarität, Glukose, Triglyzeride und Cholesterin, Thrombozytenzahl, Urinstatus. Kontrolle dieser Parameter in 1- bis 2tägigen Abständen während der parenteralen Ernährung.
- Beginn der parenteralen Zufuhr zunächst in reduzierter Dosis um die Anpassung der Insulinsekretion und Lipolyse zu gewährleisten; danach allmähliche Steigerung. Zu hohe Zufuhr führt zu *Hyperglykämie mit osmotischer Diurese sowie Hyperlipämie.*
- **Klinische Überwachung:** Körpergewicht, Bilanz der Ein- und Ausfuhr, Fontanellenniveau, Turgor der Haut, Feuchtigkeit der Schleimhäute.
- Zufuhr von Fettemulsionen aus einem separaten Infusionsbeutel; keine Mischung

mit Aminosäuren- und Glukose-Lösungen. Keine Zufuhr von Fett bei Schock, Azidose, Hypoxie, Hyperglykämie, Thrombozytopenie.

- Sorgfältige Infektionsprophylaxe und -überwachung: aseptisches Vorgehen: Einmalmaterial, 2 × täglicher Wechsel von Infusionssystemen und Infusionsbeuteln, steriles Abdecken der Katheterpforte, Handschuhe, regelmäßige Blutkulturen und Leukozytenkontrolle.

Beatmung von Neugeborenen und Kleinkindern

Die Beatmung von Neugeborenen und Kleinkindern unterscheidet sich naturgemäß aufgrund der anderen Atemphysiologie von der des Erwachsenen (s. Kap. 49). Dies gilt insbesondere für die viel höhere *Atemfrequenz* und das erheblich geringere *Atemzugvolumen*, die entsprechend konstruierte Beatmungsgeräte erfordern.

Indikationen zur Beatmung

Die wichtigste Indikation zur maschinellen Beatmung ist, wie beim Erwachsenen, die **respiratorische Insuffizienz** (s. Kap. 43), die allerdings nicht ganz scharf definiert ist.

Für praktische Zwecke wird die respiratorische Insuffizienz häufig in folgender Weise charakterisiert:

- arterieller $pO_2 < 50$ mm Hg bei Spontanatmung mit einer inspiratorischen Sauerstoffkonzentration von 60–100%,
- arterieller $pCO_2 > 60$ mm Hg unter Spontanatmung.

Die wichtigsten Ursachen für eine respiratorische Insuffizienz bei Neugeborenen und Kleinkindern sind in **Tabelle 56-8** zusammengestellt.

Beim **Früh- und Neugeborenen** gelten die oben angeführten Grenzwerte der Blutgase als Indikation zur Beatmung, weiterhin *rezidivierende Apnoen*, die mit Bradykardie einhergehen und durch äußere Reize nicht ausreichend beseitigt werden können.

Bei **Säuglingen und Kleinkindern** kann die Indikation zur Beatmung häufig nicht allein aufgrund der angegebenen Grenzwerte der Blutgase gestellt werden, vielmehr müssen die zugrundeliegende Erkrankung, Atemarbeit, Bewußtseinszustand und klinischer Gesamtzustand angemessen berücksichtigt werden.

Bei Kindern mit **zyanotischen Herzfehlern** sind arterielle pO_2-Werte von 30–40 mm Hg *keine* Indikation zur Beatmung.

Tabelle 56-8. Ursachen der respiratorischen Insuffizienz bei Neugeborenen und Kleinkindern

Früh- und Neugeborene
- Idiopathisches Atemnotsyndrom (hyaline Membranensyndrom; RDS)
- Rezidivierende Apnoen
- Mekoniumaspiration
- Postasphyxiesyndrom
- Pneumonie
- Nach chirurgischen Eingriffen (abdominale Mißbildungen)

Säuglinge und Kleinkinder
- Atemwegsobstruktion (z. B. Trachealstenose; Laryngotracheitis, Epiglottitis)
- Bronchopneumonien
- Dekompensierte angeborene Herzfehler
- Status asthmaticus
- Große chirurgische Eingriffe (Herz; Abdomen)

Endotracheale Intubation

Für die maschinelle Beatmung ist die endotracheale Intubation oder eine Tracheotomie erforderlich. Hierbei wird die *nasotracheale* Intubation der risiko- und komplikationsreicheren Tracheotomie gewöhnlich vorgezogen. Einzelheiten zur Wahl des Tubus und der Technik der endotrachealen Intubation s. Kap. 11. Die Vorteile der nasotrachealen gegenüber der oralen Intubation sind:

- bessere Tolerierung
- freier Mund und wenig behinderter Schluckvorgang
- sicherere Fixierungsmöglichkeit

Der Endotrachealtubus wird nur so weit vorgeschoben, bis seine Spitze in der Mitte zwischen Stimmritze und Karina liegt. Bis etwa zum 8. Lebensjahr werden Tuben *ohne* Blockmanschette verwendet. Ein routinemäßiger Tubuswechsel zu bestimmten Zeiten ist nicht erforderlich. Die Verweildauer für nasotracheale Tuben kann mehrere Monate betragen.

Über Absaugen und Pflege der Atemwege s. Kap. 48, über Thoraxphysiotherapie Kap. 46.

Wahl des Beatmungsgerätes

Für die Beatmung von Neugeborenen und Kleinkindern sind *spezielle Beatmungsgeräte* erforderlich, die folgende **technische Anforderungen** erfüllen müssen:
- stufenlos einstellbare Sauerstoffkonzentration von 21-100%,
- Atemfrequenzen bis maximal 90/min,
- wählbares Atemzeitverhältnis,
- PEEP-Ventil,
- Zeitsteuerung, Druckbegrenzung,
- Anfeuchtung und Erwärmung der Atemluft,
- Alarmsysteme,
- wünschenswert: IMV und CPAP.

Gebräuchliche Beatmungsgeräte für die Beatmung von Neugeborenen und Kleinkindern sind u.a.:
- Babylog 1 und 2 (Dräger),
- Stephan-Respirator ABV,
- Amsterdam Infant Ventilator,
- Servoventilator 900 (nach Umrüstung).

Einstellung des Beatmungsgerätes

Die „richtige", individuell angepaßte Einstellung des Beatmungsgerätes erfordert zumeist Erfahrung und Geduld.

Atemminutenvolumen. Das Atemminutenvolumen wird normalerweise so gewählt, daß sich ausreichende arterielle Blutgaswerte für die Altersgruppe ergeben **(Tabelle 56-9)**. Hierbei muß beachtet werden, daß für die kontrollierte Beatmung kranker Kinder ein wesentlich *größeres* Atemminutenvolumen eingestellt werden muß, als aufgrund der herkömmlichen Normalwerte zu erwarten wäre. Die wichtigsten Gründe hierfür sind:
- kompressibles Volumen der Beatmungsschläuche,
- Lecks zwischen Tubus und Trachea,
- erhöhter Bedarf bei Anpassungsstörungen des Neugeborenen.

Tabelle 56-9. Normalwerte für arterielle Blutgase und pH

	pH	pO_2	pCO_2
Neugeborenes	7,40	80	33
Säugling	7,44	67	33
Kleinkind	7,39	95	37
Erwachsener	7,40	90	40

Atemzugvolumen: Um eine gute alveoläre Ventilation zu erreichen, werden, wie beim Erwachsenen, hohe Atemzugvolumina eingestellt: ca. 10-12 (15) ml/kg KG.

Atemfrequenz: Die meisten Intensivmediziner beatmen Neugeborene und Kleinkinder mit ihrer „Normalfrequenz" **(Tabelle 56-10)**, Beatmung mit niedrigen Frequenzen (10-14/min) oder mit ⅔ der Normalfrequenz wird von einigen jedoch ebenfalls angewandt. Grundsätzlich verläuft die alveoläre Ventilation mit niedrigeren Beatmungsfrequenzen günstiger als mit hohen, entsprechend besser funktioniert der pulmonale Gasaustausch. Niedrige Frequenzen sind jedoch mit dem Nachteil höherer Beatmungsdrücke verbunden, die wiederum zu einer Beeinträchtigung der Herz-Kreislauf-Funktion und zum pulmonalen Barotrauma führen können.

Atemzeitverhältnis (In- zu Exspiration, I:E): Am häufigsten wird ein Atemzeitverhältnis von 1:2 angewandt, bei idiopathischen Atemnotsyndrom auch eine Verlängerung der Inspiration auf 2 bis 4:1 bei niedrigerer Atemfrequenz. Manipulationen am Atemzeitverhältnis sollten nur durchgeführt werden, wenn sich mit dem konventionellen Verhältnis keine Besserung des arteriellen pO_2 erreichen läßt.

Inspiratorische Sauerstoffkonzentration: Die inspiratorische Sauerstoffkonzentration darf nur so hoch gewählt werden, daß bei Neugeborenen der **arterielle pO_2 zwischen 60 und 90 mm Hg** liegt (Säuglinge und Kleinkinder 70-100 mm Hg). Zu hohe inspiratorische Sauerstoffkonzentration schädigt das Lungengewebe, zu hoher arterieller pO_2 führt beim

Tabelle 56-10. Einstellung der Beatmungsfrequenz am Respirator („Normofrequenz-Beatmung")

Alter	Beatmungsfrequenz/min
Frühgeborene	35
Reife Neugeborene	30
4 Monate	27
1 Jahr	24
3 Jahre	22
5 Jahre	20
8 Jahre	18
12 Jahre	16
15 Jahre	14

Frühgeborenen zu **retrolentaler Fibroplasie** mit Erblindung. Bei dieser Altersgruppe empfiehlt sich die kontinuierliche transkutane pO_2-Messung.

Positiver endexspiratorischer Druck (PEEP): Die Indikationen für die Anwendung eines PEEP entsprechen denen der Erwachsenen-Beatmung (s. S. 557): Erhöhung der funktionellen Residualkapazität, Verminderung intrapulmonaler Rechts-links-Shunts mit nachfolgender Verbesserung des pulmonalen Gasaustausches. Angewandt werden gewöhnlich PEEP-Werte von 4–10 cm H_2O. Praktisches Vorgehen und Nebenwirkungen s. S. 556.

Assistierte und kontrollierte Beatmung

Neugeborene und Säuglinge werden am besten *kontrolliert* beatmet, wenn nötig unter Sedierung, um Unruhe und Gegenatmen zu vermeiden. Nur ausnahmsweise ist für die kontrollierte Beatmung eine *Muskelrelaxierung* erforderlich.
Assistierte Beatmung ist aufgrund technischer Mängel der Beatmungsgeräte bei Neugeborenen und Säuglingen nicht sinnvoll, kann jedoch bei älteren Kindern u. U. mit Vorteil eingesetzt werden.

Intermittent mandatory ventilation (IMV)

Technische Einzelheiten s. S. 554. IMV, meist in Kombination mit PEEP bzw. CPAP, gehört zu den häufigsten Beatmungsformen in der pädiatrischen Intensivmedizin. Das Verfahren wird in erster Linie zur Entwöhnung vom Respirator eingesetzt und so früh wie möglich begonnen. Gebräuchliche Geräte: Servo-Ventilator 900 C, Baby-Bird, Babylog 1.

Kontinuierlicher positiver Atemwegsdruck (CPAP)

Durch CPAP (Einzelheiten s. S. 558) kann vielen Säuglingen die maschinelle Beatmung erspart werden. Daneben wird das Verfahren zur Entwöhnung vom Respirator eingesetzt. Die wichtigsten Indikationen sind:
- Atemnotsyndrom,
- Mekoniumaspiration,
- Apnoesyndrom,
- respiratorische Insuffizienz nach Herzoperationen.

CPAP wird nicht nur in Verbindung mit einem Endotrachealtubus angewandt, sondern, unter Umgehung der endotrachealen Intubation auch über ein- oder doppelläufige Tuben, die durch die Nase in den Rachen vorgeschoben werden, bis die Spitze unter dem weichen Gaumen erscheint. Kurze, in die Nase eingeführte Tuben und dicht sitzende Gesichtsmasken werden ebenfalls eingesetzt. Die angewandten Überdrücke reichen bis zu 10 cm H_2O.

Kontrolle der Beatmung

Das Vorgehen entspricht im wesentlichen dem der Erwachsenen-Beatmung (Einzelheiten s. S. 560). Wichtigster Überwachungsparameter ist die *arterielle Blutgasanalyse*, die in regelmäßigen Abständen sowie 15–20 min nach jeder Neueinstellung des Beatmungsgerätes durchgeführt werden muß.

Entwöhnung von der Beatmung

Sie erfolgt gewöhnlich über IMV und/oder CPAP. Einzelheiten s. S. 562. Die wichtigsten **Kriterien zur Extubation** sind:
- arterieller $pO_2 > 80$ mm Hg bei F_IO_2 von 0,4 oder weniger; CPAP 4 cm H_2O,
- normales Atemmuster ohne Tachpnoe, Einziehungen oder exzessive Atemarbeit,
- ausreichende Atemwegsschutzreflexe und Hustenmechanismen,
- keine größere Instabilität anderer Organe, wie schwere Herzinsuffizienz, erhöhter intrakranieller Druck, wiederholte Krampfanfälle.

Praktisches Vorgehen
- ▸ Gesamtes Instrumentarium zur Reintubation bereitstellen.
- ▸ Bei *geplanter* Extubation: mehrstündige Nahrungskarenz empfehlenswert, da Glottisreflex u. U. funktionsgestört und Aspirationsgefahr dadurch erhöht; nach Extubation ebenfalls zunächst keine Nahrung zuführen.
- ▸ Unmittelbar vor Extubation Luftwege sowie Mund und Rachen absaugen, danach Lunge mit dem Atembeutel mehrfach blähen, Tubus unter voller Blähung rasch herausziehen.

- ► Sauerstoff über Maske oder Haube zuführen.
- ► Bei *Stridor:* Kortikosteroide, Anfeuchtung der Atemluft, ggf. Inhalationstherapie.

Atemstörungen beim Neugeborenen

Nachfolgend werden einige für das Neugeborene typische Atemstörungen und deren Behandlung dargestellt:

- Apnoe-Anfälle,
- hyalines Membranensyndrom (RDS, Atemnotsyndrom),
- Mekoniumaspiration,
- Pneumothorax.

Diese Erkrankungen führen zur **respiratorischen Insuffizienz** und gehen mit charakteristischen Symptomen einher, auf die bei der klinischen Überwachung besonders geachtet werden muß:

- *Zyanose* (jedoch schlecht wahrnehmbar bei Anämie).
- *Blässe* bei Anämie und/oder Herz-Kreislauf-Insuffizienz.
- *Thorakale Einziehungen:* Einwärtsbewegung des Brustbeins und der Rippen bei Inspiration; Zeichen verminderter Dehnbarkeit der Lunge (niedrige Compliance).
- *Knorksen:* Stöhnen bei der Exspiration („Stöhnatmung") durch Engstellung der Stimmritze; hierdurch Aufbau einer exspiratorischen Stenose mit verlängertem Exspirium als Reaktion auf Bronchiolenkollaps.
- *Tachypnoe:* Anhaltende Erhöhung der Atemfrequenz auf >60/min; gewöhnlich in Verbindung mit „Nasenflügeln".
- *Cheyne-Stoke-Atmung:* Periodische Atmung mit Apnoe bis zu 5 s, dabei keine Bradykardie oder Veränderungen der Säure-Basen-Parameter.
- *Apnoe:* Atemstillstand von mehr als 15 s Dauer mit Abfall des arteriellen bzw. transkutanen pO_2, Bradykardie und Zyanose.
- *Schnappatmung,* mit Bradykardie und Reflexlosigkeit einhergehend.

Apnoe-Anfälle

Definition

Atemstillstand von mehr als 15 s Dauer, der mit Bradykardie, Zyanose und Abfall des arteriellen bzw. transkutanen pO_2 einhergeht und bei schweren Formen zum Tod des Kindes führen kann. Betroffen sind vor allem **Frühgeborene** mit einem Gewicht von weniger als 1500 g und einem Gestationsalter unter 30 Wochen. Die Apnoen treten zwischen dem 2.–3. Lebenstag und der 2. Lebenswoche auf. Eine organische Ursache des Apnoe-Syndroms ist nicht nachweisbar, jedoch müssen die Anfälle von Apnoen im Zusammenhang mit anderen Erkrankungen unterschieden werden.

Überwachung und Behandlung

Gefährdete Kinder bedürfen einer besonders sorgfältigen klinischen und apparativen Überwachung der Atemfunktion: Atem- und EKG-Monitor, transkutane pO_2-Messung.

Die überwiegende Mehrzahl der Apnoe-Anfälle kann durch **äußere Stimulation** (sanftes Anstoßen; leichtes Kneifen) unterbrochen werden. Atemstimulierende Medikamente wie *Euphyllin* sind ebenfalls häufig wirksam.

Bei schweren Formen: zunächst Maskenbeatmung, danach Anwendung von Nasen-CPAP oder Tubus-CPAP. Hierdurch wird vermutlich der Inspirationsreflex stimuliert. Strenge Kontrolle der inspiratorischen Sauerstoffkonzentration!

Atemnotsyndrom (hyaline Membranensyndrom, RDS)

Das Atemnotsyndrom gehört zu den wichtigsten Ursachen der Neugeborenensterblichkeit. Typisch sind hyaline Membranen in den Alveolen und ein Mangel an Surfactant. Die Häufigkeit des Syndroms beträgt etwa 10–15% aller Neugeborenen mit einem Geburtsgewicht von weniger als 2500 g. Die wichtigsten **Risikofaktoren** sind:

- Frühgeburt,
- mütterlicher Diabetes,
- Sectio caesarea.

Krankheitsentstehung

Eine zentrale Rolle spielt bei der Erkrankung ein **Mangel an Surfactant** in den Alveolen. Hierdurch nimmt die Oberflächenspannung so stark zu, daß die Alveolen kollabieren. Die Folgen sind: Abnahme der Lungencompliance, alveoläre Hypoventilation, Störungen des Belüftungs-Durchblutungsverhältnisses und schließlich **Hypoxämie,** später auch **Hyperkapnie.**

Lungenreife und Surfactant: Ein voll funktionsfähiger Surfactant kann nur von reifen Lungen produziert werden. Die Lungenreifung ist gewöhnlich nach der 35.-36. Schwangerschaftswoche abgeschlossen, so daß bei einer Geburt vor dieser Zeit mit einem Mangel an Surfactant gerechnet werden muß. Der Grad der Lungenreife kann durch Amniozentese mit Entnahme von Fruchtwasser und anschließender quantitativer und qualitativer Bestimmung des Surfactant festgestellt werden. Durch Behandlung der Schwangeren mit **Kortikosteroiden** 24-48 h vor der (geplanten) Geburt kann bei den meisten Kindern die Lungenreife beschleunigt und damit Häufigkeit und Schweregrad des hyalinen Membransyndroms vermindert werden.

Klinisches Bild und Diagnose

Die Diagnose des Atemnotsyndroms wird klinisch und röntgenologisch gestellt.

Klinische Zeichen
- Tachypnoe,
- Knorksen,
- Nasenflügeln,
- thorakale Einziehungen,
- Nagelbett und Schleimhäute dunkel, später generalisierte Zyanose.

Thorax-Röntgenbild: Netzförmige Zeichnung der Lunge, milchglasartige Trübung, verminderter Luftgehalt, bronchiale Zeichnung bis in die Peripherie. Diese Zeichen entstehen durch *diffuse Atelektasen.*

Verlauf: Innerhalb der ersten 48-72 h nach der Geburt verschlimmert sich die Erkrankung zunächst, jedoch tritt bei unkompliziertem Verlauf in den nachfolgenden Tagen eine Besserung ein. Schwere Verläufe sind durch zahlreiche Komplikationen gekennzeichnet, die oft Folge der Behandlung, insbesondere der Respiratortherapie sind, z. B. interstitielles Emphysem, Pneumothorax, pulmonale Sauerstofftoxizität, Herzinsuffizienz durch einen offenen Ductus Botalli.

Respiratorische Therapie

Im Mittelpunkt steht die Behandlung der respiratorischen Insuffizienz, ergänzt durch die allgemeinen Maßnahmen der Neugeborenen-Intensivmedizin. Je nach Schweregrad werden zwei Verfahren angewandt: CPAP oder maschinelle Beatmung mit PEEP.

CPAP: Anwendung eines kontinuierlichen positiven Atemwegsdrucks (s. S. 558) eröffnet die kollabierten Alveolen und erhöht die funktionelle Residualkapazität und verbessert nachfolgend den pulmonalen Gasaustausch. Eingesetzt werden Masken-, Nasen-, Rachen- oder Tubus-CPAP. Als *optimaler CPAP* wird der Atemwegsdruck bezeichnet, bei dem ein normaler arterieller pO_2 bei geringster Beeinträchtigung der Herz-Kreislauf-Funktion und niedrigen inspiratorischen Sauerstoffkonzentrationen erreicht wird. Am günstigsten scheinen insgesamt die nasalen CPAP-Vorrichtungen zu sein. Hierbei empfiehlt sich das Einführen einer Magensonde zum Entweichen von in den Magen gelangte Luft.

Praktisches Vorgehen:
- ▸ Nasentuben einführen und Flow auf das 3fache des Atemminutenvolumens einstellen (ca. 3-5 l/min).
- ▸ Druck auf 2 cm H_2O einstellen und schrittweise erhöhen, bis „optimale Werte“ erreicht werden; dieser Bereich liegt gewöhnlich zwischen 4-6 cm H_2O.
- ▸ Verstopfen der Nasentuben muß unbedingt vermieden werden. Täglicher Wechsel ist empfehlenswert.

Maschinelle Beatmung mit PEEP wird angewandt, wenn sich die arteriellen Blutgase oder der klinische Zustand verschlechtern. Eine **Indikation** zur Beatmung ist z. B. folgende Konstellation:
- pO_2 < 50 mm Hg bei 100% Sauerstoff und CPAP von 10 cm H_2O,
- pO_2 > 55-60 mm Hg.

Die Entwöhnung von der maschinellen Beatmung kann sehr schwierig sein.

Komplikationen

Das Atemnotsyndrom ist häufig mit Komplikationen verbunden, deren Ursache unbekannt ist oder die durch die eingesetzten Behandlungsmaßnahmen selbst, vor allem die Atem- und Beatmungstherapie, hervorgerufen werden.

Pneumothorax, Pneumomediastinum, Pneumopericard oder Pneumoperitoneum sind typische Komplikationen der maschinellen Beatmung mit PEEP, nicht hingegen der Anwendung von CPAP. Die Häufigkeit wird mit 14–33% für die beatmeten Kinder angegeben, hingegen mit 5% für CPAP oder supplementierende O_2-Zufuhr.
Beim Pneumothorax kann die Lunge wegen ihrer großen Steifheit häufig nicht kollabieren, so daß die Diagnose erst durch ein Thorax-Röntgenbild gestellt wird.

Bronchopulmonale Dysplasie mit interstitieller Luftansammlung (interstitielles Emphysem) ist ebenfalls eine häufige Komplikation der maschinellen Beatmung mit PEEP beim Atemnotsyndrom.

Atelektasen treten besonders häufig nach der Extubation auf, wenn die Kinder ihr Sekret nicht ausreichend abhusten können. Sehr häufig ist hiervon der *rechte Oberlappen* betroffen.

Pneumonien können ebenfalls beim RDS auftreten, häufig verursacht durch β-hämolysierende Streptokokken.

Persistierender fetaler Kreislauf mit Rechts-links-Shunt über das Foramen ovale oder den Ductus Botalli und pulmonalarterielle Hypertonie kann den weiteren Verlauf des Atemnotsyndroms ungünstig beeinflussen.

Offener Ductus arteriosus (Botalli) tritt besonders häufig bei Frühgeborenen, vor allem solchen mit RDS auf. Die Wiedereröffnung eines bereits funktionell verschlossenen Ductus kann zu einer akuten Verschlechterung des klinischen Zustandes mit *Bradykardie, Apnoe-Phasen und Hypoxämie, Hyperkapnie und Azidose* führen.
Behandlung zunächst konservativ, u.a. evtl. *Indomethacin* (Prostazyklinhemmer) zum Verschluß des Ductus; wenn erfolglos und klinischer Zustand weiter schlecht: chirurgische Ligatur.

Intrakranielle Blutungen: Ebenfalls eine häufige Komplikation des RDS! Die genaue Ursache ist nicht bekannt; es werden zahlreiche Faktoren angeschuldigt.

Retrolentale Fibroplasie: Neubildung von Netzhautgefäßen mit Blutungen, evtl. auch Netzhautablösung, die zur Erblindung führen kann. Betroffen sind vor allem *unreife Neugeborene* mit einem Geburtsgewicht von weniger als 2000 g und einem Gestationsalter unter 35 Wochen und Atemnotsyndrom. Ursache ist vermutlich die Zufuhr zu hoher inspiratorischer Sauerstoffkonzentrationen bzw. eine mehr als 1–2 Stunden dauernde Erhöhung des *arteriellen* pO_2 *auf über 100 mm Hg* in Verbindung mit Frühgeburt bzw. Unreife. Es sind jedoch auch retrolentale Fibroplasien bei niedrigeren arteriellen pO_2 beobachtet worden. Bei 85% der betroffenen Kinder bildet sich die Fibroplasie spontan zurück. Schwere Formen führen zu Erblindung oder erheblichen Sehstörungen.

> Aus Vorsichtsgründen sollte die inspiratorische Sauerstoffkonzentration nur so hoch gewählt werden, daß der arterielle pO_2 auf maximal 100 mm Hg ansteigt. Außerdem sollte die O_2-Zufuhr mit einer transkutanen Sauerstoffelektrode überwacht werden.

Subglottische Stenose kann nach Langzeitbeatmung entstehen (s. auch S. 122). Prävention: atraumatische Intubation, Verwendung nicht zu großer Tuben ohne Blockmanschette.

Pneumothorax

Ursachen

Der Pneumothorax kann spontan (1–2% der Neugeborenen) oder als Komplikation der Beatmungstherapie (bis zu 33%) entstehen. Begünstigende Faktoren sind u.a. Atemnotsyndrom, Mekoniumaspiration, Lungenhypoplasie, Lungenzysten.

Klinisches Bild

Häufig manifestiert sich der Pneumothorax als akute respiratorische Insuffizienz, die mit folgenden Zeichen einhergeht:
- flache Atmung,
- Thorax in Inspirationsstellung,
- Zyanose,
- abgeschwächtes Atemgeräusch,
- hypersonorer Klopfschall.

Beim *Spannungspneumothorax* entwickelt sich eine schwere Herz-Kreislauf-Insuffizienz mit *Bradykardie und Blutdruckabfall* sowie Vorwölbung des Abdomens durch Tiefertreten des Zwerchfells.

Diagnose

Durchleuchten des Thorax mit einer Kaltlichtlampe: bei Pneumothorax Aufleuchten über der gesamten betroffenen Thoraxseite; außerdem Röntgenbild. Bei Spannungspneumothorax Punktion.

Behandlung

Bei unkompliziertem Pneumothorax kann zumeist abgewartet werden, während ein Spannungspneumothorax *sofort* entlastet werden muß. Wird das Kind beatmet, so muß auch ein einfacher Pneumothorax drainiert werden.

Mekoniumaspiration

Einzelheiten des Vorgehens s. S. 255. Die Behandlung muß sofort nach der Geburt beginnen, um einen tödlichen Verlauf zu verhindern.

Icterus gravis und Morbus haemolyticus neonatorum

Definitionen

Anstieg des Bilirubins im Blut auf mehr als 2 mg% führt zum *Ikterus,* zur Gelbfärbung von Haut, Schleimhäuten und inneren Organen. Häufigste Ursache bei Früh- und Neugeborenen ist eine *Hämolyse,* zumeist aufgrund einer Blutgruppenunverträglichkeit zwischen Kind und Mutter.
Ein schwerer Ikterus, *Ikterus gravis* ist definiert als Anstieg des Gesamtbilirubins auf > 14 mg% bei Neugeborenen und auf > 10 mg% beim Frühgeborenen.

Bilirubinenzephalopathie

Pathophysiologie

Normalerweise wird das aus dem Abbau von Hämoglobin entstehende *freie* (indirekte) Bilirubin im Blut, an *Albumin* gebunden, zur Leber transportiert und dort in eine ausscheidungsfähige Verbindung umgewandelt (= konjugiert). Hierbei entsteht *direktes* (konjugiertes) Bilirubin, das mit der Galle in den Darm ausgeschieden wird.
Freies, nicht an Albumin gebundenes Bilirubin ist für Früh- und Neugeborene eine **toxische Substanz,** die bei pathologisch erhöhten Serumwerten in das Gehirn eindringt und dort eine sog. Bilirubinenzephalopathie hervorruft. Da sich das freie Bilirubin besonders in den basalen Kernarealen des Gehirns anlagert und zu einer sichtbaren Gelbfärbung dieser Kerne führt, wird die Erkrankung auch als **Kernikterus** bezeichnet. Der Kernikterus wird durch Faktoren, die eine Bindung des Bilirubins an Albumin beeinträchtigen, begünstigt. Hierzu gehören:
- Azidose und Hypoxie,
- Albuminmangel,
- Verdrängung des Bilirubins aus der Albuminbindung durch Arzneimittel, z. B. Analgetika wie Salizylsäure, einige Sulfonamide, gallegängige Röntgenkontrastmittel.

Klinisches Bild

Die **typischen Zeichen** der Bilirubinenzephalopathie bzw. des Kernikterus beim Neugeborenen sind:
- Trinkschwäche,
- schrilles (zerebrales) Schreien,
- Übererregbarkeit,
- Somnolenz,
- Hypertonus und Opisthotonus, schwere Muskelrigidität, Krämpfe.
- Bei Überleben: zerebrale Lähmung mit Athetose, Schwerhörigkeit, Blicklähmung und Zahndysplasie.

Morbus haemolyticus neonatorum

Definition

Hämolytische Erkrankung des Neugeborenen aufgrund einer Unverträglichkeit der Blutgruppensysteme von Kind und Mutter. Hierbei wird die Mutter gegen Blutgruppenbestandteile des Feten sensibilisiert und reagiert mit der Bildung von Antikörpern. Diese Antikörper passieren die Plazenta und schädigen den Feten bzw. führen zum Morbus haemolyticus des Neugeborenen.

Pathophysiologie

Die Unverträglichkeit kann im Rh-System und im AB0-System auftreten. Bei der **Rh-Inkompatibilität** ist die Mutter rh-negativ, der Fet hingegen Rh-positiv. Die Rh-positiven Erythrozyten des Feten bewirken die Bildung von mütterlichen Rh-Antikörpern, die gewöhnlich erst im Verlauf der nächsten Schwangerschaft über die Plazenta in den fetalen Kreislauf gelangen und die Erythrozyten schädigen.
Bei der **AB0-Inkompatibilität** besteht am häufigsten folgende Blutgruppen-Konstellation:
- Mutter 0, Fet A,
- Mutter 0, Fet B.

Weniger als 1% aller Neugeborenen erkranken an einer AB0-Inkompatibilität, obwohl die entsprechende Konstellation bei etwa 14% aller Schwangeren auftritt. Die Bildung von Anti A oder Anti B erfolgt bereits in der ersten Schwangerschaft.

Klinisches Bild

Die Erkrankung ist, je nach Schweregrad, in folgender Weise gekennzeichnet:
- Anaemia neonatorum: Hämoglobingehalt < 14 g% (leichte Form),
- Icterus gravis: Bilirubin > 14 g% (mittelschwere Form);
- schwere Form: Hämoglobin < 9 g% (Anaemia gravis); Prähydrops, Hydrops congenitus; Kernikterus.

Behandlung

Die Behandlung des Icterus gravis und des Morbus haemolyticus neonatorum hängt vor allem von der Höhe der Bilirubinkonzentration im Serum und dem Ausmaß der Hämolyse ab.

> Wichtigstes Behandlungsziel bei Icterus gravis ist die Verhinderung einer Bilirubinenzephalopathie.

Phototherapie: Beim Morbus haemolyticus neonatorum bzw. Icterus gravis wird durch Bestrahlung des Früh- oder Neugeborenen mit *Licht* von 450–460 nm Wellenlänge das Bilirubin wasserlöslich und kann (ohne Konjugation) mit der Galle und dem Urin ausgeschieden werden. Hierdurch sinkt der Bilirubinspiegel im Serum ab!
Begonnen wird mit der Phototherapie, wenn der Bilirubinspiegel folgende Werte im Serum erreicht hat:
- reife Neugeborene: 16 mg%,
- Frühgeborene unter 1500 g: ca 8 mg%,
  1500–2000 g: ca 11 mg%,
  2000–2500 g: ca. 14 mg%.

Praktisches Vorgehen:
- ▸ Augenschutz, um Schäden der Netzhaut zu verhindern.
- ▸ Kontinuierliche Bestrahlung des unbekleideten Kindes mit Blaulicht in Bauch- und Rückenlage (2stündiger Wechsel).
- ▸ Hyperthermie vermeiden; Kontrolle der Körpertemperatur.
- ▸ Spülen des Darmes, um eine Resorption des in den Darm ausgeschiedenen Bilirubins zu verhindern.
- ▸ Regelmäßige Kontrollen der Bilirubinkonzentration; bei Abfall Übergang auf intermittierende Bestrahlung.

Austauschtransfusion: Bei schwerer Hämolyse und erheblichem Bilirubinanstieg sind Austauschtransfusionen indiziert. Hierdurch sinkt der Bilirubinspiegel ab, während gleichzeitig die geschädigten Erythrozyten ersetzt und die ins Blut gelangten mütterlichen Antikörper beseitigt werden.
Praktisches Vorgehen:
- ▸ Für den Blutaustausch ist eine Spenderblutmenge erforderlich, die etwa dem 2- bis 3fachen des kindlichen Blutvolumens entspricht.
- ▸ Verwendet wird AB0- und Rh-gleiches Blut.
- ▸ Die Zufuhr des Blutes erfolgt über einen Nabelvenenkatheter.
- ▸ Die Dauer der Austauschtransfusion darf 2–3 h nicht unterschreiten.
- ▸ Pro 100 ml Zitratblut müssen 3 ml Calciumglukonat zugeführt werden. Bei Heparinkonserven am Ende der Transfusion Heparin durch Protamin neutralisieren.

Störungen der Herz-Kreislauf-Funktion beim Neugeborenen

Angeborene Herzfehler

Störungen der Herz-Kreislauf-Funktion beruhen beim Neugeborenen vor allem auf angeborenen Herzfehlern (s. a. Kap. 22). Mißbildungen des Herzens und der großen Gefäße gehören, neben der Unreife, zu den häufigsten Todesursachen beim Neugeborenen. Die wichtigsten Herzfehler sind:

- Transposition der großen Gefäße, Fallot-Tetralogie (zyanotische Herzfehler),
- Pulmonalstenose,
- Aortenstenose, Aortenisthmusstenose,
- Ventrikelseptumdefekt, Vorhofseptumdefekt,
- persistierenden Ductus Botalli.

Klinisches Bild

Je nach zugrundeliegendem Herzfehler können folgende **Zeichen** auftreten:

- Zyanose bei Fehlern mit Rechts-links-Shunt,
- Dyspnoe bei Blutüberfüllung der Lungen,
- Stauung im Körperkreislauf mit Vergrößerung von Leber und Milz, evtl. Ödemen,
- erniedrigtes Herzzeitvolumen: niedriger Blutdruck, flacher, weicher Puls, leichte Zyanose,
- Herzgeräusche,
- bei azyanotischen Herzfehlern: Blässe, Trinkschwäche, geringe Belastbarkeit, starke Gewichtszunahme von 80–100 g/Tag trotz Trinkschwäche, starkes Schwitzen beim Füttern, Ödeme.

Diagnose

Nach der allgemeinen klinischen und röntgenologischen Untersuchung wird eine Katheterisierung des Herzens mit Angiokardiographie durchgeführt, sofern hierfür eine Notfall-Indikation besteht.

Behandlung

Die spezielle Behandlung richtet sich nach dem zugrundeliegenden Herzfehler (s. Kap. 22); meist ist eine operative Korrektur, oft nach überbrückenden Palliativoperationen erforderlich.

Herzinsuffizienz

Zeichen: Die wichtigsten Zeichen der Herzinsuffizienz beim Neugeborenen sind:

- starke Gewichtszunahme trotz Trinkschwäche (Einlagerung von Flüssigkeit), Schwitzen beim Trinken, geringe Belastbarkeit,
- Tachypnoe > 60/min, Dyspnoe,
- Tachykardie mit weichem Puls,
- Lebervergrößerung,
- allgemeine Schlaffheit der Muskulatur,
- kalte Extremitäten,
- Bronchospastik,
- Ödeme, Oligurie/Anurie.

Behandlung: Grundlage der Behandlung ist die Digitalisierung und Flüssigkeitsrestriktion, evtl. nach Rekompensation ein operativer Eingriff.

Herzrhythmusstörungen

Häufigste Herzrhythmusstörung beim Neugeborenen sind **Extrasystolen,** gefolgt von AV-Blockierungen und paroxysmalen supraventrikulären Tachykardien, während Vorhofflattern und -flimmern selten, ventrikuläre Tachykardien extrem selten auftreten. Die Behandlung erfolgt mit den gleichen Substanzen wie beim Erwachsenen (Einzelheiten s. S. 462).

Normalwerte des Neugeborenen

In **Tabelle 56-11** sind einige für die Intensivbehandlung wichtige Normalwerte zusammengestellt.

Respiratorische Erkrankungen von Kleinkindern und Kindern

Nachfolgend werden einige ausgewählte respiratorische Erkrankungen von Säuglingen und Kindern beschrieben, die, bei entspre-

Tabelle 56-11. Normalwerte des Neugeborenen

- Hämoglobin
  - 1. Tag: 19,5 ±5
  - 2.-3. Tag: 19
  - 4.-8. Tag: 18,3 ±4
  - 9.-13. Tag: 16,5
  - 14.-60. Tag: 14 ±3,3
- Hämatokrit: 45-65%
- Natrium: 135-145 mval/l
- Kalium: 3,5-5,5 mval/l
- Chlorid: 95-110 mval/l
- Kalzium: 8-10,5 mg/100 ml
- Phosphat: 3,5-8 mg/100 ml
- Magnesium: 1,5-2,0 mg/100 ml
- Glukose: 30 mg/100 ml
  Hypoglykämie bei reifen Neugeborenen: <30 mg/100 ml
  Hypoglykämie bei Frühgeborenen: <20 mg/100 ml
- Bilirubin: <10 mg/100 ml
- Blutgase (erste Lebenswoche)

	arteriell	kapillär
pH	7,30-7,40	7,30-7,40
pO_2	50-70 mm Hg	35-45 mm Hg
pCO_2	35-45 mm Hg	35-45 mm Hg

chendem Schweregrad einer Intensivbehandlung bedürfen. Die Behandlung nach speziellen chirurgischen Eingriffen im Säuglings- und Kindesalter ist in den entsprechenden Kapiteln dargestellt.

Akute Laryngotracheobronchitis (Krupp)

Einführung

Die akute Laryngotracheobronchitis (Krupp) ist eine viral bedingte Erkrankung der oberen Luftwege mit Irritabilität, Entzündung, Ödem und Obstruktion. Sie gehört zu den häufigsten Ursachen der lebensbedrohlichen Obstruktion der oberen Atemwege bei Kleinkindern und jungen Kindern. Die Sterblichkeit von stationär aufgenommenen Kindern mit Krupp beträgt etwa 1%, während etwa 13% der Kinder endotracheal intubiert werden müssen.

Ursachen und Pathogenese

Der Krupp ist eine *Viruserkrankung!* Häufigste Erreger sind Parainfluenza-, Myxo-, Adeno-, Influrenza- und Rötelnviren.

Betroffen ist vor allem die Altersgruppe zwischen 6 Monaten und 3 Jahren, vermutlich weil während dieser Zeit eine besondere Anfälligkeit gegenüber Viren besteht. Männliche Kinder sind 2,5mal häufiger betroffen als weibliche.
Die Erkrankung ist gekennzeichnet durch eine zunehmende Entzündung und Schwellung der oberen Atemwege, die besonders im **subglottischen Bereich** (der engsten Stelle des kindlichen Kehlkopfes, s. S. 107) rasch zu einer lebensbedrohlichen Behinderung der Atmung führen kann. Die Stenose im subglottischen Bereich erhöht den Atemwiderstand erheblich, so daß die Kinder eine vermehrte Atemarbeit leisten müssen, die rasch zur vollkommenen Erschöpfung führen kann.

Hauptgefahr des akuten Krupp ist der Erstickungstod des Kindes!

Bei schwerem und langanhaltendem Krupp ist die Kraft für den Hustenmechanismus so sehr beeinträchtigt, daß leicht Atelektasen oder Pneumonien auftreten.

Klinisches Bild und Diagnose

Dem Krupp geht ein Infekt der oberen Luftwege voran, danach treten die **typischen Symptome** auf:
- bellender Husten,
- inspiratorischer Stridor und Einziehungen im Halsbereich,
- Atmung durch den Mund, Tachypnoe,
- in fortgeschrittenen Stadien: Zyanose, Erregungszustand oder Somnolenz.

Inspiratorischer Stridor und Einziehungen während der Inspiration sind die Warnzeichen der Atemwegsobstruktion.

Differentialdiagnostisch muß der Krupp vor allem von der **akuten Epiglottitis** abgegrenzt werden.

Behandlung

Grundlage der Behandlung des Krupp ist die Zufuhr von **angefeuchtetem Sauerstoff,** um eine Hypoxämie zu beseitigen oder zu verhindern. Außerdem ist eine ausreichende Flüssigkeitszufuhr erforderlich, zumal schwer erkrankte Kinder häufig dehydriert sind, weil

sie keine Flüssigkeit mehr zu sich nehmen konnten.
Antibiotika sind nicht indiziert, so lange keine *bakterielle* Superinfektion hinzutritt.
Bei mittleren bis schweren Erkrankungen kann außerdem ein *Vasokonstriktor* inhaliert werden, um die Schleimhaut lokal abzuschwellen. Wenn nötig, wird die Inhalation in 1- bis 2stündigen Abständen durchgeführt.
Die Wirksamkeit von *Kortikosteroiden* wird bestritten.
Die **endotracheale Intubation** ist indiziert, wenn das Kind auf die oben angeführten Maßnahmen nicht ausreichend anspricht und sich eine Hypoxämie und Hyperkapnie entwickelt. Bei der Intubation muß jede Traumatisierung vermieden werden, damit sich das Ödem nicht verstärkt. Die Intubation kann am wachen (meist sedierten) Patienten erfolgen, oder aber unter Allgemeinnarkose (siehe „akute Epiglottitis"). Die meisten Kinder können nach Beseitigung der Atemwegsobstruktion durch den Endotrachealtubus spontan mit niedrigem CPAP atmen. Stark erschöpfte Kinder müssen vorübergehend *maschinell beatmet* werden. Die *Extubation* kann meist 1–2 Tage nach der Intubation erfolgen, z. B. in Allgemeinanästhesie und in Verbindung mit einer Tracheoskopie.

Akute Epiglottitis

Einführung

Die akute Epiglottis ist eine ausgeprägte Entzündung und Schwellung der *Epiglottis* und anderer Gewebe oberhalb der Stimmritze, die durch das Bakterium *Hämophilus influenzae* hervorgerufen wird.

> Die akute Epiglottis führt rasch zu einer lebensbedrohlichen Verlegung der oberen Atemwege und muß daher umgehend von der akuten Laryngotracheobronchitis und anderen obstruktiven Atemwegserkrankungen abgegrenzt werden.

Die Erkrankung tritt vor allem in der Altersgruppe zwischen 2 und 6 Jahren auf, wird jedoch gelegentlich auch danach beobachtet.

Klinisches Bild und Diagnose

Die Erkrankung entwickelt sich rasch, Symptome gehen meist nur wenige Stunden voran. Zunächst tritt hohes Fieber auf, gefolgt von starken Schmerzen beim Schlucken, so daß die Kinder die Nahrung verweigern und häufig den eigenen Speichel nicht mehr herunterschlucken. Danach entwickelt sich ein schweres Krankheitsbild:
- inspiratorischer Stridor,
- toxisches, zyanotisches oder aschgraues Aussehen.

> In diesem Stadium kann sich jederzeit eine komplette Verlegung der Atemwege mit Herz-Kreislauf-Stillstand entwickeln.

Die *Epiglottis* ist hochrot und stark geschwollen, jedoch sollte im akuten Stadium keine Laryngoskopie beim *wachen* Kind durchgeführt werden: Erstickungsgefahr!

Behandlung

Die Behandlung muß so früh wie möglich einsetzen, da sich die Erkrankung mit tödlicher Geschwindigkeit, d. h. innerhalb von 6 h nach Beginn der Symptome, entwickeln kann!
- ▸ Alle Kinder mit akuter Epiglottitis sollten wegen der großen Erstickungsgefahr umgehend *endotracheal intubiert* werden.
- ▸ Die Intubation erfolgt *nasotracheal* in *Allgemeinnarkose,* wenn möglich in Tracheotomiebereitschaft.
- ▸ Vorher wird das gesamte Instrumentarium einschließlich Narkosegerät bereitgestellt.
- ▸ Die Narkose wird gewöhnlich mit einem Inhalationsanästhetikum eingeleitet. Hierbei darf das Kind nicht gezwungen werden, sich hinzulegen; bewährt hat sich häufig die Einleitung auf dem Schoß der Mutter.
- ▸ Ein venöser Zugang sollte so früh wie möglich eingeführt werden; oft ist dies allerdings erst nach der Narkoseeinleitung möglich, weil die Kinder sich zu sehr erregen und dadurch die Atemwegsobstruktion zunimmt.
- ▸ Sobald die Narkose ausreichend tief ist, wird eine Laryngoskopie durchgeführt, um die Diagnose zu sichern.
- ▸ Danach erfolgt die endotracheale Intubation mit einem Tubus, dessen Größe eine Nummer unter der für das Alter sonst ange-

messenen Größe liegt. Wenn nötig wird ein noch kleinerer Tubus ausgewählt.

- Anschließend den Tubus *absolut sicher* fixieren, damit sich das Kind nach dem Erwachen nicht extubiert. Abstrich von der Epiglottis entnehmen. Blutkultur anlegen, Antibiotikatherapie einleiten.

Viele Kinder können 1-2 Tage nach der Intubation extubiert werden. Häufig wird laryngoskopisch unter Allgemeinnarkose kontrolliert, ob sich die Schwellung der Epiglottis zurückgebildet hat.

- Nach der Extubation: angefeuchteten Sauerstoff zuführen und die nächsten 1-2 Tage auf der Intensivstation überwachen.

Kapitel 57. Akute Vergiftungen

Einführung

Akute Vergiftungen des Erwachsenen sind zumeist Suizidversuche. Hierbei spielen Medikamente eine herausragende Rolle, während pflanzliche und tierische Gifte in den Hintergrund treten. Unter den Medikamenten werden am häufigsten Hypnotika für Suizidversuche eingesetzt, gefolgt von Tranquilizern.

In der Frühphase der Behandlung ist es meist nicht möglich, den Giftstoff mit Sicherheit zu bestimmen; hierzu sind Laboruntersuchungen erforderlich, deren Ergebnis bei der Erstbehandlung nicht abgewartet werden kann. Darum muß zu diesem Zeitpunkt die Therapie symptomatisch sein. Hierbei steht die Wiederherstellung und Sicherung der Vitalfunktionen im Vordergrund.

Intensivbehandlung

Schlafmittel und Tranquilizer

Alle Schlafmittel wirken in höheren Konzentrationen narkotisch. Sie führen zu zentraler Atemdepression und Herzkreislaufschock sowie Hypovolämie durch Flüssigkeitsausstrom in den extravasalen Raum. Tranquilizer hingegen gehen selten mit respiratorischer Insuffizienz und Kreislaufschock einher, auch ist die Bewußtseinsstörung nicht so ausgeprägt.

Die wichtigsten Vergiftungen betreffen folgende Schlafmittel:

- Barbiturate,
- Gluthetimid,
- Methaqualon,
- Bromkarbamide.

Erstbehandlung

- ▸ Sicherung der Atemwege und der Atmung,
- ▸ Magenentleerung, Aktivkohle, salinische Abführmittel,
- ▸ bei Bromkarbamidvergiftung mechanische Zerkleinerung der Konglomerate durch ein Gastroskop.

Intensivbehandlung

- ▸ Kontrollierte Beatmung mit PEEP,
- ▸ Schockbehandlung durch Volumenersatz und Zufuhr von Dopamin.
- ▸ Bei schweren Vergiftungen venovenöse Hämoperfusion zur Beschleunigung der Giftelimination.
  Die forcierte Diurese ist wenig wirksam (Ausnahme: langwirkende Barbiturate) und nicht ungefährlich, weil leicht Wasser in der Lunge eingelagert wird.

Trizyklische Antidepressiva und Antipsychotika

Symptome der Antidepressivavergiftung

- Bewußtseinstrübung bis zum Koma, evtl. mit Atemdepression,
- Krampfanfälle,
- atropinartige Wirkungen: lichtstarre weite Pupillen, rote trockene Haut, Temperaturanstieg, Halluzinationen,
- Herzrhythmusstörungen,
- Blutdruckanstieg oder Blutdruckabfall.

Symptome der Antipsychotikavergiftung

- Bewußtseinstrübung bis zum Koma, evtl. mit Atemdepression,
- extrapyramidale Störungen: Tremor, Rigor, Grimassieren, Dyskinesien.

Erstbehandlung

- ▸ Magenentleerung, Aktivkohle, salinische Abführmittel,
- ▸ indirekte Parasympathikomimetika: Physostigmin (Eserin) 0,5–2 mg i. v. (s. S. 16).
- ▸ Bei Herzrhythmusstörungen Versuch mit β-Blockern oder Phenytoin.
- ▸ Bei Krämpfen Diazepam (Valium) i. v.

Intensivbehandlung

- ▸ Bei Hypotonie: Volumenzufuhr, Vasopressoren, z. B. Angiotensin (Hypertensin); keine Katecholamine, sie fördern ventrikuläre Tachyarrhythmien.
- ▸ Bei schweren Vergiftungen: transvenöser Schrittmacher.
- ▸ Forcierte Diurese, Hämodialyse und Hämoperfusion sind nicht wirksam.

Opiate

Symptome

- Bewußtseinstrübung,
- zentrale Atemdepression,
- stecknadelkopfgroße Pupillen.

Erstbehandlung

- ▸ Endotracheale Intubation und Beatmung.
- ▸ Vorsicht mit Opiatantagonisten (Narcanti, Lorfan) bei Opiatsüchtigen; hierdurch können akute Entzugserscheinungen ausgelöst werden.

Intensivbehandlung

- ▸ Kontrollierte Beatmung,
- ▸ Behandlung eines Abstinenzsyndroms mit Psychopharmaka.

Äthanol (Äthylalkohol)

Die Vergiftung mit Äthanol tritt rasch ein, weil der Alkohol gut resorbiert wird. Lebensgefahr besteht bei einem Blutspiegel von über 3‰ (Beachte: oft größere Toleranz beim Alkoholiker). Die Ausscheidung ist nicht beeinflußbar.

Symptome

- Abhängig von der Konzentration: Erregung, Schlaf, Narkose,
- Erstickung,
- Hautrötung,
- Abfall der Körpertemperatur durch periphere Vasodilatation,
- zentrale Atemdepression.

Die Vergiftung tritt nicht selten zusammen mit Unfällen und entsprechenden Verletzungen (z. B. Schädel-Hirn-Trauma) auf.

Erstbehandlung

- ▸ Sicherung von Atemwegen und Atmung,
- ▸ Wärmeschutz,
- ▸ Magenspülung (bei nicht vollständiger Resorption).
- ▸ Bei Erregung: Valium i. v.; Vorsicht Atemdepression!

Intensivbehandlung

- ▸ Bei respiratorischer Insuffizienz kontrollierte Beatmung.
- ▸ Behandlung der Hypothermie,
- ▸ Prophylaxe pulmonaler Komplikationen.

Methanol (Methylalkohol)

Methanol wird im Körper zu Formaldehyd und Ameisensäure metabolisiert; es entsteht eine metabolische Azidose. Die tödliche Dosis von Methanol beträgt etwa 50 g.

Symptome

- Atemnot,
- Übelkeit und Erbrechen,
- Sehstörungen.

Erstbehandlung

- ▸ Magenspülung und Aktivkohle,
- ▸ Infusion von Äthanol (!) in 2%iger Lösung bis 1‰ Blutspiegel. Hierdurch wird die Bildung von Formaldehyd und Ameisensäure gehemmt.

Intensivbehandlung

- ▸ Bei schweren Vergiftungen Hämodialyse.
- ▸ Erblindung kann bereits nach wenigen ml Methanol auftreten. Daher ist auch nach

Aufnahme geringer Mengen eine Behandlung erforderlich.

Insektizide (Alkylphosphate)

Die wichtigsten Insektizide sind:
- E 605 forte,
- Metasystox R,
- Perfekthion.

Diese Substanzen hemmen das Enzym Cholinesterase; sie sind damit indirekte Parasympathikomimetika. Hieraus leiten sich die Symptome ab.

Symptome

Die Symptome entsprechen denen einer „Azetylcholinvergiftung".
- enge Pupillen,
- evtl. Bradykardie,
- evtl. Blutdruckabfall,
- Bronchokonstriktion,
- Lungenödem,
- starker Speichelfluß, gesteigerte Bronchialsekretion,
- Erbrechen, Durchfall,
- Bauchschmerzen,
- spontaner Urinabgang,
- Blutzuckeranstieg,
- metabolische Azidose,
- Lähmung der Skelettmuskulatur,
- periphere Atemlähmung bei erhaltenem Bewußtsein,
- Koma.

Erstbehandlung

- ▸ Sicherung der Atemwege und der Atmung,
- ▸ Magenspülung, Abführmittel, Aktivkohle,
- ▸ Atropin, anfangs 2-3 mg in 15 min, danach kontinuierlich 2-4 mg/h.

Intensivbehandlung

- ▸ Kontrollierte Beatmung mit PEEP,
- ▸ Lungenpflege,
- ▸ Atropin per Infusion, Dosis s. o.,
- ▸ **Toxogonin** als Antidot 1-2 × 250 mg i. v. in den ersten 24-48 h nach der Giftaufnahme,
- ▸ Schockbehandlung,
- ▸ Behandlung der metabolischen Azidose,
- ▸ Wärmeschutz,
- ▸ Hämoperfusion.

Herbizide (Paraquat, Diquat)

Handelspräparate:
- Gramoxone,
- Reglone.

Diese Substanzen sind extrem toxisch; die Vergiftung verläuft meist tödlich.

Symptome

- Anfangsphase symptomlos oder symptomarm,
- lokale Verätzungen.
- Bei geringen Dosen *Diquat:* nach einigen Tagen Niereninsuffizienz und andere vorübergehende Organfunktionsstörungen, danach evtl. Ausheilung.
- *Paraquat:* irreversible tödliche Lungenfibrose.
- Bei hohen Dosen beider Substanzen: rascher Verlauf mit Herz-Kreislauf-Atemversagen.

Erstbehandlung

- ▸ Sofort: Erbrechen auslösen, Magenspülung, Aktivkohle, Abführmittel, evtl. Darmspülung.

Intensivbehandlung

- ▸ Evtl. tägliche Hämoperfusion,
- ▸ Beatmung mit niedrigen Sauerstoffkonzentrationen, so daß p_aO_2 um 50-70 mm Hg. Sauerstoff fördert die Toxizität von Paraquat und Diquat.

Kohlenmonoxid (CO)

Vergiftungen entstehen meist durch absichtliches Einatmen von Auspuffgasen sowie unbeabsichtigt bei Verbrennung mit ungenügender Sauerstoffzufuhr (z. B. schlecht ziehender Kamin). CO besitzt eine 300mal größere Affinität zum Hämoglobin als Sauerstoff; darum können bereits geringe Konzentrationen von nur 0,01% (!) in der Atemluft Vergiftungserscheinungen auslösen. Durch die Vergiftung entsteht eine Gewebshypoxie, da nicht mehr ausreichend Sauerstoff transportiert werden kann. (Durch CO blockiertes Hb kann keinen Sauerstoff mehr aufnehmen). Sind mehr als 50% des Hb mit CO gesättigt, so verläuft die Vergiftung tödlich.

Symptome

- Anfangs die zerebralen und kardiovaskulären Zeichen der Hypoxie (s. S. 504),
- ab 20–30% Hb-CO: Schwindel und Bewußtseinstrübung,
- ab 40–60% Hb-CO: Koma mit Cheyne-Stokes-Atmung,
- rosa Haut, später blaß-livide,
- Zeichen des Hirnödems (s. S. 613).

Erstbehandlung

- Sauerstoff in hoher Konzentration.

Intensivbehandlung

- Bei schwerer Vergiftung: kontrollierte Beatmung mit 100% O_2 und PEEP,
- Schockbehandlung,
- Ausgleich der metabolischen Azidose,
- Behandlung des Hirnödems.

Kapitel 58. Hypothermie

Einführung

Die Funktionen des Körpers hängen in engen Grenzen von einer normalen Körpertemperatur ab. Die Körpertemperatur entsteht durch die Aktivität des Stoffwechsels. Sie beträgt 37°-37,5 °C rektal. Die Temperatur ist nicht an allen Stellen des Körpers gleich, vielmehr besteht ein Wärmegefälle vom Körperkern zur Körperschale. Die Temperatur der Körperschale wechselt je nach Durchblutung und Bluttemperatur, während die Kerntemperatur konstant bleibt. Die Körpertemperatur ist in gewissen Grenzen von der Außentemperatur unabhängig. 28 °C ist die *Indifferenztemperatur* für einen unbekleideten Erwachsenen. Bei dieser Temperatur kann er seine Körpertemperatur ohne zusätzliche Stoffwechselregulationen aufrechterhalten.

Wärmeregulation

Der Körper hält seine Temperatur durch bestimmte Mechanismen konstant:

a) **Chemische Wärmeregulation:** Sie schützt durch eine Steigerung des Stoffwechsels vor Unterkühlung. Die Stoffwechselreaktion setzt bei 24 °C Lufttemperatur ein. Wichtigste äußere Zeichen: Muskelzittern, Gänsehaut.

b) **Physikalische Wärmeregulation:** Sie schützt durch vermehrte Wärmeabgabe vor Überwärmung. Die Wärmeabgabe geschieht durch Leitung, Strahlung und Verdunstung von der Körperoberfläche. Bei bewegter Luft (Ventilator) nehmen die Verluste durch Leitung erheblich zu. Durch Verdunstung von Schweiß wird dem Körper ebenfalls Wärme entzogen. Diese Wirkung kann durch Alkoholwickel ausgenutzt werden. Kombination mit einem Ventilator steigert zusätzlich die Wärmeabgabe.

Hypothermie

Definition

Hypothermie ist ein Abfall der Körperkerntemperatur unter 37 °C. Nach der Tiefe der Kerntemperatur können folgende Hypothermiegrade unterschieden werden:

- Leichte Hypothermie: bis 32 °C,
- mäßige Hypothermie: bis 29 °C,
- tiefe Hypothermie: bis 20 °C und tiefer.

Abfall der Körpertemperatur unter 32 °C gilt als medizinischer *Notfall.*

Nach der Dauer wird eine Hypothermie als *akut* (wenige Stunden), *verlängert* (mehrere Stunden) und *chronisch* (Tage-Wochen) bezeichnet.

Pathophysiologie und klinische Zeichen

Der gefährliche Grenzbereich einer Unterkühlung liegt bei 31-32 °C Kerntemperatur. Oberhalb dieser Temperatur setzen Gegenregulationsmechanismen ein, um die Körperkerntemperatur aufrechtzuerhalten: *Muskelzittern* und *Umverteilung des Blutstromes* von der Körperschale zum Körperkern. Unterhalb dieser Temperaturen versagen die Regulationsmechanismen: Die Körpertemperatur fällt weiter ab. Zwischen 30-27 °C löst zunehmende Muskelsteife das Muskelzittern ab.

1. Herz-Kreislauf: Zunächst tritt eine ausgeprägte kompensatorische Konstriktion der peripheren Gefäße auf, später erweitern sich die Gefäße wieder und der Wärmeverlust nimmt zu.

- Herzfrequenz, HZV und Sauerstoffverbrauch des Herzens sinken ab.
- Im EKG besteht ein verlängertes PR-Intervall, Verbreiterung des QRS-Komplexes und ST-Hebung.
- Unter 30° treten Herzrhythmusstörungen auf.
- Bei Temperaturen zwischen 20° und 30 °C droht Kammerflimmern.
- Der Blutdruck ist häufig stark erniedrigt.
- Meist besteht eine Hypovolämie, vorwiegend bedingt durch eine kälteinduzierte Diurese.

2. **Atmung:** Mit zunehmendem Temperaturabfall nehmen Atemfrequenz und Atemtiefe ab. Bei 24 °C hört die Atmung gewöhnlich auf.

3. **Zentrales Nervensystem:** Abfallende Körpertemperatur dämpft das ZNS. Die motorische Aktivität nimmt ab, der Unterkühlte wird still und verhalten.
- Bei 33 °C treten Bewußtseinsstörungen auf.
- Bei 30 °C Bewußtlosigkeit.

Hirnschäden durch die Unterkühlung selbst scheinen nicht zu entstehen.

Grundsätze für die Behandlung von Unterkühlten

1. Bei tiefer Hypothermie zunächst Reanimation. Die Hypothermie senkt den Stoffwechsel so stark, daß selbst in scheinbar aussichtslosen Situationen eine Wiederbelebung nach Erwärmung erfolgreich sein kann. Reanimation während der Aufwärmung mindestens 1 h lang fortsetzen. Kammerflimmern bei 28-30 °C kann meist nicht durch Defibrillation beseitigt werden. Vasoaktive Substanzen sind entweder nicht wirksam oder gefährlich.
2. Bei hypothermem Koma immer Intubation wegen der Aspirationsgefahr; wenn erforderlich, maschinelle Beatmung. Hierbei ist der Ventilationsbedarf wegen der Senkung des Stoffwechsels vermindert.
3. Sofortiger Schutz vor weiteren Wärmeverlusten durch Decken.
4. Bei Temperaturen über 30 °C **passive Wiedererwärmung** in warmer Umgebungstemperatur unter Anwendung einer leichten Decke. Keine rasche Erwärmung der Oberfläche (z. B. mit Strahlen) durchführen. Kältezittern und damit Steigerung des Stoffwechsels vermeiden.
5. Bei Temperaturen unter 30° **aktive Erwärmung.** Am wirksamsten ist innere Erwärmung mit Hilfe der Herz-Lungen-Maschine. Andere Methoden: warme Infusionslösungen, Warmwasserdecken, Peritonealdialyse, angewärmtes und angefeuchtetes Atemgas (kaum wirksam), Thoraxeröffnung und Warmwasserbad des Herzens.
6. Komplikationen bei der Aufwärmung: Kammerflimmern, periphere Vasodilatation mit Blutdruckabfall, lokale Verbrennungen, besonders bei schlecht durchbluteter Haut.

Induzierte Hypothermie

Definition

Die künstliche Hypothermie ist eine absichtliche Senkung der Körpertemperatur, meist auf Temperaturen zwischen 30-32°.

Indikationen

Im Rahmen der Intensivbehandlung gelten als Indikationen für eine induzierte Hypothermie:
- Hyperpyrexie nach Schädel-Hirn-Trauma und intrakraniellen Eingriffen,
- Hyperpyrexie anderer Genese,
- zerebrale Hypoxie.

Die Indikationen zur induzierten Hypothermie sind umstritten, positive Langzeitwirkungen werden bezweifelt. Darum wird die künstliche Unterkühlung nicht mehr häufig angewandt.
Erwünschter Effekt bei der Unterkühlung ist die Senkung des Stoffwechsels, beim Gehirn eine hirnschützende Wirkung nach Kreislaufstillstand und anderen Formen der zerebralen Hypoxie.

Methoden zur Unterkühlung

Zahlreiche Methoden zur induzierten Hypothermie sind entwickelt worden. Auf Intensivstationen wird am häufigsten die Oberflächenkühlung angewandt. Auch hierfür stehen verschiedene Verfahren zur Verfügung.

1. Alkoholwickel: Dies ist die einfache Form der Oberflächenkühlung. Alkoholwickel werden locker über die Extremitäten gelegt. Die Wärmeabgabe erfolgt durch Verdunstung. Kombination mit einem Ventilator steigert den Effekt. Die Wickel müssen immer feucht gehalten werden! Das Verfahren wird vor allem zur Fiebersenkung eingesetzt.

2. Eisbeutel: Bei dieser Methode werden Eisbeutel auf Regionen gelegt, in denen größere Arterien unmittelbar unter der Haut verlaufen, so z. B. in Achselhöhlen, Leistenbeugen, Herzregion, Hals. Die Eisbeutel dürfen niemals direkt auf die Haut gelegt werden, damit keine Kälteschäden auftreten. Häufig werden statt Eisbeuteln auch spezielle Kühlelemente (Eisakkus) eingesetzt. Auch diese Methode dient vor allem dazu, die erhöhte Körpertemperatur zu senken.

3. Kühlgeräte mit Kühlmatten: Mit diesen Geräten können die Patienten abgekühlt und erwärmt werden. Hierzu wird der Patient zwischen die schlafsackartige Kühlmatte gelagert. Die Kühlflüssigkeit in der Matte besteht aus Aqua dest. + Frostschutzmittel. Die Kühlung erfolgt über ein Kühlaggregat. Der Temperaturbereich der Flüssigkeit liegt zwischen 3 und 43 °C.

4. Ausschaltung der Gegenregulation: Bei allen Methoden der Oberflächenkühlung muß die Gegenregulation des Körpers ausgeschaltet werden. Hierzu stehen verschiedene medikamentöse Verfahren zur Verfügung:

- Tiefe Narkose und Muskelrelaxierung.
- Vegetative Blockade mit Phenothiazinen (z. B. Atosil), Opiaten (z. B. Dolantin, Dipidolor) und Ganglienblockern. Meist werden die Substanzen kombiniert. Mit Medikamenten allein kann jedoch keine künstliche Hypothermie erreicht werden.

Die vegetative Blockade muß während der gesamten Unterkühlung beibehalten werden, damit zwischendurch keine Gegenregulation auftritt. Zeichen der nachlassenden Wirkung sind: Tachykardie, motorische Unruhe, Muskelzittern.

Kapitel 59. Präeklampsie-Eklampsie

Einführung

Die Präeklampsie-Eklampsie ist eine Erkrankung, die nur bei Schwangeren vorkommt. Sie manifestiert sich gewöhnlich erst nach der 20.-26. Schwangerschaftswoche und ist auf die Zeit der Schwangerschaft und die unmittelbare Phase nach der Geburt beschränkt.
Im Vordergrund der **Präeklampsie** steht die typische Symptomtrias: Hypertonie, Proteinurie und Ödeme (EPH-Gestose). Eine exakte Definition der Erkrankung gibt es jedoch nicht, zumal die Proteinurie als Spätzeichen gilt, das gelegentlich auch ganz fehlen kann, und schließlich mäßige Ödeme bei 80% aller Schwangeren mit normalen Blutdruckwerten auftreten, ohne daß eine Präeklampsie vorliegt.
Bei der **Eklampsie** treten zum EPH-Syndrom generalisierte tonisch-klonische Krämpfe (eklamptische Anfälle) und nicht selten auch andere zerebrale Störungen hinzu. Gelegentlich tritt ein Koma auf, ohne daß Krämpfe beobachtet werden. Man spricht von „Eklampsie ohne Eklampsie".

Vorkommen

Etwa 7% aller Schwangeren erkranken an Präeklampsie. *Schwere* Formen der Präeklampsie-Eklampsie sind jedoch seltener geworden und treten nur noch bei etwa 0,7% aller Schwangeren auf. Sie gehören aber nach wie vor zu den Hauptursachen der mütterlichen und fetalen Sterblichkeit.

Gefährdungsgrad

Die Präeklampsie-Eklampsie tritt gehäuft bei jüngeren Erstgebärenden (oft mit unzureichender Schwangerschaftsvorsorge) und bei älteren Frauen (> 40 Jahre) auf.
Besonders gefährdet sind weiterhin Schwangere mit folgenden Erkrankungen:

- Diabetes,
- chronische Hypertonie,
- primäre Nierenerkrankungen,
- Mehrlingsschwangerschaft,
- Hydramnion,
- Präeklampsie-Eklampsie in der Familienvorgeschichte.

Ursachen

Die Ursache der Erkrankung ist unbekannt. Wegen der zahlreichen Theorien über die Ursachen wird die Präeklampsie auch als Krankheit der Theorien bezeichnet. Diskutiert werden vor allem immunologische und genetische Faktoren (Antigen-Antikörper-Reaktion bzw. rezessive Vererbung) sowie eine uteroplazentäre Durchblutungsstörung.

Pathophysiologie

Drei grundlegende Mechanismen kennzeichnen die Pathophysiologie der Präeklampsie.

1. Generalisierter Spasmus der Arteriolen.
2. Gesteigerte Gerinnung mit Bildung von Fibrin und Fibrin-Thrombozyten-Aggregaten vor allem in den Gefäßen von Plazenta, Nieren und Lungen, aber auch von anderen Organen.
3. Im Vergleich zur normalen Schwanger-

schaft übermäßige Retention von Natrium und Wasser, die in den Extrazellulärraum verlagert werden.

Durch den **Arteriolenspasmus** und die Aggregatniederschläge wird die Durchblutung der Organe vermindert und der Stoffaustausch im Bereich der Mikrozirkulation beeinträchtigt. Gewebshypoxie mit Störungen der Organfunktion sind die Folgen.

Außerdem sind die Plasmaproteine wegen der renalen Verluste und der Verlagerung in den Extrazellulärraum in ihrer absoluten Menge vermindert. Im weiteren Verlauf nimmt das Blutvolumen ab (Hypovolämie) und es tritt eine Hämokonzentration ein.

Schweregrad

Für das intensivmedizinische Vorgehen ist eine Einteilung der Präeklampsie nach dem Schweregrad sinnvoll.

Die schwere Form der Präeklampsie ist gekennzeichnet durch:

- Frühzeichen: Abfall der Thrombozyten und Anstieg des Hämatokrits,
- anhaltende Hypertonie über 160/110 mmHg,
- Proteinurie über 5 g/24 h,
- Oligurie (unter 400 ml/24 h),
- zerebrale Störungen: Kopfschmerzen, epigastrische Beschwerden, Sehstörungen, motorische Unruhe, Hyperreflexie,
- Zyanose.

Eine Präeklampsie gilt als schwer, wenn eines oder mehrere der angeführten Zeichen vorhanden sind.

Bei der Eklampsie treten **generalisierte Krämpfe** hinzu. Bei schwerer Präeklampsie-Eklampsie ist das Leben der Mutter durch folgende für die Erkrankung typische Risiken bedroht:

- Koma, Hirnödem, Hirnblutungen,
- Lungenödem mit akuter respiratorischer Insuffizienz,
- Linksherzinsuffizienz mit Lungenödem,
- Nierenversagen,
- disseminierte intravasale Gerinnung mit Verbrauchskoagulopathie.

Nicht selten treten diese Komplikationen kombiniert auf und führen dann zu einem besonders schweren Krankheitsbild, evtl. mit tödlichem Ausgang.

Intensivbehandlung

Die Behandlung der Präeklampsie-Eklampsie ist symptomatisch. Nur durch die Geburt des Feten und der Plazenta kann die Erkrankung endgültig durchbrochen werden. Dies gilt aber nicht für die sekundär eingetretenen Komplikationen.

Das *Ziel der symptomatischen Behandlung* besteht darin, die Gefahren für Mutter und Kind zu vermindern, bis das Kind zu einem günstigeren Zeitpunkt mit einer größeren Überlebenschance geboren werden kann oder bis eine weitere Verlängerung der Schwangerschaft das Leben der Mutter gefährdet.

Verschlechtert sich der Zustand der Mutter trotz angemessener Therapie und entwickeln sich Zeichen der schweren Präeklampsie oder der gesteigerten neuromuskulären Erregbarkeit, so hat das mütterliche Leben absoluten Vorrang gegenüber dem des Feten.

Schwere Präeklampsien-Eklampsien können das Leben von Mutter und Fet *akut* bedrohen. Darum ist bei diesen Formen eine Intensivüberwachung und Intensivbehandlung erforderlich.

Die Intensivbehandlung richtet sich vor allem nach den im Vordergrund stehenden pathophysiologischen Veränderungen und umfaßt besonders folgende Maßnahmen:

- ▸ Unterbrechung bzw. Prophylaxe der Krämpfe,
- ▸ Behandlung des Hirnödems,
- ▸ Sicherung der Atemfunktion bzw. des pulmonalen Gasaustausches,
- ▸ Senkung des erhöhten Blutdrucks,
- ▸ Beseitigung der Hypovolämie und Hämokonzentration,
- ▸ Einleitung der Diurese bzw. Prophylaxe des akuten Nierenversagens,
- ▸ Normalisierung der gesteigerten Gerinnbarkeit des Blutes.

Zerebrale Störungen

Die Eklampsie unterscheidet sich von der Präeklampsie vor allem durch zerebrale Störungen. Diese Störungen beruhen auf Schrankenveränderungen des Gehirns mit Ödem, Schädigung der Großhirnrinde mit Erweichungen und Blutungen sowie Veränderungen der Hirngefäße. Die zerebralen Störungen manifestieren sich gewöhnlich als Krämpfe und Koma, in sehr seltenen Fällen als Lähmungen. Gefürchtetste Komplikation ist die intrazerebrale Blutung.

Krämpfe

Generalisierte tonisch-klonische Krämpfe sind das Kardinalsymptom der Eklampsie. Sie entsprechen in ihrem Erscheinungsbild dem Grand-mal-Anfall bei Epilepsie.

Kurz vor dem Anfall treten meist **Alarmzeichen** auf:
- Kopfschmerzen
- Sehstörungen
- motorische Unruhe
- gesteigerte Reflexe
- Übelkeit, Erbrechen
- plötzlicher Anstieg des Blutdrucks
- verminderte Urinausscheidung

Der Anfall läuft in folgender Weise ab: zunächst fibrilläre Zuckungen im Gesicht, Zittern von Händen, Armen und Füßen, Weitwerden der Pupillen. Dann *tonische Krämpfe:* Die Hände werden zusammengeballt, die Zähne aufeinandergebissen, die Atmung steht still, das Gesicht verfärbt sich blau. Plötzlich gehen die tonischen Krämpfe in *klonische Zuckungen* über, die den ganzen Körper erfassen. Nach etwa einer Minute ist der Krampfzustand beendet. Das Bewußtsein bleibt jedoch meist noch einige Zeit erloschen.
Beim **Status eclampticus** treten die Krämpfe in so rascher Folge auf, daß die Patientin zwischen den Anfällen das Bewußtsein nicht zurückerlangt.
Bei *Eklampsie*-Patientinnen bestehen zumeist die Zeichen der Präeklampsie (Hypertonie und Proteinurie). Das Auftreten von Krämpfen hängt aber nicht direkt vom Schweregrad der Präeklampsie ab. Gelegentlich treten sogar Krämpfe aus heiterem Himmel auf, ohne daß Zeichen der Präeklampsie vorhanden sind. Dann müssen andere Ursachen für die Anfälle besonders sorgfältig ausgeschlossen werden.
Andere Ursachen für Krämpfe in der Schwangerschaft können z. B. sein:
- Epilepsie,
- Überwässerung bei Präeklampsie oder chronischer Niereninsuffizienz,
- exzessive Hyperventilation unter der Geburt,
- Hypoglykämie,
- zerebrovaskulärer Insult.

Grundsätzlich gelten aber alle in der Schwangerschaft auftretenden Krämpfe bis zum Beweis des Gegenteils als Eklampsie.

Welche Bedeutung haben die generalisierten Krämpfe für Mutter und Kind? Sie gefährden, besonders wenn sie in Serie oder gar als Status auftreten, das Leben von Mutter und Fet um ein Vielfaches im Vergleich zur schweren Präeklampsie. Vor allem der Status eclampticus muß so rasch wie möglich unterbrochen werden, um schwere bleibende Hirnschäden oder gar den Tod der Schwangeren zu verhindern. Ein Status, der länger als 60 min anhält, führt zu irreversiblen Zellschäden in verschiedenen Hirnarealen. Außerdem treten sekundäre metabolische Komplikationen auf: Laktatazidose und Hypoglykämie nach vorübergehender Hyperglykämie. Zusätzlich werden autonome Störungen beobachtet: Hyperthermie, exzessives Schwitzen, Dehydrierung und Hypertension. Schließlich entwickelt sich ein schwerer Schockzustand.
In der tonischen Krampfphase ist die mechanische Atemfunktion beeinträchtigt. Nicht selten entsteht während der Krämpfe ein Lungenödem, so daß zusätzlich der pulmonale Gasaustausch gestört wird. Daneben ist die Patientin in der komatösen Phase nach den Krämpfen (postiktuale Phase) durch Erbrechen oder Regurgitation mit anschließender pulmonaler Aspiration gefährdet.

Ziel der Sofortbehandlung ist daher, die Atemfunktion und die Atemwege zu sichern sowie die Krämpfe zu unterbrechen.

Behandlung der Krämpfe
Bestehen die Zeichen der gesteigerten neuromuskulären Erregbarkeit bzw. die Warnzeichen eines drohenden Anfalls, so sollten se-

dierend wirkende Antikonvulsiva wie *Diazepam (Valium)* oder *Clonazepam (Rivotril)* gegeben werden. Mit diesen Medikamenten können gewöhnlich auch vereinzelt auftretende Krämpfe gut beherrscht werden. Übereifrige Sedierung muß aber verhindert werden, weil hierdurch die Atemfunktion beeinträchtigt werden kann. Sedativa passieren auch die Plazenta und dürfen daher kurz vor und während des Entbindungsvorgangs nur mit großer Vorsicht gegeben werden.

In einigen Kliniken wird auch **Magnesiumsulfat** zur Prophylaxe und Behandlung eklamptischer Anfälle angewandt. Diese Substanz beeinträchtigt direkt die neuromuskuläre Übertragung an der motorischen Endplatte, hat aber in therapeutischen Dosen keine dämpfende Wirkung auf das zentrale Nervensystem.

Magnesiumsulfat kann nach folgendem Schema verabreicht werden:

initial: 2–4 g intravenös
danach: 1 g/h i.v. oder i.m. (schmerzhaft!)
oder
5 g alle 4 h
oder
kontinuierliche Infusion

Angestrebt wird ein therapeutischer Serumspiegel im Bereich von 6–8 mval/l. Der Serumspiegel sollte direkt gemessen werden, um eine Überdosierung zu vermeiden. Klinisch wichtig sind folgende Beziehungen:

- Der Patellarsehnenreflex verschwindet bei einer Serumkonzentration von 10 mval/l.
- Erregungsleitungsstörungen am Herzen treten bei Serumspiegeln zwischen 10–15 mval/l auf; bei Werten über 15 mval/l bleibt das Herz stehen.
- Eine zentrale Atemdepression wird bei Serumwerten zwischen 12–15 mval/l beobachtet.

Magnesiumsulfat wird primär über die Nieren ausgeschieden. Darum darf die Substanz nur bei *ausreichender Nierenfunktion* gegeben werden.

Die Zufuhr der Substanz erfolgt unter Kontrolle von:

- Patellarsehnenreflex,
- Atmung,
- Herzfunktion,
- Urinausscheidung.

Bei versehentlicher Überdosierung muß intubiert und kontrolliert beatmet werden. Zusätzlich kann *Kalzium* i.v. als Antagonist injiziert werden.

Die Krämpfe können auch durch äußere Reize ausgelöst werden. Darum muß die medikamentöse Therapie durch abschirmende Maßnahmen im Bereich der Intensivstation ergänzt werden.

Der **Status eclampticus** ist ein lebensbedrohliches Ereignis. Alle Patientinnen im Status sollten intubiert und kontrolliert beatmet werden. Der Status sollte nicht länger als 20 min (= Übergangsphase) andauern. **Diazepam** oder **Clonazepam** sind die Mittel der Wahl, um die Krämpfe zu unterbrechen. Da die Krämpfe 10–20 min nach der Diazepaminjektion zurückkehren können, sollte gleichzeitig **Diphenylhydantoin (Epanutin)** in eine andere Vene injiziert werden; die Wirkung tritt nach etwa 20 min ein.

In **Tabelle 59-1** ist die gestufte medikamentöse Therapie des Status eclampticus zusammengefaßt.

Koma und Hirnödem

Im Anschluß an die Krämpfe kann das Bewußtsein einige Stunden lang erloschen sein. Bewußtlosigkeit gehört hingegen nicht zum typischen Bild der Präeklampsie. Tritt sie hierbei dennoch auf, so liegt eine schwerwiegende *sekundäre Komplikation* zugrunde. Koma bedeutet eine vitale Gefährdung der Patientin und erfordert ein gezieltes Vorgehen:

- Sicherung der Vitalfunktionen,
- allgemeine klinische Überwachung und Einschätzung,
- spezielle zerebrale Diagnostik und zerebrale Überwachung.

Tabelle 59-1. Medikamentöse Therapie des Status eclampticus

Sofort:
Diazepam 2 mg/min bis zu 20 mg
+ Diphenylhydantoin 50 mg/min i.v. bis zu 18 mg/kg

Wenn Krämpfe anhalten:
Phenobarbital 100 mg/min i.v. bis zu 20 mg/kg

Wenn Status weiter anhält:
Allgemeinnarkose mit Halothan
+ Muskelrelaxierung

Die **spezielle neurologische Diagnostik** umfaßt vor allem:
- klinisch-neurologische Untersuchung, Augenhintergrund,
- zerebrale Computer-Tomografie, CT (Hirnödem? Hirnblutung?),
- intrakranielle Druckmessung (bei Hinweisen auf Hirndruckanstieg),
- zerebrale Angiographie (bei Verdacht auf intrazerebralen Kreislaufstillstand).

Sie erfolgt in enger Zusammenarbeit mit einem Neurologen oder Neurochirurgen.

Bei eklamptischem Koma muß vor allem ein **Hirnödem** frühzeitig erkannt und behandelt werden, um eine Schädigung durch den gesteigerten intrakraniellen Druck zu verhindern. Die Behandlung des Hirnödems bei Eklampsie erfolgt nach den gleichen Richtlinien, die für die Behandlung von Hirnödemen anderer Ursache als gültig angesehen werden.

Respiratorische Störungen

Respiratorische Störungen bei Präeklampsie-Eklampsie beruhen in erster Linie auf folgenden Lungenveränderungen: intravasale Gerinnungsvorgänge, Kapillarschädigungen und interstitielles Ödem. Begünstigend wirken weiterhin Linksherzinsuffizienz, Status eclampticus und übermäßige Sedierung oder Magnesiumtherapie. Das Lungenödem bei Präeklampsie-Eklampsie entsteht vor allem durch Permeabilitätsstörungen der Lungengefäße, erhöhten Lungenkapillardruck und Hypalbuminämie.

Bei den leichteren Formen der respiratorischen Insuffizienz genügt gewöhnlich die *Sauerstoffzufuhr* über eine Gesichtsmaske; bei den schweren Formen muß hingegen intubiert und *beatmet* werden. Beim akuten Lungenversagen (s. S. 568) ist meist eine längerdauernde Beatmungstherapie erforderlich.

Hypertonus

Ein Hypertonus, d.h. ein Blutdruckanstieg auf über 140/90 mmHg nach der 20.–26. Schwangerschaftswoche, ist bei Präeklampsie-Eklampsie praktisch immer nachweisbar. Hierbei können stark erhöhte diastolische und/oder systolische Blutdruckwerte akut lebensbedrohliche Komplikationen wie intrazerebrale Blutungen, Hirnödem oder eine Linksherzinsuffizienz mit Lungenödem hervorrufen.

Eine **blutdrucksenkende Therapie** sollte eingeleitet werden, wenn der diastolische Blutdruck über 110 mmHg liegt. Anzustreben ist ein diastolischer Blutdruck zwischen 90–100 mmHg. Zu starke Blutdrucksenkung kann zur Minderdurchblutung der Organe führen und muß daher vermieden werden.

Als Mittel der Wahl zur Blutdrucksenkung gilt *Dihydralazin (Nepresol)*. Die Wirkung tritt auch nach intravenöser Injektion langsam über einen Zeitraum von 15–20 min ein. Nebenwirkungen sind häufig. Sie bestehen vor allem in Tachykardie, Herzklopfen, Kopfschmerzen, Benommenheit, Übelkeit und Schwitzen. Dihydralazin sollte möglichst mit *β-Blockern* (z. B. Dociton) kombiniert werden, um den Dosisbedarf zu vermindern und die Nebenwirkungen zu verringern. Wegen der besseren Steuerbarkeit empfiehlt sich die Zufuhr über einen Perfusor. Die mittlere Dosis beträgt 200 μg/min.

Bei hypertensiven Notfällen können *Diazoxid* (Hypertonalum) oder *Nitroprussid-Natrium* eingesetzt werden.

In jedem Fall sollte die Blutdrucksenkung unter kontinuierlicher blutiger Druckmessung erfolgen.

Nierenfunktionsstörungen

Bei schwerer Präeklampsie-Eklampsie ist die Urinausscheidung in charakteristischer Weise bis hin zur *Oligurie* (unter 400 ml/24 h) vermindert. Die Nierenfunktionsstörung beruht auf Veränderungen der Nierengefäße (Glomerulus-Endotheliose).

Außerdem besteht eine im Vergleich zur normalen Schwangerschaft abnorme *Natrium- und Wasserretention* mit starker Erweiterung des interstitiellen Flüssigkeitsraumes, während gleichzeitig das Plasmavolumen vermindert und das Blut konzentriert ist.

Die *Hypovolämie* und *Hämokonzentration* werden vorsichtig mit Infusionslösungen behandelt, die den kolloidosmotischen Druck erhöhen. Hierzu eignen sich z. B. salzarme Plasmaexpander, während Humanalbumin zumeist rasch über die geschädigten Nieren verloren wird. Diuretika werden nur gegeben, wenn die Urinausscheidung nach Volumen-

zufuhr allein nicht in Gang kommt, bzw. wenn massive Ödeme oder Linksherzinsuffizienz mit Lungenödem bestehen. Osmotherapeutika, wie z. B. Osmofundin, dürfen nur infundiert werden, solange noch eine ausreichende Nierenfunktion vorhanden ist.
Das vorrangige Ziel bei der Oliguriebehandlung besteht darin, ein *akutes Nierenversagen zu verhindern.* Hierzu sind entsprechende Überwachungs- und Therapiemaßnahmen erforderlich:

- Urinausscheidung,
- Elektrolyte in Serum und Urin,
- Osmolarität in Serum und Urin,
- zentraler Venendruck,
- evtl. Pulmonalisdruck und HZV,
- Normalisierung des Blutvolumens,
- positiv inotrope Substanzen, z. B. Dopamin.

Gerinnungsstörungen

Bei Präeklampsie-Eklampsie besteht eine im Vergleich zur normalen Schwangerschaft gesteigerte Gerinnbarkeit des Blutes bis hin zur intravasalen Gerinnung; Thrombozytenzahl und Fibrinogenkonzentration sind erniedrigt, die Fibrinmonomeren vermehrt. Das Vollbild der disseminierten intravasalen Gerinnung (DIC) ist bei ca. 3% aller Schwangerschaftshypertonien und bei 10% aller Eklampsien nachweisbar. Darum ist eine häufige Kontrolle der Blutgerinnung während der Intensivbehandlung erforderlich. Abfall der Thrombozyten und Anstieg des Hämatokrits gelten als frühe Zeichen eines schweren Krankheitsbildes. Lebensbedrohliche Störungen der Blutgerinnung können auch noch nach der Geburt auftreten.
Die Heparintherapie ist bei Präeklampsie-Eklampsie umstritten, weil sie lebensbedrohliche Blutungen auslösen kann. Heparintherapie in niedriger Dosis reicht bei Präeklampsie-Eklampsie weder zur Lungenembolieprophylaxe aus, noch kann sie eine Verbrauchskoagulopathie verhindern.

Flüssigkeitszufuhr und Ernährung

Während der Intensivbehandlungsphase erfolgen der Flüssigkeitsersatz und die Ernährung zunächst parenteral. Wegen der Natrium- und Wasserretention ist hierbei meist eine konsequente Flüssigkeitsrestriktion erforderlich. Die Volumenzufuhr muß sich nach der Urinausscheidung und dem zentralen Venendruck richten. Die Elektrolytsubstitution erfolgt anhand der Serumwerte und den im Urin ausgeschiedenen Mengen.
Zur Ernährung sollten hochkalorische Zukkerlösungen über einen zentralen Venenkatheter infundiert werden. Wichtig ist auch, den kolloidosmotischen Druck, z. B. durch Humanalbuminzufuhr, zu normalisieren. Sobald der klinische Befund sich bessert, kann auf Sondenkosternährung übergegangen werden.

Digitalisierung

Eine routinemäßige Digitalisierung ist nicht erforderlich. Entwickeln sich hingegen die Zeichen der Herzinsuffizienz, so sollte digitalisiert werden. Ist eine akute Behandlung erforderlich, so können positiv inotrope Substanzen wie z. B. Dopamin infundiert werden.

Antibiotika

Antibiotika sollten nicht prophylaktisch gegeben werden, sondern nur gezielt nach Antibiogramm.

Abstillen

Die Laktation wird medikamentös mit Bromkryptin (Pravidel) und durch Hochbinden der Brüste unterbrochen.

Geburtshilfliches Vorgehen

Die Intensivbehandlung der Präeklampsie-Eklampsie erfordert eine enge und lückenlose Zusammenarbeit zwischen Intensivmediziner und Geburtshelfer.
Bei schwerer Präeklampsie-Eklampsie muß aus primär mütterlicher Indikation die Schwangerschaft unterbrochen werden – auch vor der 36. Schwangerschaftswoche. Hierbei soll der Entbindung eine 12stündige Beobachtungsphase vorangehen. In dieser Zeit sollen Elektrolytstörungen ausgeglichen und die Urinausscheidung sowie die Atem- und Herz-Kreislauf-Funktion stabilisiert werden.

Läßt sich die Diurese nur mit Diuretika aufrechterhalten, so sollte die Schwangerschaft innerhalb von 4 Stunden beendet werden.

Über „Anästhesie bei Präeklampsie-Eklampsie" s. S. 246.

Spezielle Intensivpflege

Im folgenden sind die wichtigsten Aufgaben von Schwestern und Pflegern während der Intensivbehandlung der Präeklampsie-Eklampsie zusammengefaßt:

1. Die Patientin wird in einer ruhigen und friedfertigen Umgebung untergebracht (Einzelzimmer!). Krampfauslösende Stimuli müssen vermieden werden.
2. Notfallausrüstung und Notfallmedikamente, einschließlich Antikonvulsiva und Inhalationsanästhetika, müssen griffbereit sein.
3. Atmung, Herz-Kreislauf-Funktion, Bewußtsein, Urinausscheidung und die Reaktion auf die medikamentöse Therapie müssen sorgfältig überwacht werden.
4. Schwester und Pfleger müssen auf plötzliche Krampfanfälle vorbereitet sein.
5. Bei komatösen Patientinnen ist eine besonders sorgfältige klinisch-neurologische Überwachung erforderlich, um sekundäre Komplikationen frühzeitig zu erkennen (Einzelheiten s. S. 615).

Krankheitsverlauf

Die Zeichen und Symptome der Präeklampsie-Eklampsie verschwinden gewöhnlich rasch nach der Entbindung; Krampfgefahr besteht jedoch noch bis zu etwa 48 h nach der Geburt. Alle pathophysiologischen Veränderungen der reinen EPH-Gestose heilen meist ohne Folgen aus.

Bei schwerer Präeklampsie-Eklampsie ist eine längerdauernde Intensivbehandlung meist dann erforderlich, wenn sekundäre Komplikationen wie akutes Lungenversagen, Verbrauchskoagulopathie, Hirnödem usw. aufgetreten sind. Dann ist auch die Sterblichkeit entsprechend hoch. Die Patientinnen sterben überwiegend durch das Zusammentreffen mehrerer Faktoren. Oft ist der Verlauf besonders ungünstig, wenn eklamptische Symptome bereits vor der Klinikaufnahme eingetreten sind.

Kapitel 60. Tetanus

Definition

Der Tetanus (Wundstarrkrampf) ist eine akute Infektionskrankheit des Nervensystems, die mit schweren Muskelkrämpfen einhergeht. Die Erkrankung wird durch ein Toxin des Bakteriums *Clostridium tetani* hervorgerufen.

Erreger

Die Erreger des Tetanus sind anaerobe, sporenbildende grampositive Stäbchen. Sie sind weltweit in der Erde und in den Faeces (Kot) von Haus- und Nutztieren verbreitet.
Die Tetanus-Clostridien existieren in zwei Formen: Sporen und vegetative Formen. Die vegetativen Formen sind gegen Hitze, Autoklavieren und Antibiotika empfindlich, während die Sporen sehr hitze- und chemikalienresistent sind.
Die vegetativen Formen produzieren ein Neurotoxin, das *Tetanospasmin,* das die klinischen Erscheinungen des Tetanus hervorruft und außerdem das Tetanolysin, das für die Erkrankung vermutlich keine wesentliche Rolle spielt.

Krankheitsentstehung

Die Clostridien gelangen gewöhnlich als *Sporen* in ein verletztes Gebiet. Die Infektion bleibt streng auf totes Gewebe beschränkt (Quetsch-, Riß- und Fremdkörperwunden, Verbrennungen, chirurgische Nähte, Nabelstümpfe sind besonders gefährdet). Der infizierte Bezirk ist klein. Bei Abwesenheit von Sauerstoff - und nur dann - wandeln sich die Sporen in die toxinproduzierenden vegetativen Formen um. Gleichzeitig bestehende Mischinfektionen mit Aerobiern (Sauerstoff verbrauchende Bakterien) begünstigen die Umwandlung. Das von den vegetativen Formen produzierte Tetanospasmin dringt entlang der peripheren Nerven und möglicherweise auch über Blut- und Lymphbahnen in das Rückenmark und den Hirnstamm ein. Das Toxin ist extrem toxisch, vergleichbar dem Botulismus-Toxin. Es wirkt an vier Stellen des Nervensystems: an der motorischen Endplatte, im Rückenmark, im Gehirn und im sympathischen Nervensystem. Es wird vermutet, daß Tetanospasmin zusätzlich die Muskulatur schädigt.

Epidemiologie

Jährlich sterben weltweit etwa 1 Million Menschen, darunter mehr als 900 000 Neugeborene, an Tetanus. Die Erkrankung ist aber in Deutschland aufgrund der prophylaktischen Schutzimpfung sehr selten geworden: Pro Jahr erkranken wahrscheinlich weniger als 100 Personen an Tetanus, entsprechend liegt der Anteil von Tetanuspatienten auf einer Intensivstation weit unter 1%. Dennoch hat der Tetanus nichts von seinem Schrecken verloren. Die Sterblichkeit beträgt, auch bei optimaler Behandlung, etwa 20-45%.

Inkubationszeit

Gewöhnlich beträgt die Inkubationszeit 3-21 Tage. Je kürzer die Zeit zwischen dem Auftreten von Frühsymptomen und der Ausbildung von Krämpfen („onset time"), desto schwerer der Krankheitsverlauf.

Klinisches Bild

Das klinische Bild des Tetanus entsteht durch die Wirkung des Neurotoxins auf die quergestreifte Muskulatur. Tonische Muskelstarre und klonische Krämpfe stehen im Mittelpunkt des generalisierten Tetanus. Charakteristische *Frühsymptome* sind: Muskelsteife in Nacken und Rücken sowie Schluckbeschwerden.

Das Vollbild ist gekennzeichnet durch:
- Trismus = Kieferklemme
- Risus sardonicus = „teuflisches Grinsen" durch Kontraktur der mimischen Muskulatur mit Verziehen der Mundwinkel nach außen
- Opisthotonus = anhaltendes Rückwärtsbeugen des Rumpfes
- bretthharte Bauchmuskulatur
- tonisch-klonische Krampfanfälle

Die tonisch-klonischen Krampfanfälle sind außerordentlich schmerzhaft, denn der Patient ist während der Anfälle bei vollem Bewußtsein. Die Krämpfe gehen mit erheblicher Muskelarbeit und ausgeprägtem Schwitzen einher. Die Temperatur steigt durch die Wärmeentwicklung oft um 2–4 °C an.

Während der Krampfanfälle ist der Patient vom Erstickungstod bedroht.

Anhaltende Starre der Atemmuskulatur kann die Atemfunktion so schwer beeinträchtigen, daß eine **respiratorische Insuffizienz** mit Zyanose auftritt. Die Hypoxämie kann ebenfalls zum Tod des Patienten führen.
Störungen des sympathischen Nervensystems durch das Tetanospasmin manifestieren sich gewöhnlich in folgender Weise: labiler Hypertonus, Tachykardie, Herzrhythmusstörungen, periphere Vasokonstriktion, starkes Schwitzen.
Außerdem treten Störungen des Kohlenhydratstoffwechsels mit Anstieg des Blutzuckers auf.

Diagnose

Die Diagnose wird aus dem klinischen Bild gestellt. Bei voll entwickelter Krankheit ist das einfach, nicht hingegen im Frühstadium. Typische Veränderungen von Laborwerten gibt es nicht.
Differentialdiagnose: Meningozephalitis, Strychninvergiftung, Tollwut, Kieferklemme anderer Ursachen.

Intensivbehandlung

Der Tetanus ist eine sich selbst begrenzende Erkrankung, deren Dauer vor allem vom Schweregrad und vom Alter des Patienten abhängt. Gelingt es, den Patienten am Leben zu erhalten, so verschwinden nach mehreren Tagen oder Wochen die Krämpfe und die Muskelstarre wieder vollständig.
Das Hauptziel der Intensivbehandlung besteht darin, respiratorische und kardiovaskuläre Komplikationen zu verhindern. Die Behandlung richtet sich nach dem Schweregrad des klinischen Bildes.

Allgemeinbehandlung und Behandlung leichter Formen

Bei mildem Tetanus besteht meist nur eine geringe allgemeine Muskelsteife; hierbei ist die verletzte Extremität stärker betroffen. Opisthotonus, Schluckbeschwerden und generalisierte Krämpfe bestehen nicht.
Die Patienten werden in einem *nicht* verdunkelten Einzelzimmer auf der Intensivstation überwacht und bei Bedarf sediert (z. B. mit *Valium*). Intubationsbesteck, Notfallmedikamente, Succinylcholin und Beatmungsgeräte müssen bereitgestellt werden.
Unabhängig vom Schweregrad wird für alle Formen folgende **Allgemeinbehandlung** durchgeführt: Wundexzision (um die Toxinproduktion zu unterbrechen); Antibiotika (um vegetative Formen abzutöten); passive und aktive Tetanus-Immunisierung; Thromboseprophylaxe mit ca. 20000 E Heparin pro 24 h.

Behandlung mäßig schwerer Formen

Bei diesen Patienten bestehen Schluckstörungen, allgemeine Muskelsteifigkeit, mäßig schwere Kieferklemme, Rückwärtsbeugen

des Kopfes und Kontraktur der Bauchmuskeln.
In diesem Stadium sind vor allem die oberen Luftwege durch plötzliche Krämpfe gefährdet. Darum muß die Indikation zur **endotrachealen Intubation** großzügig gestellt werden.

Der Patient wird in einem ruhigen Einzelzimmer untergebracht und sorgfältig überwacht. **Er darf zu keinem Zeitpunkt allein gelassen werden.** Alle Patienten erhalten einen venösen Zugang und werden sediert (z.B. mit *Valium; Luminal*).

Die Intensivüberwachung gilt besonders den Atemwegen und der Atemfunktion. Kontrolle der arteriellen Blutgase; arterieller Blutdruck und Herzfrequenz.
Kann der Patient nicht schlucken, so wird über Magensonde ernährt. Verschlechtert sich das klinische Bild, so wird das Behandlungsprogramm für den schweren Tetanus angewandt.

Behandlung des schweren Tetanus

Bei diesen Patienten besteht das Vollbild des Tetanus mit schweren generalisierten Krämpfen und Zyanose. Daneben treten meist noch Herzrhythmusstörungen und Blutdruckanstiege auf. Das Ziel der Behandlung besteht darin, die Muskelstarre zu beseitigen und die Krampfanfälle zu unterdrücken.
Je nach Schwere der Muskelstarre und Krampfanfälle wird in folgender Weise vorgegangen:

1. Tiefe Sedierung mit Diazepam (Valium: sedierend, antikonvulsiv, zentral muskelrelaxierend) und Phenobarbital (Luminal), nasotracheale Intubation und assistierte Beatmung
   oder
2. Tiefe Sedierung mit Diazepam und Phenobarbital; Muskelrelaxierung mit Pancuronium im Dauertropf oder Perfusor und kontrollierte Beatmung. Hierbei soll der Patient nur anrelaxiert sein. Um Muskelatrophien zu vermeiden, wird so bald wie möglich auf assistierte Beatmung übergegangen.

In jedem Fall ist intensives Muskeltraining (mehrmals täglich) durch eine Krankengymnastin unerläßlich.
Bei **gesteigerter Sympathikusaktivität** können β-Blocker eingesetzt werden; bei Hyperglykämie Insulin-Perfusor; Digitalisierung bei Patienten über 50 Jahre; Liquemin zur Thromboseprophylaxe; Cimetidin (Tagamet) zur Streßulkus-Prophylaxe.

Ernährung

Der Kalorienverbrauch des schwerkranken, krampfenden Tetanuspatienten ist außerordentlich hoch (ca. 8000 kcal/Tag), wenn nicht ausreichend sediert bzw. relaxiert wird. Werden jedoch die Krämpfe verhindert und die Körpertemperatur im Normbereich gehalten, so entspricht der Kalorienbedarf des Tetanuspatienten dem anderer Intensivpatienten (ca. 2500-3000 kcal/24 h). Die Ernährung erfolgt zunächst parenteral mit Glukose- und Aminosäuren-Lösungen, ergänzt durch Vitamine und Elektrolyte. Sobald wie möglich wird mit der Zufuhr von Sondennahrung über die Magensonde begonnen. Wegen der Neigung zu Obstipation wird zweimal täglich ein Abführmittel (z.B. Magnesiumsulfat oder Rizinusöl) über die Magensonde verabreicht.

Spezielle Intensivpflege

1. Die Pflege und Überwachung des Tetanus-Patienten ist sehr aufwendig. Sie erfolgt am besten durch *besonders erfahrene* Schwestern und Pfleger.
2. Der Patient wird in einem ruhigen, leicht abgedunkelten Einzelzimmer untergebracht. *Krampfauslösende Reize* wie grelles Licht, laute Geräusche, plötzliche Berührung des Patienten und Wackeln am Bett müssen vermieden werden.
3. Häufigkeit, Dauer und Intensität der Krämpfe werden besonders beachtet und im Überwachungsbogen vermerkt.
   Schwestern und Pfleger müssen die sedierende und relaxierende Therapie entsprechend *flexibel anpassen*. Der Verordnungsplan gibt hierfür nur Leitlinien.
4. Blutdruck, Herzfrequenz und Körpertemperatur werden kontinuierlich überwacht. Die Körpertemperatur sollte im Bereich von 35-37 °C gehalten werden.
5. Die Körperpflege muß wegen des starken

Schwitzens besonders sorgfältig durchgeführt werden.

6. Tetanuspatienten sind zwar primär nicht lungenkrank, jedoch sehr stark pneumoniegefährdet. Darum ist eine intensive Lungenpflege einschließlich Thoraxphysiotherapie und Lagerung des Körpers erforderlich.
7. Die Ausschleusung des Patienten aus der Muskelrelaxierung und tiefen Sedierung ist besonders kritisch: Die Muskelkraft ist zunächst meist stark vermindert, so daß oft noch tagelang weiterbeatmet werden muß. In dieser Phase ist eine intensive Physiotherapie erforderlich, um die Ausschleusungszeit und Rekonvaleszenz abzukürzen.

Sachverzeichnis

Der Fettdruck von Seitenzahlen bedeutet, daß das entsprechende Stichwort auf dieser Seite ausführlich erläutert wird.